utb 8714

AF831818

Eine Arbeitsgemeinschaft der Verlage

Brill | Schöningh – Fink · Paderborn
Brill | Vandenhoeck & Ruprecht · Göttingen – Böhlau · Wien · Köln
Verlag Barbara Budrich · Opladen · Toronto
facultas · Wien
Haupt Verlag · Bern
Verlag Julius Klinkhardt · Bad Heilbrunn
Mohr Siebeck · Tübingen
Narr Francke Attempto Verlag – expert verlag · Tübingen
Psychiatrie Verlag · Köln
Ernst Reinhardt Verlag · München
transcript Verlag · Bielefeld
Verlag Eugen Ulmer · Stuttgart
UVK Verlag · München
Waxmann · Münster · New York
wbv Publikation · Bielefeld
Wochenschau Verlag · Frankfurt am Main

Andreas Mayer • Tanja Ulrich (Hrsg.)

Sprachtherapie mit Kindern

2., aktualisierte Auflage

Mit 56 Abbildungen und 44 Tabellen

Mit Antworten zu den Lernfragen als Online-Zusatzmaterial

Mit Beiträgen von Kerstin Bahrfeck, Annette Fox-Boyer, Dana Gaigulo, Andreas Mayer, Hans-Joachim Motsch, Sandra Neumann, Stephanie Riehemann, Stephan Sallat, Patricia Sandrieser, Markus Spreer, Anja Starke, Katja Subellok, Tanja Ulrich

Ernst Reinhardt Verlag München

Prof. Dr. *Andreas Mayer* ist Inhaber des Lehrstuhls für Sprachheilpädagogik (Sprachtherapie und Förderschwerpunkt Sprache) an der Ludwig-Maximilians-Universität München.

Prof. Dr. *Tanja Ulrich* leitet den Arbeitsbereich "Pädagogik und Didaktik im Förderschwerpunkt Sprache" an der Universität Duisburg-Essen.

Außerdem im Ernst Reinhardt Verlag erschienen:
Mayer, A.: Lese-Rechtschreibstörungen (LRS) (2. Aufl. 2021, ISBN 978-3-8252-8803-7)
Mayer, A.: Gezielte Förderung bei Lese- und Rechtschreibstörungen
(4. Aufl. 2022, ISBN 978-3-497-03145-0)
Mayer, A.: Test zur Erfassung der phonologischen Bewusstheit und der Benennungsgeschwindigkeit (TEPHOBE).
Manual (4. Aufl. 2021, ISBN 978-3-497-02965-5)
Testheft Vorschulalter und 1. Klasse (4. Aufl. 2018, ISBN 978-3-497-02793-4)
Testheft 2. Klasse (3. Aufl. 2017, ISBN 978-3-497-02703-3)
Motsch, H.-J., Marks, D.-K., Ulrich, T.: Wortschatzsammler
(4. Aufl. 2022, ISBN 978-3-497-03159-7)

Bibliografische Information der Deutschen Nationalbibliothek

Die Deutsche Nationalbibliothek verzeichnet diese Publikation in der Deutschen Nationalbibliografie; detaillierte bibliografische Daten sind im Internet über <http://dnb.d-nb.de> abrufbar.

UTB-Band-Nr.: 8714
ISBN 978-3-8252-8822-8 (Print)
ISBN 978-3-8385-8822-3 (PDF-E-Book)
ISBN 978-3-8463-8822-8 (EPUB)

Printed in EU
Einbandgestaltung: siegel konzeption | gestaltung, Stuttgart
Cover unter Verwendung eines Fotos von © iStock.com/KanKhem
Satz: ew print & medien service GmbH, Würzburg

Ernst Reinhardt Verlag, Kemnatenstr. 46, D-80639 München
Net: www.reinhardt-verlag.de E-Mail: info@reinhardt-verlag.de

Inhalt

Hinweise zur Benutzung dieses Lehrbuchs

Verwendung der Icons

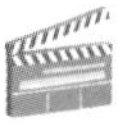 Beispiel

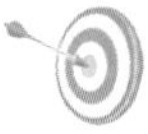 Definition

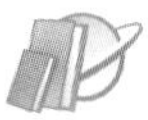 Informationsquellen print und online

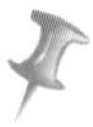 Merksatz

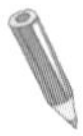 Lernfragen

Online-Zusatzmaterial

Die Antworten zu den Lernfragen gibt es unter www.utb-shop.de und www.reinhardt-verlag.de.

Vorwort

1995 erschien das Lehrbuch „Sprachtherapie mit Kindern", herausgegeben von Stephan Baumgartner und Iris Füssenich, in der ersten Auflage. Es lieferte Studierenden der Sprachheilpädagogik und Auszubildenden der Logopädie, aber auch Lehrkräften und Sprachtherapeuten in der Praxis einen umfassenden Einblick in normale und auffällige Entwicklungsverläufe auf den unterschiedlichen Ebenen des Sprachsystems, in die komplexe Symptomatik sprachlicher Beeinträchtigungen sowie die Möglichkeiten, diese diagnostisch zu erfassen und ihnen therapeutisch zu begegnen. Bis zum Jahr 2002 erschien dieses Werk in insgesamt fünf überarbeiteten Auflagen, ein Beleg für die Relevanz und Notwendigkeit eines solchen Buchs für Studierende, Wissenschaftler und Praktiker.

Seit der letzten Auflage sind mittlerweile 15 Jahre vergangen. Innerhalb dieses Zeitraumes haben sich in der sprachtherapeutischen und sprachheilpädagogischen Landschaft massive Umstrukturierungen ergeben. In der schulischen Sprachheilpädagogik lässt sich eine zunehmende Abkehr von einer institutionsgebundenen Sprachförderung bzw. Sprachtherapie an Sprachheilschulen hin zu einer personenorientierten Ermittlung sonderpädagogischen Förderbedarfs feststellen, dem unabhängig vom Förderort entsprochen werden soll. Seit der Ratifizierung der UN-Konvention für die Rechte von Menschen mit Behinderungen im Jahr 2008 und dem damit verbundenen sukzessiven Aufbau eines inklusiven Schulsystems werden sprachlich beeinträchtigte Kinder vermehrt an Regelschulen beschult.

Diese Entwicklung geht einher mit einem Abbau therapeutischer Inhalte in der Ausbildung im Lehramt Sprachheilpädagogik zugunsten allgemein heilpädagogischer Inhalte und einer eher unspezifischen Sprachförderung im Unterricht.

Parallel dazu wurde die grundständige Akademisierung der Sprachtherapie vorangetrieben. Auch wenn dieses Ziel bis zum Jahr 2017 nicht vollständig erreicht wurde, wurden durch zahlreiche neu konzipierte grundständige oder weiterqualifizierende Studiengänge an Fachhochschulen und Universitäten vielfältige Zugangswege zu einer akademischen Sprachtherapie geschaffen. Eine zentrale Aufgabe der sich im deutschen Sprachraum nun immer stärker entwickelnden Sprachtherapie-Forschung ist die theoretische Fundierung und Evaluation des sprachtherapeutischen Handelns, um langfristig das Ziel einer evidenzbasierten Praxis in der Therapie kindlicher Sprachstörungen erreichen zu können.

Als Herausgeber sind wir der Überzeugung, dass die damit einhergehende Auseinanderentwicklung der Ausbildungsinhalte und des beruflichen Selbstverständnisses der beiden Berufsgruppen sowie die massive Reduzierung therapeutischer Inhalte in den universitären Curricula der Studiengänge im Lehramt Sprachheilpädagogik keine positive Entwicklung darstellen. Eine qualitativ hochwertige Versorgung betroffener Kinder und Jugendlicher kann u. E. vielmehr nur in kooperativer Praxis und vertrauensvoller Zusammenarbeit von Sprachheilpädagogen und Sprachtherapeuten umgesetzt werden. Aus diesem Grund berücksichtigt das vorliegende Buch sowohl die Therapie kindlicher Sprachstörungen als auch die Möglichkeiten der unterrichtsimmanenten *Förderung* bzw. *unterrichtsintegrierten Therapie*. Es richtet sich gleichermaßen an angehende Sprachheilpädagogen und Sprachtherapeuten. Es unterstützt (angehende) Sprachheilpädagogen dabei, neben ihrer unterrichtlichen Expertise auch therapeutische Handlungskompetenzen zu entwickeln, und gibt (angehenden) Sprachtherapeuten einen Einblick in die Gefährdung der schulischen Entwicklung sprachlich beeinträchtigter Kinder sowie die komplexen Aufgaben unterrichtlicher Förderung.

Im Vergleich zu seinem Vorgänger haben wir das vorliegende Lehrbuch um einige Kapitel erweitert. Neben den klassischen Störungsbildern im Kontext von Sprachentwicklungsstörungen (Aussprache, Wortschatz, Grammatik) und den im schulischen Kontext häufig offensichtlich werdenden Schriftspracherwerbsstörungen findet der Leser einen Beitrag zum Stottern und erstmals auch zu pragmatischen Störungen, einer Sprachebene, die erst seit dem Jahr 2000 in der Sprachheilpädagogik und der Sprachtherapie verstärkte Aufmerksamkeit erhalten hat, sodass es im Jahr 2017 erstmals möglich war, fundierte diagnostische Verfahren und therapeutische Handlungsmöglichkeiten vorzustellen und kritisch zu reflektieren. Dasselbe gilt für die Redeflussstörung Poltern, für die im deutschsprachigen Raum bislang nur wenige praxisorientierte Publikationen vorliegen. Schließlich wurde auch das komplexe Störungsbild Mutismus aufgenommen, das im deutschsprachigen Raum seit dem Jahr 2000 intensiv erforscht wird. Sicherlich hätte es noch einige weitere Themen gegeben, die im Rahmen eines Einführungsbuches zu kindlichen Sprachstörungen hätten Berücksichtigung finden können, aufgrund des naturgemäß beschränkten Umfangs eines Lehrbuches jedoch nicht aufgenommen werden konnten. Aus unserer Sicht deckt das vorliegende Buch jedoch die häufigsten Handlungsfelder der Therapie sowie der unterrichtlichen Förderung von Kindern ab.

Das Ziel des Lehrbuchs besteht darin, den Lesern einen Einblick in den „state of the art" zu geben, was den ungestörten Erwerb, die Symptomatik des Störungsbildes, diagnostische Möglichkeiten, therapeutische Ansätze und schulische Handlungsmöglichkeiten angeht. Aus dieser Zielsetzung leitet sich der Aufbau der einzelnen Beiträge ab. Wir haben uns dabei bemüht, einen möglichst umfassenden Überblick zu liefern, so dass insbesondere die zahlreichen therapeutischen Ansätze nicht immer in der notwendigen Tiefe behandelt werden konnten. Der Leser findet deshalb an entsprechenden Stellen weiterführende Literaturhinweise, die eine intensivere Auseinandersetzung ermöglichen. Nichtsdestotrotz sind wir der Überzeugung, dass es uns gelungen ist, der Zielgruppe des Buches einen fundierten Einstieg in die Komplexität sprachlicher Beeinträchtigungen im Kindesalter zu ermöglichen und Lust darauf zu machen, das Wissen in diesen Bereichen zu vertiefen.

Wir freuen uns, dass wir für die einzelnen Beiträge ausgewiesene Experten gewinnen konnten, die unser Anliegen, wissenschaftliche Forschung mit praktischen Handlungsmöglichkeiten zu verknüpfen, engagiert und kompetent umgesetzt haben und bedanken uns an dieser Stelle ganz herzlich für die vertrauensvolle und effektive Kooperation mit den Autorenteams, die es ermöglicht hat, den hohen Anspruch, der an ein solches Lehrbuch gestellt wird, verwirklichen zu können.

Schließlich wünschen wir uns, dass das vorliegende Lehrbuch Studierende der Sprachtherapie und der Sprachheilpädagogik in ihrer Ausbildung unterstützt, dass

Sprachheilpädagogen und Sprachtherapeuten Anregungen für ihre anspruchsvolle praktische Tätigkeit und Lehrende an Fachhochschulen und Universitäten Impulse für die Lehre und Forschung erhalten.

Für die hier vorliegende, zweite Auflage wurden sämtliche Beiträge aktualisiert sowie teils inhaltlich überarbeitet, um dem aktuellen Forschungsstand zu entsprechen. Nach Abschluss der Überarbeitungen wurden zum einen die Ergebnisse der Delphi-Studie zur Terminologie bei Sprachentwicklungsstörungen, zum anderen die interdisziplinäre S3-Leitline zur Therapie bei Sprachentwicklungsstörungen veröffentlicht. Diese Publikationen werden von den Herausgebern als äußerst relevant im Hinblick auf die Sprachtherapie mit Kindern eingeschätzt und sollten dem interessierten Lesenden ausdrücklich zur Lektüre empfohlen werden.

Aufgrund der leichteren Lesbarkeit wird bei Personenbezeichnungen in diesem Lehrbuch die männliche Form verwendet. Doch es sind selbstverständlich Lehrerinnen und Lehrer, Schülerinnen und Schüler etc. gemeint. Alle Geschlechter sind immer mitzudenken.

März 2023 Tanja Ulrich, Andreas Mayer

Aussprachestörungen

Von Annette Fox-Boyer und Sandra Neumann

1 Die ungestörte Entwicklung

Kinder erwerben das Lautsystem ihrer Muttersprache in der Regel ohne Schwierigkeiten während der ersten Lebensjahre. Ab dem Alter von drei Jahren hat ein monolingual deutschsprachiges Kind alle Grundlagen der Aussprache erworben. Es ist auch für Fremde verständlich und benötigt noch maximal zwei Jahre, um seine Aussprache zu perfektionieren.

1.1 Begriffsklärungen

Unter einem **Phon** versteht man laut Crystal (1997) das kleinste wahrnehmbare diskrete Laut-/Geräusch-Segment, das innerhalb des Sprechstroms wahrnehmbar ist.

Es ist also ein Sprachlaut, der unabhängig von seiner sprachlichen Umgebung, isoliert von einem Menschen gebildet werden kann. Ein Kind muss lernen, welche Laute von all denen, die es produzieren kann, seiner Sprache angehören (Phoninventar). Gleichzeitig muss es auch lernen, diese alle korrekt zu produzieren. Phone werden in eckigen Klammern notiert, z. B. [s].

Als **Phonem** wird eine bedeutungsunterscheidende sprachliche Einheit definiert, die sich nicht weiter in bedeutungsunterscheidende Einheiten zerlegen lässt.

Es handelt sich um abstrakte, im phonologischen Lexikon gespeicherte Einheiten. Phoneme sind Phone, die von einem Kind im Sprechfluss an korrekter Stelle eingesetzt werden. Das Kind muss während des Ausspracheerwerbs lernen, wie Phone in seiner Muttersprache miteinander verbunden werden dürfen (Phonotaktik) und dass es von Bedeutung ist, den richtigen Laut an der vorgesehenen Stelle zu verwenden, da es sonst zu Bedeutungsveränderungen kommen kann (Erwerb des phonemischen Inventars). In den meisten Fällen wird ein Phonem im Deutschen durch ein Phon repräsentiert. In Ausnahmefällen kann ein Phonem auch durch verschiedene Phone repräsentiert werden, wie dies zum Beispiel bei den Phonen [ç] und [x] der Fall ist. Diese Phone teilen sich eine Bedeutung. Phoneme werden zwischen Schrägstrichen notiert, z. B. /f/.

Allophone sind unterschiedliche Realisationsmöglichkeiten eines Phonems, deren Realisation nicht zu einer Bedeutungsveränderung führt.

So verändert es im Deutschen nicht die Bedeutung eines Wortes, wenn ein Kind für ein /ʁ/ ein [r] artikuliert.

Phonotaktik ist die Lehre von der Reihenfolge bzw. Kombinierbarkeit von Phonemen in einer Sprache.

phonotaktische Regeln

Die Abfolge von Phonemen im Deutschen ist nicht beliebig, sondern ist phonotaktischen Regeln unterworfen. Typische Silbenstrukturen sind laut Wiese (1996) Konsonant-Vokal-Folgen (CV), CVC-Folgen oder CCVC-Folgen.

Das **phonetische Inventar** umfasst diejenigen Laute (Phone), die ein Kind artikulatorisch realisieren kann, unabhängig davon, ob sie (schon) korrekt im Wort verwendet werden. Das **phonemische Inventar** eines Kindes umfasst diejenigen Phoneme, die ein Kind an richtiger Stelle im Wort verwendet. Diese müssen nicht notwendigerweise phonetisch korrekt sein.

Laut Fox-Boyer (2016) kann ein Phonem als erworben angesehen werden, wenn ein Kind ein Phonem in mindestens zwei Drittel aller Auftretensfälle richtig im Wort einsetzt. Kinder erwerben ihre Muttersprache in den ersten Lebensjahren in der Regel ohne große Anstrengung, eher spielerisch. Dabei erscheinen die Lall-Äußerungen des Kindes für Eltern als erster Hinweis auf den beginnenden Spracherwerb. Zwischen dem ersten und zweiten Lebensjahr kommt es zu einem fließenden Übergang von nicht-lexikalischen und lexikalischen sprachlichen Äußerungen.

Zu den nicht-lexikalischen Äußerungen zählen alle Äußerungen des Lallens, die nicht mit einer Bedeutung unterlegt sind. Im Gegensatz dazu stehen die ersten Wörter, die in ihrer Form nicht notwendigerweise der Erwachsenensprache entsprechen. Scheinbar ohne Schwierigkeiten gelingt es den Kindern, die vielleicht zunächst rudimentären Wortformen immer mehr der Erwachsenensprache anzugleichen, bis sie in Bezug auf die Aussprache als erwachsenenartig zu beschreiben sind. Im Hinblick auf die expressive Sprachentwicklung geht die phonetische Entwicklung der phonologischen Entwicklung des Lautsystems voraus. Die Kinder produzieren also zunächst Phone und später erst beim Übergang in die lexikalischen Äußerungen Phoneme.

Phonologieerwerb

Der Phonologieerwerb kann aus klinischer Sicht in vier Stufen unterteilt werden:

- die verschiedenen Phasen des Lallens,
- die Einwortphase vom ersten Wort bis zum Wortschatzspurt,
- die systematische Simplifizierungsphase und
- die korrekte Wortrealisation (Stackhouse/Wells 1997).

Kinder müssen die phonologischen Regeln ihrer Muttersprache erwerben, d. h., sie müssen verstehen, welche Laute in welchem Silbenkontext angewendet werden dürfen. Des Weiteren müssen sie die komplexe Silbenstruktur des Deutschen (die Phonotaktik) erwerben.

1.2 Frühe rezeptive phonetisch-phonologische Entwicklung (0 bis 12 Monate)

Kinder zeigen bereits vor der Geburt wichtige phonetisch-phonologische Perzeptionsleistungen, die sich kontinuierlich weiterentwickeln und die spätere phonologische expressive Entwicklung entscheidend beeinflussen (Fox-Boyer / Schäfer 2015). In die Sprachperzeption und Analyse des Inputs spielen nicht-linguistische, allgemein kognitive Leistungen ebenfalls mit hinein (Kauschke 2012).

Um sich auf spezifisch muttersprachliche Signale fokussieren zu können und diese phonetisch-phonologisch zu erwerben, müssen Kinder nicht-sprachrelevante Informationen oder nicht-muttersprachlichen phonetischen Input ausblenden (Conboy et al. 2008). Da im fünften bis siebten Schwangerschaftsmonat die Hörentwicklung von Ungeborenen beginnt, können sie ab diesem Zeitpunkt schon auf Töne und Laute der Außenwelt reagieren, was Groome et al. (2000) anhand von Vokalwahrnehmungen belegen konnte. Die Ungeborenen erkennen dann auch schon rhythmische und prosodische Veränderungen am sprachliche Input.

Nach Byers-Heinlein et al. (2010) prägen sich durch diese pränatale Wahrnehmung der Umgebungssprache Perzeptionspräferenzen aus, die schon direkt beim Neugeborenen (z. B. mittels Saugfrequenzmessungen) zu beobachten sind. Bei bilingualen Kindern beginnt sich die Sprachperzeption bereits pränatal auf beide Muttersprachen auszurichten (Burns et al. 2007). Muttersprachliche Vokale können von Babys von prototypischen Vokalen einer Fremdsprache abgegrenzt werden. Das lässt die Schlussfolgerung zu, dass Kinder in den ersten Lebensmonaten auch phonetische Kontraste wahrnehmen können, die nicht in ihrer Muttersprache auftreten. Diese Fähigkeit verringert sich schon zwischen dem sechsten und zwölften Lebensmonat wieder, da sich die Sprachperzeption zunehmend auf die Umgebungs- bzw. Muttersprache ausrichtet (Rivera-Gaxiola et al. 2012). Durch den ständigen Kontakt zur Muttersprache werden deren phonetische Merkmale und Kontraste zunehmend besser erkannt, selektiert und gespeichert (Fox-Boyer / Schäfer 2015). Anhand der Entwicklung allgemein kognitiver und auditiver Wahrnehmungsprozesse beim Kleinkind verbessert sich auch dessen Sprachperzeption ab dem sechsten Lebensmonat deutlich (Kuhl et al. 2006). Die ausschließliche Wahrnehmung von sprachspezifischen Vokalen aus der Umgebungssprache bildet sich um den sechsten Lebensmonat und die der Konsonanten um den elften Lebensmonat aus.

Neben der Wahrnehmung der sprachspezifischen Laute scheinen zur Bestimmung von Wortgrenzen metrischen (rhythmischen) Merkmalen in der Silbenbetonung eine besondere Bedeutung zuzukommen. Deutschsprachige Kinder konnten nach Herold et al. (2008) bereits mit vier Monaten zwischen jambischen und trochäischen Betonungsmustern differenzieren und bevorzugten ab ca. sechs Monaten das typisch deutsche trochäische Muster mit der Betonung der ersten Silbe (Kannengieser 2015). Mit dem achten Lebensmonat beginnt auch die zunehmende Wahrnehmung von Wortgrenzen, d. h. von Wortformen (Höhle/Weissenborn 2003).

Native Language Magnet Model

Nach dem Native Language Magnet Model (NLM, Kuhl et al. 2008) sind die folgenden fünf Grundannahmen entscheidend für die Entwicklung der frühen Sprachperzeption:

- Kinder richten ihre Sprachperzeption an der Umgebungssprache aus, da sie die Fähigkeit besitzen, sich zu merken, welche Laute in ihrem Umfeld in welchem Ausmaß produziert werden. Dies wird durch *motherese* (kindgerechte Sprechweise der Menschen, die das Kind umgeben) verstärkt, indem für die kindliche Sprachperzeption relevante phonetische Unterschiede vom Erwachsenen beim Sprechen hervorgehoben werden (z. B. durch Betonung einzelner Laute).
- Durch das stetige Hören und Wahrnehmen von Sprache werden beim Kleinkind neuronale Netzwerke ausgebildet, die auf die Wahrnehmung der Muttersprache spezialisiert sind und das spätere Sprachlernen mitbestimmen, da sie die Basis für das Erkennen größerer Spracheinheiten (z. B. lexikalische bzw. morphologische Einheiten) bilden (Fox-Boyer/Schäfer 2015).
- Eine direkte soziale Interaktion nimmt bereits auf der Ebene der Lautdifferenzierung entscheidenden Einfluss auf die Sprachentwicklung. So wird nach Kuhl et al. (2003) das Lernen von phonetischen Kontrasten durch soziale Interaktionen positiv beeinflusst, aber nicht mittels Präsentation durch Audio- oder Filmaufnahmen.
- Die Sprachperzeption geht der gezielten Sprechproduktion voraus. Rezeptiv wahrgenommene Sprechmuster werden vom Kleinkind abgespeichert und als Grundlage des Aufbaus eigener motorischer Artikulationsmuster genutzt. Durch deren Abgleich mit den abgespeicherten Mustern geht dann eine Verbesserung der kindlichen motorischen Artikulationsprogramme einher.
- Die Sprachperzeption stellt einen wichtigen Prädiktor für die Sprachentwicklung dar (Stackhouse/Wells 1997; Kap. 2.3, Abb. 4). So konnten Kuhl et al. (2005) nachweisen, dass Kinder, die im Alter von sieben Monaten muttersprachliche phonetische Kontraste besser differenzierten, auch bessere Sprachleistungen im Alter von 14 bis 30 Monaten zeigten.

1.3 Rezeptive phonologische Entwicklung (> 1 Jahr)

In der kindlichen Entwicklung findet ein fließender Übergang von der rein phonetischen zur phonologischen Wahrnehmung des Kindes statt. Die Kleinkinder nutzen ihre perzeptiven Fähigkeiten und phonetischen Kenntnisse, um bedeutungsunterscheidende Einheiten (Phoneme) und größere lexikalische Einheiten (Wörter) zu identifizieren. Das Erwerben neuer Wörter stellt hierbei einen wichtigen Prozess dar, der durch diese Differenzierung angestoßen wird. Phonetisch-phonologisches Wissen und semantisch-lexikalische Kenntnisse beeinflussen sich daher wechselseitig (Fox-Boyer/Schäfer 2015).

phonematische Differenzierungsfähigkeit

Ein Kind kann schon zwischen dem 14. und 20. Monat phonetisch sehr unterschiedliche Pseudowörter unterscheiden, z. B. [wif] vs. [gan]. Wenn die Kinder die präsentierten Wörter bereits kennen, sind sie auch schon in der Lage, Wörter, die sich nur in einem Phonem unterscheiden (Minimalpaare), zu differenzieren. Mit zunehmendem Alter lernen die Kinder, immer feinere Unterschiede innerhalb von Wörtern zu identifizieren. Hierbei spielt auch die Erkennung sprachspezifischer prosodischer Merkmale eine Rolle, wodurch Wortgrenzen erkannt und phonetische Informationen erworben werden können (Höhle et al. 2009). Kinder erwerben gerade in den ersten drei Lebensjahren wichtige sprachperzeptive Fähigkeiten, die sich auf die kontinuierliche weitere Entwicklung phonologischer, metaphonologischer und (schrift)sprachlicher Fähigkeiten auswirken (Beitrag 5).

1.4 Expressive phonetische Entwicklung (Lallentwicklung)

Säuglinge beginnen schon kurz nach der Geburt, die phonetisch-phonologischen Charakteristika ihrer Umgebungssprache zu erwerben (Kap. 1.3). Dabei unterliegt ihre phonetisch-phonologische Entwicklung einer komplexen Interaktion aus perzeptiven und produktiven Fertigkeiten. Im ersten Lebensjahr entdeckt das Kind seine Fähigkeit zur Realisation von Sprachlauten und es beginnt, seine Vokalisationen stetig der phonetischen Struktur der Zielsprache anzunähern (Kauschke 2012).

SAEVD-R

Nathani et al. (2006) entwickelten das Stark Assessment of Early Vocal Development (SAEVD-R) zur Darstellung von fünf Ebenen der vorsprachlichen Entwicklung bei Kindern zwischen 0 und 20 Monaten (ausführlicher s. Lang et al. 2009). Das SAEVD-R umfasst insgesamt 23 Vokalisationstypen, um die Lautäußerungen von Säuglingen und Kleinkindern zu charakterisieren und zu klassifizieren. Vokalisationstypen können beim individuellen Kind jedoch auch früher oder vereinzelt auch später auftreten. Im Folgenden wird daran angelehnt die expressive phonetische Entwicklung von Kindern im ersten Lebensjahr kurz dargestellt.

- **Reflexartige Lautäußerungen (Geburt bis zweiter Monat):** In der Phase der reflexartigen Lautäußerungen der Lautentwicklung geben Kinder vegetative Laute von sich (z. B. Schmatzen, Niesen oder Husten) oder sie schreien und drücken durch Laute ein Unbehagen aus (Nathani et al. 2006). Weiterhin lassen sich Protophone (Gurrlaute, Lalllaute) finden, die einzeln oder in einer Serie vorkommen (Fox-Boyer/Schäfer 2015).
- **Phase der Kontrolle der Phonation (erster bis vierter Monat):** In dieser zweiten Phase stehen weiterhin Protophone im Vordergrund der Produktion.

Auf dieser Ebene sind es aber isolierte oder in Serie produzierte voll-resonante Lautkerne wie vokalartige Laute mit Variation in ihrer Tonhöhe / Frequenz. Die Lautäußerungen des Kindes erscheinen nun im Rahmen einer beginnenden, willentlichen Kontrolle über den Vokalisationstrakt. In dieser Phase treten auch erstmals Verschlüsse, Konsonanten wie [m, n], Glucksen und tönendes Lachen auf, wobei Letzteres mit ca. vier Monaten beginnt.

- **Phase der Expansion (dritter bis achter Monat):** In diesem Alter produzieren die Kinder nun isolierte Vokale und Vokale in Serie, die vergleichbar mit den Vokalproduktionen Erwachsener sind. Es erfolgt ein Experimentieren mit Tönen, z. B. Quietschen, vokalische Gleitlaute mit Veränderung der Vokalqualität, inspiratorische Lautbildung (bei Einatmung) und Variationen in der Lautstärke. Es können erste marginale Lallversuche verzeichnet werden (Nathani et al. 2006).
- **Phase des kanonischen Lallens (fünfter bis zehnter Monat):** Es ist davon auszugehen, dass diese Phase als Prädiktor für spätere Aussprache- bzw. Sprachentwicklungsstörungen angesehen werden kann (Fox-Boyer / Schäfer 2015). Bei der Entwicklung von einfachen kanonischen Silbenrealisationen kommt es zu Einsilbern, Zweisilbern und kanonischen Silbenketten. Das kanonische Lallen kann durch die Aneinanderreihung gleicher oder unterschiedlicher CV-Silben charakterisiert sein.
- **Phase der weiterentwickelten Formen (neunter bis 18. Monat):** In der Phase der weiterentwickelten Formen treten nun vermehrt Diphthonge, wie [ai, oi, au], sowie komplexe Silben auf. Als drittes Merkmal treten multisyllabische Ketten mit gleichbleibenden Intonations- und Betonungsmustern (VCVCV, VCVCCVCV) auf (kanonischer Jargon). Nachweislich besteht ein Zusammenhang zwischen dem motorischen Training des Lallens und der Fähigkeit, Wörter zu produzieren.

1.5 Expressive phonetisch-phonologische Entwicklung (> 1 Jahr)

Das Kind hat in den ersten Monaten seines Lebens seine Phonation und frühe Artikulation ausprobiert und mehr und mehr verfeinert. Jetzt, in der Phase der sprachlichen Entwicklung, muss es diese Einheiten in einem übergeordneten System organisieren, um Bedeutungen auszudrücken und zu differenzieren. Die einsetzende phonologische Entwicklung hängt demnach untrennbar mit der semantisch-lexikalischen Entwicklung zusammen. Es besteht eine direkte Verbindung zwischen dem Phonologieerwerb und dem Erwerb von Wortformen als Teil des Lexikonerwerbs (Fox-Boyer et al. 2014a). Diese Phase der sprachlichen Entwicklung beginnt mit dem Stadium der ersten Wortproduktionen im Alter von neun bis 15 Monaten.

Wortproduktion

Nach Mogharbel / Deutsch (2007) kann eine kindliche Vokalisation erst dann als Wort bezeichnet werden, wenn sie „eine relativ stabile phonetische Form [aufweist], die einem Modellwort einigermaßen ähnlich ist und die wiederholt in einem bestimmten Situationskontext geäußert wird" (Mogharbel/Deutsch 2007, 24). Die phonologischen Strukturen dieser ersten Wörter entsprechen in ihrer Form sowohl im Hinblick auf die bevorzugten Laute als auch auf die Strukturen (CV, CVCV oder CVC) den vorherigen kanonischen Lalläußerungen (Fox-Boyer/Schäfer 2015).

Zum normalen Erwerb des phonologischen Systems im Deutschen existiert bisher nur eine überschaubare Anzahl von Untersuchungen, die teilweise aufgrund unterschiedlicher Studiendesigns, Beschreibungskategorien und Interpretationskriterien nur bedingt vergleichbar sind. Tabelle 1 stellt die publizierten deutschsprachigen Studien (N > 20) dar.

Tab. 1: Überblick der deutschsprachigen Studien zur phonetisch-phonologischen Entwicklung von Kindern im Deutschen (N > 20)

Autor	N	Alter	Untersuchte Strukturen
Möhring (1938)	2102	Ø 7;6	Phon- und Phonem-Inventar
Grohnfeldt (1980)	312	3;0 bis 6;0	Phonem-Inventar
Fongaro-Leverin (1992)	24	2;1 bis 5;0	Phonologische Prozesse
Romonath (1991)	34	5;4 bis 6;7	Phonologische Prozesse
Fox/Dodd (1999)	177	1;6 bis 5;11	Phon- und Phonem-Inventar PCC, PCI Konsonantenverbindungen: Erwerbsalter und Reduktionsmuster Phonologische Prozesse
Fox-Boyer (2005)	423	2;0 bis 5;11	Phonologische Prozesse
Schäfer/Fox (2006)	30	2;0 bis 2;11	Inkonsequenzrate
Fox-Boyer (2014)	717	2;0 bis 5;11	Phonologische Prozesse
Fox-Boyer (2016a)	246	2;6 bis 3;11	Anzahl phonologischer Prozesse und Einzelabweichungen
Kubaschk/Fox (2015)	77	2;5 bis 3;11	Stimulierbarkeit von Phonen
Schäfer/Fox-Boyer (2016)	145	2;0 bis 2;11	Initiale Konsonantenverbindungen PCCCa, PCCCp, Erwerbsalter, Reduktionsmuster
Fox-Boyer/Neumann, C. (2016)	427	2;0 bis 4;11	Initiale Konsonantenverbindungen PCCCa,p, Erwerbsalter, Reduktionsmuster

1.5.1 Phon-Erwerb

Im Rahmen des phonetisch-phonologischen Erwerbs müssen Kinder, die mit deutscher Muttersprache aufwachsen, insgesamt 24 Konsonanten [p b m f v t d s z n l r ʃ ç j k g x ŋ ʁ h? pf ts] und 16 Vokale [a e i o u y ø æ ɛ ɪ ɔ ʊ ʏ au aɪ ɔɪ] (bezogen auf das Hochdeutsche nach Grassegger 2015) erwerben. Das Kind durchläuft motorische Reifungsprozesse, die ihm immer differenziertere Artikulationsbewegungen ermöglichen (Fox-Boyer et al. 2014a). Im Folgenden sollen Daten zur Fähigkeit, einen Laut isoliert artikulatorisch korrekt zu bilden (phonetische Ebene), dargestellt werden.

Konsonanten

In der Studie von Fox / Dodd (1999) wurden dazu zwei alternative Kriterien verwendet. Es wurde betrachtet, wann einzelne Laute / Phone von 75 % der Kinder einer Altersgruppe mindestens zweimal korrekt produziert wurden und das Phon somit als erworben galt (unabhängig davon, ob der Laut an korrekter Stelle gebildet wurde). Das zweite Kriterium setzt die gleichen Bedingungen voraus, aber zu 90 %. Fox / Dodd (1999) konnten deutlich zeigen, dass die Mehrzahl der Konsonanten schon sehr früh erworben wird und demnach im kindlichen phonetischen Inventar enthalten ist. Ein signifikanter Unterschied zwischen Jungen und Mädchen wurde nicht festgestellt.

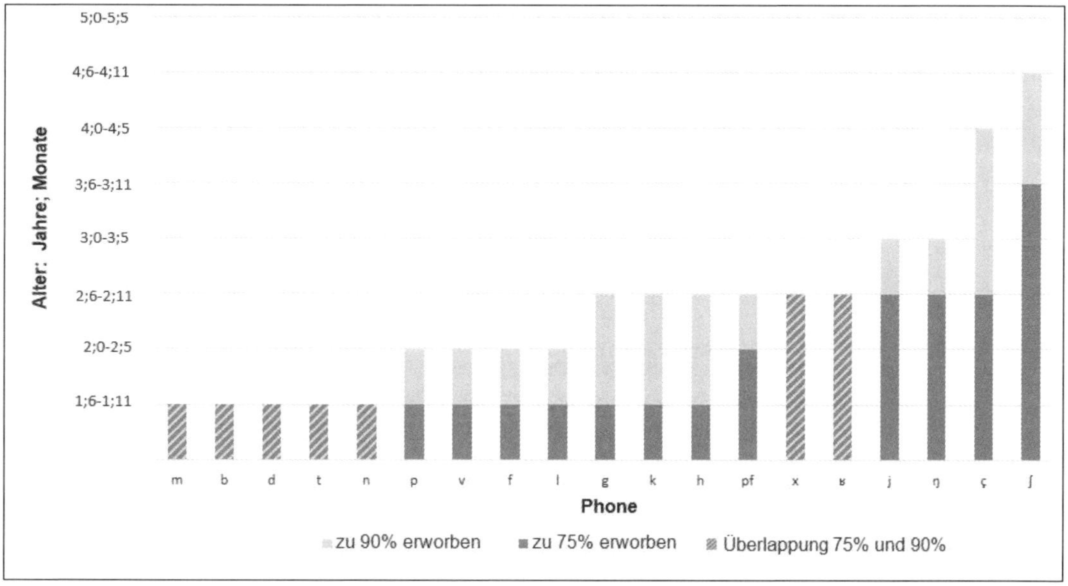

Abb. 1: Erwerb des phonetischen Inventars entsprechend 75 %-Kriterium und 90 %-Kriterium (nach Fox/Dodd 1999, N = 177)

Bei Betrachtung des 90 %-Kriteriums können mit 2;11 Jahren alle Phone bis auf /j/, /ŋ/, /ʃ/ und /ç/ als erworben gelten (Abb. 1).

25 bis 40 % der Kinder zeigten einen Sigmatismus interdentalis oder Sigmatismus addentalis als eine phonetische Variation der Phoneme /s/, /z/ und /ts/ durch konstante Realisation als [θ, ð, tθ] (Fox-Boyer / Schäfer 2015).

Zu beachten ist allerdings, dass es sich hier um eine kleine Stichprobe pro Altersgruppe handelt, so dass diese Daten nicht als verlässlich gelten können. Des Weiteren wurden diese aus der spontanen Wortproduktion abgeleitet. Die Studie von Kubaschk et al. (2015) konnte zeigen, dass bereits im Alter von 2;5 bis 3;11 Jahren alle Phone des Deutschen bei fast allen untersuchten Kindern (N = 77) stimulierbar waren, so dass davon auszugehen ist, dass die phonetische Produktionskompetenz bereits früher vorhanden ist als sich das auf Wortebene zeigt.

Vokale Das hochdeutsche Vokalsystem umfasst 17 Monophthonge und drei Diphthonge, wobei vier zusätzliche Diphthonge durch die postvokalische Realisierung [ɐ] des /ʁ/ entstehen: /ɛɐ/, /ɔɐ/, /œɐ/, /oɐ/.

Fox/Dodd (1999) untersuchten in ihrer Studie Vokalfehler der deutschsprachigen Kinder (N = 117). Sie belegten in der Altersgruppe von 1;6 bis 2;11 Jahren eine Vokalfehlerrate von 3 %, während diese in der Altersgruppe 3;0 bis 4;11 Jahre auf eine Fehlerrate von 1 % absank. Hierbei waren weniger Monophthonge als Diphthonge betroffen. Diese wurden zu mehr als zwei Drittel auf ihr erstes Element reduziert. Nach Lleó et al. (2003) erwerben Kinder (1;3 bis 2;6 Jahre) erst spät den Schwa-Laut /ə/, was auf dessen reduzierte Merkmalsspezifikation und auf sein gehäuftes Auftreten in unbetonten Silben, die nicht so gut wahrgenommen und verarbeitet werden können, zurückzuführen sei (Stoel-Gammon/Pollock 2008).

1.5.2 Phonem-Erwerb

Fox-Boyer (2016a) definiert ein konsonantisches Phonem als erworben, wenn es von einem Kind mindestens in zwei Drittel aller Auftretensmöglichkeiten (z. B. in einem Benenntest wie PLAKSS-II, Fox-Boyer 2014a) korrekt realisiert wird.

Abbildung 2 zeigt, welche Phoneme bis zum Alter von 4;11 Jahren dem in Kapitel 1.5.1 erklärten 75 %- und 90 %-Kriterium entsprechend erworben sind. Es konnte, wie beim phonetischen Inventar, erneut kein Unterschied zwischen Mädchen und Jungen konstatiert werden (Fox-Boyer 2016a).

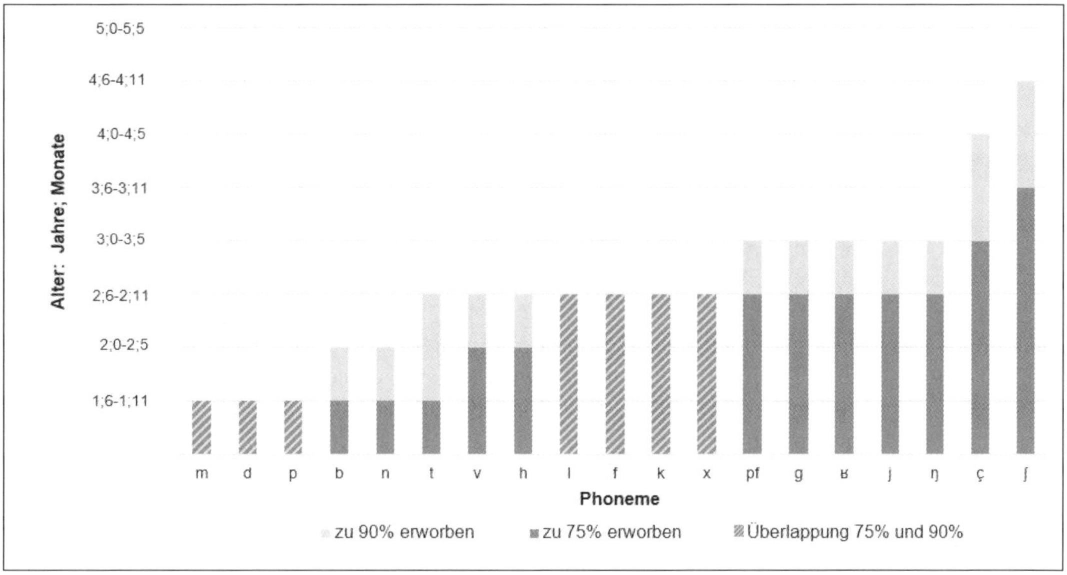

Abb. 2: Erwerb des phonemischen Inventars entsprechend 75 %-Kriterium und 90 %-Kriterium (nach Fox/Dodd 1999, N = 177)

Die Ergebnisse der Studie von Fox/Dodd (1999) bestätigen die allgemeine Erwerbsreihenfolge:

- Plosive und Nasale werden vor Frikativen erworben.
- Stimmlose Phoneme werden vor stimmhaften Phonemen erworben.
- Anteriore Phoneme (Labiale und Coronale) werden vor velarer Einzelkonsonanz erworben.
- Einzelkonsonanz wird vor Mehrfachkonsonanz erworben.

phonetisches vs. phonemisches Inventar

Wenn man den Erwerb des phonetischen Inventars mit dem phonemischen Inventar (auf der 75 %-Ebene) vergleicht, fällt auf, dass es Laute [m n p b t d] gibt, die sehr früh im Alter von 1;6 bis 2;5 Jahren gleichzeitig phonetisch und phonemisch erworben werden. Dieser gleichzeitige Erwerbseffekt gilt ab dem Alter von 2;6 Jahren auch für die Laute [j ŋ ʁ x ʃ]. Weiterhin können Laute zusammengefasst werden, die zwei bis drei Altersgruppen vor dem phonemischen Erwerb phonetisch erworben werden, wie [v f l g k h ç pf]. Eine letzte Gruppe bilden Laute, die phonemisch bis zum Alter von 6;0 Jahren erworben werden, jedoch nicht phonetisch: [s z ts] (Fox-Boyer 2016a).

1.5.3 Erwerb der Konsonantenverbindungen

Konsonantenverbindungen im phonologischen System von Kindern sind aufgrund ihrer Komplexität wesentlich anfälliger für Realisationsabweichungen als einzelne Konsonanten. McLeod et al. (2001) beschreiben als universell zu betrachtende Entwicklungstrends beim Erwerb von Konsonantenverbindungen auf der Grundlage eines Literaturreviews. Der Erwerb der Konsonantenverbindungen erfolge nach einer bestimmten Entwicklungssequenz und scheine sich graduell zu vollziehen. Es treten hierbei Reduktionen und Vereinfachungen von Konsonantenverbindungen auf. Es bestehe trotzdem die Annahme einer Kombination universeller Trends und individueller Variabilität als Kernmerkmal phonologischer Entwicklung. Kinder würden in der Regel Konsonantenverbindungen zunächst auf ein Element reduzieren (McLeod et al. 2001).

Konsonantenverbindungen mit Plosiven (z. B. /pl, bl, kʁ/) würden tendenziell vor Konsonantenverbindungen mit Frikativen (z. B. /fl, fʁ, ʃm/) erworben. Bernhardt/Stemberger (1998) postulieren wortinitiale Obstruent-Liquid-Verbindungen als erste Konsonantenverbindungen bei Kindern.

Für den Erwerb der Konsonantenverbindungen im Deutschen führt Fox-Boyer (2016a) aus, dass Konsonantenverbindungen bestehend aus einem Plosiv oder /f/ + 2. Element in der Regel vor Konsonantenverbindungen bestehend aus /ʃ/ + Kontinuum/Plosiv/Nasal erworben werden. Die erhobenen Langzeitdaten von Schäfer/Fox-Boyer (2016a) an sechs Kindern zeigen, dass alle Kinder am Ende des dritten Lebensjahres fast 100 % aller deutschen Konsonantenverbindungen in ihrer Struktur und auch mit der korrekten Lautproduktion erworben hatten. Hierbei wurden jedoch Vor- und Rückverlagerungen von /ʃ/ innerhalb eines /ʃ/-Clusters (z. B. [sl]) auch als korrekt gewertet. Aktuelle Daten aus einer deutschen Studienanalyse von Fox-Boyer (2016a) von 701 Kindern im Alter von 2;0 bis 5;11 Jahren belegen ein jüngeres Erwerbsalter von Konsonantenverbindungen im Vergleich zu den älteren Daten von 1999 (Fox/Dodd 1999). Konsonantencluster allgemein können nun gegen Ende des dritten Lebensjahres als hochgradig stabil erworben angesehen werden (Schäfer/Fox-Boyer 2016).

initiale Konsonantenverbindungen

Im kindlichen Wortschatz des Deutschen gibt es 23 *initiale* Konsonantenverbindungen bestehend aus zwei Konsonanten (CC) und zwei initiale Verbindungen aus drei Konsonanten (CCC): [ʃtʁ, ʃpʁ] (Wiese 1996). Für den Erwerb dieser initialen Konsonantencluster im Deutschen liegen aktuelle Daten vor (Fox-Boyer/Neumann 2016, Schäfer/Fox-Boyer 2016). Fox-Boyer/Neumann (2016) untersuchten 427 Kinder im Alter von 2;0 bis 4;11 Jahren bezüglich dem Erwerbsalter. Abbildung 3 stellt diese Ergebnisse dar. Es zeigte sich, dass die Kombination von C+ /l/ zuerst erworben wird, gefolgt von allen weiteren Konsonantenkombinationen, während die Verbindungen von /ʃ/+C und /ʃ/+CC am spätesten erworben werden.

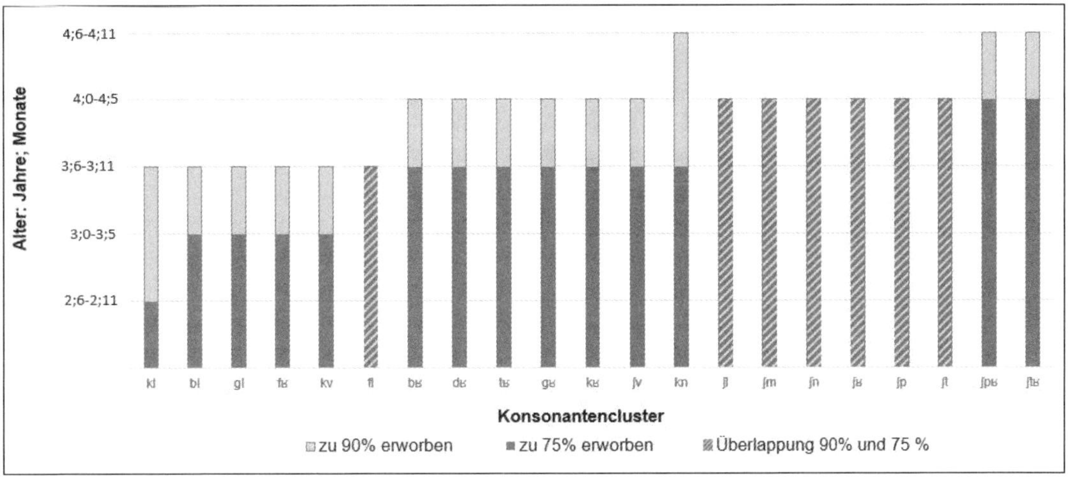

Abb. 3: Erwerb der Konsonantenverbindungen (Fox-Boyer/Neumann 2016)

Schäfer/Fox-Boyer (2016) stellten bei 145 monolingual-deutsch sprechenden Kindern (2;0 bis 2;11 Jahre) fest, dass Drei-Element-Cluster (CCC) parallel zu Zwei-Element-Clustern (CC) erworben werden, was McLeod's et al. (2001) publizierten Trends widerspricht und bedeutet, dass phonotaktische Komplexität nicht unbedingt Einfluss auf den Erwerb der Konsonantenverbindungen hat. Schäfer/Fox-Boyer (2016) konnten als typische CC-Reduktionsmuster folgende ausmachen: Wenn der erste Konsonant eines CC ein Plosiv oder ein /f/ gefolgt von einem /l/ war, reduzierten die Kinder das Konsonantencluster entweder auf den ersten oder zweiten Konsonanten. Bei Clustern, die mit einem Plosiv begannen oder einem /f/, gefolgt von einem /ʁ/, reduzierten fast alle 2;0- bis 2;6-jährigen Kinder das Cluster auf den ersten Konsonanten, während die ältere Gruppe bis 2;11 Jahre auch manchmal auf C2 reduzierte. Die Cluster /kv/ und /kn/ wurden von den Zweijährigen überwiegend auf den zweiten Konsonanten reduziert. /ʃ/-Cluster wurden generell auf den ersten Konsonanten reduziert. Beim Cluster /ʃl/ kamen jedoch sowohl Reduktionen auf C1 und C2 vor. Die Konsonantenverbindung /ʃʁ/ zeigt eine Reduktionspräferenz auf C1 bei den jüngeren Zweijährigen, während die ältere Gruppe keinerlei Präferenz aufwies.

Die Ergebnisse der Studie von Fox-Boyer/Neumann (2016) bestätigen, dass Verbindungen mit drei Konsonanten zu den am spätesten erworbenen gehören. In Abbildung 3 wird deutlich, dass 90 % der untersuchten Kinder erst im Alter zwischen 4;0 und 4;5 Jahren dreigliedrige initiale Konsonantenverbindungen der Zielform entsprechend verwendeten.

Wortfinale Konsonantenverbindungen werden von Kindern schon bereits mit 2;5 Jahren beherrscht. Nur vereinzelt kommt es noch zu Auslassungen des /t/ nach Sibilanten (Fox-Boyer 2016a).

1.5.4 Physiologische phonologische Prozesse und Realisationskonsequenz

Das phonologische System des Deutschen wird von monolingual-deutsch aufwachsenden Kindern in einem hierarchischen Prozess während der ersten fünf Lebensjahre erworben (Fox-Boyer 2016a).

Vereinfachungen in Laut- und Silbenstruktur

Bevor Kinder alle Phoneme ihrer Muttersprache vollständig erworben haben, zeigen sie Vereinfachungen der Laut- und Silbenstruktur. Diese Veränderungen werden phonologische Prozesse genannt.

> Ein **phonologischer Prozess** (Kauschke 2012, 35) wird definiert als ein „Mittel der Beschreibung", mit dem es möglich ist, „die beobachtbaren, regelhaften Unterschiede zwischen kindlichen und zielsprachgemäßen Wortformen" benennen, klassifizieren und systematisieren zu können.

Inter-linguistische Studien konnten zeigen, dass sich für jede Sprache ein spezifisches Set an physiologischen phonologischen Prozessen nachweisen lässt. Des Weiteren zeigte sich, dass jeder Prozess zu einem sprachspezifischen Zeitpunkt überwunden wird.

Während der sehr frühen phonologischen Entwicklung, noch in der *Einwortphase*, entwickelt das Kleinkind nach und nach unbewusste (Wort-)Segmentierungsfähigkeiten, was die ganzheitliche Erfassung und Speicherung von Wörtern immer mehr ablöst (Stackhouse / Wells 1997). Da der Input nun immer genauer reflektiert und präziser abgespeichert wird, passt sich der kindliche Output daran an, was aber noch sehr variabel (inkonsequent) und nicht „erwachsenengemäß" auftritt (< 2;0 bis 2;5 Jahre). Diese universellen Muster der Vereinfachung lassen eine gewisse Systematik erkennen, sollten auf dieser Entwicklungsstufe aber eher als phonologische *Phänomene* anstatt als phonologische *Prozesse* bezeichnet werden (Fox-Boyer et al. 2014a).

Realisationsinkonsequenzrate

Schäfer / Fox (2006) belegten bei deutschsprachigen Kindern zwischen 2;0 und 2;5 Jahren einen Abfall der Inkonsequenzrate in der Phonemrealisation unter 40 %. Es lag aber immer noch eine große Variabilität vor (14 bis 54 %). Nach Stackhouse / Wells (1997) kommen die Kinder zu diesem Zeitpunkt in die systematische Simplifizierungsphase, in der regelmäßige phonologische Muster auftreten. Diese phonologischen Prozesse sind wie beschrieben frühestens ab dem Alter von zwei Jahren, definitiv ab dem Alter von 2;6 Jahren beobachtbar.

physiologische Prozesse

Im weiteren Kapitel erfolgt nun eine kurze Darstellung der physiologischen Prozesse im Deutschen (Tab. 2).

> **Physiologischer Prozess:** Ein Prozess gilt dann als physiologisch, wenn er in genau der Form und in dem Alter auftritt, wie er in der physiologischen Entwicklung bei Regelkindern sichtbar ist (Fox-Boyer 2014a).

Tab. 2: Auflistung physiologischer phonologischer Prozesse im Deutschen – nach Überwindungsalter hierarchisch aufgelistet (nach Fox-Boyer 2016a)

Systemische Prozesse			
Abkürzung	**Erläuterung**	**Beispiel**	**Auftretensalter**
Plos	Plosivierung: Ein Frikativ wird durch einen Plosiv ersetzt. pathologisch: Plosivierung aller Frikative bzw. konstante Plosivierung > 1 Frikative	/fo:gəl/→ [po:dəl] /zɔnə/ → [tɔnə]	<2;6 J.
Glott Er ʁ	Glottale Ersetzung /ʁ/: Das Phonem /ʁ/ wird durch das glottal gebildete Phonem (/h/) ersetzt. pathologisch: glottale Ersetzungen [h ʔ] bei allen anderen Phonemen	/ʁɔlɐ/ → [hɔlɐ]	<2;6 J.
DeAffr	Deaffrizierung: Eine Affrikate wird auf ihren frikativen Lautanteil reduziert.	/topf/→ [tof] /tsaŋə/ → [saŋə]	<2;6 J.
VV /k, g, ŋ/	VV /k, g, ŋ/ Ein Velar wird durch ein weiter vorn gebildetes, sonst merkmalsgleiches Phonem ersetzt.	/kanə/ → [tanə]	<2;5 /ŋ/ <3;6 /k, g/
VV / ʃ, ç/	Vorverlagerung / ʃ, ç /: Ein Sibilant wird durch ein weiter vorn gebildetes, sonst merkmalsgleiches Phonem ersetzt.	/ʃulə/ → [sulə] /iç / → [is]	<4;0 /ç/ <5;0 /ʃ/
Ass	Assimilation: Ein Phonem wird an ein anderes Phonem im Wort angeglichen. pathologisch: > 5 Mal Auftreten in Bezug auf die 99 Items der PLAKSS-II + konstante Kontaktassimilation (> 4;0 J.)	Progressive A.: /man/ → [mam] Regressive A.: /gabəl/ → [babəl] Ferna.: /banane/ → [banabe] Kontakta.: /dʁai/ → [gʁai]	<3;0 J.
RV	Rückverlagerung /z, s, ʃ/: Die Phoneme /z, s oder ʃ/ werden durch ein weiter hinten gebildetes, sonst merkmalsgleiches Phonem ersetzt.	/zɔnə/ → [çɔnə]	<3;0 J.

Strukturelle Prozesse			
TFK/TsfK	Tilgung von (silben)finalen Konsonanten: Am Ende eines Wortes bzw. einer Silbe wird ein Konsonant ausgelassen. pathologisch: > 5 Mal oder bei fast allen finalen Konsonanten	/gabəl/ → [gabə] /lampe/ → [lape]	<2;5 J.
TUS	Tilgung unbetonter Silben: Innerhalb eines Wortes wird eine unbetonte Silbe in präbetonter Position ausgelassen pathologisch: > 5 Mal	/bananə/ → [nanə]	<3;0 J.
RCC (RCCi & RCCf)	Reduktion Konsonantenverbindungen: Am Anfang eines Wortes oder einer Silbe (RCCi) oder am Ende eines Wortes oder einer Silbe (RCCf) wird eine Konsonantenverbindung um ein oder zwei Element(e) reduziert.	/fʁɔʃ/ → [ʁɔʃ] /blume/ → [bume]	<4;0 J.

Phonologische Prozesse lassen sich generell in strukturelle Prozesse und systemische Prozesse unterteilen.

Strukturelle Prozesse sind Prozesse, die eine Vereinfachung der Wortstruktur mit sich bringen. Es verändert/reduziert sich die Silbenzahl oder die Anzahl der Phoneme innerhalb des Zielwortes (Fox-Boyer 2016a). Sie sind der prosodischen bzw. segmental-phonologischen Entwicklung zuzurechnen (Kauschke 2012).

Bei den physiologischen Prozessen lassen sich hierunter die Prozesse Tilgung unbetonter Silben (TUS), Tilgung finaler Konsonanten (TFK) oder silbenfinaler Konsonanten (TsfK) und Reduktion initialer (RCCi) oder finaler (RCCf) Konsonantenverbindungen fassen (Tab. 2). Die drei Prozesse werden im Folgenden in der zeitlichen Abfolge ihrer „Überwindung" dargestellt.

Der Prozess der **Tilgung finaler Konsonanten (TFK)** oder **silbenfinaler Konsonanten (TsfK)** liegt dann vor, wenn ein konsonantischer Auslaut eines Wortes bzw. am Ende (Coda) einer Silbe mitten im Wort ausgelassen wird.

Dieser Prozess tritt nur sehr früh, also bei kleinen Kindern unter 2;5 Jahren auf. Es kommt dann häufig zu einer (silben)finalen Tilgung von /l/, wenn davor ein Schwa-Laut Ziellaut ist (Tab. 2).

Die Tilgung anderer finaler Konsonanten tritt generell nur vereinzelt auf (ein- bis fünfmalig auf 100 Wörter). Als pathologischer Prozess ist dieser zu werten, wenn er vom Kind sehr häufig (mehr als fünf Mal) oder bei fast allen (silben) finalen Konsonanten gezeigt wird (Kap. 2.3.3).

Dieser Prozess kann nicht als Beschreibung herangezogen werden, wenn von einer wort- bzw. silbenfinalen *Konsonantenverbindung* der letzte Laut getilgt wird. Dann spricht man von dem Prozess einer Reduktion der Konsonantenverbindung (RCC).

Die **Tilgung unbetonter Silben (TUS)** kann nur innerhalb eines mindestens zweisilbigen Wortes auftreten, in dem eine oder mehrere unbetonte Silben *vor* betonten Silben stehen. Das Kind lässt dann eine oder beide unbetonten Silben aus und vereinfacht somit die Wortstruktur (Tab. 2).

Nach Fox-Boyer (2016a) tritt dieses Phänomen nur bis zum Alter von 2;11 Jahren auf. Wenn dieser Prozess ungewöhnlich häufig zu beobachten ist (mehr als fünf Mal), gilt er als pathologischer Prozess (Kap. 2.3.3). Allein die Tilgung der Vorsilbe /gə/ kann noch vereinzelt bei vierjährigen Kindern auftreten.

Der Prozess der **Reduktion von Konsonantenverbindungen (RCC)** beschreibt die Vereinfachung von Konsonantenverbindungen durch die Auslassung von einem (bei CC) oder ein bis zwei Konsonanten (bei CCC), ohne jedoch die gesamte Konsonantenverbindung zu tilgen. Es kann zwischen wort- bzw. silbeninitialer (RCCi) oder wort- bzw. silbenfinaler (RCCf) Reduktion von Konsonantenverbindungen unterschieden werden.

Kinder realisieren schon im Alter von 2;0 Jahren initiale Konsonantenverbindungen (Kap. 2.3.3). Daher ist es als ungewöhnlich anzusehen, wenn über Dreijährige sehr viele oder alle initialen Konsonantenverbindungen reduzieren. Generell kann jedoch die Reduktion von initialen Konsonantenverbindungen bis zum Alter von 3;11 Jahren auftreten. In Bezug auf finale Konsonantenverbindungen kann schon ab dem Alter von 2;5 Jahren eine Reduktion als ungewöhnlich angesehen werden. Detaillierte Informationen zur Reduktionsart gibt Fox-Boyer (2016a).

Systemische Prozesse: Bei systemischen Prozessen bleibt die Struktur des Wortes erhalten. Hierbei werden Phoneme durch andere Phoneme ersetzt (Substitution) oder angeglichen (Assimilation).

Der Prozess der **Plosivierung** charakterisiert sich durch die Ersetzung eines Frikativs durch einen Plosiv. Die Artikulationsstelle und Stimmhaftig- bzw. -losigkeit wird meistens beibehalten, nur der Überwindungsmodus ändert sich.

Es kommen nur vereinzelte Plosivierungen von Frikativen bis zum frühen Alter von 2;5 Jahren vor. Als pathologisch zu werten ist daher eine Plosivierung aller Frikative und/oder Affrikaten bzw. eine konstante Plosivierung eines oder mehrerer Frikative (Fox-Boyer 2016a).

Unter dem physiologisch auftretenden Prozess der **glottalen Ersetzung** versteht man die Ersetzung des Phonems /ʁ/ durch den glottalen Laut /h/.

Diese physiologische Ersetzung tritt nur bis zum Alter von 2;5 Jahren auf. Glottale Ersetzungen durch [h] oder den glottalen Stop [ʔ], die bei allen anderen Phonemen auftreten, sind immer als pathologisch zu werten.

Das Deutsche ist eine Sprache mit hartem Stimmeinsatz, wobei silbeninitiale Vokale immer durch einen glottalen Stopp [ˀa] vorgeschaltet begleitet werden. Daher wird die Ersetzung eines wortinitialen Konsonanten durch /ʔ/ als Auslassung eines initialen Konsonanten gewertet und nicht als glottale Ersetzung, wie dies für andere Sprachen üblich ist.

Bei dem **Prozess der Deaffrizierung** handelt es sich um die Auslassung des plosiven Teils einer Affrikate, wenn dieser regional sonst realisiert wird. Es bleibt der frikative Anteil der Affrikate übrig, z. B. wird /ts/ zu [s]. Zu beachten ist, dass in weiten Teilen Deutschlands die Affrikate /pf/ im Anlaut nicht vorkommt und durch [f] ersetzt wird.

Die Deaffrizierung von /ts/ und /pf/ sollte schon früh (mit 2;5 Jahren) überwunden sein. Wenn eine Affrikate auf den plosiven Teil reduziert wird, fällt dies unter den Prozess der Plosivierung.

Der **Prozess der Vorverlagerung** bezeichnet die rein auf die Artikulationsstelle bezogene vordere (z. B. alveolare) Realisation eines Phonems, das sonst an einer hinten liegenden Artikulationsstelle (z. B. velar) realisiert werden würde. Dabei bleibt in der Regel das Merkmal Stimmhaftigkeit vs. Stimmlosigkeit erhalten.

Die Überwindung des Prozesses der Vorverlagerung ist in Bezug auf verschiedene Phoneme sehr unterschiedlich. Daher müssen die beiden physiologischen Prozesse „Vorverlagerung von /ç/ und /ʃ/" und „Vorverlagerung von Velaren" voneinander abgegrenzt werden.

- **Vorverlagerung von Velaren:** Die Vorverlagerung des velaren Nasals /ŋ/ zu [n] konnte in wortmedialer und -finaler Position nur bis zum Alter von 2;5 Jahren dokumentiert werden. Die Vorverlagerung velarer Plosive wird jedoch bis zum Alter von 3;5 Jahren beobachtet.
- **Vorverlagerung von /ç/ und /ʃ/:** Der Sibilant /ç/ wird bei einer sehr kleinen Anzahl von Kindern noch bis zum Alter von 3;11 Jahren vorverlagert. Bei 10 % der Kinder kann das Phonem /ʃ/ noch konstant bis zum Alter von 4;11 Jahren vorverlagert werden.

Bei dem Prozess der **Assimilation** werden zwei Laute oder Silben im Wort einander angeglichen. Ein Phonem wirkt sich auf einen anderen Laut aus, so dass dieser z. B. an die Artikulationsstelle des ersten angepasst wird.

Nach Fox-Boyer (2016a) ist die häufigste Form dieses Prozesses die regressive Assimilation, wobei es zu einer Angleichung eines Phonems im vorderen Teil des Zielwortes an einen weiter hinten stehenden Laut kommt. Umgekehrt würde man von einer progressiven Assimilation sprechen, während man eine Anpassung silbenübergreifend Fernassimilation nennt. Eine Kontaktassimilation ist durch eine Anpassung zweier direkt nebeneinanderstehender Phoneme charakterisiert (Tab. 2).

Assimilationen treten nach Fox-Boyer (2016a) bis zum Alter von 2;5 Jahren sehr häufig auf, nehmen aber dann bis Ende des dritten Lebensjahres stark ab (Auftretenshäufigkeit ein bis fünf Mal auf 100 Wörter). Als pathologisch sind sie zu werten, wenn sie ab dann sehr häufig auftreten (mehr als fünf Mal).

Der Prozess der **Rückverlagerung** stellt das Gegenteil der Vorverlagerung dar. Das Kind ersetzt ein Phonem einer vorderen Artikulationsstelle durch ein Phonem einer hinteren Artikulationsstelle. Dabei bleibt in der Regel das Merkmal Stimmhaftigkeit- vs. -losigkeit erhalten.

Als physiologischer Prozess ist hierbei die Rückverlagerung der Sibilanten /z s ʃ/ auf den Laut /ç/ bis zum Alter von 2;11 Jahren zu betrachten. Rückverlagerte Phoneme /t/, /d/ und /n/ sind als pathologisch zu werten.

Ein ursprünglich stimmhaftes/stimmloses Phonem wird durch sein stimmloses/stimmhaftes Gegenstück ersetzt. Der Prozess der **Sonorierung** beschreibt die Ersetzung eines stimmlosen Lauts durch seinen stimmhaften Konterpart, der in der Regel in Artikulationsstelle und -modus gleichbleibt. Die **Entstimmung** als physiologischer Prozess wird durch das Gegenteil definiert. Ein stimmhaftes Phonem wird vom Kind durch seinen stimmlosen Gegenspieler realisiert.

Nach Fox-Boyer (2016) treten sowohl Sonorierungen wie auch Entstimmungen bei Kindern auf, sind aber in Diagnostik und Therapie zu vernachlässigen. Dies ist auf der Tatsache begründet, dass deutschlandweit regional eine große Heterogenität darin vorherrscht, ob verschiedene Phoneme stimmhaft oder stimmlos realisiert werden.

Ein **artikulatorischer Prozess** bezeichnet eine rein phonetische Veränderung eines Zielphonems. Es kommt dabei nie zum Verlust eines phonemischen Kontrastes. Der artikulatorische Prozess der **Interdentalität (oder Addentalität)** ist eine meist konstante Ersetzung von /s/ und /z/ durch die, nicht im Deutschen Phoninventar vorkommenden Substitutionsphone [θ] und [ð]. Diese beeinträchtigen die phonemische Diskrimination nicht.

Der Prozess der Interdentalität tritt noch spät in der phonetisch-phonologischen Entwicklung von Kindern auf: bei 35 % der Kinder im Alter von 5;6 bis 5;11 Jahren und sogar noch im Alter von acht bis zehn Jahren bei 25 % der untersuchten Kinder (Fox-Boyer 2016a).

phonologische Entwicklung

Eine neue Analyse von Daten, die zwischen 1999 und 2015 in ganz Deutschland erhoben wurden (N = 701, Fox-Boyer 2016a), konnte fundierte Normdaten zum Auftreten und Überwindungsalter von phonologischen Prozessen darlegen. Um in der neuen Analyse eine Regelhaftigkeit widerzuspiegeln, musste ein Prozess, bevor er als Prozess gewertet wurde, bei einem Kind mindestens dreimal anstatt zweimal beobachtet werden können. Fox-Boyer (2016) konnte hieran zeigen, dass sowohl die Anzahl als auch die Auftretenshäufigkeit der phonologischen Prozesse mit voranschreitendem Alter sinken.

Bereits im Alter von *3;0 bis 3;5 Jahren* ließ sich bei monolingual deutschsprachigen Kindern im Durchschnitt pro Kind nur noch eine geringe Anzahl an Prozesstypen (M = 2,1) beobachten (Fox-Boyer/Schäfer 2015). Darunter zeigte sich bei 46 % der Kinder der Prozess der Vorverlagerung von /ʃ/ zu [s] und bei 35 % der Kinder vereinzelte Reduktionen von Konsonantenverbindungen (CC). Nur bei 10 bis 20 % der Kinder ließen sich noch Vorverlagerungen von /k g/ zu [t d] und von /ç/ zu [s] ausmachen (Fox-Boyer et al. 2014a).

In der Altersgruppe von *3;6 bis 3;11 Jahren* zeigte sich noch bei 34 % der Kinder die Vorverlagerung von /ʃ/. Bei 10 bis 20 % der untersuchten Kinder ließen sich noch die Prozesse der Vorverlagerung von /ç/, der Reduktion von Konsonantenverbindungen sowie vereinzelte Kontaktassimilationen feststellen (Fox-Boyer et al. 2014a).

In der letzten Altersgruppe von *4;0 bis 5;11 Jahre* wurde bei wenigen Kindern (20 %)im Alter von vier Jahren nur noch die Vorverlagerung von /ʃ/ beobachtet. Bei 90 % der Fünfjährigen konnten keinerlei phonologische Prozesse mehr dokumentiert werden (Fox-Boyer et al. 2014a).

1.6 Phonetisch-phonologische Entwicklung bei deutsch-bilingualen Kindern

Pilotstudien

Zur phonetisch-phonologischen Entwicklung bei mehrsprachigen Kindern liegen in Bezug auf Deutsch als L2 nur sehr wenige Studien vor (Fox-Boyer/Salgert 2014). Gerade „großflächige Normdatenerhebungen, die den Phonemerwerb und gerade auch die physiologischen phonologischen Prozesse einer bilingualen Bevölkerungsgruppe darstellen, gibt es bislang nicht“ (Fox-Boyer/Salgert 2014, 111). Bisher wurden eher Pilotstudien in Form von sprachtherapeutischen Abschlussarbeiten initiiert, die nur eine kleine Stichprobe berücksichtigten und weitgehend nicht veröffentlicht sind. Erste Pilotierungen als Querschnittstudien zum deutsch-türkischen Phonologieerwerb wurden aus der Arbeitsgruppe von Fox-Boyer vorgelegt (Fox-Boyer/Salgert 2014). Die Autoren berichten von einem teilweise verzögerten Phonologieerwerb der *türkisch-deutsch* bilingualen Kinder im Vergleich zu monolingualen Kindern im selben Alter. Die untersuchten bilingualen Kinder zeigten Frikative und Affrikate häufig etwas verspätet. Des Weiteren wurden bidirektionale Transferphänomene der Sprachen und eine hohe Anzahl von Vokalfehlern festgestellt.

Büttner (2012) konnte bei *deutsch-russischen* unauffällig entwickelten Kindern (3;0 bis 4;8 Jahre) sowohl für das Deutsche typische wie auch untypische phonologische Prozesse (z. B. Tilgung des wortfinalen Schwa-Lauts und Vokalfehler) herausstellen.

Lleó und Kollegen lieferten zum *deutsch-spanischen* Bereich des Ausspracheerwerbs erste Daten von fünf typisch entwickelten bilingualen Kindern im Alter von 1;0 bis 3;0 Jahren. Die Kinder zeigten stimmhafte Frikative sowie unbetonte Silben in Jamben später als ihre monolingual spanischen Peers (Fox-Boyer/Salgert 2014).

Diese ersten Studienergebnisse geben einen kleinen Einblick in den Phonologieerwerb bei deutsch-bilingualen Kindern, die jedoch noch nicht zu verallgemeinern sind. Hier besteht zukünftig noch ein großer Forschungsbedarf in den Wissenschaftsbereichen der Linguistik, Psycholinguistik und akademischen Sprachtherapie im deutschsprachigen Bereich. Aussagekräftige Daten wären insbesondere für die Interpretation phonologischer Leistungen von bilingualen Kindern mit Verdacht auf Aussprachestörungen von enormer Relevanz (Fox-Boyer/Salgert 2014).

Fox-Boyer, A., Salgert, K. (2014): Erwerb und Störungen der Aussprache bei mehrsprachigen Kindern. In: Chilla, S., Haberzettl, S. (Hrsg.): Handbuch Spracherwerb und Sprachentwicklungsstörungen (Mehrsprachigkeit). Elsevier, München, 109-121

Zusammenfassung

Kinder erwerben die Aussprache ihrer Muttersprache in der Regel ohne große Anstrengung in ihren ersten Lebensjahren. Der Phonologieerwerb vollzieht sich in verschiedenen Phasen, die vom Lallen bis hin zu korrekten Wortrealisationen reichen. Kinder zeigen bereits vor der Geburt wichtige phonetisch-phonologische Perzeptionsleistungen, die sich kontinuierlich weiterentwickeln und die spätere phonologische expressive Entwicklung entscheidend beeinflussen. Durch den ständigen Kontakt zur Muttersprache werden deren phonetische Merkmale und Kontraste zunehmend besser erkannt, selektiert und gespeichert. Im ersten Lebensjahr entdeckt das Kind seine Fähigkeit zur Realisation von Sprachlauten und es beginnt seine Vokalisationen stetig der phonetischen Struktur der Zielsprache anzunähern. Die Phase der sprachlichen Entwicklung beginnt mit dem Stadium der ersten Wortproduktionen im Alter von neun bis 15 Monaten. Kinder zeigen physiologische phonologische Prozesse, die ihrer regulären phonologischen Entwicklung entsprechen. Zu der phonetisch-phonologischen Entwicklung und deren Störungen bei mehrsprachigen Kindern liegen in Bezug auf Deutsch als L2 nur sehr wenige Pilotstudien vor.

2 Störungen der Aussprache

Ca. 10 bis 15 % der Kinder zeigen eine Abweichung vom regelrechten Ausspracheerwerb im Hinblick auf zeitliche oder inhaltliche Aspekte. Zeitlich bedeutet, dass sie physiologische Vereinfachungsprozesse noch zu einem untypisch späteren Zeitpunkt zeigen. Unter inhaltlichen Aspekten versteht man Veränderungen der kindlichen Aussprache, die so im regelrechten Ausspracheerwerb nicht auftreten. Das Ziel des vorliegenden Kapitels ist es, auf der Basis des zuvor beschriebenen regelrechten Ausspracheerwerbs, Ursachen, Klassifikationsmodelle und Arten von kindlichen Aussprachestörungen zu skizieren. Des Weiteren werden diagnostische und therapeutische Möglichkeiten vorgestellt und in ihrem Einsatz begründet.

2.1 Begriffsklärung

Unter einer **Aussprachestörung** versteht man mögliche Schwierigkeiten im Bereich Perzeption, Artikulation/Motorische Produktion und/oder phonologischer Repräsentation der Sprech-Segmente (Konsonanten und Vokale), der Phonotaktik (Silben und Wortformen) und der Prosodie (lexikalische und grammatikalische Töne, Rhythmus, Betonung und Intonation), die sich negativ auf die Verständlichkeit und Akzeptanz der Kinder auswirken können (International Expert Panel on Multilingual Children's Speech 2012).

Aussprachestörungen können als alleiniges Symptom einer sprachlichen Problematik, aber auch als Teilsymptom einer generellen Sprachentwicklungsstörung auftreten. Oftmals werden Kinder insbesondere wegen ihrer Ausspracheprobleme an Logopäden bzw. Sprachtherapeuten überwiesen, da Lautbildungsschwierigkeiten in der pädiatrischen Früherkennungsuntersuchung am einfachsten zu diagnostizieren sind.

organische und funktionelle Aussprachestörungen

Grundsätzlich muss zwischen organischen und funktionellen Aussprachestörungen unterschieden werden. Bei organisch bedingten Aussprachestörungen lässt sich eine Ursache anamnestisch feststellen. Hierunter fallen Aussprachestörungen, die zum Beispiel durch angeborene Hörstörungen, durch Zerebralparesen (kindliche Dysarthrie), durch LKGS-Fehlbildungen oder durch kognitive Einschränkungen z. B. im Rahmen genetischer Syndrome verursacht sein können (für einen Überblick über Risikofaktoren für Aussprachestörungen s. Fox-Boyer 2016a).

Funktionelle Aussprachestörungen, d. h. Aussprachestörungen, bei denen die gesicherte Feststellung einer Ursache nicht möglich ist, treten weitaus häufiger auf. Eine Aussprachestörung mit bisher ungeklärten Status ist die verbale Entwicklungsdyspraxie. Laut Definition müsste bei einer Dyspraxie eine neurologische Grunderkrankung vorliegen. Es ist allerdings nur in sehr seltenen Fällen möglich, diese tatsächlich nachzuweisen (Schulte-Mäter 2009), so dass die verbale Entwicklungsdyspraxie unter den funktionellen Aussprachestörungen abgehandelt wird. Das folgende Kapitel bezieht sich ausschließlich auf funktionelle Aussprachestörungen.

Wandel in der Terminologie

Auch Kinder mit funktionellen Aussprachestörungen stellen keine homogene Gruppe dar, wie dies ursprünglich von Van Riper (1939) angenommen wurde. Sie unterscheiden sich in ihrer Symptomatik, dem Schwergrad, ihrer Ätiologie und der Reaktion auf Therapieansätze. In seinen ersten Veröffentlichungen in den Jahren 1939 bis 1963 ging Van Riper davon aus, dass Aussprachestörungen durch mangelnde Reifung der Artikulationsbewegungen eine motorisch bedingte Problematik darstellten. Erst Ende der 1960er Jahre begannen theoretische Phonologen, sich mit der kindlichen Ausspracheentwicklung zu befassen, und mit Beginn der klinischen Phonologie in den 1980er Jahren (Grunwell 1987) wurden Aussprachestörungen auch aus linguistischer, insbesondere aus psycholinguistischer Sicht betrachtet (Ingram 1989). Seit diesem Zeitpunkt wird davon ausgegangen, dass es sich bei Aussprachestörungen um vielfältige Störungsarten innerhalb des Sprachverarbeitungsprozesses handelt.

speech sound disorder

Der Wandel über die Sicht der Ursachen und Störungsebenen im Sprachverarbeitungsprozess von Aussprachestörungen reflektiert sich auch in der Terminologie: Wurden zunächst Aussprachestörungen mit dem Begriff „Artikulationsstörung“ der „Dyslalie“ belegt, setzte sich nun der Begriff der „phonetisch-phonologischen Störungen“ durch. All diese Begriffe wurden und werden in der Literatur vielfältig definiert, so dass bis heute nicht von einer einheitlichen Terminologie ausgegangen werden kann. Im Jahr 2017 kann festgestellt werden, dass sich der Begriff „speech sound disorder“ als Oberbegriff in der internationalen Literatur durchgesetzt hat.

speech sound disorder

Im Deutschen wird der Begriff „speech sound disorder“ mit dem Begriff „Aussprachestörung“ als Oberbegriff für die verschiedenen Arten der Ausspracheproblematiken übersetzt. Da ein Oberbegriff Unterkategorien erfordert, ist es notwendig, sich mit Ausdifferenzierungen und damit mit veröffentlichten Klassifikationssystemen für Aussprachestörungen zu befassen. In der Literatur finden sich linguistisch-deskriptive, ätiologische, quantitative und psycholinguistische Klassifikationsansätze (Waring/Knight 2013). Daneben stehen Autoren, die davon ausgehen, dass die Klassifikation von kindlichen Aussprachestörungen nicht sinnvoll sind (Stackhouse/Wells 1997).

linguistisch-deskriptive Beschreibungen

Die älteste Form der Klassifikation stellen linguistisch-deskriptive Beschreibungen dar. Sie beschreiben die Symptomatik einer Aussprachstörung entweder mithilfe einer Benennung der betroffenen Laute (veraltet: z. B. Sigmatismus, Kappazismus, Rhotazismus) oder von phonologischen Prozessen (z. B. Vorverlagerung der Velare, Plosivierung der Frikative). Ihr Ziel ist es nicht, Aussprachestörungen zu klassifizieren. Sie bieten daher weder Aussagen über mögliche Störungsebenen oder Ursachen, noch lassen sich daraus therapeutische Schritte ableiten.

Ein weiterer Ansatz der Darstellung von Aussprachestörungen sind ätiologische Klassifikationssysteme, wie z. B. von Shriberg (1994; 1997) vorgeschlagen. Dieser Ansatz entstammt der medizin-orientierten Sichtweise logopädischer Störungsbilder. Untersuchungen konnten allerdings zeigen, dass es mit ihrer Hilfe nicht möglich ist, alle betroffenen Kinder eindeutig den verschiedenen vorgeschlagenen Untergruppen zuzuteilen (Fox et al. 2002). Während einige Kinder keine ätiologischen Auffälligkeiten zeigen, zeigen sich bei anderen Kindern gleich mehrere Faktoren parallel. Ein weiterer Nachteil ist, dass sich auch hier keine therapeutischen Schritte ableiten lassen.

Quantitative Einteilungen (Van Riper 1963; Shriberg/Kiatkowski 1982) bestimmen den Schweregrad einer Aussprachestörung mithilfe der Berechnung der Anzahl betroffener Phoneme (z. B. PCC = Prozentwert korrekter Konsonanten). Untersuchungen zeigten, dass nicht alle Kinder mit einer Aussprachestörung sich in der Anzahl ihrer betroffenen Phoneme oder Konsonanten von Kindern, die sich im Regelerwerb gleichen Alters befinden, unterscheiden (Clausen/Fox-Boyer, in Vorbereitung) und auch hieraus lassen sich keine therapeutischen Schritte ableiten.

Klassifikationsansatz von Dodd

In der internationalen Literatur (Überblick siehe Waring/Knight 2013) findet sich neben dem ätiologischen Klassifikationsansatz von Shriberg (1994) der psycholinguistische Klassifikationsansatz von Dodd (1995; 2005). Letzterer ist ein Ansatz, der für viele Sprachen unterschiedlicher Sprachfamilien als anwendbar beschrieben worden ist, z. B. für das Englische (Dodd 1995; 2005), Deutsche (Fox/Dodd 2001), Türkische (Topbas/Yavas 2006), Cantonesische (So 2006), Spanische (Goldstein 1996), Putonghua (Hua/Dodd 2000) und das Dänische (Clausen/Fox-Boyer, in Vorbereitung).

Waring/Knight (2013) kritisierten allerdings, dass sich der Ansatz zwar für viele Forschungsfragen eindeutig bewährt habe, der Nachweis darüber aber fehle, inwieweit eine Implementierung dieses Ansatzes in den klinischen Alltag möglich ist. Clausen und Fox-Boyer (in Vorbereitung) konnten jedoch zeigen, dass eine Implementierung in einem Land (Dänemark), in dem dieser Ansatz bislang nicht bekannt war, mit wenigen Publikationen und kurzen Schulungen implementierbar war. Diese Erfahrung konnte auch für Deutschland seit Beginn des 21. Jahrhunderts gemacht werden, auch wenn dies nicht wissenschaftlich evaluiert wurde. Bis zum Jahr 2000 wurden Aussprachestörungen in Deutschland nicht in Untergruppen eingeteilt, sondern alle Formen von Aussprachestörungen wurden in der Regel mit dem Begriff „Dyslalie" belegt. Therapeutisch wurde fast ausschließlich die klassische Artikulationstherapie (Van Riper 1939) als einziges therapeutisches Vorgehen gelehrt und angewendet. Mithilfe zahlreicher Publikationen und Fortbildungen wurde der psycholinguistische Klassifikationsansatz von Dodd (1995; 2005) durch Fox in Deutschland implementiert, so dass es sich nun um den in Deutschland am häufigsten verwendeten Klassifikationsansatz handelt. Aus diesem Grund werden im Rahmen dieses Kapitels der Terminologie von Dodd (1995; 2005) folgend diese Unterbegriffe verwendet:

- Artikulations- bzw. Phonetische Störung,
- Phonologische Verzögerung,
- Konsequente Phonologische Störung,
- Inkonsequente Phonologische Störung.

2.2 Prävalenz

Studien zur Prävalenz von funktionellen Aussprachestörungen konnten zeigen, dass diese die häufigste Form einer Sprachentwicklungsproblematik bei Kindern darstellen, so dass Kinder mit Aussprachestörungen einen sehr großen Anteil der Klienten von Sprachtherapeuten in verschiedenen Ländern ausmachen (McLeod/Baker 2014, Mullen/Schooling 2010). Vorläufige Prävalenzangaben für Aussprachestörungen im Deutschen gehen von ca. 16 % betroffenen Kindern im Alter von drei Jahren bis zur Einschulung aus (Fox-Boyer 2014b). Diese Zahlen bestätigen Ergebnisse aus dem angloamerikanischen Bereich (Fox-Boyer 2014c).

2.3 Definitionen und Symptomatologie

Im Folgenden werden die verschiedenen Störungsarten, ihre Symptomatik, die angenommenen Störungsebenen im Sprachverarbeitungsprozess und die am häufigsten vermuteten Ursachen beschrieben. Um die angenommenen Störungsebenen innerhalb des Sprachverarbeitungsprozess und die später daraus resultierenden Therapieableitungen besser einordnen zu können, soll zunächst das Sprachverarbeitungsmodell von Stackhouse/Wells (1997) eingeführt werden (Abb. 4).

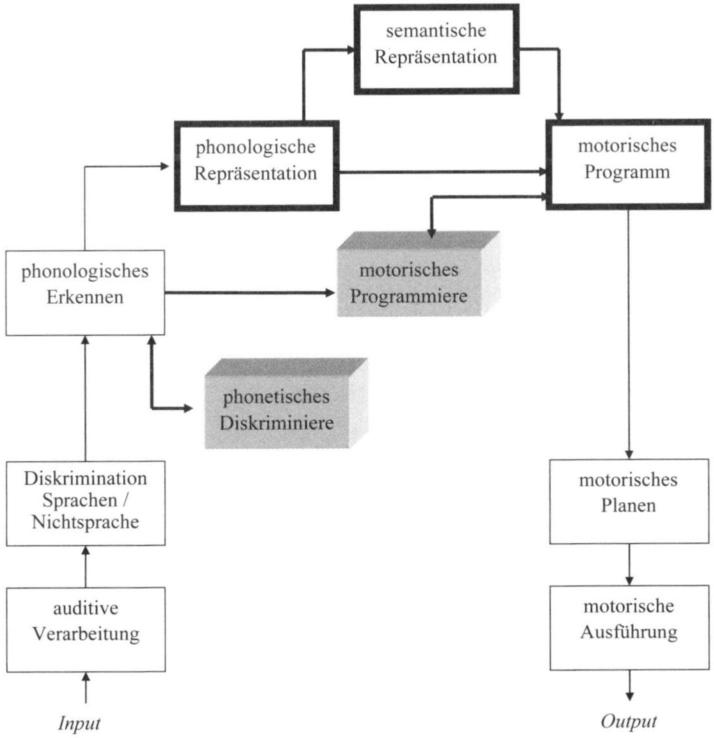

Abb. 4: Sprachverarbeitungsmodell nach Stackhouse/Wells (1997)

Sprachverarbeitungsmodell von Stackhouse/Wells (1997)

Dieses Sprachverarbeitungsmodell stellt international das einzige Modell dar, das das Ziel verfolgt, den Erwerbsprozess der kindlichen Aussprache und deren Grundlagen für den späteren Lese-Rechtschreib-Erwerbsprozess darzustellen.

Repräsentation

Die drei dickumrandeten Kästchen *phonologische Repräsentation, semantische Repräsentation* und *motorisches Programm* stellen Ebenen innerhalb des Langzeitgedächtnisses dar.

Als **phonologische Repräsentation** versteht man die Abspeicherung der korrekten Wortform, während die **semantische Repräsentation** die korrekte Abspeicherung der Wortbedeutung darstellt. Das **motorische Programm** enthält sogenannte „gestische Targets" für die Artikulation. Hier sind Informationen über die Stellung und Bewegung der Artikulationsorgane gespeichert. Bei den **gestischen Targets** handelt es sich also um gespeicherte, automatisierte Bewegungsabfolgen.

Inputverarbeitung

Auf der linken Seite des Modells finden sich die rezeptiven Sprachverarbeitungsanteile. Auf der Ebene der *peripheren auditiven Verarbeitung* findet eine Feststellung dahingehend statt, ob eine akustische Schallübertragung (z. B. das Hören eines Wortes) stattgefunden hat. Auf der Ebene der *Diskrimination Sprache/Nicht-Sprache* wird entschieden, ob der akustische Reiz ein Sprachsignal oder ein anderes akustisches Signal (z. B. ein Geräusch) beinhaltet. Bei Sprachsignalen findet – je nach Alter unterschiedlich detailliert – ein phonologisches Erkennen statt, d. h., die phonologischen Bestandteile des Inputs werden analysiert.

Outputverarbeitung

Auf der rechten Seite des Modells finden sich die expressiven Anteile der Sprachverarbeitung. Die Ebene der *motorischen Planung* bestimmt z. B. den Sprechfluss, die Sprechgeschwindigkeit oder die Lautstärke, während auf der Ebene der *motorischen Ausführung* eine tatsächliche Umsetzung des Geplanten stattfindet.

Die *phonetische Diskrimination* ist eine sogenannte Offline-Ebene, die dann angesprochen wird, wenn phonetische Informationen erlernt oder identifiziert werden müssen. Diese Ebene wird z. B. angesprochen, wenn einem Kind ein isolierter Laut vorgesprochen wird und das Kind erkennen muss, um welchen Laut es sich handelt. Eine weitere Offline-Ebene stellt das *motorische Programmieren* dar. Mithilfe des motorischen Programmierens gelingt es dem Kind, ad hoc motorische Pläne für eine sprachliche Äußerung zu erstellen. Werden diese Pläne sehr häufig aktiviert (z. B. beim Wortlernen), gehen diese mehr und mehr in die Ebene des motorischen Programms für das zu lernende Wort über. Des Weiteren wird das *motorische Programmieren* beim Nachsprechen von Nichtwörtern aktiviert, da für Nichtwörter keine der Repräsentationsebenen vorhanden ist.

Stackhouse/Wells (1997) gehen davon aus, dass eine Klassifikation von Kindern mit Aussprachestörungen nicht möglich ist, sondern dass für jedes Kind ein individuelles Profil an Stärken und Schwächen innerhalb des Sprachverarbeitungsprozess erstellt werden sollte. Unterstützt man diesen Gedankengang, so ist der diagnostische Prozess für Kinder mit Aussprachestörungen sehr zeitaufwendig, da jede einzelne Ebene des Sprachverarbeitungsprozesses untersucht werden müsste. Des Weiteren wäre ein standardisiertes Diagnostikmaterial vonnöten, um diese Ebenen untersuchen zu können. Für das Deutsche bietet der TPB (Test für phonologische Bewusstheitsfähigkeiten, Fricke/Schäfer 2011) für die meisten Ebenen diese Möglichkeit; allerdings nur für Kinder im Alter von vier Jahren bis zum Ende der ersten Klasse.

2.3.1 Phonetische Störung bzw. Artikulationsstörung

> Laut Fey (1992) ist die **phonetische bzw. Artikulationsstörung** definiert als die Unfähigkeit, ein Phon isoliert oder in jeglichem linguistischen Kontext korrekt zu realisieren. Es handelt sich also um eine Laut-Fehlbildung und nicht um eine Ersetzung oder Auslassung. Der fehlgebildete Laut wird in der Spontansprache phonologisch korrekt angewendet.

Die häufigste phonetische Fehlbildung im Deutschen ist der Sigmatismus interdentalis, addentalis oder lateralis. Die zweithäufigste phonetische Fehlbildung stellt der Schetismus lateralis dar. Zusätzlich tritt vereinzelt die sogenannte multiple Interdentalität auf, bei der alle alveolaren Laute /n l d t s z/ interdental realisiert werden.

Der multiplen Interdentalität, dem Schetismus oder Sigmatismus lateralis liegt eine myofunktionelle Störung zugrunde. Dies gilt jedoch nur für ca. ein Viertel aller Fälle eines Sigmatismus inter- oder addentalis (Fox-Boyer 2016a).

Sigmatismus inter- oder addentalis

Da ungefähr 30 bis 40 % aller monolingual deutschsprachigen Kinder (untersucht bis zum Alter von zehn Jahren) die Laute /s z ts/ inter- oder addental bilden, ist zu diskutieren, ob es sich beim Sigmatismus inter- oder addentalis um eine phonetische Störung oder nur um eine Variation der Norm handelt. Es ist davon auszugehen, dass diese Formen des Sigmatismus durch Imitation oder eine fehlerhaft gelernte Artikulationsstelle verursacht werden.

Innerhalb des Sprachverarbeitungsprozesses ist daher die Ebene der *motorischen Ausführung* (Abb. 5) betroffen.

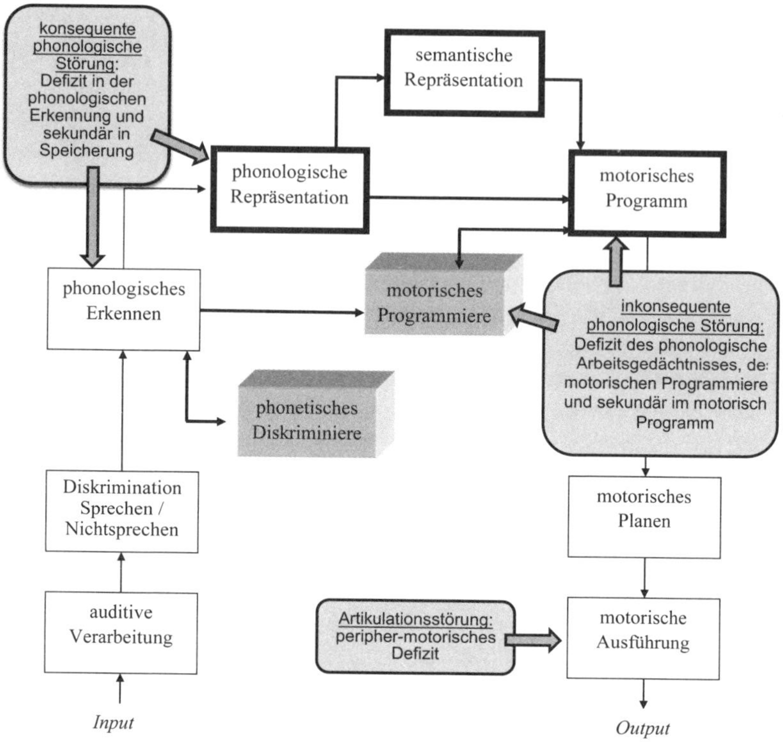

Abb. 5: Störungsebenen im Modell von Stackhouse/Wells (1997)

2.3.2 Phonologische Verzögerung

Kinder mit einer phonologischen Verzögerung zeigen ausschließlich physiologische phonologische Prozesse, die nicht mehr adäquat für das jeweilige Alter des Kindes sind. Das bedeutet, dass ein Kind einen Prozess noch zeigt, obwohl dieser für die regelrechte Entwicklung nicht mehr altersgemäß ist.

Verzögerter Prozess: Ein Prozess gilt als verzögert, wenn er mindestens sechs Monate nach dem eigentlichen Überwindungszeitraum noch sichtbar ist (Crystal et al. 1989). Dabei ist die Länge der Verzögerung darüber hinaus unerheblich. Der verzögerte Prozess wird nie als pathologisch gewertet (Fox-Boyer 2014a).

Die Liste der physiologischen phonologischen Prozesse für das Deutsche ist begrenzt (Kap. 1.5.4). Tabelle 2 stellt diese und das Überwindungsalter für jeden einzelnen Prozess dar.

häufigste verzögerte Prozesse

Zu den häufigsten verzögerten Prozessen zählen die Vorverlagerung der Velare /k g ŋ/, die Vorverlagerung der Sibilanten /ʃ ç/, die Reduktion insbesondere initialer Konsonantenverbindungen und die glottale Ersetzung von /ʁ/.

Ca. 50 % aller Kinder mit Aussprachestörungen im Deutschen sind von einer phonologischen Verzögerung betroffen (Fox/Dodd 2001). Untersucht man Kinder mit einer phonologischen Verzögerung mithilfe einer Testbatterie, die die verschiedenen Ebenen des Sprachverarbeitungsprozesses überprüft, so zeigt sich, dass diese Kinder als Gesamtgruppe genauso abschneiden wie sprachunauffällige Regelkinder gleichen Alters. Dodd (1995; 2005) geht daher davon aus, dass externe Faktoren bei diesen Kindern dazu geführt haben, dass eine meist temporäre Stagnation der Ausspracheentwicklung eingetreten ist. Externe Faktoren können rezidivierende Mittelohrproblematiken sein, die zu intermittierendem Hörverlust führen. Des Weiteren könnten laut Dodd ebenfalls belastende Situationen (z. B. die Geburt eines Geschwisterkindes oder der Verlust einer Bezugsperson) dazu führen, dass ein Kind einen Entwicklungsschritt nicht vollzieht.

2.3.3 Konsequente phonologische Störung

Kinder mit einer konsequenten phonologischen Störung zeigen mindestens einen pathologischen phonologischen Prozess. Das bedeutet, dass dieser Prozess in der regelrechten Entwicklung von monolingual-deutsch aufwachsenden Kindern nicht vorkommt. Daneben können altersgemäße oder verzögerte phonologische Prozesse auftreten.

> „**Pathologischer Prozess**: Ein Prozess gilt als pathologisch, wenn er in der vorliegenden Form zu keinem Zeitpunkt im regelrechten Spracherwerb sichtbar ist" (Fox-Boyer 2014c, 33).

pathologische Prozesse im Deutschen

Nach Fox-Boyer (2014c) sind hierbei Probleme mit den Frikativen (z. B. Plosivierung aller Frikative), die Rückverlagerung von /t d n/, die Vokalisation von /l/ und der Onsetprozess als pathologische Prozesse hervorzuheben, da diese bei Kindern mit Aussprachestörungen im Deutschen regelmäßig auftreten. Nach Fox-Boyer (2016a) zeigten die meisten von ihr untersuchten Kinder mit einer konsequenten phonologischen Störung (N = 276) regelhaft einen der folgenden pathologischen Kernprozesse:

- Kontaktassimilation (KontaktAss),
- Vokalisation von /l/ (VOK/l/),
- Rückverlagerungen (RV),
- allophonischer Gebrauch von Frikativen (Allo Frik),
- Onsetprozess (OnsetP),
- Vokalfehler (Vok),
- Tilgung von Konsonantenverbindungen (TCC) und
- Veränderung von Konsonantenverbindungen (VCC).

Kontaktassimilation (KontaktAss): Innerhalb der Konsonantenverbindungen /tʁ/ und /dʁ/ werden die Alveolare /t/ und /d/ konsequent nach velar verlagert. Es wird davon ausgegangen, dass dies durch die Angleichung an den uvularen Artikulationsortes des /ʁ/ geschieht.

Vokalisation von /l/ (VOK/l/): Das Phonem /l/ wird durch eine Mischung aus dem Vokal [i] und [j] ersetzt.

Manche Kinder ersetzen auch den Laut /ʁ/ auf diese Art und Weise.

Rückverlagerungen (RV /t d n/): Die Phoneme /t d n/, die eigentlich alveolar (Artikulationsstelle) gebildet werden, werden durch die Phoneme /k g ŋ/, die an einem weiter hinten liegenden Artikulationsort gebildet werden, ersetzt.

Nach Daten von Fox-Boyer (2016a) trat dieser Prozess bei 7 bis 12 % (je nach Alter) der untersuchten Kinder mit konsequenter phonologischer Störung auf. Diese zeigten die Velarisierung konstant zu 100 % als besonders stabiles Ersetzungsmuster.

Allophonischer Gebrauch von Frikativen (Allo Frik): Eine Lautklasse (hier: Frikative) wird entweder durch einen einzigen Ersatzlaut (z. B. [h s θ]) ersetzt oder Laute werden scheinbar willkürlich füreinander eingesetzt (immer wenn ein Frikativ verwendet werden soll, wird ein Frikativ verwendet, aber nicht notwendigerweise der korrekte). Der allophonische Gebrauch kann auch bei den Nasalen oder den Plosiven auftreten.

63 % der Kinder mit konsequenter phonologischer Störung zeigten den allophonischen Gebrauch von Frikativen bzw. eine vollständige Plosivierung aller Frikative (Fox-Boyer 2016a). Die Phoneme /f/ bzw. /v/ werden durch die Phoneme /s/ bzw. /z/ ersetzt. Im Prinzip handelt es sich hierbei um eine Rückverlagerung der dento-labialen Laute nach alveolar.

Onsetprozess (OnsetP): Alle Wort- und Silbenonsets in betonten Silben bis auf /m n b p d t/ werden durch /h/ oder /d/ ersetzt.

Der Onsetprozess konnte nach Fox-Boyer (2016a) bei 19 % der Kinder mit konsequenter phonologischer Störung nachgewiesen werden. Es zeigt sich eine Ersetzung von Wortonsets (auch Konsonantenverbindungen/CC) in der Regel durch ein /h/ oder /d/.

Vokalfehler (Vok): Ein Vokal wird durch einen anderen, inadäquaten Vokal ersetzt.

Tilgung von Konsonantenverbindungen (TCC): Innerhalb eines Wortes wird eine Konsonantenverbindung ausgelassen.

Unter die generelle Tilgung von Konsonantenverbindungen fällt die Tilgung von initialen Konsonantenverbindungen (TiCC) sowie die Tilgung von finalen Konsonantenverbindungen (TfCC). Es handelt sich hierbei um einen strukturellen Prozess.

Veränderung von Konsonantenverbindungen (VCC): Konsonanten innerhalb einer Konsonantenverbindung werden durch andere Konsonanten ersetzt und somit die Konsonantenverbindung verändert. Die Ersetzungen können nicht durch andere Ersetzungsprozesse (z. B. Vorverlagerung von /g/) erklärt werden. Dies kann ein bis drei Konsonanten betreffen. Die Anzahl der Elemente bleibt jedoch erhalten.

Weitere pathologische Prozesse sind sehr heterogen und individuell, wie die Kinder auch. Tabelle 3 gibt die häufigsten pathologische Prozesse mit Beispielen wieder.

Tab. 3: Darstellung pathologischer phonologischer Prozesse im Deutschen

Pathologische Prozesse		
Strukturelle Prozesse		
Abkürzung	**Erläuterung**	**Beispiel**
TICC	Tilgung von wortinitialen Konsonantenverbindungen: Am Anfang eines Wortes wird eine Konsonantenverbindung ausgelassen.	/gʁyn/ → [yn]
TFCC	Tilgung von wortfinalen Konsonantenverbindungen: Am Ende eines Wortes wird eine Konsonantenverbindung ausgelassen.	/baŋk/ → [ba]
TIK	Tilgung von wortinitialen Konsonanten: Am Anfang eines Wortes wird ein Konsonant ausgelassen.	/katse/ → [atse]
TBS	Tilgung betonter Silben: Innerhalb eines Wortes wird eine betonte Silbe ausgelassen.	/kanə/ → [nə]
IntrK	Intrusive Konsonanten: Ein Konsonant, der nicht in ein bestimmtes Wort gehört, wird zusätzlich eingefügt.	/telefon/ → [telefʁon]
IntrV	Intrusive Vokale: Ein Vokal, der nicht in ein bestimmtes Wort gehört, wird zusätzlich eingefügt.	/blume/ → [bəlume]
RED	Reduplikation: Die betonte Silbe eines Wortes wird vollständig wiederholt (Verdopplung) und die zweite Silbe wird dadurch ersetzt.	/ball/ → [baba]

Systemische Prozesse		
RV /t d n/	Rückverlagerung von Alveolaren /t d n/: Ein Phonem wird durch ein weiter hinten gebildetes, sonst merkmalsgleiches Phonem ersetzt.	/teləfon/→ [keləfoŋ]
Vok /l/	Vokalisation von /l/ -> [j oder i]: Das Phonem /l/ wird durch eine Mischung aus dem Vokal [i] und [j] ersetzt.	/bal/ → [baj]
VCC	Veränderung von Konsonantenverbindungen: Innerhalb eines Wortes wird eine Konsonantenverbindung verändert.	/bluma/ → [sʁumə]
Meta	Metathese: Die Reihenfolge von zwei Phonemen innerhalb eines Wortes wird vertauscht.	/fogəl/ → [folək]
Aff	Affrizierung: Ein Frikativ wird durch eine Affrikate ersetzt.	/lœfəl/ → [lœpfəl]
Frik	Frikativierung: Ein Plosiv wird durch einen Frikativ ersetzt.	/baum/ → [vaum]
OnsetP	Onset-Prozess/ Wortbetonungsprozess: Alle betonten Wort- und Silbenonsets bis auf /m n b p d t/ werden durch /h/ oder /d/ ersetzt.	/bʁIlə/ → [hIlə]
AlloL (AlloFrik, AlloNas, Allo	Allophonischer Gebrauch von Lautklassen: Die Lautklasse der Frikative wird durch einen einzigen Ersatzlaut ersetzt.	z. B.: /f v / → [s z] /fedɐ/ → [sedɐ]
Nas	Nasalierung: Ein Phonem wird durch einen Nasal ersetzt. Dabei bleibt der Artikulationsort meistens erhalten.	/dax/ → [nax]
Denas	Denasalierung: Ein Nasal wird durch einen Laut ersetzt, der nicht nasal gebildet wird.	/na:zə/ → [la:zə]
Vok	Vokalfehler: Ein Vokal wird durch einen anderen, inadäquaten Vokal ersetzt.	/teləfon/ → [tilofon]

Ursache konsequenter phonologischer Störungen

Es wird ursächlich von einem kognitiv-linguistischen Defizit ausgegangen (Dodd/McCormack 1995). Als betroffene Störungsebene im Sprachverarbeitungsprozess wird ein Defizit in der phonologischen Analyse des gehörten Materials angenommen (Abb. 5), so dass es sekundär zu einer inkorrekten oder unsauberen Abspeicherung der Wortform kommt.

Ätiologische Untersuchungen konnten zeigen, dass bei über 60 % der Kinder eine positive Familienanamnese zu verzeichnen ist. Dies bedeutet, dass weitere Familienmitglieder ebenfalls sprachauffällig sind oder waren oder dass Lese-Rechtschreib-Schreibschwierigkeiten vorlagen bzw. vorliegen. Daher wird von einer starken genetischen Komponente ausgegangen. Eine konsequente phonologische Störung liegt bei ca. 20 bis 30 % der Kinder mit Aussprachestörungen vor (Fox/Dodd 2001) und gilt als besonderes Risiko für die Ausprägung einer späteren Lese-Rechtschreibstörung (Schnitzler 2015).

2.3.4 Inkonsequente phonologische Störung

Laut Definition von Dodd (1995) sind Kinder mit einer inkonsequenten phonologischen Störung nicht in der Lage, dasselbe Wort immer (konsequent) in gleicher Form auszusprechen. Bittet man ein Kind, dieselben 25 bis 30 Wörter innerhalb einer Therapiesitzung dreimal zu benennen, und realisiert das Kind mindestens 40 % dieser Wörter inkonsequent, wird von einer inkonsequenten phonologischen Störung ausgegangen. Inkonsequent bedeutet, dass mindestens eine der Äußerungen von den anderen beiden Äußerungen abweicht. Phonetische Abweichungen und Abweichungen grammatikalischer Art, z. B. eine Pluralbildung, werden hierbei ignoriert. Je nach Analysevorgehen gilt dies auch für auftretende altersgemäße phonologische Prozesse (z. B. Katze, Tatse). Neben dem Faktor Inkonsequenz zeichnen sich Kinder mit einer inkonsequenten phonologischen Störung durch weitere Faktoren aus, die sie somit eindeutig von Kindern mit verbaler Entwicklungsdyspraxie (Kap. 2.3.5), deren Kernsymptom ebenfalls die Wortrealisationsinkonsequenz ist, unterscheiden: Sie zeigen im Benennen deutlich bessere Leistungen als im spontanen Sprechen, zeigen keine oro-motorischen Auffälligkeiten, insbesondere keine Suchbewegungen. Sie haben meist ein (fast) altersgemäßes Phoninventar, d. h. eine hohe Stimulierbarkeit für die Phone der Muttersprache, zeigen vielfältige Silbenstrukturen und keine prosodischen Auffälligkeiten (Dodd et al. 2006a).

phonological assembly

Dodd und Kollegen (Dodd/McCormack 1995, Dodd et al. 2006, Crosbie et al. 2005) gehen von einem Problem auf der Ebene der „phonological assembly“ aus. Sie definieren dies als die Unfähigkeit, Phoneme, die für ein Wort gebraucht werden, korrekt auszuwählen und diese in die korrekte Reihenfolge zu bringen. Im Sprachverarbeitungsmodell von Stackhouse/Wells (1997) kann dies am ehesten mit einem Defizit auf der Ebene des *motorischen Programmierens* angesiedelt werden, was dazu führt, dass die Kinder auch keine motorischen Programme für hochfrequente kurze Wörter aufbauen können (Abb. 5). Dies erklärt sich unter anderem dadurch, dass Kinder mit einer inkonsequenten phonologischen Störung ein deutlich eingeschränktes Arbeitsgedächtnis zeigen (Dodd et al. 2006). Bei Überprüfungen der verschiedenen Ebenen des Sprachverarbeitungsprozesses ist es diesen Kindern möglich, alle Aufgaben korrekt zu lösen, solange die Stimuli phonologisch wenig komplex und insbesondere kurz sind. Bei steigender Länge oder Komplexität tritt deutlich ein Wortlängeneffekt zutage. Des Weiteren zeigen die Kinder große Schwierigkeiten des Eigenhörens.

Die inkonsequente phonologische Störung tritt sehr selten auf. Ca. 3 bis 5 % aller Kinder mit Aussprachestörungen sind hiervon betroffen (Fox/Dodd 2001). Aufgrund der Seltenheit konnten bisher nur bei sehr wenigen Kindern ätiologische Faktoren erhoben werden. Bei einer Untersuchung an neun Kindern konnten bei sieben Kindern Schwierigkeiten unter der Geburt oder während der Schwangerschaft festgestellt werden (Fox et al. 2002). Damit unterschied sich diese Gruppe an Aussprachestörungen signifikant von den anderen Gruppen und ebenfalls von nichtsprachauffälligen Kindern im Hinblick auf diesen Faktor. Eine minimale Hirnschädigung könnte verantwortlich für die Ausprägung dieser Störung sein. Bislang existieren allerdings keinerlei Nachweise in diese Richtung.

2.3.5 Verbale Entwicklungsdyspraxie

Die verbale Entwicklungsdyspraxie (VED, anglo-amerikanisch: CAS = childhood apraxia of speech) wurde zuerst von Hadden (1891), aber insbesondere von Morley (1965) beschrieben. Sie gilt laut Davis et al. (1998) als die häufigste Fehldiagnose der Logopädie. Bis heute werden z. T. ihre Existenz, aber vor allem anzusetzende diagnostische Kriterien in der Literatur umstritten diskutiert. Daher ist es nicht ungewöhnlich, wenn erfahrene Kliniker bei ein und demselben Kind nicht notwendigerweise zu einer identischen Diagnose insbesondere dahingehend, ob es sich um eine verbale Entwicklungsdyspraxie handelt oder nicht, kommen (Davis et al. 1998). Die verbale Entwicklungsdyspraxie ist als eine sehr seltene Form der Aussprachestörung anzusehen. Laut Shriberg (1994) sind ca. 3 bis 5 % aller Kinder mit Aussprachestörung von ihr betroffen. Bei Kindern mit genetischen Syndromen ist die Auftretenshäufigkeit allerdings größer.

Das Komitee für verbale Entwicklungsdyspraxie der American Speech Language Hearing Association (ASHA 2007) empfiehlt folgende Definition für die verbale Entwicklungsdyspraxie:

> *"Childhood apraxia of speech (CAS) is a neurological childhood (pediatric) speech sound disorder in which the precision and consistency of movements underlying speech are impaired in the absence of neuromuscular deficits (e. g., abnormal reflexes, abnormal tone). CAS may occur as a result of known neurological impairment, in association with complex neurobehavioral disorders of known or unknown origin, or as an idiopathic neurogenic speech sound disorder. The core impairment in planning and/or programming spatiotemporal parameters of movement sequences results in errors in speech sound production and prosody" (ASHA 2007, definitions).*

Kernsymptome Die VED wird in der Regel als ein Symptomkomplex beschrieben, so dass nur bei einer Summe gleichzeitig auftretender Symptome von einer verbalen Entwicklungsdyspraxie ausgegangen werden sollte. Zu den Kernsymptomen zählen (z. B. Ozanne 2005):

1. hochgradig inkonsequente Wortrealisation,
2. unvollständiges Phoninventar,
3. vielfältige unsystematische Auslassungs- und Ersetzungsprozesse,
4. auffällige Prosodie,
5. oro-motorische Schwierigkeiten, insbesondere bei Sequenzierungsübungen (Diadochokinese),
6. Suchbewegungen,
7. schlechtere willkürliche als unwillkürliche Sprechmotorik und
8. Teilsymptom einer SSES.

Der technische Bericht (technical report) des Komitees für verbale Entwicklungsdyspraxie der American Speech Language Hearing Society summiert den aktuellen Wissenstand der Forschung im Hinblick auf die Ursachen und Störungsebenen: ASHA – American Speech Language Hearing Association (2007): Childhood Apraxia of Speech. In: www.asha.org/policy, 25.1.2017

2.3.6 Phonetisch-phonologische Störungen bei mehrsprachigen Kindern

Manche Kinder zeigen Schwierigkeiten in ihrer Aussprachefähigkeit, unabhängig davon, ob sie eine, zwei oder mehrere Sprachen sprechen (Battle 2012). Nach gängiger Lehrmeinung begünstigt das Vorliegen von Mehrsprachigkeit bei Kindern das Auftreten einer Aussprachestörung jedoch nicht (Kannengieser 2015). Da es sich bei Aussprachestörungen um Schwierigkeiten während des phonologischen Erwerbs und Problemen auf Ebenen des Sprachverarbeitungssystem handelt, ist nicht davon auszugehen, dass das Erlernen einer jeweiligen Sprache einen Einfluss darauf hat, ob ein Kind eine Aussprachestörung entwickelt oder nicht.

Sprachenunabhängigkeit

Das bedeutet, das Auftreten einer Aussprachestörung sollte sprachenunabhängig sein. Fox-Boyer/Salgert (2014) gehen daher von der gleichen Prävalenzrate von 5 bis 16 % einer Aussprachestörung bei mono- wie auch multilingualen Kindern aus. Es können im Erwerb der Aussprache beider Sprachen Unterschiede auftreten, je nachdem ob ein sukzessiver oder ein simultaner Zweitspracherwerb vom Kind durchlaufen wird (Kannengieser 2015). Es kann auf phonetischer Ebene in beiden Sprachen zu einem Sigmatismus oder (nur in einer Sprache) zu anderen Lautfehlbildungen kommen, die evtl. von Sprachtherapeuten in der Erstsprache des Kindes schwierig zu erkennen sind. In einem systematischen Review von Hambly und Kolleginnen konnte festgestellt werden, dass mehrsprachige Kinder mit oder ohne Aussprachestörungen generell eher atypische Lautsubstitutionen und Elisionen zeigen (Hambly et al. 2013). Laut Dodd (2005) liegt eine Aussprachestörung bei einem bilingualen Kind dann vor, wenn sie in beiden Sprachen diagnostiziert werden kann. Tatsächlich gibt es in der Literatur Darstellungen von Einzelfällen, bei denen in beiden Sprachen die gleiche Art von Aussprachestörung diagnostiziert wurde. Kohortenuntersuchungen können diese klareren Diagnosestellungen nicht für alle Kinder bestätigen: Albrecht et al. (in Vorbereitung) konnten z. B. anhand einer Stichprobe von 84 türkisch-deutschsprachigen Kindern zeigen, dass die eindeutige Zuweisung zu den Kategorien regelrechte Entwicklung vs. Aussprachestörung für einen Großteil der Kinder schwierig war. Eine Gruppe von 15 Kindern zeigte bspw. nur in einer Sprache atypische phonologische Prozesse, während die andere Sprache als unauffällig zu bewerten war. Des Weiteren gab es Kinder, die nur in einer Sprache verzögerte Prozesse zeigte, aber nicht in der anderen, oder aber in der anderen Sprache Prozesse, die als pathologisch zu werten sind. Daher muss davon ausgegangen werden, dass die Diagnose einer Aussprachestörung bei bilingualen Kindern nicht immer einfach zu stellen ist.

Fox-Boyer, A., Salgert, K. (2014): Erwerb und Störungen der Aussprache bei mehrsprachigen Kindern. In: Chilla, S., Haberzettl, S. (Hrsg.): Handbuch Spracherwerb und Sprachentwicklungsstörungen (Mehrsprachigkeit). Elsevier, München, 109-121

Fox, A. V., Ünsal, F. (2002): Lautspracherwerb bei zweisprachigen Migrantenkindern. Forum Logopädie 3, 10-15

Zusammenfassung

Kinder mit Aussprachestörungen stellen die größte Gruppe innerhalb der Kinder mit Auffälligkeiten der Sprachentwicklung dar. Sie sind allerdings keine homogene Gruppe, sondern unterscheiden sich im Hinblick auf ihre Ätiologie, den Schweregrad der Aussprachestörung und ihre Symptomatik. Aus psycholinguistischer Sicht betrachtet zeigen sie unterschiedliche Störungsebenen im Sprachverarbeitungsprozess. Aus diesem Grund ist es sinnvoll, sie aus dem Blickwinkel eines Klassifikationsmodells zu betrachten, das diese Störungsebenen berücksichtigt. Das vorliegende Kapitel bezieht sich daher auf das Klassifikationsmodell von Dodd (1995; 2005).

3 Diagnostik

3.1 Diagnostikebenen nach der ICF-CY

Kinder mit Aussprachestörungen bedürfen einer fundierten Diagnostik, damit sie therapeutisch optimal versorgt werden können. Die ICF-CY (WHO 2007) bietet hierfür eine Grundlage, die nicht nur die Symptomatik des Kindes, sondern deren Auswirkungen unter Einbezug der Kontextfaktoren betrachtet. Daher lassen sich mit ihrer Hilfe individuelle Ziele für jedes Kind festlegen.

Körperfunktionen

Eine ICF-CY-orientierte sprachtherapeutische Diagnostik bei mono- wie auch bilingualen Kindern mit Aussprachestörung müsste in Bezug auf die Körperfunktionen anhand von evidenzbasierten Verfahren und kulturell wie linguistisch adäquater Materialien durchgeführt werden (Abb. 6). Bei bilingualen Kindern soll dies idealerweise in allen Sprachen des Kindes geschehen. Hierbei sind Sprachtherapeuten zukünftig aufgefordert, durch enge Kooperationen mit anderen Professionen kontinuierlich ihr Fachwissen und ihre Fertigkeiten bezüglich der Lautsysteme unterschiedlicher Sprachen und Dialekte von Kindern zu erweitern und zu vertiefen (Neumann et al. 2016).

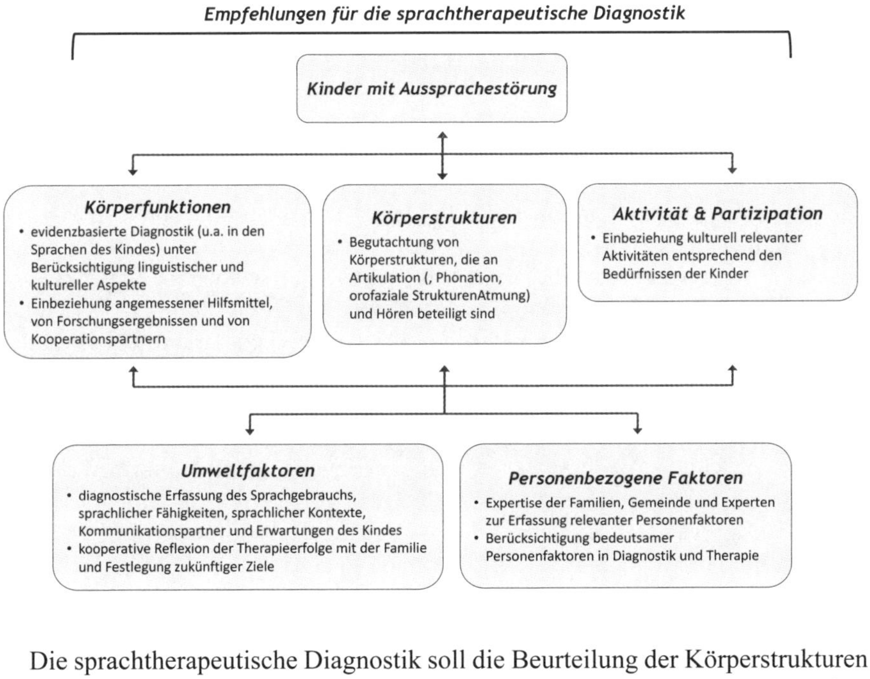

Abb. 6: Empfehlungen für die ICF-orientierte rachtherapeutische Diagnostik bei Kindern mit Aussprachestörung (Neumann et al. 2016)

Körperstrukturen

Die sprachtherapeutische Diagnostik soll die Beurteilung der Körperstrukturen umfassen, die an der Aussprache (Artikulation, Atmung, Phonation, orofaziale Gegebenheiten) sowie an der auditiven Aufnahme und Verarbeitung und den Speicherungsebenen (für Wörter) beteiligt sind, um mögliche Ursachen zu erfassen. Sprachtherapeuten müssen auch in Betracht ziehen, dass mit den Kindern nicht unbedingt ein Gesundheitsscreening oder eine Diagnostik durchgeführt wurde, um Gründe für die Aussprachestörung zu erkennen.

Aktivitäten und Partizipation

Hinsichtlich der sprachtherapeutischen Zielsetzung in Bezug auf Aktivitäten und Partizipation (Teilhabe) wird empfohlen, dass mono- wie auch bilinguale Kinder mit Aussprachestörung und deren Eltern adäquat informiert werden, um ihnen die Möglichkeit zu geben, Therapieziele der sprachtherapeutischen Intervention zu priorisieren und mitzubestimmen. Dies soll mit dem Ziel erfolgen, dem betroffenen Kind eine höchstmögliche Teilhabe an kulturellen, sozialen, religiösen und (vor)schulischen Aktivitäten in seinem sprachlichen Umfeld zu ermöglichen. Sprachtherapeuten sollten demnach für das Kind kulturell relevante Beschäftigungen als Basis zur Planung des Diagnostik- und Interventionsprozesses nehmen, die den individuellen Bedürfnissen der Kinder entsprechen. Weiterhin müssen sie bei der Betreuung von bilingualen Kindern u. a. mit Familien, Kulturgemeinschaften und weiteren Berufsgruppen (z. B. Kulturhelfern) kooperieren, um ein Verständnis für die Rolle der mehrsprachigen Kinder in verschiedenen kulturellen Kontexten zu entwickeln (Neumann et al. 2016).

Umweltfaktoren

Umweltfaktoren in Hinblick auf den Hintergrund des Lebensumfeldes der betroffenen Kinder mit Aussprachestörung können sich als Barrieren oder Förderfaktoren (ICF-CY, WHO 2007) für deren sprachliche Entwicklung bzw. Handlungsfähigkeit erweisen (Kracht 2006). Dies muss speziell bei Kindern mit mehrsprachigem und interkulturellen Lebensumfeld in Betracht gezogen werden. Die sprachtherapeutische Diagnostik muss daher das Ziel verfolgen, kommunikative Barrieren im Umfeld des (mehrsprachigen) Kindes mit Aussprachestörung zu erfassen, um eine verständliche Kommunikation in den unterschiedlichen Lebenswelten des betroffenen Kindes zu fördern. Es wird daher empfohlen, innerhalb der sprachtherapeutischen Diagnostik auch Informationen zum Sprachgebrauch, zu sprachlichen Fähigkeiten, zum Kontext, zu Kommunikationspartnern sowie Erwartungen des Kindes / der Sorgeberechtigten zu erfassen (Neumann et al. 2016).

Personenfaktoren

In Hinblick auf den Einbezug der Personenfaktoren der ICF-CY in die Diagnostik bei Kindern mit Aussprachestörungen sollen Sprachtherapeuten den Kindern und ihren Familien die Möglichkeit geben, aus ihrem Leben zu berichten. Dies hilft, den Hintergrund, die Identität und weitere bedeutsame Faktoren des (mehrsprachigen) Kindes zu verstehen. Um relevante Personenfaktoren des Kindes (z. B. Copingstrategien, kulturelle Sozialisierungserfahrungen) nachvollziehen zu können, sollen sie zudem auf die Expertise der Familie und bei bilingualen Kindern der Kulturgemeinschaft und anderer Experten (z. B. Kulturmediatoren) zurückgreifen (Abb. 6). Dies kann auch erreicht werden, indem Sprachtherapeuten Zeit aufwenden, den Kindern und ihren Familien zuzuhören und sie zu verstehen. Auf diesem Weg könnten individuell bedeutsame personenbezogene Faktoren adäquat in die Diagnostik einfließen (Neumann et al. 2016).

Das Lautinventar (IPA) verschiedener Sprachen und wichtige Informationen für Sprachtherapeuten enthält die Webseite von McLeod, genannt Multilingual Children's Speech: Languages. http://www.csu.edu.au/research/multilingual-speech/languages, 15.05.17

3.2 Anamnese

Der Einstieg in den diagnostischen Prozess ist die Erhebung der subjektiven Beschwerden und der Anamnese des Klienten.
Unter der subjektiven Beschwerde versteht man die Darlegung des Anliegens, weswegen ein Klient einen Sprachtherapeuten aufsucht. Im Rahmen der Anamnese bei Kindern mit Verdacht auf Aussprachestörung werden insbesondere Informationen über die bisherige kindliche Entwicklung mit dem Schwerpunkt Sprache, die soziale Lebenssituation des Kindes und Risikofaktoren für Aussprachestörungen erhoben. Das Handbuch Anamnese in der Sprachtherapie (Korntheuer et al. 2014) bietet Sprachtherapeuten Anamnesebögen für mono- und bilinguale Kinder mit Sprachentwicklungsstörung inklusive ausführlicher Hintergrundinformationen zur Auswahl der darin behandelten Inhalte. Alle Anamnesebögen sind ICF-orientiert konzipiert worden.

3.3 Bilderbenennverfahren vs. Spontansprachanalyse

Bilderbenennverfahren werden in der Literatur als die gängigste Form von Untersuchungsverfahren für Kinder mit Verdacht auf Aussprachestörung beschrieben (McLeod / Baker 2014).

Bereits die erste Studie von Möhring (1938) zur Erhebung von Aussprache-Auffälligkeiten bei Kindern im ersten Schuljahr verwendete ein Bilderbenennverfahren. Kliniker sind davon überzeugt, dass es sich bei Bilderbenennverfahren um zuverlässige Untersuchungsinstrumente für die Feststellung einer Aussprachestörung handelt (Mostert 2007). Im Gegensatz dazu sind sich Fachleute der klinischen Phonetik bzw. Linguistik nicht einig darüber, ob mit Bilderbenennverfahren die kindliche Aussprache auf eine repräsentative Weise untersucht werden kann (Klein / Liu-Shea 2009) oder ob nicht besser die Spontansprache als Analysegrundlage dienen sollte (Wolk / Meisler 1998, Morrison / Shriberg 1992). Aufgrund der einfacheren Handhabbarkeit werden Bilderbenennverfahren allerdings heute in der Literatur als gültige, mit Ergebnissen aus der Spontansprache vergleichbare Untersuchungsinstrumente akzeptiert, wenn sie spezifische lexikalische und phonologische Kriterien erfüllen (Eisenberg / Hitchcock 2010, Fox-Boyer et al. 2017): Sie müssen alle Phone und Phoneme der zu untersuchenden Sprache in allen möglichen Wortpositionen überprüfen, ebenso wie die häufigsten wortinitialen und wortfinalen Konsonantenverbindungen. Mögliche Silbenstrukturen und Wortbetonungsmuster der Sprache müssen beachtet werden. Ein Verfahren, das diese Bedingungen für die deutsche Sprache erfüllen soll, besteht aus ca. 100 Stimuli.

Die Stimuli, mit deren Hilfe der Bilderbenennentest durchgeführt werden soll, müssen dem Wortschatz kleiner Kinder entsprechen. In der Regel werden zur Konzeption des Wortschatzes Elternfragebögen für Zweijährige der jeweiligen Sprache hinzugezogen. Das Bildmaterial sollte so ausgewählt werden, dass es visuell eindeutig ist. Es ist dabei unerheblich, ob es sich um Zeichnungen oder Fotografien handelt. Bilderbenennverfahren sollten normiert und möglichst auch standardisiert werden, d. h., sie sollten den Testgütekriterien der Objektivität, Reliabilität und Validität genügen.

3.4 Bilderbenennverfahren

Für die deutsche Sprache liegen eine Anzahl veröffentlichter Verfahren zur Überprüfung der phonologischen Prozesse des phonetisch-phonologischen Inventars vor (Tab. 4).

Als veraltet anzusehen sind diejenigen Verfahren, die aus segmentorientierter Sicht untersuchen, ob ein Phon in einer spezifischen Wortposition korrekt oder inkorrekt realisiert wird. Dabei wurde in der Regel nicht notiert, auf welche Weise ein Laut nicht korrekt realisiert wird. Jedes Phon oder Phonem wurde nur einmalig pro Wortposition überprüft. Zu diesen Verfahren zählen bspw. der Ravensburger Stammler-Prüfbogen (Frank/Grziwotz 1974), der Werscherberger Lautprüf-Bogen (Gey 1976) oder der SCHUBI-Artikulationstest (Willikonsky 2006).

Tab. 4: Übersicht über Diagnoseverfahren bei Aussprachestörungen

Verfahren	Methode, Item-Umfang Darstellung, Normierung	Analysen/Diagnose(n)
1. Segmentorientierte Verfahren – Beispiele (veraltetes Vorgehen)		
Lauttreppe nach Möhring (Möhring 1938)	• Nachsprechen • Liste mit 156 Wörtern	• Phoneminventar • Stammeln, Dyslalie
Ravensburger Stammler-Prüfbogen (Frank/Grziwotz 1974)	• Benennen • 40 farbige Zeichnungen auf einem DinA4-Blatt	• Phoneminventar • Stammeln
LBT – Lautbildungstest (Fried 1980)	• Benennen • 42 S/w-Bildkarten • teilnormiert	• Phoneminventar • Stammeln, Dyslalie
SCHUBI Artikulationstest (Willikonsky 2006)	• Benennen • 59 farbige Zeichnungen auf Karten	• Phoneminventar • Stammeln, Dyslalie
2. Prozessorientierte Verfahren		
LOGO Ausspracheprüfung (Wagner 2011)	• Benennen • 108 farbige Zeichnungen in DIN A4-Ringbuch • nicht normiert/standardisiert	• phonetisches Inventar • phonemisches Inventar • Prozessanalyse • Silbenstruktur • Diagnose: Schweregrad der Aussprachestörung (leicht, mittel, schwer)

AVAK – Analyseverfahren zu Aussprachestörungen bei Kindern (Hacker/Wilgermein 2002)	• Benennen • 113 S/w-Zeichnungen auf einem DIN A4-Blatt • nicht normiert/standardisiert	• phonemisches Inventar • prozessanalyse • Silbenstruktur
Patholinguistische Diagnostik von Sprachentwicklungsstörungen – Teil: Phonologie (Kauschke/Siegmüller 2009)	• Benennen • 85 farbige Zeichnungen in DIN A4-Ringbuch • nicht normiert/standardisiert	• phonemisches Inventar • prozessanalyse • Silbenstruktur • orofaziales Screening
PAP – Pyrmonter Ausspracheprüfung (Babbe 2011)	• Benennen • 100 S/w-Zeichnungen in • DIN A4-Ringbuch • nicht normiert/standardisiert	• phonemisches Inventar • Prozessanalyse
PLAKSS – Psycholinguistische Analyse kindlicher Aussprachestörungen-II (Fox 2014)	• Benennen • 99 farbige Zeichnungen in DIN A4-Ringbuch • normiert/teilstandardisiert • zusätzlich: Inkonsequenztest	• phonetisches Inventar • phonemisches Inventar • Prozessanalyse Diagnose(n): 1. verzögerte phonologische Entwicklung 2. konsequente phonologische Störung 3. inkonsequente phonologische Störung 4. Artikulationsstörung

Bilderbenennverfahren, die einen phonologisch-orientierten Ansatz der Überprüfung der Aussprache verfolgen, wurden mit Beginn der 1990er Jahre in Deutschland veröffentlicht. Diese Verfahren wurden oft mehrfach überarbeitet. Nur eines dieser Verfahren wurde normiert (PLAKSS-I, Fox 2002 bzw. PLAKSS-II Fox-Boyer 2014a).

3.5 Überprüfung der Inkonsequenzrate

Die Überprüfung der Inkonsequenzrate dient zur differenzialdiagnostischen Trennung von konsequenter und inkonsequenter phonologischer Störung. Hierbei wird ein Kind gebeten, innerhalb einer Sitzung die gleichen 25 bis 30 Wörter dreimal zu benennen. Ein Inkonsequenztest sollte so konstruiert sein, dass er sowohl ein-, zwei-, drei- und wenn möglich viersilbige mono-morphematisch Wörter in ähnlicher Anzahl beinhaltet. Auch sollten die Wörter unterschiedlicher phonologischer Komplexität sein. Dodd (1995) veröffentlichte den ersten Inkonsequenztest für das Englische. Für die deutsche Sprache liegt ein Inkonsequenztest von Fox-Boyer (PLAKSS-II, Fox-Boyer 2014a) vor. Bei Kindern mit einem unzureichend großen expressiven Wortschatz kann die Inkonsequenzrate mithilfe eines individuell gestalteten Prüfmaterials stattfinden, um eine standardisierte

Überprüfung der Inkonsequenz durchzuführen. In diesem Fall werden die Eltern des Kindes gebeten, ein Wortschatztagebuch zu erstellen. Auf der Basis dieses Wortschatztagebuchs erstellt der Therapeut einen für das Kind angepassten Inkonsequenztest und bittet das Kind, diese Wörter innerhalb einer Therapiesitzung mehrfach (mindestens dreimal) zu benennen. Beide Vorgehen sollten innerhalb einer Therapiesitzung durchgeführt werden, damit die Tagesperformance des Kindes das Ergebnis nicht beeinflusst.

3.6 Überprüfung der Verständlichkeit

Die Sprechverständlichkeit stellt einen der einflussreichsten Faktoren in Bezug auf die Beeinträchtigung der kommunikativen Partizipation von Kindern in den unterschiedlichsten Lebensumfeldern dar (McLeod 2015). Zudem konnten Hellström und Lundberg (2014) zeigen, dass die Einstellung der Kinder zu ihrem eigenen Sprechen mit ihrer Verständlichkeit korreliert.

Die Überprüfung der Verständlichkeit ist international eine verbreitete Methode in der sprachtherapeutischen Diagnostik. Dabei variieren die Ansätze jedoch in ihrer Komplexität und Länge von Ein-Wort-Überprüfungen zu Einschätzungen zusammenhängender Rede und Rating-Skalen unterschiedlicher Art (Flipsen 2006). Miller (2013) empfiehlt für die sprachtherapeutische Praxis eine Kombination aus quantitativen Messungen (z. B. Errechnung der korrekt produzierten Konsonanten/PCC) und eher realistische Einschätzungen in verschiedenen Lebenssituationen der Kinder. Gerade validierte ICF-CY- orientierte Verfahren zur Einschätzung der Verständlichkeit von Kindern in sozialen Kontexten sind notwendig, um auch im Hinblick auf eine Evaluation der Therapieeffektivität Ergebnisse quantifizieren zu können.

Skala zur Verständlichkeit im Kontext

Hierzu stellt die *Skala zur Verständlichkeit im Kontext* (*Intelligibility in Context Scale/ICS*) ein erstes Verfahren im Deutschen bereit (McLeod et al. 2012). Die ICS-G ist ein kostenfrei herunterzuladendes Screening-Instrument, das Eltern die Möglichkeit gibt, die Sprechverständlichkeit ihres Kindes in Bezug auf sieben verschiedene Kommunikationspartner (z. B. Freunde, Lehrer, unbekannte Personen) einzuschätzen. Die Verständlichkeit wird mithilfe einer Fünf-Punkte-Skala durch die Eltern bewertet. Der Gesamtpunktwert kann von minimal sieben bis maximal 35 Punkte reichen. Es wird daraus ein Durchschnittswert errechnet, der maximal den Punktwert fünf abbildet. Je höher dieser Wert, desto verständlicher wird das Kind eingeschätzt.

Die ICS wurde in mittlerweile 63 Sprachen übersetzt und in verschiedenen Sprachen auch im Hinblick auf Validität und Reliabilität überprüft (McLeod 2015). Für die deutsche Version belegen Neumann et al. (in Vorbereitung) erste psychometrische Daten. Unter dem folgenden Link ist die ICS in jeglicher Sprachversion kostenfrei erhältlich: http://www.csu.edu.au/research/multilingual-speech/ics, 15.05.17. Dies macht auch ihren Einsatz in anderen Sprachen (z. B. Arabisch, Polnisch) für die Sprachtherapie möglich und hilft bei der Einschätzung der Verständlichkeit von Kindern in deren Muttersprache.

3.7 Überprüfung der phonologischen Bewusstheit

Kinder mit einer konsequenten oder inkonsequenten phonologischen Störung tragen ein großes Risiko, eine Lese-Rechtschreib-Störung zu entwickeln (Schnitzler 2015). Dies liegt darin begründet, dass das zugrunde liegende Defizit insbesondere der konsequenten phonologischen Störung auf der gleichen Sprachverarbeitungsebene liegt wie ein häufiges Defizit der Lese-Rechtschreibstörung: der Ebene des phonologischen Erkennens.

Lese-Rechtschreibstörung

Daher empfiehlt es sich gerade bei Kindern mit konsequenter phonologischer Störung, vor Schuleintritt die phonologische Bewusstheit zu überprüfen. Für die deutsche Sprache liegt ein standardisiertes Diagnostikum für die Altersspanne 4;0 Jahre bis Ende erste Klasse vor, das die verschiedenen Ebenen des Sprachverarbeitungsprozesses einzuschätzen vermag (TPB, Fricke/Schäfer 2011). Einzelne Anteile der phonologischen Bewusstheit können auch mit dem TEPHOBE (= Test zur Erfassung der phonologischen Bewusstheit und der Benennungsgeschwindigkeit, Mayer 2014) bei Kindern im Alter von fünf Jahren bis Ende der zweiten Klasse überprüft werden.

3.8 Überprüfung der orofazialen Bedingungen und Fähigkeiten

Liegt bei einem Kind ein Sigmatismus oder Schetismus lateralis oder eine multiple Interdentalität vor, empfiehlt sich eine Überprüfung seiner orofazialen Bedingungen und Fähigkeiten, da eine kausale Beziehung zwischen einer orofazialen Einschränkungen und dieser Art der Aussprachestörung möglich ist. Zur Überprüfung der orofazialen Bedingungen und Fähigkeiten bieten sich die Materialien von Kittel (2014) oder Giel/Tilmanns-Karus (2004) an. Des Weiteren können myofunktionelle Störungen auch bei Kindern vorliegen, die keine oder eine phonologische Ausspracheproblematik aufweisen. Im letzteren Fall ist die Überprüfung der orofazialen Situation nicht therapierelevant für die Aussprachestörung und kann daher auch nachgeordnet erfolgen, da hier dann von einer parallel existierenden Symptomatik, aber nicht von einer bedingenden Kausalität auszugehen ist.

3.9 Diagnostik bei bilingualen Kindern

Generell ist das Wissen um die phonetisch-phonologische Entwicklung von mehrsprachigen Kindern mit der Zweitsprache Deutsch noch sehr gering und nur auf Studien mit kleiner Stichprobe begrenzt (Fox-Boyer/Salgert 2014). Dies erschwert die Differenzialdiagnostik der Aussprache der Kinder in hohem Maße, da keine Normwerte vorliegen und publizierte Diagnostikmaterialien kaum Erwerbsbiografien berücksichtigen (Kannengieser 2015). Daher zeigen sich Probleme in der sprachtherapeutischen Betreuung (inter)national sowohl in der Über- als auch in der Unterversorgung der Kinder. Viele Kinder werden aufgrund ihres eingeschränkten Wissens in der deutschen Sprache zur Therapie überwiesen. Dieser Umstand wird als *mistaken identity* (overdiagnosis) bezeichnet (Paradis 2005). Paradoxerweise ist andererseits genau das Gegenteil der Fall, wenn mehrsprachige Kinder mit Spracherwerbsstörungen keine Therapie verschrieben bekommen, da von einem reinen Zweitsprachproblem ausgegangen wird: *missed identity* (underdiagnosis) (MacSwan / Rolstad 2006). Fox-Boyer / Salgert (2014) gehen von einer Unterversorgung der mehrsprachigen Kinder mit Aussprachestörung aus.

Bisher liegen für den Bereich der Ausspracheüberprüfung deutsch-bilingualer Kinder in Deutschland drei veröffentlichte Diagnostikmaterialien für Türkisch-Deutsch vor: das Wiener Lautprüfverfahren für Türkisch sprechende Kinder (Wielau-T, Lammer / Kalmár 2004), der Türkisch-Artikulations-Test (TAT, Naş 2010) sowie das Screening der Erstsprachfähigkeit bei Migrantenkindern Türkisch-Deutsch (SCREEMIK 2, Wagner 2008), worin auch eine Version für Russisch-Deutsch enthalten ist. Der Türkische Phonologietest für türkisch-deutsch bilinguale Kinder (TPT) befindet sich noch in Vorbereitung bzw. Evaluation (Albrecht, in Vorbereitung).

Test für türkisch-deutsche Kinder (TPT)

Nur der TPT erfüllt die aktuellen internationalen Richtlinien für die Konzeption eines Ausspachetests. Ebenfalls liegen nur für den TPT erste Normierungen vor (Albrecht et al., in Vorbereitung). Die anderen Materialien können nur zur Orientierung, nicht aber zur Erstellung einer sprachtherapeutischen Diagnose dienen.

Daher bleibt eine eindeutige Diagnose für türkisch-deutsch bilinguale Kinder schwierig. Es ist Sprachtherapeuten momentan kaum möglich, eine auffällige phonetisch-phonologische Entwicklung bei mehrsprachigen Kindern von einer unauffälligen zu unterscheiden (Neumann et al. 2016). Es wird deutlich, dass spezifische Herausforderungen in der Diagnostik und Therapie von Aussprachestörungen bei mehrsprachigen Kindern vorherrschen. Zu diesen gehören explizit das mangelnde Wissen über den typischen Phonologieerwerb bei mehrsprachigen Kindern und über die Interferenz der phonologischen Systeme der Erst- und Zweitsprache (Kannengieser 2015). Als problematisch kann auch die unzureichende Berücksichtigung der individuellen Spracherwerbsbiografien (simultan-bilingual vs. sukzessiv-bilingual) in den erhältlichen Erhebungsverfahren gesehen werden sowie die unzureichende spezifische Qualifikation der Sprachtherapeuten in der Praxis (Fox-Boyer / Salgert 2014).

3.10 Diagnostisches Vorgehen bei verbaler Entwicklungsdyspraxie

Bis 2017 ist es nicht gelungen, einen Kriterienkatalog zusammenzustellen, der es möglich macht, die verbale Entwicklungsdyspraxie eindeutig zu diagnostizieren. Dies hat u. a. damit zu tun, dass noch keine spezifischen klinischen Marker für die verbale Entwicklungsdyspraxie erstellt wurden. Verschiedene internationale Publikationen stellen jedoch folgende zusätzliche zu den bisher genannten Kriterien für die Untersuchung auf (Schulte-Mäter/Ziegler 2009, Lauer/Birner-Janusch 2007, ASHA 2007):

- Untersuchung der oro-motorischen Funktionen inklusive der Diadochokinese,
- Untersuchung der Prosodie im Hinblick auf Wortbetonungsmuster und Intonation sowie
- Untersuchung allgemeiner Sprachkompetenzen.

Korntheuer, P., Gumpert, M., Vogt, S. (2014): Anamnese in der Sprachtherapie. Ernst Reinhardt, München/Basel

Zusammenfassung

Auf der Basis einer ICF-orientierten Anamnese sollten Hypothesen über die vorliegende Problematik aufgestellt werden. Aus diesen Hypothesen lassen sich die diagnostischen Schritte ableiten. Das zentrale Untersuchungsinstrument, das in jedem Fall angewendet werden sollte, ist eine direkte Untersuchung der Aussprache. In der Regel wird hierfür ein Bilderbenennverfahren durchgeführt. Nicht alle Verfahren, die deutschsprachigen Sprachtherapeuten zur Verfügung stehen, berücksichtigen allerdings alle Kriterien, die laut Literatur berücksichtigt werden sollten, damit eine verlässliche Diagnose erstellt werden kann. Die routinemäßig verwendeten Verfahren sind daher von ihren Anwendern kritisch zu betrachten.

4 Therapie

Obwohl Therapeuten und Medizinern bekannt war, dass Kinder mit Aussprachestörungen keine homogene Gruppe darstellen, wurde bis zum Jahr 2000 in Deutschland fast ausschließlich der Ansatz der „klassischen Artikulationstherapie" nach Van Riper (1963) gelehrt und durchgeführt. Dies führte dazu, dass die Therapie von Aussprachestörungen in vielen Fällen sehr langwierig, uneffektiv oder sogar unwirksamen war.

Erst Mitte der 1990er Jahre und vor allem mit Beginn des 21. Jahrhunderts setzten sich mehr und mehr phonologische Therapieansätze durch. Die Möglichkeit der Differenzialdiagnostik, zahlreiche Veröffentlichungen über Therapieansätze und deren Wirksamkeitsnachweise bedeuten für Kinder mit Aussprachestörungen im Jahr 2017, dass ihnen schneller und wirksamer geholfen werden kann. Für die Therapeuten bedeuten die neuen Erkenntnisse jedoch die notwendige Auseinandersetzung mit kontinuierlich neuem Wissen, mehr diagnostischen Schritten, vielfältigen Therapieansätzen und individualisierten Entscheidungen pro Klient. Unterstützung finden sie in mehreren internationalen Werken aus dem angloamerikanischen Raum, die die häufigsten verwendeten Ansätze, deren Einsatzgebiete und (wenn vorhanden) deren Effektivitätsnachweise für das Englische vorstellen (Bowen 2009, Williams et al. 2010, Bankson et al. 2013, McLeod/Baker 2017). Für den deutschsprachigen Raum liegen diese Informationen in Fox-Boyer et al. (2014b) vor. Das folgende Kapitel beschreibt die in Deutschland gängigen Therapieverfahren für die verschiedenen Formen der Aussprachestörungen. Ein besonderer Schwerpunkt liegt auf einer praktischen Veranschaulichung der verschiedenen phonologischen Ansätze.

4.1 Motorisch orientierte Therapieansätze

Zielgruppe

Zielgruppe für die klassische Artikulationstherapie stellen Kinder, Jugendliche und Erwachsene mit einer phonetischen bzw. Artikulationsstörung da. Die Therapie einer Artikulationsstörung beginnt sinnvollerweise frühestens im Alter von fünf Jahren, da die aktive Mitarbeit der Kinder und Eltern unabdingbar für das Gelingen der Behandlung ist. Jüngere Kinder haben in der Regel zu wenig Störungsbewusstsein und Interesse an der Überwindung der Symptomatik. Ein weiteres Kriterium ist, dass die Behandlung erst nach dem erfolgreichen Zahnwechsel der Schneidezähne stattfinden sollte, was ab ca. sieben Jahren der Fall ist. Die Artikulationstherapie kann allerdings auch bei Erwachsenen wirksam angewendet werden, da sie maßgeblich von der Motivation des Klienten abhängig ist.

Zielsetzung

Die Zielstellung der Artikulationstherapie ist die zu 100 % korrekte Realisation der betroffenen Phone, isoliert und in jeglichem linguistischen Kontext, vor allem aber in der Spontansprache.

Therapie nach Van Riper

Die klassische Artikulationstherapie wurde von Van Riper zuerst 1939 beschrieben (Van Riper 1939, Van Riper/Irwin 1953). Sie hat ihre Wurzeln in der bis in die 1970er Jahre hinein vertretenen Annahme, kindliche Aussprachestörungen seien in erster Linie Störungen der Artikulation (Elbert 1997). Nach damaliger Auffassung handelte es sich um ein eher peripheres motorisches Problem. Man vermutete, der Aussprachestörung lägen entweder eine sprechmotorische Ungeschicklichkeit zugrunde, welche letztlich auf eine verzögerte neuronale Reifung zurückgeführt wurde, oder Defizite in der auditiven Wahrnehmung von Sprachlauten. Van Riper und Emerick (1984) fassten den Ansatz folgendermaßen zusammen:

> *„Die traditionelle Artikulationstherapie kennzeichnet sich durch die Abfolge von folgenden Aktivitäten: (1) sensorisch-perzeptives (Hör-)Training zur Identifikation des Standardlautes und dessen Diskrimination von der Fehlproduktion durch das Beobachten (scanning) und das Vergleichen; (2) Variation und Korrektur der verschiedenen Produktionen des Lautes, bis dieser korrekt produziert werden kann; (3) Stärkung und Stabilisierung der korrekten Produktion; und (4) schließlich Transfer der neuen artikulatorischen Kompetenzen in die Alltagskommunikation. Dieser Prozess wird normalerweise zunächst auf der isolierten Lautebene begonnen, dann auf der Silben- (CV, VC, CVC), Wort- und schließlich der Satzebene durchgeführt" (Van Riper/Emerick 1984, 206).*

Hörtraining

Im Rahmen des Hörtrainings (*auditory bombardment*) soll das Kind in die Lage versetzt werden, ein Zielphon in jeglichem noch so minimalen Kontrast zu erkennen. Dem Kind werden zunächst einzelne Phone vorgesprochen und es soll entscheiden, ob es sich bei dem jeweiligen Phon um das Zielphon handelt. Dabei wird zunächst in großer Opposition gearbeitet, was bedeutet, dass das Zielphon in Kontrast zu einem möglichst unterschiedlichen Phon (Unterscheidung in den drei Merkmalen Artikulationsort, Artikulationsart, Stimme) erkannt werden soll (z. B. Zielphon: /s/; große Opposition: /k/, /l/ oder Vokale). Gelingt dies dem Kind, so wird in kleinerer Opposition gearbeitet, was bedeutet, dass sich Zielphon und Kontrastphon nur in zwei Merkmalen unterscheiden (z. B. Zielphon: /s/; mittlere Opposition: /f/). Der kleinste Oppositionskontrast bedeutet, dass sich Zielphon und Kontrastphon nur noch in einem Merkmal unterscheiden (z. B. Zielphon: /s/; minimale Opposition: /z/, /θ/). Diese Oppositionshierarchie wird auf jeder linguistischen Ebene, dem isolierten Laut, der Silbenebene (CV-Abfolgen), der Wort-, Satz- und Textebene eingehalten.

Van Riper/Emerick (1984) und andere Autoren (z. B. Winitz 1975) sprechen sich dafür aus, das Hörtraining immer der Lautproduktion vorausgehen zu lassen. Dies bestätigten Wolfe et al. (2003), indem sie ein reines Produktionstraining mit einer Kombination aus Produktions- und Hörtraining bei Kindern verglichen, die vor der Behandlung Schwierigkeiten hatten, die Ziellaute korrekt zu identifizieren: Sie konnten zeigen, dass die Effekte bei der kombinierten Behandlung größer waren. Dennoch sollte diese Form des Trainings nur durchgeführt werden, wenn wirklich ein rezeptives Problem vorliegt (Bernthal et al. 2013).

Lautanbahnung

Der Schwerpunkt der Artikulationstherapie liegt auf dem *expressiven Training*. Hierbei wird das fehlgebildete Phon zunächst *isoliert* stimuliert (Vormachen, Aufforderung zur Nachahmung) und, wenn dies nicht gelingt, phonetisch korrekt angebahnt. Als Unterstützung zur Lautanbahnung können der Bewegungsablauf beschrieben werden, Vorstellungsbilder eingesetzt werden (z. B. bildliche Lautdarstellungen, Ruß 2008), der Laut von einem benachbarten Laut aus abgeleitet werden, ein Spiegel als visuelle Unterstützung, Eis als taktil-kinästhetische Unterstützung verwendet oder grob- und feinmotorische Bewegungen als Hilfestellung angeboten werden (Weinrich / Zehner 2011). In der Lautanbahnung gibt es unterschiedliche Feedback-Methoden:

- über den kognitiven Kanal: Dem Kind wird erklärt, wie man den Laut bilden kann.
- über den taktil-kinästhetischen Kanal: Mit Eis oder Wattestäbchen wird dem Kind die korrekte Zungenposition für einen Laut vermittelt. Es kann auch ein ähnlicher Laut (von Artikulationsort oder -art) verwendet werden, von dem der Ziellaut abgeleitet wird.
- über den visuellen Kanal: Das Kind soll beim Therapeuten schauen, wie dieser den Laut produziert und was man dabei sehen kann. Das Kind kann mithilfe des Spiegels die eigene Zungen- / Lippenstellung beobachten und korrigieren.
- über Lautunterstützende Bewegungen: Bewegungen, die mit dem ganzen Körper, mit den Händen / Armen oder den Füßen ausgeführt werden, können eine richtungsunterstützende Wirkung auf die Lautproduktion haben (Bewegungsunterstützte Lautanbahnung / BULA, Weinrich / Zehner 2011).

Stabilisierung der Lautbildung

Kann das Kind den angebahnten Laut isoliert phonetisch korrekt bilden, so beginnt die *Stabilisierungsphase*. Der Laut wird nun in einem Übungsdrill zunächst auf *Silbenebene* trainiert.

Unter der **Silbenebene** versteht Van Riper die Produktion von CV, VC und VCV Kombinationen (1939, 1963).

Anschließend wird der Laut auf Realwortebene – zunächst in der Regel im Wortanlaut – geübt. Es folgt die Übung auf *Satzebene*, dann auf *Textebene* (Gedichte, Reime etc.) und schließlich in der Spontansprache. In der klassischen Artikulationstherapie wird sowohl bei den Hörübungen als auch beim Artikulationstraining immer nur ein Laut zur gleichen Zeit erarbeitet.

mundmotorische Übungen

Bei Bedarf werden unterstützend zur Lautanbahnung mund- und zungenmotorische Übungen eingesetzt. Der Begriff *Mundmotorik* wird in Deutschland sehr global und uneinheitlich genutzt. Zum einen wird er im Bereich der Therapie orofazialer Störungen verwendet, zum anderen in Bezug auf ein generelles „mundmotorisches" Training bei Aussprachestörungen oder im Hinblick auf ein Wahrnehmungstraining für Lautproduktionsstellen im Mundraum. Teilweise versteht man unter ihm auch eine spezifische Produktionsvorbereitung für einzelne Laute. Daher ist es wichtig, diesen Begriff genauer zu definieren. Lippen- und Zungenübungen zur Behandlung orofazialer Störungen finden sich in Kittel (2014). Wenn eine orofaziale Störung gleichzeitig mit einer Artikulationsstörung (phonetischen Störung) einhergeht, sollte erst mit der Lautanbahnung begonnen werden, wenn die muskulären Voraussetzungen gegeben sind, d. h. parallel zu den Ansaugübungen (Kittel 2014). Globale mundmotorische Übungen bei Vorliegen einer Aussprachestörung oder auch phonetischer Störung haben sich als nicht sinnvoll herausgestellt. Übungen, die den Bewegungsablauf oder die Bewegungsrichtung eines Ziellautes vorbereiten, können der Lautanbahnung dienen. Gegebenenfalls kann hier auf Übungen aus der orofazialen Therapie zurückgegriffen werden. Auch können Wahrnehmungsübungen (z. B. mithilfe von Eiswasser) dem Kind einen bestimmten Artikulationsort verdeutlichen. In diesem Fall handelt es sich aber nicht um eine motorische Übung, sondern eine taktil-kinästhetische.

Mund- und zungenmotorische Übungen werden nur nach Bedarf (z. B. bei Vorliegen einer orofazialen Störung oder kurzfristig zu Lautanbahnungszwecken) eingesetzt, wenn dies sinnvoll erscheint. Sie begleiten die klassische Artikulationstherapie allerdings nicht kontinuierlich.

Da sich herausgestellt hat, dass die klassische Artikulationstherapie in vielen Fällen an sich wirksam ist, aber meist nicht die effizienteste Therapieform darstellt, hat sich ihre Einsatzmöglichkeit im Lauf der Jahrzehnte verändert. Tabelle 5 bietet einen Vergleich des Therapieablaufs nach Originalquellen von Van Riper (1939), des Ablaufs der Therapie, wie er im Jahr 2017 sinnvoll erscheint, und einer Darstellung des Einsatzes von artikulationsmotorischen Elementen im Rahmen der phonologischen Therapie (z. B. P. O.P. T.; Kap. 4.2).

Tab. 5: Vergleich des Therapieablaufs nach Originalquellen von Van Riper (1939) und als Ergänzung zu phonologischer Therapie

Van Riper 1939	**Van Riper heute**	**Van Riper heute als Zwischenschritt in Phase II POPT**
• für alle Laute	• für Sigmatismen und Schetismus lateralis und bei Vorliegen anderer, ausschließlich phonetischer Fehlbildungen	• für alle Laute, die nicht spontan in Phase I oder Phase II auftauchen
1. Hörübungen: auditory bombardment, ausschließliches Heraushören des Ziellautes	**1. Hörübungen:** auditory bombardment, siehe POPT: Heraushören von Ziel- und Ersatzlaut	• entfällt, da Phase I P.O.P.T.
• Hierarchie 1: isolierter Laut, CV/VC, Wörter, Sätze • Hierarchie 2: gr. Opposition, kl. Opposition, minimale Opposition	• Hierarchie 1: isolierter Laut, CV/VC, Wörter, Sätze • gleich auf minimaler Ebene: /s z/ versus /θ-ð/ oder /ʃ/ versus /ɬ/	
	2. Mund-Zungenmotorik ausschließlich zur Vorbereitung der Bewegung des Ziellautes	**2. Mund-Zungenmotorik** ausschließlich zur Vorbereitung der Bewegung des Ziellautes

3. Anbahnung des phonetisch korrekten Lautes	**3. Anbahnung des phonetisch** korrekten Lautes	**3. Anbahnung des phonemisch** korrekten Lautes
4. Stabilisieren des Lautes auf Laut-, Silben-, Wort- und Satzebene	**4. Stabilisieren** des Lautes auf Laut-, Silben-, Wort- und Satzebene	• entfällt, nicht vorgesehen bei P.O.P.T. • Fortsetzung der Therapie durch P.O.P.T. Phase II, nur CV/VC, dann Phase III
5. Generalisieren des Lautes in gelenkter Spontansprache (Gedichte) und Spontansprache	**5. Generalisieren** des Lautes in gelenkter Spontansprache (Gedichte) und Spontansprache	

Van Riper, C., Erickson, R. (1996): Speech Correction: an Introduction for Speech and Language Pathology and Audiology (9th ed.). Englewood Cliffs, New York, Prentice Hall

Kritischer Exkurs – Mundmotorische Übungen in der Artikulationstherapie: Mittlerweile wird in der Forschungsliteratur diskutiert, inwieweit es sinnvoll und wirksam ist, ein Training der Mund- und Zungenmotorik im Rahmen einer Aussprachetherapie durchzuführen. Weder lässt sich bis zum Jahr 2017 ein theoretisches Konstrukt finden, das diese Übungen rechtfertigt, noch liegen Evidenzen vor, die deren Wirksamkeit bezeugen (Hartmann 2010, Lass / Panbacker 2008). Bowen (2009) zitiert im Rahmen dieser Diskussion eine große Anzahl von Publikationen, in denen sich Experten für Aussprachestörungen eher besorgt über den weitverbreiteten Einsatz orofazialer Übungen äußern. Franken / Neumann (in Vorbereitung) konnten in ihrer 2016 durchgeführten Online-Umfrage feststellen, dass 42 % der befragten deutschen Sprachtherapeuten (N = 238) noch immer orofaziale Übungen bei Kindern mit Aussprachestörungen einsetzen, selbst wenn diese keine orofaziale Störung aufweisen.

Wirklich sinnvoll sind nur ausgewählte Übungen im Rahmen der orofazialen Therapie, wenn eine orofaziale Störung vorliegt und behandelt werden soll (Kittel 2014). Eventuell sind auch vereinzelte ausgewählte Bewegungsübungen im Rahmen der klassischen Artikulationstherapie sinnvoll (Van Riper 1963, Van Riper / Erickson 1996).

Evidenzen zur Therapieeffektivität

Die klassische Artikulationstherapie nach Van Riper (1963) zählt bis 2017 zu den gängigsten Therapieformen, nicht nur in Deutschland (Golz 2015), sondern auch im australischen (McLeod / Baker 2014) und amerikanischen Raum (Brumbaugh / Smit 2013). Therapeuten gehen in der Regel von seiner Wirksamkeit (Augenschein-Validität) aus, weil dieser Ansatz „schon immer“ existiert. Erst in den 1990er Jahren wurde seine Wirksamkeit tatsächlich überprüft. Zwei randomisierte Kontrollstudien (Rvachew 1994, Wolfe et al. 2003) konnten die Effektivität der Artikulationstherapie zeigen. Allerdings konstatierten andere Studien (Klein 1996, Pamplona et al. 1999, Teutsch / Fox 2004), dass Kinder mit phonologischer Aussprachestörung mithilfe der klassischen Artikulationstherapie geringere Fortschritte machten und eine längere Therapiedauer benötigten als Kinder, die eine phonologische Therapie erhielten.

4.2 Phonologische Therapie

Zielgruppe

Zielgruppe für die phonologische Therapie sind Kinder, die die bedeutungsunterscheidenden Kontraste zwischen Lauten ihrer Muttersprache nicht korrekt realisieren. Dies ist sowohl bei der phonologischen Verzögerung, als auch bei der konsequenten phonologischen Störung der Fall.

Bei einer *phonologischen Verzögerung* sollte mit der Behandlung frühestens sechs Monate nach dem Überwindungszeitraum für den jeweils betroffenen Prozess begonnen werden. Bei kleineren Kindern bis zum Alter von fünf Jahren konnte gezeigt werden, dass bei einer Verzögerung von sechs bis neun Monaten häufig eine spontane Überwindung der Symptomatik auftritt (Brodbeck/Fox 2016). Ab dem Alter von fünf Jahren ist eine solche spontane Remission eher selten.

Bei Vorliegen einer *konsequenten phonologischen Störung* sollte schnellstmöglich nach der Aufdeckung der Problematik mit der Behandlung begonnen werden, im günstigsten Fall im Alter von 3;6 bis 3;11 Jahren. Zu diesem Zeitpunkt haben die Kinder meist noch kein ausgeprägtes Störungsbewusstsein entwickelt, so dass sie therapeutischen Schritten gegenüber eher aufgeschlossen sind. Je älter die Kinder werden, desto größer ist das Risiko, dass sie ein negatives Störungsbewusstsein aufweisen können, was sich dann in Form von Rückzug, Wut, Schweigen, Verweigerung äußern kann (Zollinger 2008). Je länger Kinder an eine pathologische Realisation von Lauten gewöhnt sind, desto schwieriger wird es, die antrainierten Muster auch im spontanen Sprechen zu überwinden. Auch aus diesem Grund ist eine frühzeitige Therapie angebracht.

Zielsetzung

Ziel der phonologischen Therapie ist es, dem Kind die nicht realisierten Lautkontraste in der Therapie zu vermitteln, so dass es sein eigenes Sprechen verändert. Das Kind soll lernen, die Kontraste wahrzunehmen. Es soll sich in der Realisation der Kontraste erproben und schließlich eine Generalisierung des Erlernten vornehmen. Dabei ist die phonetisch korrekte Realisation von Lauten nicht notwendigerweise von Bedeutung, d. h., eine Therapie kann auch erfolgreich sein, wenn ein Kind nach Überwindung einer Plosivierung ein interdentales anstatt eines alveolaren /s/ bildet.

phonologische Therapieansätze

In der Literatur werden verschiedene Ansätze zur phonologischen Therapie beschrieben. Alle Ansätze bis auf den Ansatz P. O.P. T. (Psycholinguistische orientierte Phonologie Therapie, Fox-Boyer 2015, 2016a) wurden im angloamerikanischen Raum für englischsprachige Kinder konzipiert. Der älteste Ansatz ist die Minimalpaartherapie (Weiner 1981), gefolgt von der zyklischen Therapie nach Hodson/Paden (1991) und der Metaphon-Therapie nach Howell/Dean (1991). Alle hier genannten Therapiekonzepte sollen im Folgenden kurz skizziert und deren praktische Anwendung anhand eines Prozesses, der Plosivierung aller Frikative, verdeutlicht werden. Abschließend werden aktuelle Wirksamkeitsnachweise für diese Verfahren dargestellt.

4.2.1 P.O.P.T.

Die Psycholinguistische orientierte Phonologie Therapie (P.O.P.T., Fox-Boyer 2015, 2016a) basiert auf dem Sprachverarbeitungsmodell von Stackhouse/Wells (1997). Sie orientiert sich damit zum einen am kindlichen Ausspracheerwerb, aber auch an den betroffenen Ebenen und den nachfolgend indirekt betroffenen Verarbeitungsebenen.

P.O.P.T. ist als Intervalltherapie konzipiert, d. h., nach einem Therapieintervall von maximal 25 bis 30 Therapieeinheiten folgt eine dreimonatige Therapiepause. Innerhalb des ersten Therapieintervalls wird ausschließlich an einem phonologischen Prozess gearbeitet. Dieses Intervall wird abgeschlossen, sobald das Kind entweder in der dritten Phase von P.O.P.T. angekommen ist oder wenn die maximale Anzahl an Therapieeinheiten erreicht ist. Während des Therapieintervalls wird ausschließlich auf der phonologischen Ebene gearbeitet. Weitere betroffene sprachliche Ebenen werden nicht parallel behandelt.

P.O.P.T. ist hierarchisch aufgebaut. Beginnend mit einer Vorphase, die insbesondere in das metasprachliche Arbeiten einführt, setzt sich P.O.P.T. durch drei Phasen fort.

Vorphase In der Vorphase werden dem Kind vom Therapeuten Wörter vorgesprochen. Es muss entscheiden, ob die gehörten Wortformen korrekt oder inkorrekt sind, d. h., eine Falsch-richtig-Entscheidung muss gefällt werden.

Phase I Die erste Phase zielt auf die Überarbeitung der Wortform, d. h. der phonologischen Repräsentation ab. Das Kind übt auf rein rezeptiver Ebene die Identifikation von Ziel- und Ersatzlauten auf verschiedenen linguistischen Ebenen, vom isolierten Laut bis zum gehörten Wort. Dieses Üben geschieht auf der Ebene der phonetischen Diskrimination (isolierter Laut) aber vor allem auf der Ebene der phonologischen Erkennung. Es wird davon ausgegangen, dass das Kind auf der Basis dieser Übungen automatisch eine Überarbeitung seiner bisher gespeicherten Wortformen vornimmt. Im Rahmen dieser Phase bietet der Therapeut dem Kind auditive Stimuli bestehend aus Ziel- und Ersatzlauten des betroffenen Prozesses an. Zunächst werden dafür die Ziel- und Ersatzlaute eingeführt, indem möglichst multisensorische und verbale Erläuterungen für jeden Laut gegeben werden und dieser auch mit einem Lautsymbol belegt wird. Die Identifikation des jeweils gehörten Lautes beginnt auf der isolierten Lautebene, gefolgt von CV oder VC Kombinationen. Anschließend muss das Kind die Ziel- und Ersatzlaute aus Pseudowörtern unterschiedlicher Komplexität heraushören, bevor diese Aufgabe auf Wortebene durchgeführt wird. Auf eine nächsthöhere Ebene wird immer dann übergegangen, wenn der Therapeut davon ausgehen kann, dass das Kind die vorherige Ebene beherrscht, d. h., dass ca. 70 bis 90 % der Stimuli korrekt identifiziert werden.

Phase II In der zweiten Phase übt sich das Kind in der Produktion der Ziel- und Ersatzlaute auf isolierter Lautebene, aber auch in Konsonant-Vokal-Verbindungen. Das Ziel dieser Phase ist das Erreichen einer phonemisch korrekten Lautproduktion der Ziellaute in Kombination mit Vokalen. In dieser Phase werden häufig Würfelspiele gespielt, bei denen pro Schritt eines Spielsteins einer Lautäußerung zu machen ist. Der Therapeut beginnt und gibt bei jedem seiner Züge einen zu machenden Laut oder eine Konsonant-Vokal-Verbindung vor, die das Kind in seinem Zug ebenfalls produzieren muss.

Phase III

Das Ziel der dritten Phase ist die beginnende Überarbeitung der bisher gespeicherten motorischen Programme. Das Kind übt sich im korrekten Einsatz der Ziel- und Ersatzlaute auf Wortebene mit anschließender metasprachlicher Reflexion. Das Kind soll probieren, die neu erlernten Ziellaute und die altbekannten Ersatzlaute in Wörtern korrekt anzuwenden. In dieser Phase kommt dem Reimen eine besondere Bedeutung zu, aber es können auch andere Formen von Minimalpaaren zum Einsatz kommen. Die Phase ist abgeschlossen, sobald dem Kind die korrekte Wortproduktion in der Übungssituation gelingt. In der anschließenden Therapiepause findet in der Regel eine Generalisierung des Erlernten ohne therapeutische Unterstützung statt. Das Therapiehandbuch P. O.P. T. – Psycholinguistische orientierte Phonologie Therapie (Fox-Boyer 2015) beschreibt die Durchführung dieses Therapieansatzes für verschiedene phonologische Prozesse. Tabelle 6 skizziert das Vorgehen anhand des Prozesses „Plosivierung aller Frikative".

Tab. 6: Exemplarische Durchführung der Therapie nach P. O.P. T. bei dem Prozess „Plosivierung aller Frikative"

Phase	Ebene	Durchführung
Vorübung	rezeptiv	Der Therapeut spricht Wörter korrekt und inkorrekt vor. Das Kind soll erkennen, dass das Wort so nicht heißt bzw. heißt. Gelingt dem Kind dies für korrekte und stark abweichende Wortformen, verändert der Therapeut die Wörter so, wie das Kind sie ausspricht, d. h., er imitiert das Kind = plosiviert ebenfalls.
Phase I	rezeptiv Kind kann, muss aber nicht ausprobieren. Äußerungen werden nicht kommentiert	Einführung aller betroffener Laute + Ersatzlaute und Belegen mit Symbolkarten ACHTUNG: Ausschließlich bei der vollständigen Plosivierung werden nur die Ziellaute eingeführt (Begründung in Fox-Boyer 2015): /f/ z. B. Bild Wind; /v/ z. B. Bild Staubsauger; /s/ z. B. Bild Schlange; /z/ z. B. Bild Biene; /ʃ/ z. B. Bild Lok; /ç/ z. B. Bild Katze; /x/ z. B. Bild Krümelmonster ACHTUNG: In Regionen, in denen ein stimmloses /z/ nicht verwendet wird, wird dieses nicht in der Therapie genutzt. Dies gilt ebenfalls für den Laut /ç/ bei schweizerdeutschen Kindern. ACHTUNG: Es werden zunächst nur drei Lautsymbole eingeführt, die weiteren Lautsymbole folgen sukzessiv in den kommenden Stunden.
		Differenzierung und Identifikation aller behandelten Laute: isoliert /f v s z ʃ ç x/ CV-, VC-, VCV-Kombinationen mit /f v s z ʃ ç x/ + Vokalen Pseudowörter mit Frikativen (alle Positionen) erst einsilbig, dann + CC, dann zweisilbig Real-Wörter mit Frikativen (alle Positionen) Der Therapeut gibt Stimuli der entsprechenden Übungsebene vor. Das Kind soll den darin verwendeten Stimulus identifizieren. Gibt das Kind dem Therapeuten Stimuli vor, so handelt es sich hier nur um isolierte Laute, unabhängig davon, auf welcher Übungsebene sich die Behandlung befindet.

Phase II	**expressiv**	Das Kind soll die Ziel- und Ersatzlaute des behandelten Prozesses selber ausprobieren, in diesem Fall die Laute /f v s z ʃ ç x/. Im Spiel gibt der Therapeut bei seinem Zug einen Laut vor, den er mit jedem Schritt seiner Spielfigur produziert. Das Kind soll diesen Laut ebenfalls bei seinem nächsten Zug bei jedem Schritt produzieren. Pro Zug verändert der Therapeut den Stimulus. Sobald die Frikative phonemische korrekt gebildet werden können, werden sie mit Vokalen kombiniert angeboten (z. B. /fa of es zi uʃu eç, ax). Hierbei ist zu beachten, dass nur legale Silbenkombinationen entstehen, d. h. dass z. B. stimmhafte Frikative nur im Onset auftreten dürfen. Ein Teil der Kinder kann bereits die betroffenen Laute zu Beginn der Behandlung phonemisch korrekt bilden. Ein weiterer Teil hat diese Kompetenz ohne explizites Training während Phase I erworben. Einige Kinder beginnen erst mit der konkreten Anleitung von Phase II, die betroffenen Laute auszuprobieren. Hierbei werden die Laute nicht angebahnt, sondern das Kind wird zur Nachahmung aufgefordert und der Therapeut gibt Modellierungshilfen. Gelingt die Nachahmung auf diese Weise nicht, können Anbahnungstechniken angewendet werden. Sobald die phonemische korrekte Realisation möglich ist, werden wie beschrieben Vokale den Konsonanten zugefügt.
Phase III	**rezeptiv/produktiv**	Das Kind soll bei einem visuellen Stimulus, dessen Wortform einen Frikativ enthält, diesen bestimmen und das Wort korrekt benennen. Dies kann über das Reimen geschehen, indem z. B. dem Kind ein Bild vorgelegt und es aufgefordert wird, dieses Bild mit den ebenfalls vorliegenden Lautsymbolen auszusprechen. Auch können Minimalpaare eingesetzt werden, die sich durch Frikative unterscheiden. Weitere Spiele, die eingesetzt werden können, sind: Memory, Sortierspiele, Suchbilder, Domino, Na Logo, Lokalisationsaufgaben, Trialogohefte, Reimspiele.

Fox-Boyer, A. (2015): Psycholinguistisch orientierte Phonologie-Therapie. Therapiehandbuch. Schulz-Kirchner, Idstein

4.2.2 Metaphon

Bei Metaphon (Howell/Dean 1991, übersetzt von Jahn 2007) handelt es sich um einen in Deutschland verbreiteten Therapieansatz für phonologische Störungen. Dieser Therapieansatz wurde für Kinder mit phonologischen Aussprachestörungen ab dem Alter von vier bis fünf Jahren entwickelt.

Das Ziel der Metaphon-Therapie ist die Überwindung verzögerter oder pathologischer phonologischer Prozesse im Sinne der Realisation aller Lautkontraste entsprechend der Erwachsenensprache. Metaphon gliedert sich in zwei Phasen. Das Ziel der *ersten Phase* ist, dem Kind explizite Information über betroffene Phonem-Kontraste zu vermitteln, also zunächst gezielt den Bereich der metaphonologischen Bewusstheit zu fördern (Dean et al. 1995). In der *zweiten Phase* der Therapie wird auch expressiv gearbeitet, und zwar unmittelbar auf der Ebene von Minimalpaaren. Das Kind soll auf der Basis seiner verbesserten metaphonologischen Fähigkeiten Rückmeldung über die Effektivität seiner verbalen Kommunikation erhalten (Howell/Dean 1991; Tab. 7).

Phase I

Phase I besteht aus einer Abfolge hierarchischer Einzelschritte, die je nachdem, ob es sich um eine Therapie systemischer oder struktureller Prozesse handelt, etwas unterschiedlich ablaufen. Die Behandlung von Substitutionsprozessen beginnt auf der Konzeptebene. Hier werden zunächst kindliche Begriffe zur Beschreibung der Lautmerkmale eingeführt, deren semantische Merkmale spielerisch erarbeitet und gefestigt werden. Für den Prozess der Plosivierung aller Frikative werden z. B. die Begriffe „lang" für Frikative und „kurz" für Plosive eingeführt. Diese Begriffe werden auf Geräusch- oder Klangebene verdeutlicht. Anschließend soll das Kind diese Begrifflichkeiten / Konzepte auf die betroffenen Laute übertragen, d. h., es soll entscheiden, ob es sich bei einem vorgesprochenen Laut um einen kurzen oder langen Laut handelt. Diese Identifikationsleistung soll auch auf Silbenebene (CV-Abfolgen) und später auf Wortebene (Minimalpaare) durchgeführt werden.

Im Rahmen der Therapie von Silbenstrukturprozessen (z. B. Reduktion von Konsonantenverbindungen) übt das Kind auf der Konzeptebene, Mengen und Reihenfolge zu unterscheiden. Anschließend werden die Merkmale „Anzahl" und „Reihenfolge" zuerst mit Klängen und Geräuschen und darauf aufbauend mit Silben verdeutlicht. Das Kind soll hierbei bspw. die Anzahl der gehörten Laute identifizieren. Das weitere Vorgehen von Phase I gleicht dem bei Substitutionsprozessen.

Phase II

In *Phase II* lernt das Kind, seine eigenen Fehlbildungen wahrzunehmen und es wird in den Versuchen, diese Fehlbildungen zu verändern, unterstützt. Die Durchführung erfolgt auf der Wort- und anschließend auf der Satzebene mithilfe von Minimalpaaren. Hierbei nimmt das Kind nicht nur die Rolle des Hörers, sondern auch die des Sprechers ein.

Die Metaphon-Therapie erfordert von den Kindern gute, altersgemäße kognitive Kompetenzen. Gerade die Übertragung von der Konzept- auf die Lautebene stellt für viele Kinder ein deutliches Hindernis dar, da sich ihnen der logische Zusammenhang der beiden Ebenen nicht unbedingt erschließt.

Tab. 7: Exemplarische Durchführung der Metaphon-Therapie am Beispiel des Prozesses der vollständigen Plosivierung

Phase	Ebene	Durchführung
Phase I	rezeptiv	**Konzeptebene:** Es werden die Begriffe „lang" und „kurz" eingeführt. Der Begriff „lang" steht perspektivisch für die Frikative, während der Begriff „kurz" für die Plosiven steht. Mit dem Kind wird erarbeitet, welche Dinge lang und welche Dinge kurz sind, z. B. lange versus kurze Haare, ein langer Schal versus ein kurzer Schal, ein Pferdeschwanz versus ein Schweinchenringelschwanz.
		Geräuschebene: Die erarbeiteten Begriffe „lang" und „kurz" werden nun auf Geräusche übertragen, z. B. Anklopfen (kurz) versus Föhnen (lang).
		Lautebene: Die erarbeiteten Begriffe „lang" und „kurz" werden nun auf die Laute des betroffenen Kontrasts übertragen. Frikative, die gedehnt produziert werden können, werden als lange Laute eingeführt, während Plosive, die kurz ausgesprochen werden, als kurze Laute eingeführt werden. Dem Kind werden isolierte Laute als auditive Stimuli präsentiert und es soll unterscheiden, ob es sich bei einem gehörten Laut um einen kurzen oder langen Laut handelt.

Phase I	rezeptiv	**Wortebene:** Es werden Minimalpaare ausgewählt (zunächst Ein- und später Zweisilber), die sich durch den Kontrast Frikative-Plosiv unterscheiden, z. B. Wanne-Kanne-Pfanne (gesprochen [fane]), Schuh-Kuh, Tonne-Sonne. Hier soll das Kind erneut identifizieren, ob das vorgegebene Wort des Minimalpaars mit einem Frikativ oder mit einem Plosiv beginnt. **Methodisches Vorgehen:** Jedes Minimalpaar gibt es in mehrfacher Ausführung. Auf der Rückseite jeder Karte ist das entsprechende Symbolbild abgebildet (z. B. ein kurzer Schal oder ein langer Schal). Wenn das Kind den Ziellaut korrekt identifiziert hat, dreht der Therapeut die Karte um und zeigt dem Kind zur Bestätigung das rückseitige Symbolbild.
Phase II	rezeptiv/ produktiv	In dieser Phase soll das Kind auf Wort- und anschließend auf Satzebene mithilfe von Minimalpaaren nun die Rolle des Sprechers einnehmen. Das Kind zieht z. B. die Bilder eines Minimalpaares in beliebiger Reihenfolge von einem Stapel und benennt es. Zur Kontrolle kann es auf der Rückseite der Karte das passende Symbolbild anschauen. Auf Satzebene können sich Therapeut und Kind kleine Aufträge geben, z. B.: Lege „Sonne" in den Korb!

Howell, J., Dean, E. C. (1991): Treating phonological disorders in children: Metaphon theory to practice. Whurr, London

Jahn, T. (2007): Phonologische Störungen bei Kindern – Diagnostik und Therapie. Thieme, Stuttgart

4.2.3 Zyklische Therapie

Die aus Amerika stammende zyklische Phonologie-Therapie (Phonological Intervention in Cycles; Hodson/Paden 1991, Hodson 2006, vorgestellt von Hild 2008) ist in Deutschland eher unbekannt. Sie ist aber der im Niederländischen am häufigsten verwendete Therapieansatz.

Zielgruppe

Er ist geeignet für Kinder mit einer stark unverständlichen Aussprache und/oder einem geringen Wortschatz und kann ab dem Alter von zweieinhalb Jahren eingesetzt werden. Seinen Namen erhielt er, weil er im Gegensatz zu allen anderen phonologischen Therapieansätzen die betroffenen phonologischen Prozesse nicht sukzessiv, sondern parallel bearbeitet. Das bedeutet, dass bei einem Kind, bei dem vier phonologische Prozesse vorliegen, auch alle vier Prozesse zyklisch behandelt werden. Dabei werden jedem Prozess jeweils zwei bis drei Therapieeinheiten gewidmet, bevor zum nächsten Prozess übergegangen wird. Ein Zyklus kann mehrmals wiederholt werden, bis das Kind die korrekte Aussprache ansatzweise übernommen hat. Das Ziel der Therapie ist das stufenweise Einführen neuer phonologischer Muster, damit die alten Muster unterdrückt werden. Hodson/Paden (1991) stellten sieben Prinzipien zusammen, auf denen ihr Konzept beruht.

- **Prinzipien der Zyklischen Therapie** (Hodson/Paden 1991):

1. Der Phonologie-Erwerb ist ein gradueller, stufenweiser Prozess.
2. Kinder mit „normalem“ Hörvermögen erwerben das Lautsystem der Erwachsenensprache primär über das Hören.
3. Während Kinder neue (Sprech-)Muster erwerben, verbinden Kinder ihre kinästhetischen mit ihren auditiven Empfindungen, was spätere Selbstkontrolle ermöglicht.
4. Die phonetische Umgebung (der neuen Zielstruktur) kann die korrekte Lautproduktion fördern (oder behindern).
5. Kinder sind aktiv in ihren phonologischen Erwerb involviert.
6. In der Regel übertragen Kinder neu erworbene Sprechproduktionsfähigkeiten auf weitere Zielstrukturen.
7. Eine optimale „Übereinstimmung (Match)“ fördert das kindliche Lernen, bzw. eine gute Anpassung der Therapie an das Entwicklungsniveau des Kindes erleichtert das Lernen (Hild 2008).

Im Rahmen der Diagnostik werden die zu behandelnden phonologischen Prozesse ermittelt. Diese werden in die Kategorien „primäre“ oder „sekundäre“ Ziele unterteilt. Zu den primären Zielen gehören:

1. die Realisierung mehrsilbiger Wörter,
2. der Einsatz initialer Konsonanten,
3. der Einsatz finaler Konsonanten,
4. die Bildung von /s/-Clustern,
5. der Kontrast labial-alveolar-velar und
6. die Bildung von Liquida /l/ + /r/ initial mit Clustern.

Überträgt man diese primären Ziele auf das Deutsche, so müsste das vierte Ziel der Bildung von /s/-Clustern durch das Ziel /ʃ/-Cluster ersetzt werden. Ebenfalls müsste darauf geachtet werden, dass im Deutschen der Laut /r/ nicht als Liquid, sondern in der Regel als uvularer Frikativ realisiert wird (Ziel 6). Zu den sekundären Zielen zählen:

1. die Bildung von Frikativen,
2. der Kontrast stimmhaft/stimmlos,
3. Vokalkontraste,
4. Assimilationen und
5. komplexe Cluster.

Während die primären Ziele die im ungestörten Erwerb frühen Prozesse für den Silben- und Wortaufbau und basale Phonem-Kontraste beinhalten, umfassen die sekundären Ziele alle weiteren Prozesse. In Anlehnung an den ungestörten Erwerb werden zunächst die primären Ziele behandelt und erst nach deren Überwindung die sekundären Ziele (Hodson/Paden 1991).

Therapieablauf Es wird mit dem Prozess begonnen, der bei dem Kind am besten zu stimulieren ist. Jeder Prozess wird in mindestens zwei bis drei Therapieeinheiten behandelt, wobei jede Therapiestunde eine neue Zielform genutzt wird. Die Länge eines Zyklus ist somit abhängig von der Anzahl der beteiligten Prozesse. Er wird solange wiederholt, bis das Kind die Zielstrukturen produktiv einsetzt. Nach jedem durchlaufenen Zyklus wird eine Zwischen-Diagnostik durchgeführt, um den Entwicklungsstand zu überprüfen. Zeigt ein Kind bspw. vier Prozesse, so werden acht bis zwölf Therapieeinheiten auf den Zyklus verwendet. In der Behandlung stellen die Frikative eine Besonderheit dar. Laut Hodson und Paden (1991) ist es sinnvoller, diese nicht in isolierter Position zu erarbeiten, sondern in Form von /s/-Clustern (für das Deutsche: /ʃ/-Cluster).

Aufbau einer Therapiestunde Die Therapiestunden sind stark strukturiert: Zunächst werden Wörter wiederholt, die in der letzten Stunde im Rahmen des Produktionstrainings genutzt wurden. Der zweite Schritt besteht aus einer auditiven Stimulation (auditory bombardment), bei der zehn bis 20 Wörter, die die Zielstruktur beinhalten, durch akustische Verstärkung (z. B. Mikrofon, Kopfhörer) angeboten werden. Laut Hodson (2007) dauert diese Phase eine halbe Minute. Die dritte Phase der Stunde beinhaltet das spielerische Produktionstraining, in dem zwei bis fünf Wörter stabilisiert werden sollen. Es werden Wörter verwendet, die das Kind phonetisch aussprechen kann. Die vierte Phase betrifft die Wortauswahl für die folgende Therapie, wobei dem Kind neue Zielwörter vorgelegt werden. Es werden für die nächste Stunde die Wörter ausgewählt, die das Kind am besten benennen kann. In der fünften Phase werden Übungen zur phonologischen Bewusstheit durchgeführt. In der sechsten Phase wird die auditive Stimulation aus Phase zwei wiederholt, bevor die siebte Phase, die Erläuterung der Hausaufgaben, die Therapiestunde abschließt.

Tabelle 8 verdeutlicht den Therapieablauf für einen Zyklus für ein Kind mit folgenden Prozessen: Plosivierung aller Frikative (100 %), Reduktion von Konsonantenverbindungen (80 %), glottale Ersetzung von /ʁ/(100 %), Vorverlagerung von /j/ zu [l] (100 %).

Tab. 8: Exemplarische Durchführung eines Zykluses für ein Kind mit folgenden Prozessen: Plosivierung aller Frikative (100 %), Reduktion von Konsonantenverbindungen (80 %), glottale Ersetzung von /ʁ/ (100 %), Vorverlagerung von /j/ zu [l] (100 %)

	Prozess	Ebene	Durchführung
Zyklus 1	Plosivierung aller Frikative (TE* 1)	1. produktiv (erst ab 2. TE)	Produktion von Zielwörtern mit /ʃ/-Cluster initial/ ʃp/
		2. rezeptiv	Hörtraining mit Zielwörtern mit /ʃ/-Cluster initial/ ʃp/
		3. produktiv (fakultativ)	Produktion von zwei bis fünf Zielwörtern mit /ʃ/-Cluster initial/ ʃp/
		4. produktiv	Stimulation von neuen Zielwörtern für die kommende Stunde
		5. rezeptiv/produktiv	Übungen zur phonologischen Bewusstheit
		6. rezeptiv	Wiederholung des Hörtrainings
		7. Elternarbeit	Anleitung zur Hausaufgaben
	Plosivierung aller Frikative (TE 2)	Pro Stunde werden alle sieben (bzw. sechs = 2. bis 7.) Schritte wie unter TE 1 beschrieben, durchgeführt.	Zielwörter mit /ʃ/-Cluster initial/ ʃl/
	Plosivierung aller Frikative (TE 3)		Zielwörter mit /ʃ/-Cluster initial/ ʃt/
	glottale Ersetzung von /ʁ/ (TE 4)		Zielwörter mit /ʁ/
	glottale Ersetzung von /ʁ/ (TE 5)		Zielwörter mit /ʁ/
	Vorverlagerung von/j/ zu [l] (TE 6)		Zielwörter mit /j/
	Vorverlagerung von/j/ zu [l] (TE 7)		Zielwörter mit /j/

*TE = Therapieeinheit

Hild, U. (2008): Der Zyklische Therapieansatz – phonologische Behandlung für junge Kinder. Forum Logopädie 22, 22-27

Hodson, B. W. (2006): Identifying phonological patterns and projecting remediation cycles: Expediting intelligibility gains of a 7 year old Australian child. Advances in Speech-Language Pathology 8(3), 257-264

4.2.4 Minimalpaartherapie

Die Minimalpaartherapie wurde ursprünglich von Weiner (1981) konzipiert. Auf ihrer Basis wurden vielfältige Variationen, z. B. die „konventionelle Minimalpaartherapie" (Barlow / Gierut 2002) oder die „Behandlung minimaler Oppositionskontraste" (Gierut 1990) aber auch die „maximalen Oppositionen" (Gierut 1989) oder die „multiplen Oppositionen" (Williams 2006) entwickelt. Folgende drei gedankliche Säulen liegen allen Formen zugrunde:

1. Die strukturierte Veränderung einer Gruppe oder Gruppen von Lauten, die fehlerhaft produziert werden.
2. Das Hervorheben von Merkmalskontrasten statt akkurater Lautproduktion.
3. Die Betonung liegt auf der Verwendung von Lauten zu kommunikativen Zwecken.

Auch Hacker und Wilgermein (2003) beziehen sich für die deutsche Sprache auf die Originaltherapie nach Weiner (1981).

Anbieten von Minimalpaaren

Ziel der Behandlung ist es, dem Kind über das Anbieten von Minimalpaaren, die sich nur durch ein Phonem unterscheiden, zu verdeutlichen, dass unterschiedliche Phoneme für die jeweilige korrekte Wortbedeutung ausschlaggebend sind. Dabei werden die Minimalpaare so ausgewählt, dass sie sich in dem Phonem unterscheiden, das durch einen phonologischen Prozess als Kontrast nicht realisiert wird. In einem ersten Schritt werden diese Kontraste der Wortbedeutung rezeptiv erarbeitet. Anschließend wird das Kind aufgefordert, die Kontraste selber zu realisieren. Sollte die Produktion der Ziellaute nicht gelingen, werden diese mithilfe motorischer Therapieansätze (Kap. 4.1) angebahnt. Gelingen die Wortproduktionen korrekt, werden die Minimalpaare auf Satzebene stabilisiert. Für das Deutsche ergibt sich die Schwierigkeit, dass es nur wenige abbildbare und dem kindlichen Wortschatz entsprechende Wortpaare für die einzelnen Prozesse gibt. Daher muss die Therapie, wie im Original vorgeschlagen, deutlich modifiziert werden, damit sie durchführbar ist (Tab. 9).

Tab. 9: Exemplarische Durchführung der Minimalpaar-Therapie am Beispiel des Prozesses der vollständigen Plosivierung

Phase	Ebene	Durchführung
Phase I (Vorbereitungsphase)	Meta-phonologie	1. Prozessauswahl aufgrund phonologischer Prozessanalyse (Plosivierung) 2. Heraussuchen eines entsprechenden Minimalpaares (MP) (Plosiv-Frikativ, z. B. /v/-/k/) Phonemkontrast kann mit Kind zuvor verbalisiert und gemeinsam erarbeitet werden.
Phase II (Repräsentations- = Therapiephase)	Metaphonologie	Wortbedeutung klären (Wanne-Kanne)
	rezeptiv	• rezeptive Diskrimination von Minimalpaaren • Therapeut spricht MP in willkürlicher Reihenfolge vor und Kind muss passende Zuordnung (z. B. Handlung) durchführen
	produktiv	• Produktion von Minimalpaaren • Rollentausch zu vorherigem Schritt
	produktiv	• Transfer • Rollenspiele/Bildbeschreibung, um Erlerntes auf weitere Minimalpaare des Prozesses zu übertragen

Baker, E. (2010): Minimal Pair Intervention. In: Williams, A. L., McLeod, S., McCauley, R. J. (Ed.): Intervention for speech sound disorders in children. Paul Brookes, Baltimore, 41-72 (inklusive Video)

Hacker, D., Wilgermein, H. (2003): Aussprachestörungen bei Kindern. Ernst Reinhardt, München/Basel

4.2.5 Evidenzen zur Therapieeffektivität

Laut internationaler Literatur gehören funktionelle Aussprachestörungen zu den logopädischen Störungsbildern, für die bis 2017 der umfangreichste Nachweis positiver Behandlungseffekte erbracht wurde (Law et al. 2010, Baker/McLeod 2011). Dennoch liegen bis heute nur sehr wenige randomisierte Kontrollstudien vor, so dass die vielfältig existierenden Wirksamkeitsnachweise (Einzelfall- oder Kleingruppenstudien) im Cochrane Review nicht berücksichtigt werden können (Law et al. 2010).

Baker/McLeod (2011) beschreiben in ihrem narrativen Review, dass zahlreiche Studien zwar die Wirksamkeit eines Ansatzes belegen möchten, dies allerdings ohne den Vergleich mit einer Kontrollgruppe oder einem anderen Therapieansatz. Zu beachten ist, dass sich sowohl der Cochrane Report als auch der genannte narrative Review ausschließlich auf Therapiestudien in der englischen Sprache beziehen. Bis 2017 gibt es keine internationale Veröffentlichung, die darstellt, ob die für die englische Sprache konzipierten Therapieverfahren auch in anderen Sprachen wirksam sind. Fox-Boyer et al. (2014b) stellten erstmalig die Evidenzlage für die in Deutschland am häufigsten angewendeten Therapieverfahren bei Aussprachestörungen zusammen und beachteten dabei sowohl Evidenzen für die englische Sprache, aber insbesondere auch vorliegende Evidenzen für das Deutsche.

4.3 Therapie der inkonsequenten phonologischen Störung

Zielgruppe Die Inkonsequenz-Therapie (Fox-Boyer 2016a) und die Kern-Vokabular-Therapie (Dodd et al. 2004) richten sich an Kinder, die inkonsequent in ihrer Wortrealisation sind (Inkonsequenzrate > 40 %) und deren Imitationsleistungen deutlich besser als ihre spontanen Sprechleistungen sind (Abgrenzung zur VED in Kap. 2.3.5).

Die Inkonsequenz-Therapie ist für Kinder ab dem Alter von 2;8 Jahren geeignet. Laut Schäfer/Fox (2006) ist dies der Zeitpunkt, zu dem Kinder, die mit deutscher Muttersprache aufwachsen, die physiologische Phase der inkonsequenten Wortrealisation, ausgelöst durch das schnelle Wortschatzwachstum, definitiv überwunden haben. Des Weiteren konnte gezeigt werden, dass diese Form der Therapie mit Kindern gegen Ende des zweiten Lebensjahres durchführbar ist (Fox 2000). Für die Kern-Vokabular-Therapie finden sich in der Literatur keine Altersangaben.

Zielsetzung Ziel der Therapie ist es, den Kindern eine konsequente Wortrealisation zu ermöglichen, was bedeutet, dass sie dasselbe Wort immer gleich aussprechen und dass sich dadurch ihre Verständlichkeit deutlich erhöht. Während Dodd et al. (2006) davon ausgehen, dass mithilfe des Kern-Vokabular-Ansatzes nicht nur das Erreichen der konsequenten Wortrealisation, sondern auch einer symptomfreien Aussprache möglich ist, ist die Inkonsequenz-Therapie (Fox-Boyer 2016a) mit dem Ziel konsequenter Wortrealisation nur als Therapieeinstieg anzusehen. Mithilfe dieses Ansatzes wird in der Regel keine Symptomfreiheit erreicht, so dass die Behandlung mithilfe weiterer Ansätze fortgeführt werden muss.

4.3.1 Inkonsequenz-Therapie

zeitlicher Rahmen Die Inkonsequenz-Therapie nach Fox-Boyer (2016a) wird zehn Stunden lang durchgeführt. Anschließend wird der Inkonsequenz-Test wiederholt. Liegt die Inkonsequenzrate dann weiterhin über 40 %, wird die Inkonsequenz-Therapie weitere zehn Stunden durchgeführt. Sobald die Inkonsequenzrate unter 40 % liegt, ist die Inkonsequenz-Therapie beendet und die Behandlung der Aussprachestörung wird mithilfe anderer Therapieverfahren, z. B. P. O.P. T. (Kap. 4.2.1), fortgesetzt.

Ziele

Im Rahmen der Inkonsequenz-Therapie werden zwei Ziele verfolgt: Zum einen soll die Aufmerksamkeit des Kindes auf die Anzahl und Reihenfolge von gehörten Lauten gelenkt werden. Hierbei gibt der Therapeut auditive Stimuli vor, bei denen das Kind nicht nur entscheiden soll, um welche Laute es sich handelt, sondern auch, in welcher Reihenfolge diese gehört wurden. Hierbei ist eine Hierarchie an Steigerungsmöglichkeiten beschrieben (Tab. 10; Fox-Boyer 2016a).

Das zweite Ziel der Therapie befasst sich mit der Eigenkontrolle des Kindes. Drei verschiedene Übungsformen werden vorgeschlagen, bei denen die Produktionen des Kindes sofort kommentiert, d. h. auch korrigiert, werden (Tab. 10).

Tab. 10: Struktur der Inkonsequenz-Therapie nach Fox-Boyer (2016a)

Rezeptives Arbeiten zum Thema Laut- und Lautabfolge-Identifikation	Produktives Arbeiten zum Thema Eigenkontrolle
Erarbeiten von Lautsymbolen für die zehn bis 15 Laute (/m t r a z b f/ etc.) Wechselseitiges Identifizieren und in gehörter Reihenfolge Ablegen der Laute: 1. zwei mit Abstand voneinander vom Therapeut vorgemachte Laute (z. B. /f/-/t/) 2. zwei zusammen gesprochene Laute (z. B. /ft/) 3. drei mit Abstand voneinander vorgemachte Laute (z. B. /f/-/a/-/t/) 4. drei zusammengesprochene Laute (/fat/)	– Kind soll vom Therapeuten vorgemachte Laute und Laufolgen (zunächst nur CV, später auch VC, CVCV, CVC, VCV, CVC-VC) korrekt imitieren. – Silbensegmentieren mit begleitendem Sprechen – Wortspiel: Pro Übung wird ein Wort ausgewählt, das während der Übung erläutert und hochfrequent gehört und produziert werden muss. Dieses Wort muss immer korrekt ausgesprochen werden.

Zum einen werden Nachsprechübungen durchgeführt, bei denen das Kind auditiv wahrgenommene Laute und Lautkombinationen (Fox-Boyer 2016a) nachsprechen muss. Zum anderen werden Übungen zum Silbensegmentieren initiiert. Die letzte Übungsform umfasst die Aufgabe, ein spezifisch ausgewähltes Wort pro Übung immer korrekt auszusprechen.

Dieser Anteil ist an das Kernvokabular-Konzept von Dodd et al. (2004) angelehnt. Die beiden Ziele werden in jeder Stunde angesprochen, was bedeutet, dass sowohl Übungen im Bereich des Arbeitsgedächtnisses als auch Übungen zur eigenen Kontrolle des Sprechens durchgeführt werden.

Fox-Boyer, A. (2016a): Die Therapie der inkonsequenten phonologischen Störung. In: Fox-Boyer, A. (2016a): Kindliche Aussprachestörungen. Schulz-Kirchner, Idstein, 277-284

4.3.2 Kern-Vokabular-Therapie

Die Kern-Vokabular-Therapie wurde von Dodd et al. 2004 als Konzept publiziert. Dodd et al. beschreiben das Vorgehen genauer (2010).

zeitlicher Rahmen

Die Kern-Vokabular-Therapie wird zweimal wöchentlich über einen Zeitraum von acht Wochen als Einzeltherapie durchgeführt (Crosbie et al. 2005). Im Anschluss wird eine Therapiepause angesetzt, die zu einer Generalisierung des Erlernten führen soll. Dies wird überprüft, und bei Bedarf wird noch eine zweite oder weitere Therapiephase(n) gleichen Ablaufs durchgeführt (Crosbie et al. 2005, McIntosh / Dodd 2008).

Ziele

Vor dem Fernziel der symptomfreien Aussprache steht folgendes primäres Ziel: Die erreichte Wortrealisationskonsequenz bei der bestmöglichen Produktion eines Minimums von 50 Wörtern soll sich auf unbehandelte Wörter übertragen. Dabei wird unter bestmöglicher Produktion eine konsequente, aber nicht notwendigerweise phonetisch und phonologisch korrekte Produktion der Wörter verstanden. Es werden daher noch altersgemäße phonologische Prozesse, wie z. B. die Vorverlagerung von /k/ bei einem dreijährigen Kind, als korrekte Produktion akzeptiert. Auch phonetische Abweichungen wie der Sigmatismus werden hierbei ignoriert.

Zu Beginn der Therapie werden im Minimum 50 Wörter zusammen mit dem Kind, den Eltern und eventuell weiteren Bezugspersonen (Erziehern) ausgewählt, die eine große funktionelle Relevanz für die Alltagssprache des Kindes haben. Das primäre Ziel für jede Stunde ist, dass das Kind die Zielwörter bei jedem Versuch der Benennung immer exakt auf die gleiche Weise produziert. Pro Woche finden zwei Therapieeinheiten statt, die immer auf die gleiche Weise konzipiert sind (Tab. 11).

Tab. 11: Inhalte der Kern-Vokabular-Therapie nach Dodd et al. 2004

Therapieeinheit 1: Erarbeitung der Zielwörter	Es findet eine willkürliche Auswahl von fünf bis zehn Wörtern aus der erstellten Wortliste statt. Der Logopäde „unterrichtet" jedes einzelne Wort. Dazu werden das Silbensequenzieren, Imitation und unterstützte Artikulation (cued articulation) eingesetzt. Für jedes Wort wird zunächst jede Silbe erarbeitet, d. h., sie wird Laut für Laut erläutert und vorgemacht. Das Kind soll das Erlernte produzieren und erhält bei Bedarf kinästhetische Hilfen. Sobald jede Silbe eines Wortes erarbeitet wurde, wird das Wort zusammengesetzt. Es soll nun vom Kind mindestens fünfmal produziert werden. Gelingt eine 90%-ige „korrekte" Produktion, wird zum nächsten Wort übergegangen.

Therapieeinheit 2 : Training der Zielwörter	Die zweite Sitzung dient zum Drill der ausgewählten Zielwörter aus Therapieeinheit 1. In spielerischen Settings soll eine Produktionsfrequenz von 100 Items auf 30 Minuten durch das Kind erreicht werden (Elbert et al. 1991). Am Ende jeder zweiten Stunde werden alle Wörter erneut dreimal produziert und jedes Wort, das konsequent produziert werden konnte, wird von der Auswahlliste gestrichen und nicht wieder behandelt. Die Eltern und Lehrer werden angeleitet, die Zielwörter täglich jeweils dreimal zu üben und auf deren konsequente Wortrealisation im Alltag zu achten. Wörter, die nicht konsequent realisiert werden konnten, werden der Liste wieder zugeführt und können in den folgenden Stunden erneut behandelt werden.

4.3.3 Evidenzen zur Therapieeffektivität

Im Hinblick auf Evidenznachweise für die Therapie der inkonsequenten phonologischen Störung liegen für die deutsche Sprache nur wenige veröffentlichte Fallbeispiele vor, die zeigen konnten, dass mithilfe der Inkonsequenz-Therapie eine konsequente Wortrealisation innerhalb von ein bis zwei Durchläufen erreicht werden konnte (Fox-Boyer 2016a).

Für die Kernvokabular-Therapie gibt es bislang keine Nachweise einer Wirksamkeit in der deutschen Sprache. Alle veröffentlichten Studien entstammen dem angloamerikanischen Raum. Neben einer randomisierten Kontrollstudie (Broomfield/Dodd 2011) existieren eine experimentelle (Crosbie et al. 2005) und quasi-experimentelle Studien (McIntosh/Dodd 2008, Dodd/Bradford 2000). Sie alle belegen die Wirksamkeit der Kernvokabular-Therapie für die spezifische Gruppe der Kinder mit inkonsequenter phonologischer Störung. Sie zeigen auch, dass andere phonologische oder motorische Therapieansätze für diese Gruppe nicht wirksam sind. Letzteres konnte auch von Forrest et al. (1997, 2000) nachgewiesen werden.

Crosbie, S., Dodd, B., Holm, A., McIntosh, B. (2010): Core Vocabulary Intervention. In: Williams, A. L., McLeod, S., McCauley, R. J. (Ed.): Intervention for speech sound disorders in children. Paul Brookes, Baltimore, 117-136 (inklusive Video)

4.4 Therapie der verbalen Entwicklungsdyspraxie

In der Literatur findet sich eine Anzahl von Therapieansätzen für die verbale Entwicklungsdyspraxie, die in der Regel für die englische Sprache konzipiert wurde. Insgesamt liegen nur sehr wenige Nachweise über die Wirksamkeit der Konzepte vor, was auch daran liegen kann, dass bis 2017 keine allgemein gültigen Diagnosekriterien vorliegen.

Der Cochrane Report (Morgan / Vogel 2009) weist einen erheblichen Mangel an kontrollierten Studien zur Wirksamkeit von Behandlungsmethoden nach und geht davon aus, dass keine Rückschlüsse darüber gezogen werden können, welche Therapiemethoden am effektivsten sind.

Zielgruppe

Kinder, bei denen eine verbale Entwicklungsdyspraxie diagnostiziert wurde (Kap. 3.9), stellen die Zielgruppe für die im Folgenden kurz genannten Ansätze dar. In der Regel sind diese Ansätze ab dem Alter von drei Jahren anwendbar.

Zielsetzung

Das Therapieziel für Kinder mit VED besteht in der Fähigkeit, alle Phone der Muttersprache willkürlich produzieren und diese in Wörtern in korrekter Reihenfolge verwenden zu können. Eine möglichst symptomfreie Aussprache wird angestrebt.

4.4.1 VEDiT

Der Therapieansatz VEDiT (VED-Intensiv-Therapie) wurde von Schulte-Mäter 2010 veröffentlicht. Es handelt sich dabei um einen stark strukturierten Therapieansatz, der im Gegensatz zu anderen Therapieansätzen immer über das Sprechen und nicht über motorisches nichtsprachliches Training erfolgt. Nicht reproduzierbare Laute werden immer in Kombination mit Handzeichen (Phonem bestimmtes Manualsystem – PMS) und Graphemen erarbeitet. Er ist der einzige Ansatz, der spezifisch für die deutsche Sprache konzipiert wurde, und baut auf vier Grundprinzipien auf:

1. **Multisensorielle Assoziationstheorie:** Ein Maximum an multisensoriellen Hilfen soll helfen, Programme für Artikulationsgesten anzulegen, abzuspeichern und abrufbar zu machen (assoziatives Lernen).
2. **Erarbeitung motorischer Programme:** Die Wiederholungsrate der jeweiligen Übungsinhalte muss extrem hoch sein, um die Automatisierung von Sprechbewegungsabläufen zu erreichen (intensiver Drill).
3. **Sukzessive Approximation:** Wörter und Phrasen werden über gelenkte phonemische Simplifikationen erarbeitet (Erleichterung der Sprechbewegungsplanung und -durchführung).
4. **Erarbeitung eines Kernvokabulars**: Kommunikativ bedeutsame Aussagen haben Vorrang vor dem Benennen von Gegenständen (Erhöhung der Motivation).

Bis 2016 lagen keine veröffentlichten Studien zur Evidenz von VEDiT vor. Schulte-Mäter (in Fox-Boyer et al. 2014b) beschreibt positive Entwicklungsverläufe von acht Kindern einer Gruppe von 31 Kindern im Alter von 3;4 und 5;8 Jahren.

Schulte-Mäter, A. (2010): Verbale Entwicklungsdyspraxie und der Therapieansatz VEDiT. In: Wahl, M., Stahn, C., Hanne, S., Fritzsche, T. (Hrsg.): Spektrum Patholinguistik (Bd. 3). Universitätsverlag, Potsdam, 35-44

4.4.2 PROMPT / TAKTKIN

Die PROMPT-Therapie nach Chumpelik (1984; Hayden et al. 2009; deutsche Version TAKTKIN® nach Birner-Janusch 2001, 2013), die ursprünglich speziell für Kinder mit Verbaler Entwicklungsdyspraxie entwickelt wurde, ist ein taktil orientierter Therapieansatz, der auf sensomotorischen und kognitiv-linguistischen Interventionsmodellen basiert.

Sprechmotorische Parameter werden durch taktile Hinweisreize im Gesicht und am Mundboden des Kindes angezeigt, um Sprechbewegungen zu stimulieren. Die Therapie beruht auf einem siebenstufigen Konzept, das sowohl oromotorisches Training als auch die Stimulation der Phone beinhaltet. Zudem werden Wortproduktionen mithilfe von taktilen Hinweisreizen durch den Therapeuten gegeben.

Obwohl der PROMPT-Ansatz spezifisch für Klienten mit verbalen Dyspraxien entwickelt wurde, liegen bis 2017 keine Therapiestudien für Kinder mit diagnostizierter verbaler Entwicklungsdyspraxie vor. Zwei Studien beschreiben Therapieerfolge mithilfe von PROMPT bei insgesamt elf Kindern, die eine sehr unverständliche Aussprache (keine verbale Entwicklungsdyspraxie) hatten und bei denen andere Therapieformen nicht wesentlich erfolgreich waren (Square et al. 2000, Houghton 2003). Dodd und Bradford (2000) konnten allerdings zeigen, dass bei je einem Kind mit einer inkonsequenten und einer konsequenten phonologischen Störung PROMPT nicht erfolgreich angewendet werden konnte.

4.4.3 Assoziationsmethode nach McGinnes (1939)

Die Assoziationsmethode nach McGinnes wurde von der Autorin in ihrer Doktorarbeit 1939 zur Behandlung von Kindern mit „angeborener Aphasie“ vorgestellt (McGinnes 1939).

Das Kernelement dieser Methode ist die Verknüpfung von Lauten mit ihren Graphemen sowie mit Bildkarten, auf denen zunächst visuelle Darstellungen von Lippen- und Zungenstellung jedes Lautes und später Verben oder Nomen abgebildet sind, die zu dem jeweiligen Laut eine Assoziation herstellen sollen. Laut McGinnes (1939) stellen die Vergrößerung der Aufmerksamkeitsspanne für Reihenfolgen von oralen Mustern bzw. Lautfolgen, die Verlängerung der Gedächtnisspanne für diese Reihenfolgen, eine Verbesserung des willkürlichen Abrufs und der assoziativen Fähigkeiten die zentralen Therapieziele dar. Bis auf wenige (z. T. unveröffentlichte) Fallstudien bzw. -berichte liegen keine Nachweise zur Wirksamkeit der Methode vor.

Zusammenfassung

Da Aussprachestörungen von Kindern unterschiedliche Störungsebenen im Sprachverarbeitungsprozess betreffen können, ist es notwendig, auf diese Störungsebenen in der Therapie direkt einzugehen. Dies bedeutet, dass je nach betroffener Störungsebene ein anderer Therapieansatz auszuwählen ist. Das vorliegende Kapitel führte die verschiedenen therapeutischen Möglichkeiten, die es für deutschsprachige Kinder mit Aussprachestörungen gibt, und deren Wirksamkeitsnachweise auf. Es konnte gezeigt werden, dass Sprachtherapeuten heute ein breites Spektrum an Therapieansätzen kennen müssen, um Kinder effizient und effektiv versorgen zu können.

5 Unterricht

Die Möglichkeiten der unterrichtsintegrierten Förderung von Kindern mit Aussprachestörungen, insbesondere von Kindern mit expressiven phonologischen Störungen, sind generell eher als gering einzuschätzen.

Nach einem Survey der American Speech-Hearing Association (ASHA 2011) wird die Therapie bzw. Förderung bei Kindern mit Aussprachestörungen nur zu 36 % von Lehrkräften in der Schule durchgeführt. Fördermöglichkeiten beziehen sich eher auf phonetische Aspekte von Lauten. Der darauf aufbauende Phonemerwerb ist für alle Kinder der Klasse eine wichtige Grundlage zum Erwerb der Graphem-Phonem-Korrespondenz (Reber / Schönauer-Schneider 2011).

Graphem-Phonem-Korrespondenz

In Bezug auf die Graphem-Phonem-Korrespondenz ist es notwendig, dass die Kinder lernen, zu einem identifizierten Graphem automatisch die entsprechende verbale Repräsentation des Phonems zu aktivieren (Beitrag 5). Daher beziehen sich viele Fördermöglichkeiten eher auf den Bereich der Förderung der phonologischen Bewusstheit (z. B. Forster / Martschinke 2002).

Nach Mayer (2016; Beitrag 5) können Lautgebärden (Laut-Hand-Zeichen) eine wesentliche Unterstützung beim Erwerb der Graphem-Phonem-Korrespondenz darstellen. Diese Lautgebärden sind Gesten, die mit der Hand gebildet und im Unterricht mit Buchstaben mit dem entsprechenden Phonem assoziativ verknüpft werden. Mahlau et al. (2016) empfehlen für Kinder mit einem erhöhten pädagogischen Förderbedarf im Bereich Sprache die Lautgebärden des Kieler Leseaufbaus (Dummer-Smoch / Hackethal 2002). Des Weiteren kann eine Lautanbahnung und -festigung im Rahmen des Schriftspracherwerbs erfolgen.

Da eine konsequente phonologische Störung als erhebliches Risiko für die Ausprägung einer späteren Lese-Rechtschreibstörung gilt, muss die Lehrkraft informiert sein, ob diese noch beim Kind vorliegt bzw. ehemals vorlag. Dies macht eine enge Zusammenarbeit mit den betreuenden Sprachtherapeuten zwingend notwendig. Des Weiteren ist eine differenzierte, qualitativ ausgerichtete Diagnostik für Kinder, die in ihrer Aussprache auffallen, für die individuelle Förderplanung unabdingbar.

therapieintegrierende Unterrichtsphasen

Sallat / Schönauer-Schneider (2015) nennen als ein Unterrichtskonzept bei Kindern mit Sprachentwicklungsstörungen das Konzept der therapieintegrierenden Unterrichtsphasen, in der ein- oder mehrmals täglich 15-minütige Therapiephasen in Anlehnung an Unterrichtsinhalte durchgeführt werden. Dies ließe sich auch für kleine Gruppen von Kindern mit phonetisch-phonologischer Störung (bei Auftreten derselben pathologischen phonologischen Prozesse) umsetzen. Im Rügener Inklusionsmodell (RIM) wird in der Förderstufe 3 eine gezielte, individuelle sprachtherapeutische Förderung von einem entsprechend ausgebildeten Sonderpädagogen durchgeführt (Mahlau et al. 2016). Hierbei wird im Bereich der Aussprachestörungen mit der Psycholinguistisch orientierten Phonologie Therapie (P. O.P. T.; Fox-Boyer 2015) gearbeitet, da sich deren Wirksamkeit in einer Reihe von Einzelfall- bzw. Kleingruppenstudien zeigte (Mahlau et al. 2016). Nach Aussage der ASHA (2011) werden bei Kindern mit isolierten Aussprachestörungen jedoch Individual- gegenüber Gruppentherapien vorgezogen.

Dies ist höchstwahrscheinlich der von Rvachew und Brosseau-Lapré (2012) postulierten individuell-dynamischen therapeutischen Herangehensweise geschuldet, die auf die individuell abgestimmte Bezugnahme auf die spezifischen Stärken und Schwächen des Kindes mit Aussprachestörung verweist (McLeod/Baker 2014).

spezifische Sprachförderung im Unterricht

Die Lehrkraft hat jedoch auch im Rahmen der spezifischen Sprachförderung im Unterricht die Möglichkeit, durch den Einsatz von korrektivem Feedback und Modellierungstechniken Kindern mit Aussprachestörungen gezielte Rückmeldung und entwicklungsförderlichen Anstoß zu geben (Sallat/Schönauer-Schneider 2015).

Im Folgenden findet sich eine Auflistung zur Praxis sprachtherapeutischen Unterrichts auf der phonetisch-phonologischen Ebene der Kranichschule in Duisburg (Kranichschule Duisburg o. J.):

- Förderung der auditiven Aufmerksamkeit (Hinhören, Richtungshören, Geräusche erkennen/benennen/zuordnen, Geräusche differenzieren),
- Förderung der auditiven Aufmerksamkeitsspanne (Zahlenreihen merken, nennen, aus dem „Kopf" abschreiben lassen),
- Übernahme des gelernten, angebahnten Lautes in die Spontansprache durch Kennzeichnung des Lautes z. B. auf dem Tisch des Schülers in Form eines Bildes (Schwein
- als Erinnerung an /ʃ/) verbunden mit Verstärkersystem,
- Visualisierung durch Bilder am Sitzplatz (Mundstellungsbild, Phonem/Graphem etc.),
- Übungslaute der Kinder (mit Fortschrittsbeschreibung) auf Klassenplakat auch für andere Kollegen visualisiert,
- Festigung der Laute durch Einsatz diskreter Zeichen bei Fehlbildung sowie korrektives Feedback,
- Einführung der Buchstaben unter Berücksichtigung der Lautbildungsprobleme einzelner Schüler/Einbindung der Laute in Geschichten,
- Verknüpfung erlernter Lautbildung mit Lesen,
- Übung neuer Laute (Therapie) in speziell auf die Schüler zugeschnittenen Unterrichtssequenzen:
  - Vorbereitung von Lesetexten, Arbeitsblättern durch Laut-/Graphemkennzeichnung (Unterstreichung/Textmarker, etc.),
  - Material mit Schwerpunkt: An-/In-/Auslautphoneme in Wörtern, teilweise für Gruppenarbeiten/Freiarbeit,
  - Lautzeichen (Handzeichen/Bildtafeln/eigenes Lautzeichensystem der Kranichschule), die zur visuellen Artikulationsunterstützung dienen,
  - bestimmte Lautübungen innerhalb eines Themas (z. B. Weihnachten),
  - punktuelles Einbauen artikulatorischer Übungen,
  - Zuordnung von Lauten zu bestimmten Wörtern,
  - Finden von Wörtern zu Lauten und
  - Zuordnung von Bildern mit gleichem Anlaut.
- Berücksichtigung und Korrektur von Aussprachefehlern unter Beachtung der psychischen Belastbarkeit des Schülers sowie der Situationsangemessenheit.

Reber/Schönauer-Schneider (2011) sehen in der Lehrersprache als Pilotsprache eine weitere gute Fördermöglichkeit für die Störungsebene der Phonetik. Hierbei werden folgende Kriterien hervorgehoben:

- genaue Artikulation,
- gut sichtbare Artikulationsbewegungen, die ein Absehen der Lautbildung ermöglichen,
- nie mit dem Rücken zum Kind artikulieren,
- langsames und adäquat lautes Sprechen beim Lesen und Vorsprechen („Schneckensprache"/„Gummibandsprache") und
- „Robotersprache" beim Schreiben.

Evaluation von Fördermethoden

Zu bemerken ist allerdings, dass für die Effektivität des bewussten Einsatzes der Lehrersprache noch keine Evidenzen vorliegen. Zukünftig wäre eine detailliertere Konzeptualisierung des sprach(behinderten)pädagogischen Unterrichts wünschenswert. Eine Evaluation von Fördermethoden ist im Hinblick auf Evidenzen gerade in der Inklusion auch zwingend notwendig.

Zusammenfassung

Die Möglichkeiten der unterrichtsintegrierten Förderung von Kindern mit Aussprachestörungen, insbesondere von Kindern mit expressiven phonologischen Störungen, sind generell eher als gering einzuschätzen. Die bewusst eingesetzte Lehrersprache kann jedoch als gutes Mittel dienen. Zudem können Fördermöglichkeiten wie der Einsatz von Lautzeichen und Visualisierung der zu erlernenden Laute als Mundbild am Sitzplatz des Kindes oder auf einem Klassenplakat die Einzelförderung/-therapie unterstützen.

Auf'm Kolk, A. (1993): Lesen üben leicht gemacht! Kopiervorlagen. Arbeitsmittel für den Erstleseunterricht. Auer, Donauwörth

Balhorn, H., Brügelmann, H., Kretschmann, R., Scheerer-Neumann, G. (Hrsg.): Spieleset zur Regenbogenlesekiste. Verlag für pädagogische medien, Hamburg

1. Definieren Sie ein „Phon" und ein „Phonem" und erläutern Sie den Unterschied!
2. Welche Bedeutung hat das Lallen für die spätere lexikalische Sprachentwicklung?
3. Was wird unter einer konsequenten phonologischen Störung verstanden und auf welcher Störungsebene lässt diese sich im Sprachverarbeitungsmodell nach Stackhouse und Wells (1997) verorten?

4. Analysieren Sie! Welche Prozesse erkennen Sie in den Äußerungen

Zielwort	Realisierung
<Katze>	[tatsə]
<Bank>	[ban]
<Schlange>	[ʃaŋə]
<Telefon>	[tefelon]
<Schule>	[θule]
<Ring>	[hin]
<Krokodil>	[todil]

5. Ein Kind im Alter von 3;8 Jahren zeigt folgende Prozesse:
   a. Vorverlagerung von /ʃ/ und /ç/,
   b. Reduktion von initialen Konsonantenverbindungen,
   c. glottale Ersetzung von /ʁ/,
   d. Vokalisation von /l/ und
   e. Rückverlagerung von /t d n/.
6. Die Inkonsequenzrate liegt bei 25 %. Bestimmen Sie, welcher Art die Prozesse sind! Welche Diagnose können Sie daraus ableiten und warum?
7. Nennen Sie den Aufbau der Artikulationstherapie nach Van Riper!
8. Welche Art Arbeitsauftrag muss an das Kind bei P. O.P. T. in Phase I gestellt werden?
9. Was unterscheidet den zyklischen Ansatz von den anderen phonologischen Therapieansätzen?
10. Warum ist es nicht sinnvoll, einen ätiologischen Klassifikationsansatz für die Einteilung von Aussprachestörungen zu nutzen?
11. Welche Erkenntnis hat man bei einer Einteilung in partielle, multiple universelle Dyslalie oder bei dem Wissen um die PCC?

Lexikalische Störungen

Von Tanja Ulrich

1 Die ungestörte Wortschatzentwicklung

1.1 Mentales Lexikon

Die Aufgabe von Kindern im Wortschatzerwerb besteht nicht allein aus einem bloßen „Anhäufen" neuer Wörter, vielmehr sind darüber hinaus vielfältige Prozesse der Ausdifferenzierung, Strukturierung und Vernetzung des vorhandenen Wortwissens von zentraler Bedeutung.

Das Wissen zu einem lexikalischen Eintrag setzt sich aus verschiedenen Facetten zusammen. So sind mit einem Eintrag vielfältige semantische, phonologische, morphologische, syntaktische, episodische, kontextuelle und emotionale Informationen verknüpft (Rothweiler/Meibauer 1999; Glück 2011a).

Lemma und Lexem

Levelt (1989) unterscheidet in seinem Modell eines lexikalischen Eintrags zwischen einer Lemma- und einer Lexemebene. Das Lemma enthält neben den semantischen Informationen auch syntaktisches Wortwissen, z. B. über die Wortart, und wird im Sprachproduktionsprozess zuerst aktiviert. Anschließend wird das dazu passende Lexem abgerufen, das neben den Informationen über die phonologische Gestalt des Wortes auch morphologisches Wissen, z. B. zum Flexionsverhalten eines Eintrags, enthält.

Die getrennte Speicherung von Wortform- und Wortbedeutungsinformation lässt sich im Alltag gut über das Tip-of-the-tongue-Phänomen („Es liegt mir auf der Zunge.") nachvollziehen: Wir wissen genau, was wir sagen möchten (= Lemma, semantische Repräsentation), können die entsprechende Wortform (= Lexem, phonologische Repräsentation) jedoch nicht abrufen.

Verbindungen zwischen den Einträgen

Nicht nur die verschiedenen Aspekte des Wortwissens zu einem Eintrag sind miteinander verbunden, auch zwischen den Lexikoneinträgen bestehen zahlreiche Vernetzungen. Diese basieren auf semantischer Verwandtschaft von Wörtern (z. B. Ober- und Unterbegriffe, nebengeordnete Begriffe, Gegensätze), auf lautlicher Ähnlichkeit (z. B. gleicher Anlaut, Silbenanzahl, Betonungsmuster), auf syntaktischen oder morphologischen Beziehungen (z. B. Ableitungen vom gleichen Verbstamm bei verlaufen, zerlaufen, entlaufen) sowie assoziativen, thematischen, emotionalen, situativen Verknüpfungen.

Kannengieser, S. (2019): Sprachentwicklungsstörungen – Grundlagen, Diagnostik und Therapie. 4. Aufl. Elsevier, München

Netzwerk des mentalen Lexikons

Aufgrund der vielfältigen Vernetzungen des lexikalischen Wissens entsteht ein komplexes Netzwerk an miteinander verbundenen und interagierenden Informationspunkten. Im Rahmen von konnektionistischen Modellen wird diese Netzwerkstruktur des mentalen Lexikons nachgebildet. Solche Netzwerkmodelle (Dell/O'Seaghdha 1991; Dell et al. 1999; Schwartz et al. 2006) nehmen in der Regel eine interaktive und parallele Verarbeitung an. Gespeichert sind die Informationen in sogenannten Knotenpunkten, die für den Wortabruf drei verschiedene Ebenen umfassen: die semantische Ebene, die lexikalische Ebene und die phonologische Ebene (Rupp 2013; Abb. 7). Zunächst werden die passenden semantischen Knotenpunkte zu einem Eintrag aktiviert. Jeder aktivierte Knoten „schickt" nun Aktivierungsenergie an alle Knoten der nächsttieferen, lexikalischen Ebene, mit denen er verbunden ist. Werden dort auf diese Weise mehrere, semantisch ähnliche Kandidaten aktiviert, kann es zu einem „Wettstreit" der Einträge kommen. Im günstigsten Fall erhält jedoch nur einer der lexikalischen Einträge das Höchstmaß an Aktivierung von den oberen Ebenen. Wird für diesen Knoten nun eine bestimmte Aktivierungsschwelle überschritten, führt dies zur Auswahl des Knotens, ähnlich dem Feuern einer Nervenzelle bei Überschreiten des Aktionspotentials. Im Anschluss aktiviert dieser Knoten alle phonologischen Segmentknoten, mit denen er verbunden ist, so dass die phonologische Gestalt des Wortes zusammengesetzt werden kann.

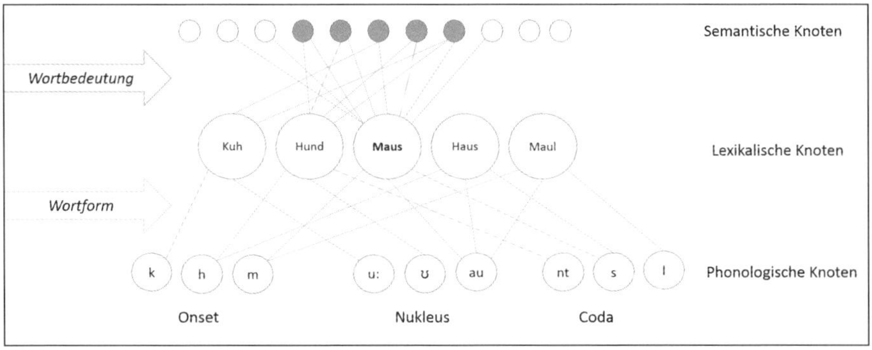

Abb. 7: Aktivierung von Wortbedeutung und Wortform im Netzwerkmodell des mentalen Lexikons

Wie Abbildung 7 verdeutlicht, erfolgt auch im konnektionistischen Modell der Wortabruf in einem zweistufigen Prozess nach der grundsätzlichen Reihenfolge: Wortbedeutung vor Wortform. Allerdings sind im Unterschied zu rein seriellen Modellen Rückaktivierungen von tieferen auf höhere Ebenen möglich. Dies bedeutet, dass die semantischen und die phonologischen Informationen in ständigem Austausch miteinander stehen und sich wechselseitig beeinflussen (Schwartz et al. 2006). Eine gute Vernetzung der unterschiedlichen Informationen zu einem Lexikoneintrag führt somit zu einer leichteren Aktivierungsausbreitung im Netzwerk und damit einem erleichterten Zugriff auf die Lexikoneinträge (Ulrich 2012; Rupp 2013).

Ausdifferenzierung und Vernetzung

Der Erwerb neuer Wörter treibt die Strukturierung und Vernetzung des mentalen Lexikons in semantischer und phonologischer Sicht voran. Ein gut strukturiertes und vernetztes Lexikon ermöglicht wiederum eine leichtere Einbindung neuer Einträge in das vorhandene Netzwerk (Rothweiler 2001).

1.2 Zeitlicher Verlauf des Wortschatzerwerbs

1.2.1 Prälexikalische Phase

Vorläuferfähigkeiten

Lange bevor Kinder um ihren ersten Geburtstag herum eigene Wörter produzieren, erwerben sie bereits vielfältige soziale, kognitive, sensorische und motorische Kompetenzen, die als „Vorläuferfähigkeiten" für den Wortschatzerwerb angesehen werden (Tomasello 2003; Bruner 2008; Zollinger 2015; Szagun 2019). Die Entwicklungsphase vor der Produktion erster eigener Wörter, die sich in der Regel über das erste Lebensjahr eines Kindes erstreckt, wird daher auch als *prälexikalische Phase* bezeichnet (Kauschke 2000; Rothweiler 2001).

Routinen und Formate

Über den Blickkontakt kann das Baby schon früh mit seinen Bezugspersonen in Kontakt treten. Wiederkehrende Interaktionssituationen, auch „Routinen" oder „Formate" (Bruner 2008) genannt, werden von den Eltern für den kommunikativen „Austausch" mit ihren Babys genutzt. Sie greifen die vom Kind geäußerten Laute, Geräusche und nonverbalen Impulse auf und geben ihnen eine Bedeutung.

elterliches Sprachangebot

Die Eltern passen dabei ihre Sprechweise intuitiv an die noch eingeschränkten Fähigkeiten ihres Kindes, Sprache wahrnehmen und verarbeiten zu können, an. Diese intuitive elterliche Didaktik (Papousek 2008; Clark 2016) ermöglicht es dem spracherwerbenden Kind, möglichst viele relevante Informationen aus dem Sprachinput zu ziehen. Zu Beginn der Sprachentwicklung ist die elterliche Sprechweise unter anderem durch eine übertriebene Sprechmelodie, eine erhöhte Sprechstimmlage, ein reduziertes Sprechtempo sowie viele Wiederholungen und Pausen gekennzeichnet („Ammensprache" oder „Baby Talk", Grimm 2012; Papousek 2008; Clark 2016). Die ausgeprägten prosodischen Merkmale der Ammensprache helfen dem Baby dabei, einzelne sprachliche Einheiten aus dem Sprachstrom zu isolieren. Zum Ende des ersten Lebensjahres rücken dann semantisch-lexikalische Merkmale besonders in den Fokus des elterlichen Sprachangebots. Neue Wörter werden innerhalb von Spiel- und Interaktionssituationen mehrfach wiederholt, semantische Charakteristika und Abgrenzungsmöglichkeiten zu anderen Einträgen versprachlicht (Ulrich 2012; Clark 2016).

vorsprachliche Konzepte

Die zunehmende Fähigkeit eines Kindes, seine Aufmerksamkeit längere Zeit auf Objekte, Personen oder Handlungen richten zu können, sowie seine fortgeschrittenen motorischen Fertigkeiten ermöglichen es, Dinge und Personen ausführlich und mit allen Sinnen zu erkunden. Auf diese Art und Weise erwirbt das Kind vielfältiges Wissen über Dinge, Personen und Handlungen in seiner Umgebung und speichert dieses Wissen in Form von vorsprachlichen Konzepten ab. Konzepte dienen dazu, unsere Erfahrungen und unser Weltwissen zu strukturieren und stellen zu einem späteren Zeitpunkt „Füllungen" für die Wortbedeutungen dar (Ulrich 2012).

Der sechs Monate alte Anton hat, lange bevor er das Wort „Ball" zum ersten Mal selbst gebraucht, bereits vielfältige Erfahrungen mit diesem Gegenstand gemacht: Er hat Wissen über die wahrnehmbaren Merkmale des Balles (welche Form er hat, wie er sich anfühlt, riecht und schmeckt), ebenso wie über seine Funktionen (er kann ihn rollen, tippen und wegtreten) erworben (**Aufbau vorsprachlicher Konzepte**). Er weiß ebenfalls schon, dass der Ball weiterhin existiert, selbst wenn er aus seinem Blickfeld gerät (**Objektpermanenz**).

Die Objektpermanenz stellt eine wichtige kognitive Vorläuferfähigkeit für den Wortschatzerwerb dar (Zollinger 2015). Die Erkenntnis, dass ein Objekt weiterhin existiert, auch wenn es aus dem Bereich der eigenen Wahrnehmung verschwindet, ist Voraussetzung, um innere Repräsentationen von Objekten, Handlungen und Ereignissen aufbauen zu können (Dittmann 2010; Ulrich 2012).

gemeinsame Aufmerksamkeit

Für die Bezugspersonen ergeben sich mit zunehmender Eigenaktivität ihres Kindes vielfältige Gelegenheiten, seinem Interesse zu folgen und einen „gemeinsamen Aufmerksamkeitsfokus" herzustellen („joint attention", Tomasello 2001, 2003; Akhtar/Tomasello 2000; Clark 2016).

Studien zeigen, dass die Fähigkeit von Eltern, dem Interesse ihres Kindes zu folgen, und so einen gemeinsamen Aufmerksamkeitsfokus herzustellen, positiv mit der Wortschatzentwicklung eines Kindes korreliert (Tomasello/Farrar 1986). Neigen Eltern hingegen dazu, die Aufmerksamkeit ihres Kindes direktiv auf bestimmte Dinge zu lenken, scheint dies eher einen hemmenden Einfluss auf die Wortschatzentwicklung zu haben (Akhtar et al. 1991).

Situationen der gemeinsamen Aufmerksamkeit ermöglichen es den Bezugspersonen somit, Dinge oder Handlungen, auf die sich das kindliche Interesse richtet, zu versprachlichen. Nur in solchen Situationen der gemeinsamen Aufmerksamkeit kann sich ab dem Alter von etwa neun Monaten die Fähigkeit des Kindes, einen triangulären Blickkontakt herzustellen, entwickeln (Kauschke 2000; Zollinger 2015).

„Als **referentiellen oder triangulären Blickkontakt** bezeichnet man die Fähigkeit des Kindes, seine Aufmerksamkeit zwischen einem Objekt und der Bezugsperson schweifen zu lassen und somit ein Dreieck zwischen sich, dem Referenten und der Person, die den Referenten benennt, herzustellen" (Ulrich 2012, 38).

Triangulieren

Über das Triangulieren kann das Kind somit entdecken, dass Wörter Symbole darstellen, mit denen auf etwas referiert werden kann, das in der Realität oder in der Vorstellung existiert.

Zum Ende des ersten Lebensjahres hin kann Anton seine Aufmerksamkeit zwischen der Mutter und dem Ball hin- und herschweifen lassen. So kann er beobachten, dass die Mutter in Spielsituationen mit dem Ball stets die Lautkette /bal/ äußert und begreift, dass sich dieses Wort auf den Gegenstand des Balles bezieht (**Triangulieren**). Er erkennt, dass ein Wort ein Symbol „für etwas" darstellt, das in der Realität existiert. Der Grundstein der Wortbedeutungsentwicklung ist gelegt.

nonverbale Referenzbezüge

Erste Referenzbezüge werden von spracherwerbenden Kindern nichtsprachlich, insbesondere über Gestik, hergestellt. Über das Hinschauen, das Recken der

Arme oder das Hinlangen mit dem ganzen Körper machen Babys deutlich, wofür sie sich gerade besonders interessieren. Wenig später lässt sich das Zeigen mit dem Zeigefinger als erste deiktische Geste beobachten (Bruner 2008). Diese wird nach und nach durch den Gebrauch des „da“ sprachlich begleitet. Nach einer Phase der parallelen Verwendung von nonverbalen und verbalen Referenzmitteln nimmt der Gebrauch von Gesten im zweiten Lebensjahr der Kinder ab und der referentielle Gebrauch von Wörtern zu (Kauschke 2000; Füssenich 2002; Bruner 2008).

Im produktiven Bereich erwirbt das Kind im ersten Lebensjahr die Fähigkeit, im Rahmen seiner noch eingeschränkten phonetisch-phonologischen Fähigkeiten willentlich erste einfache Lautketten hervorzubringen (Beitrag 1; Kauschke 2000).

Protowörter

Einige Kinder produzieren ab dem Alter von ca. neun Monaten sogenannte „Protowörter“. Hierbei handelt es sich um Äußerungen mit einer konstanten phonetischen Form, die jedoch nicht der konventionell gebrauchten Wortform entspricht (Kauschke 2000). Zudem werden diese Protowörter ausschließlich in spezifischen Situationen geäußert, erfüllen somit noch nicht das Kriterium „echter“ referentieller Wörter (Kauschke 2000).

1.2.2 Phase der ersten 50 Wörter

Um den ersten Geburtstag herum produzieren die meisten Kinder ihre ersten eigenen Wörter (zwischen zehn und 17 Monaten, Bloom et al. 1993). Das Wortverstehen geht der Produktion voraus: Kinder erkennen ihren eigenen Namen bereits im Alter von sechs Monaten wieder und verstehen zwischen acht und zehn Monaten die ersten Wörter für Objekte und Personen (Hollich et al. 2000). Der Gebrauch der ersten Wörter spiegelt die unmittelbare Erfahrungswelt des Kindes wider. So finden sich in der Regel Bezeichnungen für die Bezugspersonen, für Nahrungsmittel und Spielzeug ebenso wie für relationale und personal-soziale Wörter. Letztere haben eine wichtige Funktion in wiederkehrenden sozialen Routinen, in die das Kind eingebunden ist (z. B. „hallo, tschüss“) bzw. erlauben es dem Kind, kommunikative Ziele mit Sprache zu erreichen (z. B. „nein, mehr, auch“, Tomasello 2003, Zollinger 2015).

Die lautliche Gestalt der ersten Wörter kann als phonologisch stark vereinfacht beschrieben werden. Neben Silbenreduplikationen („Mama, Wauwau, Popo“) finden sich vor allem einsilbige Wörter mit zunächst offenen und dann auch geschlossenen Silbenstrukturen („ja, nein, heiß, weg“, Elsen 1999; Beitrag 1). Die Mehrzahl der ersten Wörter ist noch stark an konkrete Situationen gebunden. Wörter werden somit noch nicht verwendet, um auf etwas zu verweisen, sondern um vorhandene Dinge oder Situationen mit Sprache zu begleiten (Ulrich 2012):

> *„Charakteristisch ist, dass diese Wörter der Bezugnahme auf etwas Anwesendes dienen. […] Dabei spricht das Kind weniger über etwas, vielmehr spricht es die Objekte an“ (Kannengieser 2019, 226).*

Erst allmählich gelingt Kindern die Ablösung von diesem kontextgebundenen Gebrauch hin zu einem vorrangig referenziellen – symbolischen – Gebrauch von Wörtern.

> „Von einem **referentiellen Wort** kann gesprochen werden, wenn das Kind eine konventionell festgelegte lexikalische Form als unabhängiges und flexibles Zeichen in unterschiedlichen Kontexten und mit einem festen inhaltlichen Bezug verwendet" (Kauschke 2000, 11).

langsames Wortschatzwachstum

Typischerweise wächst der kindliche Wortschatz in dieser Phase nur sehr langsam an: Im Schnitt werden etwa zwei bis vier neue Wörter pro Woche gelernt (Dromi 1999; Rothweiler 2001). Erst nach vier bis sechs Monaten ist der Wortschatzumfang des Kindes so weit angewachsen, dass es über einen produktiven Wortschatz von 50 verschiedenen Wörtern verfügt und etwa 200 verschiedene Wörter versteht (Klann-Delius 2008a). Mittlerweile hat es auch die Symbolfunktion von Wörtern vollständig entdeckt (Dromi 1999; Aitchison 2012). Diese Entwicklungsprozesse scheinen nun den Startpunkt für einen neuen Abschnitt innerhalb der Wortschatzentwicklung zu markieren.

1.2.3 Wortschatzspurt

Im Alter von etwa 18 Monaten verfügen die meisten Kinder über einen produktiven Wortschatz von 50 verschiedenen Wörtern (Menyuk et al. 1995). Nun wird das sehr langsame Lernen einzelner Wörter abgelöst von einer Phase des besonders raschen Wortschatzwachstums. Dieses sprunghafte Anwachsen des kindlichen Wortschatzes wird in der Literatur als *Wortschatzspurt* oder *Wortschatzexplosion* bezeichnet (Kauschke 2000; Rupp 2013). Während bei einigen Kindern tatsächlich eine regelrechte Explosion des Wortschatzes in Form eines exponentiellen Anstiegs des Wortschatzumfangs zu beobachten ist, verläuft diese Entwicklung bei anderen Kindern eher linear oder treppenförmig (Kauschke 2000, 2015). Gemeinsam sind allen Kindern in dieser Phase jedoch die Schnelligkeit sowie die Mühelosigkeit des Erwerbs. Wie „lexikalische Staubsauger"(Pinker 1994, 151) saugen die Kinder neue Wörter geradezu auf und speichern diese nach nur ein- bis zweimaligem Hören in ihrem Lexikon ab (Ulrich 2012; Motsch et al. 2022). Dabei erreichen sie Zuwachsraten von bis zu zehn neuen Wörtern pro Tag (Clark 2016).

fast mapping

Der Mechanismus, der dies ermöglicht, wird als *fast mapping* („schnelles Abbilden") bezeichnet (Rothweiler 2001; Ulrich 2012; Rupp 2013; Kannengieser 2019): Nach nur ein- bis zweimaligem Hören eines Wortes wird die Wortform einem Referenten, einer Handlung o. Ä. zugeordnet und ein erster Lexikoneintrag abgespeichert. Hierzu stellt das Kind eine noch unvollständige, grobe Hypothese über die Bedeutung des Wortes auf und speichert zunächst rudimentäre Informationen über die lautliche Gestalt des Wortes. Dieser erste Eintrag ermöglicht es dem Kind, dieses Wort nun wiederzuerkennen, wenn es von den Bezugspersonen verwendet wird. Mit jeder weiteren Präsentation des Wortes im Sprachinput kann es seine erste Hypothese über die Wortbedeutung überarbeiten sowie immer genauere Informationen über die phonologische Wortform abspeichern. Der unmittelbaren, schnellen Speicherung einer vorläufigen „Arbeitshypothese“ folgt somit eine deutlich länger dauernde Phase der allmählichen Ausdifferenzierung von Wortbedeutung und Wortform, die auch als *„slow mapping“* bezeichnet wird (Rupp 2013).

Fast mapping – slow mapping: In der Vorweihnachtszeit entdeckt Anton beim Einkaufen einen Schokoladen-Nikolaus. Fragend wendet er sich an seine Mutter, die den Gegenstand als „Nikolaus“ benennt. Anton speichert eine erste Hypothese über die Wortbedeutung (bunte Süßigkeit in Form eines älteren Mannes, die es beim Einkaufen gibt) sowie einige basale Informationen zur Klanggestalt (z. B. die Silbenanzahl und ihre Betonung, /'_ _ _/) ab. Diese erste „Arbeitshypothese“ ermöglicht Anton das Wiedererkennen des Wortes.

Einige Tage später betrachtet Anton mit seinem Opa ein Bilderbuch, in dem der Opa einen Mann als „Nikolaus“ bezeichnet. Anton muss nun seine Hypothese über die Wortbedeutung überarbeiten: Offenbar werden nicht nur Süßigkeiten, sondern auch ältere Männer in Bilderbüchern „Nikolaus“ genannt. Da der Opa das Wort beim Vorlesen mehrfach nennt, kann Anton auch seine phonologische Wortform ausdifferenzieren: aus /'_ _ _/ wird /'laus/. Nun kann Anton das Wort bereits selbst produzieren.

In weiteren Begegnungen mit Nikoläusen jeglicher Art kann Anton nun allmählich seine Hypothese über die Bedeutung des Wortes immer mehr der konventionellen, erwachsenensprachlichen Bedeutung anpassen. Auch die phonologische Wortform wird kontinuierlich überarbeitet, bis sie schließlich dem zielsprachlichen /'nikolaus/ entspricht.

Ausdifferenzierung der Wortbedeutung

In diesem Beispiel wird deutlich, dass es im Prozess der Ausdifferenzierung der Wortbedeutungen zu *Über- und Unterdehnungen* des Referenzbereichs kommen kann. Unterdehnungen (auch: Untergeneralisierungen, Überspezifizierungen, Rupp 2013) stellen recht häufige Phänomene im Rahmen des frühen Wortschatzerwerbs dar (Dromi 1999). Sie zeigen, dass das Kind den Referenzbereich zu eng fasst, also z. B. nur den speziellen Schoko-Nikolaus als „Nikolaus“ bezeichnet, andere Schoko-Nikoläuse, Abbildungen von Nikoläusen in Büchern oder als Nikoläuse verkleidete Menschen hingegen nicht. Überdehnungen (auch: Übergeneralisierungen, Unterspezifizierungen, Rupp 2013) stellen das Gegenteil dar. Sollte Anton z. B. nun die Hypothese aufstellen, dass alle älteren Männer mit Bart „Nikolaus“ heißen, würde dies den Referenzbereich zu weit fassen. Beide Prozesse lassen sich als Annäherungsprozesse an die konventionelle, sprachgebundene Bedeutung eines Wortes beschreiben und werden von Kindern im physiologischen Erwerb meist bis zu einem Alter von 30 Monaten überwunden (Clark 2016).

Kritischer Exkurs: Die Frage danach, wie Kinder es überhaupt schaffen, so blitzschnell die Zuordnung einer Wortform zu einem bestimmten Referenten zu leisten, wurde in der Vergangenheit oftmals über die Annahme angeborener Erwerbsbeschränkungen, sogenannter „constraints“ oder „assumptions“, beantwortet (Markman 1993; Clark 2016). Hierbei handelt es sich um kognitive oder lexikalische Vorannahmen, die den Kreis der möglichen Referenten zu einer Wortform einschränken und dem Kind dabei helfen, eine Wortform möglichst rasch einem Referenten zuzuordnen sowie eine Hypothese über die Wortbedeutung aufzustellen (Rothweiler 2001; Ulrich 2012). So führt das „whole object constraint" (Markman 1993) dazu, dass Kinder neue Wörter für Objektwörter auf das gesamte Objekt beziehen und nicht nur auf einzelne Teile davon. Anton würde daher ausschließen, dass mit „Nikolaus" allein das bunte Papier der Süßigkeit gemeint sei. Die „mutual exclusivity assumption" besagt, dass jeder Referent nur einen einzigen Namen haben kann, so dass verschiedene Bezeichnungen für den gleichen Referenten ausgeschlossen werden. Ein umfassender Überblick über die unterschiedlichen constraints sowie ihre teilweise experimentell nachgewiesene psychologische Realität findet sich bei Rothweiler (2001). Rothweiler (2001) weist jedoch darauf hin, dass die These, bei den constraints handele es sich um angeborene, a priori zur Verfügung stehende Mechanismen, empirisch nicht haltbar sei. Vielmehr geht sie davon aus, dass Erwerbsbeschränkungen erst im Zuge fortgeschrittener kognitiver und sprachlicher Entwicklung des Kindes als aktive Strategien entdeckt und eingesetzt werden (Dromi 1999; Clark 2009). Ein vollkommener Widerspruch gegen die Annahme kognitiver oder sprachlicher Vorannahmen kommt seitens sozial-pragmatischer Erwerbstheorien wie dem gebrauchsbasierten Ansatz (Tomasello 2001, 2003; Bruner 2008; Bloom 1993). Ihrer Ansicht nach reichen die Informationen, die ein Kind aus der Interaktionssituation mit seinen Bezugspersonen ziehen kann, vollkommen aus, um eindeutige referentielle Bezüge herstellen zu können. Hilfreich sind hierfür z. B. der gemeinsame Aufmerksamkeitsfokus sowie die Fähigkeit des Kindes, die Absichten und Intentionen seiner Bezugspersonen verstehen zu können („intention reading", Tomasello 2001; 2003). Das Emergenzmodell (Emergentist Coalition Cue Model, Hirsh-Pasek et al. 2000) versucht, diese beiden konkurrierenden Sichtweisen in ein gemeinsames Modell zu integrieren (Klann-Delius 2008a). Die zentrale Annahme ist, dass Kinder im lexikalischen Erwerb von einem Bündel unterschiedlicher Hinweisreize Gebrauch machen, um sich die Bedeutung neuer Wörter zu erschließen („coalition of cues", Hirsh-Pasek et al. 2000). Zu verschiedenen Zeitpunkten des lexikalischen Erwerbs spielen die Hinweisreize eine unterschiedlich wichtige Rolle. So orientieren sich Kinder zu Beginn des Wortschatzerwerbs vor allem an der perzeptuellen Auffälligkeit des Referenten, an der prosodischen Struktur des Sprachinputs sowie der zeitlichen Nähe der Präsentation von Referent und Benennung, während zu einem späteren Zeitpunkt die Informationen aus dem sozialen Kontext, die Blickrichtung des Gesprächspartners sowie grammatische Hinweise genutzt und interpretiert werden.

phonologische Schleife des Arbeitsgedächtnisses

Im zuvor genannten Beispiel wird deutlich, dass die komplexe Aufgabe der allmählichen Ausdifferenzierung der phonologischen Wortformen einen stetigen Einbezug der phonologischen Schleife des Arbeitsgedächtnisses erfordert.

So muss Anton das Wort „Nikolaus", das er von seinen Bezugspersonen hört, in der phonologischen Schleife des Arbeitsgedächtnisses aufrecht halten. Gleichzeitig muss er in seinem mentalen Lexikon den bereits abgelegten Eintrag suchen und dessen aktuell gespeicherte phonologische Wortform aktivieren (z. B. /laus/). Nun kann er beide Wortformen miteinander vergleichen und feststellen, an welcher Stelle sie sich voneinander unterscheiden, so dass er seinen aktuellen Eintrag überarbeiten und in veränderter Form abspeichern kann (z. B. zu /kolaus/).

Die phonologische Schleife des Arbeitsgedächtnisses spielt somit eine zentrale Rolle für den Wortschatzerwerb. Sie ist für das Verstehen von Wörtern notwendig und sie ist grundlegend für den Erwerb neuer Wörter sowie die allmähliche Ausdifferenzierung phonologischer Wortformen (Baddeley et al. 1998; Rothweiler 2001):

> *„Nur auf der Basis einer adäquaten, temporären phonologischen Speicherung im Arbeitsgedächtnis gelingt die Konstruktion eines stabilen Wortformeintrags" (Rothweiler 2001, 68).*

Differenzierte phonologische Repräsentationen können somit nur dann aufgebaut werden, wenn die phonologische Wortform ausreichend lang in der phonologischen Schleife gehalten werden kann, um die Lautstruktur zu analysieren und reihenfolgengenau im Langzeitgedächtnis abzuspeichern. Vor allem im frühen Wortschatzererb zeigt sich ein deutlicher Zusammenhang zwischen der Speicherkapazität des phonologischen Kurzzeitgedächtnisses und dem Umfang des produktiven Wortschatzes (Adams/Gathercole 1995). Ab dem Vorschul- und Grundschulalter trägt dann auch der Umfang des bereits vorhandenen lexikalischen Wissens dazu bei, den Lernprozess für neue Wörter zu erleichtern (Gathercole et al. 1997). Über die phonologische Schleife hinaus ist die phonologische Informationsverarbeitung noch in weiterer Hinsicht am Wortschatzerwerb beteiligt. So ermöglichen es die Fortschritte des Kindes bei der Ausdifferenzierung seines phonologischen Systems und der Überwindung phonologischer Prozesse, immer zielgenauere phonologische Repräsentationen abzuspeichern (Beitrag 1). Auch die Konsequenz, mit der die Kinder ein und dasselbe Wort mit der gleichen Wortform realisieren, nimmt im Zuge dessen zu (Fox-Boyer/Schäfer 2015). Zunehmende Fähigkeiten der phonologischen Bewusstheit ermöglichen es, immer kleinere Einheiten der phonologischen Wortformen in den Blick zu nehmen, zu segmentieren und zu analysieren (Schäfer 2014). Die Zugriffsgeschwindigkeit auf phonologische Informationen schließlich scheint eine Rolle bei der Automatisierung von Wortabrufprozessen zu spielen (Glück 2010; Beier/Siegmüller 2013).

individuelle Variabilität

Schon zu einem sehr frühen Zeitpunkt zeigt sich eine erhebliche individuelle Variabilität bezüglich des Lexikonumfangs. So ermittelten Bates et al. (1994) in einer englischsprachigen Studie an 1803 Kindern einen durchschnittlichen Wortschatzumfang eines 24 Monate alten Kindes von 311 Wörtern, die Bandbreite lag jedoch zwischen 57 Wörtern bei den unteren 10 % aller Kinder und 534 Wörtern bei den oberen 10 % der Zweijährigen. Deutschsprachige Untersuchungen fanden einen Mittelwert von 214 Wörtern im Alter von 24 Monaten bei einer Spanne von vier bis 458 Wörtern (Szagun et al. 2009; von Suchodoletz 2010; Kauschke 2012).

Übereinstimmend hat man sich in der Fachliteratur darauf geeinigt, Kinder, die im Alter von 24 Monaten weniger als 50 Wörter produktiv verwenden oder keine Zweiwortkombinationen bilden, als **Late Talker** zu bezeichnen (Kap. 2).

Hinsichtlich der Wortartenverteilung im kindlichen Lexikon überwiegen im ersten Lebensjahr Objektwörter (Nomen) sowie personal-soziale Wörter. Im zweiten und dritten Lebensjahr wächst der Verbwortschatz deutlich an, bevor gegen Ende des dritten Lebensjahres auch immer mehr Funktionswörter hinzukommen (Kauschke 2015).

1.2.4 Ausbau und Strukturierung im Vorschul- und Schulalter

Im Vorschul- und Schulalter setzt sich der rasche Ausbau des Wortschatzumfangs weiter fort. Rice / Hoffman (2015) konnten dokumentieren, dass sich dieser rasante Zuwachs des Wortschatzes erst im Alter von zwölf Jahren signifikant verlangsamt. Der rezeptive Wortschatzumfang eines Schulanfängers wird auf etwa 9.000 bis 14.0000 Wörter geschätzt (Clark 1993; Pinker 1994) – in jedem Schuljahr kommen etwa 3000 neue Wörter hinzu (Anglin 2005; Nippold 2016). Hierzu gehören nun auch immer mehr bildungssprachliche Ausdrücke, Abstrakta, Fachtermini und Fremdwörter (Glück / Spreer 2015). Um sich die Bedeutung von neuen Wörtern erschließen zu können, bedienen sich Kinder aktiver Erwerbsstrategien wie dem Nachfragen (Ulrich 2012; Rupp 2013; Motsch et al. 2022).

kreative Wortbildungsprozesse

Fortschritte in der morphologisch-syntaktischen Entwicklung ermöglichen es, aus der grammatischen Struktur von Äußerungen Hinweise auf Wortbedeutungen zu ziehen (*syntaktisches bootstrapping*, z. B. Nippold 2016; Rupp 2013). Zudem können kreative Wortbildungsprozesse wie Komposition und Derivation genutzt werden, um aus vorhandenen Wörtern neue Wörter zu „erschaffen“ und so Lücken im Lexikon zu überbrücken (Kauschke 2000, 2015; Rothweiler / Kauschke 2007). Komplexe Wörter, die aus mehreren Morphemen zusammengesetzt sind, können in ihre einzelnen Bestandteile zergliedert und so besser analysiert werden (Rothweiler 2001). Durch die immer stärkere Ablösung der Wortbedeutung von konkreten Situationen verstehen Kinder ab dem Schulalter nun auch metaphorische oder übertragene Bedeutungen, Ironie und Pointen von Witzen (Kauschke 2000). Für das Wortlernen verliert das konkrete Handeln in Interaktionskontexten immer mehr an Bedeutung; stattdessen werden zunehmend Beobachtungen sowie Gespräche mit Eltern, Lehrern oder Gleichaltrigen für das Wortlernen genutzt (Anglin 2005; Marks 2017).

Auch die zunehmenden schriftsprachlichen Fertigkeiten der Kinder unterstützen den raschen Ausbau des kindlichen Wortschatzes. Spätestens ab dem Alter von acht Jahren wird das Lesen für viele Kinder zu der primären Quelle der Wortschatzerweiterung (Anglin 2005). Mithilfe des Lesens eignen sich Kinder insbesondere über die Alltagssprache hinausgehende, bildungssprachliche Ausdrücke sowie eine Vielzahl von fachspezifischen Begriffen an (Vadasy/Nelson 2012; Glück/Spreer 2015; auch Nippold 2016).

Umstrukturierung des Lexikons

Mit der Zunahme des Lexikonumfangs steigt die Notwendigkeit, vorhandene Einträge zu organisieren und zu strukturieren. Während im Lexikon jüngerer Kinder in erster Linie thematische Gliederungsstrukturen dominieren, gewinnen ab dem Vorschulalter kategoriale Aspekte bei der Organisation des Lexikons eine immer größere Bedeutung.

Thematisches – kategoriales Sortieren: Anton, drei Jahre alt, sortiert Bildkarten nach thematischer Zugehörigkeit: Hund, Katze, Futternapf gehören für ihn zusammen. Sein älterer Bruder Lasse, sechs Jahre alt, legt nur die Bildkarten von Hund und Katze zusammen („Das sind beides Tiere.").

Diese Umstrukturierung in Richtung einer hierarchischen Organisation vor allem des Nomenwortschatzes wird als *„syntagmatic-paradigmatic shift"* oder *„thematic-taxonomic shift"* bezeichnet (Glück 2010; Ulrich 2012). Bis in das Erwachsenenalter hinein behalten thematische Gliederungsstrukturen aber dennoch eine wichtige Funktion für die Speicherung, Verknüpfung und den Abruf von Wörtern.

1.3 Voraussetzungen für erfolgreiches Einspeichern und Abrufen von Wörtern

Wie in Kapitel 1.2 beschrieben, ermöglicht das Zusammenwirken einer Reihe von Faktoren im ungestörten Spracherwerb eine sichere Einspeicherung der Lexikoneinträge (Abb. 8).

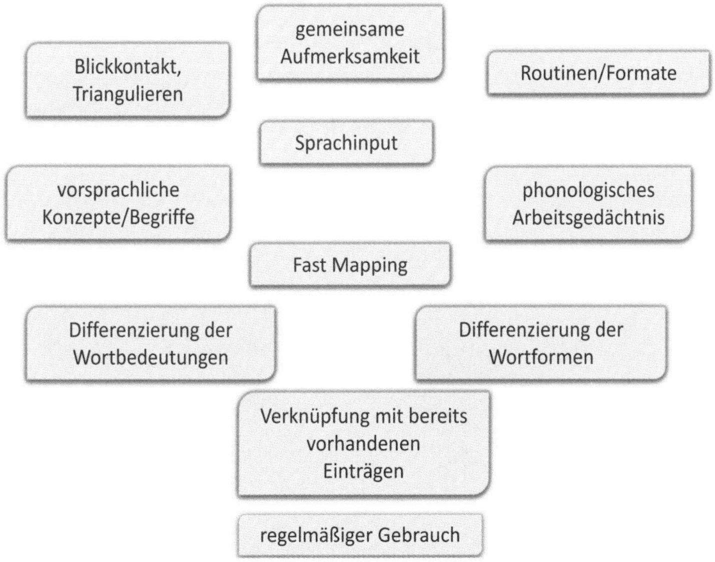

Abb. 8: Faktoren für das erfolgreiche Einspeichern von Wörtern

Je differenzierter und facettenreicher das Wissen zu einem Wort ist und je mehr Verknüpfungen zu anderen, bereits vorhandenen Einträgen hergestellt werden können, umso tiefer wird dieses Wort im Netzwerk des mentalen Lexikons gespeichert. Der regelmäßige Gebrauch eines Wortes führt sowohl zu einer vertieften Einspeicherung als auch zu einer erhöhten Abrufstärke dieses Eintrags (Dannenbauer 1997; Nippold 2016; Haebig et al. 2021).

Die Erhöhung der Verwendungshäufigkeit eines Wortes führt sowohl zu einer tieferen Einspeicherung als auch zu einem verbesserten Zugriff auf dieses Wort.

Abrufkapazität Die Abrufkapazität eines Wortes kann zudem von einer Reihe weiterer Faktoren beeinflusst werden (Nippold 2016). Hierzu gehört die Frage danach, ob externe oder eigens generierte Hinweisreize vorhanden sind, um eine ausreichende Aktivierung des Eintrags zu erreichen (Kap. 1.1). Erhalten mehrere ähnliche Einträge ein vergleichbar hohes Maß an Aktivierung, kann dieser „Wettstreit" der Einträge den Abruf des Zielwortes beeinträchtigen. Zudem spielt der Zeitpunkt des Erwerbs eine Rolle: Während früh gelernte Wörter in der Regel häufiger gebraucht wurden, dadurch tiefer eingespeichert und leichter abrufbar sind, fällt der Abruf von neu gelerntem Gedächtnismaterial oftmals aufgrund der noch „frischen" Gedächtnisspuren leichter (Ulrich 2012). Intrinsische Motivation und Interesse, emotionaler Druck und Stress gehören zu externen Einflussfaktoren auf den Wortabruf (Dannenbauer 1997; Ulrich 2012). Jedoch auch die Beschaffenheit des Wortmaterials selbst kann den Abruf erleichtern oder erschweren. Bei der Auswahl von exemplarischem Wortmaterial können folgende Einflussfaktoren auf den Wortabruf berücksichtigt / kontrolliert werden:

- Wortfrequenz,
- Erwerbsalter,
- Anzahl phonologisch ähnlicher Wörter (= phonologische Nachbarschaftsdichte),
- Frequenz der phonologischen Nachbarn,
- phonotaktische Regularität der Lautstruktur,
- Wortlänge,
- Konkretheit,
- Vertrautheit,
- Regularität des Betonungsmusters.

Beier J., Siegmüller, J. (2013): Kindliche Wortfindungsstörungen. In: Ringmann, S., Siegmüller, J. (Hrsg.), 79-102

Dannenbauer, F. M. (1997): Mentales Lexikon und Wortfindungsprobleme bei Kindern. Die Sprachheilarbeit 42 (1), 4-21

Glück, C. W. (2010): Kindliche Wortfindungsstörungen. Ein Bericht des aktuellen Erkenntnisstandes zu Grundlagen, Diagnostik und Therapie. 4. Aufl. Peter Lang, Bern

Siegmüller, J. (2005): Einflüsse von Frequenz und Erwerbsalter auf das Benennen bei Kindern mit Wortfindungsstörungen. Logos Interdisziplinär 13 (1), 15-20

Ulrich, T. (2012): Effektivität lexikalischer Strategietherapie im Vorschulalter. Eine randomisierte und kontrollierte Interventionsstudie. Shaker, Aachen

Abrufqualität

Die Abrufqualität setzt sich zusammen aus den Komponenten der Abrufgenauigkeit und der Abrufgeschwindigkeit. Für die allmähliche Zunahme beider Komponenten im Rahmen des Spracherwerbs wird der zunehmende Einsatz von Speicher- und Abrufstrategien verantwortlich gemacht (Glück 2010; Ulrich 2012):

- **Speicherstrategien:** z. B.
  - Memorieren: mehrfaches Vorsprechen (laut oder leise, *rehearsal*), mehrfaches Hören/Aufschreiben/Lesen des Wortes,
  - Elaborieren: Verknüpfen mit bereits vorhandenem Wissen im Netzwerk, Ausdifferenzieren der Einträge (z. B. Eselsbrücken, Suche nach ähnlichen Wörtern, Suche nach passendem Satzrahmen),
  - Segmentieren: umfangreiche Informationen zu kleinen „Päckchen" schnüren (z. B. Gruppieren von Elementen, Rhythmisieren, silbisches Sprechen);
- **Abrufstrategien:** z. B.
  - Self-Priming/Self-Cueing: Generieren eigener Hinweisreize durch Erinnern sämtlicher verfügbarer Information zu dem lexikalischen Eintrag (z. B. semantische Eigenschaften, Anlaut, Betonungsstruktur, Silbenanzahl, Lernkontext) mit dem Ziel, *sich selbst* zu deblockieren.
  - kompensatorische Strategien für den Fall eines nicht gelingenden Abrufs (z.B. Synonyme verwenden, den Begriff umschreiben, den Satz umstellen).

Abschließend soll darauf aufmerksam gemacht werden, dass die soeben vorgenommene Trennung in Speicherung und Abruf vorrangig theoretischer Natur ist. De facto sind Speicher- und Abrufprozesse eng miteinander verbunden und wirken wechselseitig aufeinander ein; nach konnektionistischer Vorstellung existieren keine getrennten Verarbeitungsebenen für Speicherung und Abruf (Rothweiler 2001; Ulrich 2012).

Kannengieser, S. (2019): Sprachentwicklungsstörungen – Grundlagen, Diagnostik und Therapie. 4. Aufl. Elsevier, München

Kauschke, C. (2015): Frühe Entwicklung lexikalischer und grammatischer Fähigkeiten. In: Sachse, S. (Hrsg.), 3-14

Rupp, S. (2013): Semantisch-lexikalische Störungen bei Kindern. Sprachentwicklung: Blickrichtung Wortschatz. Springer, Berlin/Heidelberg

Zusammenfassung

Der Wortschatzerwerb stellt eine lebenslange Lernaufgabe dar. Einträge im mentalen Lexikon werden als Bündel miteinander vernetzter Informationen verstanden, die vielfältig mit anderen Einträgen verbunden sind. Ab dem Kleinkindalter besitzen Kinder die Fähigkeit, blitzschnell einen ersten Eintrag für neue Wörter abzuspeichern. Prozesse der Ausdifferenzierung von Wortform- und -bedeutungsinformation benötigen jedoch deutlich mehr Zeit.

2 Störungen des Wortschatzerwerbs

2.1 Begriffsbestimmung

(semantisch-) lexikalische Störungen

In der deutschsprachigen Fachliteratur werden unterschiedliche Begrifflichkeiten verwendet, um auf Störungen des Wortschatzerwerbs zu referieren. Die Bezeichnung „semantisch-lexikalische Störung" wird von Glück / Elsing (2014a, 73) verwendet als

> *„umfassender Begriff [...] für erhebliche, nicht altersgemäße, häufige und anhaltende Schwierigkeiten, die eigenen Äußerungsintentionen in angemessenen lexikalisch besetzten Äußerungen auszudrücken bzw. Äußerungen anderer lexikalisch zu interpretieren [...]".*

Während unter „Semantische Störungen" auch Einschränkungen im Satz- und Textverstehen fallen (sententiale semantische Störung, Crystal 2013), soll der Fokus dieses Beitrags auf den Einschränkungen auf Einzelwortebene liegen. Entsprechend des in der englischen Fachliteratur meist verwendeten Begriffs des „lexical deficit" wird daher die Bezeichnung „lexikalische Störung" verwendet (Ulrich 2012; Motsch et al. 2022). Lexikalische Störungen werden als Sammelbegriff für verschiedene Formen von Wortschatzstörungen verstanden:

> „**Lexikalische Störungen** sind Störungen im Lexikoninventar (Wortschatz und Komposition des Wortschatzes), Störungen im semantischen Lexikon (Bedeutungsaufbau und Bedeutungsbeziehungen) und im Wortformlexikon (phonologische Repräsentation) sowie lexikalische Zugriffsstörungen (Wortfindung, Wortabruf und Worterkennung)" (Rothweiler 2001, 97).

Wie aus dieser Definition deutlich wird, handelt es sich bei lexikalisch gestörten Kindern um eine heterogene Gruppe. Die unterschiedlichen Erscheinungsbilder werden in Kapitel 2.2.2 genauer in den Blick genommen.

Lexikalische Störungen treten meist in Zusammenhang mit (spezifischen) Sprachentwicklungsstörungen auf (Glück 2001; Glück / Elsing 2014a). Jedoch auch bei Kindern mit kognitiven Einschränkungen, Hörstörungen, frühkindlichem Autismus sowie erworbenen neurologischen Störungen können lexikalische Defizite beobachtet werden (McGregor 2008; Glück / Elsing 2014a; Motsch et al. 2022).

Immer stärker kristallisieren sich die engen Zusammenhänge zwischen lexikalischen Störungen und (späteren) Schriftspracherwerbsstörungen heraus (Beier / Siegmüller 2013; Motsch et al. 2022; Beitrag 5).

Prävalenz

Hinsichtlich der Häufigkeit, mit der lexikalische Störungen auftreten, finden sich unterschiedliche Angaben. So ermittelten Dockrell et al. (1998) anhand einer Befragung unter britischen Sprachtherapeuten, dass 23 % der Kinder in sprachtherapeutischer Behandlung Symptome von lexikalischen Störungen zeigten. Glück / Elsing (2014a) interpretieren die Ergebnisse einer Studie von van Weerdenburg et al. (2006) dahingehend, dass 64 % der untersuchten sechs- bis achtjährigen spracherwerbsgestörten Kinder im lexikalischen Bereich auffällig waren. Im förderschulischen Kontext finden sich teilweise noch höhere Prävalenzraten: So schätzten die von Glück (2010) befragten Lehrkräfte an Schulen mit dem Förderschwerpunkt Sprache 60 % ihrer Schülerschaft als lexikalisch auffällig ein, eine Untersuchung an Drittklässlern der Sprachheilschule ermittelte bei 86 % der 212 untersuchten Kinder eine therapierelevante lexikalische Störung (Marks 2017).

Entwicklungsverlauf

Typischerweise starten lexikalisch gestörte Kinder bereits verspätet in den Spracherwerb: Die ersten Wörter produzieren sie durchschnittlich erst mit 23 Monaten, also fast ein Jahr später als sprachunauffällige Kinder (Trauner et al. 2000). Im Alter von 24 Monaten erfüllen sie oftmals das diagnostische Kriterium eines „Late Talkers", d. h. weniger als 50 verschiedene, produktiv verwendete Wörter (Hachul 2015). Für die weitere Prognose eines Late Talkers scheinen die rezeptiven sprachlichen Leistungen eine besondere Rolle zu spielen. So haben Late Talker mit zusätzlichen rezeptiven Einschränkungen ein erhöhtes Risiko, in der Folge eine manifeste Sprachentwicklungsstörung (SES) zu entwickeln, die sicher ab dem Alter von drei Jahren diagnostiziert werden kann (Schlesiger 2009; Hachul 2013, 2015; Sachse 2015). Im Vorschulalter zeigen sich lexikalische Störungen in unterschiedlichen Ausprägungen und Erscheinungsformen (Kap. 2.2.2). Spätestens zu dieser Zeit erfolgt bei den meisten lexikalisch gestörten Kindern eine sprachtherapeutische Diagnostik mit anschließender Therapie. Ab dem Vorschulalter und insbesondere mit dem Eintritt in die Schule werden gehäuft Schwierigkeiten beim Zugriff auf Lexikoneinträge (kindliche Wortfindungsstörungen) beobachtet (Glück 2010). Wortfindungsstörungen ebenso wie sententiale semantische Störungen – also Schwierigkeiten beim Verstehen von Sätzen, Texten und Geschichten – können bis ins Jugendlichen- und Erwachsenenalter persistieren. Sie erschweren den betroffenen Schülern die Aneignung schulischen Wissens, bildungs- und fachsprachlichen Vokabulars und gefährden insgesamt den schulischen Erfolg (White et al. 1990; Stothard et al. 1998; Glück 2001). Darüber hinaus entwickeln viele lexikalisch gestörte Kinder Verhaltensauffälligkeiten sowie psychische Störungen (Dannenbauer 1997; Toppelberg / Shapiro 2000).

2.2 Erscheinungsbild

2.2.1 Mögliche Symptome einer lexikalischen Störung

Im Gegensatz zu Auffälligkeiten der Aussprache oder der Grammatik sind Defizite im Bereich des Wortschatzes für Eltern, Erzieher oder Lehrer oftmals schwieriger zu erkennen. Dennoch weist eine Reihe von Auffälligkeiten in der Spontansprache, beim Benennen von Bildern sowie im Verhalten der Kinder auf mögliche lexikalische Defizite hin.

Eine ausführliche Aufstellung möglicher Symptome findet sich im SemLexKrit von

Glück, C. W. (2011a): Wortschatz- und Wortfindungstest für 6- bis 10-Jährige: WWT 6-10. 2. Aufl. Elsevier, München und bei
Motsch, H.-J., Marks, D.-K., Ulrich, T. (2022): Wortschatzsammler. Evidenzbasierte Strategietherapie lexikalischer Störungen im Kindesalter. 4. Aufl. Ernst Reinhardt, München.

unspezifische Wörter

So verwenden diese Kinder vielfach allgemeine, unspezifische Wörter wie „Dings, so was, so ein Teil". Als Verben werden „machen, tun" in vielfältigen Kontexten als semantisch unspezifizierte Passe-par-tout-Wörter gebraucht. Aus diesem Grund werden sie auch als *GAP-Verben* (general all purpose) bezeichnet (Conti-Ramsden/Jones 1997). Vielfach helfen lexikalisch gestörte Kinder sich auch mit *Umschreibungen*, wenn ihnen die Wortform zu einem bestimmten lexikalischen Eintrag nicht zur Verfügung steht.

Umschreibungen: „Ich hab auch mal so was geesst. Das hat hier so Blätter, die sind pieksig und in der Mitte ist das gelb und schmeckt so süß." (= Ananas)

Substitutionen

Beim Benennen werden statt des korrekten Lexems oftmals semantisch oder phonologisch verwandte Ersetzungen (= Substitutionen) verwendet (McGregor 1997; Lahey/Edwards 1999).

Während bei der **semantischen Substitution** Ziel- und Ersatzwort semantisch verwandt sind, besteht bei der **phonologischen Substitution** eine lautliche Ähnlichkeit zwischen Ziel- und Ersatzwort.

Semantische Substitutionen:

- Schmetterling > Fliege
- Schmetterling > Tier

Phonologische Substitutionen:

- Schmetterling > Schmetterlini
- reparieren > patarieren

nonverbale Kommunikationsmittel

Zur Kompensation von lexikalischen Lücken oder Abrufschwierigkeiten weichen einige wortschatzauffällige Kinder stärker auf nonverbale Kommunikationsmittel aus (z. B. Zeigen statt Benennen, vermehrter Einsatz von Mimik und Gestik). In Gesprächen versuchen sie, ihr Nicht-Verstehen durch bestimmte *Kommunikationsstrategien* zu verdecken (z. B. auf alle Fragen mit „Ja" antworten, ganzheitliche Antworten nach dem Muster „Was hat dir besonders gut gefallen?" – „Alles.", Amorosa/Noterdame 2003).

Ausweichverhalten

Einige Kinder versuchen, kommunikativen Anforderungen grundsätzlich aus dem Weg zu gehen, *ziehen sich aus Gesprächen zurück* oder versuchen, *Themenwechsel* zu initiieren. Letztere stellen vor allem für Kinder mit Abrufstörungen oftmals eine Möglichkeit dar, auf ein bestimmtes Thema, eine „Insel der Sicherheit" auszuweichen, wo sie sich lexikalisch sicher fühlen (Glück / Spreer 2015).

Themenwechsel:

- Therapeutin: „Ein Rhönrad – was ist denn das genau für ein Sportgerät?"
- Noah: „Irgend so ein Teil. So ein ganz großes, so ein ein für so zu machen so zum Drehen ... ähm ... Soll ich mal was von Star Wars erzählen?"

Veränderungen der Äußerungsstruktur

Wie in diesem Beispiel deutlich wird, finden sich in der Spontansprache von Kindern mit lexikalischen Defiziten häufiger *Satzabbrüche, -umstellungen* oder *Wiederholungen*. Schwierigkeiten beim Zugriff auf Wörter zeigen sich zudem über *häufige Pausen*, die oftmals mithilfe von *Floskeln* oder *Füllwörtern* (z. B. „ähm, warte mal, also") überbrückt werden.

Floskeln und Füllwörter: „Das *ähm* das ist ein *warte mal* das ist ein *also äh* so ein zum Plantschen." (= Schwimmflügel)

Meta-Kommentare

Besonders markante Kennzeichen einer Zugriffs- oder Abrufstörung (Kap. 2.2.2) sind die sogenannten *Meta-Kommentare* (Glück 2010), mit denen Kinder über ihre eigenen Schwierigkeiten reflektieren.

Meta-Kommentare:

- „Das müsste ich doch eigentlich wissen, weil ich das schon ganz oft gesehen habe."
- „Ach, das wusste ich doch mal."
- „Oh Mann, ich habs schon wieder vergessen."
- „Immer vergess ich alles."

2.2.2 Störungsschwerpunkte und Subgruppen lexikalischer Störungen

Während Störungen des Wortschatzerwerbs längere Zeit pauschal als „eingeschränkter Wortschatzumfang" bezeichnet wurden, gibt es seit einigen Jahren verstärkt Bemühungen, das sehr heterogene Erscheinungsbild lexikalisch gestörter Kinder differenzierter zu beschreiben und verschiedene Störungsschwerpunkte oder Subgruppen zu differenzieren (z. B. Kolfenbach 2002; Rupp 2008, 2013; Siegmüller / Kauschke 2006; Kauschke / Rothweiler 2007; Glück 2011a; Motsch et al. 2022). Die Grundannahme ist, dass die Identifizierung des zugrundeliegenden Störungsschwerpunktes die Ableitung von spezifischen Therapiezielen und -methoden ermöglicht, die wiederum notwendige Grundlage für effektive Interventionsmaßnahmen seien (Rupp 2008, 2013). Auch wenn der empirische

Nachweis eines klaren Vorteils von modellorientiertem, störungsspezifischem therapeutischen Vorgehen nach wie vor aussteht (Kap. 4), erscheint es sinnvoll, bei der Beschreibung lexikalisch gestörter Kinder so präzise wie möglich die zugrundeliegende Schwierigkeit zu charakterisieren. Bedauerlicherweise haben sich sämtliche soeben genannte Autoren für unterschiedliche Einteilungen entschieden, was zu einer verwirrenden Vielfalt an Terminologien geführt hat.

Eine ausfiührliche Beschreibung verschiedener Klassifikationen und Einteilungen findet sich bei

Rupp, S. (2013): Semantisch-lexikalische Störungen bei Kindern. Sprachentwicklung: Blickrichtung Wortschatz. Springer, Berlin/Heidelberg.

Im Folgenden werden die auf den modellorientierten Vorschlägen von Rupp (2008, 2013) basierenden Subgruppen nach Motsch et al. (2022) vorgestellt.

quantitative lexikalische Störungen

Bei *quantitativen Störungen* ist die Anzahl der lexikalischen Einträge eingeschränkt: Das Kind hat bisher zu wenige Wörter gelernt, also zu wenige Mappings zwischen Wortform und Referenten hergestellt. Quantitative Störungen stellen also das Störungsbild des „eingeschränkten Wortschatzes" im eigentlichen Sinne dar. Sie zeigen sich in Schwierigkeiten sowohl beim Benennen als auch beim Verstehen von Wörtern (Kap. 3). Betroffene Kinder verwenden häufig unspezifische Wörter, Umschreibungen oder weichen auf nonverbale Kommunikationsstrategien aus (Rupp 2008, 2013; Ulrich 2012; Motsch et al. 2022).

qualitative lexikalische Störungen

Bei *qualitativen Störungen* ist eine ausreichende Anzahl lexikalischer Einträge vorhanden – jedoch ist die Qualität der Repräsentationen im mentalen Lexikon unzureichend.

qualitative Störung auf Wortbedeutungsebene

Dies kann sich zum einen auf die Wortbedeutungen (semantische Repräsentationen, Lemmata) beziehen: Es sind möglicherweise nur unspezifische semantische Merkmale gespeichert, so dass semantisch ähnliche Vertreter häufig mit aktiviert und schlecht vom Zielwort abgegrenzt werden können. Auch fehlende Vernetzungen und Verbindungen zu semantisch ähnlichen bzw. Abgrenzungen zu unterschiedlichen Vertretern führen zu diesem Bild der *qualitativen lexikalischen Störung auf Wortbedeutungsebene*. Betroffene Kinder verwenden häufig semantisch verwandte Ersetzungen für die Zielwörter oder greifen zu Umschreibungen (Rupp 2008, 2013; Ulrich 2012; Motsch et al. 2022).

qualitative Störung auf Wortformebene

Kinder mit *qualitativen lexikalischen Störungen* auf Wortformebene weisen demgegenüber unzureichend differenzierte phonologische Repräsentationen (oder Wortform- oder Lexem-Repräsentationen) auf. Die phonologischen Wortformen sind unzureichend durchgliedert oder die Kinder haben nur grobe, fragmentarische Informationen über die Klanggestalt der Wörter abgespeichert. Häufige phonologische Substitutionen deuten auf derartige Schwierigkeiten bei der Speicherung und Ausdifferenzierung des Wortformwissens hin. Jedoch ist aufgrund der möglichen Rück-Aktivierungen innerhalb des Netzwerks (Kap. 1) auch denkbar, dass sich defizitäre phonologische Repräsentationen ebenso in semantischen Ersetzungen äußern könnten (McGregor 1997; McGregor et al. 2007).

Interpretation semantischer Substitutionen: „Anne benennt ein Bild von einer Libelle mit ‚Biene'. Die erste mögliche Erklärung dafür wäre, dass es sich um eine semantisch motivierte Ersetzung handelt: Anne hat bisher zu wenig differenzierende semantische Merkmale gelernt, um die Bedeutungen dieser beiden nebengeordneten Einträge voneinander abzugrenzen. Alternativ könnte diese Fehlbenennung jedoch auch durch unzureichendes Wissen auf der Wortformebene entstanden sein: Die phonologische Wortform ‚Libelle' […] ist nur als grobes Klangfragment im Wortformlexion gespeichert. Für die Produktion ist dieser Eintrag zu ungenau. Daher wird stattdessen ein Eintrag ausgewählt, der eine semantische Ähnlichkeit mit dem Zielwort hat (daher wurde auch bereits eine Vielzahl seiner semantischen Merkmale aktiviert) und dessen phonologische Wortform leichter zugänglich ist" (Motsch et al. 2022, 34).

Charakteristischerweise reichen defizitär gespeicherte lexikalische Einträge oftmals für das Verstehen bzw. Wiedererkennen eines Wortes aus. Aus diesem Grund erreichen Kinder mit qualitativen lexikalischen Defiziten in der Regel bessere Normwerte bei der Überprüfung des Wortverstehens (rezeptiver/passiver Wortschatz) gegenüber der Wortproduktion (expressiver/aktiver Wortschatz, Kap. 3; Nash/Donaldson 2005; Rupp 2008, 2013; Motsch et al. 2022).

Wortfindungsstörungen

Eine besondere Stellung kommt den lexikalischen Zugriffs- oder Abrufstörungen (auch: kindliche Wortfindungsstörungen) zu.

„**Wortabrufstörungen** betreffen die Aktivierung von vorhandenen lexikalischen Einträgen für die Sprachproduktion. Das Kind verfügt über einen lexikalischen Eintrag, kann diesen für die Sprachproduktion aber nicht, nur ungenau oder nach längerem Suchen (Pause) abrufen" (Motsch et al. 2022, 35).

Gemäß der sogenannten „Speicherhypothese" sind Wortfindungsstörungen als Oberflächensymptom einer zugrundeliegenden, qualitativen lexikalischen Störung zu interpretieren (Rothweiler 2001; Glück 2010; Rupp 2008, 2013; Ulrich 2012).

In der Spontansprache des Kindes sehen wir die Symptome einer Wortfindungsstörung, diese kommen zustande durch die „unter der Oberfläche liegenden" undifferenzierten semantischen oder phonologischen Repräsentationen. Gemäß dieses Ansatzes können qualitative lexikalische Störungen somit Abrufstörungen nach sich ziehen; liegen Abrufstörungen vor, ist aber in jedem Fall von defizitär gespeicherten lexikalischen Einträgen auszugehen.

Eine Gegenposition wird im Rahmen der sogenannten „Abrufhypothese" vertreten: Hier sei die Speicherqualität der lexikalischen Einträge intakt, allein der Zugriff auf diese gelinge nicht (Beier/Siegmüller 2013). Empirische Evidenz für diese Hypothese gibt es bisher nicht, was sicherlich der sehr engen Verwobenheit von Speicher- und Abrufprozessen geschuldet ist (bzw. in Netzwerkmodellen gar keine Trennung von Speicherung und Abruf angenommen wird, Kap. 1). Zudem führt die Diskussion um Speicher- oder Abrufhypothese nur bedingt zu unterschiedlichen Implikationen hinsichtlich Diagnostik und Therapie. In dieser Hinsicht wesentlich lohnenswerter erscheint die Frage danach, ob die Schwierigkeiten des Kindes primär den Zugriff auf die Wortbedeutungs- oder auf die Wortforminformation betreffen. Eine Reihe von Studien deutet darauf hin, dass die

Defizite wortfindungsgestörter Kinder schwerpunktmäßig subsemantisch, also in der Aktivierung und dem Abruf der Wortforminformation liegen dürften (Constable et al. 1997; German/Newman 2004; Siegmüller 2005).

typische Symptome für Abrufschwierigkeiten

Kinder mit Wortfindungsstörungen zeigen als Leitsymptom ein fluktuierendes Gelingen des Wortabrufs, das sich in inkonsistentem Benennverhalten zeigt (Siegmüller 2008; Beier/Siegmüller 2013, Kap. 3): Während der Zugriff auf ein Wort in einem Moment gelingt, ist dies kurze Zeit später nicht mehr möglich. Da die Kinder die Wörter gut kennen (also verstehen können), sind ihre Leistungen in rezeptiven Wortschatztests meist nur leicht oder überhaupt nicht beeinträchtigt (German 1989). Im Gegensatz dazu bestehen erhebliche Schwierigkeiten bei der Wortproduktion (Glück 2010). Beim Benennen von Bildern oder in der Spontansprache fallen Verzögerungen in der zeitlichen Struktur der Äußerungen auf (Dockrell et al. 2001, 2003; Glück 2010). Die charakteristischen Meta-Kommentare sind Ausdruck eines hohen Störungsbewusstseins vieler Kinder mit Wortfindungsstörungen. Artikulatorisches Suchverhalten ebenso wie semantische oder phonologische Annäherungen an ein Zielwort treten ausschließlich bei dieser Form der lexikalischen Störung auf. Zudem profitieren Kinder mit Wortfindungsstörungen häufig vom Angebot semantischer oder phonologischer Abrufhilfen (Glück 2010, 2011a).

Semantische Annäherung: „Darin kann man kochen ... für's Rührei ... die Pfanne."

Phonologische Annäherung: „Der hatte so eine Mant... Munt... Mundharmonika."

2.3 Hypothesen zur Verursachung

Vermutlich ist eine Reihe unterschiedlicher Faktoren an der Entstehung und Aufrechterhaltung einer lexikalischen Störung beteiligt (Glück/Elsing 2014a). Welche Faktoren im Einzelnen zur Verursachung beigetragen haben, kann nicht in allen Fällen retrospektiv rekonstruiert werden und hat auch nur eingeschränkt Relevanz für die therapeutischen Bemühungen. Aufrechterhaltende sowie verstärkende Faktoren sollten jedoch im Rahmen der sprachtherapeutischen Diagnostik identifiziert und in der Therapieplanung entsprechend berücksichtigt werden (Motsch et al. 2022).

fehlende Vorausläuferfähigkeiten

Einigen Kindern fehlen wichtige kognitive bzw. vorsprachliche Fähigkeiten, um die kommunikative und repräsentative Funktion von Sprache entdecken zu können (Zollinger 2015; Kap. 1). Insbesondere bei Kindern mit umfassenden Entwicklungsstörungen bzw. kognitiven Einschränkungen ziehen Verzögerungen in vorsprachlichen Entwicklungsbereichen oftmals einen verspäteten Einstieg in den Wortschatzerwerb nach sich. So ermöglicht bspw. das Triangulieren überhaupt erst die Erkenntnis, dass Wörter als Symbole für etwas verwendet werden können. Fehlt diese Einsicht, bleibt das Verstehen der Kinder oftmals an die konkrete Situation gebunden.

fehlendes Nachfragen

Wortschatzauffällige Kinder fragen insgesamt seltener nach, wenn sie auf eine lexikalische Lücke stoßen. Dies kann zum einen Ausdruck eines unzureichenden Erkennens der eigenen lexikalischen Lücken sein. Manche Kinder sind sich dem Unterschied zwischen „komplett verstehen" und „nur halb verstehen" gar nicht bewusst (Amorosa/Noterdame 2003).

> *„Ihnen fehlt meist auch der aktive und kreative Umgang mit Sprache. Sie fragen kaum nach, sie äußern weder Korrekturen noch bilden sie neue Wortformen. Die Kinder vermitteln sogar oft den Eindruck, als falle ihnen gar nicht auf, dass sie vieles nicht benennen können [...]" (Füssenich 2002, 86).*

Bei anderen Kindern spiegelt diese Passivität bereits einen ersten Rückzug aus kommunikativen Situationen aufgrund wiederholter Frustrationserfahrungen wider (Dannenbauer 2001a). In jedem Fall zeigen Kinder mit lexikalischen Störungen gegenüber sprachunauffälligen Kindern eine geringere „Neugier" für neue Wörter. So machen sie von einem der wichtigsten Antriebsmotoren der physiologischen Entwicklung, dem Fragen, nur unzureichend Gebrauch (Brinton/Fujiki 1982; Hargrove et al. 1988; Motsch et al. 2022).

Einige Kinder hatten zu wenige Gelegenheiten, die Dinge ihrer Umgebung umfassend und mit allen Sinnen zu erfahren. Fehlen konkrete, multisensorische Erfahrungen, können keine facettenreichen Konzepte aufgebaut werden, Wörter bleiben „bedeutungsleere Hülsen" (Motsch et al. 2022, 42).

defizitärer Sprachinput

Mittlerweile belegt eine ganze Reihe empirischer Untersuchungen deutliche Zusammenhänge zwischen der sozialen Schichtzugehörigkeit und der Quantität sowie der Qualität des elterlichen Sprachangebots. Eltern aus bildungsfernen Schichten sprechen weniger mit ihren Kindern und verwenden dabei weniger unterschiedliche Wörter als Eltern mit einem höheren Bildungsniveau. Zudem bevorzugen Eltern aus niedrigen sozialen Schichten einen eher direktiven Kommunikationsstil (Hart/Risley 1995; Hoff-Ginsberg 1991, 1998; Rowe 2008; Clark 2016). Diese Unterschiede schlagen sich in der Wortschatzentwicklung der Kinder nieder. So bestehen deutliche Zusammenhänge zwischen Quantität und Qualität des elterlichen Sprachangebots und dem Umfang des kindlichen Wortschatzes im Kleinkind-, Vorschul- und Schulalter (Hart/Risley 1995; Rowe 2008; Clark 2016). Dennoch stellen allein auf ungünstigen Umgebungsbedingungen basierende Wortschatzauffälligkeiten keine Indikation zur krankenkassenfinanzierten Sprachtherapie dar (AWMF-Leitlinie 2011). Vielmehr soll ein solcher „Spracherfahrungsmangel" (Glück 2007, 160) über das Angebot einer allgemeinen Sprachförderung durch Erzieher und Lehrer ausgeglichen werden. Ungünstige Input-Bedingungen können jedoch verstärkend und aufrechterhaltend auf eine bestehende Störung der Sprachentwicklung wirken (AWMF-Leitlinie 2011).

defizitäre Mapping-Prozesse

Empirische Untersuchungen haben sich der Frage gewidmet, ob bei spracherwerbsgestörten Kindern bereits die Aufnahme von neuen Wörtern in das mentale Lexikon beeinträchtigt ist. Hierzu wurden Experimente durchgeführt, bei denen sowohl spracherwerbsgestörte als auch sprachunauffällige Kinder neue Wortformen (in der Regel Pseudowörter) zu neuen Referenten (in der Regel Phantasieobjekten) lernen sollten (Kan / Windsor 2010). Es zeigte sich, dass spracherwerbsgestörte Kinder insgesamt deutlich mehr Wiederholungen eines Wortes benötigten, um eine erste lexikalische Repräsentation aufzubauen. So waren mindestens zehn Wiederholungen eines Wortes notwendig, damit die SES-Kinder dieses überhaupt wiedererkennen und den Referenten zeigen konnten (Rice et al. 1994; Kiernan / Gray 1998). Von grundlegenden Wortlernstrategien scheinen Kinder mit lexikalischen Störungen dabei in vergleichbarem Maße Gebrauch zu machen wie sprachunauffällige Kinder (Rothweiler 2001; Kauschke / Rothweiler 2007). Problematisch scheint jedoch vor allem die langfristige Speicherung neuer Einträge im mentalen Lexikon zu sein (*slow* mapping). Besondere Schwierigkeiten bereiten wortschatzauffälligen Kindern dabei die Einspeicherung und Ausdifferenzierung der phonologischen Wortformen sowie das Benennen der neu gelernten Wörter (Kiernan / Gray 1998; Gray 2003; Nash / Donaldson 2005). Neben dem erhöhten Aufwand, um einen ersten Eintrag für die Produktion zu etablieren, wird auch über ein häufiges „Vergessen“ bereits gelernter Wörter berichtet (Riches et al. 2005).

Defizite der phonologischen Schleife

Die Schwierigkeit, stabile und differenzierte phonologische Repräsentationen auszubilden und dauerhaft abzuspeichern, sollte vor dem Hintergrund möglicher Einschränkungen der phonologischen Schleife des Arbeitsgedächtnisses gesehen werden. Studien zeigen signifikante Korrelationen zwischen der Kapazität des phonologischen Arbeitsgedächtnisses und der Fähigkeit, neue Wörter zu lernen (Adams / Gathercole 1995; Gathercole et al. 1997). Als Gruppe erreichen spracherwerbsgestörte Kinder signifikant schlechtere Leistungen beim Nachsprechen von Pseudowörtern, das in der Regel als Maß für die Kapazität der phonologischen Schleife herangezogen wird, gegenüber sprachunauffälligen Kindern (Gathercole / Baddeley 1990, 2003). Es wird daher diskutiert, ob eine reduzierte Arbeitsgedächtnis-Kapazität als zentraler diagnostischer Marker oder sogar entscheidender Verursachungsfaktor einer spezifischen Sprachentwicklungsstörung angenommen werden sollte (Kany / Schöler 2014; Leonard et al. 2007). In jedem Fall ist davon auszugehen, dass die überwiegende Mehrheit lexikalisch gestörter Kinder auch Einschränkungen in der phonologischen Schleife des Arbeitsgedächtnisses zeigt. Daraus ergeben sich Schwierigkeiten v. a. bei der phonologischen Analyse und Einspeicherung längerer (drei Silben und mehr) sowie phonologisch komplexer Wörter, die ein höheres Maß an Verarbeitungskapazität beanspruchen (Ulrich 2012).

Defizite der phonologischen Bewusstheit

Während kleine Kinder zunächst die Gliederung eines Wortes nach Silben bevorzugen, wird im späten Vorschulalter die Segmentierung von Wortformen nach Onset und Reim und im Schulalter schließlich nach einzelnen Phonemen möglich (Mayer 2021). Dies erleichtert die Ausdifferenzierung der phonologischen Wortformen im mentalen Lexikon sowie ihren Abgleich mit anderen, ähnlich klingenden Wortformen, um Unterschiede und Gemeinsamkeiten herauszuhören. Verzögerungen in der Entwicklung phonologischer Bewusstheit erschweren somit die immer feinere Durchgliederung der phonologischen Wortformen in ihre lautlichen Bestandteile sowie die Vernetzung von phonologischen Repräsentationen innerhalb des mentalen Lexikons.

Zugriffsgeschwindigkeit auf phonologische Repräsentationen

Insbesondere im Kontext von kindlichen Wortfindungsstörungen kommt der Benennungsgeschwindigkeit, also der Fähigkeit, nach Vorgabe eines visuellen Reizes möglichst schnell auf eine gespeicherte phonologische Repräsentation zuzugreifen und die entsprechende Wortform zu artikulieren (Mayer 2018), besondere Bedeutung bei. Glück (2010) nimmt bei wortfindungsgestörten Kindern eine unzureichende Automatisierung der Abrufpfade zu den Wörtern an, die sich in erhöhten Benennzeiten zeigt (Beier / Siegmüller 2013).

Exekutivfunktionen

Die Fähigkeiten, Aufmerksamkeit gezielt auf relevante Reize ausrichten zu können, irrelevante Reize zu ignorieren sowie wichtige Informationen für die weitere Bearbeitung im Arbeitsgedächtnis aufrecht halten zu können, gehören zu den sogenannten Exekutivfunktionen (Diamond 2013). Exekutive Funktionen umfassen eine ganze Reihe von kognitiven Prozessen, die für die Aufmerksamkeitssteuerung, das Arbeitsgedächtnis sowie die Inhibition (= Unterdrückung) irrelevanter Reize oder Reaktionen zuständig sind. Eine zunehmende Anzahl an Publikationen weist auf Zusammenhänge zwischen Einschränkungen exekutiver Funktionen und sprachlichen Auffälligkeiten hin. So zeigen z.B. Kapa & Erikson (2020), dass ein signifikanter Anteil der Wortlernfähigkeiten spracherwerbsgestörter Vorschulkinder durch ihre Leistungen im Bereich der Exekutivfunktionen erklärt werden kann.

Möglicherweise resultierend aus derartigen Einschränkungen in der Informationsverarbeitung scheint bei vielen wortschatzauffälligen Kindern die Ausdifferenzierung und Vernetzung sowie die Einbindung von phonologischen Wortformen in das mentale Lexikon (kurz: die phonologische „Elaboration“) betroffen zu sein. Eine ungenaue phonologische Repräsentation eines Wortes reicht dann möglicherweise zum Verstehen des Wortes aus, nicht aber für die Aktivierung im Wortproduktionsprozess, so dass Abrufstörungen resultieren können (Kap. 2.2.2). Zudem erschwert die unzureichende Differenzierung phonologischer Wortformen die Entscheidung für die Zielform, wenn mehrere phonologisch ähnliche Formen gleichzeitig aktiviert werden (Kap. 1). So konnte für einige wortfindungsgestörte Kinder gezeigt werden, dass sie spezifische Schwierigkeiten damit haben, die korrekte Wortform aus einer Auswahl phonologisch ähnlicher Kandidaten zu selektieren und die nicht-zutreffenden Kandidaten im Aktivierungswettstreit zu ignorieren (German / Newman 2004; Mainela-Arnold et al. 2008, 2010; Leonard 2014; Motsch et al. 2022).

Darüber hinaus finden sich auch empirische Belege für unzureichend elaborierte *semantische* Repräsentationen im mentalen Lexikon lexikalisch gestörter Kinder. So zeigten einige empirische Studien mit spracherwerbsgestörten Kindern, dass diese über weniger differenzierte semantische Repräsentationen verfügten bzw. das semantische Wissen im mentalen Lexikon unzureichend vernetzt war (McGregor et al. 2002; Dockrell et al. 2003; Alt et al. 2004; Sheng / McGregor

2010a). Zudem werden Verzögerungen in der Organisation und Strukturierung des mentalen Lexikons berichtet (Siegmüller 2003; aber: McGregor/Waxman 1998 für eine Gegenthese).

eingeschränkte Verarbeitungskapazität für Sprache

Schließlich sollte auf das Modell der eingeschränkten Verarbeitungskapazität (limited processing capacity framework, z. B. Ellis Weismer 1996, 2000; Ellis Weismer/Hesketh 1993, 1996, 1998) hingewiesen werden. Grundannahme ist, dass spracherwerbsgestörte Kinder nur über begrenzte Kapazitäten zur Verarbeitung von sprachlichem Material verfügen. Sie profitieren daher von einer Reduktion des Sprechtempos, einer Hervorhebung wichtiger Wörter durch Betonung sowie einer weitgehenden Reduktion weiterer Anforderungen an die sprachliche Verarbeitung (Motsch et al. 2022). Zudem zeigte sich, dass dem schnellen Vergessen neu gelernter Wörter am effektivsten durch regelmäßige „Auffrischung" anhand von zeitlich verteilten Wiederholungen entgegengewirkt werden kann (Riches et al. 2005).

Zusammenfassung

Lexikalische Störungen sind häufige Phänomene im Kontext von (Sprach-) Entwicklungsstörungen bei Kindern. Auch wenn sie auf den ersten Blick weniger deutlich auffallen dürften als Störungen der Aussprache oder der Grammatik, können sie die Gesamtentwicklung der betroffenen Kinder nachhaltig und langfristig beeinträchtigen. Einer möglichst frühzeitigen Intervention kommt daher eine entscheidende Bedeutung zu. Diese sollte mögliche aufrechterhaltende oder verstärkende Faktoren berücksichtigen und hierzu kompensatorische Angebote machen.

3 Diagnostik

Die sprachtherapeutische Diagnostik lexikalischer Störungen zielt auf die Beantwortung folgender Fragen (Abb. 9):

1. Liegt eine therapiebedürftige lexikalische Störung vor *(Abklären der Therapieindikation)*?
2. Wie lässt sich diese lexikalische Störung beschreiben? *(Störungsschwerpunkt bestimmen)*
3. Welche konkreten Implikationen ergeben sich für die Planung der Therapie? *(Störungsspezifische Therapieplanung)*

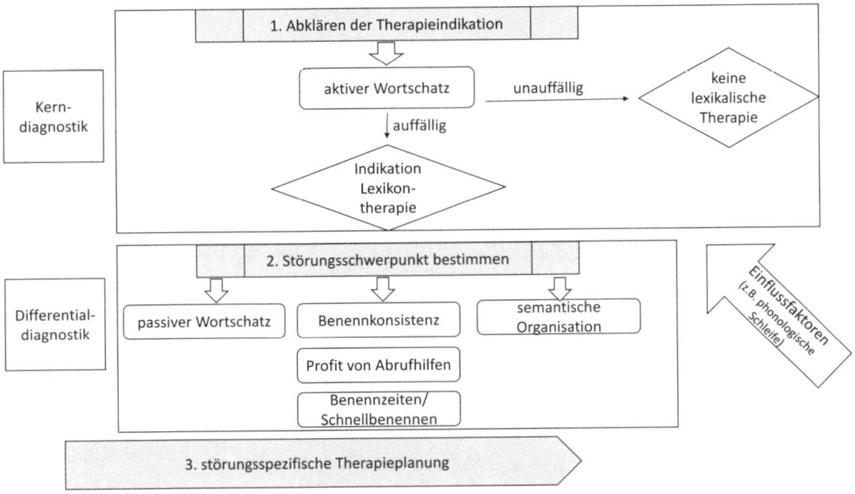

Abb. 9: Sprachdiagnostik bei lexikalischen Störungen

Im Folgenden wird dargestellt, wie im sprachdiagnostischen Prozess Antworten auf diese Fragen gefunden werden können.

Abklären der Therapieindikation

Aufgrund der extrem hohen individuellen Variabilität des Wortschatzes ist es nahezu unmöglich, eine verlässliche subjektive Einschätzung hinsichtlich der Angemessenheit von Wortschatzumfang und -komposition zu treffen. Zwar lassen sich aus der Spontansprache des Kindes sehr wohl erste Hinweise auf lexikalische Defizite sammeln und erkennen (Kap. 2). Gerade im schulischen Kontext stellt die Beobachtung des Verhaltens sowie die Analyse der Spontansprache in der Regel den ersten Schritt dar, um auf potenziell lexikalisch auffällige Schüler überhaupt erst aufmerksam zu werden. Besteht in der Sprachdiagnostik im schulischen oder im therapeutischen Bereich nun aufgrund erster Beobachtungen der Verdacht auf eine lexikalische Störung, so sollte dieser jedoch zwingend durch den Einsatz von mindestens einem normierten und standardisierten Testverfahren objektiviert werden.

Beschreibungen deutscher Diagnostikverfahren (teils mit kritischer Reflektion) finden sich bei:

Kannengieser, S. (2019): Sprachentwicklungsstörungen – Grundlagen, Diagnostik und Therapie. 4. Aufl. Elsevier, München

Motsch, H.-J., Marks, D.-K., Ulrich, T. (2022): Wortschatzsammler. Evidenzbasierte Strategietherapie lexikalischer Störungen im Kindesalter. 4. Aufl. Ernst Reinhardt, München

Rupp, S. (2013): Semantisch-lexikalische Störungen bei Kindern. Sprachentwicklung: Blickrichtung Wortschatz. Springer, Berlin/Heidelberg.

Ulrich, T. (2017): Diagnostik lexikalischer Störungen bei spracherwerbsgestörten Kindern. Sprachförderung und Sprachtherapie in Schule und Praxis, 6(3), 140-147

aktiver / expressiver Wortschatz

Der Umfang des aktiven (oder expressiven) Wortschatzes wird ermittelt, indem die Wortproduktionsfähigkeiten für ein exemplarisches Set an Wörtern erhoben werden. Bei Vorschul- und Schulkindern wird dies in der Regel über das Benennen von Bildern umgesetzt, für Kleinkinder sowie Kinder mit kognitiven Einschränkungen bietet sich das Benennen von Real- oder Spielgegenständen an. Für Kinder in den ersten drei Lebensjahren stehen Fragebögen zur Verfügung, in denen die Eltern die Wörter ankreuzen müssen, die ihr Kind bereits verwendet (Tab. 12).

Tab. 12: Standardisierte Elternfragebögen

Elternfragebögen	
ELFRA 1 (Grimm/Doil 2019)	12 Monate
ELFRA 2 (Grimm/Doil 2019)	24 Monate
ELAN-R (Bockmann/Kiese-Himmel 2012)	18 bis 26 Monate
FRAKIS (Szagun et al. 2009)	18 bis 30 Monate
SBE-2-KT (von Suchodoletz/Sachse 2011a)	21 bis 24 Monate
SBE-3-KT (von Suchodoletz/Sachse 2011b)	32 bis 40 Monate

Da das zu benennende Itemset naturgemäß nur einen winzigen Ausschnitt aus dem Gesamtwortschatz eines Kindes darstellt, kommt der sorgfältigen Auswahl der Zielitems sowie einer qualitativ hochwertigen Normierung an einer möglichst umfangreichen Stichprobe eine entscheidende Rolle zu. Aus diesem Grund sollten Testverfahren bevorzugt werden, die die Auswahl ihrer Testitems nachvollziehbar begründen und anhand der Itemkennwerte belegen, dass diese Items besonders gut dazu geeignet sind, zwischen sprachauffälligen und sprachunauffälligen Kindern zu unterscheiden. Bei der Normierung sollten die Alterskohorten maximal die Spanne von einem Jahr umfassen, um den enormen Entwicklungsveränderungen im Bereich des Wortschatzes Rechnung zu tragen (Tab. 13).

Tab. 13: Standardisierte Verfahren zur Erfassung des aktiven Wortschatzumfangs

Aktiver/expressiver Wortschatz	
SETK 2: „Produktion I Wörter" (Grimm et al. 2016)	2;0 bis 2;11 Jahre
PDSS: „Wortproduktion (WP) Nomen, WP Verben, WP Adjektive" (Kauschke/Siegmüller 2010)	2;0 bis 6;11 Jahre
AWST-R (Kiese-Himmel 2005)	3;0 bis 5;5 Jahre
SET 3-5: „Bildbenennung" (Petermann 2016)	3;0 bis 5;11 Jahre
SET 5-10: „Bildbenennung" (Petermann 2018)	5;0 bis 10;11 Jahre
WWT 6-10: „WWT expressiv" (Glück 2011a)	5;6 bis 10;11 Jahre

Die Auswahl des aktiven Wortschatz-Tests als erstes – und einzig obligatorisches – standardisiertes Testverfahren begründet sich dadurch, dass sämtliche Erscheinungsformen lexikalischer Störungen anhand von Auffälligkeiten im aktiven Wortschatzumfang deutlich werden. Dies bedeutet: unabhängig vom lexikalischen Störungsschwerpunkt (Kap. 2.2.2) zeigen alle lexikalisch gestörten Kinder Schwierigkeiten beim gezielten, produktiven Gebrauch von Wörtern (Rupp 2008, 2013; Glück 2011a; Ulrich 2017; Motsch et al. 2022). Aus diesem Grund kann die Frage danach, ob ein Therapiebedarf im lexikalischen Bereich vorliegt, auf der Basis eines standardisierten und normierten aktiven Wortschatztests beantwortet werden (Tab. 13). Die meisten sprachdiagnostischen Verfahren legen die T-Werte-Skala zugrunde, nach der ein T-Wert < 40 als unterdurchschnittlich (auffällig) gilt.

Wortschatzdiagnostik bei mehrsprachigen Kindern

Die eindeutige Therapieindikation auf der Basis eines standardisierten und normierten aktiven Wortschatztests gestaltet sich schwierig, wenn ein Kind mit mehr als einer Sprache aufwächst. Die meisten standardisierten Wortschatztests wurden an einer Stichprobe monolingual deutsch aufwachsender Kinder normiert, so dass der Vergleich mit einer Altersnorm grundsätzlich nur für diese Kinder zulässig ist. Bei mehrsprachig aufwachsenden Kindern liegt der Umfang eines der beiden Lexika allein oftmals unterhalb des Umfangs monolingualer Kinder, ohne dass dies eine Störung darstellen würde. Es stellt sich somit die Herausforderung für zukünftige Forschungsbemühungen, Diagnostikverfahren zu entwickeln, mit denen der Umfang und die Qualität beider Lexika bzw. das beiden Lexika zugrundeliegende konzeptuelle Vokabular erfasst werden kann (Klassert/Kauschke

2014). Aktuell steht Praktikern zumindest für bilingual türkisch-deutsch aufwachsende Kinder eine türkische Version des WWTexpressiv und WWTrezeptiv mit Orientierungswerten zur Verfügung (Glück 2011a).

Störungsschwerpunkt bestimmen

Wurde die Frage nach der Therapiebedürftigkeit mit „Ja" beantwortet (Abb. 9), ergeben sich nun unterschiedliche Möglichkeiten, um differenzialdiagnostisch den spezifischen Störungsschwerpunkt (oder das lexikalische Profil) zu bestimmen.

passiver / rezeptiver Wortschatz

Häufig entscheiden sich Sprachdiagnostiker in einem nächsten Schritt dafür, den rezeptiven Wortschatzumfang des Kindes zu bestimmen. Auch hier wird ein exemplarisches Itemset herangezogen, um die Wortverständnis-Fähigkeiten eines Kindes zu ermitteln (Tab. 14).

Tab. 14: Standardisierte Verfahren zur Erfassung des passiven Wortschatzumfangs

Passiver/rezeptiver Wortschatz	
SETK 2: „Verstehen I Wörter" (Grimm et al. 2016)	2;0 bis 2;11 Jahre
PDSS: „Wortverstehen (WV) Nomen, WV Verben, WV Adjektive, WV Präpositionen" (Kauschke/Siegmüller 2010)	2;0 bis 6;11 Jahre
PPVT 4 (Lenhard et al. 2015)	3;0 bis 16;11 Jahre
SET 3-5: „Bildersuche" (Petermann 2016)	3;0 bis 5;11 Jahre
MSVK: „Passiver Wortschatz" (Elben/Lohaus 2000)	5 bis 7 Jahre
WWT 6-10: „WWT rezeptiv" (Glück 2011a)	5;6 bis 10;11 Jahre
Grazer Wortschatztest (GraWo) (Seifert et al. 2017)	1.-3. Klassenstufe

In der Regel sollen die Kinder ein Bild (oder einen Gegenstand) aus einer Auswahlmenge zeigen, das zu dem vom Diagnostiker vorgesprochenen Wort passt. Für die Konzeption rezeptiver Testverfahren gelten selbstverständlich die gleichen Vorüberlegungen hinsichtlich der Testqualität wie zuvor bereits beschrieben. Anhand der Anzahl korrekt gezeigter Zielwörter ergibt sich ein quantitatives Maß für den Umfang des rezeptiven Wortschatzes. Dieser kann nun in Beziehung zum Umfang des expressiven Wortschatzes gesetzt werden. Fallen sowohl aktiver als auch passiver Wortschatzumfang unterdurchschnittlich aus, ist von einem quantitativen lexikalischen Defizit auszugehen. Sind die Leistungen im Wortverstehen jedoch deutlich besser als die in der Wortproduktion, spricht dies eher für eine qualitative Störung bzw. eine Abrufstörung (Kap. 2.2.2, Rupp 2008, 2013; Glück 2011a; Ulrich 2012, 2017; Motsch et al. 2022). Über die quantitative Betrachtung hinaus ergibt sich über eine qualitative Analyse der gezeigten Ablenkerbilder die Möglichkeit, weitere Einblicke in die spezifischen lexikalischen Defizite des Kindes zu bekommen. So gibt es etwa im rezeptiven Teil des WWT

6-10 (Glück 2011a) neben dem Bild des Zielwortes jeweils ein Bild eines semantischen, eines phonologischen und eines unrelationierten Ablenkers. Wählt ein Kind häufig das Bild des semantischen Ablenkers, deutet dies auf eine Schwierigkeit bei der Differenzierung semantisch ähnlicher Einträge und somit auf Defizite auf der Wortbedeutungsebene hin. Zeigt das Kind hingegen häufig die phonologischen Ablenkerbilder, spricht dies eher für ein Defizit bei der Differenzierung ähnlicher phonologischer Repräsentationen, also einem Störungsschwerpunkt auf Wortformebene (Glück 2011a).

Benennkonsistenz

Eine weitere Möglichkeit, sich dem individuellen Störungsschwerpunkt eines Kindes zu nähern, ist die Bestimmung der Benennkonsistenz. Wie bereits ausgeführt (Kap. 2), ist das fluktuierende Gelingen des Wortabrufs das zentrale Leitsymptom der kindlichen Wortfindungsstörung (Siegmüller 2005). Wortfindungsgestörte Kinder zeigen demnach inkonsistente Benennleistungen. Um die Konsistenz der Benennleistung zu ermitteln, kann der bereits durchgeführte aktive Wortschatztest nochmals durchgeführt werden, so dass anschließend die Benennleistungen aus dem ersten und dem zweiten Durchgang miteinander verglichen werden können. Inkonsistentes Benennen liegt immer dann vor, wenn das Kind ein Wort in einem Durchgang korrekt abrufen und benennen konnte, im anderen Durchgang jedoch nicht. Als „Faustregel" hat sich durchgesetzt, dass von einer auffälligen, inkonsistenten Benennleistung gesprochen wird, wenn die Inkonsistenzrate mindestens 10 % beträgt (Beier 2013).

Profit von Abrufhilfen

Entscheidet man sich für eine Bestimmung der Benennkonsistenz, bietet es sich an, bei der zweiten Durchführung des aktiven Wortschatztests auch Abrufhilfen zu den Wörtern zu geben, die das Kind nicht benennen kann. Diese sollten stets in der gleichen Abfolge von der schwächsten zu der stärksten Hilfestellung gegeben werden (unspezifische Hilfe – semantische Hilfe – phonologische Hilfe, Kolfenbach 2002; Glück 2011a). Innerhalb des WWT sind eine wiederholte Durchführung zur Bestimmung der Benennkonsistenz sowie die Vorgabe von Abrufhilfen möglich. Letztere sind dort auch wörtlich vorgegeben. Bei Durchführung eines anderen aktiven Wortschatztests sollte sich der Diagnostiker an der genannten Hilfenhierarchie orientieren.

Vorgabe von Abrufhilfen: Marco kann in der zweiten Durchführung des AWST-R das Item „bügeln" nicht benennen.

- Allgemeine Abrufhilfe: „Überleg nochmal. Was macht sie hier?"
- Semantische Abrufhilfe: „Das macht man, um Kleidung glatt zu bekommen. Da hat man so ein heißes Eisen und fährt damit über die Falten drüber. Manchmal kommt unten auch Dampf raus."
- Phonologische Abrufhilfe: „Das Wort fängt so an: bü-."

Profitiert ein Kind von den gegebenen Abrufhilfen, ist dies ein Indiz dafür, dass dieser lexikalische Eintrag sehr wohl im mentalen Lexikon vorhanden ist, aber erst mithilfe der zusätzlichen Aktivierungsenergie durch die Abrufhilfe aktiviert werden konnte. Der Profit von Abrufhilfen liefert somit einen Hinweis auf eine lexikalische Zugriffsstörung. Die Wahl des Ablenkers ermöglicht es darüber hinaus, Hypothesen über den möglichen Störungsschwerpunkt hinsichtlich der Abrufstörung zu formulieren (Glück 2011a).

Benenntempo

Auch das Benenntempo kann differenzialdiagnostisch herangezogen werden, um den Verdacht auf eine Wortabrufstörung zu untermauern. Während die PC-gestützte Version des WWTexpressiv (Glück 2011a) bereits automatisch die Benenndauer eines Kindes pro Item ermittelt, ist dies bei Durchführung der Paper-pencil-Version eines Tests sicherlich zum einen zu aufwändig, zum anderen auch aufgrund fehlender Vergleichswerte wenig aussagekräftig. Erfolgsversprechender erscheint es, stattdessen sogenannte RAN-Tests einzusetzen (Tab. 15). Dabei handelt es sich um Diagnostikverfahren, mit denen die Fähigkeit zum schnellen und gezielten Benennen von vertrauten, visuell dargebotenen Reizen, erfasst wird (Mayer 2018). In der klassischen RAN-Anordnung werden dem Kind fünf unterschiedliche, hochfrequente und vertraute Bilder (entweder Objekte, Farben, Buchstaben oder Zahlen) gezeigt. Nachdem diese als bekannt gesichert wurden, soll das Kind diese fünf Stimuli nun jeweils zehn Mal in zufälliger Reihenfolge (also insgesamt 50 Bilder in zufälliger Abfolge) so schnell wie möglich benennen (Beitrag 5). Wortabrufgestörte Kinder haben bei diesem Aufgabenformat in der Regel erhebliche Schwierigkeiten, die sich entweder in einem reduzierten Benenntempo, einer reduzierten Benenngenauigkeit oder kombiniert reduziertem Benenntempo und -genauigkeit zeigen (German 1989; Beier/Siegmüller 2013, Beier 2013).

Tab. 15: Standardisierte Verfahren zur Erfassung der Benennungsgeschwindigkeit

Schnellbenennen	
TEPHOBE: „RAN Farben, RAN Objekte, RAN Zahlen, RAN Buchstaben" (Mayer 2018)	letztes Kita-Jahr, 1. und 2. Klasse
LTB-J bzw. LSI.J (Barwitzki et al. 2008; Krause et al. 2021)	15 bis 17 Jahre

semantische Organisation und Strukturierung

Ein weiterer möglicher Störungsbereich wortschatzauffälliger Kinder ist die Organisation und Strukturierung des mentalen Lexikons. Diagnostisch erfasst wird dies in der Regel über Kategorisierungsaufgaben, bei denen verschiedene Vertreter zu einem Oberbegriff sortiert und Ablenkerbilder aussortiert werden müssen, oder bei denen der Oberbegriff für mehrere Kategorievertreter gefunden werden muss. Zudem finden sich hier Aufgaben zum semantischen Assoziieren (Tab. 16).

Tab. 16: Standardisierte Verfahren zur Erfassung der semantischen Organisation

Semantische Organisation	
PDSS: „Begriffsklassifikation" (Kauschke/Siegmüller 2010)	2;0 bis 6;11 Jahre
SET 3-5: „Kategorienerkennung, Kategorienbildung" (Petermann 2016)	4;0 bis 5;11 Jahre

P-ITPA: „Analogien, Wortschatz" (Esser et al. 2010)	4;0 bis 11;5 Jahre
MSVK: „Wortbedeutung" (Elben/Lohaus 2000)	5 bis 7 Jahre
SET 5-10: „Kategorienbildung" (Petermann 2018)	5;0 bis 10;11 Jahre

Einflussfaktoren

Neben den möglichen Bereichen, in denen sich die lexikalische Störung manifestieren kann, sollten zusätzlich auch zentrale Faktoren erfasst werden, die aufrechterhaltend oder verstärkend auf die Wortschatzauffälligkeiten wirken können (Kap. 2.3). In erster Linie ist dabei die Kapazität der phonologischen Schleife des Arbeitsgedächtnisses zu nennen, die in der Regel über das Nachsprechen von Pseudowörtern oder Zahlenfolgen erfasst wird (Ulrich 2016). Darüber hinaus kann der Entwicklungsstand der phonologischen Bewusstheit bestimmt werden, um mögliche verstärkende Faktoren zu ermitteln bzw. für die Planung von Therapiemaßnahmen wertvolle Anhaltspunkte hinsichtlich der bereits vorhandenen Fähigkeiten des Kindes zu erhalten.

störungsspezifische Therapieplanung

Der diagnostische Prozess sollte so viel Zeit wie nötig, aber aus ökonomischen Gründen auch so wenig Zeit wie möglich in Anspruch nehmen. Dies bedeutet, dass es keine festgelegte Anzahl von Stunden gibt, die eine qualitativ hochwertige Wortschatzdiagnostik umfassen sollte. Vielmehr ist es Aufgabe des Diagnostikers, selbst zu entscheiden, ob die bereits erhobenen Informationen ausreichen, um eine spezifische, individuelle Therapieplanung zu ermöglichen.

Wie aus Abbildung 9 deutlich wird, kann es in einigen Fällen ausreichend sein, sich auf die *Kerndiagnostik*, also die Beantwortung der Frage nach dem lexikalischen Therapiebedarf, zu beschränken. So ist bspw. für eine strategieorientierte Therapie mit dem „Wortschatzsammler" (Kap. 4) keine weitere Differenzierung des lexikalischen Störungsschwerpunktes notwendig, da sich diese Methode als vergleichbar effektiv für Kinder unterschiedlicher Störungsschwerpunkte erwiesen hat (Ulrich 2012). Gerade im schulischen Kontext birgt dies den Vorteil, dass die ohnehin oft sehr begrenzte Zahl an spezifischen Therapie- bzw. Fördereinheiten für die tatsächliche Intervention genutzt werden kann.

In anderen Fällen kann es aber durchaus gewinnbringend sein, über die Kerndiagnostik hinaus das spezifische lexikalische Profil eines Kindes näher zu bestimmen. So profitieren vor allem Kinder mit Wortfindungsstörungen nur unzureichend von einer klassischen Elaborationstherapie (Beier/Siegmüller 2013) und benötigen daher (zusätzlich) eine spezifische, auf ihre Zugriffsprobleme abgestimmte „Abruftherapie", die auf die Förderung des schnellen und gezielten Wortabrufs sowie die Vermittlung von Speicher- und Abrufstrategien zielt (Kap. 4).

Aus der qualitativen Analyse des erhobenen diagnostischen Materials lassen sich bereits viele wertvolle Hinweise für die inhaltliche Konzeption der Therapie ziehen: Wie sind die Wortarten im kindlichen Lexikon verteilt? Gibt es Hinweise auf spezifische Defizite im Bereich des Verblexikons? Welcher Art sind die Ersetzungen des Kindes beim Fehlbenennen? Werden bereits semantisch oder phonologisch nahe Ersatzwörter verwendet?

In die Planung der Therapie sollten zudem Beobachtungen zu bereits vorhandenen Bewältigungs- und Kompensationsstrategien des Kindes einfließen. Einige Strategien sind möglicherweise gewinnbringend und können in der Therapie aufgegriffen und verstärkt werden, weniger hilfreiche Strategien sollten durch andere Verhaltensweisen ersetzt werden.

Hilfreiche Strategien sind: Lisa, sieben Jahre, schafft es bereits in einigen Fällen, sich selbst semantisch oder phonologisch an ein Zielwort anzunähern, das sie nicht unmittelbar abrufen kann: „Ein Apfel ... nein ... warte mal... eine Kirsche!", „Hier die Plätze sind seve... seva... resa.. reserviert."

Yassin, sechs Jahre alt, lässt sich von seinen lexikalischen Lücken nicht beirren und versucht, sich mit allen verfügbaren Mitteln dennoch verständlich zu machen: „/und da haben wir in de Berge haben wir eine dicke fette ein Hase gesehen/ so große <Geste>/ bisschen so groß/ und der hat nur so gemacht boing, boing < Geste>/."

Weniger hilfreiche Strategien sind: Johannes, zehn Jahre alt, schlägt sich bei Abrufstörungen mit der Hand gegen den Kopf (= motorischer Blockadelöser).

Martin, vier Jahre alt, entkommt jeglicher Anforderungssituation, indem er angibt, dringend auf die Toilette zu müssen.

Sarah, acht Jahre alt, antwortet auf alle Fragen in Gesprächen mit „Ja" und setzt dabei ein strahlendes Lächeln auf.

Schließlich fließen in die Überlegungen zur Therapieplanung selbstverständlich die individuellen Interessen des Kindes ein, die bei der Auswahl von exemplarischen Themenbereichen und der Konzeption von Therapieformaten berücksichtigt werden sollten.

Zusammenfassung

Das erste Ziel der Wortschatzdiagnostik besteht darin, therapierelevante Einschränkungen des Wortschatzumfangs bzw. -gebrauchs zu identifizieren und zu objektivieren. Daran schließen sich weiterführende diagnostische Schritte zur Bestimmung des lexikalischen Störungsschwerpunktes sowie der Auswertung von Hinweisen für die spezifische Therapieplanung an.

4 Therapie

4.1 Therapiedidaktik

Aufgabe der Sprachtherapie

Was ist die Aufgabe von Sprachtherapeuten im Kontext von Wortschatzstörungen? Viele Kollegen in Praxis und Schule empfinden die Arbeit am Wortschatz als eine schier endlose therapeutische Aufgabe. Hier reicht es nicht, eine bestimmte grammatische Regel zu vermitteln oder dem Kind bei der Überwindung eines phonologischen Prozesses zu helfen. Nach „Bearbeitung“ einer überschaubaren Anzahl exemplarischer Wörter in der Therapie stehen noch viele weitere Wörter „auf dem Programm“, die das Kind auch noch nicht versteht oder korrekt verwendet. Wie soll man diese Mammutaufgabe jemals bewältigen?

Sprachförderung vs. -therapie

Die Lösung des Problems liegt in der Unterscheidung von Maßnahmen der *Sprachförderung* einerseits und Maßnahmen der *Sprachtherapie* andererseits (Glück 2007).

Ein wichtiger Fokus von allgemeinen Sprachfördermaßnahmen ist die Wortschatzerweiterung. Ziel ist es, den kommunikativen Einschränkungen, die aus einem zu geringen Wortschatzumfang resultieren, entgegen zu wirken (Glück 2007; Motsch et al. 2022). Die Wortschatzerweiterung stellt einen lebenslangen, fortlaufenden Prozess dar. Auf Grund dieser Tatsache erscheint es plausibel, dass Wortschatzerweiterung nur von den Personen umgesetzt werden kann, die das Kind in seinem Alltag kontinuierlich begleiten – also den Erziehern im Kindergarten, den Lehrern in der Schule und den Eltern. Die Erweiterung des kindlichen Wortschatzes um mehrere hundert oder tausend Wörter *kann nicht* innerhalb einer 45-minütigen Therapiestunde pro Woche durch Sprachtherapeuten geleistet werden.

Therapieziel Generalisierung

Aufgabe von Sprachtherapeuten ist es vielmehr, die Voraussetzungen dafür zu schaffen, dass Kinder mit lexikalischen Störungen von dieser Wortschatzerweiterung im alltäglichen Leben profitieren können (Motsch et al. 2022). Methodisch bedeutet dies, dass mit den Kindern an einem exemplarisch umgrenzten Ausschnitt des Wortschatzes Merkmale erarbeitet und Prinzipien verdeutlicht werden, die von den Kindern anschließend auf andere Bereiche des lexikalischen Wissens übertragen werden sollen. Erfolgreiche lexikalische Therapie muss also eine Generalisierung auf ungeübtes Wortmaterial nach sich ziehen (Motsch et al. 2022).

Didaktik semantisch-lexikalischen Lernens

Die Didaktik semantisch-lexikalischer Therapie nahm ihren Anfang in den 1990er Jahren und basiert auf dem Prinzip des „inszenierten Spracherwerbs“ (Dannenbauer 2002, 138; Füssenich 2002; Braun 2002). Grundlegende Idee ist es, exemplarisches Lernen in einer vorstrukturierten Situation zu initiieren. In Situationen mit „Aufforderungscharakter“ (Grohnfeldt 1999, 150) soll dem Kind zum einen die Wahrnehmung und Erfahrung mit allen Sinnen ermöglicht werden, zudem soll es die kommunikative Bedeutsamkeit von Sprache in der Interaktionssituation erfahren können (Füssenich 2002). Als Gegenentwurf zu funktionslosen Benenn-Übungen wird somit die Relevanz eines „für das Kind sinnvoll veranlassten, erfahrungsbezogenen und dialoggerichteten Sprachgebrauch[s]“ (Kleinert-Molitor 1989; 227) in den Mittelpunkt gestellt. In den folgenden Jahren entwickelte sich auf dieser Basis eine ganze Reihe unterschiedlicher Therapiekonzeptionen und -vorschläge, die den in Abbildung 10 dargestellten drei Säulen zugeordnet werden können.

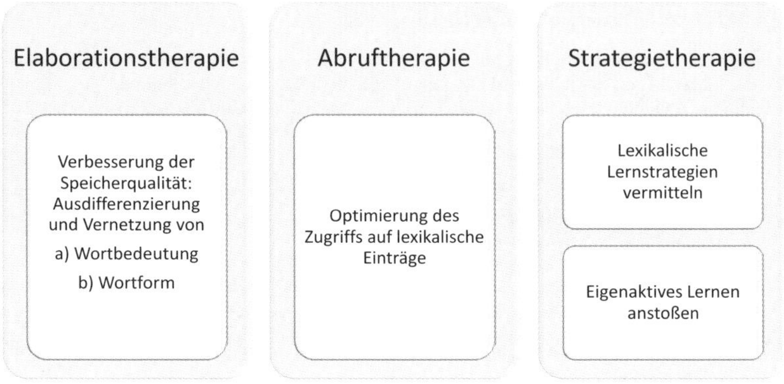

Abb. 10: Drei Säulen der Therapie bei lexikalischen Störungen (nach Glück/Elsing 2014a)

Innerhalb ihres EAST-Konzeptes (Elaborations-, Abruf- und Strategietherapie) machen Glück/Elsing (2014a) den Vorschlag, sämtliche Säulen innerhalb eines umfassenden Therapiekonzepts miteinander zu kombinieren. Dabei sollte sich die Auswahl der einzelnen Schwerpunkte an der individuellen Symptomatik des Kindes orientieren.

Begleitet und unterstützt können die therapeutischen Bemühungen über eine enge Zusammenarbeit mit den Eltern werden. Insbesondere, wenn sprachliche Inputbedingungen oder ein wenig sprachfördernder Kommunikationsstil als aufrechterhaltende oder verstärkende Faktoren wirksam sind, ist darüber hinaus eine gezielte Elternberatung und -anleitung sinnvoll.

Konkrete Anregungen zur Elternberatung und -anleitung zur Etablierung sprachförderlicher Verhaltensweisen finden sich u. a. bei:

Buschmann, A. (2017): Heidelberger Elterntraining zur frühen Sprachförderung: Trainermanual. 2. Aufl. Elsevier, München,

Motsch, H.-J., Marks, D.-K., Ulrich, T. (2022): Wortschatzsammler. Evidenzbasierte Strategietherapie lexikalischer Störungen im Kindesalter. 4. Aufl. Ernst Reinhardt, München

Rodrian, B. (2009): Elterntraining Sprachförderung. Handreichung für Lehrer, Erzieher und Sprachtherapeuten. Ernst Reinhardt, München.

Im Folgenden werden die grundsätzlichen Ziele sowie mögliche Methoden und Inhalte einer jeden Therapiesäule vorgestellt. In Kapitel 4.3 werden anschließend zwei im deutschsprachigen Raum verbreitete Therapiemethoden näher beschrieben – die Patholinguistische Therapie bei Sprachentwicklungsstörungen (PLAN,

Siegmüller/Kauschke 2013) als Elaborations- und Abruftherapie und der Wortschatzsammler (Motsch et al. 2022) als strategieorientierter Ansatz.

4.2 Drei Säulen der Wortschatztherapie

4.2.1 Elaborationstherapie

Elaboration bedeutet „Ausarbeitung". Bezogen auf den Wortschatz meint der Begriff, dass Lexikoneinträge mit möglichst vielen unterschiedlichen Facetten ausgestaltet werden, Verknüpfungen zu ähnlichen Einträgen und Abgrenzungen zu unterschiedlichen Einträgen hergestellt – kurz: möglichst viele „Andockpunkte" oder „Anker" für diesen Eintrag im Netzwerk des mentalen Lexikons geschaffen werden.

Das Ziel von Elaborationstherapien ist die Verbesserung der Speicherqualität für einen umgrenzten exemplarischen Wortschatz. Hierzu sollen Wortbedeutungen bzw. -formen ausdifferenziert und mit anderen Einträgen vernetzt werden, so dass eine optimale Einbindung dieses Eintrags in das Netzwerk des mentalen Lexikons ermöglicht wird. Dies soll in der Folge auch den Zugriff auf diese Einträge optimieren (Glück 2007, 2010; Glück/Elsing 2014a; Kannengieser 2019). Da im Netzwerk des mentalen Lexikons vielfältige Interaktionen und Wechselwirkungen zwischen semantischen und phonologischen Aspekten des Wortwissens bestehen (Kap. 1), sollte in der Therapie semantische und phonologische Elaboration des Wortmaterials stets miteinander verknüpft werden (Ulrich 2012; Glück 2003). Wie stark die einzelnen Bereiche (semantische vs. phonologische Elaboration) in der Therapie gewichtet werden, hängt von der individuellen Symptomatik des Kindes ab, die in der Diagnostik ermittelt wurde (Glück/Elsing 2014a, Kap. 3).

Auswahl des exemplarischen Therapiewortschatzes

Semantische und phonologische Elaboration findet exemplarisch an einer umgrenzten Anzahl ausgewählter Therapieitems statt. Bei der Auswahl des exemplarischen Therapiewortschatzes sollten im Vorfeld Überlegungen u. a. zu folgenden Fragen angestellt werden:

- Wird ein Themenbereich (z. B. Urlaub) oder ein semantisches Feld (z. B. Fahrzeuge) bearbeitet?
- Welches sind die Interessen des Kindes, die die Auswahl des Themas leiten?
- Ist das gewählte Thema bzw. semantische Feld für den Alltag des Kindes relevant?
- Inwiefern können multimodale Erfahrungen innerhalb dieses Themas ermöglicht werden?
- Werden sowohl Nomen als auch Verben und Adjektive als Zielwörter berücksichtigt? Gibt es Gründe, sich auf eine Wortart zu beschränken?

- Anforderungsniveau Semantik: Werden vorrangig semantisch spezifische oder semantisch unspezifische Wörter berücksichtigt?
- Anforderungsniveau Phonologie: Werden Wörter mit unterschiedlicher Silbenanzahl und phonologischer Komplexität ausgewählt? Werden hoch- und/oder niedrigfrequente Wörter ausgewählt?

Siegmüller, J., Kauschke, C. (Hrsg.) (2016): Materialien zur Therapie nach dem Patholinguistischen Ansatz (PLAN). Lexikon und Semantik. Elsevier, München (enthält umfangreiche Wortlisten zu unterschiedlichen Themenbereichen, die nach Parametern wie Erwerbsalter, Frequenz im kindersprachlichen Input, Wortlänge etc. kontrolliert sind).

semantische Elaborationstherapie

Die semantische Elaborationstherapie zielt auf eine Ausdifferenzierung und Vernetzung der Wortbedeutungsinformationen (bzw. synonym: der semantischen Repräsentationen oder Lemmata).

Wortbedeutungen sollen tiefer im mentalen Lexikon verankert werden, indem *vielfältige Assoziationen und Bezüge* hergestellt werden. So werden möglichst viele Anknüpfungspunkte zu unterschiedlichen Stellen des Netzwerks hergestellt, um eine möglichst gute Einspeicherung der Wortbedeutungen zu gewährleisten (Glück 2010; Glück/Elsing 2014a).

Aufbau multimodaler Konzepte

Hierzu werden zunächst möglichst umfangreiche, konkrete Erfahrungen zum Aufbau multimodaler Konzepte ermöglicht (Füssenich 2002; Glück/Berg 2010). Über das eigenaktive Handeln mit einem konkreten Gegenstand kann das Kind vielfältige semantische Informationen über seine Funktion, seine Form, seinen Geruch, seinen Geschmack etc. erfahren und abspeichern. Wenn das Kind die Gelegenheit bekommt, Verben konkret auszuagieren, kann es diese gemeinsam mit ihrem motorischen Muster abspeichern. Aufgabe des Therapeuten ist es, sinnvolle Interaktionssituationen zu schaffen, in denen das Kind vielfältige konkrete Erfahrungen machen kann, Anregungen für die semantische Elaboration zu geben und die Handlungen des Kindes sprachlich zu begleiten (Füssenich 2002). Die Zielwörter des exemplarischen Wortschatzes werden dabei möglichst hochfrequent durch den Therapeuten angeboten.

Ziel ist die **semantische Elaboration** der beiden Obstsorten „Zitrone" und „Orange" sowie der Tätigkeiten „schneiden" und „auspressen" über die konkrete Erfahrung. Hierzu hat der Therapeut je eine Zitrone, eine Orange sowie ein Messer und eine Saftpresse mitgebracht.

- Therapeut: „Schau mal, was ich hier mitgebracht habe. Das ist eine Zitrone und das ist eine Orange. Kennst du die schon?"
- Kind: „Nein."
- Therapeut: „Schau sie dir mal ganz genau an. Wie sehen die denn aus?"
- Kind: „Die hier wie ein Ball (Orange) und die hier wie ein Ei (Zitrone)."
- Therapeut: „Genau! Die Orange ist rund und die Zitrone hat eine Form wie ein Ei – sie ist oval. Fass doch mal an, wie die sich anfühlen!"

Der Therapeut gibt noch weitere Anregungen und Unterstützungen zur semantischen Elaboration der Obstsorten, z. B.: Wie riecht/schmeckt das?, Was kennst du, was so ähnlich ist?

- Therapeut: „Und was können wir jetzt mit unserem Obst machen?"
- Kind: „So durchmachen damit." (Zeigt auf das Messer.)
- Therapeut: „Gute Idee, wir schneiden das Obst durch. Hast du schon einmal mit so einem Messer geschnitten? Dann kommen, wir schneiden zusammen!"

Gemeinsam schneiden sie das Obst durch und pressen es aus. Der Therapeut begleitet die Handlungen des Kindes sprachlich.

Vor allem jüngere Kinder sowie Kinder mit kognitiven Einschränkungen benötigen die konkrete Erfahrung mit den Dingen, um multisensorische Konzepte und damit facettenreiche Wortbedeutungen aufbauen zu können. Nachdem das Kind hinreichend konkrete Erfahrungen machen konnte, werden auf einer abstrakteren Stufe (Grohnfeldt 1999) semantische Merkmale versprachlicht, herausgearbeitet, ergänzt oder erweitert (Glück 2003; Kannengieser 2019). Wichtige semantische Merkmale können auf Symbolkarten visualisiert und den einzelnen Wörtern zugeordnet werden.

Ziel ist die **Erarbeitung** folgender **semantischer Merkmale** zu den Obstsorten „Zitrone, Orange, Apfel, Kirsche":

- „schmeckt süß",
- „schmeckt sauer",
- „hat eine Schale",
- „hat einen Kern".

Gemeinsam wird überlegt, welche Eigenschaften die vier Obstsorten aufweisen. Zu jedem semantischen Merkmal wird eine Symbolkarte erstellt (z. B. die Abbildung eines Kerns für „hat einen Kern", eine Person, die das Gesicht verzieht, für „schmeckt sauer"). In einem weiteren Schritt soll das Kind jeder Obstsorte die richtige Kombination von Merkmalskarten zuordnen.

Viele Kinder profitieren davon, wenn die erarbeiteten semantischen Merkmale schriftlich fixiert werden, z. B. in Form eines „Wörterbuchs", in das Abbildungen von allen in der Therapie bearbeiteten Wörtern eingeklebt und mit ihren charakteristischen semantischen Merkmalen versehen werden. Bei Vorschulkindern kann dies anhand von Symbolen geschehen, bei Schulkindern werden die wichtigen Merkmale in Schriftform festgehalten.

semantische Unterschiede und Gemeinsamkeiten

Semantische Unterschiede und Gemeinsamkeiten zwischen Kategorievertretern werden thematisiert. So wird dem Kind aufgezeigt, anhand welcher Kriterien sich semantisch ähnliche Begriffe voneinander abgrenzen lassen.

semantisches Sortieren und Kategorisieren

Schließlich werden im Rahmen der semantischen Elaboration auch Übungen zum semantischen Sortieren und Kategorisieren durchgeführt. So können semantische Relationen zwischen den Wörtern verdeutlicht werden, die Organisation und Strukturierung des mentalen Lexikons wird unterstützt (Glück 2003; Kannengieser 2019).

Bei Sortierübungen sollte grundsätzlich beachtet werden, dass es oftmals nicht nur eine einzige Art des Sortierens gibt. So kann das rote Feuerwehrauto sowohl zum Spielzeug sortiert werden, als auch zu allen roten Dingen, zu allen Dingen aus Plastik oder zu allen Fahrzeugen. Entscheidend ist somit nicht in erster Linie das „richtige" Sortieren, sondern die Erkenntnis des Kindes, *dass* Dinge aufgrund von unterschiedlichen Eigenschaften einander zugeordnet oder voneinander abgegrenzt werden können (Motsch et al. 2022).

Welches Material (Realgenstände, Spielgegenstände, Bildkarten) nach welchen Kriterien sortiert wird, hängt vom Entwicklungsstand des Kindes sowie den Zielen der Therapie ab.

Semantische Sortierübungen sind z.B.:

- Realgegenstände nach Farbe/Form/Material etc. sortieren,
- Spielgegenstände nach „Fahrzeugen" und „Nahrungsmitteln" sortieren und anschließend Oberbegriffe für die beiden Kategorien suchen sowie
- Bildkarten nach Reptilien/Amphibien und Säugetieren sortieren.

Wichtige semantische Relationen zwischen Einträgen können thematisiert und visuell dargestellt werden. So kann bspw. die für Nomen typische Gliederung in Begriffshierarchien verdeutlicht werden, indem die daraus entstehende „Bäumchenstruktur" mit Bild- oder Schriftkarten nachgelegt wird (Siegmüller/Kauschke 2006; Glück/Elsing 2014a; Reber/Schönauer-Schneider 2022).

phonologische Elaborationstherapie

Die phonologische Elaborationstherapie zielt auf die Ausdifferenzierung und Vernetzung der Wortforminformationen (bzw. synonym: der phonologischen Repräsentationen oder Lexeme).

optimierte Präsentation der Zielwörter

Um lexikalisch gestörten Kindern das Einspeichern der phonologischen Wortformen zu erleichtern, ist eine optimierte Präsentation der Zielwörter zentral. Im professionellen Sprachmodell des Therapeuten bzw. der Lehrkraft wird dies berücksichtigt, indem diese(r) mit einem leicht verlangsamten Sprechtempo spricht und das Zielwort mit einer kurzen Pause vor dem Wort und anschließender besonders deutlicher Artikulation prägnant aus dem Sprachstrom hervorhebt. Eine möglichst hochfrequente Präsentation des Zielwortes ermöglicht es dem lexikalisch gestörten Kind, eine erste lexikalische Repräsentation aufzubauen (Kap. 2).

Aufmerksamkeit auf Lautstrukturen richten

Vor allem auditiv sehr unaufmerksame Kinder benötigen Unterstützung, um sich von der Semantik eines Wortes zu lösen und sich seiner Klanggestalt zuzuwenden. Um die Kinder auf die Lautstrukturen von Wörtern aufmerksam zu machen, haben sich Übungen zur Identifikation eines Signalwortes in einer Wortreihe oder zur Wort/Nicht-Wort-Unterscheidung bewährt, wie sie von Siegmüller/Kauschke (2006) vorgeschlagen werden (Kap. 4.3.1).

Durchgliederung von Wortformen

Im Rahmen der eigentlichen phonologischen Elaboration werden unterschiedliche Übungen zur Durchgliederung von Wortformen durchgeführt. Bei der Konzeption von Übungen sollte der Entwicklungsstand der phonologischen Bewusstheit des Kindes berücksichtigt werden (Beitrag 5).

Übungsformate im Vorschulalter sind z. B.:

- Reimentscheidungen treffen („Reimen sich Fisch und Tisch?"),
- eigene Reime finden („Was reimt sich auf Fisch?"),
- Wörter in Silben segmentieren und zu den Silben klatschen, klopfen, hüpfen etc. („Wie kannst du klatschen zu E-le-fant?") und
- „Schneckensprache": Wort langsam und gedehnt sprechen.

Übungsformate im Schulalter sind z. B.:

- Anlaute bestimmen („Was hörst du am Anfang bei Fisch?"),
- Auslaute bestimmen („Was hörst du am Ende bei Fisch?"),
- Wortfragmente ergänzen („Wie heißt das Wort richtig: Ele-ant?"),
- Manipulationsaufgaben („Welches Wort kannst du zaubern, wenn du bei Kreis den ersten Buchstaben weglässt?/Welches Wort entsteht, wenn du die Silben vertauschst beim Wort Banane?") und
- „Robotersprache": Wort in einzelne Phoneme segmentiert sprechen („F-i-sch").

Im Unterschied zu Übungen im Bereich der phonologischen Bewusstheit ist das Ziel solcher Übungsformate *nicht*, die Fähigkeiten der phonologischen Bewusstheit per se zu trainieren, stattdessen werden diese genutzt, um die phonologischen Wortformen des exemplarischen Therapiewortschatzes differenzierter zu durchgliedern und abzuspeichern. Aus diesem Grund werden sämtliche Manipulationsübungen mit dem gleichen Wortmaterial durchgeführt, das auch in der semantischen Elaboration zum Einsatz kommt. Auf diese Weise können zu einem lexikalischen Eintrag sowohl semantische als auch phonologische Aspekte des Wortwissens miteinander verknüpft werden.

Semantische und phonologische Elaborationen des exemplarischen Wortschatzes: Im Anschluss an die Übung zur Erarbeitung semantischer Merkmale klatschen Therapeut und Kind die Silben zu den vier exemplarischen Früchten „Zitrone, Orange, Apfel, Kirsche". Jeder Abbildung der Frucht im „Wörterbuch" des Kindes wird zusätzlich zu den semantischen Merkmalen noch die Anzahl der Silben anhand von Punkten hinzugefügt.

Analog zur semantischen Elaboration zielt auch die phonologische Elaboration auf die Verdeutlichung von Gemeinsamkeiten und Unterschieden zwischen – diesmal phonologisch – ähnlichen Wörtern (Glück 2003, 2010; Kannengieser 2019). Phonologische Verknüpfungen zwischen den Wörtern können hergestellt werden, indem z. B. mehrere Wörter nach der gleichen Silbenanzahl oder dem gleichen Anlaut sortiert werden.

4.2.2 Abruftherapie

Auch wenn bereits über eine verbesserte semantische und phonologische Elaboration die Speicherqualität der Einträge verbessert und damit auch der Abruf unterstützt wird, zeigen empirische Studien, dass ein *langfristig* stabiler Zugriff auf die erarbeiten Wörter eine zusätzliche Festigung durch gezielte Abrufübungen voraussetzt (Ulrich 2012; Motsch / Ulrich 2012b).

Erhöhung der Verwendungshäufigkeit

Das Ziel einer spezifischen Abruftherapie ist es, den Zugriff auf die Zielwörter zu optimieren, indem dieser schneller und genauer wird. Methodisch steht hier an erster Stelle die Erhöhung der Verwendungshäufigkeit, die sowohl eine verbesserte Einspeicherung als auch einen erleichterten Zugriff auf die Wörter nach sich zieht (Kap. 1). Aus diesem Grund sollte der Therapeut immer wieder unterschiedliche Situationen schaffen, in denen es für das Kind *kommunikativ sinnvoll und notwendig* ist, das Zielwort (oder die Zielwörter) aktiv zu gebrauchen (Glück 2003; Glück / Elsing 2014a; Leonard et al. 2019).

zielgerichteter Abruf von Wörtern

Darüber hinaus werden Übungen angeboten, bei denen der häufige und gezielte Abruf von Wörtern im Fokus steht. Als erste Schritte bieten sich Spielformate wie Kim- oder Ratespiele an, bei denen das Kind ausreichend Zeit zum Abruf des Wortes bekommt. Um die Schwierigkeit zu steigern und die Übung stärker den realen Kommunikationsbedingungen anzupassen, sollte anschließend *emotionaler oder zeitlicher Druck* eingesetzt werden. Dies kann gut im Rahmen von Schnellbenennübungen umgesetzt werden.

Übung zum Schnellbenennen: Der Therapeut hat die bisher semantisch und phonologisch erarbeiteten Obstsorten „Zitrone, Orange, Apfel, Kirsche" in mehrfacher Ausführung als Bildkarten kopiert und auf einen Stapel gelegt. Die Aufgabe des Kindes ist es, immer eine Karte vom Stapel aufzudecken und so schnell wie möglich zu benennen. Der Therapeut stoppt die Zeit, die benötigt wird, um den ganzen Stapel „abzuarbeiten".

In der Kleingruppentherapie oder der unterrichtintegrierten Förderung eignen sich Wettspiele zwischen unterschiedlichen Teams besonders gut, um emotionalen Druck hervorzurufen.

Neben der Optimierung des Zugriffs auf die Wörter des exemplarischen Therapiewortschatzes kann auch die grundsätzliche Optimierung von Abrufprozessen in den Blick genommen werden. So können die Kinder lernen, Abrufhilfen vom Gesprächspartner einzufordern bzw. zu entscheiden, ob sie tatsächlich externe Hilfen benötigen oder sich stattdessen selbst Abrufhilfen geben können. Das eigene Deblockieren des Abrufs über selbst generierte Hinweise wird im Rahmen eines strategieorientierten Vorgehens mit den Kindern erarbeitet und eingesetzt (Kap. 4.2.3).

4.2.3 Strategietherapie

Strategieorientierte Ansätze zielen auf die Vermittlung von allgemeinen lexikalischen Lernstrategien. Ziel ist es, das Kind bei der eigenaktiven Erweiterung seiner lexikalischen Fähigkeiten über die konkrete Therapiesituation hinaus zu unterstützen. Hierzu werden ihm unterschiedliche Strategien an die Hand gegeben, mithilfe derer es

- auf unbekannte Wörter aufmerksam werden soll (Erwerbsstrategien),
- lernt, Wörter sicherer im mentalen Lexikon zu verankern (Speicherstrategien) und

- Möglichkeiten erwirbt, mit Schwierigkeiten beim Zugriff auf diese Wörter umzugehen (Abrufstrategien).

Gerade mit älteren Kindern und Jugendlichen können zusätzlich auch kompensatorische Strategien zur Erleichterung der alltäglichen Kommunikation erarbeitet werden.

Selbstmanagement

Während Lernprozesse in Elaborations- und Abruftherapien eher implizit innerhalb der gemeinsamen Spielhandlung stattfinden, setzt das strategieorientierte Vorgehen einen hohen Grad an Sprachbewusstheit voraus. Metasprachliche und -kognitive Elemente werden eingesetzt, um das Wortwissen selbst zum Gegenstand der Betrachtung zu machen.

Im Sinne des „Selbstmanagements“ (Glück 2007, 154) wird der selbstständige und bewusste Umgang mit den lexikalischen Lücken unterstützt. Die Kinder und Jugendlichen sollen zu „Experten ihrer eigenen Störung“ werden. So sind sie mitverantwortlich für die Entwicklung und Umsetzung von Unterstützungsangeboten in ihrem Alltag (Glück 2007; Motsch et al. 2022).

Ziel des strategieorientierten Vorgehens ist es stets, die in der umgrenzten Therapiesituation erarbeiteten Prinzipien, Strategien und Verhaltensweisen in den kommunikativen Alltag des Kindes zu übertragen, um unmittelbar die Partizipation und Teilhabe zu verbessern.

4.3 Exemplarische Vorstellung von Therapiemethoden

4.3.1 PLAN – Patholinguistische Therapie bei Sprachentwicklungsstörungen

Die Patholinguistische Therapie bei Sprachentwicklungsstörungen (PLAN) wurde von Siegmüller/Kauschke (2013) als sprachsystematisches Therapiekonzept entwickelt. Zuzuordnen sind die in PLAN vorgeschlagenen Übungsbereiche in erster Linie den beiden Säulen der Elaborations- und der Abruftherapie (Abb. 10). Der hierarchische Aufbau der unterschiedlichen Therapiebereiche ermöglicht es dem Therapeuten, auf unterschiedlichen Niveaus in die Therapie einzusteigen und somit die Auswahl der Therapiebereiche an der individuellen Symptomatik des Kindes zu orientieren. Die Therapiebereiche selbst finden stets als exemplarische Arbeit mit einem ausgewählten Therapiewortschatz innerhalb eines semantischen Feldes statt.

Therapiebereiche bei PLAN (nach Siegmüller/Kauschke 2013; Siegmüller et al. 2016)

1 **Begriffsbildung**
2. **Erwerb und Festigung von Wörtern**
3. **Strukturierung und Organisation von Wortbedeutungen**
4. **Wortform: Repräsentation und Zugriff**

Methodenvielfalt

Grundsätzlich werden in den verschiedenen Therapiebereichen unterschiedliche Methoden eingesetzt und miteinander kombiniert (Siegmüller/Kauschke 2013; Siegmüller et al. 2016):

- **Inputspezifizierung:** Neue Wörter werden hochfrequent und prägnant im Sprachinput präsentiert. Hintergrund ist die Annahme, dass spracherwerbsgestörte Kinder nur unzureichend dazu in der Lage sind, die relevanten Informationen aus dem alltäglichen Sprachinput zu extrahieren (Kap. 2.3) und daher einen spezifisch aufbereiteten, „konzentrierten" Sprachinput benötigen. Hierzu stehen zwei unterschiedliche Möglichkeiten zur Verfügung:
  - **Inputsequenz:** Die Therapeutin liest dem Kind eine Geschichte vor, in der die relevanten Zielstrukturen (z. B. die Wörter des exemplarischen Therapiewortschatzes) besonders gehäuft vorkommen. Das Kind ist ausschließlich in der Zuhörer-Rolle (Rupp 2013). Begleitendes Bildmaterial kann eingesetzt werden, so dass eine Situation ähnlich einer Bilderbuchbetrachtung hergestellt wird (Kauschke et al. 2016).
  - **Interaktive Inputspezifizierung:** Kind und Therapeutin handeln gemeinsam im Spiel, das die Therapeutin sprachlich mit dem spezifisch aufbereiteten Sprachinput begleitet. Kauschke et al. (2016) favorisieren aufgrund der höheren Inputstärke die reinen Inputsequenzen.
- **Modellierung der kindlichen Äußerungen:** Fehlerhafte oder unvollständige kindliche Äußerungen werden über den Einsatz von korrektivem Feedback oder anderen Modellierungstechniken korrigiert, umgeformt oder erweitert (Dannenbauer 2002; Füssenich 2002).

Eine Übersicht über Modellierungstechniken mit Beispielen findet sich bei

Rupp, S. (2013): Semantisch-lexikalische Störungen bei Kindern. Sprachentwicklung: Blickrichtung Wortschatz. Springer, Berlin/Heidelberg, 173.

- **Übungen:** Semantische oder phonologische Repräsentationen werden innerhalb von rezeptiven oder produktiven Übungen gefestigt.
- **Metasprache:** In metasprachlichen Einheiten wird über die Struktur des mentalen Lexikons reflektiert (z. B. Anordnung von Nomen in Begriffshierarchien).

Auswahl von Therapiebereichen

Der Therapiebereich „Begriffsbildung“ wird für Kinder empfohlen, denen bereits grundlegende, vorsprachliche Konzepte fehlen. Ihnen sollen umfangreiche, konkrete Erfahrungen mit den Dingen ermöglicht werden. Erst nachdem die Kinder Gelegenheit zur Exploration des Materials bekommen haben, folgen spezifische Inhalte der lexikalischen Therapie in den folgenden Therapiebausteinen.

Der Therapiebereich „Erwerb und Festigung von Wörtern“ zielt auf eine Erweiterung des rezeptiven und expressiven Wortschatzumfangs. Zudem soll innerhalb dieses Therapiebereichs der Fast-mapping-Prozess des Kindes angestoßen werden. Neue Wörter werden innerhalb dieses Therapiebereichs zunächst rezeptiv, anschließend expressiv gefestigt.

Im Therapiebereich „Strukturierung und Organisation von Wortbedeutungen“ wird vor allem die Speicherqualität der semantischen Repräsentationen sowie ihre Vernetzung im mentalen Lexikon in den Blick genommen. Methodisch werden semantische Merkmale erarbeitet und versprachlicht sowie semantische Sortier- und Kategorisierungsübungen durchgeführt. Ein Schwerpunkt liegt dabei auf der Unterstützung taxonomischer Gliederungsprinzipien. Zudem werden semantische Relationen, z. B. die Begriffshierarchien bei Nomen oder die Antonymie bei Adjektiven, visualisiert.

Der vierte Therapiebereich „Wortform: Repräsentation und Zugriff“ fokussiert schließlich die Ausdifferenzierung sowie den verbesserten Zugriff auf die phonologischen Wortformen. Dieser Übungsbereich richtet sich in erster Linie an wortfindungsgestörte Kinder (Siegmüller/Kauschke 2013; Siegmüller 2008; Beier 2013; Beier/Siegmüller 2013; Gnadt 2016).

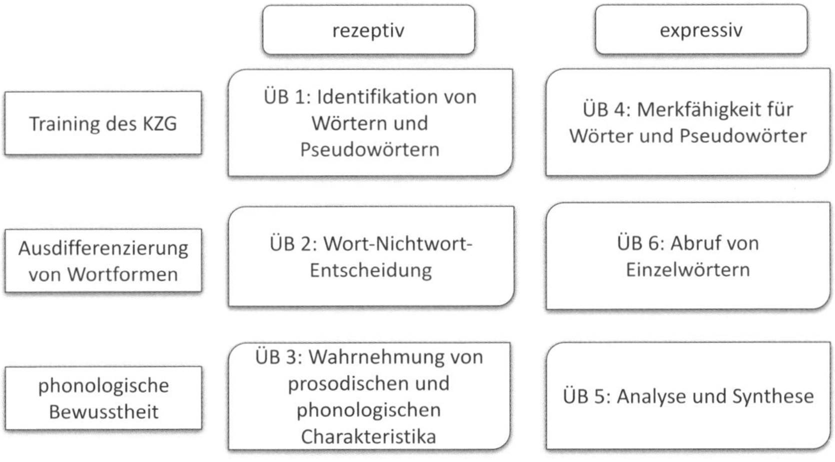

Abb. 11: Übungsbereiche PLAN bei Wortfindungsstörungen (nach Beier 2013; Gnadt 2016)

Wortfindungstherapie nach PLAN

Wie aus Abbildung 11 hervorgeht, findet die Therapie von Wortfindungsstörungen (WFS) nach PLAN auf den drei Ebenen „Training des Kurzzeitgedächtnisses“, „Ausdifferenzierung von Wortformen“ und „Phonologische Bewusstheit“ statt. Dies begründet sich damit, dass Defizite innerhalb der phonologischen Informationsverarbeitung für die Verursachung von kindlichen Wortfindungsstörungen als zentral angesehen werden. Die Intervention richtet sich daher in erster Linie auf die Verbesserung der Sprachverarbeitungsfähigkeiten sowie auf die Ausdifferenzierung der phonologischen Wortformen (Beier/Siegmüller 2013; Gnadt 2016). Versucht man eine Zuordnung zu den anfangs vorgeschlagenen drei Säulen der Wortschatztherapie, finden sich in der Wortfindungstherapie nach PLAN sowohl Elemente der phonologischen Elaborations- als auch der Abruftherapie. Insgesamt werden drei rezeptive und drei expressive Übungsbereiche vorgeschlagen. Die rezeptive Arbeit ist den expressiven Bereichen jeweils vorgeschaltet.

Übungsbereiche

- **Übungsbereich 1 – Identifikation von Wörtern und Pseudowörtern:** Aufgabe des Kindes ist es, ein Signalwort in einer vorgegebenen Wortreihe zu identifizieren. Unterschiedliche Anforderungsniveaus können über eine systematische Variation von Wortfrequenz und -länge, die phonologische Ähnlichkeit von Signal- und Ablenkerwörtern sowie den Einsatz von Pseudowörtern als Signalwörter hergestellt werden.
- **Übungsbereich 2 – Wort-Nichtwort-Entscheidung:** Das Kind soll entscheiden, ob es sich bei dem vorgesprochenen Wort um ein real existierendes Wort oder um ein Pseudowort (Quatschwort, Roboterwort, o. Ä.) handelt. Die phonologische Ähnlichkeit sowie die Wortfrequenz werden auch hier systematisch variiert.
- **Übungsbereich 3 – Wahrnehmung von prosodischen und phonologischen Charakteristika:** In diesem Übungsbereich wird die phonologische Bewusstheit des Kindes gefördert, wobei zunächst ausschließlich rezeptive Leistungen von ihm erwartet werden (z. B. Reimentscheidungen treffen).
- **Übungsbereich 4 – Merkfähigkeit für Wörter und Pseudowörter:** Aufgabe des Kindes ist das kurzzeitige Merken und Wiedergeben von Einzelwörtern, Wortsequenzen und Pseudowörtern jeweils mit steigender Silbenanzahl.
- **Übungsbereich 5 – Analyse und Synthese:** Hier werden Übungen zur Förderung der phonologischen Bewusstheit durchgeführt, bei denen von den Kindern eine expressive Leistung verlangt wird. Hierzu gehört das Segmentieren von Wörtern in Silben oder einzelne Phoneme, sowie die Synthese von Silben oder Lauten zu Wörtern.
- **Übungsbereich 6 – Abruf von Einzelwörtern:** Dieser expressive Übungsbereich zielt auf den hochfrequenten Abruf von exemplarisch ausgewählten Einzelwörtern, die die Eltern des Kindes als besonders problematisch eingeschätzt haben (Beier 2013). Hierzu werden Kontexte geschaffen, die einen mehrfachen Abruf dieser Wörter erfordern. Ziel ist der mindestens dreimalige, spontane Abruf des Wortes in einer Therapieeinheit.

Insbesondere für Kinder mit hohem Störungsbewusstsein empfehlen die Autorinnen den Einsatz einer „Abrufhilfe“ oder „Abrufkarte“ (Siegmüller/Kauschke 2013; Beier 2013). Diese kann das Kind immer dann einsetzen, wenn in realen Kommunikationssituationen Abrufschwierigkeiten auftreten. Die Situation wird dann „eingefroren“ und der Therapeut hilft dem Kind mit der größtmöglichen externen Hilfe (z. B. semantische Hilfe, phonologische Hilfe, Vorgabe des Wortes) beim Deblockieren seines Abrufs (Gnadt 2016).

semantische und phonologische Inhalte in PLAN

Im Gegensatz zu den oben beschriebenen semantisch ausgerichteten Therapiebereichen 1-3 erfolgt die Auswahl des Wortmaterials für wortfindungsgestörte Kinder in Therapiebereich 4 nicht anhand von semantischen Überlegungen. Vielmehr steht hier die phonologische Struktur eines Wortes, seine Silbenanzahl und seine Wortfrequenz für die Auswahl im Mittelpunkt. Die Wortfindungstherapie ist damit sowohl inhaltlich als auch methodisch weitgehend losgelöst von der vorherigen Arbeit an den drei semantisch orientierten Therapiebereichen. Dies ist durchaus so gedacht. So richtet sich die soeben skizzierte Wortfindungstherapie ausschließlich an „Kinder, die eine Verarbeitungsstörung, nicht aber lexikalische und/oder semantische Defizite aufweisen" (Beier 2013, 4). Aus patholinguistischer Sicht basiert die WFS auf der sogenannten Abrufhypothese (Kap. 2), derzufolge defizitäre Speicherbedingungen der lexikalischen Repräsentationen eine untergeordnete Rolle bei der Verursachung spielen, weshalb sie auch in der Konzeption von Therapiemaßnahmen nicht berücksichtigt werden müssen (Gnadt 2016).

Möglicherweise zusätzlich bestehende semantische Unsicherheiten eines Kindes sollten „in einer eigenen Therapiephase vor der Wortfindungstherapie" bearbeitet werden (Siegmüller 2008, 9).

Evidenznachweise PLAN

Die Effektivität des patholinguistischen Vorgehens für lexikalisch gestörte Kinder wurde im Rahmen einiger Fallstudien evaluiert (Siegmüller/Fröhling 2003; Siegmüller 2008). Eine Reihe von Effektivitätsstudien wurde zudem zur Methode der Inputspezifizierung bei Kindern im Late-Talker-Stadium durchgeführt (Siegmüller/Ringmann 2015 für einen Überblick).

Siegmüller und Fröhling (2003) evaluierten eine semantische Elaborationstherapie nach PLAN mit Fokus auf der semantischen Kategorisierung. Sechs Late-Talker-Kinder im Alter zwischen 2;2 und 2;10 Jahren bildeten die Untersuchungsgruppe und wurden mit sechs alters- und sprachähnlichen Kindern einer Kontrollbedingung (Wartegruppe) verglichen. Nach elf bis 25 Therapieeinheiten zeigte sich ein signifikant größerer Zuwachs im aktiven Wortschatz für die Therapiekinder gegenüber den Kindern in der Kontrollgruppe.

Siegmüller (2008) untersuchte die Effektivität der patholinguistischen Therapie für wortfindungsgestörte Kinder. An der Studie nahmen N = 10 Kinder im Alter zwischen 4;10 und 10;4 Jahren teil. Die Kinder erhielten zwischen 14 und 25 Therapieeinheiten mit PLAN. Bei acht der zehn Kinder zeigte sich eine signifikante Zunahme der Wortabrufgeschwindigkeit. Da jedoch keine unabhängige Kontrollgruppe vorhanden war, sind interventionsunabhängige Wirkfaktoren, wie allgemeine Reifungsprozesse, nicht auszuschließen. Dies gilt insbesondere, da für viele Altersgruppen noch keine zuverlässigen Normdaten für das Schnellbenennen vorliegen, wir also nicht genau wissen, wie stark sich die Zugriffsgeschwindigkeit altersbedingt innerhalb eines bestimmten Zeitraumes erhöht.

4.3.2 Wortschatzsammler

„Wortschatzsammler“ ist ein strategieorientiertes Therapiekonzept für lexikalisch gestörte Vorschul- und Schulkinder. Es wurde von Motsch, Marks und Ulrich entwickelt und hinsichtlich seiner Effektivität in zwei umfassenden Interventionsstudien überprüft (Kap. 4.4, Motsch et al. 2022; Ulrich 2012; Marks 2017).

Zielgruppe

Zielgruppe der Wortschatzsammler-Therapie sind in erster Linie wortschatzauffällige Kinder mit einer (spezifischen) Sprachentwicklungsstörung. Positive Erfahrungen liegen jedoch auch für Kinder mit leichteren kognitiven Einschränkungen im Bereich der Lernbehinderung vor. Das Konzept hat sich für Kinder mit unterschiedlichen lexikalischen Störungsschwerpunkten (Kap. 2) als effektiv erwiesen (Ulrich 2012; Motsch / Ulrich 2012a). Die Therapie eignet sich ausdrücklich auch für Kinder, die mit mehr als einer Sprache aufwachsen (Motsch / Marks 2015b). Die in der Therapie vermittelten Prinzipien und Strategien sind zunächst einmal sprachunspezifisch, weshalb sie auch auf die andere, nicht-therapierte Sprache des Kindes angewandt werden können. Erste Hinweise für positive Übertragungseffekte auf die nicht-therapierte Erstsprache der Kinder liegen vor (Motsch / Marks 2016).

Das Wortschatzsammler-Konzept eignet sich für Kinder ab dem Alter von vier Jahren und kann erfahrungsgemäß gut bis zum Ende der 2. Schulklasse eingesetzt werden. Daran schließt sich ein modifiziertes Konzept für ältere Schulkinder an, dessen Einsatz abhängig von den schriftsprachlichen Fähigkeiten des Kindes ab der 2. bzw. 3. Schulklasse empfohlen werden kann (Motsch et al. 2022).

Im Folgenden werden zunächst die grundlegenden Prinzipien, Methoden und Vorgehensweisen beschrieben, die beiden Konzepten zugrunde liegen, bevor anschließend ein Ausblick auf die Modifikationen erfolgt, die für die älteren Schulkinder vorgenommen wurden.

Eine ausführliche Beschreibung beider Therapiekonzepte mit exemplarischen Dialogbeispielen sowie umfangreichem Online-Therapiematerial enthält

Motsch, H.-J., Marks, D.-K., Ulrich, T. (2022): Wortschatzsammler. Evidenzbasierte Strategietherapie lexikalischer Störungen im Kindesalter. 4. Aufl. Ernst Reinhardt, München

Kürzere Falldarstellungen finden sich zudem bei

Marks, D.-K. (2015): Wortschatzsammler im Schulalter – Kasuistische Illustrationen. Logos 23 (4), 280-289 sowie
Ulrich, T., Schneggenburger, K. (2012): Lexikalische Strategietherapie für Vorschulkinder mit dem „Wortschatzsammler“. Sprachförderung und Sprachtherapie in Schule und Praxis 2 (2), 63-71.

Ziel: Hilfe zur Selbsthilfe

Das Ziel der Wortschatzsammler-Therapie besteht darin, die Reaktionen des Kindes in den Situationen zu verändern, in denen ihm lexikalisches Wissen fehlt oder dieses nicht abrufbar ist. Über den Einsatz von Erwerbs-, Speicher- und Abrufstrategien erhält das Kind die Möglichkeit, eigenaktiv seine lexikalische Entwicklung voranzutreiben. Die Therapie stellt somit „Hilfe zur Selbsthilfe" dar (Motsch et al. 2022).

Prinzipien

Viele wortschatzauffällige Kinder haben in der Vergangenheit negative Erfahrungen aufgrund ihrer lexikalischen Defizite gemacht. Für viele Kinder ist die Tatsache, dass sie die Bezeichnungen für viele Dinge nicht kennen oder zu wenig Wissen über Wörter haben, ein Grund für Scham und Frustration. In unserer Gesellschaft ist Nicht-Wissen zudem grundsätzlich negativ besetzt, weshalb selbst wir Erwachsenen uns oft davor scheuen, etwas zu fragen, da wir Angst haben, dies könne eine „dumme" Frage sein. Innerhalb der Wortschatzsammler-Therapie soll diese Grundhaltung verändert werden: Das Entdecken von unbekannten Wörtern wird nun zum Erfolgserlebnis für die Kinder. Sie erfahren, dass das Nicht-Kennen oder das Nicht-Wissen als etwas Positives aufgefasst wird und schöpfen daraus den Mut, sich fehlendes Wissen aktiv zu erfragen. Die Fragen des Kindes werden als Geschenke aufgefasst. Sie sind besonders wertvoll, da sie dabei helfen, die lexikalische Entwicklung des Kindes voran zu treiben (Kap. 1). Es ist wichtig, dass auch die Eltern und Bezugspersonen des Kindes eine wertschätzende Haltung gegenüber den kindlichen Fragen einnehmen.

Methode

Die Rahmenhandlung der Therapie bildet eine Schatzsuche mit dem Piraten Tom, einer Zweihandpuppe. Mit ihm darf das Kind auf eine Schatzsuche gehen. Ziel der Schatzsuche ist es, möglichst viele Schätze in Form von *unbekannten* Dingen zu sammeln.

Unbekannte Dinge (= Schätze) bei der Schatzsuche:

- Die Wortbedeutung ist unbekannt: „Ich weiß nicht, wofür man das braucht, was man damit macht, ..."
- Die Wortform ist unbekannt: „Ich weiß nicht, wie das heißt."
- Wortform und/oder Wortbedeutung sind gerade aktuell nicht abrufbar: „Ich kenne das, aber weiß nicht mehr, wie das heißt."

Die Erwerbs-, Speicher- und Abrufstrategien werden am Modell der Handpuppe Tom präsentiert. Da die Vermittlung der Strategien nicht direkt, sondern in Form des Modelllernens erfolgt, können bereits Kinder im frühen Vorschulalter mit noch eingeschränkten metalinguistischen und -kognitiven Fähigkeiten diese imitieren und übernehmen. Zudem wird über den Einsatz einer Handpuppe selbst in der Einzeltherapie stets eine „Dreier-Konstellation" hergestellt, in der eine Person fragen, eine weitere antworten und das Kind beobachten kann.

neuer Blick

Der neue Blick ist der erste Schritt in ein verändertes Wortlernverhalten. Bei den Kindern soll die Neugier auf neue Wörter geweckt werden. Sie lernen, ihre Aufmerksamkeit stärker auf die Dinge, Tätigkeiten und Personen in ihrer Umgebung zu lenken, die sie noch nicht kennen, als auf das, was ihnen schon bekannt ist. Diesen „Entdeckerblick" erwerben die Kinder zunächst mit dem Blick in die Schatzkiste. Während sie in den ersten Stunden oftmals erst einmal die bekannten Dinge herausholen und stolz mit einem „Das kenn ich schon!" präsentieren, erfahren sie durch die Reaktion von Tom („Ach schade, dann ist das ja kein Schatz für dich!"), dass sie an dieser Stelle „umdenken" müssen. Das Finden von Schätzen wird vor allem in den ersten Therapiestunden besonders stark positiv verstärkt („Du weißt nicht, wie das heißt? Prima, dann hast du ja schon einen Schatz gefunden!"), um dies zu unterstützen. Einmal erworben soll der „Entdeckerblick" von den Kindern mit in ihren Alltag genommen werden, so dass sie auch außerhalb des Therapieraums und der Therapiestunde ihre Augen und Ohren für neue und unbekannte Wörtern offen halten.

neuer Mut

Mit dem Entdecken eines Gegenstandes oder einer Handlung als „Schatz" stellt das Kind somit fest, dass ihm lexikalisches Wissen zu einem Referenten fehlt. Es kann sich nun helfen, indem es sich das fehlende lexikalische Wissen eigenaktiv erfragt. Am Modell der Handpuppe Tom werden unterschiedliche Fragestrategien angeboten, mit denen verschiedene Aspekte des Wortwissens erfragt und so die gefundenen Schätze semantisch oder phonologisch elaboriert werden können.

Mögliche Fragen nach der Wortbedeutung sind:

- Was macht man damit?
- Wofür braucht man das?
- Wer hat so etwas?
- Wie sieht das aus?
- Wer macht so etwas? (bei Verben)
- Was kenne ich, das so ähnlich ist?

Mögliche Fragen nach der Wortform sind:

- Wie heißt das?
- Wie nennt man das?
- Was macht er/sie? (bei Verben)

Während in der Elaborationstherapie der Therapeut ihm wichtig erscheinende Merkmale auswählt und dem Kind anbietet, entscheidet im Wortschatzsammler-Konzept das Kind selbst, welches die „wichtigen Informationen" sind, die ihm zu seinem Schatz fehlen und die es sich erfragen möchte. Ist das Kind unsicher über die Funktion und den Gebrauch eines Gegenstandes, wird es danach fragen; ist es unsicher über die Klanggestalt des Wortes, wird es vor allem danach fragen. Der Therapeut sowie das Modell der Handpuppe Tom unterstützen das Kind dabei, immer stärker eigenaktiv und zielgerichtet Fragen zu seinen Schätzen zu stellen. Während viele Kinder zu Beginn der Therapie noch nicht genügend Mut aufbringen, um Fragen zu stellen, ist erfahrungsgemäß spätestens in der fünften Therapiestunde jedes Kind dazu in der Lage, eigenaktiv und selbstständig Fragen zu seinen Schätzen zu stellen.

neues Know-how

Unter dem neuen Know-how werden unterschiedliche Strategien zusammengefasst, mit denen zum einen das Einspeichern und zum anderen der Abruf von Wörtern unterstützt werden sollen. Bei den Vorschulkindern sind dies im Wesentlichen zwei Speicherstrategien (oder „Tricks").

Speicherstrategien

Silbisches Durchgliedern: Das silbische Durchgliedern ermöglicht es, vor allem längere oder phonologisch komplexe Wortformen besser analysieren und im mentalen Lexikon abspeichern zu können. Hierzu werden die Silben des Wortes geklatscht, geklopft oder gehüpft. Dieser Speichertrick kommt insbesondere dann

zum Einsatz, wenn das Kind Silbenauslassungen oder -hinzufügungen vornimmt (z. B. Fiebermeter, Stethostoskop). Die Anzahl der korrekten Silben kann dann zusätzlich über das Legen von Steinchen o. Ä. visualisiert werden.
Aktivieren des Rehearsal-Prozesses (Zaubertrick): Über eine Aktivierung des Rehearsal-Prozesses soll die bei lexikalisch gestörten Kindern oftmals eingeschränkte Kapazität der phonologischen Schleife des Arbeitsgedächtnisses (Kap. 2) kompensiert werden. Während sprachunauffällige Kinder etwa ab dem Schuleintritt das Rehearsal bewusst als Strategie einsetzen (Gathercole et al. 1994), können über die kindgerechte Vermittlung als Zaubertrick bereits die vierjährigen wortschatzauffälligen Kinder von dieser äußerst effektiven Arbeitsgedächtnisunterstützung Gebrauch machen (Ulrich / Schneggenburger 2012). Beim Zaubertrick wird das zu merkende Wort dreimal etwas verlangsamt, aber mit korrekter Betonung gesprochen. So wird das Wort „in den Kopf des Kindes gezaubert“.

Bei den älteren Schulkindern wurde eine Reihe von weiteren Speicherstrategien hinzugenommen, die sich aufgrund der fortgeschrittenen metalinguistischen und -kognitiven Fähigkeiten der Kinder als angemessen und hilfreich herausstellten (Marks 2015, 2017; Motsch et al. 2022).

Abrufstrategien

Gelingt dem Kind der schnelle und gezielte Zugriff auf ein bestimmtes Wort nicht, muss es das langfristige Ziel der Therapie sein, die Kinder zum eigenständigen Deblockieren über selbst generierte Hinweisreize zu befähigen (self-priming / self-cueing, Kap. 1). Nur so können abrufgestörte Kinder langfristig unabhängig von externen Hilfen durch Therapeuten, Eltern oder Lehrer werden. Um die Kinder an diese kognitiv äußerst anspruchsvolle Aufgabe heranzuführen, demonstriert auch die Handpuppe Tom mögliche Abrufschwierigkeiten und generiert eigene Hinweise, um sich selbst zu deblockieren. Mit älteren Kindern wird konkret das Vorgehen erarbeitet, um sich Abrufhinweise zu generieren und diese zum Abruf zu nutzen (Therapieeinheiten 18 bis 20 zum „self-priming“ im Schulalter-Konzept; Tab. 18).

Tipp-Tafel

Alle lexikalischen Strategien werden auf einer sogenannten „Tipp-Tafel“ visualisiert (Abb. 12). Sie dient als Erinnerungsstütze für die Strategien, die eingesetzt werden können. Ein Exemplar der Tipp-Tafel ist während der Therapiestunden für das Kind sichtbar und verfügbar (liegt z.B. auf dem Therapietisch), ein weiteres Exemplar findet im Zuge des Transfers einen Platz im häuslichen Alltag des Kindes (z.B. am Platz des Kindes am Esstisch, am Kühlschrank, etc.).

Zielwörter als Transporter

Auch im Wortschatzsammler-Konzept wird ein exemplarisches Set an Wörtern als Material für die Therapie ausgewählt. Entscheidender Unterschied zur Elaborationstherapie ist jedoch, dass das „Lernen“ dieser Wörter, also die Vermittlung eines exemplarischen Therapiewortschatzes *nicht* das Ziel der Therapie ist. Die Wörter stellen also keine „Ziel“-Wörter im eigentlichen Sinne dar. Vielmehr dienen sie als Transporter, mit denen den Kindern die unterschiedlichen lexikalischen Strategien vermittelt werden können. Bei den Vorschulkindern und den jüngeren Schulkindern steht in jeder Therapieeinheit ein Stundenthema mit entsprechendem Wortmaterial im Mittelpunkt. In der Schatzkiste befinden sich in der Regel vier Nomen in Form von Realgegenständen sowie zwei Verbfotos. Mögliche Stundenthemen sind z. B. Einkaufen, Werkzeuge, Am Schreibtisch, Im

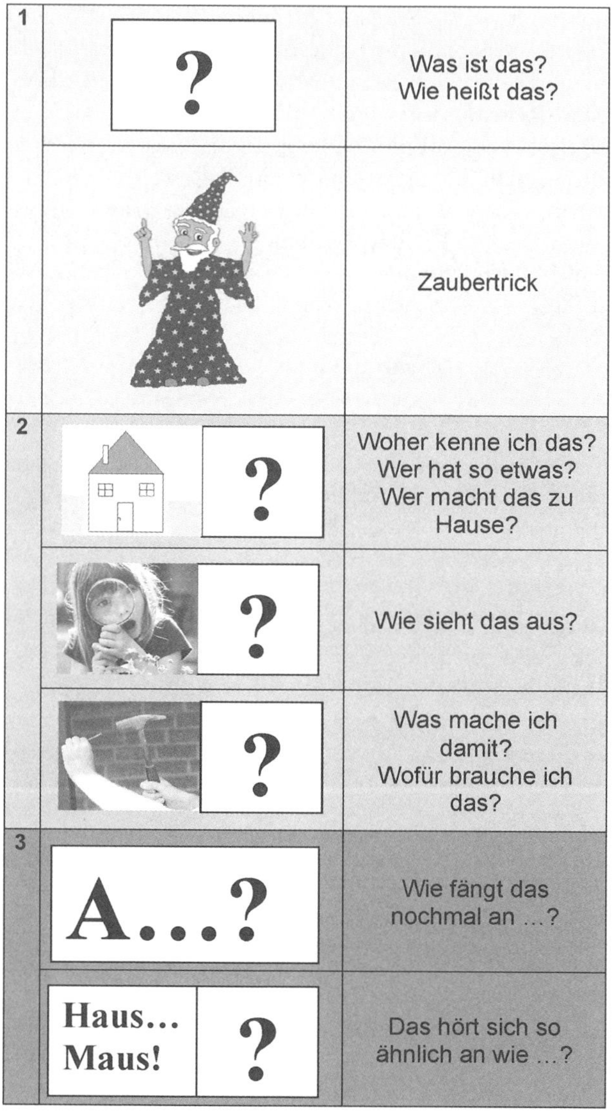

Abb. 12: Tipp-Tafel zur Visualisierung lexikalischer Strategien (Motsch et al. 2022, 205)

Bad, Polizei, Zirkus. Für die älteren Schulkinder befinden sich in der Schatztruhe ausschließlich Bild- und Schriftkarten. Das Wortmaterial gehört nun nicht mehr thematisch zusammen, sondern wird z. B. nach semantischen Relationen ausgewählt (Tab. 18).

Jede Therapiestunde folgt einem festen Ablauf und besteht aus vier Phasen (Tab. 17). Unterschiedlich sind nur die jeweiligen Füllungen der Schatztruhe.

Phasen der Therapiestunde

Tab. 17: Vier Phasen des Wortschatzsammler-Konzepts

	Inhalte	**Ziele**
Phase 1	Suchen und Auspacken der Schatztruhe, Sammeln der Schätze in den Schatzsack	– Aufmerksamkeit auf die lexikalischen Lücken richten – erstmaliges Angebot der Fragestrategien durch Tom
Phase 2	Erkunden und Ausprobieren der gesammelten Schätze, Aktivitäten und Spiele mit den Schätzen	– Fragestrategien zur semantischen und phonologischen Elaboration erlernen und eigenständig einsetzen – Strategien zum verbesserten Einspeichern erlernen und anwenden
Phase 3	Die Kontrollinstanz (Vorschule: Zauberer, Schule: Therapeut) verzaubert die echten Schätze in kleine Fotos.	– erneuter Abruf der Wortform- und -bedeutungsinformationen – Frage-, Speicher- und Abrufstrategien einsetzen wenn notwendig
Phase 4	Schätze sichern im Schatzheft/ Schatzkasten	– semantische Relationen entdecken – Strategien zum semantischen Sortieren und Kategorisieren erwerben

- **Phase 1:** Das Kind darf die Schatztruhe, die zuvor im Therapieraum versteckt wurde, suchen. Ist sie gefunden, dürfen Kind und Tom abwechselnd jeweils einen Schatz in ihren Schatzsuchersack stecken. Schätze sind dabei nur die Dinge, deren Bedeutung oder Wortform unbekannt ist, oder die aktuell nicht benannt werden können. Über das Modell von Tom werden erstmals die Fragestrategien angeboten.
- **Phase 2:** In der zweiten Phase werden die gefundenen Schätze erkundet und ausprobiert. Fragen zur semantischen und phonologischen Elaboration werden am Modell von Tom angeboten und Speicherstrategien eingesetzt, um schwierige Wortformen besser abspeichern zu können. Im Vorschulalter findet eine konkrete Spielhandlung mit den gefundenen Schätzen statt (z. B. einen Nagel einschlagen, als Polizist eine Verkehrskontrolle durchführen, einen Knopf annähen). Im Schulalter werden spielerische Aktivtäten mit dem Wortmaterial durchgeführt (Tab. 18).
- **Phase 3:** Die dritte Phase zielt auf den erneuten Abruf des semantischen und phonologischen Wortwissens zu den gesammelten Schätzen. Bei den Vor-

schulkindern fragt eine weitere Handpuppe, der Zauberer, die Kinder nach Wortform und Wortbedeutung ihrer Schätze. Im Schulalter übernimmt diese Aufgabe der Therapeut. In jedem Fall erhält das Kind ein kleines Foto von seinem Schatz, wenn es dieses Wissen spontan abrufen konnte oder sich über den erneuten Einsatz von Frage-, Speicher- oder Abrufstrategien geholfen hat.

- **Phase 4:** Die Fotos der Schätze werden nun noch gesichert. Dies erfolgt bei den Vorschulkindern in einem Schatzheft. Hierbei werden am Modell von Tom Anregungen zur semantischen Sortierung und Kategorisierung gegeben. Wie bereits ausgeführt, steht im Mittelpunkt dieser Aktivität nicht die Frage nach einer „richtigen" Sortierung, sondern die grundsätzliche Einsicht des Kindes, dass Dinge aufgrund von Gemeinsamkeiten und Unterschieden enger oder weniger eng zusammengehören. Die älteren Schulkinder kleben ihre Schatzfotos auf Karteikarten und schließen diese in einem Schatzkasten sicher weg. Zusätzlich können wichtige semantische Merkmale, thematisierte semantische Relationen oder auch phonologische Charakteristika wie Silbenanzahl oder Anlaut mit auf der Karteikarte festgehalten werden.

Modifikationen für ältere Schulkinder

Auch wenn Ziele, Prinzipien und Ablauf gleich sind, enthält das Wortschatzsammler-Konzept für die älteren Schulkinder einige zusätzliche Elemente, die den fortgeschrittenen sprachlichen und kognitiven Fähigkeiten dieser Kinder Rechnung tragen.

In erster Linie ist hier das *Schriftbild* als wichtige Ressource und zusätzliche Informationsquelle für die Speicherung der Wörter zu nennen.

Das *Wortmaterial*, also die Füllungen für die Schatzkisten, ist den veränderten Bedürfnissen und Fähigkeiten älterer Kinder angepasst. Dementsprechend befinden sich in der Schatztruhe nun keine realen Gegenstände oder Spielgegenstände mehr, sondern ausschließlich Fotos, Zeichnungen und Schriftkarten. Die Auswahl der Wörter orientiert sich nicht mehr an thematischen Aspekten, sondern z. B. an wichtigen semantischen Relationen wie der Hyperonymie (Oberbegriffe, Therapieeinheit 4 und 5, Tab. 18) oder der Antonymie (Gegenteile, Therapieeinheiten 6 bis 8, Tab. 18).

Tabelle 18 zeigt eine Übersicht der 20 bereits entwickelten Therapieeinheiten für die älteren Schulkinder.

Tab. 18: Übersicht über die 20 Therapieeinheiten im Wortschatzsammler-Konzept für die älteren Schulkinder (Motsch et al. 2022, 206)

Einheit	Stundenthema	Aktivitäten in Phase 2
Einführung		
1-2	**Einführung**: Tom und die Schatzsuche kennenlernen	Einführung der Tipp-Tafel und des Schatzkastens
3	Tom und die Schatzsuche kennenlernen, Einführung des Alltagspiraten	Schatzsuche im Therapieraum, Vervollständigung der Tipp-Tafel
Arbeit mit semantischen Relationen		
4-5	**Hyperonyme (Oberbegriffe)**	„Fang den Hut"-Spiel
	Antonyme (Gegenteile)	
6	Adjektive	Botendienst
7	Nomen	Lückensätze
8	Verben	Pantomime
9 **10**	**Polyseme („Teekesselchen")**	Ratespiel Quizsätze
11-12	Homonyme („Teekesselchen")	Trimory I und II
13 **14**	Synonyme	„Fang den Hut"-Spiel Botendienst
Kreativer Wortschatz		
15 **16**	**Präfigierung von Verben**	Ratespiel Pantomime
17	**Nomina Komposita (zusammengesetzte Nomen)**	Memory
Self-priming		
18 **19** **20**	**Mindmap-Arbeit**	Mindmap-Einführung Mindmap-Wettkampf Mindmap-Bingo
	Abschluss: Erhalt der Wortschatzsammler-Urkunde; Verabschiedung von Tom	

Wie aus Tabelle 18 ersichtlich ist, beinhaltet die Therapie auch Elemente zur Förderung des „kreativen Wortschatzes". Hier wird den Kindern aufgezeigt, wie sie ihren vorhandenen Wortschatz kreativ erweitern können, z. B. indem sie unterschiedliche Präfixe vor einen Verbstamm stellen und damit neue Wörter mit potenziell unbekannten Bedeutungen entstehen. In den Therapieeinheiten 18 bis 20 steht schließlich das sogenannte self-priming im Vordergrund. Wie bereits beschrieben, werden die Kinder hier dazu angeleitet, sich selbst Hinweisreize zu nicht-abrufbaren Wörtern zu generieren und sich somit bei Abrufstörungen eigenaktiv zu deblockieren.

Transfer Damit der Einsatz der gelernten Strategien nicht auf die Therapiesituation begrenzt bleibt, kommt dem Transfer der Strategien in den Alltag des Kindes eine entscheidende Rolle zu.

Schatzsuche im Therapieraum Die ersten Schritte in Richtung Transfer machen die Kinder bei einer Schatzsuche im Therapieraum. Diese findet für die Schulkinder in der dritten Therapieeinheit, für die jüngeren Kinder im Laufe der ersten fünf Therapieeinheiten statt. Mit Unterstützung von Tom gelingt es ihnen, ihren „Entdeckerblick" nicht nur auf die Schatzkiste, sondern auch auf andere Dinge im Therapieraum zu richten. In jedem Therapieraum – möge er noch so reizarm eingerichtet sein – findet sich für die Kinder eine ganze Reihe von „Schätzen".

Einbezug von Eltern und Umfeld Sobald die Kinder damit beginnen, erste eigene Fragen in der Therapie zu stellen, ist die Zeit gekommen, um die Anwendung der erlernten Strategien auch nach außen zu tragen. Gerade für die jüngeren Kinder ist dabei die Unterstützung durch die Eltern zentral, um einen erfolgreichen Transfer der Strategien in den Alltag zu erreichen. Es bietet sich an, bereits zu Beginn der Arbeit mit dem Wortschatzsammler-Konzept deutlich zu machen, dass ein solches Vorgehen die elterliche Mitarbeit voraussetzt, damit die Strategien erfolgreich in den Alltag übertragen werden können und so die Therapie möglichst gute Erfolge erzielen kann. Sind die Eltern eines Kindes aus bestimmten Gründen nicht dazu in der Lage dies zu gewährleisten, können alternativ auch Erzieher oder Lehrer als Unterstützer in den Transferprozess eingebunden werden.

Tagespirat Die Aufgabe des Kindes im sogenannten „Tagespiraten" (Motsch et al. 2022) besteht darin, auch zuhause auf die Suche nach unbekannten Wörtern zu gehen. Die Eltern sollen ihr Kind dabei unterstützen und die zuhause gesammelten Schätze wieder mit in die Therapie bringen. In welcher Form dies erfolgt, kann mit den Eltern individuell abgestimmt werden – in einigen Fällen bietet es sich an, wenn die Eltern einen ausgefüllten Sammelplan mitbringen, andere Familien kümmern sich selbst um das Fotografieren der Schätze und / oder das Ausdrucken kleiner Fotos zu den gesammelten Schätzen des Kindes. Indem die häusliche Schatzsuche der Kinder in der Familiensprache erfolgt, werden die Strategien auch in die andere(n) Sprache(n) des Kindes übertragen (Motsch et al. 2022, Gagulo et al. 2021)

Unterrichts- und Wochenendpirat Die älteren Schulkinder gehen nicht nur zuhause, sondern auch im Unterricht auf die Suche nach neuen Wort-Schätzen und bringen diese mit in die Therapie.

In jedem Fall werden die außerhalb der Therapiestunde und des Therapieraumes gesammelten Schätze mit in das Schatzheft bzw. den Schatzkasten der Kinder eingefügt. Für jeden gesammelten Schatz erhalten die Kinder zudem einen Piratenstempel für ihren Sammelplan. Für eine vorher vereinbarte Anzahl an gesammelten Stempeln erhalten die Kinder eine kleine Belohnung.

Therapieabschluss „Wortschatzsammler" versteht sich als „Anstoßtherapie", die den Kindern effektive „Hilfe zur Selbsthilfe" geben und das eigenaktive lexikalische Lernen aktivieren möchte. Dementsprechend findet die Arbeit mit dem Wortschatzsammler immer als zeitlich umgrenzte Kurzzeit-Intervention statt, die maximal 20 Therapieeinheiten umfassen sollte. Die Therapie kann beendet werden, wenn das Kind die vermittelten Speicher-, Erwerbs- und Abrufstrategien in der Therapie eigenaktiv einsetzt und wenn gewährleistet ist, dass der Transfer der Strategien im kommunikativen Alltag des Kindes in Schule, Kindergarten und Elternhaus fortgeführt wird. Letzteres kann sichergestellt werden, indem regelmäßige Kontrolltermine bzw. Elterngespräche vereinbart werden. Viele Kinder werden über ihre lexikalischen Defizite hinaus jedoch noch andere sprachliche Beeinträchtigungen aufweisen, so dass eine kontinuierliche sprachtherapeutische Weiterbetreuung der Kinder ohnehin erforderlich ist. In diesem Fall kann der weiterhin bestehende regelmäßige Kontakt mit den Eltern dazu genutzt werden, das Gelingen des Transfers zu beobachten und mögliche Hilfestellungen oder Unterstützungsangebote bei auftauchenden Schwierigkeiten anzubieten.

4.4 Effektivität von Wortschatztherapie

Wie effektiv sind sprachtherapeutische Maßnahmen im Bereich des Wortschatzes? Antworten darauf zu finden, hat in der Vergangenheit vor allem die englischsprachige Forschungslandschaft versucht. Erst seit Beginn des 21. Jahrhunderts ist auch ein zunehmendes Interesse der deutschen Sprachtherapieforschung für die Beschäftigung mit diesem Thema zu erkennen.

Auflistungen, Beschreibungen und kritische Betrachtungen der international durchgeführten Interventionsstudien finden sich bei:

Glück, C. W. (2003): Semantisch-lexikalische Störungen bei Kindern und Jugendlichen. Therapieformen und ihre Wirksamkeit. Sprache Stimme Gehör 27 (3), 125-134,

Marks, D.-K. (2017): Effektivität lexikalischer Strategietherapie im Grundschulalter unter besonderer Berücksichtigung mehrsprachig aufwachsender Kinder. Adaption des „Wortschatzsammler"-Konzepts und Evaluation im Rahmen einer randomisierten und kontrollierten Interventionsstudie. Inauguraldissertation, Universität zu Köln, Köln,

Motsch, H.-J., Marks, D.-K., Ulrich, T. (2022): Wortschatzsammler. Evidenzbasierte Strategietherapie lexikalischer Störungen im Kindesalter. 4. Aufl. Ernst Reinhardt, München und

Ulrich, T. (2012): Effektivität lexikalischer Strategietherapie im Vorschulalter. Eine randomisierte und kontrollierte Interventionsstudie. Shaker, Aachen.

Eine Übersicht über deutschsprachige Interventionsstudien bietet

Glück, C. W., Elsing, C. (2014b): Lexikontherapie. In: Fox-Boyer (Hrsg.), 173-188.

Die Mehrzahl der durchgeführten Interventionsstudien ist als Einzelfallstudie bzw. Studie mit einer sehr kleinen Stichprobengröße zu charakterisieren. Der Vergleich mit einer unbehandelten Kontrollgruppe fehlt oftmals. Insgesamt wurde die Effektivität von Wortschatztherapie bei Kindern somit auf einem recht niedrigen Evidenzlevel nachgewiesen.

Nach der Cochrane-Klassifikation (Cochrane 2015) liefern randomisierte und kontrollierte Interventionsstudien (engl.: randomized controlled trial, RCT) das höchste Maß an empirischer Evidenz, weshalb sie den „Goldstandard“ für Interventionsstudien im Bereich der evidenzbasierten Medizin darstellen (Motsch 2017; Motsch et al. 2022).

Evidenz Innerhalb der Sprachtherapie-Forschung wird durchaus kontrovers diskutiert, ob dieser Fokus auf Interventionsstudien im RCT-Design der Heterogenität der Patienten und ihren Störungsbildern sowie den individuellen Wirkfaktoren, die den Erfolg einer sprachtherapeutischen Intervention ausmachen, gerecht wird (Marks 2017; Beitrag 3). Dennoch dürfen diese zweifellos bestehenden Herausforderungen kein Grund dafür sein, Interventionsforschung *nicht* auf einem qualitativ hochwertigen Niveau zu betreiben. Vielmehr erscheint es notwendig und sinnvoll, innerhalb des Evaluationsprozesses sowohl methodisch hochwertige qualitative Einzelfallstudien (in der Konzeptionsphase einer Intervention) als auch umfangreiche, quantitative Studien durchzuführen, die den Wirkungszusammenhang zwischen Intervention und Veränderung möglichst eindeutig belegen können (Marks 2017).

Werden die vorhandenen Studien unter diesem Gesichtspunkt betrachtet, so bleiben letztere – die methodisch hochwertigen quantitativen Interventionsstudien in Form von RCT – überschaubar (Tab. 19; vgl. Motsch et al. 2022).

Tab. 19: Übersicht über randomisierte und kontrollierte Interventionsstudien (RCTs) von 1989 bis 2022 zur lexikalischen Therapie bei Kindern

Autoren (Jahr)	Alter der Kinder	Stichprobengröße	Art der Intervention
Justice et al. (2005)	5;0-6;5 J.	N=57	Elaborationstherapie
Zens et al. (2009)	6;2-8,3 J.	N=38	Semantische und phonologische Elaborationstherapie
Ebbels et al. (2012)	9;11-15;11 J.	N=15	Semantische Elaborations- und Abruftherapie mit Strategieelementen
Ulrich (2012), Motsch/Ulrich (2012a, 2012b)	3;9-5;1 J.	N=82	Strategietherapie vs. Elaborations- und Abruftherapie
Marks (2017), Motsch/Marks (2015a, 2015b, 2016)	8;6-10;0 Jahre	N=153	Strategietherapie
Best et al. (2018, 2021)	6;0-8;7 Jahre	N=20	Strategietherapie
Acosta Rodriguez et al. (2020)	5;2-6;3 Jahre	N=99	Semantische Elaborations- und Abruftherapie mit Strategieelementen

Zudem ist die Vergleichbarkeit der bisherigen Studienergebnisse erschwert. Dies lässt sich auf Unterschiede in der Therapiemethodik, der Art der Untersuchungsgruppe, der Anzahl und Dauer der Therapieeinheiten sowie auf die verwendeten Outcome-Maße zurückführen, anhand derer der Erfolg einer Therapie gemessen wurde.

unmittelbare Übungseffekte

Zusammenfassend zeigen die im Zeitraum von 1989 bis 2022 durchgeführten nationalen und internationalen Interventionsstudien, dass mit den durchgeführten therapeutischen Maßnahmen gute Übungseffekte für den in der Therapie geübten, exemplarischen Therapiewortschatz erzielt werden konnten: Die Wörter, die mit den Kindern innerhalb der Intervention „bearbeitet" wurden, konnten nach der Therapiephase besser benannt werden. Wie eingangs ausgeführt, greift dieser unmittelbare Trainingseffekt (oder triviale Übungseffekt) jedoch zu kurz. Eine erfolgreiche Intervention im lexikalischen Bereich muss zu Generalisierungseffekten auf in der Therapie nicht-geübtes Wortmaterial führen, um substanzielle Veränderungen der Kommunikationsfähigkeiten eines Kindes bewirken zu können.

ausbleibende Generalisierungseffekte

Derartige Generalisierungseffekte konnten jedoch in den meisten Interventionsstudien, die Formen reiner Elaborations- und Abruftherapie evaluierten, nicht überzeugend nachgewiesen werden (Glück 2003; Ulrich 2012; Marks 2017; Motsch et al. 2022). Anders stellt sich dies für Therapiemethoden dar, die

- neben Elaborations- und Abruftherapie zusätzlich strategieorientierte Elemente berücksichtigten oder
- ausschließlich auf die Vermittlung von Strategien zielten (Motsch et al. 2022).

In diesen Fällen wurden durch die Therapie auch Leistungsveränderungen erzielt, die unabhängig vom exemplarischen Therapiewortschatz waren. Sowohl Easton et al. (1997) als auch Ebbels et al. (2012) zeigten, dass über eine Wortschatzintervention, die auch strategieorientierte Elemente beinhaltet, langfristige, signifikante Leistungszuwächse in standardisierten und normierten Wortschatztests erzielt werden können. Eine ausführliche Darstellung von Methodik und Ergebnissen sämtlicher Interventionsstudien aus den Jahren 1989 bis 2022 findet sich bei Motsch et al. (2022).

Effektivität von Strategietherapie

Die Überprüfung der Effektivität einer deutschsprachigen Strategietherapie wurde innerhalb des „Wortschatzsammler"-Projekts in mehreren experimentellen Pilotstudien sowie daran anschließend in zwei randomisierten und kontrollierten Interventionsstudien durchgeführt (Ulrich 2012; Motsch/Ulrich 2012a, 2012b; Motsch/Marks 2015a, 2015b, 2016; Marks 2017; Motsch et al. 2022).

Zusammenfassend belegen diese Interventionsstudien, dass eine strategieorientierte lexikalische Therapie bereits mit Kindern ab dem Alter von vier Jahren durchführbar ist. Ein strategieorientiertes Vorgehen führt zu größeren Generalisierungseffekten auf ungeübtes Wortmaterial als eine reine Elaborations- und Abruftherapie. Zudem zeigt sich eine Überlegenheit sogar für das Lernen des exemplarischen Wortmaterials. Die Effektivität der Therapie wurde sowohl für die Einzel- als auch für die Kleingruppentherapie nachgewiesen. Mehrsprachig aufwachsende Kinder können von einem strategieorientierten Vorgehen in zweifacher Hinsicht profitieren: Zum einen zeigen sich positive Effekte auf den deutschen Wortschatz der Kinder, zum anderen gibt es erste Hinweise auf Übertragungseffekte auf die nicht-therapierte Erstsprache der Kinder (Motsch/Marks 2016).

Zusammenfassung

Für die sprachtherapeutische und sprachheilpädagogische Praxis empfiehlt es sich somit auf Basis der vorhandenen Evidenz,

im Rahmen von Elaborationstherapie gezielt semantische und phonologische Aspekte des Wortwissens miteinander zu verknüpfen,

den langfristig stabilen Zugriff auf Wörter des exemplarischen Therapiewortschatzes über den Einsatz von Schnellbenennübungen sicherzustellen,

die traditionellen Formen von Elaborations- und Abruftherapie um das strategieorientierte Vorgehen zu ergänzen bzw. zu ersetzen.

Um die Hintergründe zu verstehen, welche Methode oder welche Kombination von Methoden für das einzelne Kind aus welchen Gründen besonders gut (oder weniger gut) funktioniert, sind weitere empirische Studien zur Wirksamkeit lexikalischer Therapiemethoden von Nöten.

5 Unterricht

5.1 Vorüberlegungen

Der Begriff des sprachheilpädagogischen Unterrichts wird hier als Oberbegriff für das schulische sprachheilpädagogische Handeln verwendet.

> *„Darunter werden alle Methoden und Maßnahmen verstanden, die die sprachlichen Kompetenzen vermitteln, die zum Erreichen der schulischen Lernziele notwendig sind, die basale Voraussetzungen für sprachliches Lernen schaffen und individuelle sprachliche Defizite auf allen sprachlichen Ebenen überwinden sowie mögliche Sekundärbeeinträchtigungen auf personaler, sozialer und kognitiver Ebene minimieren" (Mayer 2009, 109).*

Spannungsfeld der Aufgaben

Legt man ein solches Verständnis zugrunde, bewegt sich die Aufgabe von Lehrkräften im sprachheilpädagogischen Unterricht stets im Spannungsfeld zwischen dem Erfüllen einer *unterrichtlichen* und einer *therapeutischen Aufgabe* (Mayer 2015a): Auf der einen Seite gilt es, Kindern mit sprachlichem Unterstützungsbedarf die curricular verankerten Lern- und Bildungsinhalte trotz ihrer sprachlichen Einschränkungen zu vermitteln (unterrichtliche Aufgabe), auf der anderen Seite sollen vorhandene sprachliche Defizite durch spezifische Förder- und Therapiemaßnahmen bearbeitet werden (Abb. 13).

> *„Die zentrale Aufgabe sprachheilpädagogischen Handelns im schulischen Kontext besteht demnach darin, potenzielle Lernbarrieren für Kinder mit sprachlichen Beeinträchtigungen zu erkennen, zu vermeiden, sie dabei zu unterstützen, diese zu überwinden, um ihnen eine wirksame, gleichberechtigte und aktive Teilhabe am Unterricht zu ermöglichen" (Mayer 2015a, 131).*

Auswirkungen lexikalischer Defizite

Lexikalische Defizite ziehen eine Vielzahl sprachlicher Lernbarrieren für den betroffenen Schüler nach sich. So bereiten vielen Schülern bereits die Aufnahme, die dauerhafte Einspeicherung und / oder der Abruf von „neuen" Wörtern Schwierigkeiten: „So bringt jedes neue Thema, jede fachdidaktische Orientierung stets eine eigene Fachterminologie ein und erweitert damit den Wortschatz" (Glück / Berg 2010, 97). Die Schüler müssen jedoch nicht nur eine große Menge an unterschiedlichem Fachvokabular lernen, sondern auch fremd- sowie bildungssprachliche Ausdrücke. Gerade dem Verstehen und dem Gebrauch von Bildungssprache kommt im schulischen Kontext eine zunehmende Bedeutung zu (Kan / Windsor 2010; Vadasy / Nelson 2012; Glück / Spreer 2015). Viele Schüler haben über die lexikalische Ebene hinaus auch Defizite im Verständnis von größeren sprachlichen Einheiten, also dem Verstehen auf Satz- und Textebene (sententiale semantische Störungen, z. B. Hachul / Schönauer-Schneider 2019). Folgen von semantischen und lexikalischen Defiziten können sich somit auf nahezu jedes Unterrichtsfach negativ auswirken und das Erreichen der Lern- und Bildungsziele nachhaltig gefährden.

Analog zu der von Mayer (2015a) formulierten unterrichtlichen und therapeutischen Aufgabe, postulieren Glück und Spreer (2015) eine kompensatorische / präventive sowie eine rehabilitative Aufgabe für den sprachheilpädagogischen Unterricht mit (semantisch-)lexikalisch gestörten Schülern.

Im Folgenden sollen beide Aspekte genauer umschrieben sowie exemplarisch veranschaulicht werden.

5.2 Unterrichtliche Aufgabe

Die primäre Zielsetzung von Lehrkräften sowohl an Förderschulen mit dem Förderschwerpunkt Sprache als auch innerhalb des inklusiven Unterrichts besteht in der Vermittlung der Lern- und Bildungsziele, die im Curriculum der Regelschule verbindlich verankert sind (Mayer 2015a). Da dies aufgrund der spezifischen Defizite wortschatzauffälliger Schüler deutlich erschwert wird, müssen Lehrkräfte Methoden und Maßnahmen einsetzen, die „ein sprachliches Lernen trotz fehlender sprachlicher Voraussetzungen“ (Mayer 2015a, 132f.) ermöglichen. Den negativen Auswirkungen von semantischen und lexikalischen Defiziten auf die Fähigkeit zur Teilhabe am Unterricht soll damit entgegen gewirkt werden. Wie kann dies nun konkret umgesetzt werden?

Analyse möglicher Lernbarrieren

Voraussetzung ist in jedem Fall die differenzierte Analyse der geplanten Unterrichtsinhalte hinsichtlich möglicher sprachlicher Lernbarrieren (Mayer 2015a). Bezogen auf den Wortschatz impliziert dies vor allem die Frage danach, welche Wörter für das Verständnis der Lerninhalte zentral sind und welches potenziell „schwierige“ Wörter für lexikalisch auffällige Schüler sein könnten. Dabei sollten nicht nur die Inhaltswörter in den Fokus genommen werden, sondern ganz besonders auch den eher kleinen und unscheinbaren Funktionswörtern Beachtung geschenkt werden. Einige Wörter haben in der Alltagssprache eine andere Bedeutung als in der Fachsprache. Dieser Unterschied muss mit den Schülern oftmals explizit thematisiert werden.

Doppeldeutigkeit alltäglicher und fachsprachlicher Begriffe (Verboom 2008):

- „Produkt“: Ergebnis eines Herstellungsprozesses – Ergebnis einer Multiplikation
- „eine gerade Zahl“: Gegenteil von schief – ohne Rest durch zwei teilbar

professionelle Lehrersprache

Das grundlegende Medium, mit dem Verständnisschwierigkeiten der Schüler sowohl kompensatorisch als auch präventiv begegnet werden kann, stellt die professionelle und spezifisch akzentuierte Lehrersprache dar (Mayer 2015a; Reber / Schönauer-Schneider 2022). Folgende Grundprinzipien sind zentral, um lexikalisch gestörten Schülern das Wahrnehmen, Segmentieren und Einspeichern neuer Wörter zu erleichtern (Mayer 2009, 2015a; Reber / Schönauer-Schneider 2022):

- Sicherstellen der kindlichen Aufmerksamkeit: Ist der Blickkontakt aller Schüler vorhanden? Wenn nicht: Sprechpause einlegen, akustische oder visuelle Signale geben.
- Eine leicht verlangsamte Sprechweise erleichtert die Sprachverarbeitung (Kap. 2).
- Der bewusste Einsatz von Sprechpausen gibt den Schülern Zeit zum Nachdenken sowie zum Formulieren von Nachfragen.
- Wichtige Wörter durch Betonung hervorheben: eine kurze Sprechpause vor dem Wort einlegen, dieses dann etwas verlangsamt und besonders deutlich sprechen.
- Wichtige Wörter sollten hochfrequent wiederholt werden („Sprachbombardement“, Reber/Schönauer-Schneider 2022, 105), Verzicht auf Pronominalisierungen.
- Die Einspeicherung phonologischer Wortformen wird über silbisches oder gedehntes Sprechen der Wörter erleichtert.
- Die verbale Information kann durch Mimik und Gestik unterstützt werden.
- Reduktion der sprachlichen Komplexität: Erklärungen und Arbeitsaufträge so formulieren, dass sie von Kindern mit Defiziten im Wort-(und-Satz-)Verstehen entschlüsselt werden können, zusätzliche syntaktisch-morphologische sowie phonetisch-phonologische Anforderungen bei Fokus auf dem lexikalischen Bereich minimieren.

Reduktion sprachlicher Komplexität

Der Reduktion sprachlicher Komplexität kommt eine entscheidende Rolle sowohl für den lautsprachlichen Kontext (z. B. Erläuterungen, Aufforderungen, Arbeitsanweisungen) als auch für den schriftsprachlichen Kontext zu (z. B. Arbeitsaufträge, Sach- und Lesetexte, Sachaufgaben im Mathematikunterricht). Grundlegendes Prinzip sollte hier die Konzentration auf die jeweils relevanten Informationen sein. Irrelevante „Randbemerkungen“ sowie unwichtige Nebeninformationen führen bei vielen Schülern zu einer Ablenkung von der eigentlichen Kern-Aufgabe. Sie können und sollten in der Regel ersatzlos gestrichen werden. Insbesondere innerhalb von Sachaufgaben im Mathematikunterricht werden Informationen darüber hinaus oftmals implizit formuliert. Auch das Entschlüsseln von indirekten Informationen, ebenso wie von übertragenen Bedeutungen oder Metaphern, kann für lexikalisch gestörte Kinder eine Herausforderung darstellen. Bestehen neben dem defizitären Verständnis auf Wortebene zusätzliche Beeinträchtigungen des Satz- und Textverstehens, sind weitere Lernbarrieren zu erwarten. Hierzu gehören z. B. das Entschlüsseln von Vor- und Nachzeitigkeit anhand entsprechender Konjunktionen, das Verständnis komplexer syntaktischer Gefüge aus Haupt- und Nebensätzen oder das Herstellen von Kohäsionsbezügen (Mayer 2009, 2015a, 2015b; Hachul/Schönauer-Schneider 2019).

Konkrete Anregungen und Kriterien für die Optimierung von Lesetexten finden sich bei:

Mayer, A. (2015b): Kriterien zur Erstellung sprachlich optimierter Lesetexte für Kinder mit Sprachverständnisschwierigkeiten. Praxis Sprache 60 (4), 221-228.

Visualisierungen Um die oftmals eingeschränkten auditiven Wahrnehmungs- und Verarbeitungsfähigkeiten sprachauffälliger Kinder zu entlasten, bietet sich die Nutzung des visuellen Kanals als kompensatorische Ressource an. Aufforderungen und Arbeitsanweisungen sollten somit wenn immer möglich nicht nur verbal gegeben, sondern auch schriftlich fixiert werden. Zu neuen Wörtern wird immer auch das Schriftbild präsentiert und erarbeitet. Semantische, phonologische und morphologische Aspekte, die gemeinsam besprochen wurden, können vielfältig visualisiert werden (Abb. 13). Dies ermöglicht eine langfristige Verfügbarkeit der Information über das schnelle Verblassen des auditiven Eindrucks hinaus.

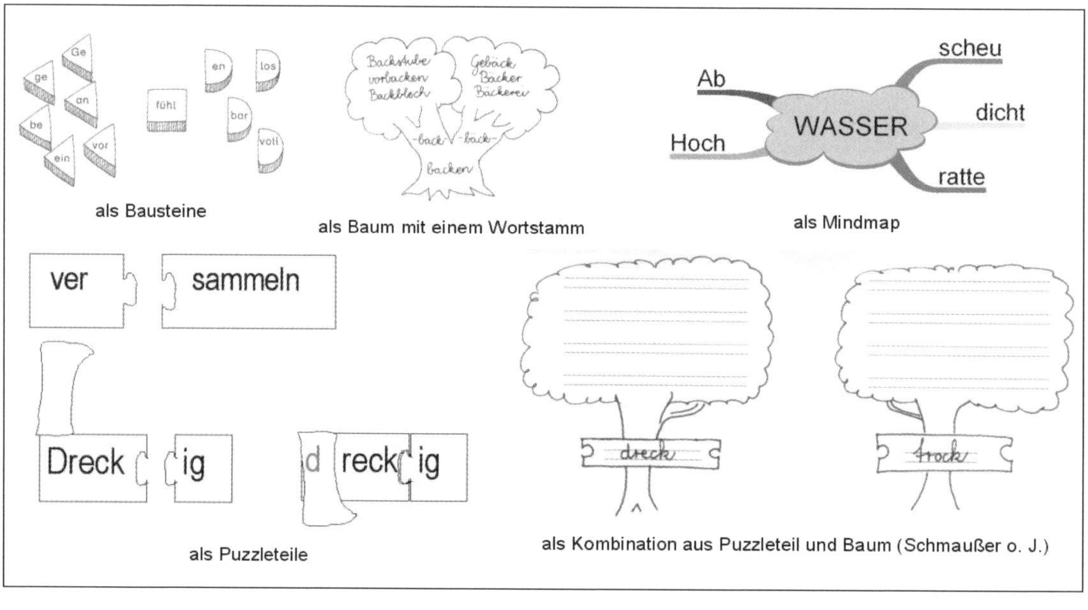

Abb. 13: Visualisierungen von Wortbausteinen (Reber/Schönauer-Schneider 2022, 57)

Auch wenn sich im Rahmen der unterrichtlichen (oder kompensatorischen/präventiven) Aufgabe somit viele Bemühungen auf eine Reduktion der sprachlichen Anforderung konzentrieren, gibt Mayer (2015a, 134) zu bedenken:

„Da zu jedem neuen Lerninhalt mehr oder weniger auch ein Wortschatz gehört, den die Kinder kennen und verwenden lernen müssen, kann und darf es kein Prinzip des sprachheilpädagogischen Unterrichts sein, auf potenziell unbe-

kannte Wörter zu verzichten. Allerdings muss sich die Lehrkraft in der Unterrichtsplanung der für das Verstehen eines Lehrinhalts zentralen Wörter bewusst werden und sowohl die Semantik als auch die Phonologie im Unterricht gezielt thematisieren."

Wortschatzerweiterung als grundlegendes Unterrichtsprinzip

Die Wortschatzerweiterung um fachspezifisches Vokabular sowie fremd- und bildungssprachliche Begriffe ist als grundlegendes Prinzip jeden Unterrichts zu beschreiben (Reber/Schönauer-Schneider 2022). Überlegungen zur sprachsensiblen Gestaltung des Fachunterrichts nehmen heterogene Lernausgangslagen der Schülerklientel, zum Beispiel im Rahmen eines Erwerbs von Deutsch als Zweitsprache, in den Blick, um v.a. bildungssprachliche Erwerbsprozesse zu unterstützen. Kinder mit lexikalischen Störungen benötigen darüber hinaus jedoch spezifische Unterstützungsmaßnahmen aus dem sprachheilpädagogischen Methodenspektrum, damit ihren Einschränkungen im Bereich der Sprachverarbeitung begegnet werden kann (Spreer 2020). Die gezielte und spezifische Unterstützung lexikalisch gestörter Kinder bei der Erweiterung ihres Wortschatzes sowie bei der Einspeicherung von und dem Zugriff auf lexikalische Einträge stellt somit eine weitere wichtige Aufgabe von Sprachheilpädagogen dar, die sowohl im Dienste der unterrichtlichen Aufgabe steht, als auch in den Bereich der therapeutischen Aufgabe hinein reicht.

5.3 Therapeutische Aufgabe

Die therapeutische Aufgabe der Lehrkraft bezieht sich auf sämtliche Maßnahmen, die auf eine „Überwindung sprachlicher Probleme" (Mayer 2015a, 135) des Schülers abzielen. Im Bereich des Wortschatzes impliziert dies, dass sowohl die allgemeine Wortschatzerweiterung als auch die spezifische, individualisierte Wortschatztherapie hierunter zu fassen sind (Reber/Schönauer-Schneider 2022, Abb. 14).

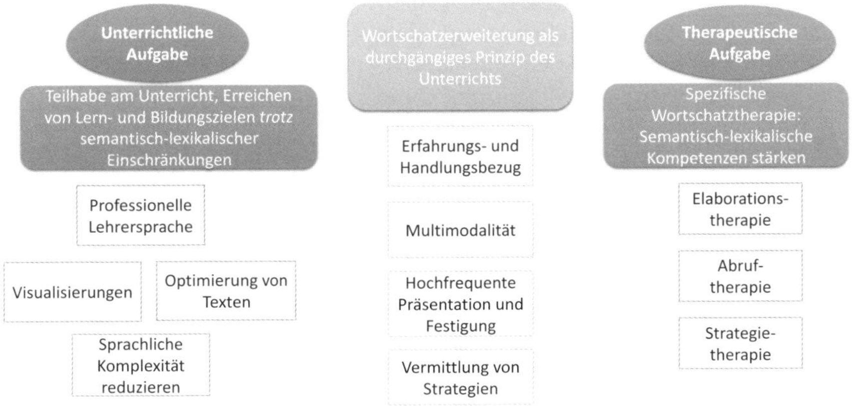

Abb. 14: Die unterrichtliche und die therapeutische Aufgabe von Lehrkräften wortschatzauffälliger Schüler

Wortschatzerweiterung im Unterricht sollte unter sprachheilpädagogischen Gesichtspunkten unter anderem folgende Prinzipien berücksichtigen (Glück/Berg 2010; Glück 2011b; Vadasy/Nelson 2012; Reber/Schönauer-Schneider 2022):

- Arbeit innerhalb von Themenfeldern oder Projekten,
- Kriterien für die Auswahl des Wortmaterials berücksichtigen (Kap. 4.2) – neben den Interessen der Kinder müssen nun aber vor allem die Inhalte des Curriculums berücksichtigt werden,
- Lernen mit allen Sinnen ermöglichen,
- Zielwörter möglichst hochfrequent im Sprachinput präsentieren,
- Zielwörter immer auch mit Schriftbild präsentieren,
- neue Wörter immer mit ihrem bestimmten Artikel anbieten,
- den Schülern die Möglichkeit zu einer möglichst häufigen Verwendung der Zielwörter geben, um Speicher- und Abrufbedingungen zu unterstützen,
- Wörter vielfältig semantisch und phonologisch elaborieren, um eine optimale Speicherung und Vernetzung zu ermöglichen,
- kreative Wortbildungsprozesse verdeutlichen und nutzen, um aus bekannten Wörtern viele weitere Wörter ableiten zu können und
- Strategien vermitteln und unterstützen.

Eine Auswahl an konkreten Umsetzungsmöglichkeiten für den Unterricht findet sich bei

Reber, K., Schönauer-Schneider, W. (2022): Bausteine sprachheilpädagogischen Unterrichts. 4. Aufl. Ernst Reinhardt, München.

Ein Beispiel für die Berücksichtigung sämtlicher Prinzipien innerhalb einer Unterrichtsreihe zum Geometrie-Unterricht geben

Glück, C. W., Berg, M. (2010): „Kugel, Kegel und Zylinder"-Wortschatzförderung (nicht nur) im Geometrie-Unterricht: Sprachheilpädagogische Prinzipien und Beispiele. Zeitschrift für Heilpädagogik 61 (3), 97-108.

Orientierung an individueller Symptomatik

Spezifische therapeutische Unterstützungsangebote orientieren sich an der individuellen Symptomatik eines Schülers. Wortschatztherapie findet entweder durch den Sprachheilpädagogen selbst statt oder wird durch externe Sprachtherapeuten als additive Maßnahme geleistet. Sind mehrere Personen an den Bildungs-, Förder- und Therapieprozessen beteiligt, ist ein regelmäßiger Austausch zentral, um Förderinhalte aufeinander abstimmen und so den einzelnen Schüler optimal unterstützen zu können.
Glück (2011b, 7) empfiehlt als ressourcenschonendes Vorgehen, sogenannte „Therapieintegrierende Unterrichtsphasen (TintUps)" als tägliche, kurze Einheiten zu speziellen Förderzielen durchzuführen – analog zu den kontextoptimierten „Grammatikprojekten" (Motsch 2017; Beitrag 3). Innerhalb dieser TintUps

sollten insbesondere strategieorientierte Methoden vermittelt und vertieft werden (Glück 2011b).

Strategievermittlung im Unterricht

Ob in kurzen TintUp-Phasen oder in separaten Therapiestunden – der Unterstützung des strategischen Handelns kommt gerade für den unterrichtlichen Kontext und mit zunehmendem Alter der Schüler eine besondere Bedeutung zu. Strategieorientiertes Vorgehen kann lexikalisch gestörte Schüler dabei unterstützen,

- auf unbekannte Wortformen oder -bedeutungen aufmerksam zu werden,
- unbekannte Wörter in Texten, Aufgabenstellungen etc. zu markieren,
- nach unbekannten Wortformen oder -bedeutungen zu fragen,
- sich das Wissen zu Wortform oder -bedeutung eigenaktiv zu beschaffen (z. B. Internetrecherche, Lexika, Experten fragen),
- Speicherstrategien einzusetzen, um sich „schwierige" Wörter besser merken zu können (z. B. den „Zaubertrick", Motsch et al. 2022, Kap. 4.3.2),
- Abrufhilfen vom Gesprächspartner einzufordern, wenn der Zugriff nicht gelingt,
- sich selbst Abrufhilfen zu generieren, um den Zugriff zu deblockieren (self-priming),
- Kompensationsstrategien zu entwickeln, wenn der Zugriff trotz eingesetzter Abrufstrategien nicht gelingt (z. B. Verwenden von Synonymen, Umschreiben) und
- Hilfen und Unterstützungsangebote individuell zu formulieren und von den entsprechenden Personen einzufordern (z. B. „Ich bitte den Lehrer, mich nicht mehr ungefragt im Unterricht dran zu nehmen, stattdessen melde ich mich einmal von mir selbst aus.").

Mittlerweile existieren einige methodische Vorschläge sowie Förderkonzepte, deren Ziel die Vermittlung lexikalischer Lernstrategien im Rahmen des regulären Fachunterrichts ist (Bastians 2015, Ulrich & Marks 2018, Laßmann & Ulrich 2020, Ulrich 2021).

Zusammenfassung

Bei der Unterstützung wortschatzauffälliger Schüler im Rahmen des inklusiven oder des förderschulischen Unterrichts verfolgen Lehrkräfte zwei Ziele: die Vermittlung der Lern- und Bildungsziele trotz Verständnis- und/oder Abrufschwierigkeiten des Schülers einerseits sowie die Bearbeitung der zugrundeliegenden lexikalischen Einschränkungen andererseits. Eine differenzierte Analyse des Lerngegenstands ist die Voraussetzung, um zu komplexe Strukturen begründet reduzieren zu können, auf der anderen Seite aber der zentralen Aufgabe der fortlaufenden Wortschatzerweiterung nachkommen zu können.

1. Bitte erläutern Sie die Begriffe „fast mapping" und „slow mapping" und ihre Relevanz für den Wortschatzerwerb!
2. Welche Bedeutung hat die phonologische Schleife des Arbeitsgedächtnisses für die Wortschatzentwicklung?
3. Ein Kind sieht das Bild eines Schmetterlings und benennt es als „Biene". Wie lässt sich diese semantische Substitution im Rahmen des Netzwerkmodells erklären?
4. Welche Beobachtungen innerhalb des Unterrichts können Hinweise auf Wortschatzdefizite bei Schülern geben?
5. Wie lassen sich quantitative und qualitative lexikalische Störungen charakterisieren? Wie können Sie diagnostisch voneinander unterschieden werden?
6. Welche diagnostischen Indikatoren deuten auf eine Wortabrufstörung hin?
7. Bitte nennen Sie Ziele sowie mögliche Inhalte der semantischen Elaborationstherapie!
8. Bitte nennen Sie Ziele sowie mögliche Inhalte der phonologischen Elaborationstherapie!
9. Bitte nennen Sie Ziele sowie mögliche Inhalte der Abruftherapie!
10. Welche Erwerbs-, Speicher- und Abrufstrategien werden innerhalb des Wortschatzsammler-Konzepts vermittelt?

Grammatische Störungen

Von Hans-Joachim Motsch und Stephanie Riehemann

1 Ungestörter Grammatikerwerb

1.1 Bedeutung grammatischer Regelkompetenz

Der Erwerb grammatischer Kompetenz vollzieht sich nicht isoliert. Er ist eingebettet in den Erwerb anderer sprachlicher Fähigkeiten. Zwischen grammatischen, prosodischen, phonologischen, semantischen und auch pragmatischen Fähigkeiten bestehen wechselseitige Abhängigkeiten. Zudem wird der Grammatikerwerb beeinflusst durch Fortschritte oder Einschränkungen in anderen Entwicklungsbereichen (Sensorik, Kognition, Motorik, Emotionalität und Soziabilität).

Syntax und Morphologie

Grammatische Kompetenz umfasst syntaktische und morphologische Fähigkeiten. Syntaktische Fähigkeiten benötigen wir beim Satzbau, um Elemente einer geplanten Äußerung in die richtige Wortabfolge zu bringen. Morphologische Fähigkeiten helfen uns bei der Wortbildung, um Wörter gemäß ihrer Funktion in der Äußerung – und in ihrer Beziehung zu anderen Wörtern dieser Äußerung – mithilfe von Flexionsmorphemen korrekt zu markieren.

Unter den sprachlichen Fähigkeiten spielt der Erwerb der grammatischen Kompetenz eine besondere Rolle. Der Rückgriff auf morphologische und syntaktische Regeln dient als unverzichtbare Grundlage für die lautsprachliche und schriftsprachliche Produktion korrekter Sätze sowie für das Verstehen von Sätzen, Geschichten und Texten. Dieser Zusammenhang wird spätestens erkennbar in den schulischen Leistungen: Kinder mit grammatischen Defiziten weisen massive Probleme beim Schriftspracherwerb auf und haben Schwierigkeiten beim Verständnis von Texten bzw. beim Verstehen der Lehrersprache (Catts et al. 1999).

1.2 Evidenzbasierte Erwerbsannahmen

Die empirische Basis des Wissens über den Erwerb grammatischer Regeln des Deutschen beschränkte sich bis 2015 auf Untersuchungen, die anhand von Einzelfällen oder an kleinen Stichproben durchgeführt wurden. Dabei wurden nur wenige Kinder über das vierte Lebensjahr hinaus beobachtet und dokumentiert.

Trotz dieser unzureichenden empirischen Datenlage ist die Vermutung, dass dem Kleinkind der Erwerb grammatischer Regeln mühelos und rasch gelingt, state of the art. So nimmt Haberzettl (2007, 69) die Beherrschung grundlegender morphosyntaktischer Strukturen in allen Sprachen der Welt trotz deutlicher sprach- und lernspezifischen Unterschiede bereits „mit etwa drei Jahren“ an. Szagun (2007) sieht den Erwerb der wesentlichen grammatischen Strukturen des Deutschen bis zum Alter von etwa vier Jahren als abgeschlossen an, wobei sie später feststellt, dass der Dativ manchen Kindern auch noch im fünften Lebensjahr Probleme bereitet (Szagun 2013).

90 %-Kriterium im Grammatikerwerb

Um bei einem Kind vom abgeschlossenen Erwerb einer grammatischen Regel zu sprechen, muss das Kind in einer ausreichend großen Sprachprobe in mehr als 90 % aller Kontexte, die diese Regel in der Sprachplanung erfordern, Korrektheit erreichen. Dieses akzeptierte 90 %-Kriterium geht auf Brown (1973) zurück, der es in Spontansprachproben von Kleinkindern aufgestellt und angewendet hat (Bittner 2013; Szagun 2019). Erste Überprüfungen sprachnormaler monolingualer Erstklässler 2008 in Köln zeigten (N = 108, 5;8 bis 7;4 Jahre), dass unter Anwendung des 90 %-Kriteriums 75 % der Schüler den Dativ noch nicht vollständig erworben haben (Motsch 2013a). Diese Differenz zwischen Erwerbsannahmen und ersten empirischen Daten im Schulalter lassen die Annahme, dass Kinder in den ersten vier Lebensjahren alle wesentlichen grammatischen Strukturen ihrer Sprache erworben haben, fragwürdig erscheinen. Erst die robusten Daten des GED 4–9-Projekt (Grammatikerwerb deutschsprachiger Kinder zwischen vier und neun Jahren) zeigen, dass sich der Grammatikerwerb bis ins Schulalter hineinzieht und für Kinder eine schwere Lernaufgabe darstellt (Motsch/Becker 2014; Ulrich et al. 2016; Ulrich 2017).

> *„Kleinkinder zeigen bereits beachtliche sprachliche Fähigkeiten und produzieren viele grammatikalisch korrekte Formen und Sätze. Dennoch ist korrekter Sprachgebrauch kein Beweis dafür, dass Kinder bereits das zugrunde liegende Regelsystem abstrahiert haben. Vielmehr ist in den letzten Jahren in vielen Studien nachgewiesen worden, dass frühe Kindersprache stark formelhaft ist und darüber hinaus viele Strukturen an bestimmte Wörter gebunden sind“ (Behrens 2004, 17).*

Zur Beantwortung der Frage, ab wann Kinder grammatische Regeln beherrschen, ist es notwendig, zwischen den verschiedenen Stadien des ersten Auftretens einer Form, ihrer produktiven Verwendung und des Erwerbs der diese Form bestimmenden Regel zu unterscheiden.

Erste grammatische Formen, die in der Sprache des Kindes auftreten, imitiert das Kind unmittelbar aus der Sprache seiner Bezugspersonen. Das Kind verwendet dabei unanalysierte Ganzheiten, die es zunächst noch nicht in ihre Bestandteile zerlegt hat (z. B.: Haste, Papasauto, gibmir).

von Ganzheiten zu Regeln

Grammatikerwerb präsentiert sich als gradueller Prozess der Ablösung von ersten formelhaften Ganzheiten durch regelgeleitete Konstruktionen. Abstrakte grammatische Kategorien im Sinne einer Erwachsenen-Grammatik werden erst im Laufe des Vorschul- und Schulalters entwickelt. Der Erwerbsweg führt stufenweise über die ersten abweichenden Versuche von Markierungen oder Satzstellungsversuchen zu gelegentlich korrekten Bildungen, die dann zunehmend häufiger werden, bis sie das prozentuale Übergewicht aller Bildungen darstellen. Der Erwerb grammatischer Regeln vollzieht sich also in Zwischenschritten, d. h., neben korrekten bleiben immer noch abweichende Formen eine gewisse Zeit erhalten. Außerdem kommt es immer wieder zu Übergeneralisierungen neuer Formen oder zu falschen Analogiebildungen. Korrekte und abweichende Äußerungen stehen somit in einem prozentualen Verhältnis, das sich mit fortschreitendem Spracherwerb zu Gunsten der korrekten Formen verändert. Gelegentliche, abweichende Bildungen bleiben bis in die Schulzeit erhalten, so dass Fehlbildungen bis etwa 10 % in der gesprochenen Sprache immer als sprachnormal anzusehen sind. Der Erwerb einer Regel geschieht also nicht plötzlich, wie beim Umlegen eines Schalters. Bis eine abstrakte Regel vollständig erworben ist, vergehen teilweise Jahre, in denen sich das Kind in der Sprachproduktion einem Korrektheitsniveau von 90 bis 100 % annähert.

1.3 Grammatische Regeln und ihre Erwerbsreihenfolge

Ein Kind fängt nicht zu sprechen an mit der Intention, grammatikalisch korrekte Sätze bilden zu wollen. Die erste Strategie der Wortreihenfolge hat folglich im eigentlichen Sinn nichts mit Syntax zu tun. Das Kind orientiert sich an semantischen und pragmatischen Faktoren. Die gewählte Wortstellung, also die Oberflächenstruktur, entspricht der semantischen Struktur seiner Äußerung.

Wortstellung = semantische Struktur:

- „Auto Papa" (Papa kommt mit dem Auto.)
- „Papa wasch" (Papa wäscht das Auto.)

Diese Zweiwortäußerungen sind semantisch oder pragmatisch motiviert. Dabei drückt das Kind semantische Relationen, z. B. Lokalisierungen (Ball da), Attributionen (Ball kaputt) oder Aufforderungen (Papi werfen) aus, wobei die Stellung der Worte keinen grammatischen Regeln folgt. Treten Verben auf, sind sie häufig in der uneindeutigen Endstellung, die bei zwei Wörtern aber auch gleichzeitig die Zweitstellung darstellt.

Erst in der Phase der Mehrwortäußerungen beginnt das Kind, die abstrakten morphologischen und syntaktischen Regeln der Bezugssprache zu entdecken und hypothesentestend anzuwenden. Dies geschieht also zu Beginn des dritten Lebensjahres auf dem Hintergrund seines Wissens über die Welt der Dinge und Personen, mithilfe eines ausreichend großen mentalen Lexikons und eines phonologischen Wissens, das bereits wichtige Eigenschaften und Regelhaftigkeiten des phonologischen Systems beinhaltet (Hacker 2002). Mit diesen Voraussetzungen kann es sich nun vermehrt mit der Form der Sprache auseinandersetzen.

frühe grammatische Regeln

Die beiden frühen grammatischen Regeln, die einzelne Kinder bereits im dritten Lebensjahr erwerben, sind die syntaktische Verbzweitstellungsregel im Hauptsatz und die morphologische Subjekt-Verb-Kontroll-Regel.

1.3.1 Verbzweitstellungsregel (V2)

Das Kind entdeckt, dass unter allen Satzgliedern das flektierte Verb (= finite Verb) etwas Besonderes ist. Es ist die einzige Satzkomponente, die in der Regel immer an der gleichen, eben an der zweiten Stelle steht. Die ersten Sätze, die Kinder mit dem finiten Verb an der zweiten Position bilden, folgen dem pragmatischen „Wer (Subjekt)- tut (Verb)- was (Ergänzung)"-Schema.

Subjekt-Verb-Inversion

Diese kanonische Wortreihenfolge lässt jedoch nicht erkennen, ob das Kind die Verbzweitstellungsregel erworben hat. Der Erwerb der Verbzweitstellungsregel lässt sich erst an Satztypen erkennen, bei denen die erste Position *nicht* durch das Subjekt besetzt wird, so dass das Subjekt hinter das flektierte Verb tritt:

Subjekt-Verb-Inversion:

- „Wo *baut* Sarah Burgen?"
- „Hier *baut* Sarah Burgen."
- „Da *stehen* die Burgen."
- „Schön *sind* sie."

Als Ausnahmen lernt das Kind den direkten Fragesatz und den Befehlssatz. Bei beiden steht das Verb an erster Position:

Verbspitzenstellung:

- „*Baust* du Burgen?"
- „*Bau* Burgen!"

Verbklammer

Vollständig ist die Verbzweitstellungsregel erst erworben, wenn das Kind auch entdeckt hat, dass bei zweigliedrigen Verbkonstruktionen (z. B. wollen bauen, haben gebaut, zusammen-brechen) der unveränderte (infinite) Verbteil (bauen, gebaut, zusammen) ans Ende des Satzes rückt:

Zweigliedrige Verbkonstruktionen:

- „Sarah *will* Burgen *bauen*."
- „Jetzt *hat* sie schon zwei Burgen *gebaut*."
- „Die erste Burg *bricht* gerade *zusammen*."

Die beiden Verbteile werden getrennt (Verbdistanzstellung) und bilden danach eine Verbklammer, in welche alle anderen Wörter des Satzes eingeschlossen werden.

1.3.2 Subjekt-Verb-Kontroll-Regel (SVK)

Das Kind entdeckt hier, dass die Formveränderungen des finiten Verbs (z. B. spiel*e*, spiel*st*, spiel*t*, spiel*en*) nicht zufällig geschehen. Vielmehr kontrolliert das Subjekt das Verb, an dem dann Person und Numerus des Subjekts markiert werden: „Ich spiele. Papa spielt mit. Wir spielen zusammen." Als letzte Verbmarkierung entdecken und verwenden Kinder die /-st/-Markierung für die 2. Person Singular („du spielst"). Erst danach gilt die Regel als erworben.

Sobald das Kind die Verbmarkierung korrekt, d. h. dem Subjekt entsprechend vornimmt, erreicht es Subjekt-Verb-Kongruenz. In dieser grammatischen Entwicklungsphase werden auch die beiden Partizipformen mit /-t/ und /-en/ entdeckt und erworben (z. B.: gespielt, gegessen).

Funktions-Form-Erfahrungen

Das Kind erwirbt eine notwendige „kritische Masse" an linguistischen Strukturen vorerst unanalysiert. Danach kann es mithilfe seiner Fähigkeiten zur Mustererkennung und Analogiebildung (Tomasello 2005) Hypothesen bilden und grammatische Strukturen ableiten. Für die Satzbauregel besteht diese kritische Masse aus unterschiedlichen Hauptsätzen, d. h. nicht nur die häufigen Sätze mit dem Subjekt an erster Position (= Subjekt-Verb-Ergänzung), sondern Sätze mit anderen Elementen an der ersten Position (z. B.: heute, da, jetzt, wo, was). Für die morphologische Subjekt-Verb-Kontroll-Regel sind dies die unterschiedlichen Verbmarkierungen. Das Erkennen der Regel gelingt aber nur dann, wenn das Kind von einer einzelheitlichen Sprachverarbeitung zu einer ganzheitlichen Sprachverarbeitung (Grimm 1993) gelangt, d. h. nicht auf Wortebene (einzelheitlich), sondern auf Satzebene (ganzheitlich) vergleicht. Erst dann kann es entdecken, dass Veränderungen eines Satzelementes (Subjekt) vorhersagbar zu Veränderungen eines anderen Elementes (Verb) führen. Der ganzheitliche Vergleich muss zudem wenigstens zwei unterschiedliche Sätze umfassen, da erst dann erkennbar ist, dass das Verb seine Position beibehält, während die Position der anderen Satzglieder veränderbar ist:

Verbzweitstellung in Hauptsätzen:

- „Was *baut* Sarah?"
- „Sarah *baut* Burgen."
- „Burgen *baut* Sarah."

Grammatische Regeln sind nie anhand eines einzelnen Satzes erkennbar. Die Muster werden erst wahrnehmbar im Kontrast zu einem anderen Satz. Regelerwerb ist also das Resultat satzübergreifender Analyse des Sprachmaterials.

Wie Slobin (1979) beschreibt, versuchen Kinder lange Zeit mit geringstem Aufwand an sprachlichen Mitteln zur Übermittlung von möglichst vielen Informationen zu gelangen. Dazu dient ihnen eine Globalorientierung, d. h. das Auslassen von Elementen, die für das sprachliche Verständnis nicht unbedingt erforderlich sind. Sie erreichen durch diese Selektion einerseits eine optimale Ausnutzung der Kapazität ihres Arbeitsgedächtnisses und verringern andererseits die Verarbeitungskomplexität linguistischer Strukturen. Erst in einer späteren Phase versuchen die Kinder, eine zunehmende Übereinstimmung mit dem sprachlichen Input zu erreichen, wobei immer noch linguistische Strukturen und linguistische Regeln mit hoher Verarbeitungskomplexität vermieden werden. Erste Funktions-Form-Entdeckungen machen die Kinder bereits im dritten und vierten Lebensjahr. Manche Kinder haben aber die Regeln am Ende der Grundschulzeit noch nicht vollständig erworben.

von Formentdeckung zum Regelerwerb

Die beiden späterworbenen grammatischen Regeln sind die syntaktische Verbendstellungsregel des untergeordneten (subordinierten) Nebensatzes und die morphologische Kasusrektion.

1.3.3 Verbendstellungsregel in subordinierten Nebensätzen (VEN)

Zu den ersten vom Kind verstandenen und produzierten Nebensätzen gehören der Konditionalsatz mit „wenn“, der Kausalsatz mit „weil“ oder auch der Finalsatz mit „damit“ (Clahsen 1982). Das Kind muss bei der Produktion erster Nebensätze entdecken, dass hier die Verbzweitstellungsregel des Hauptsatzes nicht angewendet werden kann (Berg 2007). Vielmehr verlässt das finite Verb seinen Platz an der zweiten Stelle und rückt als letztes Wort des Nebensatzes ans Ende:

Verbendstellungen in Nebensätzen:

- „Wir *essen* Pizza." (Hauptsatz)
- „Wir sind in der Küche, wenn wir Pizza *essen*." (Nebensatz)
- „Wir *wollen* Pizza essen." (Hauptsatz)
- „Wir müssen telefonieren, wenn wir Pizza essen *wollen*." (Nebensatz)

Die Verwendung von Konjunktionen, dem Relationsmittel zwischen Sätzen, erfordert ein hohes Maß syntaktischer Strukturierung. Dies gilt vor allem für subordinierende (unterordnende) Konjunktionen. Merkmale dieser subordinierten (untergeordneten) Nebensätze sind, dass sie mit einem Einleiter (Relativpronomen, indirektes Fragepronomen oder Konjunktion) eröffnet werden und das finite Verbelement – wie in den Beispielen gezeigt – in Endstellung steht. Der Schweregrad von Nebensätzen variiert aufgrund mehrerer Faktoren: der Länge, der Position im Satz, der internen formalen Konstruktion und ihres kognitiven Schwierigkeitsgrades. Dies deutet darauf hin, dass zum Verstehen und Produzieren von Nebensätzen drei Fähigkeiten benötigt werden:

- das Verständnis für die Beziehung, in welcher der Inhalt des Nebensatzes zum Inhalt des Hauptsatzes steht (kognitiv),
- die Verfügbarkeit der Einleiter (lexikalisch) und
- die Anwendung der Verbendstellungsregel des finiten Verbteils (grammatisch).

Die ersten Nebensätze werden – trotz großer Variabilität – vom Kind im dritten bis vierten Lebensjahr verstanden und können auch in diesem Alter produziert werden, wobei Auslassungen des Subjektes, des Verbs oder der Konjunktion möglich sind. Zu den sechs ersten Nebensätzen gehören auch Nebensätze, die eine äußere Beziehung zum Hauptsatz besitzen (Grimm 1995; Rothweiler 2010; Ramge 2017):

- Relativsatz (beschreibt ein Hauptsatzelement näher),
- Temporalsatz (beschreibt äußerliches Nacheinander oder Gleichzeitigkeit) und
- indirekter Fragesatz (klärt den Inhalt der Frage).

Diese treten etwa zeitgleich mit Nebensatzkonstruktionen mit einer inneren logischen Beziehung auf:

- Kausalsatz (Grund, Folge),
- Finalsatz (Mittel, Zweck) und
- realer Konditionalsatz (Bedingung).

1.3.4 Kasusrektion

Bei einer Kasusrektion erfüllen Wörter im Satz unterschiedliche semantische Rollen.

> **Kasusmarkierung:** Im Satz „König schenkt Prinzessin Mann" bleibt aufgrund der fehlenden Artikel unklar, wer nun der/die Schenkende, der/die Beschenkte und wer das Geschenk ist. Dies wird nach der Artikeleinsetzung sofort klar: „Der König (Schenkender) schenkt die Prinzessin (Geschenk) dem Mann (Beschenkter)."

Oberflächen- und Tiefenkasus

Der Kasus hilft uns also, die semantischen Rollen oder Funktionen der Wörter im Satz zu klären. Diese semantischen Funktionen hat jede Sprache und sie sind zahlreich. Sie werden auch „semantischer Kasus" oder Tiefenkasus genannt (Fillmore 1971; Blake 2012). An der Oberfläche lässt sich im Deutschen mittlerweile nur noch zwischen vier Fällen unterscheiden: Nominativ, Genitiv, Dativ und Akkusativ. Es gibt Sprachen (z. B. Finnisch oder Ungarisch), die mehr als zwölf Fälle unterscheiden. Jeder Fall muss im Deutschen also für mehrere semantische Funktionen genutzt werden.

> **Oberflächen- und Tiefenkasus:**
>
> - „Das Buch gehört *dem* Mann." – Possessiv (Besitz)
> - „Das Buch liegt auf *dem* Tisch." – statischer Lokativ (Ortsbezeichnung)
> - „Der Mann geht bis zu *dem* Tisch." – Terminativ (Ende der Aktion)

Kinder beginnen im vierten Lebensjahr damit, grammatische Formen (Oberflächenkasus) des Akkusativs und des Dativs zu entdecken. Kasuserwerb bedeutet aber, dass sie nach und nach die vielfältigen Funktionen (Tiefenkasus) entdecken müssen, die durch diese Formen ausgedrückt werden können. Wenn Kinder die bisher nicht verwendete Artikelform „dem" entdeckt haben, müssen sie herausfinden, wozu diese – an sich nicht schwer auszusprechende – Form in der Kommunikation verwendet werden kann. Das Kind fängt nun an, in Kontexten nach

Präpositionen oder objektfordernden Verben, die eine Kasusmarkierung verlangen, den Artikel einzusetzen.

Eröffnungsfragen zur Kasusmarkierung:

- „*Wen/was* siehst du?" (Akkusativ fordernder Kontext in einer Nominalphrase)
- „*Wem* gehört der Ball?" (Dativ fordernder Kontext in einer Nominalphrase)
- „*Wohin* ist der Ball gerollt?" (Akkusativ fordernder Kontext in einer Präpositionalphrase)
- „*Wo* ist der Ball?" (Dativ fordernder Kontext in einer Präpositionalphrase)

Häufig wird der Artikel aber noch weggelassen („Der Ball liegt auf Tisch"), wodurch der Kasus nicht markiert werden kann, oder aber die Nominativform wird übergeneralisiert („Der Ball liegt auf der Tisch"). Die Akkusativmarkierung „den" kann auch auf Dativkontexte übergeneralisiert werden („Der Ball liegt auf den Schrank.") und umgekehrt. Zunehmend kommt es aber auch zu korrekten Akkusativ- und Dativmarkierungen. Dieser Lernprozess dauert bis in die Grundschulzeit und wird zusätzlich dadurch erschwert und verlängert, dass manche semantische Funktionen durch mehrere Kasus ausgedrückt werden können.

Dynamischer Lokativ:

- „Das Auto fährt zu *dem* Supermarkt." (Dativ)
- „Es fährt vor *den* Supermarkt." (Akkusativ)

Erwerbsmodelle Das Phasenmodell von Clahsen (1988) beschreibt die Reihenfolge des normalen Grammatikerwerbs in fünf Phasen. Jeder abgeschlossene Erwerb einer Struktur setzt beim Kind Ressourcen frei, um sich auf den Erwerb einer „späteren" Struktur einzulassen. Konkurrierend zu dem Phasenmodell von Clahsen wird das Schichtenmodell von Tracy (2008, 1991) diskutiert. Die von Tracy (2008, 1991) postulierten drei Schichten unterscheiden sich, was den Erwerb der wichtigen grammatischen Regeln betrifft, aber nur graduell von den Phasen 3 bis 5 von Clahsen.

> *„Anders als das Phasenmodell nach Clahsen geht das Schichtenmodell nach Tracy von der Annahme individueller Spielräume bei der grammatischen Entwicklung des Kindes aus" (Welling 2006, 112).*

Die Unterteilung grammatischer Fähigkeiten in früh- und späterworbene, die Clahsen (1982) am Korpus von drei Kindern bis zum Alter von drei bis vier Jahren in fünf Phasen beschrieben hat, wird auch durch die Ergebnisse des GED-Projektes im Wesentlichen bestätigt. Zwei der drei von Clahsen (1982) bis ins vierte Lebensjahr beschriebenen Kinder bilden erste Nebensätze und Kasusmarkierungen (Akkusativ und Dativ). Unklar bleibt dabei, auf welchem prozentualen Niveau korrekter morphologischer Markierungen und syntaktischer Regelanwendung sie dies tun und in welchem Alter der Regelerwerb abgeschlossen wird. Die Vermutung von Clahsen (1982), dass diese Regeln bereits im vierten Lebensjahr erworben würden, erweist sich als unzutreffend. Abgesehen von der zu kleinen Stichprobe wird hier die wichtige Unterscheidung zwischen Auftauchen von Formen und Erwerb der Regeln nicht vorgenommen.

Ergebnisse GED 4-9

In Tabelle 20 ist abzulesen, zu welchem Zeitpunkt 85 % der 968 Kinder im GED 4–9-Projekt die frühen und späten Regeln unter Verwendung des 90 % Kriteriums erworben haben.

Diese 85 % der Kinder werden – wie später noch begründet werden wird – als die Gruppe mit normalem Grammatikerwerb definiert, wohingegen die schlechtesten 15 % der Kinder eine Störung der grammatischen Entwicklung zeigen.

Tab. 20: Erwerbsstand grammatischer Regeln

	> 90% Korrektheit bei 85% der Kinder der Alterskohorte
Verbzweitstellungsregel (V2) im Hauptsatz	8;0 bis 8;11 J.
Subjekt-Verb-Kontroll-Regel (SVK)	7;0 bis 7;11 J.
Verbendstellungsregel (VE) im subordinierten Nebensatz	--- (8;0 bis 8;11 J.: 75%)
Akkusativ	--- (8;0 bis 8;11 J.: 64,1%)
Dativ	--- (8;0 bis 8;11 J.: 69,2%)

Tabelle 20 ist zu entnehmen, dass selbst die frühen Regeln (Verbzweitstellungsregel im Hauptsatz, Subjekt-Verb-Kontroll-Regel), die bislang bereits im dritten Lebensjahr als erworben galten, von einigen sprachnormalen Kindern erst im achten (SVK) oder sogar erst im neunten Lebensjahr (V2) mit einem Korrektheitsniveau von über 90 % erworben werden. Die 15 % der Kinder, die selbst in diesem Alter diese frühen Regeln noch nicht erworben haben, gelten als grammatisch auffällig oder grammatisch gestört. Die spät erworbenen Regeln (Verbendstellungsregel und Kasusmarkierung) haben zwischen 25 % (VE) und 36 % (Akkusativ) aller Kinder noch nicht erworben, so dass nach Abzug der 15 % schlechtesten Grammatiklerner vor dem zehnten Lebensjahr zehn bis 21 % sprachnormaler Kinder diese Regeln noch nicht erworben haben.

1.4 Erklärungsansätze des Grammatikerwerbs

Szagun (2007) unterteilt die Erklärungsansätze zum Grammatikerwerb in zwei Positionen: modular vs. epigenetisch.

modular versus epigenetisch

Die Basis modularer Ansätze (Slobin 1979; Chomsky 1988; Pinker 2007) ist die Annahme eines auf Grammatiklernen spezialisierten „Moduls" im Kind. Insbesondere die inzwischen relativierte Vermutung eines schnellen Grammatikerwerbs beflügelte diese Annahme eines grammatikspezifischen ggf. sogar angeborenen Hilfssystems. Epigenetische Ansätze (Tomasello 2003) bestreiten die Existenz eines derartigen Grammatikmoduls und halten es für überflüssig, da sich das Kind mit seinen vorhandenen kognitiven Mechanismen der Informationsverarbeitung grammatische Regeln erschließen kann.

In beiden gegensätzlichen Positionen werden zwei Lernmodi angenommen. Unbestritten ist, dass viele grammatische Phänomene (Ausnahmen, unregelmäßige Formen) weitgehend 1:1 auswendig gelernt werden müssen. In der Erklärung, wie die wichtigen regelmäßigen Strukturen, darunter die zuvor charakterisierten Regeln, vom Kind erworben werden, gehen die Positionen jedoch fundamental auseinander. Die wichtigsten Unterschiede bildet Tabelle 21 ab.

Tab. 21: Unterschiede modularer und epigenetischer Erklärungsansätze

Modularer Grammatikerwerb	Epigenetischer Grammatikerwerb
Universelle grammatische Strukturen sind angeboren und werden nicht gelernt.	Genetisch enkodierte (angeborene) Sprachinformationen existieren nicht.
Das Sprach-Modul ist ein spezifisches mentales „Organ". Es ist spezialisiert auf die Verarbeitung sprachlicher Informationen.	Sprache entsteht aus der Interaktion des Organismus mit seiner Umwelt. Spracherfahrungen und Reifung determinieren diesen Prozess.
Das Sprach-Modul ist autonom von anderen kognitiven Fähigkeiten.	Grammatische Regeln entstehen durch die Auswertung der Sprache der Umwelt mithilfe allgemein informationsverarbeitender Fähigkeiten (z. B. Analogiebildung, Generalisierung).
Sprache entsteht in sensiblen Phasen nach einem festgelegten genetischen Plan – abhängig von der Reifung des neuronalen Systems.	Syntaktische Strukturen sind zu Beginn um einzelne lexikalische Items herum organisiert. Erst später bildet das Kind allmählich abstrakte Kategorien, die auf alle dafür geeignete Items übertragen werden können.
Die Sprache der Umwelt ist nur der Auslöser der angeborenen Regeln.	Kinder müssen die Regelhaftigkeiten sprachlicher Strukturen entdecken und speichern. Dabei hilft die Häufigkeit eines kontrastreichen sprachlichen Inputs.

Szagun wertete empirische Arbeiten aus, die belegen, dass eine „Spezialisierung bestimmter neuronaler Systeme für Grammatik erst allmählich und unter dem Einfluss von Erfahrung mit Sprache" (2007, 40) entsteht.

„Die empirischen Daten sprechen für einen epigenetischen Erwerbsprozess von Sprache, in dem Veränderungen in neuronalen Systemen, die Fähigkeit von Kindern zur Analyse und Kategorisierung von Regelhaftigkeiten im Input sowie Inputhäufigkeiten zusammenwirken" (Szagun 2007, 40).

Motsch, H.-J. (2017): Kontextoptimierung. Evidenzbasierte Intervention bei grammatischen Störungen in Therapie und Unterricht. 4., vollständig überarbeitete Aufl. Ernst Reinhardt, München

Szagun, G. (2007): Grammatikentwicklung. In: Schöler, H., Welling, A. (Hrsg.), 29-42

Tomasello, M. (2003): Constructing a language: A usage-based theory of language acquisition. Harvard University Press, Cambridge

Zusammenfassung

Zusammenfassend ist festzuhalten, dass sich der Grammatikerwerb – abweichend von allen bisherigen Annahmen – weder leicht noch schnell vollzieht. Es handelt sich um eine langdauernde und offensichtlich schwierige Lernaufgabe für Kinder. Viele der in den ersten Jahren auftauchenden korrekten Grammatikformen wurden von den Kindern als Ganzheiten gelernt. Erst durch die zunehmende Analyse des sprachlichen Inputs mittels allgemeiner informationsverarbeitender Fähigkeiten gelingt es dem Kind, grammatische Regeln zu erkennen. Der Erwerb grammatischer Regeln zieht sich unter Zugrundelegung des 90 %-Korrektheitskriteriums bis in die Schulzeit, ja bis in die Sekundarstufe hinein. Späte grammatische Regeln haben einige sprachnormale Kinder im neunten Lebensjahr noch nicht erworben.

2 Grammatische Störungen

2.1 Definition

„Mit ‚**Grammatischen Störungen**' wird die Teilproblematik des gestörten kindlichen Spracherwerbs bezeichnet, bei der Kinder die morphologischen und syntaktischen Fähigkeiten, die sie zum korrekten Gebrauch ihrer Bezugssprache benötigen, nicht altersgemäß erwerben. Das dabei entstehende Erscheinungsbild entspricht häufig nicht einer rein zeitlichen Verzögerung, sondern wesentlich häufiger einem inhomogenen Fähigkeitenprofil. Grammatische Störungen stehen als Teilaspekt einer Spracherwerbsstörung in Abhängigkeit zu den anderen betroffenen Sprachebenen, insbesondere zu der semantisch-lexikalischen und phonetisch-phonologischen Ebene. Während zu Beginn der Spracherwerbsstörung häufig der verspätete Sprechbeginn, Sprachverständnisstörungen und persistierende phonologische Vereinfachungsprozesse imponieren, tritt die grammatische Störung zu einem späteren Zeitpunkt, wenn die Äußerungen der Kinder drei und mehr Wörter umfassen, deutlich in den Vordergrund" (Motsch 2017, 53).

2.2 Normal, auffällig, gestört – Varianz im Erwerbsprozess grammatischer Fähigkeiten

Eine wichtige Erkenntnis liefern die Daten des GED 4–9-Projekt bezüglich der Varianz des Lernprozesses (Ulrich 2017; Motsch/Rietz 2019): Die Feststellung des „nicht altersgemäßen Erwerbs" wird vor dem Hintergrund des Wissens über den zeitlich langen Grammatikerwerb (Kap. 1) nicht einfach zu treffen sein. Es geht folglich in erster Linie nicht mehr um die Frage, ob ein Kind eine Regel erworben hat oder nicht. Vielmehr lautet die korrekte Frage nun: Welchen Korrektheitsgrad in Prozent hat es bei der Regelanwendung erreicht und wie viel Prozent benötigt es in seiner aktuellen Altersgruppe, um als „sprachunauffällig" zu gelten? Die Übergänge zwischen grammatisch gestört und sprachunauffällig sind fließend geworden. „Altersgemäße Fähigkeiten" umfassen eine große Spannbreite, die von der Entdeckung erster Formen bis zum abgeschlossenen Erwerb einer Regel reichen. Die im weiteren Verlauf genannten Prozentwerte der Korrektheit beziehen sich auf die mit ESGRAF 4-8 (Motsch/Rietz 2019) gemessene Korrektheit.

Streubreite der Normalität

Einige vierjährige Kinder erreichen 100 % Korrektheit in der Anwendung von Regeln, die andere neunjährige, sprachunauffällige Schüler noch nicht erworben haben. Im fünften Lebensjahr gilt bezüglich der Dativkorrektheit jeder Wert über 17 % als normal, obwohl einige Gleichaltrige bereits 100 % Korrektheit erreichen.

Die Streubreite der Normalität ist also wesentlich größer als bisher angenommen. Trotzdem gibt es auch Kinder, die im fünften Lebensjahr die Dativmarkierung unter einem Korrektheitsniveau von 17 % markieren oder den Dativ noch nicht entdeckt haben (0 % Korrektheit).

Spracherwerbsgestörten Kindern gelingt der sukzessive Erwerb grammatischer Regeln nicht in gleichem Maß wie sprachunauffälligen Kindern. Der Spracherwerb dieser Kinder beginnt in einzelnen grammatischen Bereichen zu stagnieren und sie befinden sich häufig noch in der Grundschule auf dem grammatischen Niveau von Drei- bis Vierjährigen.

Tab. 22: Prozentrang 50 mit Korrektheitsniveaus in den Jahreskohorten (Motsch/Rietz 2019)

PR 50	**4;0 bis 4;11**	**5;0 bis 5;11**	**6;0 bis 6;11**	**7;0 bis 7;11**	**8;0 bis 8;11**
Subtest 1: Verb-Zweitstellungsregel	91,1%	97,8%	100%	100%	100%
Subtest 1: Subjekt-Verb-Kontrollregel	91,7%	100%	100%	100%	100%
Subtest 2: Verb-Endstellungsregel	90%	95%	95%	95%	95%
Subtest 4: Akkusativ	79,2%	87,5%	91,7%	91,7%	95,8%
Subtest 4: Dativ	41,7%	66,7%	87,5%	91,7%	95,8%
Subtest 5: Plural	88,9%	100%	100%	100%	100%
Subtest 6: Passiv	40%	40%	50%	60%	70%
Subtest 6: Genitiv	37,5%	43,8%	50%	75%	81,3%

Tabelle 22 zeigt für die fünf Alterskohorten vom fünften bis zum neunten Lebensjahr die Korrektheitswerte für den Prozentrang (PR) 50. Die Hälfte aller Kinder hat die in der Tabelle ablesbaren Korrektheitswerte erreicht (Median). So ist der Tabelle bspw. zu entnehmen, dass bereits 50 % der Kinder im fünften Lebensjahr die Verbzweitstellungsregel (V2) erworben haben (91,1 % Korrektheit). Alle grau unterlegten Felder bedeuten, dass diese Regel von mindestens 50 % der Kinder bereits erworben wurde.

Tab. 23: Prozentrang 16 mit Korrektheitsniveaus in den Jahreskohorten (Motsch/Rietz 2019)

PR 16	**4;0 bis 4;11**	**5;0 bis 5;11**	**6;0 bis 6;11**	**7;0 bis 7;11**	**8;0 bis 8;11**
Subtest 1: Verb-Zweitstellungsregel	62,2%	82,3%	86,7%	88,9%	95,6%
Subtest 1: Subjekt-Verb-Kontrollregel	66,7%	85,7%	88,1%	90,5%	95,2%
Subtest 2: Verb-Endstellungsregel	60%	80%	85%	85%	85%
Subtest 4: Akkusativ	62,5%	66,8%	72,2%	75%	79,2%
Subtest 4: Dativ	16,7%	29,2%	34,7%	45,8%	70,8%
Subtest 5: Plural	66,7%	88,9%	88,9%	88,9%	100%
Subtest 6: Passiv	10%	20%	30%	40%	50%
Subtest 6: Genitiv	18,8%	25%	31,3%	50%	68,8%

Tabelle 23 zeigt die Korrektheitswerte für den PR 16. In Sprachentwicklungstests gelten Kinder, die einen PR unter 16 oder einen T-Wert unter 40 erreichen, als sprachentwicklungsgestört. Kinder, die bei der Überprüfung der Regelkompetenz mit einem gut normierten Grammatiktest einen PR unter 16 erreichen, gelten somit testdiagnostisch argumentiert als grammatisch gestört. Die Verbzweitstellungsregel gehört zu den Regeln, von denen bisher angenommen wurde, dass sie bereits früh im dritten Lebensjahr erworben würde. Tabelle 23 zeigt hingegen, dass sich Fünfjährige, die erst 63 % Korrektheit erreicht haben, oder Achtjährige, die erst 89 % Korrektheit erreicht haben, im Bereich der Normalität befinden. Diese Kinder, die noch gerade über den PR 16 kommen (PR 16-20) sind aber sehr langsame Grammatiklerner und zumindest auffällig in ihrem Grammatikerwerb. Insbesondere bei Kindern, die einen PR zwischen zehn und 20 erreichen, sollten ggf. weitere diagnostische Ergebnisse (Überprüfung der Kapazität des Arbeitsgedächtnisses, Überprüfung der Sprachfähigkeiten im semantisch-lexikalischen und phonologischen Bereich) herangezogen werden, um die Diagnose einer Sprachentwicklungsstörung zu erhärten oder auszuschließen.

Kinder mit grammatischen Störungen erreichen verglichen mit gleichaltrigen Kindern eine zu geringe morphologische und syntaktische Korrektheit, so dass sie zu den 15 % schlechtesten Grammatiklernern ihrer Alterskohorte gehören.

2.3 Morphologische und syntaktische Störungen

2.3.1 Morphologische Störungen

Fehlende Subjekt-Verb-Kongruenz: Betroffene Kinder haben nicht entdeckt, dass zwischen Subjekt und finitem Verb eine strukturelle Übereinstimmungsbeziehung hergestellt werden muss, wobei das Subjekt das Verb kontrolliert (Clahsen/Hansen 1997). Das finite Verb muss kongruent zum Subjekt dessen Person und Numerus markieren.

Wenn Kinder ohne dieses Regelwissen unterschiedliche Verbflexionen verwenden, sind diese entweder falsch oder aber auch nur zufällig richtig. Das wichtigste Merkmal neben den falschen Verbmarkierungen ist das völlige Fehlen der /-st/-Markierung für die 2. Person Singular.

Falsche Verbmarkierungen

Diese Kinder werden anstatt „Du gehst" sagen: „Du geht", „Du gehe", „Du gehen" oder „Du geh".

Falsche Kasusmarkierung: Artikeleinsetzung und Genussicherheit sind Vorausläuferfähigkeiten für den Aufbau des Kasussystems, auch wenn einzelne korrekte Kasusformen ohne Genussicherheit als Ganzheiten erlernt werden können. Der Erwerb der Kasusmarkierung (Rektion) in Akkusativ-, Dativ- und auch Genitivkontexten wird von einigen sprachnormalen Kindern erst in der Sekundarstufe abgeschlossen. Störungen der Kasusfähigkeit können sich unterschiedlich äußern. Spracherwerbsgestörte Kinder umgehen häufig Kasusmarkierungen durch Auslassungen der Artikel, an denen der Kasus markiert wird, oder verwenden Default-Formen (z. B. „de"). Später kommt es zu Übergeneralisierungen.

Fehler in der Kasusmarkierung:

- „Der Ball ist auf Tisch." (Artikelauslassung im Dativ-Kontext)
- „Der Ball ist auf de Tisch." (Defaultform im Dativ-Kontext)
- „Der Ball ist auf der Tisch." (Nominativübergeneralisierung im Dativkontext)
- „Der Ball ist auf den Tisch." (Akkusativübergeneralisierung im Dativkontext)
- „Ich leg ihn auf dem Tisch." (Dativübergeneralisierung im Akkusativkontext)

Falsche Pluralmarkierung: Die neun Pluralmarkierungen des Deutschen werden – ähnlich dem Genus – mit der Wortform abgespeichert. Wegener (1994) und Eisenberg/Fuhrhop (2021) beschreiben einige regelähnliche Überzufälligkeiten bei den deutschen Pluralmarkierungen, für die es aber wieder eine große Anzahl von Ausnahmen gibt. Daher erscheint es eher plausibel, dass Kinder die ersten Pluralmarkierungen als Ganzheiten ohne Pluralbildungsregeln erwerben. Erst wenn ein Kind bereits viele Pluralmarkierungen abgespeichert hat, entwickelt es Vorerwartungen bezüglich möglicher Pluralmarkierungen bei Wörtern, die es noch nie im Plural gehört hat. Diese Vorerwartungen können als eine Form eines „Sprachgefühls“ verstanden werden, die dann auch in Sprachentwicklungstests an Pseudowörtern überprüft werden können.

In einer Untersuchung von Schöler et al. (1986) wurden von Kindern der ersten Grundschulklasse 92 % aller Pluralmarkierungen richtig gebildet. In der gleichen Untersuchung bildeten Erstklässler mit grammatischen Störungen erst 41 % der Pluralmarkierungen korrekt.

Fehler in der Pluralmarkierung:

- Nichtmarkierung des Plurals („die Apfel")
- konstante Fehlmarkierung („die Apfels")
- Markierungskonfusion: Am gleichen Wort werden unterschiedliche Markierungen verwendet („die Apfel", „die Apfele", „die Apfels").
- Übergeneralisierungen: Eine Pluralmarkierung – häufig das /-n/ – wird hinter ggf. richtig markierte Pluralwörter gehängt („die Äpfeln", „die Eiern", „die Heften", „die Gläsern").

Falsche Genusmarkierung: Das Deutsche verwendet drei Genera: „der“/„ein“ (Maskulinum), „die“/„eine“ (Femininum), „das“/„ein“ (Neutrum). Die drei Genera stellen ein formales System dar, das eine mehrdeutige Funktion in unserer Sprache erfüllt (Motsch 2011).

> *„Das Genus hat [...] eine lexikalische Komponente – das Genusmerkmal von Nomen muss auf einen bestimmten Wert festgelegt werden (Genuszuweisung) – und eine syntaktische Komponente – Artikel und attributive Adjektive müssen mit dem Genusmerkmal des Nomens kongruieren" (Ruberg 2015, 23).*

Das Genus hochfrequenter Wörter wird zunächst als sprachliches Amalgam (Artikel und Nomen als Ganzheit) abgespeichert (Baumeister 2016, Ulrich 2017), bis das Kind ein vollständiges Genussystem aufgebaut hat und einzelne Zuweisungsmuster implizit erkennt (Riehemann 2021a). Störungen der Genuskompetenz gelten als typisches Merkmal des Zweitspracherwerbs im Deutschen (Ruberg 2015, Riehemann 2021b). Sie zeigen sich nicht nur in Unsicherheiten beim Artikelgebrauch, sondern auch in Form von unvollständigen Genussystemen und der fehlenden Kongruenz nominaler Wortarten.

Fehler in der Genusmarkierung:

- „Bein macht aua." (Artikelauslassung)
- „De Bein macht aua." (Default-Form „de" als Platzhalter für den fehlenden Artikel)
- „Das Bein, die macht aua." (inkonsequente Genusmarkierung)
- „Der Bein macht aua." (falsche Genusmarkierung)

2.3.2 Syntaktische Störungen

Falsche Verbstellung im Hauptsatz: Die Verbzweitstellungsregel bedeutet, dass das finite Verb im Hauptsatz immer an zweiter Stelle steht. Wird das Subjekt vom ersten Platz „verdrängt", muss zwingend die Subjekt-Verb-Inversion erfolgen, d. h., das Subjekt rückt hinter die Position des finiten Verbs.

Fehler der Verbzweitstellung in Hauptsätzen: Spracherwerbsgestörte Kinder, die diese Regel noch nicht erworben haben, können verschiedene Optionen wählen. Sie können die Verbendstellung wählen (z. B. „Papa gleich kommt."). Sie können aber auch eine vorerst korrekte Subjekt-Verb-Konstruktion in ihrer rigiden Form wählen (z. B. „Papa kommt gleich."). Dass von dieser Subjekt-Verb-Konstruktion noch nicht auf den Erwerb des Verbzweitstellungsparadigmas geschlossen werden darf, wird erst in anderen Verbzweitstellungs-Sätzen durch die Beibehaltung der inkorrekten Verbendstellung deutlich (z. B. „Wann Papa kommt?", „Gleich Papa kommt.").

Die unflexible Verwendung der kanonischen Wortreihenfolge Subjekt – Verb – Ergänzung wird bei Schulkindern und auch bei Erwachsenen als Kompensationsversuch der grammatischen Störung bewertet (Siegmüller 2013a).

Fehlende Verbendstellung in subordinierten Nebensätzen: Mit dem Erwerb der Verbendstellung in Nebensätzen erfährt das ggf. mühsam erworbene Verbzweitstellungsparadigma eine Relativierung, die für viele spracherwerbsgestörte Kinder eine weitere vorerst unüberwindbare Hürde in ihrer grammatischen Entwicklung darstellt.

Fehler der Verbendstellung in Nebensätzen

Sie begegnen diesem Problem in ihren ersten Versuchen entweder mit der Beibehaltung der Verbzweitstellungsregel (z. B. „wenn komme ich nach Hause") oder durch Verwendung der rigiden Subjekt-Verb-Konstruktion nach der Konjunktion (z. B. „wenn ich komme nach Hause").

Verbendstellung auch im Kausalsatz

Die ausschließlich in der gesprochenen Sprache häufig zu hörende, abweichende Position des finiten Verbs nach weil (z. B. „Ich höre jetzt auf, weil ich *bin* satt.") deutet nicht auf eine Ausnahme der Verbstellungsregel beim Kausalsatz hin (Günthner 2008). Vielmehr wird schon längere Zeit „weil" nicht nur als subordinierende Konjunktion (Einleiter des Kausalsatzes), sondern auch als pragmatisch funktionaler „Diskursmarker" verwendet. Als Diskursmarker leitet „weil" ausschließlich in der gesprochenen Sprache Zusatzinformationen ein. Diese Zusatzinformation wird dann im Aussagesatz mit Verbzweitstellung gegeben (Gohl/Günthner 2007).

Auslassungen: Im Grammatikerwerb sind Auslassungen grammatischer Funktionswörter bis ins Grundschulalter üblich (Adler 2005). Die häufigen Auslassungen grammatischer Funktionswörter (z. B. der Artikel) wirken in andere Störungsbereiche hinein (Nominalphrase, Kasusmarkierung). Die Auslassungen des

Subjekts und des Verbs sollten aber spätestens im dritten Lebensjahr deutlich zurückgehen. Für den Erwerb der Subjekt-Verb-Kongruenz und der Verbzweitstellungsregel ist es notwendig, dass die Subjekt- und die Verbposition im Satz gefüllt sind.

Therapierelevanz

Von diagnostischem wie auch therapeutischem Interesse ist es, zu wissen, ob einzelne der genannten Auffälligkeiten grammatisch gestörter Kinder von größerer Bedeutung sind als andere. Störungsphänomene, die auf den Nichterwerb von Regeln hindeuten, sind vorrangig, weil das fehlende Regelwissen das Kind in seinem weiteren Spracherwerb blockieren kann. Regeln erlauben dem Kind, sobald es sie erworben hat, unbegrenzt viele korrekte Äußerungen zu planen und zu realisieren. Vorerst weniger wichtig sind Auffälligkeiten, hinter denen sich keine Regeln verbergen, sondern die in einem 1:1-Lernen abgespeichert werden müssen.

Dieser Bewertung folgend sind die *wichtigen Störungsphänomene* im morphologischen Bereich die fehlende Subjekt-Verb-Kongruenz und die fehlende oder falsche Kasusmarkierung (ggfs. in Verbindung mit einer eingeschränkten Genuskompetenz). Im syntaktischen Bereich sind es die fehlende Verbzweitstellung im Hauptsatz und die fehlende Verbendstellung im Nebensatz. Pluralmarkierungsprobleme sowie Auslassungen haben demgegenüber weniger Gewicht hinsichtlich des grammatischen Regellernens.

2.4 Bedingungshintergrund

Es sind sicherlich individuell unterschiedliche Risikofaktoren, die bei Kindern zu Verzögerungen und Blockaden grammatischen Lernens führen. Verursachungsfaktoren, deren direkter Zusammenhang mit grammatischen Störungen empirisch nicht belegt ist, deren Beeinflussung therapeutisch nicht möglich ist oder deren Vorhandensein keinen Hinweis auf das therapeutische Vorgehen gibt, sind unter therapeutischem Gesichtspunkt von geringem Interesse. Dazu zählen *biologische und neurophysiologische Faktoren*, wie eine vermutete minimale cerebrale Dysfunktion oder eine genetisch bedingte familiäre Sprachschwäche, ebenso wie die Überlegung, ob diese Kinder ein linguistisches Kompetenzproblem im Sinne eines defekten linguo-kognitiven Prozessors (LAD) haben (Dannenbauer 2004).

Defizit sprachlicher Informationsverarbeitung

Grammatische Störungen werden als sprachliches Informationsverarbeitungsdefizit der betroffenen Kinder verstanden (Motsch 2013b). Grammatisch gestörte Kinder zeigen Probleme, die für den Grammatikerwerb relevanten Merkmale (Trigger) in dem im Alltag vorfindbaren, unstrukturierten sprachlichen Input zu erkennen (Sprachwahrnehmung). Das Sprachmaterial wird dadurch nicht hypothesenbildend sowie -testend zur Entdeckung von Regeln genutzt (Sprachverarbeitung). Die Entdeckung und der Erwerb grammatischer Regeln stellt somit eine spezifische Form der Informationsverarbeitung dar und ist abhängig von sensorischen und kognitiven Fähigkeiten (Abb. 15).

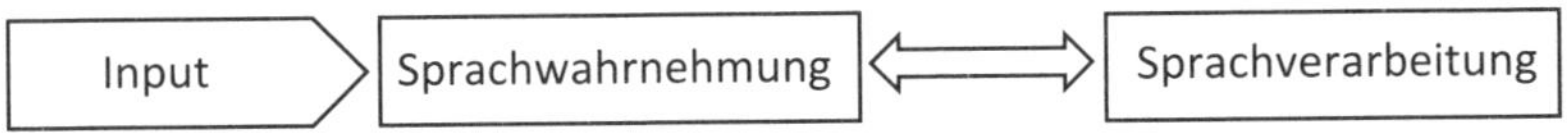

Abb. 15: Sprachliche Informationsverarbeitung

- **Grammatisch fehlerhafter Input:** Risikofaktoren für den Grammatikerwerb der Kinder stellen die Quantität und insbesondere die Qualität der sprachlichen Umweltstimulanz dar. Wenn über längere Zeit der sprachliche Input der Kommunikationspartner für morphologisch-syntaktisches Lernen ungeeignet ist, d. h. fehlerhaft in Angebot und Rückmeldung, kann dies schwerwiegende Folgen für das grammatische Lernen der Kinder haben. Aber auch ein qualitativ guter Input kann nur erschwert regelbildend verarbeitet werden, wenn einige der nachfolgend genannten Bedingungen vorliegen.
- **Phonematische Diskriminationsschwäche:** Eine der Voraussetzungen zum ungestörten Aufbau des Phoneminventars ist die Fähigkeit des Kindes, auch klangähnliche Laute treffsicher unterscheiden zu können. Dies gelingt nicht in ausreichendem Maß, wenn eine phonematische Diskriminationsschwäche vorliegt. Sie erschwert oder verunmöglicht es betroffenen Kindern, die oft unbetonten klangähnlichen morphologischen Markierungswechsel der Artikel (dem vs. den) oder des Verbs (zischt vs. zischst) wahrzunehmen und regelbildend zu verarbeiten.
- **Unsichere Rhythmus- und Zeitverarbeitung:** Sprache ist zeitgebunden. Auf Laut-, Wort- und Satzebene stellt Sprache ein geordnetes Hintereinander dar – ein Programm, das in zeitlicher Reihenfolge aufgebaut wird. Somit ist sowohl bei der Sprachwahrnehmung als auch bei der -produktion die Zeit eine wichtige Dimension. Wahrnehmung zeitlicher Abfolgen bezogen auf Sprachsignale bedeutet, dass Kinder lernen müssen, die sprachlichen Einheiten in ihrer korrekten Reihenfolge wahrzunehmen, aufrechtzuerhalten, zu verarbeiten oder für die Produktion in korrekter Reihenfolge aufzubauen. Zusammenfassend zeigen Untersuchungen (Affolter 2006; Berwanger 2001; Graichen 1996; Kegel 1994; Weinert 1991), die spezifisch sprachentwicklungsgestörte Kinder mit normal spracherwerbenden Kindern vergleichen, dass spracherwerbsgestörte Kinder Schwächen in der Wahrnehmung zeitlicher Abfolgen haben, die sich sowohl bei sprachlichen als auch bei nichtsprachlichen (auditiven, visuellen oder taktil-kinästhetischen) Testaufgaben manifestieren. Bei vielen Kindern beginnen die Probleme bereits bei einer Abfolge von drei Elementen. Eine ungestörte Wahrnehmung zeitlicher Abfolgen benötigen Kinder vor allem für ihr syntaktisches Lernen, um die Positionen bestimmter Satzelemente (z. B. des Verbs) regelbildend verarbeiten zu können.
- **Defizite auf anderen Sprachebenen:** Die Entwicklung des Sprachverständnisses und ein ausreichend großes Lexikon, das genügend Sprachmaterial (neben Nomen auch Verben und Funktionswörter) für die grammatische Analyse und Verarbeitung bereitstellt, sind zwei wesentliche Voraussetzungen auf der semantisch-lexikalischen Ebene (Dannenbauer 2001b). Aber auch der Stand der phonologischen Entwicklung des Kindes stellt eine Bedingung grammatischen Lernens dar. Morphologische Markierungen erfolgen im Deutschen

häufig in unbetonten Endsilben. Manche morphologischen Markierungen unterscheiden sich zudem nur minimal (z. B. de*m*/de*n*). Derartige grammatische Morpheme besitzen einen niedrigen phonetischen Gehalt. Daher sind sie von spracherwerbsgestörten Kindern schwer zu erwerben (Clahsen/Hansen 1997). Phonologische Störungen stehen damit in direktem Zusammenhang zu morphologischem Lernen.

- **Reduzierte Problemlösungsfähigkeiten:** Forschungsergebnisse (Schöler et al. 1998; Dannenbauer 2001b; 2004) deuten darauf hin, dass bei grammatisch gestörten Kindern die Informationsverarbeitung verlangsamt und bestimmte operationale Fähigkeiten eingeschränkt sein können, wie induktives Denken, Klassifizieren, Analogien bilden, Strukturieren und Planen – also Fähigkeiten, die auch für nonverbale Aufgaben benötigt werden.
- **Eingeschränkte Kapazität des Arbeitsgedächtnisses:** Das Arbeitsgedächtnis ist die Schnittstelle zwischen Wahrnehmung und Aufmerksamkeit, Langzeitgedächtnis, kognitiver Kontrolle und Handlungsplanung. Die Kapazität des Arbeitsgedächtnisses wird als grundlegende Bedingung fast aller höheren kognitiven Leistungen des Menschen angesehen (Baddeley 2002). Das von Baddeley 1986 erstmals veröffentlichte und seit dieser Zeit mehrfach überarbeitete Mehrkomponentenmodell des Arbeitsgedächtnisses versucht abzubilden, wie Informationen während ihrer komplexen kognitiven Verarbeitung temporär gespeichert und aufrechterhalten werden. Alle bereits ausgeführten Risikofaktoren beeinflussen die empirisch nachgewiesene geringere Leistungsfähigkeit des Arbeitsgedächtnisses. Die bei der Sprachverarbeitung auftretenden Probleme erschweren grammatisches Lernen:
  - Das „Einscannen" des Sprachmaterials erfolgt wegen fehlender auditiver Aufmerksamkeit gar nicht oder aber verlangsamt (reduced scanning speed) (Sininger et al. 1989). Beim Vorliegen phonologischer Störungen oder phonematischer Diskriminationsschwäche wird das Sprachmaterial zusätzlich unvollständig oder ungenau eingescannt. Darunter leiden insbesondere die akustisch und phonetisch wenig markanten morphologischen Markierungen am Wortende. Das ggf. bereits für morphologisches Lernen unvollständige Sprachmaterial wird der Phonologischen Schleife zum kurzzeitigen Aufrechterhalten übergeben (ein bis zwei Sekunden).
  - Bei Kindern mit grammatischen Störungen ist die Speicherzeit der Phonologischen Schleife deutlich verkürzt (Archibald/Gathercole 2006). Somit bleibt wenig Zeit für die Sprachverarbeitung, die sich oftmals auf den Versuch einer semantischen Analyse – orientiert an Inhaltswörtern – reduziert.
  - Zusätzlich zeigen Kinder mit grammatischen Störungen verminderte Leistungen in der reihenfolgegetreuen Aufnahme, Speicherung und dem Abruf des Materials (gestörte Wahrnehmung zeitlicher Abfolgen). Diese Probleme treten bei über 90 % dieser Kinder bereits bei drei bis vier zu erinnernden sprachlichen Slots (sinnlose Silben, Zahlen) auf (Motsch/Berg 2003). Dies erschwert oder verunmöglicht die syntaktische Analyse. Für die Analyse von Form- und Strukturmerkmalen fehlt

Zeit und/oder die Reihenfolge der Äußerungselemente ist nicht mehr abrufbar.

- Beim Versuch der Sprachverarbeitung korrespondiert das Arbeitsgedächtnis mit dem Langzeitgedächtnis. Auch dieser Austausch verläuft aufgrund fehlenden Sprachwissens im Langzeitgedächtnis verlangsamt und kann durch nicht identifizierbare Worte bereits bei der semantischen Analyse blockiert werden. Selbst nach gelungener Sprachverarbeitung bereitet es spracherwerbsgestörten Kindern Probleme, die neuen Informationen dauerhaft im Langzeitgedächtnis zu speichern.

Motsch, H.-J. (2013b): Grammatische Störungen – Basisartikel. Sprachförderung und Sprachtherapie 2 (1), 2-8

Motsch, H.-J., Rietz, C. (2019): ESGRAF 4-8. Grammatiktest für 4- bis 8-jährige Kinder. 2. Aufl. Ernst Reinhardt, München

Zusammenfassung

Grammatische Störungen zeichnen sich als Teilproblematik der Spracherwerbsstörung dadurch aus, dass sich sowohl syntaktische als auch morphologische Fähigkeiten nicht altersgemäß entwickeln. Da der Grammatikerwerb insgesamt jedoch eine große Streubreite an Normalität aufweist, sind verlässliche Normdaten unerlässlich. Kinder mit grammatischen Störungen zeigen derart viele morphologische und syntaktische Regelverstöße, dass sie zu den 15 % schlechtesten Grammatiklernern ihrer Alterskohorte (Prozentrang < 16) gehören. Morphologische Störungen zeigen sich in der fehlenden Subjekt-Verb-Kongruenz und falschen Genus-, Kasus- und Pluralmarkierungen. Syntaktische Störungen im Deutschen beziehen sich auf die falsche Verbstellung in Haupt- und Nebensätzen. Therapierelevant sind vor allem jene Störungsbilder, die vorrangig auf Regelwissen beruhen. Bedingt werden grammatische Störungen vor allem durch Defizite in der sprachlichen Informationsverarbeitung, die verlangsamt und mit fraglichem Ergebnis verläuft. Insbesondere die morphologisch-syntaktische Analyse ist erschwert und entfällt bei Überschreitung der Verarbeitungskapazität.

3 Diagnostik

3.1 Förderdiagnostik

Während Diagnostik traditionell oft noch als die einmalige Feststellung einer Störung im Sinne eines Status quo angesehen wird, legt die Förderdiagnostik ihren Schwerpunkt auf die therapeutische Relevanz der Sprachanalyse. Auf der Grundlage des vorhandenen Wissens über den normalen und gestörten Grammatikerwerb ist das Ziel der Diagnostik, den vom Kind erreichten Stand seiner morphologischen und syntaktischen Fähigkeiten abzubilden sowie ggf. therapeutische Konsequenzen daraus abzuleiten (Riehemann 2017, Berg/Janke 2017). Dabei helfen weder Umschreibungen oder Auflistungen von grammatischen Defiziten noch ätiologische Klassifikationen. Vielmehr gilt es, den grammatischen Entwicklungsstand des Kindes durch die Brille der altersabhängigen Spracherwerbsreihenfolge anzuschauen. Das ist nur möglich mit einem gut normierten Test, der die Testgütekriterien erfüllt. Vergleichsdaten für die frühen und späten Grammatikregeln des Deutschen, wie sie das GED 4–9-Projekt liefert, bilden dabei die Grundlage der Bewertung grammatischer Fähigkeiten.

Überprüfung zentraler Regeln

Aus ökonomischer Sicht ist es wichtig, dass sich diagnostische Verfahren auf therapierelevante Schwerpunkte beschränken und nicht *alle* grammatischen Strukturen und Formen detailliert erheben. Gut differenzierte, aber langwierige Verfahren sind im diagnostischen Alltag vielfach nicht umsetzbar. Die Diagnostiksituation muss daher professionell vorstrukturiert und geplant sein. Von hoher Bedeutsamkeit ist vor allem die Überprüfung grammatischen Regelwissens (Kap. 2).

Überprüfung der Sprachproduktion

In Hinblick auf sprachliche Modalitäten sind insbesondere diagnostische Informationen über die kindliche Produktion von Bedeutung. Das grammatische Dekodieren (Verstehen) ist zwar eine notwendige Vorausläuferfähigkeit für die Produktion eigener Äußerungen; das alleinige Überprüfen des grammatischen Verständnisses greift jedoch zu kurz. Das Verstehen von W-Fragen (was, wozu, warum …) sagt nichts aus über die Fähigkeit des Kindes, die Verbzweitstellungsregel in der Sprachplanung und -produktion anzuwenden. Das Verstehen von Nebensätzen gelingt nachweislich auch, wenn die Verbstellung im Nebensatz falsch ist (Berg 2007).

Überprüfung mit ausreichender Itemanzahl

Wenn das Ergebnis der Diagnostik Bedeutung für die Therapieplanung haben soll, reicht es nicht, nur einen oder wenige „Grammatikmarker“ zu überprüfen. Ebenso ist es wenig zielführend, wenn Rohwerte zu unterschiedlichen grammatischen Strukturen in einem Subtest aggregiert werden (z. B. Präteritum, Perfekt, Komparationsformen und Kasus, Rietz/Motsch 2014). Die Überprüfung der produktiven Fähigkeiten bezogen auf die wichtigen grammatischen Regeln muss jeweils mit ausreichend vielen Items geschehen, damit der errechnete Prozentrang valide ist. Die interne Validität ist besonders hoch, wenn mehrere Form-Funktions-Konstruktionen überprüft werden.

Form-Funktions-Konstruktionen

- bei der Überprüfung der Verbzweitstellungsregel unterschiedliche Erstplatzbesetzungen (z. B. W-Fragen, Objekttopikalisierungen, Adverbien),
- bei der Kasusüberprüfung unterschiedliche semantische Funktionen, aber auch Kasus in Nominal- und Präpositionalphrasen,
- bei der Überprüfung der Verbendstellungsregel unterschiedliche Nebensatztypen (z. B. Final-, Relativ-, Konditional-, Temporalsätze).

qualitative Auswertung

Neben der quantitativen Einschätzung grammatischer Fähigkeiten anhand von Normvergleichsdaten rückt im Rahmen der Förderdiagnostik auch die qualitative Analyse kindlicher Äußerungen (z. B. in Hinblick auf Übergeneralisierungen und Auslassungen) in das Blickfeld des Diagnostikers. Diese gelingt besser, wenn die diagnostischen Daten in einer kindgerechten, d. h. spielerischen Situation erhoben werden. Es ist davon auszugehen, dass die in einer natürlichen Kommunikationssituation gewonnenen Daten eine höhere Aussagekraft für die grammatischen Kompetenzen des Kindes aufweisen als jene, die in künstlichen Test-Settings erfasst werden. Dies wird auch als ökologische Validität eines Verfahrens bezeichnet.

3.2 Diagnostische Methoden

Grundsätzlich können in der Diagnostik grammatischer Fähigkeiten drei methodische Vorgehensweisen unterschieden werden.

Testung

In einem durch das Diagnostikmaterial vorgegebenen Kontext wird das Kind zu ganz bestimmten Äußerungen aufgefordert. Als Sprechanlass dienen meist Bildvorlagen, zu denen Fragen gestellt werden, Äußerungen nachgesprochen oder Teilsätze vervollständigt werden sollen.

Inwiefern die Ergebnisse von Testungen das spontansprachliche Können von Kindern abbilden, wird seit Langem diskutiert. Im Fokus steht meist die rein quantitative Auswertung, bei der lediglich die Häufigkeit eines Fehlers ermittelt wird. Vielfach entsteht während der Testung eine Situation, die Kinder als künstlich oder gar einschüchternd erleben. Die Ergebnisse werden dadurch weniger kontrollierbar (Kauschke / Siegmüller 2009). Zudem ist die Motivation des überprüften Kindes oft nur schwach ausgeprägt, so dass sich viele Testverfahren auf wenige Prüfitems konzentrieren. Eine valide Einschätzung der kindlichen Grammatikkompetenz wird dadurch jedoch erschwert bzw. verhindert. Dass Tests in der Sprachdiagnostik trotzdem weit verbreitet sind, ist sicherlich der Tatsache zuzuschreiben, dass sie leicht zu erlernen, durchzuführen und auszuwerten sind.

freie Sprachprobe

In einer vom Kind selbst wählbaren Spielsituation werden seine spontanen Äußerungen dokumentiert und anschließend qualitativ ausgewertet (Clahsen 1986). Während dialogische Bilderbuchbetrachtungen das freie Sprechen des Kindes in Interaktion mit dem Erwachsenen ermöglichen, sollte auf reine Bildbeschreibungen oder Nacherzählungen im Rahmen einer freien Sprachprobe verzichtet werden (Kannengieser 2019). Die in der Fachliteratur angegebene Menge an Sprachdaten, die für eine freie Sprachprobe benötigt wird, schwankt zwischen 20 und

100 Äußerungen. Unabhängig davon, wie viele Äußerungen des Kindes tatsächlich analysiert werden, bleibt die Auswertung jedoch stets eingeschränkt:

1. durch die *Zufälligkeit der Äußerungen*, die stark von der jeweiligen Spielsituation abhängen (z. B. vom gewählten Spiel oder der Beziehung zwischen Diagnostiker und Kind),
2. durch die *Unvollständigkeit der Daten*, da viele Kinder in der spontanen Produktion Auslassungen noch nicht voll erworbener Zielstrukturen zeigen (z. B. von Artikeln und Nebensätzen),
3. durch den *Mangel an zwingenden Kontexten*, so dass das Fehlen einer bestimmten Struktur nicht automatisch als Defizit gewertet werden kann (Siegmüller et al. 2016a).

Die Einschätzung des maximalen Entwicklungsstands mittels freier Sprachproben gelingt nicht. Stattdessen erfassen Spontansprachanalysen die typische Sprachverwendung des Kindes im Alltag.

Beobachtung im Schulalltag

Während die Umsetzung freier Sprachproben in der Einzeldiagnostik auch aus ökonomischer Sicht problematisch erscheint, ergeben sich in schulischen Kontexten – insbesondere in den ersten Schuljahren – viele freie Unterrichts-/Spielphasen, in denen (nicht)teilnehmende Beobachtungen des Sprachverhaltens möglich sind. Sie geben einen Einblick in die Schüler-Schüler-Interaktion, die mittels anderer Methoden nicht erfasst werden kann. Über einen mehrwöchigen Zeitraum kann so – vielfach ohne zusätzliche, personelle Ressourcen – eine erste Einschätzung der spontanen Sprachanwendung erfolgen.

evozierende Sprachprobe

In weitgehend natürlichen Kommunikationssituationen werden dem Kind im Rahmen evozierter Sprachproben morphologische Markierungen und Satzkonstruktionen „entlockt“, die im jeweiligen Kontext zwingend bzw. sinnvoll sind. So kann die Überprüfung kindgerecht, aber gleichzeitig ökonomisch gestaltet werden. Die sprachlichen Äußerungen des Kindes sind weniger zufällig und leichter auswertbar als in freien Sprachproben. Mit einer ausreichenden Itemzahl kann der Prozentsatz morphologisch-syntaktischer Korrektheit schnell und genau angegeben werden. Darüber hinaus erlaubt die Vorstrukturierung der Situation die gezielte Erhebung therapierelevanter grammatischer Fähigkeiten, die in der Spontansprache nicht beobachtbar sind. Vor allem in Hinblick auf die ökologische Validität sind evozierende den testenden Verfahren vorzuziehen (Kap. 3.6).

3.3 Allgemeine Sprachentwicklungstests

Als Teil einer allgemeinen Spracherwerbsstörung stehen grammatische Störungen in enger Verbindung zu Beeinträchtigungen auf anderen Sprachebenen und können nicht ausschließlich isoliert betrachtet werden. Um der Komplexität des Störungsbildes gerecht zu werden, sollten im Rahmen der Eingangsdiagnostik auch weitere sprachliche Fähigkeiten erfasst werden (Berg 2020). Solch eine umfassende Sprachentwicklungsdiagnostik kann mithilfe einzelner Verfahren auf den unterschiedlichen Sprachebenen oder anhand allgemeiner Sprachentwicklungstests erfolgen.

grammatische Subtests

Letztere enthalten allesamt Subtests zur Überprüfung grammatischer Fähigkeiten. Aufgrund ihrer Normierung ermöglichen sie eine altersabhängige Einschätzung des allgemeinen Spracherwerbsstands. Tabelle 24 gibt einen Überblick über allgemeine Sprachentwicklungstests im deutschsprachigen Raum und ihre (produktiven) Subtests für den Bereich der Grammatik. Berücksichtigt wurden dazu Verfahren, die seit dem Jahr 2007 erschienen sind. Es handelt sich ausschließlich um Testungen, die mithilfe von Bildmaterial kindliche Äußerungen gezielt einfordern.

Tab. 24: Allgemeine Sprachentwicklungstests (Produktion)

Name, Autor, Jahr	Grammatische Subtests / Zielstrukturen	Item-anzahl	Altersgruppe	Auswertung
Entwicklungstest Sprache für Kinder (ETS) Angermaier, 2007	Pluralmarkierungen Komparative Vergangenheitsformen (Partizipien)	7 15 8	4-8 Jahre	Quantitativ: Altersnorm Prozentränge
Patholinguistische Diagnostik bei Sprachentwicklungsstörungen (PDSS) Kauschke / Siegmüller, 2009	Satzproduktion (Situationsbilder) Bildgeschichte (freies Sprechen) Artikeleinsetzung Akkusativmarkierungen Dativmarkierungen Pluralmarkierungen	9 - 7 4 5 9	3-6 Jahre	Qualitativ (PC) Quantitativ (teils): Altersnorm T-Werte Prozentränge
Potsdam-Illinois Test für Psychologische Fähigkeiten (P-ITPA) Esser et al., 2010	Pluralmarkierungen Komparative Vergangenheitsformen: Partizipien Akkusativmarkierungen: Pronomen Dativmarkierungen Genitivmarkierungen	25 20 9 1 1 1	4-11 Jahre	Quantitativ: Altersnorm Klassenhalbjahresnorm T-Werte
Sprachstandserhebungstest für Kinder zwischen 3 und 5 Jahren (SET 3-5) Petermann et al., 2016	Pluralbildung Genusmarkierungen Akkusativmarkierungen Dativmarkierungen	11 6 3 3	4-5 Jahre	Quantitativ: Altersnorm T-Werte Prozentränge

Sprachstandserhebungstest für Kinder zwischen 5 und 10 Jahren (SET 5-10) Petermann et al., 2018	Bildgeschichte Satzbildung Pluralmarkierungen Erkennen/Korrektur inkorrekter Sätze	8 12 9 12	5-10 Jahre	Quantitativ: Altersnorm T-Werte Prozentränge
Sprachentwicklungstest für drei- bis fünfjährige Kinder (SET-K 3-5) Grimm et al., 2015	Satzgedächtnis (Reproduktion) Pluralmarkierungen	15 10-18	3-5 Jahre	Quantitativ: Altersnorm T-Werte Prozentränge

Itemauswahl Es zeigt sich, dass keines der hier aufgeführten Verfahren für eine förderdiagnostische Erfassung grammatischer Fähigkeiten ausreicht. Die überprüfte Itemanzahl liegt je nach Test und Zielstruktur zwischen 1 und 25. Die prozentuale Angabe des kindlichen Fähigkeitenstands kann damit in den meisten Fällen nicht valide erfolgen.

> *„Die abgetesteten Informationen [globaler Sprachentwicklungstests] beziehen sich in der Regel nicht auf bestimmte Zeitpunkte im Spracherwerb, sondern betrachten Sprache bzw. Sätze lediglich empirisch unter der Grundannahme, dass jegliche grammatische Leistung mit zunehmendem Alter kontinuierlich besser wird" (Siegmüller et al. 2016, 83).*

So erklärt sich auch, dass die wenigsten Verfahren überhaupt die zentralen Regeln der deutschen Grammatik überprüfen. Die produktive Anwendung der beiden syntaktischen Regeln (Verbzweitstellung im Hauptsatz, Verbendstellung im Nebensatz) sowie der frühen morphologischen Subjekt-Verb-Kontrollregel werden in keinem einzigen dieser Verfahren überprüft. Die Erfassung der Kasuskompetenzen findet sich immerhin in der PDSS (Kauschke / Siegmüller 2010), im P-ITPA (Esser / Wyschkon 2010) und im SET 3-5 (Petermann 2016) allerdings mit extrem wenigen Items (1-4).

PDSS Die „Patholinguistische Diagnostik bei Sprachentwicklungsstörungen (PDSS)" von Kauschke und Siegmüller (2009) überprüft die grammatischen Fähigkeiten von Kindern im Vorschulalter anhand von acht Subtests, von denen sechs kindliche Produktionen verlangen. Eine überarbeitete, digitale Fassung mit zehn Subtests ist Ende 2022 erschienen (Tenhagen et al. 2021, Kauschke et al. 2022). Es handelt sich um eine klassische Testung ohne spielerisches oder inhaltliches Rahmenformat. Während vier Subtests gezielt die Markierung von Akkusativ, Dativ und Plural sowie den Einsatz von Artikeln fordern, elizitieren die ersten beiden Subtests (Satzproduktion zu Situationsbildern, Bildgeschichte) freie Äußerungen des Kindes zu Bildvorlagen. Die Aufgabenstellungen sind damit nicht auf die Produktion einer bestimmten Zielstruktur angelegt, was die Auswertung deutlich erschwert. Kannengieser (2019, 164) weist zudem darauf hin, dass entsprechende Anordnungen „nur sehr eingeschränkt geeignet sind".

„Insbesondere der Aufbau von Bildergeschichten legt eine Reihung gleichgeordneter und gleichförmiger Sätze nahe, die aber nicht unbedingt die syntaktischen Fähigkeiten des Kindes widerspiegeln" (Kannengieser 2019, 164).

Überprüfung von Pluralformen

Allen Sprachentwicklungstests gemein ist die Überprüfung der Pluralmarkierungen als Marker für die morphologische Entwicklung. Ein Grund hierfür liegt nach Grimm (2015, 25) darin, „dass die Bildung von Pluralformen sich besonders einfach und eindeutig interpretierbar untersuchen lässt." Zudem handelt es sich teilweise um Adaptionen englischsprachiger Originalverfahren. Während jedoch die Pluralmarkierung im Englischen regelgeleitet durch das Anhängen des Pluralsuffixes -s erfolgt, ist die Zuordnung eines Wortes zu einer der neun verschiedenen Pluralklassen im Deutschen keinesfalls eindeutig (Szagun 2019) (Kap. 1). Die Frage ob und wenn ja, wie sich Kinder beim Pluralerwerb an bestehenden Regelmäßigkeiten und Bildungsmustern orientieren, kann auf der Grundlage bisheriger Forschungen nicht sicher beantwortet werden (Thater/Ulrich 2018).

3.4 Rezeptive Verfahren

Ausgehend von der Annahme, dass das Verstehen grammatischer Strukturen der Produktion eben dieser vorausgeht, setzen einige Tests auf die (ergänzende) Überprüfung des Sprachverständnisses. Sie verfolgen damit das Ziel, bereits vorhandene rezeptive Ressourcen des Kindes aufzudecken und eine entsprechende Anpassung der sprachtherapeutischen Maßnahme zu ermöglichen. Insbesondere im Kontext von Mehrsprachigkeit werden die Verstehensleistungen von Kindern nachweislich häufig überschätzt, sowohl von Eltern als auch von Therapeuten (Möller et al. 2008). Um eine damit einhergehende „produktive Überforderung" in der Behandlung grammatischer Störungen zu vermeiden, kann die Überprüfung des Sprachverständnisses vor Therapiebeginn oder im Fall einer Therapieresistenz hilfreich sein.

Sprachverstehen als komplexe Fähigkeit

Sprachverstehen ist jedoch eine äußerst komplexe linguistische Kompetenz, die aus verschiedenen Gründen schwer diagnostizierbar ist. Das Verständnis von Sätzen und Texten resultiert nicht allein aus grammatischem „Wissen", sondern bedarf zudem semantisch-lexikalischer, pragmatischer sowie kognitiver Fähigkeiten. Verstehen ist außerdem nicht direkt beobachtbar. Das Ergebnis rezeptiver Sprachdiagnostikverfahren ist somit weder grammatikspezifisch noch entscheidend in Hinblick auf die konkrete Therapiezielauswahl. Selbst wenn ein Kind bereits über rezeptive Fähigkeiten verfügt, und z. B. die Frage, „Wen siehst du?", versteht, bedeutet das keineswegs, dass es diese auch mit einer korrekten Akkusativmarkierung („den Mann") beantworten kann.

Aufgabentypen

Methodisch können bei der Überprüfung rezeptiver Sprachkompetenzen drei verschiedene Aufgabentypen unterschieden werden.

3.4.1 Bildauswahlverfahren

Dem Kind wird ein Wort, eine Ellipse oder ein Satz vorgesprochen. Dazu bekommt es mehrere Bilder gezeigt. Aus diesen muss das Kind das passende Bild auswählen und zeigen. Eine sprachliche Produktion des Kindes ist bei diesem Aufgabentyp nicht notwendig. Insgesamt bedarf es aber eines hohen Maßes an Konzentration und Aufmerksamkeit, da sich die vorgelegten Bilder oft nur geringfügig unterscheiden und sowohl grammatische als auch semantische Distraktoren eingesetzt werden (Abb. 16). Die verlässliche Auswertung von Bildauswahlverfahren wird vor allem durch die hohe Ratewahrscheinlichkeit erschwert. Versteht ein Kind einen Satz nicht korrekt, kann es trotzdem – rein zufällig – auf das richtige Bild zeigen.

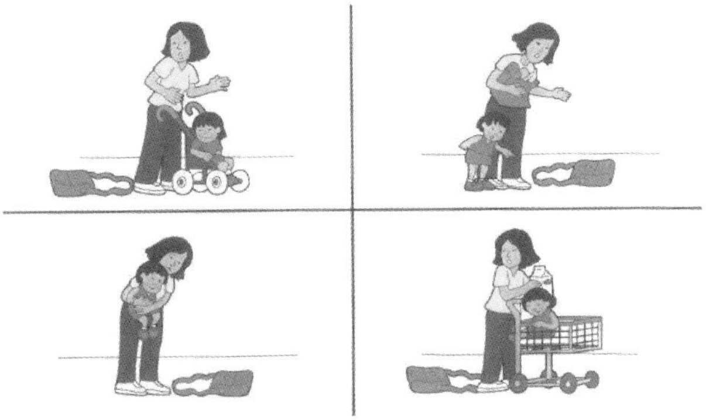

Abb. 16: „Zeig mir die Frau mit dem Kind auf dem Arm, der die Tasche herunter gefallen ist." (ETS 4-8, Angermaier 2007)

3.4.2 Manipulationsaufgaben

Das Kind erhält vom Testleiter verbale Instruktionen, die es mithilfe von Spielfiguren, Realgegenständen oder Stiften ausführen soll. Der spielerische Charakter der Überprüfung ist für viele Kinder motivierend. Der Verzicht auf kindliche Sprachproduktionen erleichtert die Überprüfung, insbesondere bei sehr jungen oder mehrsprachigen Kindern. Feinmotorische Einschränkungen jedoch können die Bearbeitung von Manipulationsaufgaben erschweren. Die Aufgabenauswahl muss zudem sehr genau konstruiert sein, damit sichergestellt ist, dass das Kind die Anweisung nicht anhand früher Verständnisstrategien (z. B. der Schlüsselwortinterpretation, Wortreihenfolge-Strategie) umsetzen kann (Abb. 17). Die standardisierte Auswertung von Manipulationen ist häufig schwierig. So kann das Ausbleiben der kindlichen Handlung keineswegs zwangsläufig als Nichtverstehen gewertet werden (Hachul / Schönauer-Schneider 2019).

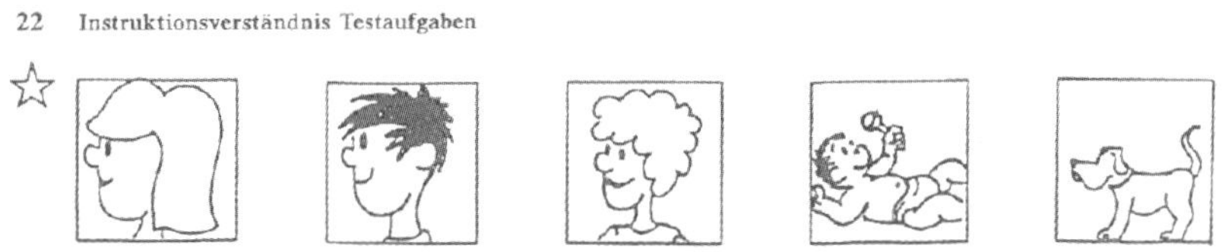

Abb. 17: „Mach ein Kreuz unter den Vater, jedoch nicht unter das Baby." (MSVK, Elben 2000)

3.4.3 W-Fragen

Dem Kind wird zu einem Bild eine kurze Geschichte oder ein Satz vorgesprochen und dann eine entsprechende W-Frage (z. B. Wo? Wer? Wen? Womit? Wann?) gestellt, die es durch Sprechen oder Zeigen beantworten soll. Damit stellt dieser Aufgabentyp teilweise eine Kombination von rezeptiver und produktiver Überprüfung dar. Während die Beantwortung der Frage durch reines Zeigen in manchen Verfahren wie z. B. der PDSS erlaubt ist, verlangen andere Tests explizit eine korrekte sprachliche Äußerung des Kindes. Für den in Abbildung 18 gezeigten Beispielsatz sind nach Kauschke und Siegmüller (2009, 41) vier Fehlertypen denkbar:

vier Fehlertypen

- syntaktisches Problem: keine Wahrnehmung des Satzvorfelds („ja"),
- lexikalisches Problem: fehlendes Verstehen des Fragepronomens („Lisa"),
- kognitives Problem: mangelnde Verarbeitung des vorgegebenen Inputs („das Kinderzimmer") und
- nicht interpretierbarere Probleme („ich weiß nicht").

Insgesamt gehen die Autorinnen davon aus, dass Fragen nach Subjekten und Objekten leichter beantwortet werden können als solche, die zusätzliche (fakultative) Satzteile erfragen. In jedem Fall werden die Antworten eines spracherwerbsgestörten Kindes durch mögliche Einschränkungen der phonologischen Informationsverarbeitung sowie durch semantische Einschränkungen beeinflusst.

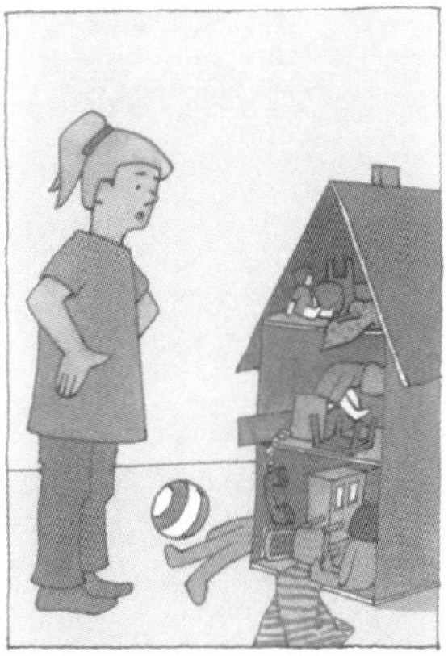

Abb. 18: „Lisa räumt das Puppenhaus auf. Alles fliegt durcheinander. Sie hat noch viel zu tun. Was räumt Lisa auf?" (PDSS, Kauschke/Siegmüller 2009)

Ein Überblick über Diagnostikverfahren, die das Verstehen auf Satzebene überprüfen und seit dem Jahr 2000 erschienen sind, findet sich in Tabelle 25.

Tab. 25: Rezeptive Sprachdiagnostikverfahren

Name, Autor, Jahr	Grammatische Subtests/ Zielstrukturen	Item-anzahl	Alters-gruppe	Methoden Auswertung
Entwicklungstest Sprache (ETS) Angermaier, 2007	Sprachverständnis (Satzebene) W-Fragen (wem, welcher, wessen, was)	23 8	4-8 Jahre	W-Fragen Quantitativ: Prozentränge
Marburger Sprachverständnistest für Kinder (MSVK) Elben und Lohaus, 2000	Verständnis von: Pluralmarkierungen Perfektformen Passivstrukturen Instruktionsverständnis	12 2 4 8	5-7 Jahre	Bildauswahlverfahren Manipulationsaufgaben Quantitativ: T-Werte, Prozentränge
Patholinguistische Diagnostik bei Sprachentwicklungs-störungen (PDSS) Kauschke / Siegmüller, 2009	Verständnis syntaktischer Strukturen W-Fragen (was, wer, wen, wem, wo, wie, womit, wann)	12 16	3-6 Jahre	Manipulationsaufgaben W-Fragen Qualitativ (PC) Quantitativ: T-Werte
Sprachentwicklungstest für drei- bis fünfjährige Kinder (SET-K 3-5) Grimm et al., 2015	Satzverständnis	15-19	3-5 Jahre	Bildauswahlverfahren Manipulationsaufgaben Quantitativ: Altersnorm T-Werte Prozentränge
Sprachstandserhebungstest für Kinder zwischen 3 und 5 Jahren (SET 3-5) Petermann et al., 2016	Satzerkennung Handlungssequenzen spielen	10 14	3-5 Jahre	Bildauswahlverfahren Manipulationsaufgaben Quantitativ: Altersnorm T-Werte Prozentränge

Test zur Überprüfung des Grammatikverständnisses (TROG-D) Fox-Boyer, 2020	Verständnis von: Perfektformen Pluralmarkierungen Passivstrukturen Relativsätzen Doppelobjektkonstruktionen Topikalisierungen Finalsätzen	 4 4 4 4 4 4 4	3-10 Jahre	Bildauswahlverfahren Qualitativ Quantitativ: Altersnorm T-Werte Prozentränge
Test zum Satzverstehen von Kindern (TSVK) Siegmüller et al., 2011	Verbargumentstrukturen Tempusmarkierungen Wortstellung Passivstrukturen Bindungssätze Relativsätze	12 16 12 20 20 10	2-8 Jahre	Bildauswahlverfahren Qualitativ Quantitativ: Altersnorm T-Werte

TROG-D

Der „Test zur Überprüfung des Grammatikverständnisses" (TROG-D) von Fox-Boyer (2020) ist die adaptierte Fassung des englischen Originalverfahrens von Bishop (2003). Es überprüft kindliche Verstehensleistungen auf Wort- und Satzebene in Form eines Bildauswahlverfahrens. Neben dem Verständnis verschiedener Wortarten (z. B. Substantive, Verben, Präpositionen) werden anhand weniger Items rezeptive Leistungen in Hinblick auf Kasusmarkierungen und Nebensätze überprüft.

Motsch, H.-J. (2017): Kontextoptimierung. Evidenzbasierte Intervention bei grammatischen Störungen in Therapie und Unterricht. 4., vollständig überarbeitete Aufl. Ernst Reinhardt, München

Hachul, C., Schönauer-Schneider, W. (2019): Sprachverstehen bei Kindern. Grundlagen, Diagnostik und Therapie. 3. Aufl. Elsevier, München

3.5 Informelle Verfahren

3.5.1 Einzelscreenings

Auf dem diagnostischen Markt sind seit den 1970er Jahren informelle Verfahren erhältlich, die auf eine überblicksartige Überprüfung des grammatischen Entwicklungsstands abzielen. Der umfassenden und normierten Einzeldiagnostik im Laufe des Therapieprozesses sind sie meist vorgeschaltet; ersetzen können sie diese nicht.

geringe Itemanzahl

Lautsprachliche Screenings zeichnen sich durch eine geringe Itemanzahl in Hinblick auf einzelne grammatische Fähigkeiten aus. Die Auswahl der überprüften Zielstrukturen beschränkt sich in der Regel auf wenige grammatische Fähigkeiten. Ihre Durchführung ist meist als Testung angelegt. Die Ableitung eines konkreten Entwicklungsstands im Sinne von prozentualer Korrektheit ist mittels dieser Verfahren kaum möglich.

Neben älteren, oft kritisierten Screenings sind seit 2014 weitere informelle Prüfverfahren erschienen.

SCREENIKS

Wagner (2014) veröffentlichte das „Screening der kindlichen Sprachentwicklung" (SCREENIKS) für vier- bis siebenjährige Kinder mit Deutsch als Erst- oder Zweitsprache (ab 24 Kontaktmonaten mit der deutschen Sprache). Neben den Subtests zur Aussprache und zum Wortschatz, werden in einem dritten Subtest grammatische Fähigkeiten überprüft:

- Subjekt-Verb-Kongruenz (Produktion),
- Pluralbildung (Produktion),
- Akkusativ und Dativ in Präpositionalphrasen (Produktion) und
- Verstehen morpho-syntaktischer Strukturen (Rezeption).

Das Screening ist als computer-appgestütztes Verfahren konzipiert. Es ist standardisiert und normiert (N = 1162) und gibt mittels kritischer Werte Hinweise darauf, ob eine grammatische Störung vorliegt. Neben der quantitativen Auswertung gibt es im automatisch erstellten Bericht auch qualitative Hinweise. Aufgrund seiner eingeschränkten Itemauswahl und -anzahl kann jedoch keine umfassende förderdiagnostische Auswertung erfolgen.

Screenings für das Grundschulalter

In Anlehnung an die evozierten Sprachdiagnostiken von Motsch (1999, 2009) überprüfen die beiden folgenden Verfahren die wesentlichen Grammatikregeln des Deutschen in kindgerechten Kontexten. Sie sind konzipiert für das (frühe) Grundschulalter und eignen sich durch ihre thematische Einbettung insbesondere für den Erstkontakt mit einem Kind. Ihr Ziel ist vorrangig die Feststellung grammatischer Störungen. Für eine differenzierte Förderdiagnostik empfehlen beide Screenings eine ergänzende Untersuchung mit der ESGRAF 4-8 (Kap. 3.6).

- **MuSE-Pro:** „Die Überprüfung grammatischer Fähigkeiten bei 5-8-jährigen Kindern – Produktion" von Berg (2020) verfolgt das Ziel

> *„ein alltagstaugliches Untersuchungsinstrument zu bieten, das mit kindgerechten Materialien bei geringem zeitlichen Aufwand einen Überblick über die kindliche Grammatikentwicklung ermöglicht und somit eine Grundlage für gelingende Förderung bietet" (Berg 2020, 11).*

Sie erfasst alle vier zentralen grammatischen Regeln anhand von jeweils zehn Items. Die Durchführung in der Einzelsituation dauert etwa 15 Minuten und benötigt nur wenig Material. Den inhaltlichen Rahmen bildet eine Hundegeschichte, die durch Bildkarten gestützt wird. Das Kind wird aufgefordert,

- Fragen zu stellen („Wo wohnst du?"),
- Fragen zu beantworten („Womit spielt der Hund?" – „Mit dem Seil."),
- Sätze zu vervollständigen („Ich sehe … den Igel.") und
- Sätze zu wiederholen („Der Hund, der auf dem Tisch sitzt, heißt Fido.").

Das methodische Vorgehen ist vorrangig als Testung zu beschreiben. Die Äußerungen des Kindes werden simultan zur Durchführung auf einem zweiseitigen Bogen protokolliert, indem die Korrektheit der kindlichen Äußerungen eingetragen wird. Eine Transkription ist nicht vorgesehen. Eine qualitative Fehleranalyse erfolgt im Rahmen der Auswertung nicht. Stattdessen wird die prozentuale Korrektheit für jede grammatische Regel errechnet. Auf der Basis von Vergleichsdaten sprachunauffälliger Kinder aus dem GED-Projekt und einer eigenen, verfahrensbezogenen Untersuchung (N = 76) gibt das Manual kritische Werte für jede grammatische Regel in vier Altersstufen an, die die Feststellung eines grammatischen Förderbedarfs im Vergleich zur Altersnorm ermöglichen. Der diagnostische Schwerpunkt liegt aber eher im Bereich der profilorientierten Prozessdiagnostik. Die kurze Durchführungsdauer erlaubt einen wiederholten Einsatz im Laufe einer Intervention.

Der Vorteil des Verfahrens liegt in der einfachen und schnellen Durchführung und Auswertung. Die Ökonomie des Verfahrens geht jedoch zu Lasten der Genauigkeit und spielerischen Ausgestaltung. In einer Vergleichsuntersuchung mit der ESGRAF-R zeigten sich hohe Übereinstimmungen für die meisten Zielstrukturen (Berg 2020).

- **GraSP:** „Die Grammatikanalyse der Sprachproduktion bei Kindern im Grundschulalter“ von König/Frank (2015) stellt ein weiteres informelles Instrumentarium zur Überprüfung morphologisch-syntaktischer Fähigkeiten dar. Sowohl in seiner thematischen Ausrichtung (Zoo) als auch in seiner konkreten Durchführung erinnert es stark an die ESGRAF-R (Motsch 2013a). Neben acht obligatorischen Subtests kann das Screening durch fakultative Überprüfungen rezeptiver und weiterer produktiver Fähigkeiten sowie durch eine freie Sprachprobe anhand einer Bildergeschichte ergänzt werden. Durch die Einbeziehung vieler Zielstrukturen, wenn auch mit geringen Itemzahlen, ergibt sich so eine für ein Screening ungewöhnlich lange Durchführungsdauer von 40 Minuten pro Kind. Diese wird von genaueren Verfahren wie bspw. der ESGRAF 4-8 (Kap. 3.6) unterschritten. Die Auswertung erfolgt rein deskriptiv durch die Erfassung korrekter und falscher Äußerungen. Normvergleichsdaten liegen nicht vor.

3.5.2 Gruppenscreenings

In schulischen Kontexten kommt (schriftsprachlichen) Gruppenscreenings eine besondere Bedeutung zu. Sie ermöglichen es den Lehrkräften, schnell zu entscheiden, welche Kinder eine individuelle Diagnostik im Bereich der Grammatik benötigen. Sie stellen im schulischen Alltag eine zeitökonomische Ergänzung von Einzelverfahren dar, indem sie das „Herausfiltern“ von Kindern ohne grammatischen Förder-/Therapiebedarf erlauben. Insbesondere in inklusiven Settings mit großer sprachlicher Varianz in der Schuleingangsphase und (sonderpädagogischem) Personalmangel scheint solch ein gestuftes Vorgehen zunehmend notwendig.

- **ESGRAF-Klassencreenings:** Erstmals veröffentlicht wurden grammatische Gruppenscreenings in Kombination mit der modularisierten Diagnostik grammatischer Störungen – ESGRAF-R (Motsch 2009). Im Rahmen des GED-Projektes wurden sie noch einmal überarbeitet und sind nun als ebenfalls normierter Teil der ESGRAF 4-8 (Motsch/Rietz 2019) für alle wichtigen grammatischen Regeln des Deutschen verfügbar:
  - Verbzweitstellung und Subjekt-Verb-Kontrollregel: vier Items
  - Verbendstellungsregel: acht Items
  - Genus: zwölf Items
  - Kasus (Akkusativ und Dativ): je zwölf Items
  - Plural: neun Items

Durchführung im Klassenverband

Die Durchführung der Screenings findet schriftlich im Klassenverband statt und kann auch durch die Regelpädagogin erfolgen. Der Einsatz ist ab der zweiten Klasse möglich. Alternativ können die beiden frühen grammatischen Regeln (V2, SVK) im ersten Schuljahr in einem gemeinsamen Kreisspiel lautsprachlich erhoben werden. Dazu ist eine nichtteilnehmende Beobachtung und Dokumentation durch die jeweilige Sonderpädagogin sinnvoll. Die schriftsprachlichen Anforderungen aller Screenings sind bewusst gering gehalten, so dass sie in vielen Fällen auch von Schülern mit Lese-Rechtschreib-Problemen bewältigt werden können. Das Leseverständnis wird insbesondere in den Kasus-Screenings durch Bilder unterstützt, die zudem das Arbeitsgedächtnis entlasten (Abb. 19). Die Durchführung nimmt jeweils nur wenige Minuten in Anspruch und kann leicht in den Klassenunterricht eingebunden werden.

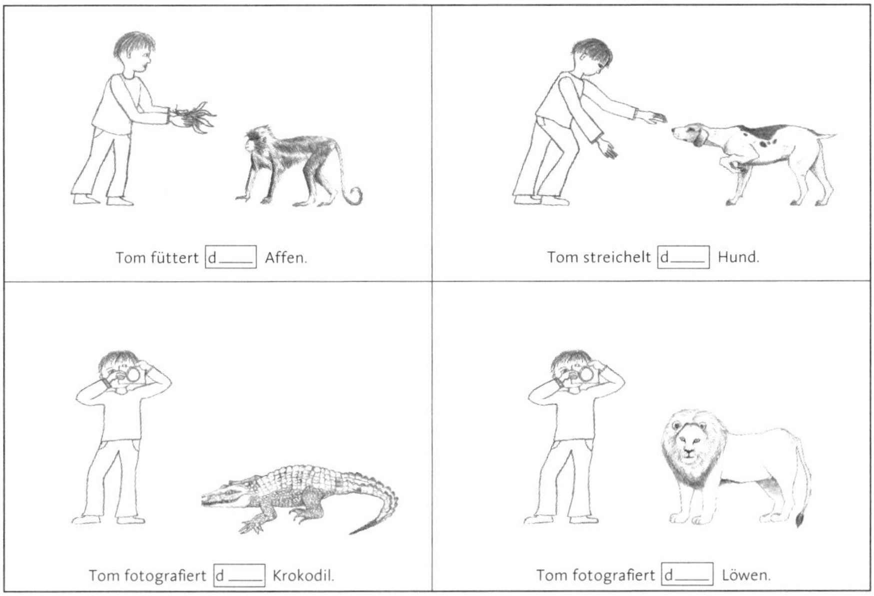

Abb. 19: Auszug Akkusativ-Screening (ESGRAF 4-8, Motsch/Rietz 2019, 65)

Normorientierungswerte

Mit der ESGRAF 4-8 (Kap. 3.6) liegen Normorientierungswerte für die schriftlichen Klassenscreenings vor. Entsprechend der Einzeldiagnostik wird dabei ein Prozentrang von unter 16 als auffällig eingestuft. So kommt es, dass ein Erstklässler alle vier Items bei der Überprüfung der V2 korrekt beantworten muss, um als sprachunauffällig eingestuft zu werden. Im Dativ hingegen benötigt dasselbe Kind dafür fünf von zwölf korrekten Markierungen.

qualitative Fehleranalyse

Zudem ermöglichen die Screenings eine erste qualitative Fehleranalyse. Insbesondere morphologische Übergeneralisierungen (z. B. den/dem) und starre Satzkonstruktionen (z. B. SVX) können individuell herausgearbeitet werden. Damit stützen die Screenings das förderdiagnostische Vorgehen (Tab. 26).

Tab. 26: Klassenscreenings der ESGRAF 4-8 (Motsch/Rietz 2019)

Schriftliches Klassenscreening	Vorgehen Beispiel	Zielstrukturen	Item-anzahl
Verbzweitstellung Subjekt-Verb-Kongruenz	Satzergänzung: Tom fragt: „Wohin ...?“	XVS-Sätze 2. Person Singular (-st) 1. Person Singular (-e) 1. Person Plural (en)	4 2 1 1
Verbendstellung	Satzergänzung: „Weißt du, wer ...?“	Relativsatz (wer, der) Kausalsatz (weil) Finalsatz (damit) Temporalsatz (wenn)	4 2 1 1

Genus	Ankreuzaufgabe: [] der [] die [] das Tiger	Maskulinum (der) Femininum (die) Neutrum (das)	8 1 3
Akkusativ (NP)	Lückentext: „Tom fotografiert d... Löwen."	Maskulinum (den) Femininum (die) Neutrum (das)	8 1 3
Dativ (NP)	Lückentext: „Tom gibt d... Löwen Futter."	Maskulinum (dem) Femininum (der) Neutrum (dem)	7 1 4
Plural	Wortergänzung: ein Fisch – viele F...	-e -en -n -er -s -0 -U -U+er -U+e	9

- **SGF 2:** Das „Screening grammatischer Fähigkeiten für die zweite Klasse" von Mahlau (2016) wurde im Rahmen des Projektes „Rügener Inklusionsmodell" entwickelt und normiert (N = 2253). Entgegen seines Titels überprüft es ausschließlich morphologische Fähigkeiten in fünf Subtests:
  - Genus: 30 Items,
  - Plural: zwölf Items (davon zwei Pseudowörter),
  - Akkusativ: zwölf Items (davon vier maskuline Nomen),
  - Dativ: zwölf Items und
  - Subjekt-Verb-Kongruenz: zwölf Items.

Das Screening kann in den ersten acht Wochen des zweiten Schuljahres mit der gesamten Klasse durchgeführt werden und dauert etwa eine Unterrichtsstunde. Die Bearbeitung erfolgt zeitgleich durch alle Schüler in Testheften und wird durch die Lehrkraft frontal angeleitet. Die Auswertung erfolgt rein quantitativ durch die Ermittlung der jeweiligen Rohwerte. Diese werden anschließend in Prozentränge umgewandelt und Risikopunkten zugeordnet, wobei ein Prozentrang unter zehn zwei Risikopunkten und ein Prozentrang unter 25 einem Risikopunkt entspricht. Eine weiterführende Diagnostik der grammatischen Fähigkeiten wird unabhängig von der betroffenen Regel bei insgesamt mehr als zwei Risikopunkten empfohlen.

Vergleich der Screenings

Therapierelevante Aussagen des SGF 2 sind anhand der beschriebenen quantitativen Auswertung kaum möglich. Im Gegensatz zu den ESGRAF-Screenings, die sich jeweils nur auf eine grammatische Regel beziehen, wird hier ein Überblick über mehrere morphologische Fähigkeiten geboten. Die Durchführungsdauer ist damit deutlich höher.

Während in den ESGRAF-Klassenscreenings viel Wert darauf gelegt wurde, einfaches und potenziell auch für spracherwerbsgestörte Kinder bekanntes Sprachmaterial (z. B. Tiere) zu verwenden, stellen viele der im SGF 2 verwendeten Wörter eine enorme lexikalische Hürde dar. So wird in dem entsprechenden Subtest z. B. die Genusmarkierung folgender Wörter erfragt: *das Fieberthermometer, die Pfote, der Krug, das Blech, die Kreuzung, das Glockenspiel*. Im Subtest Plural wird bspw. die Mehrzahl von *Markise, Paprika und Harfe* verlangt. Ob es sich hierbei um Begriffe aus dem kindlichen Alltagswortschatz handelt, darf zumindest angezweifelt werden.

3.6 ESGRAF 4-8

ESGRAF 4-8 ist ein Grammatiktest für Kinder von 4;0 bis 8;11 Jahren. Der Test wurde an 968 Kindern normiert und erfüllt die psychometrischen Testgütekriterien (Rietz/Motsch 2014; Motsch/Rietz 2019). Das Test-Material, die Äußerungen des Diagnostikers und die erlaubten Beispiele und Hilfen sind durch die Durchführungsanleitung standardisiert. In der Tradition der vorausgehenden ESGRAF-Versionen evoziert der Diagnostiker sprachliche Äußerungen des Kindes. Durch das Rahmenthema „Zirkus“ hat ESGRAF 4-8 Spielcharakter, so dass sich die Kinder nicht „getestet“ fühlen (Abb. 20). Dies wird bewusst durch den Verzicht auf eine gleichzeitige Auswertung unterstützt. Die Auswertung selbst kann computergestützt erfolgen.

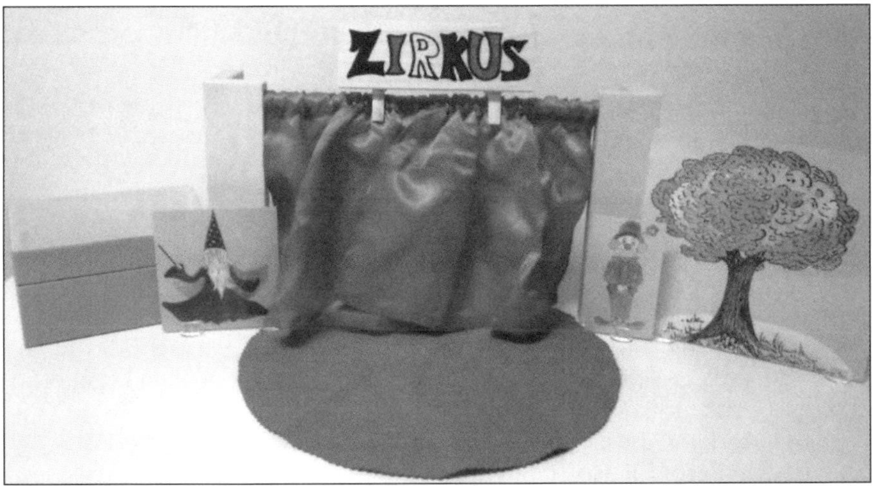

Abb. 20: Zirkusformat der ESGRAF 4-8

Subtests

Der Test besteht aus sechs Subtests:

- Subtest 1 überprüft die Verbzweitstellungsregel des Hauptsatzes (V2) und die Subjekt-Verb-Kontrollregel (SVK). Die V2 wird mit 36 Items (45 Rohpunktwerte) mit unterschiedlichen Erstplatzbesetzungen (W-Fragen, Objekte, Adverbien) erhoben. Ebenso wird die Fähigkeit des Kindes zur Verbtrennung sowohl mit Präfixverben als auch mit Auxiliar und Partizip überprüft. Die SVK (36 Items, 42 Rohpunktwerte) wird insbesondere mit der Evozierung des /st/-Flexivs getestet. Gleichzeitig wird die Fähigkeit zur Partizip-Bildung beurteilt.

- Subtest 2 überprüft die Verbendstellungsregel (VE) in 20 subordinierten Nebensätzen (Final-, Temporal-, Relativ- und Kausalsätze).
- Subtest 3 beurteilt die Genussicherheit an 20 Nomen (Tiere, Futter, Gegenstände).
- Subtest 4 überprüft Akkusativ (24 Items) und Dativ (24 Items) jeweils in Nominal- und Präpositionalphrasen.
- Subtest 5 testet jede der neun Pluralmarkierungen des Deutschen an einem Nomen.
- Subtest 6 überprüft die späten grammatischen Fähigkeiten: fünf Passivsätze (zehn Rohwertpunkte), acht Genitivformen (16 Rohwertpunkte).

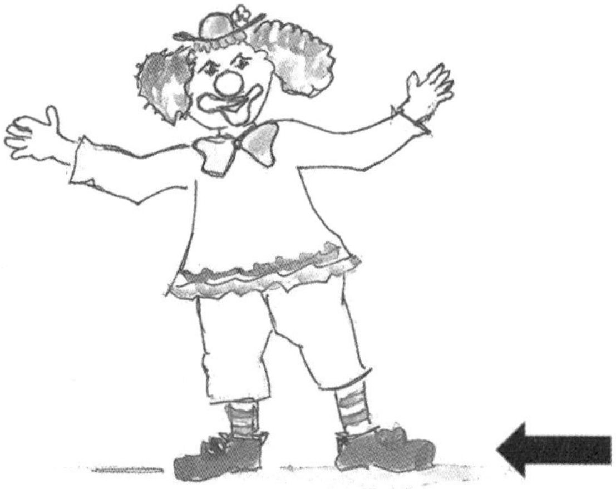

Abb. 21: Überprüfung des Genitivs: „Wessen Schuhe sind das? Die Schuhe des Clowns." (ESGRAF 4-8, Motsch/Rietz 2019)

Durchführung

Mit Kindern zwischen 4;0 und 6;11 Jahren werden ausschließlich die Subtests 1 bis 5 durchgeführt. Nur für die Altersgruppe der Kinder zwischen 7;0 und 8;11 Jahren kommt der Subtest 6 (Überprüfung formal komplexerer und kognitiv anspruchsvollerer Strukturen) hinzu (Abb. 21).

Die Durchführungsdauer der Subtests 1 bis 5 schwankt zwischen 35 bis 40 Minuten, der Subtest 6 dauert fünf bis sieben Minuten.

Der Grammatiktest muss nicht mit allen Subtests durchgeführt werden. Er erlaubt es, hypothesengeleitet, z. B. orientiert an dem bereits beobachteten und vermuteten Stand der Grammatikentwicklung eines Kindes, bestimmte Subtests auszuwählen und durchzuführen.

Auswertung

Die Auswertung erfolgt anhand einer Audioanalyse. Die dabei ermittelten Rohwerte werden in einen Auswertungsbogen eingetragen und in Prozentränge umgewandelt. Jeder Subtest ist normiert. Innerhalb der Subtests 1, 4 und 6 gibt es getrennte Normen (Prozentränge) für die darin überprüften Regeln. In einem zweiten Schritt erfolgt die qualitative Auswertung, die insbesondere für Kinder mit einem Prozentrang zwischen zehn und 20 empfohlen wird, um eine Fehlklassifizierung zu vermeiden. Hier spielen Auslassungen und Übergeneralisierungen eine besondere Rolle. Das Manual gibt zahlreiche Interpretationshilfen in Form von Transkriptionen und Filmbeispielen.

3.7 Diagnose grammatischer Störungen bei Mehrsprachigkeit

Auffälligkeiten vs. Störungen

Die Grammatikdiagnostik (sukzessiv) mehrsprachiger Kinder gestaltet sich kompliziert. Eine Abgrenzung zwischen entwicklungskonformen und pathologischen Prozessen des (grammatischen) Zweitspracherwerbs ist u. a. deshalb so schwierig, weil sich bislang keine standardisierte (Zweitsprach-)Erwerbssituation konstruieren lässt (Ulrich et al. 2021). Die Erscheinungsformen grammatischer Auffälligkeiten im Kontext von Mehrsprachigkeit variieren stark und reichen von mangelnden Deutschkenntnissen aufgrund ungünstiger Erwerbsbedingungen über normale Übergangsphänomene im Sinne dynamischer Interferenzen (Übertragungen) bis hin zu genuinen Spracherwerbsstörungen in beiden Sprachen. Vergleichende Untersuchungen von mehrsprachigen und spracherwerbsgestörten monolingualen Kindern zeigen zudem, dass es zu deutlichen Überlappungen in Fehlerbereichen (z. B. Morphologie) und Fehlerformen (z. B. Auslassungen) kommt (Rothweiler 2006). Das heißt, die Zwischenformen der individuellen Lernersprache im Zweitspracherwerb ähneln vielfach den für Spracherwerbsstörungen charakteristischen Problemen.

LiSe-DaZ

Seit Beginn des 21. Jahrhunderts sind viele Sprachstandserhebungen für die Gruppe der mehrsprachigen Kinder entwickelt, erprobt und teilweise auch wieder verworfen worden. Die Überprüfung der morphologisch-syntaktischen Kompetenzen ist dabei Bestandteil der meisten Verfahren. Die „Linguistische Sprachstandserhebung – Deutsch als Zweitsprache“ (LiSe-DaZ) von Schulz und Tracy (2011) ist ein standardisierter Individualtest für mehrsprachige Kinder im Alter von 3;0 bis 7;11 Jahren und null bis 71 Kontaktmonaten mit der Zweitsprache Deutsch. Das Verfahren erfüllt die Testgütekriterien und zielt sowohl auf die Erhebung des individuellen Sprachstands als auch auf die Ableitung konkreter Förderbedarfe. Neben drei Subtests zum Sprachverständnis (Verbbedeutung, W-Fragen und Negation) findet eine Überprüfung der sprachlichen Produktion statt, innerhalb derer dem Kind 26 Fragen zu einer Bildergeschichte gestellt werden. Die Auswertung der kindlichen Antworten erfolgt mittels Videoanalyse und bezieht sich auf die zentralen grammatischen Regeln des Deutschen. Die Itemzahlen sind zwar gering, doch als einziges Verfahren im deutschsprachigen Raum bietet die LiSe-DaZ Normierungsdaten einer mehrsprachigen Stichprobe (N = 609). Neben dem Alter der Kinder kann dabei auch die Kontaktdauer mit der Zweitsprache berücksichtigt werden.

erstsprachliche Screenings

In Hinblick auf die Feststellung einer Spracherwerbsstörung im Kontext von Mehrsprachigkeit stellt der sprachübergreifende Nachweis der Störung (Cloud 1994) einen wichtigen Baustein dar. Screenings, die eine Überprüfung sprachlicher Fähigkeiten in der Erstsprache (L1) des Kindes ermöglichen, ohne dass der

Diagnostiker die jeweilige Sprache selbst spricht, beschränken sich in den meisten Fällen jedoch auf eine Überprüfung des passiven Wortschatzes. Die erstsprachliche Überprüfung der Grammatikkompetenz ist im Jahr 2022 nur mit dem „Screening der Erstsprachfähigkeit bei Migrantenkindern – SCREEMIK 2“ (Wagner 2008) für das Russische und mit der „Evozierten Sprachdiagnose grammatischer Fähigkeiten für mehrsprachige Kinder – ESGRAF-MK“ (Motsch 2011) für die fünf häufigsten Migrantensprachen (Türkisch, Russisch, Griechisch, Italienisch und Polnisch) möglich.

Sprachvergleiche

Die valide Beurteilung, ob grammatische Auffälligkeiten im Rahmen des Zweitspracherwerbs tatsächlich Ausdruck einer Spracherwerbsstörung sind, kann letztlich nur erfolgen, wenn der Diagnostiker mögliche Wechselwirkungen der Sprachen aufdeckt. Eine systematische Beschreibung der grammatischen Regeln in Migrantensprachen ist im Manual der ESGRAF-MK (Motsch 2011) zu finden oder ergänzend in Schader (2011) oder Schmidt (2021). Wenn sprachliche Abweichungen durch Wechselwirkungen der Sprachen zu erklären sind, muss zur Bestimmung des Therapieanspruchs weiterhin erfragt werden, wie lange die jeweiligen Interferenzen bereits bestehen und ob diese gegebenenfalls verfestigt sind. Sich stetig verändernde Transferleistungen hingegen sollten als Zeichen des funktionalen Regelaufbaus im Kontext von Mehrsprachigkeit verstanden werden.

Chilla, S. (2022): Kindliche Mehrsprachigkeit. Grundlagen, Störungen, Diagnostik. 3. Aufl. Ernst Reinhardt, München

Scharff Rethfeldt, W. (2013): Kindliche Mehrsprachigkeit – Grundlagen und Praxis der sprachtherapeutischen Intervention. Thieme, Stuttgart

Schmidt, M. (2021): Sprachtherapie mit mehrsprachigen Kindern. 2. Aufl. Ernst Reinhardt, München

Zusammenfassung

Allgemeine Sprachentwicklungstests und informelle Screenings beantworten die grundsätzliche Frage, ob ein Kind grammatische Auffälligkeiten zeigt. Im Hinblick auf die konkrete Therapieplanung geben sie kaum Auskunft.

Eine umfassende und differenzierte Förderdiagnostik grammatischer Fähigkeiten ist anhand der normierten und standardisierten ESGRAF 4-8 möglich. In schulischen Kontexten kann es zudem sinnvoll sein, ein zeitökonomisches Gruppenscreening durchzuführen, das der Einzeldiagnostik vorgeschaltet ist und diese gegebenenfalls begründet. Rezeptive Verfahren zeigen mögliche Ressourcen des Kindes auf, führen allein jedoch weder eine Therapieentscheidung herbei noch lassen sie die Ableitung konkreter Therapieziele zu. Bei mehrsprachigen Kindern spielt der Kontakt zur Zweitsprache Deutsch eine wichtige Rolle bei der Einschätzung morphologisch-syntaktischer Fähigkeiten. Erstsprachliche Screenings und ein Vergleich der Sprachsysteme können die Diagnose stützen.

4 Therapie

4.1 Notwendigkeit therapeutischer Interventionen

Prävalenz grammatischer Störungen

Grammatische Störungen treten nicht nur als Teilproblematik einer Sprachentwicklungsstörung auf, sondern auch in Komorbidität zu anderen Entwicklungsstörungen sowie als umgebungsbedingte Sprachauffälligkeiten (z. B. durch Anregungsarmut und ungünstigen Sprachinput) (de Langen-Müller et al. 2011). Wir gehen davon aus, dass all jene Kinder im Vor- und Grundschulalter, die zu den 15 % der schlechtesten Grammatiklerner gehören, eine professionelle Unterstützung beim Erwerb der zentralen grammatischen Regeln benötigen (Kap. 2.2).

Persistenz grammatischer Störungen

Mit zunehmendem Alter scheinen sich grammatische Störungen – oberflächlich betrachtet – zu verflüchtigen. Die Spontansprache spracherwerbsgestörter Jugendlicher wirkt vielfach unauffällig, so dass die Notwendigkeit einer Grammatiktherapie im Kindesalter grundsätzlich angezweifelt werden könnte. Dem gegenüber stehen Forschungen, die zeigen, dass grammatische Störungen keinesfalls „verschwinden“. Bereits Dannenbauer (2002) beschreibt ein *postdysgrammatisches Stadium*, in dem die Äußerungen der Kinder wenig komplex und variabel erscheinen. Grammatische Störungen zeigen sich in dieser Phase vor allem in expliziten Testungen sowie im Lesen und Schreiben. Siegmüller (2013) zeigt Symptome eines *kompensierten Dysgrammatismus* auf, der sich vor allem durch die fehlende Variation von Satzkonstruktionen auszeichnet. Mit zunehmendem Alter und anhaltenden Stagnationen im Erwerbsverlauf werden zwar weniger (oder keine offensichtlichen) Fehler mehr gemacht, die Äußerungen sind aber verkürzt, weniger komplex und inhaltsärmer.

> *„Obwohl das Kind durch Kompensieren versucht, sich weiterzuentwickeln, macht seine Kommunikationsfähigkeit keine Fortschritte“ (Siegmüller 2013, 111).*

Vielfach kommt es zu Stagnationen, die ohne therapeutische Hilfe nicht überwunden werden. Die Schere zwischen den grammatischen Fähigkeiten betroffener und sich typisch entwickelnder Kinder klafft immer weiter auseinander. Aufholeffekte ohne eine spezifische Therapie können vermutlich ab dem vierten Lebensjahr schon nicht mehr erwartet werden. Die Persistenz grammatischer Störungen ist international gut belegt (Leonard 2014; Siegmüller et al. 2022).

Schwerpunkt Morphologie

Syntaktisch gesehen entwickeln viele Schulkinder mit grammatischen Störungen einfache Alltagsroutinen, die für Kommunikationspartner weitgehend unauffällig sind. Sie produzieren einfache Hauptsätze („Ich mach das.“) und verwenden viele stereotypische Phrasen („Keine Ahnung!“) Demgegenüber stehen langfristige morphologische Probleme. Insbesondere das fehlerhafte Anwenden des Genus- und Kasussystems bleibt auch bis in das Erwachsenenalter offensichtlich. Solche morphologischen Schwierigkeiten treten in der mündlichen Alltagskommunikation ebenso zu Tage wie beim Verfassen von Texten.

Prävention Nicht überwundene grammatische Störungen können sich mit Eintritt in die Schule negativ auf den Bildungserfolg auswirken. Eine grammatikspezifische Intervention sollte so früh wie möglich ansetzen, um zu verhindern, dass es zu Lese-Rechtschreibstörungen kommt oder sich das ehemals sprachspezifische Grammatikproblem zu einer allgemeinen Lernstörung erweitert. Darüber hinaus hat die Therapie grammatischer Störungen präventiven Charakter in Hinblick auf die emotional-soziale Entwicklung des Kindes. Entsprechende Probleme zeigen sich in Form von

- *kommunikativem Stress*, weil es dem Kind schwer fällt, sich verständlich auszudrücken oder zu verstehen,
- *kommunikativem Frust*, der sich aus zahlreichen Missverständnissen und ablehnenden Reaktionen der Interaktionspartner speist,
- *geringem Selbstvertrauen*, wenn das Kind sozial zurückgewiesen wird und das schulische Lernen nicht gelingt und
- *ungünstigem Coping-Verhalten* in Form unangemessener (Sprach-)Handlungen (kommunikativer Rückzug, verbale Aggressionen).

4.2 Evidenzbasierte Grammatiktherapie

Aus verschiedenen Gründen werden zunehmend Qualitätsnachweise in der Grammatiktherapie gefordert: finanzielle Beschränkungen der Kostenträger, Umstrukturierungen im Gesundheits- und Bildungswesen, zunehmende Akademisierung der Sprachtherapie und vielfach ausbleibende Therapieerfolge. Irrtümlicherweise wird dabei unter Evidenzbasierung oft nur die wissenschaftliche Effektivitätsprüfung eines bestimmten Therapiekonzeptes verstanden. Tatsächlich gibt es aber unterschiedliche Evidenzen, die sich auf alle drei Ebenen des Qualitätsmanagements beziehen (Donabedian 1980).

Strukturqualität Auf der *Strukturebene* muss festgehalten werden, dass Grammatiktherapie generell in den therapeutischen Aufgabenbereich fällt und nicht durch eine allgemeine Sprachförderung in pädagogischen Einrichtungen kompensiert werden kann. Professionelle Grammatiktherapie gelingt nur bei einer entsprechenden Berufsqualifikation, die im Rahmen anerkannter Studiengänge oder Fachschulausbildungen erworben wird.

Prozessqualität Die Bewertung der *Prozessqualität* von Grammatiktherapie bezieht sich auf

- die fokussierten Zielstrukturen,
- den sprachlichen Input,
- die therapeutischen Materialien und
- die daraus resultierenden Interaktionsverläufe.

Sie kann immer nur auf der Grundlage eines bestimmten Therapiekonzepts und seiner theoretischen Annahmen erfolgen. (Kap. 4.5) Insbesondere die therapeutische Relevanz grammatischer Strukturen und die Aufbereitung des Sprachinputs geben immer wieder Anlass zur Diskussion. Während bspw. die meisten Therapiekonzepte eine betonte, aber trotzdem „natürliche" Modellsprache des Therapeuten fordern, zeichnet sich die professionelle Sprechweise der Kontextoptimierung (Motsch 2017) gerade dadurch aus, dass sie bewusst prosodische Veränderungen aufweist und sich deutlich von der Alltagssprache abhebt.

Der Einsatz von im Handel erhältlichen Therapiematerialien (z. B. Bildmaterial, Regelspiele und Übungssammlungen) vollzieht sich in der Praxis vielfach unabhängig vom gewählten Therapiekonzept. Ihr Einfluss auf den Therapieverlauf und -erfolg ist jedoch nicht hinreichend evaluiert (Baumgartner/Giel 2000). Kriterien zur Bewertung von Materialien aus Sicht der Kontextoptimierung finden sich in Motsch (2017).

Ergebnisqualität

Die *Ergebnisqualität* von Grammatiktherapie schließlich ergibt sich aus der Effektivität (Wirksamkeit) und der Effizienz (Wirtschaftlichkeit) einer bestimmten Maßnahme. Sie steht in einem interdependenten Verhältnis zur Prozessqualität und fungiert als Schnittstelle zwischen Praxis und Theorie.

Goldstandard

Die stärkste Evidenz wird randomisierten Kontrollstudien zugeordnet, bei denen die Probanden zufällig auf eine Experimental- und Kontrollgruppe verteilt werden. Ihre Effekte lassen sich weitgehend auf die untersuchte Behandlungsmethode zurückführen und werden daher in der Medizin als Goldstandard bezeichnet (Motsch 2017). Im Kontext der Sprachtherapie sind entsprechende Forschungsdesigns jedoch kaum zu erreichen (ethische Bedenken gegen die Bildung einer nicht-therapierten Kontrollgruppe, fehlende Kontrolle von Einflussfaktoren wie kindlicher Sprachlernmotivation und therapeutischem Know-how, Heterogenität grammatischer Störungen). Eine Kombination aus quantitativen Effektivitätsmessungen mit qualitativen Analysen der (individuellen) Interventionsverläufe scheint daher am besten für die Sprachtherapieforschung geeignet zu sein (Dollaghan 2007). Die Passung zwischen Methode, Therapeut und Kind vollzieht sich eben auch „jenseits mittelwertgestützter Effektivität" (Motsch 2017, 17). Hinter einer evidenzbasierten Praxis steht also nicht ausschließlich die Frage, ob eine (Grammatik-)Therapie wirkt oder nicht, sondern auch, unter welchen Bedingungen sie effektiv ist.

evidenzbasierte Grammatiktherapie

Während international die Evidenzbasierung von Sprachtherapie mit Kindern generell noch als zu gering eingeschätzt wird, liegt deutschsprachigen Therapeuten mit der Kontextoptimierung ein evidenzbasiertes Konzept vor, das seit seiner Entwicklung fortlaufend evaluiert wird. Eine zusammenfassende Darstellung findet sich in Motsch (2017) (Kap. 4.7).

Die Evidenzbasierung anderer Therapiekonzepte aus dem deutschsprachigen Raum hingegen beschränkt sich bislang auf wenige Einzelfalluntersuchungen (Berg 2013). Ihr Vorteil liegt in der Berücksichtigung der Heterogenität grammatischer Störungen und zielt darauf ab, die Wirkungsbreite einer Therapie abzubilden (Siegmüller 2013b). Ohne den Vergleich mit einer Kontrollgruppe kann jedoch nicht sicher geklärt werden, inwieweit ein grammatischer Fortschritt des Kindes tatsächlich auf die durchgeführte Intervention zurückzuführen ist.

Internationale Interventionsstudien zeigen, dass verschiedene Therapiemethoden zu (zumindest kurzfristigen) Trainingseffekten und deutlichen Entwicklungsfortschritten der Kinder führen. Eine klare Überlegenheit einer Methode gegenüber anderen kann jedoch nicht eindeutig festgestellt werden. In Abhängigkeit vom Alter der Kinder, ihrem jeweiligen Spracherwerbsstand zu Beginn der Therapie und ihren kognitiven Fähigkeiten scheint mal die eine und mal die andere Methode zu größeren Effekten zu führen. Daraus abgeleitet werden kann die Annahme, dass die Kombination mehrerer Methoden zu einer Effektivitätssteigerung der Therapieinterventionen führt, während monomethodische Ansätze vermutlich einen geringeren Entwicklungsfortschritt im gleichen Zeitraum herbeiführen (Berg 2013) (Kap. 4.5).

4.3 Therapiesettings

Individualtherapie

Im Vorschulalter wird Grammatiktherapie meist als ambulante Maßnahme umgesetzt. So können die individuellen Fähigkeiten des Kindes in besonderer Weise berücksichtigt werden. Eine Vorstrukturierung der Therapiesituationen kann mit Blick auf die individuellen Ressourcen und Interessen erfolgen. Therapiemethoden können gezielt ausgewählt werden. Die Ressourcen krankenkassenfinanzierter Individualtherapie sind jedoch begrenzt, so dass zumindest bei einem Teil der grammatisch gestörten Kinder davon ausgegangen werden muss, dass sie zusätzlich eine im Bildungswesen verankerte Förder-/Therapiemaßnahme benötigen.

Kleingruppentherapie

Therapeutische Angebote in (inklusiven) Kindergärten oder Schulen finden teilweise in Form von Kleingruppentherapien statt. Dabei ist zu beachten, dass diese Gruppensettings auf ähnlichen Erwerbsständen der Kinder basieren, um zu gewährleisten, dass alle von der Intervention profitieren. Im schulischen Kontext wird das Kleingruppensetting häufig im Rahmen von Förderbändern umgesetzt. Mehrmals die Woche kommen hier in einer bestimmten Unterrichtsstunde mehrere Kinder mit ähnlichem Störungsbild klassenübergreifend zusammen und erhalten eine gezielte Intervention. So ist es auch jahrgangsgemischt möglich, auf individuelle Therapiebedarfe der Kinder einzugehen und therapeutische Kompetenzen des Personals zu bündeln. Vielfach kann die Therapieintensität von Kleingruppensettings gegenüber der Einzelintervention gesteigert werden. Die Effektivität kontextoptimierter Grammatiktherapie in Kleingruppensettings (mit bis zu sechs Kindern) konnte von Berg (2007) nachgewiesen werden.

unterrichtsintegrierte Therapie

Letztendlich hat sich die unterrichtsintegrierte Therapie in Form *kontextoptimierter Grammatikprojekte* in der schulischen Praxis etabliert. Im Gegensatz zum Individual- oder Kleingruppensetting ist diese Therapiesituation durch ein hohes Maß an sprachlicher Heterogenität gekennzeichnet (Kap. 5). Da die Umsetzung der Therapie jedoch stets in Anbindung an ein Unterrichtsthema erfolgt, entstehen für Schüler ohne grammatischen Therapiebedarf keine Nachteile. Effektivitätsstudien zur Umsetzung der Kontextoptimierung im sprachheilpädagogischen Unterricht zeigen in Hinblick auf alle vier zentralen Grammatikregeln signifikante Fortschritte innerhalb weniger Wochen (Berg 2007; Riehemann 2008; Schmidt 2010).

4.4 Therapieplanung

Aufbauend auf den förderdiagnostischen Befunden stellt die Formulierung erreichbarer Therapieziele den zentralen Schritt des Planungsprozesses dar. Dabei kann zwischen sprachbasalen, sprach- und grammatikspezifischen Zielen unterschieden werden.

sprachbasale Ziele

Sprachbasale Ziele fokussieren im Sinne einer *Ursachentherapie* die grundlegenden Fähigkeiten eines Kindes, die zur Auslösung oder Aufrechterhaltung der grammatischen Störung beitragen. In Hinblick auf das beschriebene Bedingungsgefüge grammatischer Störungen muss der Erfolg monokausaler Interventionen dabei generell angezweifelt werden (Kap. 2.4).

Die Verbesserung kognitiv-sensorischer Fähigkeiten kann therapeutisch bisher nicht in ausreichendem Maß erreicht werden. Nachweise für eine effektive Trainierbarkeit des phonologischen Arbeitsgedächtnisses im Kindesalter liegen nicht vor (Heidler 2013a). Studienergebnisse zur Verbesserung der auditiven Wahrnehmung (v. a. der phonematischen Diskriminationsfähigkeit) sind uneinheitlich (Mühlhaus et al. 2016). Letztendlich stellt sich die Frage, inwieweit sprachbasale Interventionen grammatische Fortschritte überhaupt auslösen oder unterstützen können. Grammatikerwerb vollzieht sich vielmehr in der gezielten Auseinandersetzung mit Sprache in geeigneten Sprachlernsituationen.

vorbereitende und begleitende Funktion

Sprachbasale Therapieziele können jedoch eine vorbereitende bzw. begleitende Funktion haben. Sie kommen zum Tragen, wenn die Entwicklung eines Kindes derart eingeschränkt ist, dass eine grammatikspezifische Intervention (noch) nicht möglich ist. In diesem Fall schafft z. B. die gezielte Förderung von Blickkontakt, Symbolspiel und Perspektivwechsel, das Einüben von Spielregeln oder das Training kognitiver Basiskompetenzen grundlegende Voraussetzungen für die sprachspezifische Therapie (Lepach 2016; Kruse 2013).

Therapieziele auf anderen Sprachebenen

Gemäß der normalen Sprachentwicklung gehen der Grammatiktherapie vielfach sprachtherapeutische Interventionen voraus, die den Ausbau phonologischer und lexikalischer Fähigkeiten intendieren. Diese können ebenfalls eine vorbereitende Funktion übernehmen. So baut bspw. die korrekte Markierung von Kasuskontexten sowohl auf der Lautdiskrimination als auch auf dem Verstehen und dem (sicheren) Gebrauch von Präpositionen auf. Die Grenze zwischen verschiedenen sprachlichen Fähigkeiten verläuft fließend, was dazu führt, dass einige Grammatiktherapiekonzepte auch lexikalische Ziele verfolgen. Die Erweiterung des verbalen Wortschatzes (Aufbau von Wortkombinationen) bildet bspw. den ersten Baustein in der patholinguistischen Therapie (PLAN) nach Siegmüller/Kauschke (2013). Als viertes Therapieziel erfolgt hier der „Ausbau der Konstituenten", der den Einsatz von Artikeln und Präpositionen anstrebt. Alles in allem sollten Therapiemaßnahmen auf anderen Sprachebenen Fachkräfte jedoch nicht davon abhalten, spätestens mit Beginn des Schulalters den Erwerb grammatischer Regelkompetenz zu unterstützen.

grammatische Therapieziele

Die Auswahl grammatikspezifischer Therapieziele wird in den unterschiedlichen Therapiekonzepten nicht einheitlich bewertet. Zu Abweichungen kommt es hier nicht nur in der Frage, was überhaupt therapiert werden sollte, sondern auch wann. Während einige Ansätze schwerpunktmäßig syntaktische Strukturen in den therapeutischen Blick nehmen, legen andere viel Wert auf die Erarbeitung morphologischer Strukturen. Kruse (2013) hält einen frühen Therapiebeginn mit 24 bis 30 Monaten bei manchen Kindern für sinnvoll. Die meisten anderen Konzepte hingegen siedeln die Grammatiktherapie im Alter von vier bis acht Jahren an. Unabhängig von diesen Unterschieden geben Dannenbauer (2003) sowie Fey et al. (2003) wertvolle Hinweise, welche Kriterien bei der Formulierung grammatischer Therapieziele berücksichtigt werden sollten:

1. *Entwicklungsangemessenheit:* Welcher nächste grammatische Entwicklungsschritt kann aus der Spracherwerbsforschung abgeleitet werden? (Kap. 1)
2. *Erreichbarkeit/funktionale Bereitschaft:* Hat das Kind eine bestimmte grammatische Struktur bereits entdeckt und auf welchem Korrektheitsniveau wendet es diese bereits an? (Kap. 3)
3. *Leistungsfähigkeit*: Wirkt sich das Therapieziel positiv auf das gesamte Sprachsystem und die grundlegenden kommunikativen Fähigkeiten des Kindes aus?
4. *Vermittelbarkeit:* Ist die Zielstruktur wahrnehmbar, regelhaft und eindeutig?

Vorrangig für die Grammatiktherapie sind damit jene Zielstrukturen, die auf einem Regelerwerb beruhen und aus der Zone der nächsten Entwicklung stammen. Sie ermöglichen dem Kind einen effektiven Ausbau seiner sprachlich-kommunikativen Handlungskompetenz.

Reihenfolge der Therapieziele

Bisher nicht endgültig geklärt sind die Zusammenhänge zwischen syntaktischen und morphologischen Fähigkeiten und inwieweit sich deren Förderung gegenseitig beeinflusst. Eine allgemeingültige Reihenfolge der Therapieziele kann bisher nicht eindeutig konstatiert werden. So kommt es bspw. zu unterschiedlichen Einschätzungen bei der Frage, ob die Verbzweitstellung im Hauptsatz und die Subjekt-Verb-Kongruenz gleichzeitig oder nacheinander therapiert werden sollen. Die individuelle Zielauswahl im Sinne der beschriebenen Aktivierbarkeit spielt hier eine wesentliche Rolle, auch wenn eine grundsätzliche Orientierung am natürlichen Sprachentwicklungsprozess unerlässlich ist.

Therapieintensität

In Verbindung mit der Zielformulierung spielt auch die Planung der zeitlichen Ausgestaltung der Intervention eine wichtige Rolle. Dabei muss sowohl die Dauer als auch die Intensität der Grammatiktherapie bedacht werden. Während in der ambulanten Sprachtherapie in der Regel nicht mehr als zwei wöchentliche Sitzungen umgesetzt werden können, bieten schulische Interventionen eine größere zeitliche Flexibilität. Unabhängig von institutionellen Rahmenbedingungen scheint insgesamt ein *zyklisches Vorgehen*, bei dem sich mehr und weniger zeitintensive Therapiephasen abwechseln, in der Grammatiktherapie besonders sinnvoll und effektiv. Der Wechsel mit therapeutischen Maßnahmen auf anderen Sprachebenen kann hier aufeinander aufbauend geplant und umgesetzt werden kann. Eine zeitgleiche Therapie lexikalischer Störungen oder auditiver Teilleistungen, wie sie bspw. von Kannengieser (2019) empfohlen wird, birgt hingegen die Gefahr, dass grammatische Zielstrukturen schnell aus dem Fokus des Kindes und der therapeutischen Fachkraft geraten.

4.5 Therapiemethoden

4.5.1 Methodenvielfalt – Methodenintegration

Welche therapeutische Methode wann erfolgreich ist, hängt von mehreren Faktoren ab. Ihre Auswahl steht in Zusammenhang mit den individuellen Voraussetzungen des Kindes, dem theoretischen Background der therapeutischen Fachkraft und der gewählten Zielstruktur.

Nachdem sich die verschiedenen Therapiemethoden lange konkurrenzhaft in monomethodischen Konzepten gegenüberstanden, kann in der modernen Grammatiktherapie eine zunehmende Methodenintegration festgestellt werden. Trotz all ihrer (spracherwerbs)theoretischen Unterschiede zeichnen sich Therapiekonzepte, die seit Beginn des 21. Jahrhunderts veröffentlicht wurden, durch eine Verbindung mehrerer Methoden aus. In verschiedener Art und Weise kombinieren sie direkte und indirekte Methoden in den sprachlichen Modalitäten der Rezeption, Produktion und Reflexion.

- **Direkte Methoden:** Dazu werden all jene Übungen gezählt, bei denen eine bestimmte Zielstruktur explizit präsentiert, gezielt angewendet oder bewusst reflektiert wird. Der sprachliche Lerngegenstand wird erarbeitet, indem er offensiv in die Aufmerksamkeit des Kindes gezoomt wird.

Zieltransparenz

Während solch eine Zieltransparenz in sonderpädagogischen Kontexten als wesentliches Qualitätsmerkmal des Förderprozesses angesehen wird, werden explizite Übungen in der Sprachtherapie oftmals skeptisch betrachtet. Der Annahme, dass ein offener Umgang mit den grammatischen Therapiezielen zu einer bewussten Auseinandersetzung und damit zur Überwindung der Störung beiträgt, steht die konträre These gegenüber, dass direktes Üben zu einer Verstärkung des Störungsbewusstseins und kommunikativem Rückzug führen kann. Inwieweit der Einsatz direkter Methoden sinnvoll ist, hängt wesentlich vom Alter des therapierten Kindes ab. Es besteht weitgehend Einigkeit darüber, dass ihr Einsatz für Schulkinder entwicklungsadäquat ist. Im Rahmen des schulischen Schriftspracherwerbs rückt die sprachformale Analyse unweigerlich in den kindlichen Fokus und kann auch im Rahmen der Grammatiktherapie nutzbar gemacht werden.

Modellsprache Übungssprache

Direkte Methoden gehen vielfach mit einer Übungssprache einher, die sich von der natürlichen Spontansprache abhebt. Sie kann sich in einer künstlichen Therapiesprache des Kindes zeigen und mit der prägnanten Modellsprache des Therapeuten in Zusammenhang stehen. Die bewusste Veränderung des Sprachmodells sollte darum im Laufe der Therapie zugunsten einer Überführung in die Spontansprache wieder abgebaut werden. Qualitative Analysen im Rahmen der Evaluation kontextoptimierter Interventionen konnten zeigen, dass die bewusst veränderte Modellsprache des Therapeuten bei einigen Kindern zwar zu deren Imitation führt, dass sich diese jedoch zeitgleich mit dem Abbau der professionellen Sprechweise wieder zurückbildet.

- **Indirekte Methoden:** Sie setzen auf eine implizite Vermittlung grammatischer Strukturen im Rahmen spontansprachlicher Interaktionen und werden vor allem im therapeutischen Rollen- oder im Freispiel umgesetzt. Der Fokus der Kinder liegt weniger auf dem sprachlichen Lerngegenstand als auf der Handlung selbst. Indirekte Methoden bieten sich vor allem für junge Kinder an, die noch kein Störungsbewusstsein entwickelt haben. Die therapeutischen Ziele und Inhalte bleiben dem Kind weitgehend verborgen und wecken bei Eltern gelegentlich den Eindruck, dass in der Therapie „nur gespielt" wird.

Modalitätenwechsel

Sowohl indirekte als auch direkte Methoden in der Grammatiktherapie können sich auf unterschiedliche Modalitäten beziehen. Während produktive Methoden auf die gehäufte Anwendung einer grammatischen Regel durch das Kind abzielen, steht die modellhafte Therapeutensprache im Mittelpunkt rezeptiver Methoden. Reflexive Methoden bauen auf den metasprachlichen Kompetenzen des Kindes auf und nutzen sie, um eine Weiterentwicklung der morphologisch-syntaktischen Kompetenzen zu ermöglichen. Tabelle 27 zeigt die verschiedenen therapeutischen Methoden, die in der Grammatiktherapie zum Einsatz kommen können.

Tab. 27: Therapeutische Methoden im Überblick

	Direkte, explizite Methoden Übungssprache	**Indirekte, implizite Methoden Spontansprache**
Produktion	Satzmusterübung Kontrastierung	Modellierung (nachfolgend)
Rezeption	Inputspezifierung	Modellierung (vorausgehend)
	rezeptive Übung, Kontrastierung	
Reflexion	Strukturhilfen – Schrift fokussierendes Gespräch	
	handlungsmäßige Erfahrung, Korrektheitsurteil	

4.5.2 Direkte Übungsmethoden

Direkte Produktionsmethoden: Das Einüben von Satzmustern (Pattern) steht in der Tradition des operanten Konditionierens. Angestrebt wird ein kindliches Imitationslernen, bei dem immer gleiche Satzmuster „eingeschliffen" werden. Das Positionsgefüge für Satzkonstituenten bleibt dabei konstant, während die lexikalischen Items variieren.

Dativmarkierung:

- Die Katze sitzt auf dem Dach.
- Der Hund liegt unter der Bank.
- Der Mann steht neben dem Haus.

Gearbeitet wird zumeist anhand visueller Stimuli, d. h., das Kind wird aufgefordert, eine dargestellte Handlung zu beschreiben und die Äußerungen des Sprachtherapeuten zu imitieren. Falsche Sätze des Kindes werden direkt verbessert, korrekte Äußerungen verstärkt.

Nachteile von Satzmusterübungen

Die Abfolge der geübten Satzmuster ist in vielen Materialien bereits vorgegeben und orientiert sich wenig am ungestörten Grammatikerwerb. Immer gleiche Formen führen zwar zum Memorieren ganzer Sätze, ermöglichen aber kaum Form-Funktionserfahrungen. Stattdessen resultiert das Eintrichtern fester Satzmuster in der Verfestigung starrer Satzkonstruktionen. Letztendlich vernachlässigen die langatmigen Bildbeschreibungen die kommunikative Funktion von Sprache, indem das Kind zu Äußerungen „ohne echten Sprechanlass" aufgefordert wird.

sinnvoller Einsatz

Trotzdem können Satzmusterübungen in der Grammatiktherapie sinnvoll eingesetzt werden, wenn drei grundlegende Bedingungen erfüllt werden:

1. **Verwendung von Ellipsen:** Es ist nicht notwendig, dass Pattern immer aus einem vollständigen und wohlgeformten Satz bestehen.
2. **Dialogische Einbettung:** Produktive Übungen müssen nicht zwangsläufig ohne (kommunikativen) Wert sein, wenn sie in abwechslungsreiche und motivierende Interaktionen eingebunden werden.
3. **Kontrastiver Gebrauch:** Es muss gewährleistet sein, dass die verwendeten Satzmuster Form-Funktionserfahrungen ermöglichen.

Kontrastierung

Der dialogische Austausch von Pattern dient als besonders geeignetes Mittel zur Überführung der Zielstruktur in die Sprachproduktion, wenn das Kind die grammatische Regel bereits entdeckt hat. Dies umso mehr, wenn es gelingt, nicht mechanische, sondern kommunikativ funktionale Pattern zu verwenden. Ob ein Kind eine grammatische Regel erworben hat, zeigt sich nämlich nicht in der Versprachlichung fester Satzmuster oder auswendig gelernter Morphemmarkierungen, sondern im flexiblen Gebrauch der Zielstruktur. Erst durch die beständige Anwendung wird das Kind sicherer in der Regelbeherrschung und ist zunehmend in der Lage, Kontraste und Varianten zu versprachlichen (Siegmüller 2013a).

Kontrastierungen können rezeptiv angeboten, aber auch produktiv vom Kind eingefordert werden. Sie beziehen sich in den meisten Fällen auf die unmarkierten Basisglieder im Kontrast zu den stärker markierten Formen (Kruse 2013). Das Basisglied im Bereich Kasus ist z. B. der Nominativ „der". Ihm steht kontrastiv im Akkusativ die markierte Form „den" gegenüber. Ebenso können sich (korrekte) Äußerungen des Therapeuten und (falsche) Äußerungen des Kindes kontrastiv gegenüberstehen. Das Einbauen von Fehlern in die therapeutische Modellsprache besitzt nach Fey et al. (2003) einen besonders hohen Aufforderungscharakter für Kinder, die eine grammatische Regel bereits entdeckt haben. Mithilfe der „modellierten Selbstkorrektur", bei der der Therapeut die Zielstruktur entsprechend der kindlichen Fehler falsch bildet und sich sofort selbst verbessert, findet die Kontrastierung auch während des Modellierens Berücksichtigung.

grammatische Minimalpaare

Besonders geeignet für zwingende Kontrastierungen, in denen eine grammatische Unterscheidung unabdingbar ist, ist das Kartenmaterial von Schlag (2016).

Es bietet grammatische Minimalpaare, die im Rahmen eines strukturierten Freispiels oder rezeptiver Übungen thematisiert werden können. Anhand bildlicher Darstellungen kann hier bspw. die Unterscheidung von Akkusativ und Dativ bei Wechselpräpositionen verdeutlicht werden (Abb. 22).

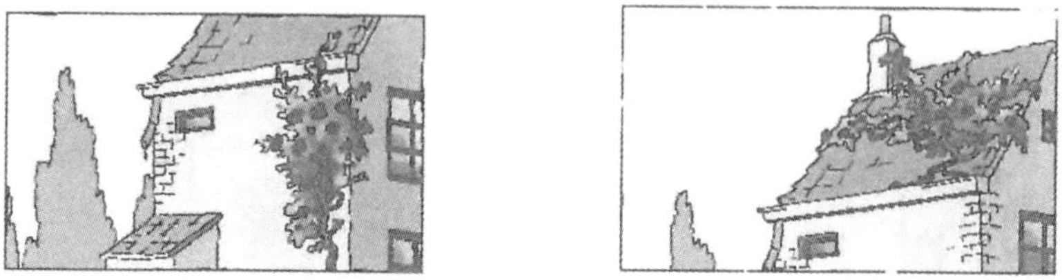

Die Rose wächst auf **das** Dach. — Die Rose wächst auf **dem** Dach.

Abb. 22: Kontrastierung Akkusativ und Dativ (Schlag 2016, 15)

Direkte Produktionsmethoden als alleiniges Mittel der Wahl werden im Rahmen der Grammatiktherapie nicht mehr postuliert. In Phasen der Übung können sie jedoch die hochfrequente Anwendung einer bereits entdeckten Regel ermöglichen und damit den grammatischen Fortschritt festigen.

- **Direkte Rezeptionsmethoden:** Als *Inputspezifizierung* wird die gezielte Präsentation eines eindeutigen und wahrnehmbaren Sprachangebots im Rahmen der Grammatiktherapie verstanden. Die ausgewählte Zielstruktur wird dabei hochfrequent, prägnant, variabel und kontrastreich dargeboten (Siegmüller/Kauschke 2013).

Inputsequenzen

Voraussetzung für die Inputspezifizierung ist somit die möglichst vollständige Kontrolle der Therapeutensprache. Da diese im Rahmen von spontansprachlichen Interaktionen immer eingeschränkt bleibt, finden explizite Inputspezifizierungen vor allem in Form von Inputsequenzen statt, die sich durch das Vortragen oder Abspielen stark vorstrukturierter Texte auszeichnen. Diese enthalten die zur Entdeckung der Regel notwendigen Trigger (auslösenden Hinweisreize) in hochfrequenter Art und Weise und sollen so besser vom Kind, das ausschließlich die Rolle des aktiven Zuhörers einnimmt, wahrgenommen werden.

linguistische Inputtherapie

Ihren Ursprung findet die Inputspezifizierung in der linguistischen Inputtherapie von Kölliker-Funk und Penner (1998). Als einziges Therapiekonzept setzt es auf die monomethodische Behandlung der grammatischen Störung mittels Inputsequenzen und verzichtet vollständig auf das Einbetten der Zielstruktur in dialogische Interaktionen. Eine kritische Betrachtung des Konzeptes findet sich bei Motsch (2017).

Inputverstärkung

Schröders (2012) weist darauf hin, dass die Häufigkeit einer Zielstruktur die Effektivität einer Inputspezifizierung vermutlich beeinflusst. Angestrebt wird daher eine hohe Inputstärke von 0,7 bis 1 (70 bis 100 % aller Sätze enthalten die Zielstruktur). In Therapiekonzepten, die durchgehend eine Inputstärke von mindestens 0,6 bieten, wird daher auch von Inputverstärkung statt -spezifizierung gesprochen. Auf die etwa zehnminütige Inputverstärkung folgt stets eine etwa gleichlange Pause, in der das Kind frei spielen und das Gehörte verarbeiten kann (Siegmüller 2013b).

Direkte oder indirekte Methode?

Im Gegensatz zum patholinguistischen Ansatz (PLAN) von Siegmüller/Kauschke (2013), der die Inputspezifizierung zu den indirekten Methoden zählt, ist sie in Tabelle 28 den direkten Methoden zugeordnet. Obwohl die angestrebte Verarbeitung des Kindes weitgehend unbewusst abläuft, stellt die Präsentation von Inputsequenzen ohne dialogische Einbettung eine weitgehend unnatürliche Erwerbssituation dar. So ist das Vorlesen von Bilderbüchern oder Geschichten idealer Weise eher interaktiv ausgerichtet und ermöglicht es dem Kind, sich aktiv daran zu beteiligen (Buschmann 2011, Riehemann 2020). Quasthoff et al. (2011) heben den interaktiven Charakter des Erzählens hervor, das sich als gemeinsame Aktivität der Gesprächspartner mit aufeinander abgestimmten Rollenwechseln vollzieht. Insofern bieten Inputspezifizierungen ein künstliches Setting, in dem spontansprachliche Äußerungen des Kindes keinen oder wenig Platz haben. Darüber hinaus muss hinterfragt werden, ob Inputspezifizierungen trotz der im PLAN geforderten natürlichen Betonung und Komplexität der Satzstrukturen nicht doch eine Art Übungssprache präsentieren, die sich von der natürlichen Spontansprache abhebt.

Als abgeschwächte und damit eher indirekte Form finden interaktive Inputspezifizierungen in dialogischen Sequenzen zwischen Kind und Therapeut statt. So finden sie auch Einzug in das Konzept der Kontextoptimierung (Motsch 2017) und die strategieorientierte Genusförderung nach Riehemann (2021a). In der rezeptiven Phase bietet der Therapeut oder die Lehrkraft einen leicht wahrnehmbaren Input, der die Zielstruktur besonders häufig enthält und durch eine professionell veränderte Sprechweise besonders hervortreten lässt (Kap. 4.7).

rezeptive Übung

Zu den direkten Rezeptionsmethoden zählen schließlich auch rezeptive Übungen, die in verschiedenen Therapiekonzepten zum Einsatz kommen (Kannengieser 2019). Ähnlich des diagnostischen Vorgehens können hier Bildauswahlübungen oder Manipulationsaufgaben eingesetzt werden. Eine produktive Verwendung der Zielstruktur durch das Kind wird nicht gefordert. Rezeptive Übungen stehen in engem Zusammenhang zur Kontrastierung, da sie vielfach durch semantische oder grammatische Ablenker begleitet werden.

Direkten Rezeptionsmethoden wird vor allem eine entwicklungsauslösende Wirkung zugesprochen, so dass sie vielfach zu Beginn der Grammatiktherapie eingesetzt werden.

- **Direkte Reflexionsmethoden:** Eine bewusste Auseinandersetzung des Kindes mit grammatischen Strukturen ist das Ziel reflexiver Methoden. Grammatik wird zum Gegenstand der Betrachtung gemacht und der Regelerwerb durch das Einbeziehen verschiedener Wahrnehmungs- und Verarbeitungskanäle erleichtert. Grammatisch gestörte Kinder werden durch verschiedene Strukturhilfen dabei unterstützt, syntaktische Regeln und morphologische

Markierungen besser wahrzunehmen, zu begreifen und umzusetzen. Die Effektivität solcher „metasprachlichen Brücken“ konnte international bereits nachgewiesen werden (Hirschman 2000; Ravid/Hora 2009). Trotzdem taucht immer wieder die Frage auf, inwieweit reflexive Übungen spracherwerbsgestörte Kinder unterstützen bzw. überfordern. Forschungsergebnisse zur metasprachlichen Entwicklung im Rahmen einer SES sind uneindeutig. Wehr (2001) bezeichnet spracherwerbgestörte Kinder als mögliche Risikogruppe. Eingeschränkte metagrammatische Fähigkeiten zeigen sich vor allem in falschen Korrektheitsurteilen, weniger Selbstkorrekturen und fehlendem Nachfragen.

visuelle Hilfen

Visualisierungen (z. B. Formen, Farben und Symbole) können in besonderem Maße dazu beitragen, Defizite in der phonologischen Informationsverarbeitung von grammatisch gestörten Kindern auszugleichen. Der Rückgriff auf eventuell schon aus dem schriftsprachlichen Anfangsunterricht bekannte Lautgesten stellt eine weitere visuomotorische Hilfe dar, die den Kindern die Differenzierung morphologischer Markierungen erleichtern kann.

Einsatz von Schrift

Im Schulalter kommt darüber hinaus dem therapeutischen Einsatz von Lesen und Schreiben eine wachsende Bedeutung zu. Sprache wird mittels Schrift nicht nur sichtbar, sondern auch dauerhaft. Eine Analyse grammatischer Strukturen wird dadurch erleichtert. Fallbeispiele und Studien zeigen, dass eine schriftsprachliche Ergänzung der Grammatiktherapie im Schulalter zu beachtlichen Fortschritten führen kann (Füssenich 1998). Lautsprachlich schwer wahrnehmbare Kasusmarkierungen bspw. werden über Schrift leichter in den kindlichen Aufmerksamkeitsfokus gezoomt.

sprachfokussierende Gespräche

Den Kern direkter Reflexionsmethoden stellen in den meisten Therapiekonzepten fokussierende Gespräche dar, die das Sprachbewusstsein des Kindes sowie sein deklaratives Faktenwissen über grammatische Formen erhöhen sollen. Dabei sollte es jedoch nicht um die abstrakte Vermittlung und Versprachlichung von Regelwissen gehen, wie sie im schulischen Grammatikunterricht gefordert wird. Die rein formale Betrachtung von Wort- und Satzstrukturen überfordert viele spracherwerbsgestörte Kinder und führt daher auch nicht zu einer Weiterentwicklung spontansprachlicher Fähigkeiten. Vielmehr muss alters- und entwicklungsgemäß abgewogen werden, welche individuellen Hilfen im Rahmen der Grammatiktherapie angeboten und wie diese versprachlicht werden können. Der Einsatz fachsprachlicher Begriffe (z. B. Verb oder Akkusativ) sind in der Grammatiktherapie im Gegensatz zum Grammatikunterricht nicht notwendig.

Metasprachliche Übungen sind zu einem festen Bestandteil aller methodenintegrativen Therapiekonzepte geworden. Die Unterstützung der Therapieinhalte durch Visualisierungen kann bereits im Vorschulalter erfolgen und ist nicht allein auf den Einsatz von Schrift beschränkt. Die Kontextoptimierung (Motsch 2017) nutzt bewusst verschiedene Strukturierungshilfen, um möglichst allen Kindern einen bewussten Zugang zur Grammatik zu ermöglichen. Anregungen hierzu finden sich bei Motsch (2017) sowie Schmidt (2021).

Direkten Reflexionsmethoden kommt eine Art Anstoßfunktion zu, wenn es darum geht, eine grammatische Regel neu zu entdecken. Sie sensibilisieren für sprachliche Formen und ermöglichen zunehmend die selbstständige Kontrolle und Korrektur eigener Äußerungen. Neben der angemessenen Dosierung entscheidet vor allem die phantasievolle und kindgerechte Verwendung in motivierenden Kontexten über den erfolgreichen Einsatz metasprachlicher Hilfen.

4.5.3 Indirekte Methoden

Im Sinne eines inszenierten Spracherwerbs stellen indirekte Methoden ein alternatives Vorgehen dar. Sie beruhen auf der Annahme, dass sich der implizite Grammatikerwerb bewusstseinsfern vollzieht und daher vor allem in freien Spielsituationen unterstützt werden kann. Erst wenn das Kind Form und Funktion der Zielstruktur im Austausch mit dem Therapeuten rezeptiv erfasst hat, kann es diese für seine eigene Spontansprache nutzen.

entwicklungsproximale Sprachtherapie

Theoretisch differenziert ausgearbeitet ist im deutschsprachigen Raum der entwicklungsproximale Ansatz nach Dannenbauer (2002). Zur konkreten Umsetzung liegen einige Materialien und Fallbeispiele vor. Die konsequente Anwendung indirekter Methoden im freien Spiel führt zu einer äußerst kindgerechten Therapiegestaltung, in der individuelle Interessen des Kindes aufgegriffen werden können. Die Grundhaltung des Therapeuten ist als „abwartend" und „druckfrei" zu beschreiben (Dannenbauer 2002, 156). Im Vergleich zu anderen (methodenintegrativen) Therapiekonzepten führt dies jedoch zu einer deutlich längeren Therapiedauer.

Modellierungstechniken

- **Indirekte Rezeptions- und Produktionsmethoden:** Im Rahmen motivierender Spielhandlungen soll der natürliche Spracherwerb des Kindes (wieder) in Gang gebracht werden. Dazu vermittelt der Therapeut die ausgewählte Zielstruktur anhand von *Modellierungstechniken* möglichst hochfrequent und kontrastiv. Es werden vorauslaufende Stimulierungen (z. B. die gehäufte Präsentation der Zielstruktur oder Alternativfragen) von nachfolgenden Modellierungen der kindlichen Äußerung (z. B. das korrektive Feedback oder Expansionen) unterschieden. Längst sind die von Dannenbauer (2002) beschriebenen Techniken fester Bestandteil des sprachtherapeutischen Handwerks geworden und finden sowohl in der Individualtherapie als auch als im sprachheilpädagogischen Unterricht ihren Einsatz.

dialogische Sicherung

Die Überführung der durch Modellierungen erworbenen rezeptiven Fähigkeiten in die spontansprachliche Produktion des Kindes stellt gleichermaßen den wichtigsten und schwierigsten Schritt im Rahmen indirekter Methoden dar. Mit dem Auftreten spontaner Imitationen durch das Kind wird es zunehmend notwendig, vorausgehende Stimulierungen, die der Präsentation der Zielstruktur dienen, zugunsten eines kurzrhythmischen Sprecherwechsels mit nachfolgenden Modellierungen aufzugeben. Letztendlich müssen sich alle indirekten Methoden und Konzepte daran messen lassen, wie effektiv sie es schaffen, auch die Sprachproduktion der therapierten Kinder anzuregen und zu verbessern.

Indirekte Reflexionsmethoden: Die unbewusste Reflexion von grammatischen Zielstrukturen stellt ein Paradoxon dar und ist dementsprechend nicht umsetzbar. Nichtsdestotrotz finden sich im Rahmen der Reflexionsmethoden Abstufungen in Hinblick auf die Direktheit, die auf einem Kontinuum dargestellt werden können (Abb. 23).

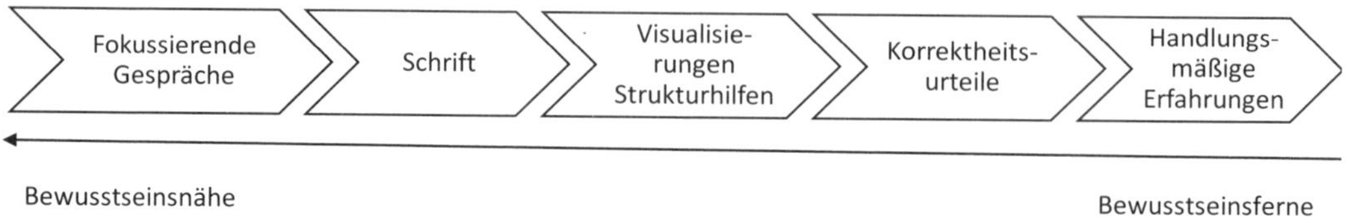

Abb. 23: Kontinuum reflexiver Methoden

Korrektheitsurteile

Grammatische Korrektheitsurteile von Kindern bauen auf weitgehend impliziten Fähigkeiten auf, die auch als „Sprachgefühl" bezeichnet werden. Das Erkennen von grammatischen Fehlern im Sinne eines grammatischen Monitorings kann somit als früher Schritt auf dem Weg zur produktiven Regelbeherrschung angesehen werden. Hinter entsprechenden Therapieanordnungen steht die Erwartung, dass das bereits vorhandene metagrammatische Wissen eines Kindes ausgebaut wird, um so seine Sprachhandlungskompetenz zu fördern. Umgesetzt werden Korrektheitsurteile in spielerischen Anordnungen, in denen der Therapeut z. B. mithilfe einer Handpuppe oder im Figurenspiel die Rolle eines „falschen Sprechers" übernimmt, der vom Kind korrigiert werden soll (negative practice) (Kannengieser 2019). In Gruppensettings bieten sich vor allem Wettkampfspiele an, in denen Sätze möglichst schnell auf ihre Korrektheit hin überprüft werden.

Welcher Satz stimmt?

Zwei Kinder spielen gegeneinander. Ein Satz wird vorgelesen und ausschließlich anhand seiner grammatischen Korrektheit überprüft. Ist der Satz falsch, darf ein Signal (z. B. eine Klingel) betätigt werden. Das schnellere Kind bekommt einen Punkt. Die Fehlertypen können dabei variieren:

- Der Bauer schläft auf dem Sofa. (korrekte Markierung)
- Das Schaf fährt mit dem Traktor. (korrekte Markierung mit semantischem Ablenker)
- Das Huhn sitzt auf das Ei. (falsche Markierung aufgrund einer Übergeneralisierung des Nominativs)
- Das Pferd steht auf dem Weide. (falsche Markierung aufgrund fehlerhafter Genuskongruenz)

Mit zunehmender Sicherheit im Abgeben von Korrektheitsurteilen übernehmen die Kinder die Aufgabe, eigene korrekte und falsche Sätze für das Spiel zu finden und aufzuschreiben. Der Aufforderungscharakter entsprechender Übungen ist im Schulalter sehr hoch.

handlungsmäßige Erfahrungen

Eine wichtige, wenn auch bisher nur in der Kontextoptimierung und der strategieorientierten Genusförderung (Riehemann 2021a) ausgearbeitete reflexive Methode, stellen handlungsmäßige Erfahrungen dar, in denen das Kind die Regelanwendung nicht sprachlich-kognitiv präsentiert bekommt, sondern „am eigenen Leib" erleben kann. Statt grammatische Regeln zu erklären, wie es bspw. im PLAN (Siegmüller/Kauschke 2006) empfohlen wird, werden diese im Spiel selbstständig entdeckt und mit kindgerechten Ausdrücken belegt (Kap. 4.7.2).

4.6 Therapiekonzepte

Wie bereits in Kapitel 4.5 deutlich wurde, entsprechen therapeutische Konzepte, die sich ausschließlich auf eine Methode beziehen, keiner evidenzbasierten Praxis mehr. Dazu zählen neben den reinen Satzmusterübungen auch die linguistische Inputtherapie sowie der entwicklungsproximale Ansatz. Als weitgehend integrative Therapiekonzepte im deutschsprachigen Raum gelten:

- die Kontextoptimierung (KO) (Motsch 2017),
- der patholinguistische Ansatz (PLAN) (Siegmüller/Kauschke 2006) und
- der Natürlichkeitsansatz (Kruse 2013).

Sie alle postulieren einen Mix rezeptiver, produktiver und reflexiver Methoden mit unterschiedlichen Gewichtungen. Es kommen sowohl direkte Übungen als auch Modellierungen in dialogischen Phasen zum Einsatz. Tabelle 28 gibt einen Überblick über die methodische Ausrichtung der drei Konzepte.

Tab. 28: Überblick über methodenintegrative Therapiekonzepte

	Kontext-optimierung	**Patholinguistischer Ansatz**	**Natürlichkeits-ansatz**
Produktion (direkt)	kommunikativ sinnvolle Satzmusterübungen Kontrastierung	produktive Übungen mit flexiblen Satzstrukturen Kontrastierung	feste Satzmusterübungen
Produktion (indirekt)	Modellierungen	Modellierungen	Modellierungen
Rezeption (direkt)	professionelle Sprechweise Kontrastierung Inputspezifierung	Inputspezifierung/-verstärkung rezeptive Übungen Kontrastierung	kontrastreiches Sprachangebot
Rezeption (indirekt)	Modellierungen	Modellierungen	Modellierungen
Reflexion (direkt)	fokussierende Gespräche zahlreiche Strukturhilfen Schrift	metasprachliche Erklärungen Symbole Schrift	Benennung der Zielstruktur Visualisierungen Schrift
Reflexion (eher indi-rekt)	handlungsmäßige Erfahrungen Korrektheitsurteile	Korrektheitsurteile	

Der Schwerpunkt des PLAN liegt im Bereich der Rezeptionsmethoden. Den Kern des Konzeptes bilden vielfältige Inputspezifizierungen, die durch andere Methoden ergänzt werden. Erst im Laufe der Intervention wird ein langsamer Wechsel von eher bewusstseinsfernen hin zu direkten Methoden vollzogen. Der Natürlichkeitsansatz verbindet das Modellieren kindlicher Äußerungen im Rollenspiel mit den kognitiven Entwicklungszielen der Dezentrierung, Fokussierung und des Perspektivwechsels. Direkte Methoden haben lediglich einen ergänzenden Charakter. Die Kontextoptimierung sieht einen kurzrhythmischen Methodenwechsel innerhalb jeder Therapiesitzung oder unterrichtsintegrierten Phase vor. Der stagnierende Grammatikerwerb des Kindes soll damit besonders schnell und intensiv angestoßen werden (Kap. 4.7).

Überblicksartige Beschreibungen und Vergleiche der verschiedenen Therapiekonzepte finden sich in

Kannengieser, S. (2019): Sprachentwicklungsstörungen – Grundlagen, Diagnostik und Therapie. 4. Aufl. Elsevier, München,
Kruse, S. (2013): Die Grammatikerwerbsstörung im Bereich der Morphologie. Therapieansätze im Vergleich. In: Siegmüller, J., Ringmann, S. (Hrsg.), 133-159 und
Löb, W., Siegmüller, J. (2013): Grammatiktherapie. In: Fox-Boyer, A. (Hrsg.), 157-172.

Deutliche Unterschiede zwischen den drei Konzepten bestehen vor allem in der Auswahl und Aufbereitung des Sprachmaterials.

Sprachmaterial Im PLAN (Siegmüller/Kauschke 2013) wird dem Kind ein reichhaltiges, möglichst variantenreiches Sprachangebot gemacht. Dabei erfolgen die Erstellung von Inputsequenzen und die Vorbereitung interaktiver Inputspezifizierungen schriftlich vor jeder Sitzung. Da eine Unterbrechung der Inputspezifizierung, z. B. durch Nachfragen des Kindes, möglichst vermieden werden soll, bevorzugen die Autorinnen Inputsequenzen als Präsentationsart. Während des Vortrags kann das Kind „einfache, manuelle, inputbegleitende Beschäftigungen (z. B. Malen, Kneten …)“ durchführen (Schröders 2012, 14). In der Materialsammlung von Kauschke/Siegmüller (2012) liegt die Mindest-Inputstärke der enthaltenen Inputsequenzen bei 0,3. Darüber hinaus wird eine Kontrastierungsstärke von mindestens 0,2 vorausgesetzt, d. h. in mindestens 20 % aller Sätze werden kontrastierende Strukturen eingesetzt.

Beispiele Kasus In den Inputsequenzen zum Erwerb des Kasus werden Nominativ-, Akkusativ- und Dativformen kontrastierend angeboten. Neben bestimmten und unbestimmten Artikeln kommen auch Pronomen zum Einsatz. Damit ist das Sprachmaterial äußerst komplex und aus unserer Sicht schwer wahrnehmbar.

Inputspezifizierung nach PLAN (Kasus): „Heute ist Wandertag in *der* Schule, deshalb tragen *die* Kinder heute nicht *den* Schulranzen auf *dem* Rücken, sondern haben *diesen* gegen *einen* Rucksack eingetauscht. Nur Hannes trägt *den* Rucksack nicht auf *dem* Rücken, sondern hält *den* Rucksack in *der* Hand“ (Riederer 2012, 35).

Das folgende Beispiel von Kruse (2002) zeigt, dass ihr modellierendes Sprachangebot eher den traditionellen Satzmusterübungen zuzuordnen ist.

Satzmusterübung nach dem Natürlichkeitsansatz (Akkusativ): handlungsbegleitendes Sprechen beim Memory-Spielen durch den Therapeuten und das Kind: „Ich ziehe einen Fisch." – „Ich ziehe eine Blume."

Die Akkusativmarkierung wird hier am unbestimmten Artikel präsentiert und ist damit lautlich kaum wahrnehmbar. Die starren Satzmuster, die keinerlei Form-Funktionserfahrungen ermöglichen, werden erstaunlicherweise von Kruse selbst als besonders bedeutsam erachtet (Löb / Siegmüller 2013).

Das kontextoptimierte Vorgehen wird in Kap. 4.7 ausführlich erörtert. In Bezug auf das Sprachmaterial zeichnet es sich vor allem durch das Ausschalten von Ablenkern und Verwirrern aus. Bei der Erarbeitung des Akkusativs ist diesbezüglich zu beachten, dass die Markierung nur an maskulinen Nomen vorgenommen wird. Auditiv wahrnehmbar ist sie vor allem an bestimmten Artikeln (der – den), während die unbestimmten Artikel (ein – einen) und Pronomen (mein – meinen) in der Lautsprache nur eine geringe Differenzierungsstärke aufweisen.

Sprachliches Modell in der KO (Akkusativ): Das Kind zieht Gegenstände zum Thema Herbst aus einem Sack, die vom Therapeuten versprachlicht werden: „Oh, da ist *der* Apfel. *Den* kenne ich. Sieh dir mal *den* Apfel an. *Der* ist ja ganz rot. *Den* kann man schon essen. Ob *der* Apfel schmeckt?"

Evidenzbasierung

Die Effektivität der PLAN wurde in mehreren Einzelfall- und Gruppenstudien untersucht (Mathis / Kauschke 2008; Watermeyer / Kauschke 2009; Siegmüller 2013b, Schmidt / Kauschke 2016; Kauscke / Siegmüller 2017). Wirksamkeitsstudien zum Natürlichkeitsansatz liegen nicht vor. Die überzeugendste Evidenzbasierung legt die Kontextoptimierung vor. Ihre Effektivität und Effizienz konnte in Einzel- und Kleingruppentherapien sowie in Grammatikprojekten im Unterricht der Grund- und Sekundarschulstufe nachgewiesen werden (Motsch 2017).

4.7 Kontextoptimierung

4.7.1 Therapiedidaktik

Kontext

Kontextoptimierung kann in therapeutischen und unterrichtlichen Settings für Kinder von drei bis 16 Jahren umgesetzt werden. *Kontext* bedeutet die konkrete Lernsituation in einer Therapieeinheit oder in einer Phase des schulischen Unterrichts. Planbare und veränderbare Elemente des Kontextes sind u. a.

- das ausgewählte *Sprachmaterial*, das dem Kind die Entdeckung grammatischer Regeln ermöglichen soll,

- die geplante *Situation* des Spiel-, Handlungs- oder Unterrichtsrahmens, in der das spezifizierte Sprachmaterial funktional erlebt werden soll (Form-Funktionserfahrung),
- die besondere *Sprechweise* des Therapeuten, der durch prosodische Veränderungen die Aufmerksamkeit des Kindes auf die spezifischen Merkmale des Sprachmaterials lenkt und
- *Hilfen* zum Entdecken, Übernehmen und Anwenden der grammatischen Zielstruktur.

Ziel

Das Ziel der Kontextoptimierung ist es, die planbaren Komponenten des Kontextes so zu verändern, dass Blockaden im grammatischen Lernen beseitigt werden und sich der danach erfolgende grammatische Lernprozess intensiviert. Die Veränderungen sollen zur optimalen Fokussierung der kritischen Merkmale von sprachlichen Zielstrukturen führen, um dadurch dem Kind die Verarbeitungsmöglichkeit der sprachlichen Strukturen zu erleichtern und die Verarbeitungswahrscheinlichkeit zu erhöhen. Das Ergebnis der Wahrnehmung und Verarbeitung der sprachlichen Strukturen ist die Entdeckung der mit der Zielstruktur verbundenen morphologischen und syntaktischen Regeln.

Fokussierung der Zielstruktur

In Kapitel 1 wurde deutlich, dass es selbst für sprachunauffällige Kinder eine große Leistung ist, sich aus dem verwirrenden sprachlichen Alltags-Input die grammatischen Regeln mit allen ihren möglichen Ausnahmen zu erschließen. KO versucht, im Gegensatz zur Alltagssprache, die für das Kind bisher bedeutungslosen formalen Aspekte des Sprachmaterials – die kritischen Merkmale der Zielstrukturen – in den Fokus der kindlichen Wahrnehmung zu rücken. Die zum Entdecken der grammatischen Regeln geeigneten Merkmale sollen geradezu in die Aufmerksamkeit des Kindes „gezoomt" werden.

Einsatz von Pattern

Kontextoptimierung ist ein integrativer Ansatz, der an den Stärken vorhandener Methoden anknüpft, aber deren Schwächen zu reduzieren oder auszuschalten versucht. Dialogische Pattern, wie sie bereits in Kapitel 4.5 beschrieben wurden, verwendet die Kontextoptimierung kommunikativ sinnvoll, kontrastiv, prägnant und hochfrequent. Dadurch verlieren sie ihre negativen Attribute theorieloser, gleichförmiger, mechanischer Satzmuster ohne Funktionsbeziehung.

rezeptives Inputmanagement

Bezüglich des Einbezugs rezeptiver Methoden gilt es, Folgendes zu berücksichtigen:

- Situative und sprachliche Ablenker müssen konsequent reduziert werden.
- Häufige kindliche Einschränkungen im Bereich der Wahrnehmungs- und Verarbeitungsfähigkeit müssen berücksichtigt werden. Gerade diese oft unerkannt gebliebenen Einschränkungen haben es vielen Kindern unmöglich gemacht, vom ansonsten gut präsentierten Sprachmaterial zu profitieren.
- Rezeptives „Nähren" muss konsequent ergänzt werden durch den Einbezug sprachbewusstseinsnäherer und auch produktionsfördernder Elemente. Die verschiedenen Möglichkeiten dieser reflexiven Arbeitsformen sind individuell sinnvoll in das Konzept integriert worden.

Die therapeutische Arbeit beginnt immer mit einem Kick-off, in dem bereits die drei wesentlichen Prinzipien der Kontextoptimierung (Ursachenorientierung, Ressourcenorientierung und Modalitätenwechsel) erkennbar sind. Diese Prinzipien werden nachfolgend konkretisiert. Nach dem Kick-off orientiert sich die weitere Arbeit an Aufbaukriterien, die für jede grammatische Regel erprobt vorliegen (Motsch 2017).

Therapieaufbau

4.7.2 Prinzipien der Kontextoptimierung

- **Der Kick-off (Startschuss):** Die therapeutische Arbeit an einem gewählten Therapieziel beginnt immer mit einer Kick-off-Aktivität (handlungsmäßige Erfahrung) in der ersten Therapieeinheit. So wie der Kick-off in Ballsportarten der Anstoß ist oder in Projekten die Auftaktveranstaltung, so macht der Kick-off in der Therapie dem Kind sofort deutlich, um was es in der nächsten Zeit gehen wird. Das Kind entdeckt in diesem Kick-off ein „Geheimnis", eine neue sprachliche Struktur, die es bisher noch nicht bewusst wahrgenommen hat.

Regeln als Geheimnis entdecken

Mit dieser entdeckten Struktur (Wortposition oder Wortveränderung) ist eine noch nicht erworbene Regel verbunden. In der Zeit danach geht es um den Erwerb dieser Regel. Die konsequente Durchführung dieses Startschusses hat sich als einer der wesentlichen Wirkfaktoren eines effizienten Vorgehens, d. h. eines raschen Therapieerfolges, herausgestellt. Wie im Folgenden bei den einzelnen Therapiezielen ausgeführt wird, kann auf diesen Kick-off immer wieder zurückgegriffen werden. Das entdeckte Geheimnis wird visualisiert und dient in den nächsten Therapiephasen als Erinnerung oder Spickzettel, bis es ausgeblendet werden kann.

Die Kick-offs bestehen aus kleinen gespielten „Geschichten" (z. B. das faule Wort, das verzauberte Wort, das Fluchtspiel), in denen die Kinder die in den Handlungen eingebetteten grammatischen Regeln handlungsmäßig entdecken. Diese Spiele führen bei vielen Kindern zu einem emotional verankerten „Aha"-Erlebnis. Durch den Kick-off wird in besonders effektiver Weise die zu entdeckende Regel in den Fokus der Wahrnehmung gerückt. Kick-offs realisieren in sich immer Elemente aller nachfolgend genannten Prinzipien der KO (Kap. 4.5.3).

- **Ursachenorientierung:** Viele grammatisch gestörte Kinder haben Probleme in den Bereichen der auditiven Aufmerksamkeit, der phonematischen Diskriminationsfähigkeit und der phonologischen Bewusstheit (Kap. 2.4). Ihnen gelingt es nicht immer, die phonetisch oft wenig markanten morphologischen Markierungen – meistens Konsonanten in Finalstellung – als relevant zu erkennen oder auch klangähnliche auditiv zu differenzieren. Solange dies aber nicht möglich ist, können sie wenig oder nicht von Kontexten mit entsprechender Zielstruktur profitieren. KO berücksichtigt diese kindlichen Einschränkungen, indem die Fähigkeit zur Wahrnehmung und Verarbeitung der kritischen Merkmale der Zielstruktur bei den Kindern durch mehrere Maßnahmen erhöht wird.

„Hör genau hin"

Eine *Sensibilisierung auf Morphemmarkierungen* ist als Zwischenschritt besonders in zwei Fällen notwendig:

1. wenn das Kind, trotz eines gut geplanten Kontextes, die sich ändernden Markierungen am Wortende nicht beachtet;
2. wenn das Kind klangähnliche Markierungen (z. B. /dem/ und /den/) nicht treffsicher unterscheiden kann.

Als vorteilhaft hat es sich erwiesen, bedeutungstragendes Wortmaterial zu verwenden, um daran beim Kind die Fähigkeit zu etablieren, finale Laute schnell identifizieren und unterscheiden zu können.

Bedeutungstragendes Wortmaterial:

- Unterscheiden des finalen /n/ und /m/ in Bein, Baum, Schwein, Schirm
- Unterscheiden des finalen /t/ und /st/ in Hut, Mast, Wut, Wurst

Diese Fähigkeit, bei einem Wort den oder die Endlaute isolierend zu erkennen, ist eine Teilkomponente der phonologischen Bewusstheit. Sie kann anschließend auf die Identifizierung und Diskriminierung morphologischer Markierungen übertragen werden, z. B. an Artikeln (/den/ und /dem/) oder Verben (/geht/ und /gehst/). Die Sensibilisierung auf Morphemmarkierungen ist also eine erste Möglichkeit, die Fähigkeit des Kindes zur Wahrnehmung und Verarbeitung der kritischen Merkmale der Zielstruktur zu erhöhen.

Sprechweise des Therapeuten

Die konsequente *Optimierung der Sprechweise* des Therapeuten durch bewusste prosodische Veränderungen ist eine weitere wirkungsvolle Möglichkeit der Ursachenorientierung. Ellis Weismer/Hesketh haben in drei vergleichenden Studien (1993, 1996, 1998) belegt, dass bestimmte prosodische Veränderungen bei spracherwerbsgestörten Kindern den Verarbeitungsaufwand des Sprachmaterials reduzieren und dadurch mehr Kapazität für die Auswertung der Sprachstruktur freigeben. Während andere Therapiekonzepte grammatischer Störungen empfehlen, mit möglichst natürlicher Sprechweise zu sprechen (Siegmüller/Kauschke 2006; Fey et al. 2003), belegen die mit KO publizierten Erfahrungen eindrücklich, dass Kindern die Wahrnehmung der kritischen Merkmale der Zielstrukturen erleichtert wird durch bewusstes Verlangsamen, akzentuiertes Betonen, fraktioniertes Sprechen (ganz kurze Pausen unmittelbar vor/nach der Zielstruktur) und eine deutlich veränderte Sprechmelodie.

Überwindung der Artikelauslassung: Hier bedeutet akzentuierte Betonung Verlangsamung und leicht übertriebene Sprechmelodie: „in deeennn blauen oder in deeenn roten Rucksack".

„Wo spreche ich komisch?"

Die ausgeprägte professionelle Sprechweise führt beim Kind zu verbesserter Identifizierung, Sequenzierung und Speicherung der kritischen Merkmale der

Zielstruktur. Interessant an den Ergebnissen der vergleichenden Studien von Ellis Weismer/Hesketh (1993, 1996, 1998) ist, dass Verlangsamung und Betonung größere Effekte bei spracherwerbsgestörten Kindern als bei normal spracherwerbenden Kindern zeigten, so dass die Forscherinnen folgerten, dass normale Kinder diese besondere prosodische Ausgestaltung weniger benötigen. Spracherwerbsgestörte Kinder hingegen sind darauf angewiesen und profitieren davon sehr. Die Kinder reagieren häufig die ersten Male überrascht auf diese von der Alltagssprache bewusst abweichende Sprechweise. Diese Verblüffung ist therapeutisch effektiv, weil sie die Aufmerksamkeit immer wieder genau an die Stelle lenkt, an der „komisch gesprochen“ wird. Diese zu Beginn etwas ungewohnte und gewöhnungsbedürftige Veränderung des eigenen Sprechens ist hochwirksam und zählt inzwischen zu den „Basics“ der Kontextoptimierung, d. h. zu den unverzichtbaren Elementen, deren Umsetzung die notwendige Therapiezeit deutlich verkürzt.

kürzeste Zielstruktur

Um die Fähigkeit zur Wahrnehmung und Verarbeitung der kritischen Merkmale der Zielstruktur zu erhöhen, wird auch die häufig reduzierte phonologische Schleife des Arbeitsgedächtnisses der Kinder mit grammatischen Störungen berücksichtigt. Wird die Kapazität des Kurzzeitgedächtnisses überschritten, geht Sprachmaterial – insbesondere inhaltsleere Funktionswörter – verloren. Kinder sind dann darauf angewiesen, auf eine Schlüsselwortinterpretation des Inhaltes anhand der Inhaltswörter zurückzugreifen. Vergleichbares geschieht, wenn die Kinder Probleme bei der Wahrnehmung zeitlicher Abfolgen haben, die ihnen nicht erlauben, längere Äußerungen vollständig und reihenfolgegetreu aufzunehmen, aufrechtzuerhalten und zu verarbeiten. Diese kindlichen Einschränkungen versucht die KO durch eine konsequente Reduktion der Äußerungslänge auf das für die Zielstruktur notwendige Minimum zu kompensieren. Der etwas provokante Leitsatz „Sprich nicht in ganzen Sätzen!“ verlangt folglich nach dem Ausschalten aller sprachlichen Ablenker. Daher wird mit Ellipsen gearbeitet, die ohnehin umgangssprachlich korrekter sind als die zuvor eingeforderten Satzmuster.

Bei der Arbeit an der **Kasusmarkierung** ist die kürzeste Zielstruktur die demonstrative Verwendung des Artikels. Auf die Frage, „Welchen Apfel willst du? Den oder den?", antwortet das Kind: „Den".

Bei der Arbeit an der **Verbendstellung des Nebensatzes** bedeutet die kürzestmögliche Zielstruktur die Reduktion der kindlichen Produktion auf den Nebensatz, der idealtypisch aus maximal vier Elementen besteht („wenn Papa heute kommt", „weil Papa Hunger hat").

sprachliche Ablenker

Einzige Ausnahme ist dabei das Therapieziel der Verbzweitstellung im Hauptsatz. Dies erfordert einen kurzen vollständigen Satz. Die kürzestmögliche Zielstruktur sind dreigliedrige Sätze der Art „Ich laufe schnell.“ oder „Was machst Du?“. Diese kurzen Satztypen erfüllen das Kriterium „ablenkungsfrei“. Kruse (2000, 172) hingegen verwendet zur Förderung der Subjekt-Verb-Kongruenz Satztypen wie „Ich hole einen Elefanten aus dem Korb.“ und „Ich hole einen Tiger aus dem Korb.“. Diese Sätze, die deutlich länger sind, enthalten gleich zwei schädliche Ablenker. Sowohl Akkusativ- als auch Dativmarkierung sind spät erworbene grammatische Strukturen. Also stellen die Kasusmarkierungen nicht nur Ablenker, sondern auch Überforderungen für das Kind dar. Da alle Tiere ausschließlich aus dem Korb geholt werden, ist der permanente Zusatz „aus dem Korb" kommunikativ-situativ unsinnig.

Ablenker bergen in sich die Gefahr, dass sie die Aufmerksamkeit des Kindes vom eigentlich angestrebten Ziel auf andere Strukturen lenken. Solche sprachlichen Ablenker, die durch die Einführung neuer überfordernder Schwierigkeiten oder aus kommunikativ sinnlosen Floskeln entstehen können, die aber die Äußerung verlängern, versucht die Kontextoptimierung auszuschalten.

Kontrastierung

Aber auch aus anderen Gründen ist das zuvor skizzierte Sprachmaterial ungeeignet für grammatisches Lernen. Für das Entdecken einer grammatischen Regel muss das Sprachmaterial immer kontrastiv sein. Für das morphologische Ziel der Subjekt-Verb-Kongruenz benötigt das Kind mindestens zwei Subjekte, um erkennen zu können, dass sich – in Abhängigkeit vom wechselnden Subjekt – die Verbmarkierung verändert (z. B.: „Ich hole den Tiger. Du holst den Elefanten."). Für das syntaktische Ziel der Verbzweitstellung im Hauptsatz müssen mindestens zwei unterschiedliche Satztypen verwendet werden, an denen das Kind erkennen kann, dass die erste Satzposition – das Vorfeld – variabel gefüllt sein kann, während die zweite Position immer durch das finite Verb gefüllt wird (z. B.: „Ich hole den Tiger. Wen holst du? Den Elefanten hole ich.")

Ausschalten von „Verwirrern"

Kinder erschließen sich die grammatischen Regeln gemäß den epigenetischen Theorien mit allgemeinen kognitiven Fähigkeiten (klassifizieren, Analogien bilden, strukturieren, planen). Auch diese sprachunspezifischen Kompetenzen stehen grammatisch gestörten Kindern im Vergleich zu normal spracherwerbenden in geringerem Maße zur Verfügung (Schöler et al. 1998). Aus diesem Grund wird in der KO das Sprachmaterial so geplant, dass daran die Regel optimal entdeckt werden kann, ohne dass „Verwirrer" das Entdecken der Regel in dieser Phase gefährden können. Davon erwarten wir, dass Kinder, trotz der erwähnten Einschränkungen, eine Chance haben, die im Sprachmaterial optimal präsentierte Regel zu entdecken.

Bei der Etablierung der **Verbzweitstellungsregel** werden aus diesem Grund immer Vollverben in der finiten Position verwendet: „Ich kaufe Eis. Was kaufst Du? Pommes kaufe ich." Verwirrer sind in diesem Kontext:

- direkte Fragen mit Verb-Spitzenstellung („Kaufst du auch Ketchup?"),
- die zweigliedrige Verbalphrase, in der das Vollverb als infinites Partizip oder als Infinitiv in die Endstellung rückt („Hast du Pommes gekauft?", „Willst du noch Ketchup kaufen?"),
- die Benutzung von subordinierten Nebensätzen, in denen das finite Verb in Endstellung ist („Das finde ich toll, dass du Pommes kaufst.").

Für die Etablierung der Subjekt-Verb-Kongruenz eignen sich nicht alle Verben. Verwirrend muss es sein, wenn Formen von „sein" und „heißen" verwendet werden wie „Du bist ein Zauberer. Wie heißt du? Peter ist auch ein Zauberer. Er heißt Miraculix." Bei dieser Verbauswahl fallen die morphologischen Markierungen der zweiten und dritten Person Singular phonetisch gleich aus, so dass das Kind daran bestenfalls eine falsche Regel entdecken könnte.

Solche ungeeigneten Verben müssen im Vorfeld als Verwirrer erkannt und ausgeschaltet werden. Nur Verben, an denen eindeutig die unterschiedliche Verbmarkierung erkennbar ist, unterstützen das Kind bei der Entdeckung der Regel.

- **Ressourcenorientierung:** Ein weiteres Merkmal der KO besteht darin, vorhandene metasprachliche und auch schriftsprachliche Ressourcen der Kinder kompensatorisch zur Unterstützung des grammatischen Lernens zu nutzen. Da viele Kinder spezifische Einschränkungen der auditiven Wahrnehmung erleben, können zu diesem Zweck auch andere Wahrnehmungskanäle genutzt werden. Was aber dem einzelnen Kind hilft, ist nie von Anfang an klar. Vorsichtig werden deswegen Gespräche, Schrift und wahrnehmbare Strukturierungen als Angebote eingebracht und beobachtet, ob sie vom Kind als hilfreich aufgenommen werden. So ist der Leitsatz „Finde selbst heraus, was dir hilft!" zu verstehen.

Formate des Kindes

Der Begriff **Format** bezeichnet einen Spiel- oder Handlungskontext, der über mehrere Wochen und Monate im Wesentlichen gleich bleibt.

Solche Formate als Inhalt und Rahmen der Therapie, als Transporter der Therapieziele, versucht der Therapeut gemeinsam mit dem Kind zu finden und weiter zu entwickeln. Dabei wird von den Interessen und Erfahrungen des Kindes ausgegangen. Wenn ein für das Kind motivierendes Format gefunden wurde, hat dies viele Vorteile. In erster Linie ist es ein situativer Kontext, der das Kind zum Mittun motiviert und somit eine positive Gestimmtheit auch für grammatisches Lernen liefert. Der immer gleiche Rahmen gibt dem Kind aber auch verstehens- und handlungsmäßige Sicherheit. Es benötigt zunehmend weniger Aufmerksamkeit und gibt die vorhandene Kapazität für das frei, was sich im Spiel verändert – das Sprachmaterial. Formate erleichtern zudem den Therapeuten die Vorbereitung der Handlungsabfolgen und des spezifischen Sprachmaterials je nach den sich verändernden grammatischen Fähigkeiten des Kindes. Nicht das ständige Planen und Anbieten von neuen Spielideen ist das Ziel. Dies erweist sich als therapeutisch kontraproduktiv im Sinne eines situativen Ablenkers, da viel Aufmerksamkeit des Kindes für die neue Situation und die damit verbundenen neuen Handlungsanforderungen oder Regeln verloren geht.

motivierende Spielformate

Formate können bspw. Spiele mit Tierfiguren sein (Bauernhof, Zoo, Zirkus), das Einrichten von Puppenhäusern, Einkauf- und Kochspiele, Spiele mit Fahrzeugen. Mit dem Schaffen motivierender Formate – unter Rückgriff auf die Interessen des Kindes – wird seine Fähigkeit genutzt, sich für bestimmte Spielformen und Inhalte zu begeistern.

Hilfen

Im Kontext dieser Formate zeigt das Kind durch seine sprachlichen Reaktionen, ob die Optimierung der Elemente „Situation", „Sprachmaterial" und „Sprechweise" bereits ausreichend ist, um es bei der Entdeckung der grammatischen Regel zu unterstützen. Wenn eine Veränderung seines Sprachsystems nicht oder nicht rasch erfolgt, fordert es den Therapeuten dazu auf, ihm zusätzliche, auch kombinierbare, Hilfen zu bieten (Kap. 4.5).

Alle Angebote zielen darauf ab, den Fokus der kindlichen Aufmerksamkeit auf die zu entdeckende grammatische Regel zu lenken und das Kind bei der Übernahme der Regel in die eigene Sprachproduktion zu unterstützen. Dabei werden kognitive, sensorische, metasprachliche und schriftsprachliche Ressourcen des Kindes genutzt.

Gespräche Eingebettet in die therapeutische oder unterrichtliche Arbeit wird Sprache zum Gegenstand der Reflexion gemacht. Dabei bietet sich ein kurzes Gespräch über die Zielstruktur an, in dem ein Vergleich zwischen den verschiedenen Realisationsformen – der des Kindes und der zielsprachlich korrekten des Therapeuten – angestellt wird. Dieser Vergleich kann bereits von einem bleibenden wahrnehmbaren Strukturangebot begleitet werden.

Überwindung der Artikelauslassung bei Kasusmarkierung: Therapeut (nach Ratespiel): „Mir ist aufgefallen, dass du gesagt hast: ‚auf Stuhl' (legt für jedes Wort einen grünen Holzklotz). Und ich habe gesagt: auf (grüner Klotz) den (roter Klotz) Stuhl (grüner Klotz)'. Fällt dir etwas auf?"

Als Abschluss einer solchen kurzen, fokussierenden Gesprächssequenz kann es gelingen, dem Kind ein erstes Erfolgserlebnis zu vermitteln, indem man es zur Nachahmung auffordert.

Aufforderung zur Imitation: Therapeut: „Kannst du das auch sagen, auf deennn Stuhl? Mensch ist ja toll. Siehst du? Du kannst das auch, genau wie ich. Du kannst sagen auf Stuhl, aber auch auf deennn Stuhl."

Die visuell wahrnehmbare Struktur bleibt in der nächsten Spielrunde erhalten. Immer wenn der Therapeut im Format Ratespiel einen Ort rät, bezieht er sich explizit auf die Struktur und tippt bei jedem Wort auf den entsprechenden Klotz. Diese drei verschiedenfarbigen Klötze sind bereits ein Beispiel für die Visualisierung von Sprachstrukturen – hier mit dem Ziel der Überwindung der Artikelauslassung im Kasuskontext.

Gesten Bei morphologischen Zielen kann das Etablieren eines finalen Lautes durch eine Lautgeste (auch Lautgebärde oder Handzeichen genannt) unterstützt werden. Es gibt mehrere geeignete Systeme, die die Lautbildung unterstützen, indem für jedes Phonem ein Zeichen verwendet wird, das in seiner Form die Stellung der Artikulationsorgane (Lippenstellung, Mundöffnung, Zungenstellung etc.) nachzubilden versucht (Schäfer/Leis 2008).

auditive Impulse In der Phase, in der das Kind bereits die Fähigkeit hat, seine abweichende Produktion bei erhöhter Aufmerksamkeit selbst zu korrigieren, können hörbare Impulse eingesetzt werden, die das Kind zur Selbstkontrolle auffordern.

Zum Beispiel pfeift ein Vogel (Handpuppe) immer kurz, wenn ein Kind in einem Spiel mit **Dativkontexten** anstatt dem bereits etablierten „dem" die frühere Akkusativübergeneralisierung „den" verwendet; daraufhin kann das Kind seine Fähigkeit zur Nachbesserung einsetzen.

Schrift

Bei Schulkindern, die über schriftsprachliche Kompetenzen verfügen, können diese genutzt werden. Schrift hat im Gegensatz zum flüchtigen Schalleindruck der Lautsprache den Vorteil, dass sie bleibend ist. Schrift dient zur visuellen Fokussierung der kritischen Merkmale der Zielstruktur, zur schriftlichen Fixierung des entdeckten „Geheimnisses" (Poster) oder zur schriftsprachlichen Anwendung der Regel (Arbeitsblätter, zerschnittene Satzstreifen etc.).

Ein Kind, mit dem wir an der **Kontrastierung zwischen Akkusativ und Dativ** arbeiteten, blieb hartnäckig bei der Übergeneralisierung der Akkusativmarkierung „den" im Dativkontext. An den Orten im Spielgeschehen, an denen die Dativkontexte geplant waren, brachten wir daraufhin Aufkleber mit folgender Erinnerungshilfe an: dem (m mit roter Farbe).

Schrift erlaubt das kritische Merkmal der Zielstruktur (hier das / m /) mittels Farbe und Größe überdeutlich herauszuheben und es somit ins Bewusstsein des Kindes zu rücken. Mit Schrift können aber nicht nur die morphologischen Markierungen deutlich gemacht werden, sondern auch Wort-Positionen und Positionswechsel.

Arbeitsblatt zur Verbendstellung in Nebensätzen:

- Ich spiele Gitarre.
- …, weil ich Gitarre ______

Die obere Zeile zeigt sofort, welches Wort (spiele) aktiv wird und seine Position verlässt, wenn sich die Konjunktion „weil" nähert. Gleichzeitig ist zu erkennen, wohin das Wort gehen wird (Rahmen).

Mit Schrift kann also in kleinster Form gearbeitet werden: als Erinnerungshilfe (Aufkleber, Button), aber auch als Darstellung eines Vorganges auf einem Poster (das als Planungshilfe oder als Selbstkontrolle nach der Produktion dienlich ist) oder auf Arbeitsblättern und Folien. Es ist wichtig, dass die erwähnten Strukturangebote und die schriftsprachlichen Hilfen mit wachsenden Fähigkeiten schrittweise, aber möglichst rasch wieder abgebaut werden. Für den Einsatz der Hilfen gilt das Prinzip: „So viel wie nötig, aber so wenig wie möglich!"

Modalitätenwechsel: Der Modalitätenwechsel ist das dritte Merkmal der Kontextoptimierung. In einer Therapieeinheit – oder auch in einer kontextoptimierten Phase des Unterrichts – wird ein kurzrhythmischer Modalitätenwechsel, d. h. ein Wechsel weniger sprachbewusster und verstärkt sprachbewusster Spiel- und Arbeitsformen, realisiert (Abb. 24).

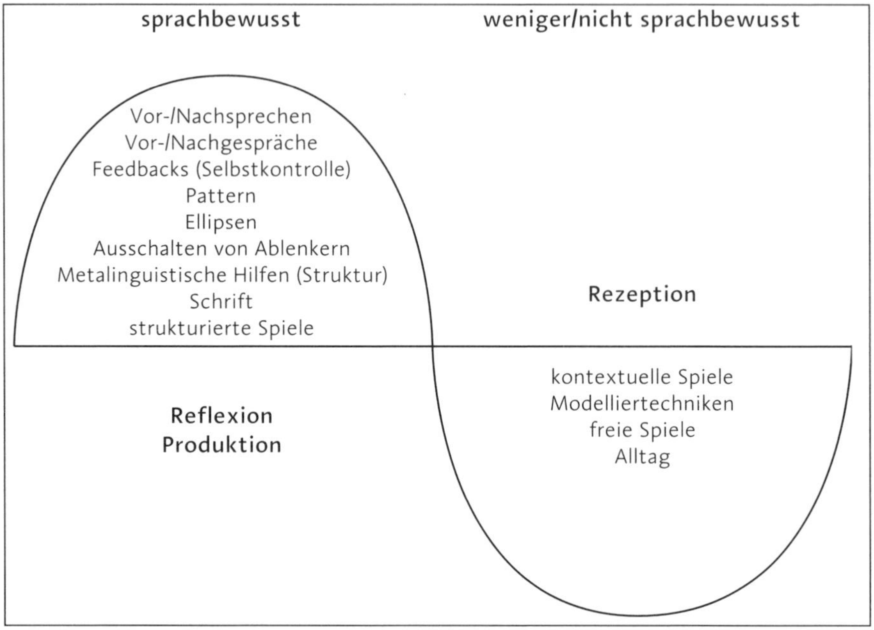

Abb. 24: Der Modalitätenwechsel (Motsch 2017, 124)

Diesen Wechsel der rezeptiven, reflexiven und produktiven Modalität deutet die hin- und herschwappende Welle an. Die Wellenbewegung versucht die ansonsten weitgehend nicht bewusste Sprachaneignung, je nach Kind, zu intensivieren, zu beschleunigen oder an bestimmten Stagnationspunkten wieder anzustoßen. So entsteht ein Wechsel zwischen Verstehen und Produzieren, Erarbeiten und Anwenden / Erproben, Fokussieren und Einbetten, Üben und Spielen, Sprechen und Reflektieren.

therapeutisches Rollenspiel

Beliebtes Setting hierfür ist für uns das therapeutische Rollenspiel, das Themen des Kindes aufgreift. Es beinhaltet bereits zwangsläufig wichtige Elemente des Modalitätenwechsels. In den Gesprächen der Planungs- und Auswertungsphase können – wenn nötig – kurze, die Zielstruktur fokussierende Gesprächselemente einbezogen oder Strukturierungshilfen eingeführt werden. Im eigentlichen Spiel bietet der Rollentausch die Möglichkeit zum Wechsel der rezeptiven mit der produktiven Rolle für das Kind. Spielerisch und lustbetont unterstützt dies selbst bei Vorschulkindern die Fokussierung der Zielstruktur.

reine Triggerkonzentrate

Eine kontextoptimierte Therapieeinheit hat idealtypisch somit mehrere Phasen. Neben den kurzen sprachbewussten Phasen, in denen hochfrequent das verwirrer- und ablenkerfreie, kürzestmögliche Sprachmaterial in dialogischen Patterns „ausgetauscht" wird, gibt es weniger kontrollierte, freiere Phasen, in denen auch in der Therapeutensprache gelegentliche Ablenker und Verwirrer auftauchen dürfen – diese hört das Kind ohnehin den Rest des Tages. Dieses Wissen ist auch für die Therapeuten entlastend, da eine permanente Selbstkontrolle der eigenen Sprachproduktion auf Kosten der Natürlichkeit des kommunikativen Austausches gehen würde. Unverzichtbar bleibt aber die Forderung, dass es immer wieder zu den im Alltag nicht auftauchenden Situationen „reiner Triggerkonzentrate" kommt.

Überführung in Sprachproduktion

Ein Problem grammatischer Therapie bestand oft in der (zu) langen Phase, bis sich Effekte des grammatischen Lernens auch in der Sprachproduktion des Kindes zeigten. Auch in kontextoptimierten Phasen kommt es immer wieder zu Situationen, in denen Kinder den geplanten produktiven Anforderungen lieber ausweichen würden. Um dies zu verhindern, sind zwei weitere Planungshilfen nützlich.

Vorrangig sollen *zwingende sprachliche Kontexte* geplant werden, in der die Realisierung der Zielstruktur für den Spiel- oder Handlungsfortgang unverzichtbar oder doch zumindest kommunikativ sinnvoll ist. Wenn Kinder in einer Situation, in der eine Satzstruktur erwartet wird, sprachlich elliptisch agieren, sagen sie damit, dass eine elaboriertere Äußerung entweder nicht kommunikativ nötig oder dass der Kontext nicht zwingend genug ist. Das wird im nachfolgenden Beispiel deutlich.

Subjektauslassung: Beim Erstellen einer Einkaufsliste wird vom Kind erwartet, dass es immer wieder „ich kaufe ..." sagt. Es realisiert aber lediglich „Eis. Pommes. Spaghetti." Dies ist völlig korrekt, da in diesem Kontext die immer gleiche Kommentierung „ich kaufe" kommunikativ redundant und somit überflüssig ist. Weil das Kind hier eine wichtige Sprachfähigkeit zeigt, nämlich den ökonomischen und effektiven Gebrauch der Sprache, werden wir nicht auf die traditionell verankerte Aufforderung „Sag es im ganzen Satz!" zurückgreifen.

Folglich muss der Kontext optimiert werden. Dies kann dadurch geschehen, dass das Kind nicht nur für sich eine Einkaufsliste erstellt, sondern noch für eine andere Person. Damit wird die Subjektbenennung zwingend, da ansonsten nicht deutlich wird, wer jetzt was kaufen wird.

Auslassungen eines Satzelementes sind immer dann zu erwarten, wenn es gleich bleibt. Bereits durch die Verwendung von jeweils zwei Elementen muss das Kind eine bewusste Auswahl treffen und diese auch versprachlichen. Was im vorigen Beispiel am Subjekt deutlich wurde, gilt in gleicher Weise für Verben und Objekte.

Verbauslassung: Da es im vorangegangenen Beispiel immer nur um „kaufen" geht, könnte dem Kind auch die Sprachform „Ich Eis. Er Pommes." genügen. Soll die Verbverwendung erreicht werden, muss eine Alternative zu „kaufen" eingeführt werden, z. B. „bestellen". Da die Möglichkeit der Verdoppelung aller „auslassungsgefährdeten" Satzelemente nicht immer möglich oder sinnvoll ist, ohne den Spielverlauf und auch die Sprachplanung zu komplex werden zu lassen, kann hier auch auf Strukturhilfen zurückgegriffen werden.

Kontrolle eigener Redebeiträge

Elliptische Antworten werden oftmals auch durch die sprachlichen Eröffnungen des Therapeuten evoziert. Hier gilt es, die eigenen Redebeiträge zu kontrollieren.

Geschlossene und offene Fragen: Wenn der Therapeut im Einkaufsspiel das Kind, das mit zwei Einkaufslisten (seiner eigenen und der des Clowns) vor dem Sortiment steht, fragt: „Was kaufst du?", wird das Kind sagen: „Eis". Es reduziert nach dieser Eröffnung in Form einer geschlossenen Frage seine Äußerung korrekterweise auf die Objektbenennung.

Sagt der Therapeut aber nur „Ja bitte?" oder „Guten Tag?", ist es für das Kind zwingender zu sagen, wer was kauft. Die Wahrscheinlichkeit erhöht sich durch die offene Fragestellung, dass es etwa sagt: „Ich kaufe Eis. Der Clown kauft Bonbons."

Kommentierung zwingend machen

Eine von jeher problematische Anordnung ist es, wenn Kinder Dinge und Vorgänge versprachlichen sollen, die für den Therapeuten ohnehin offensichtlich sind. Dies versuchen wir dahingehend zu verändern, dass das Kind etwas kommentiert, was der Therapeut nicht sieht.

Akkusativmarkierung: Das Kind richtet ein Puppenhaus ein. Der Therapeut richtet an einer Stelle, an der er das Kind nicht sehen kann, ein zweites Puppenhaus ein. Ziel ist, dass dieses Haus am Ende gleich eingerichtet sein soll wie das Haus des Kindes. Dazu gibt ihm das Kind fortlaufend Kommentare, wo es was hinstellt. Wird dieses Spiel zuerst mit vertauschten Rollen gespielt (Therapeut kommentiert), bietet es wieder eine gute Gelegenheit für den Wechsel der rezeptiven zur produktiven Modalität.

Ein ähnlicher Effekt lässt sich auch dadurch erreichen, dass das Kind mit seiner sehschwachen Oma in den Zirkus geht, in dem Tiere Kunststücke machen. Immer wenn die Leute nach einem Kunststück klatschen, fragt die Oma nach, was passiert ist („Wohin ist der Tiger gesprungen?").

Macht der Worte

Besonders motivierend ist für Kinder die Erfahrung, dass sie mit ihren Worten, in denen sich neu erworbene grammatische Fähigkeiten manifestieren, besondere Effekte auslösen können.

Kasusmarkierung:

- sprachgesteuerte Roboter, die sich nur durch exakt formulierte Befehle steuern lassen („Leg den Lappen auf den Tisch.")
- Zaubersprüche, die nur wirken, wenn sie genau gesprochen werden („Enemene, der Hase liegt unter dem Hut.")
- Quartettspiele, bei denen das Kind die erfragte Karte nur erhält, wenn die Markierung stimmt („Hast du die Katze auf dem Stuhl?")

4.8 Grammatiktherapie im Kontext von Mehrsprachigkeit

mono- vs. bilinguale Therapie

Die Forderung nach einer Einbeziehung aller Sprachen eines Kindes in die Sprachtherapie (Kracht/Welling 1995; Chilla 2022) beruht auf der Annahme, dass mehrsprachigen Kindern mit einer bilingualen Therapie besser entsprochen werden kann. Empirische Belege liegen dafür bislang jedoch nicht vor (Scharff Rethfeldt 2013). Der Erfolg kontextoptimierter Grammatiktherapie mit mehrsprachigen Kindern in der Zweitsprache Deutsch hingegen konnte für alle grammatischen Regeln nachgewiesen werden (Berg 2007; Riehemann 2008; Schmidt 2010). Therapeutische Fortschritte sind demnach sehr wohl möglich und stehen keineswegs im Gegensatz zu einer grundsätzlichen Verbesserung der mehrsprachigen Handlungsfähigkeit von mehrsprachigen Kindern. Vielmehr ist davon auszugehen, dass der Ausbau morphologisch-syntaktischer Kompetenzen in der Zweitsprache Deutsch positive Rückwirkungen auf das Kommunikationsverhalten der betroffenen Kinder insgesamt zeigt. Um grammatische Fähigkeiten auszubauen, scheint es also nicht notwendig, das therapeutische Vorgehen komplett zu verändern. Grammatiktherapie im Kontext von Mehrsprachigkeit entspricht in vielfacher Hinsicht dem monolingualen Vorgehen und führt unter kontextoptimierten Bedingungen zu vergleichbaren Erfolgen. Eine Intervention in der Erstsprache ist allenfalls fakultativ. Sie ist ausschließlich von mehrsprachigen Therapeuten zu leisten, die zudem über ausreichende spracherwerbstheoretische als auch methodische Kenntnisse in der jeweiligen Erstsprache verfügen müssen. Währenddessen ist die Zusammenarbeit mit Eltern obligatorisch. Ergänzende Angebote zur Förderung der mehrsprachigen Handlungsfähigkeit zielen auf den Aufbau einer mehrsprachigen Persönlichkeit. So werden günstige Voraussetzungen für grammatisches Lernen geschaffen. Die Kinder erfahren eine Wertschätzung beider Sprachen und erhalten immer wieder Möglichkeiten, diese in den Therapieprozess einzubringen (Riehemann 2021a).

Therapieaufbau

Die Therapieplanung wird im Kontext von Mehrsprachigkeit durch die bisherige Kontaktdauer und -intensität mit der Zweitsprache Deutsch bedingt. So bietet es sich bei Kindern mit geringer Sprachkontaktdauer an, zunächst das Sprachverständnis zu erweitern, ohne kommunikativen Druck auszuüben. Rezeptive Übungen wie sie in Kap. 4.5.2 beschrieben wurden, haben hier ihren Platz. Auf die rezeptive Annäherung an das zweitsprachliche Regelsystem folgt das Modellieren in hochmotivierenden Interaktionen, die dem mehrsprachigen Kind einen vorsichtigen Einstieg in die Produktion von Sätzen ermöglichen. Spontane Imitationen sind in dieser frühen Therapiephase deutlich später und seltener zu erwarten als in der Sprachtherapie mit monolingualen Kindern. Gleichbleibende Sprachformate, innerhalb derer ein mehrsprachiges Kind sprachlich als auch inhaltlich in ein Thema „eintauchen“ kann, machen jedoch die Dynamisierung des zweitsprachlichen Grammatikerwerbs wahrscheinlicher. Die in der Kontextoptimierung geforderten Formate des Kindes nehmen damit auch in der Therapie mehrsprachiger Kinder eine zentrale Stellung ein.

„In der praktischen Umsetzung erfährt man, dass die Kinder die Spielvarianten mit dem bald vertrauten Material lieben und gerade aufgrund der Beschränkung erstmals erfolgreich sind“ (Miksch 2005, 151).

Die Wertschätzung der kindlichen Mehrsprachigkeit durch eine offene, fragende Haltung kann den Therapieprozess stützen.

veränderte Zielauswahl

Eventuell gewonnene erstsprachliche Erkenntnisse der Diagnostik können direkt in die Zielauswahl einfließen. Verwendet ein Kind eine grammatische Regel bspw. in der Erstsprache bereits korrekt, erhöht dies seine funktionale Bereitschaft und damit die die Zielerreichbarkeit (Kap. 4.4). In diesem Fall stellen die erstsprachlichen Kompetenzen des Kindes eine Art Bootstrapping dar. Sprachsystematische Vergleiche können zudem die Auswahl der konkreten Zielstrukturen erleichtern. Das Therapiekonzept „Kontrastoptimierung“ (Schmidt 2014b) setzt genau hier an. Grundsätzlich basiert es auf den beschriebenen Prinzipien der Kontextoptimierung. Durch die zusätzliche Kontrastierung von Erst- und Zweitsprache in punktuellen reflexiven Phasen oder zwischengelagerten Sequenzen in der Erstsprache des Kindes – entweder durch den Therapeuten oder nach Absprache im Elternhaus – werden grammatische Unterschiede und Gemeinsamkeiten der Sprachen bewusst thematisiert. Dem erhöhten Förderbedarf mehrsprachiger Kinder im Bereich der Genusmarkierung kann zusätzlich durch eine strategieorientierte Genusförderung, wie im StrateGe-Konzept von Riehemann (2021a, 2021b) beschrieben, begegnet werden.

Chilla, S. (2022): Kindliche Mehrsprachigkeit. Grundlagen, Störungen, Diagnostik. 3. Aufl. Ernst Reinhardt, München
Scharff Rethfeldt, W. (2013): Kindliche Mehrsprachigkeit – Grundlagen und Praxis der sprachtherapeutischen Intervention. Thieme, Stuttgart
Schmidt, M. (2021): Sprachtherapie mit mehrsprachigen Kindern. 2. Aufl. Ernst Reinhardt, München

Zusammenfassung

Die Prävalenz und Persistenz grammatischer Störungen sowie die damit häufig verbundene Sekundärsymptomatik begründen die Notwendigkeit einer grammatikspezifischen Therapie. Das Ziel der Grammatiktherapie ist die Unterbrechung des natürlichen Störungsverlaufs und die Dynamisierung des kindlichen Grammatikerwerbs. Erfolge einer Intervention zeigen sich demnach nicht nur im Anstieg korrekter Äußerungen, sondern auch durch positive personal-soziale und schulische Entwicklungen.

Methodenintegrative Therapiekonzepte, die explizite Sprachübungen mit Modellierungen in freien Interaktionen modalitätenübergreifend verbinden, können den gestörten Grammatikerwerb effektiv und effizient dynamisieren. Die Kontextoptimierung stellt eine evidenzbasierte Vorgehensweise dar. Sie führt sowohl bei ein- als auch bei mehrsprachigen Kindern in kurzer Zeit zu beachtlichen Therapiefortschritten.

5 Unterricht

5.1 Grammatikprojekte

Grammatikprojekte sind geplante Phasen im Unterricht, in denen neben der Vermittlung des schulischen Fachwissens die Unterstützung der Schüler beim Erwerb grammatischer Regeln im Vordergrund steht.

Jede grammatische Regel, die mehrere Schüler einer Klasse noch nicht erworben haben, kann Ausgangpunkt eines Grammatikprojektes werden.

Grammatikerwerb im Fachunterricht

Über mehrere Wochen oder Monate werden kurze Phasen (zehn bis 20 Minuten) an etwa drei bis vier Tagen der Woche in dafür geeigneten Unterrichtsstunden didaktisch so geplant, dass die Schüler einen Lernzuwachs bezogen auf die begründet ausgewählte Regel des Projektes erfahren. Intensität und Länge der Projekte können aber durchaus variieren.

Grammatikprojekte zur Verbendstellungsregel im Nebensatz: In drei siebten Klassen der Sekundarschule führte der Biologielehrer zwischen den Weihnachts- und Sommerferien (17 Schulwochen) ein erfolgreiches Grammatikprojekt durch. Der Biologieunterricht fand nur einmal pro Woche (Doppelstunde) statt. Jeweils am Ende der Biologiestunde erfolgte die kontextoptimierte Phase (Motsch/Seiffert 2008).

In einer dritten Klasse führte die Deutschlehrerin in nur zwei Wochen ein erfolgreiches Grammatikprojekt mit dem Buch „Emil und die Detektive" durch. Kurze kontextoptimierte Phasen (je ca. 15 Minuten) fanden an jedem der zehn Schultage im Deutschunterricht statt (Motsch 2017).

Die bisher einzige Therapiedidaktik, die sich für Grammatikprojekte als geeignet und erfolgreich erwiesen hat, ist die Kontextoptimierung. In großen Feldstudien wurde die unterrichtsintegrierte Förderung aller wichtigen grammatischen Regeln in unterschiedlichen Klassenstufen erfolgreich evaluiert:

- Subjekt-Verb-Kontrollregel und Verbzweitstellungsregel in Vorschulklassen mit Kindern von drei bis sechs Jahren (Schmidt 2010),
- Kasusmarkierung (Akkusativ und Dativ) in zweiten Klassen (Riehemann 2008) und
- Verbendstellungsregel im Nebensatz in dritten, vierten und siebten Klassen (Berg 2007; Motsch/Seiffert 2008).

Aus den Forschungsprojekten sind jeweils hilfreiche Praxisbücher und -artikel für die Unterstützung der Planung und Durchführung von Grammatikprojekten entstanden (Berg 2018; Schmidt 2014a; Seiffert 2008). Auf der CD des Buches

Kontextoptimierung (Motsch 2017) befinden sich über 370 kontextoptimierte Phasen zu allen grammatischen Regeln für unterschiedliche Unterrichtsfächer und Klassenstufen. Von Grammatikprojekten profitieren nicht nur die sprachentwicklungsgestörten Schüler einer Klasse, sondern auch mehrsprachige Schüler, deren fehlendes grammatisches Regelwissen eine Zwischenstufe beim Erwerb des Deutschen als Zweitsprache darstellt, und auch sprachlich schwächere Schüler, die in der Grundschulstufe einzelne grammatische Regeln noch nicht erworben haben. Zudem etabliert sich die Kontextoptimierung, über die Primarstufe hinaus, auch in der inklusiven Fremdsprachendidaktik als Möglichkeit, den Bildungserfolg aller Schüler effektiv zu unterstützen (Schick/Riehemann 2022).

5.2 Auswahl eines Grammatikprojekts

Die Auswahl eines Grammatikprojektes erfordert Kenntnisse über den Erwerbsstand grammatischer Regeln der Schülerschaft einer Klasse. Um diesen zeitökonomisch zu erfassen, bieten sich unterschiedliche Screenings grammatischer Fähigkeiten an (Kap. 3.5).

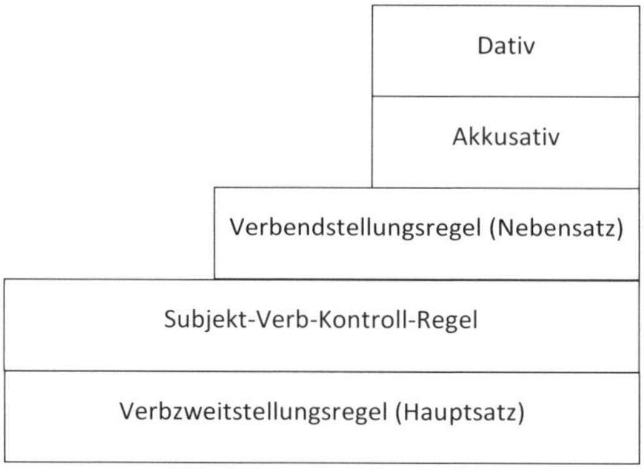

Abb. 25: Erwerbsorientierte Reihenfolge der Förderziele

Abbildung 25 zeigt eine mögliche Reihenfolge der Ziele von Grammatikprojekten, die sich an der Erwerbsreihenfolge der Regeln orientiert. Unverzichtbar ist die Reduktion auf eine einzige begründete Regel, die in den kurzen Phasen im Mittelpunkt des unterrichtlichen Geschehens steht.

keine „Gießkannenförderung"

Dies widerspricht dem „Gießkannenprinzip“ früherer Zeiten, in denen Lehrer möglichst vielen unterschiedlichen sprachtherapeutischen Bedürfnissen der Schüler gleichzeitig gerecht zu werden versuchten. Dieses sich verzettelnde Modellieren (positives korrektives Feedback) konnte nie als erfolgreich evaluiert werden.

5.3 Aufbaukriterien eines Grammatikprojekts

Kick-off

Der Aufbau eines Grammatikprojekts folgt den Prinzipien der Kontextoptimierung (Kap 4.7). Der Beginn wird immer ein Kick-off sein, in dem die Schüler handelnd eine bestimmte Formveränderung (morphologisch) oder Position (syntaktisch) eines Wortes erfahren. Dabei entdecken sie ein Geheimnis, hinter dem sich die entsprechende morphologische oder syntaktische Regel verbirgt. Das im Kick-off entdeckte Geheimnis wird bleibend visualisiert auf einem Plakat und dient den Schülern in den nächsten kontextoptimierten Phasen des Projektes als Erinnerungshilfe und Spickzettel.

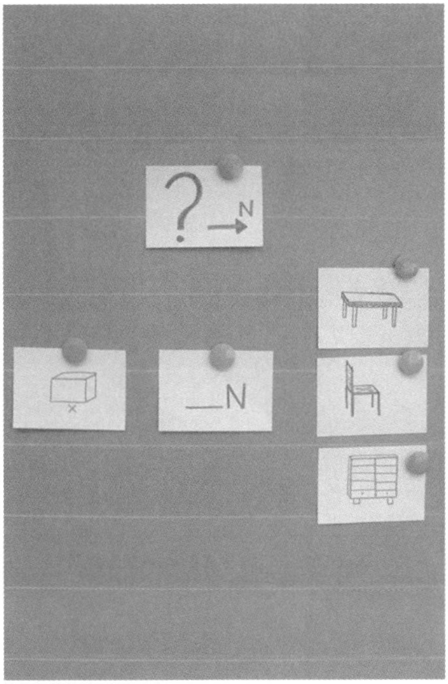

Abb. 26: Akkusativplakat ohne Genusvariation (Schmidt 2014a, 62)

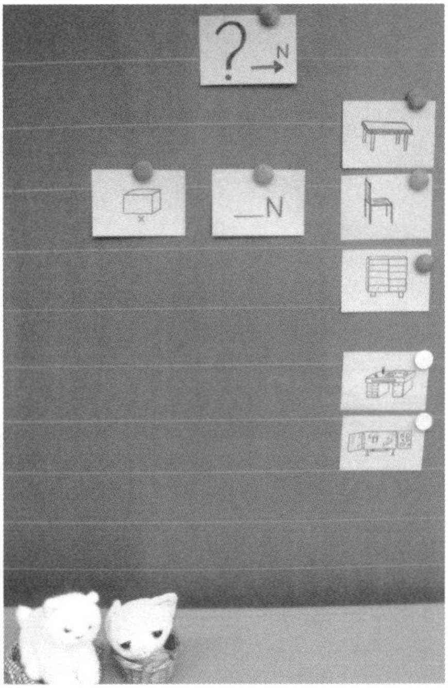

Abb. 27: Akkusativplakat mit Genusvariation (Schmidt 2014a, 167)

Abbildung 27 veranschaulicht mit einem Minimum an Schrift, dass sich auf die Frage „Wohin?" das Wort /der/ „verzaubert" in /den/. Dadurch können diese Visualisierungen bereits in der ersten Klasse oder mit Vorschulkindern verwendet werden. In den danach folgenden Phasen des Grammatikprojektes werden die Schüler vielfältige Erfahrungen machen, in welchen Funktionen – ausgelöst durch Verben und Präpositionen – die neu entdeckte Form /den/ verwendet werden kann bzw. muss. Diese Funktions-Form-Erfahrungen folgen wiederum didaktischen Aufbaukriterien, so dass längere Zeit nur mit männlichen Nomen gearbeitet wird, bis die Schüler eine große Sicherheit in der korrekten Akkusativmarkierung männlicher Nomen erlangt haben. Erst danach werden im Rahmen eines zweiten Kick-offs weibliche und sächliche Nomen eingeführt (Genusvariation) und wiederum handelnd erlebt, dass sich bei diesen Wörtern der Artikel im Akkusativkontext nicht verändert. Auch diese Entdeckung wird auf dem Kick-off-Plakat visualisiert (Abb. 26). Die Planung kontextoptimierter Phasen in Verbindung mit dem Unterrichtsinhalt erfordert einen überschaubaren Arbeitsaufwand. Die Phase, in der neben dem Fachinhalt jeweils auch die grammatische Regel beachtet werden muss, sollte jedoch nie mit der Einführung neuer Inhalte zu Beginn einer Unterrichtsstunde geplant werden, sondern sinnvollerweise erst am Ende der Stunde oder während einer Übungsphase.

Verbendstellungsregel im Biologieunterricht der siebten Klasse (Seiffert 2008)**:** Die Schüler haben bereits große Sicherheit in der Verwendung der korrekten Stellung des finiten Verbs in subordinierten Nebensätzen erreicht. Jetzt würfeln sie sich in den letzten zehn Minuten der Unterrichtsstunde mit einem Konjunktionenwürfel (Zufallsgenerator) eine Konjunktion und erhalten vom Lehrer einen Satzanfang, der mit einem entsprechenden Nebensatz zu ergänzen ist:

- „indem": „Man kann sich vor AIDS schützen, indem ..." und „Viren gelangen in den Körper, indem ..."
- „damit": „Man schützt sich, damit ..." und „Es ist wichtig, eine HIV-Infektion zu verhindern, damit ..."
- „wenn": „Geschlechtsverkehr ist gefährlich, wenn ..." und „Du bist vor AIDS geschützt, wenn ..."

„[...] Die hier vorgestellte in den Biologieunterricht integrierte kontextoptimierte Intervention realisierte mehrere Dimensionen sprachtherapeutischen Unterrichts [...], ohne dabei inhaltliche Lernziele für das Fach Biologie zu vernachlässigen. [...] Was mich persönlich am meisten überrascht hat, war die Erfahrung, dass der anfangs sehr hohe Arbeitsaufwand für die Vorbereitung der Interventionsphasen von Woche zu Woche deutlich sank. Dies lag besonders an der Beschränkung auf einige wenige Formate. Hier musste nach kurzer Zeit nur noch das Satzmaterial überlegt und in die Vorlagen für Arbeitsblätter eingetragen werden. Wenn die Formate erst einmal eingeführt sind, ist eine Übertragbarkeit auf andere Fächer und Situationen in der gleichen Lerngruppe fast problemlos möglich und stellt somit für die Lehrperson auf lange Sicht eine enorme Arbeitserleichterung dar" (Seiffert 2008, 163).

Neben der gezeigten Verbindung des Fachstoffes mit der grammatischen Regel eignen sich in besonderer Weise auch immer wiederkehrende Unterrichtsrituale, deren Arbeitsaufwand für die Lehrperson nochmals geringer ist. Als Beispiele können hier das Detektiv- und Merkspiel (Motsch 2017) sowie das Spiel zur Gruppenbildung oder Einführung von Klassenregeln (Berg 2018) gelten.

Ritual Klassendienste (Berg 2018)**:** Bereits im Grundschulalter ist es üblich, regelmäßige Aufgaben für die Klassengemeinschaft an die Schüler zu übertragen. Die Verteilung der jeweiligen Dienste erfolgt zumeist ritualisiert und wird oft durch Symbole unterstützt. In diesem Zusammenhang bieten sich sinnvolle Möglichkeiten der Förderung der Verbzeitstellung im Hauptsatz:

- Auf einem Plakat werden mit Symbolen die verschiedenen Aufgaben dargestellt, so bspw. das Gießen der Blume, das Abreißen des Kalenderblatts, das Einsammeln der Hefte und das Verteilen der Milch für die Frühstückspause. Die Namensschilder der zuständigen Kinder werden jeweils neu zugeordnet (Abb. 28). Dabei ergeben sich Möglichkeiten eines gehäuften Sprachmodells der Zielstruktur (Rezeption) durch den Lehrer: „Svenja sagt das Datum. Yasemin gießt die Blumen. Kevin verteilt die Milch. Nils sammelt die Hefte ein." Die Sätze sind auf die kürzestmögliche Länge reduziert, in der die Verbzweitposition wahrgenommen werden kann (Ursachenorientierung). Obgleich Akkusativobjekte enthalten sind, stellen diese keine unnötige Schwierigkeit dar, da keine maskulinen Nomen im Singular vorkommen, der Artikel also für die Kasusmarkierung nicht morphologisch verändert werden muss. Die Aufgabe, die verteilten Dienste zu benennen, kann rasch auch von den Schülern übernommen werden, die damit ihrerseits die Zielstruktur anwenden (Produktion). Wesentlich ist dabei, dass nicht über einen längeren Zeitraum mit diesem gleichbleibenden Satzmuster gearbeitet wird, sondern eine Kontrastierung mit Sätzen vorgenommen wird, die eine Subjekt-Verb-Inversion enthalten. Dies kann auf verschiedene Arten erreicht werden:
  - Das Objekt kann vorangestellt werden, so dass erst nach der Nennung des Objekts und der Tätigkeit der Name des zuständigen Kindes folgt: „Die Blumen gießt Yasemin, die Milch holt Kevin …" (Objekttopikalisierung).
  - Ein temporales Adverb wird vorangestellt, so dass auch hier das Subjekt dem Verb nachgestellt werden muss: „Heute verteilt Nils die Hefte", oder am Ende des Schultags in Vorgriff auf die Aufgaben des nächsten Tages: „Morgen wischt Melina die Tafel."
  - Die Frageform „Was machst du?" enthält ebenfalls eine Subjekt-Verb-Inversion und kann somit mit der kindlichen Antwort, „Ich hole die Milch.", kontrastiert werden.

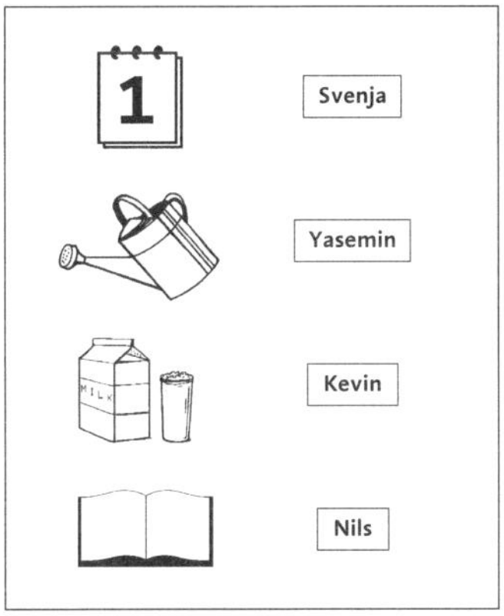

Abb. 28: Verteilung der Klassenämter (Berg 2018, 100)

Berg, M. (2018): Kontextoptimierung im Unterricht. Praxisbausteine für die Förderung grammatischer Fähigkeiten. 3. Aufl. Ernst Reinhardt, München

Motsch, H.-J. (2017): Kontextoptimierung. Evidenzbasierte Intervention bei grammatischen Störungen in Therapie und Unterricht. 4., vollständig überarbeitete Aufl. Ernst Reinhardt, München

Zusammenfassung

Die Umsetzung der kontextoptimierten Prinzipien erfolgt in Form von Grammatikprojekten, stets in Verbindung mit unterrichtlichen Inhalten. Die KO-Einheiten im Unterricht nehmen nicht die gesamte Unterrichtsstunde in Anspruch, sondern finden in Festigungs- oder Abschlussphasen drei- bis viermal die Woche statt. Auf ein mehrwöchiges Grammatikprojekt folgt eine Therapiepause, in der die erworbenen Fähigkeiten in den tagtäglichen Interaktionen des Unterrichts weiter stabilisiert werden können.

Die Auswahl der Zielstruktur orientiert sich an den individuellen Fähigkeiten der (schwächeren) Schüler und am natürlichen Verlauf des Grammatikerwerbs. Das Etablieren von Sprachformaten schafft Ressourcen für grammatisches Lernen auf der Seite des Kindes und verringert den Planungsaufwand der Lehrperson. Zudem können Formate leicht auf andere Unterrichtskontexte und -fächer übertragen werden.

1. Welche frühen und späten Grammatikregeln erwerben Kinder?
2. Was ist der Unterschied zwischen modularen und epigenetischen Erklärungsansätzen?
3. Welche Kinder werden aufgrund neuerer Erwerbserkenntnisse (GED 4-9) als grammatisch gestört eingestuft?
4. In welchem Zusammenhang stehen grammatische Störungen mit Defiziten in der phonologischen Informationsverarbeitung?
5. Welche Vor- und Nachteile haben die verschiedenen Diagnostikmethoden?
6. Welchen Nutzen haben schriftsprachliche Klassenscreenings?
7. Was ist der Unterschied zwischen direkten und indirekten Therapiemethoden?
8. Wie können grammatische Therapieziele ausgewählt werden?
9. Welche Prinzipien liegen einer kontextoptimierten Vorgehensweise zugrunde?
10. Wie werden kontextoptimierte Grammatikprojekte im schulischen Alltag organisiert?

Pragmatische Störungen

Von Stephan Sallat und Markus Spreer

1 Die Entwicklung pragmatisch-kommunikativer Fähigkeiten

1.1 Begriffsklärung

„[…] all language is pragmatic to begin with" (Bates 1976, 420).

Der tatsächliche Sprachgebrauch von Kindern und Erwachsenen ist durch die Analyse sprachsystematischer Fähigkeiten nicht ausreichend beschrieben. Vielmehr müssen diese Teilfähigkeiten genutzt werden, um Sprache situations- und kontextangemessen einsetzen zu können. Es geht u. a. darum, bei einer Mitteilung das Wissen des Empfängers der sprachlichen Nachricht zu beachten, nichtsprachliche Mittel einzusetzen, Informationen angemessen zu strukturieren und Sprechakte angemessen zu gestalten. Diese Fähigkeiten werden auf der pragmatisch-kommunikativen Sprachebene beschrieben und als situations- und kontextangemessenes Kommunizieren konkretisiert.

Pragmatik wird in Anlehnung an Meibauer (2014) verstanden als die Produktion und das Verstehen von Bedeutung im Kontext. Dies beinhaltet die Verarbeitung und die Verwendung sprachlicher und nichtsprachlicher Zeichen als Sender oder Empfänger, entsprechend des inhaltlichen, situativen und personellen Kontextes.

Fähigkeiten

Pragmatisch-kommunikative Fähigkeiten beinhalten

- sozialangemessene Kommunikation (Begrüßungsformeln, Gesprächsroutinen, Beachtung der sozialen Stellung des Kommunikationspartners, Höflichkeit),
- gelingende Kommunikation, unabhängig von der Anzahl der Kommunikationspartner (Monolog, Dialog, Diskussion) sowie der Vertrautheit mit den Kommunikationspartnern,
- Berücksichtigung des Vorwissens des Gesprächspartners zum Gesprächsthema bei der eigenen Äußerung (Präsupposition),
- Verstehen von impliziten Inhalten (Implikaturen, Metaphern),

- Strukturieren von Inhalten (Informationsstruktur, Kohärenz, Kohäsion, Erzählfähigkeit),
- Beachtung kultureller Konventionen (Blickkontakt, Lautstärke, Mimik, Gestik),
- Realisation von Sprecherwechsel / Sprechakten (Turn Taking, Erkennen übergaberelevanter Stellen, Einhalten von Gesprächs- und Diskursregeln, Zuhörerverhalten),
- Themenbezug (Wortwahl, ggf. Fachwortschatz, Perspektivübernahme) und
- Reparatur der eigenen Äußerung bei Missverstehen des Gesprächspartners.

Die **Kohärenz** beschreibt den inhaltlichen Zusammenhang eines Textes (Texttiefenstruktur). Die **Kohäsion** beschreibt den sprachlichen Zusammenhang der Sätze einer Äußerung/eines Textes und damit die Oberflächenstruktur.

Man unterscheidet **direkte Sprechakte** (wörtliche Äußerung – im Wortlaut gemeint) und **indirekte Sprechakte** (Äußerungen, in denen der Sprecher seine Absicht nicht direkt oder offen zum Ausdruck bringt – z. B. Implikaturen, Metaphern).

Elemente der Pragmatik

Perkins (2010) unterscheidet semiotische, kognitive, motorische und sensorische Elemente der Pragmatik. Ein Kind muss im Laufe des Spracherwerbs sprachliche und nichtsprachliche *Zeichen (Semiotik)* verstehen und verwenden lernen (sprachlich: Phonologie, Prosodie, Morphologie, Syntax, Semantik, Diskurs; nichtsprachlich: Gesten, Blick, Mimik, Körperhaltung). Hinzu kommen *kognitive Elemente* der Pragmatik (Logik / Inference, Theory of Mind, exekutive Funktionen, Gedächtnis, Emotionen, Einstellungen, Standpunkte und Attituden).

Ein weiterer Bereich sind die *motorischen Elemente* der Pragmatik (Funktionstüchtigkeit von Vokaltrakt, Händen, Armen, Gesicht, Augen, Körper) sowie die *sensorischen Elemente* mit den Wahrnehmungsfähigkeiten im Sehen und Hören. Diese Elemente der Pragmatik stehen bei der Sprachverarbeitung in einem gegenseitigen Wechselverhältnis, sie stärken oder hemmen einander (Perkins 2010).

Bei Kindern mit einer typischen Sprachentwicklung / Sprachverarbeitung befinden sich diese Elemente im Gleichgewicht. Dadurch ist für das Kind ein situations- und kontextangemessenes sprachliches und auch nichtsprachliches Kommunizieren möglich. Wenn eines dieser Elemente allerdings entwicklungsbedingt oder infolge von Störungen beeinträchtigt ist, dann kann sich das auf die Fähigkeit des Kindes, Kommunikationssituationen zu verstehen oder eigene Rede- und Kommunikationsbeiträge zu produzieren, auswirken. Pragmatische Störungen sind dieser Sichtweise zufolge vor allem eine kompensatorische Adaption und damit als Sekundärproblematik gestörter Basiskompetenzen zu verstehen. Die betroffenen Personen versuchen, trotz des Ungleichgewichts pragmatischer Elemente zu kommunizieren und zu interagieren, was zu rezeptiven oder produktiven pragmatischen Beeinträchtigungen führt. Diese können sich intrapersonell im mangelnden Verständnis von Situationen, Texten oder Sprachäußerungen oder interpersonell in Problemen bei der Kommunikation mit anderen Personen zeigen.

Der Spracherwerb ist ein multimodales Geschehen. Um die Bedeutung lautsprachlicher Zeichen (Wörter) zu erlernen, muss der Säugling das gehörte Wort auf einen außersprachlichen Gegenstand oder eine Situation beziehen. Damit müssen die auditiven Reize und Informationen mit den visuellen und sozialen Reizen und Informationen verknüpft und aufeinander bezogen werden.

Pragmatik als Grundlage des Spracherwerbs

Pragmatisch-kommunikative Fähigkeiten kommen nicht erst zum Tragen, wenn vorangegangene sprachliche Fähigkeiten in den Bereichen Phonetik, Phonologie, Semantik, Lexikon, Syntax und Morphologie entwickelt sind. Der Beginn ihrer Entwicklung ist vielmehr im frühen Spracherwerb zu verorten und wird von einzelnen Autoren auch als wesentliche Grundlage des Erwerbs sprachsystematischer Fähigkeiten angesehen (Tomasello 2012).

Die konkrete Beschreibung der Entwicklung pragmatischer Fähigkeiten eines Kindes ist entscheidend von der jeweils betrachtenden wissenschaftlichen Disziplin abhängig. So beschreiben bspw. die Psychologie (u. a. Anwendungsbezug, Sprachhandeln) oder die Linguistik (u. a. Bedeutung, Inhalt) hierbei unterschiedliche Teilaspekte, in denen wiederum unterschiedlich stark Bereiche der kindlichen Entwicklung berücksichtigt werden.

Problematik der Entwicklungsdarstellung

Die Komplexität und die Charakteristik der Pragmatik erschweren die Datengewinnung zum Auf- und Ausbau pragmatisch-kommunikativer Fähigkeiten. Die valide und reliable Erfassung dieser kann nur in authentischen Alltagssituationen mit verschiedenen Kommunikationspartnern in den vielfältigsten Settings geschehen. Künstliche „Laborsituationen" liefern hier, anders als bei anderen zu analysierenden Fähigkeiten, keine verlässlichen Daten. So bilden Erhebungen mit fremden Versuchsleitern nicht das übliche Interaktionsverhalten der Kinder ab (Bryant 2012).

1.2 Bedeutung von Basiskompetenzen

Für eine kompetente Sprachverwendung sind Perkins (2010) zufolge grundlegende Basiskompetenzen notwendig, die situations- und kontextadäquates Sprachhandeln ermöglichen und durch para- und nonverbale Kommunikationsformen ergänzt werden. Diese speisen sich vornehmlich aus den Bereichen Kognition und Emotion.

Bereits der Auf- und Ausbau vorsprachlicher Fähigkeiten, die die Grundlage für die intentionale Kommunikation darstellen, ist eng mit Kompetenzen in pragmatischen Basisfähigkeiten verknüpft (Achhammer et al. 2016). Der Interaktion zwischen Säugling und Umwelt kommt damit für den Erwerb pragmatischer Fähigkeiten eine besondere Bedeutung zu, da pragmatisches Handeln immer an konkrete Handlungssituationen gebunden ist und in diesen gelernt wird (Wankelmuth 1993).

Wahrnehmungsfähigkeiten

Einen großen Einfluss auf die angemessene Gestaltung von Kommunikationssituationen haben die Wahrnehmungsfähigkeiten der Interaktionspartner. Gerade die Hörfähigkeit (u. a. für die differenzierte Erfassung prosodischer Parameter) und die visuelle Wahrnehmung (u. a. zur Dekodierung der eingesetzten Gestik und Mimik) sind für eine angemessene Interpretation zahlreicher Kommunikationssituationen entscheidend. Ein wesentlicher Teil der Wahrnehmungsentwicklung findet bereits innerhalb des ersten Lebensjahres der kindlichen Entwicklung statt (Pinquart et al. 2011) und wird von Kommunikationspartnern in der Regel vorausgesetzt.

Schönhammer, R. (2013): Einführung in die Wahrnehmungspsychologie. Sinne, Körper, Bewegung. 2. Aufl. UTB Facultas, Wien

Inferenz

Auch die Inferenzziehung wird in diesem Kontext als Basiskompetenz verstanden. So muss ein Kommunikationspartner (Hörer/Leser) in der Lage sein, aus gegebenen Informationen Schlussfolgerungen zu ziehen, ohne dass diese explizit genannt wurden (Hachul/Schönauer-Schneider 2019). Nur so wird es einem Kind gelingen, mündliche oder schriftliche Texte zu verstehen.

„Charlotte hatte ihre Freundinnen zu Besuch. Tina kam später."

Um diese beiden Sätze miteinander zu verknüpfen und damit angemessen zu interpretieren, muss der Leser die eigene **Schlussfolgerung** ziehen, dass Tina auch eine Freundin von Charlotte ist.

Theory of Mind

Unter **Theory of Mind** (ToM) wird die Fähigkeit verstanden, Bewusstseinsvorgänge wie Gefühle, Bedürfnisse, Ideen, Absichten, Erwartungen oder Meinungen von anderen Personen oder der eigenen Person zu erfassen und diese in die Planung des eigenen Handelns einfließen zu lassen.

Exekutive Funktionen sind Prozesse der Verhaltenskontrolle (geistige Funktionen), die notwendig sind, um ein mental repräsentiertes Ziel zu fokussieren bzw. das eigene Verhalten unter Berücksichtigung der Bedingungen der Umwelt zu steuern.

Die Entwicklung der ToM steht mit anderen, grundlegenden kognitiven Veränderungen in Verbindung. Sie wird mit der Repräsentation von Perspektiven bzw. Bezugssystemen, mit der Reifung exekutiver Funktionen und auch mit der Sprachentwicklung assoziiert (Sodian et al. 2012). Die Grundlage für eine gemeinsame sprachliche und nichtsprachliche Interaktion, für gemeinsames Handeln ist Tomasello (2012) zufolge die kognitive Repräsentation einer Gefühls- und Vorstellungswelt, eben diese geteilte Intentionalität. Damit stellt die ToM eine Grundvoraussetzung für pragmatisches Handeln dar.

exekutive Funktionen

Eng verbunden mit der ToM sind exekutive Funktionen. Diese Prozesse der Verhaltenskontrolle ermöglichen es, ein mental repräsentiertes Ziel zu fokussieren und parallel dazu konkurrierende Handlungsalternativen abzuwehren (Sodian et al. 2012). Nach Perkins (2010) zählen die Impulskontrolle, das Arbeitsgedächtnis, Planen, die Aufmerksamkeitsregulation und Flexibilität dabei zu den wichtigsten Dimensionen. Sie sind notwendig, um in Kommunikationssituationen bspw. den Sprecherwechsel (Wechsel von Zuhören und eigenem Sprechen) angemessen zu realisieren oder die Inhalte zu strukturieren (Was kann/darf ich sagen?). Studien dokumentieren hierbei einen wichtigen Leistungszuwachs zwischen dem dritten und fünften Lebensjahr. Dabei zeigen sich Zusammenhänge zu Sprache, Intelligenz, Motorik, Selbstregulation sowie sozioökonomischem Status, aber auch zu Arbeitsgedächtnis und Regelkomplexität (Röthlisberger et al. 2010).

Gedächtnis

Die Gedächtnisfähigkeiten spielen beim kindlichen Spracherwerb generell eine große Rolle. In der frühen Kindheit sind vor allem Wiedererkennungsleistungen, assoziatives Lernen, Imitationslernen und Skripts wichtig (Schneider/Büttner 2008). So ist es für eine gelingende Kommunikation bspw. entscheidend, dass den Kommunikationspartnern bekannt ist, welche Informationen bereits ausgetauscht wurden (z. B. auch im Rahmen einer früheren Begegnung) und welche Informationen dem Kommunikationspartner bekannt sein müssten (Vorwissen).

Schneider, W., Büttner, G. (2008): Entwicklung des Gedächtnisses bei Kinder und Jugendlichen. In: Oerter, R., Montada, L. (Hrsg.): Entwicklungspsychologie. 6. Aufl., Weinheim, Beltz, 480-501

Emotionen

Bis zum Schuleintritt erzielen Kinder wichtige Fortschritte in der Fähigkeit, in sozialen Situationen zunehmend emotional kompetent zu agieren (Petermann/Wiedebusch 2001). Dies betrifft sowohl die Entwicklung von Emotionen und sprachlichem Emotionsausdruck, als auch das Wissen über Emotionen und das Verständnis von Emotionen (Petermann/Wiedebusch 2001). Zusammenfassend sind ausgewählte, zentrale Aspekte der Entwicklung der beschriebenen Bereiche in Tabelle 29 dargestellt.

Joint Attention

Bedeutsam für den Spracherwerb ist das Phänomen der gemeinsamen gerichteten Aufmerksamkeit (Tomasello 2006). Diese gemeinsame bzw. geteilte Aufmerksamkeit (engl. joint attention) und das gemeinsame Handeln (engl. joint action) wird im Alter von ca. acht Monaten sichtbar (Bruner 2008). Ausgehend von dyadischen Interaktionen (zwischen Kind und Bezugsperson) hin zu triadischen Interaktionen (gemeinsames Handeln von Kind und Bezugsperson mit einem Objekt, Spielzeug etc.) wird von den Kommunikationspartnern der trianguläre/referenzielle Blickkontakt eingesetzt (Zollinger 2004). Die Aufmerksamkeit und der Blick beider Kommunikationspartner werden dabei zur gleichen Zeit auf einen Gegenstand oder ein Objekt gerichtet und das sprachliche und nichtsprachliche kommunikative Handeln darauf bezogen. Auf diese Weise können die ersten Intentionen des Kindes durch die Bezugsperson aufgegriffen, weitergeführt oder verstärkt werden.

Spielentwicklung

Zu nennen ist an dieser Stelle auch das Spiel als Motor für pragmatisch-kommunikative Entwicklungsprozesse. So entstehen bereits erste mimische und/oder stimmliche Dialoge aufgrund der Imitationsspiele der Bezugspersonen in den ersten Lebensmonaten. Das Erkunden von Objekten, das Explorationsspiel, startet mit dem Beginn des zweiten Lebensjahres (ab ca. zwölf Monaten). Daneben treten auch Funktionsspiele in Form von funktionalen Handlungen mit Alltagsgegenständen auf. Für die pragmatische Entwicklung weiterhin wichtig ist das Symbolspiel. Ab einem Alter von ca. 18 Monaten werden dabei mit Puppen und Alltagsgegenständen Szenen aus der realen Welt nachgespielt. Dabei werden eigene und fremde Sprachhandlungen sowie Rollenbilder geübt, wiederholt und ausgebaut (Grußformeln, Sprecherwechsel, Gesprächsorganisation). Sie finden eine Fortsetzung in immer ausdifferenzierten Rollenspielen.

Tab. 29: Zusammenfassende Darstellung der Entwicklung im Bereich pragmatische Basiskompetenzen (Achhammer et al. 2016, 60)

Pragmatische Basiskompetenzen	0 bis 3 Jahre	4 bis 6 Jahre (Kindergarten)	ab 6 Jahre (Schulalter)
Sensorik – Sehen	zunehmende Sehschärfe, Wahrnehmung von Kontrasten, Farben	zunehmende Unterscheidungsfähigkeit von Gesichtern	Unterscheiden und Behalten von Gesichtern
Sensorik – Hören	differenzierte Wahrnehmung		
Inferenz	Fähigkeit zur Metarepräsentation	Verständnis von direktem Erfahrungswissen	Inferenzen verstehen, anderen diese Fähigkeit zuschreiben
Theory of Mind	Annahme, Gegenüber hat gleichen Wissensstand	Konzept der Überzeugung, erstes Täuschen	psychologisches Verständnis, Verständnis 2. Ordnung
exekutive Funktionen		Leistungszuwachs Impulskontrolle, Planen etc.	
Gedächtnis	erstes Erinnern	Handlungswissen, noch kein intentionales Memorieren	Gedächtniskapazität, Einsatz von Strategien
Emotion	Basisemotionen	verbale Gefühlsäußerung	differenzierte Beschreibung emotionaler Zustände

Rollenspiele als Übungsfeld pragmatischer Fähigkeiten

Rollenspiele sind bei Kindern ab ca. drei Jahren zu beobachten, wobei mit zunehmendem Alter Fortschritte in Bezug auf Spielplanung, Interaktion mit anderen, Einhaltung der Rolle und Spielkomplexität beobachtbar sind (Andresen 2002; Piaget 2003). Kannengieser (2019) konkretisiert, dass in der Interaktion mit Peers eine Spielgeschichte entsteht, indem die Kinder in verschiedene Rollen schlüpfen und gemäß der entsprechenden Erwartungen an die Rollen handeln (z. B. als Feuerwehrmann, Verkäufer). Durch die sukzessive Ausdifferenzierung der Rollenspiele wird eine Erweiterung der eigenen sozialen Kompetenz sichtbar.

> *„Die starke Motivation zum Rollenspiel ermöglicht es 4- bis 5-jährigen Kindern, sprachlich in der Zone der nächsten Entwicklung zu handeln. Indem sie das Bedeutungsfeld des Spiels erzeugen, überwinden sie die Bindung des Sprachgebrauchs an den Wahrnehmungsraum“ (Andresen 2015, 174).*

1.3 Entwicklung non- und paraverbaler Dimensionen

Die Fähigkeit, die vom Kommunikationspartner eingesetzten non- und paraverbalen Ausdrucksmittel zu dekodieren und dieselben zielgerichtet produktiv zu verwenden, ist für die gelingende Kommunikation von entscheidender Bedeutung. Die Verwendung non- und paraverbaler Ausdruckselemente ist bereits sehr früh im Leben eines Kindes beobachtbar, deutlich vor der zunächst noch fehlenden Lautsprache (Tab. 30).

Emotionen

Bereits Säuglinge sind in der Lage positive (z. B. Freude) und negative Emotionen (z. B. Ärger, Trauer) im mimischen Ausdruck des Kommunikationspartners voneinander zu unterscheiden (Saarni et al. 2007). Für den Bereich der produktiven Verwendung mimischer Muster liegt eine breite Basis an Forschungsdaten vor. In den ersten beiden Lebensjahren ist der mimische Ausdruck eines Kindes ein relativ stabiler Index seines aktuellen Gefühlszustandes (Malatesta et al. 1989).

Klann-Delius, G. (2008b): Spracherwerb. 2. Aufl. Verlag J. B. Metzler, Weimar

Tab. 30: Zusammenfassende Darstellung der nonverbalen und paraverbalen Entwicklung (Achhammer et al. 2016, 56)

Nonverbale und paraverbale Dimensionen der Pragmatik	**0-3 Jahre**	**4-6 Jahre (Kindergarten)**	**Ab 6 Jahre (Schulalter)**
Mimik	Positive, negative Emotionen unterscheiden; mimischer Ausdruck	Erstes Maskieren mimischer Ausdrücke	Schrittweise Simulation von Freude bei negativen Effekten
Gestik	Als Vorläufer für referentiellen Wortgebrauch, Zeigegeste verstehen und gebrauchen		
Prosodie	Einsatz prosodischer Parameter für kommunikative Zwecke	Weiterentwicklung der Fähigkeiten im Bereich Produktion und Rezeption	Anpassung an Erwachsenensprache

Gestik

Auch die Gestik spielt im frühen Spracherwerb eine große Rolle und nimmt nach Grimm / Doil (2006) eine Art „Brückenfunktion“ im Kontext des Wortschatzerwerbs ein. Die Zeigegeste mit dem Finger hat dabei eine besondere Stellung (Bruner 2008). Nachdem erwachsene Kommunikationspartner diese zur Aufmerksamkeitslenkung auf bestimmte Objekte / Handlungen hin einsetzen, verwenden Kinder ab ca. elf Monaten die Zeigegeste auch selbst als Hinweis auf bestimmte

Objekte, Geschehnisse oder Personen (Dohmen et al. 2009). Neben der referenziellen Zeigegeste verwenden Kinder bereits früh im Spracherwerb konventionalisierte Gesten (z. B. Kopfschütteln, Nicken oder Winken).

1.4 Entwicklung sprachlicher Dimensionen

formale sprachliche Fähigkeiten

Die sprachliche Entwicklung fokussiert hier einzelne Entwicklungsschritte, die sich der pragmatisch-kommunikativen Kompetenz zuordnen lassen, wobei auf die jeweils altersentsprechenden, vorhandenen formalen sprachlichen Fähigkeiten Bezug genommen wird. Die konkreten Entwicklungsschritte der phonetisch-phonologischen, der semantisch-lexikalischen und der syntaktisch-morphologischen Fähigkeiten sind an anderer Stelle in diesem Band ausführlich dargestellt, weshalb in diesem Beitrag auf entsprechende Erläuterungen verzichtet wird (Beiträge 1, 2 und 3).

In der Folge werden verschiedene sprachliche Dimensionen der Pragmatik hinsichtlich ihrer Entwicklung im Kindesalter betrachtet.

Sprechakte

Im Sinne der Sprechakttheorie werden sprachliche oder auch kommunikative Äußerungen nicht nur linguistisch analysiert, sondern als Handlungen verstanden, die in einer Wechselbeziehung zum nichtsprachlichen Handeln der Sprecher stehen. Sprechakte stellen einen zentralen Aspekt in der Betrachtung der Entwicklung pragmatisch-kommunikativer Fähigkeiten dar. Ab welchem Alter Sprechakte tatsächlich auch als solche bewertet werden, wird von verschiedenen Autoren unterschiedlich eingeschätzt – je nachdem, ob bereits die Verwendung konventioneller Signale als Intention bewertet wird oder ob erst ab dem Beginn des Gebrauchs erster Wörter von Sprechakten im engeren Sinne gesprochen wird (Dore 1974, 1975; Wankelmuth 1993). In diesem Falle wird die Verwendung von Gesten (in der vorsprachlichen Phase) lediglich als Vorläufer für die Entwicklung von Sprechakten verstanden. Auch das Schreien des Säuglings, auf das die Mutter mit einer Handlung reagiert, kann bereits als perlokutionärer Akt (bewusste Äußerung mit dem Ziel einer Reaktion der Mutter) verstanden werden. Durch das Lenken der Aufmerksamkeit der Bezugsperson werden ab dem neunten Monat Objekte bzw. Handlungen eingefordert (Dohmen et al. 2009).

Ab etwa 18 Monaten werden Aufforderungen (z. B. um Hilfe bitten) durch eine Kombination von Gesten und Wörtern ausgedrückt (Tomasello 2009; Zollinger 1995). Neben dem Einfordern von Wiederholungen (von Tätigkeiten) verwendet das Kind nun auch geläufige pragmatische Ausdrücke, wie „bitte" und „danke", „hallo" oder „tschüss" (Fenson et al. 1994; Ninio/Snow 1996).

Das Einholen von Informationen geschieht zunächst über Gestik und Mimik, da notwendige Inhalts- und Funktionswörter im Repertoire des Kindes noch fehlen. Fragewörter werden ab ca. 24 Monaten erworben (Dohmen et al. 2009; Zollinger 1995).

Implikaturen beschreiben Informationen, die nicht explizit geäußert werden, jedoch intendiert sind, so dass der Hörer aus dem Gesagten Rückschlüsse ziehen muss.

Implikaturen

Beim Verstehen von Sprache geht man davon aus, dass indirekte Sprechakte (Implikaturen, Metaphern) schwerer zu dekodieren sind und deshalb erst später korrekt umgesetzt werden können. Für das Verstehen von Implikaturen sind Verarbeitungskapazitäten, entsprechend angereicherte Einträge im Lexikon und ein Verständnis von Kontrasten notwendig (Katsos 2014). Indem das Kind mit verschiedenen Kommunikationspartnern in ganz unterschiedlichen Situationen interagiert, steigt die Fähigkeit, Implikaturen zu verarbeiten in den ersten Lebensjahren stetig an. Hinzu kommt, dass relevante Kontextinformationen in die Analyse der Äußerungen zunehmend mit einbezogen werden (Ryder / Leinonen 2014). Katsos / Bishop (2011) konnten zeigen, dass bereits Fünfjährige ein Bewusstsein für Unterinformiertheit haben – nicht wie bis dahin angenommen erst ab dem Alter von ca. sieben Jahren. Ohne Erklärung gilt allerdings weiterhin die Tatsache, dass Kinder auch noch im Schulalter mit Implikaturen und Ambiguitäten Schwierigkeiten haben (Katsos / Bishop 2011).

Turn Taking bezeichnet die Organisation des Sprecherwechsels in Gesprächen und sonstigen Dialog- und Kommunikationssituationen.

Turn Taking

Bereits in den ersten Lebenswochen beginnt der Einstieg in die Dialogführung. Anhand von Vokalisationen, der Verwendung von Gesten und des Turn Takings in der Interaktion mit der Mutter / Bezugsperson sammelt das Neugeborene erste Hinweise hinsichtlich der Gesprächsführung (Karmiloff / Karmiloff-Smith 2001). Auch die Eltern interpretieren die ersten Äußerungen des Säuglings als „Mitteilung", die spätestens in der ersten Lallphase mit einer dialogischen Struktur versehen werden. Kindliche Vokalisationen werden von den Eltern aufgegriffen und im Wechselspiel erwidert (Kauschke 2012). In der weiteren Entwicklung fallen die kindlichen Äußerungen immer häufiger in Sprechpausen der Kommunikationspartner, wodurch das Kind sukzessive lernt, wann es „dran" ist (Möller / Ritterfeld 2010). Zollinger (2004) konstatiert, dass auch noch im dritten Lebensjahr Kommunikation meist wie ein einmaliges Geben und Nehmen vollzogen wird, als eine Art Frage-Antwort-Spiel. Erst ab dem Beginn des vierten Lebensjahres beginnt das Kind, an die Antwort direkt eine neue Frage zu knüpfen – ein Gespräch entwickelt sich (Zollinger 2004). Dabei verfehlen Kinder aber noch häufig den exakten Zeitpunkt für den Sprecherwechsel, den Kommunikationspartner anzeigen. Da von den Kindern prosodische Informationen inklusive Sprechpausen als Marker für den angezeigten Sprecherwechsel verwendet werden, kann es zwischen den einzelnen Turns zu längeren Gesprächspausen kommen (Garvey 1984). Ab einem Alter von etwa fünf Jahren sind Kinder dann auch in der Lage, die eigene Äußerung zu stoppen, sobald sie feststellen, dass der Gesprächspartner ebenfalls zu sprechen beginnt (Ervin-Tripp 1979). Gelingende Konversationen mit Gesprächspartnern jeden Alters können Kinder ab sechs Jahren auch am Telefon ohne einen sichtbaren Ansprechpartner umsetzen (Casillas 2014). Mit dem Turn Taking verbunden sind auch die Fähigkeiten zur Gesprächsinitiierung und zur Aufrechterhaltung eines Gesprächs. Erwerbsdaten hierzu finden sich u. a. bei Dohmen et al. (2009).

Reparaturen sind alle Handlungen, bei denen Gesprächsteilnehmer Äußerungen/Äußerungsteile selbst- oder fremdinitiiert so verändern, dass Verständnisschwierigkeiten in der Konversation behoben werden.

Reparaturen

Die Fähigkeit, Gespräche zu führen, ist verbunden mit der Sicherstellung des gegenseitigen Verständnisses. Im Zweifelsfall ermöglichen Reparaturen die Aufhebung von Missverständnissen oder des Nicht-Verstehens. Dies steht im engen Zusammenhang mit dem Monitoring des Sprachverstehens (Hachul/Schönauer-Schneider 2019). Zunächst muss dem Kind als Hörer ein „Nicht-Verstehen" bewusst werden, um dann unspezifisch nachzufragen, wenn etwas nicht verstanden wurde. Dies gelingt Kindern bereits ab zwei bis drei Jahren (Pan/Snow 1999).

Reparaturen eigener Äußerungen erfolgen zunächst fremdinitiiert, wobei Kinder im Alter von 20 bis 24 Monaten auf fremdinitiierte Reparaturen noch recht unspezifisch mit einer Wiederholung der eigenen Äußerung reagieren. Erst ab dem dritten Lebensjahr erfolgt hier eine Ausdifferenzierung. So wird die eigene Äußerung als Reaktion auf eine fremdinitiierte Reparatur spezifisch modifiziert (Bryant 2012).

Reparaturen, die ein Kind selbst initiiert, treten in der Entwicklung erst später auf – meist dann, wenn der Kommunikationspartner nicht ausreichend reagiert. Erst ab ca. sieben bis acht Jahren ist Kindern eine gezielte Reparatur der eigenen Äußerungen möglich, die auch die Bedürfnisse des Kommunikationspartners berücksichtigt (Dewart/Summers 1995).

Höflichkeit

Bei jeder Kommunikation muss man sich dessen bewusst sein, dass die Kulturspezifität bei dem, was ein Interaktionspartner als höflich empfindet, eine große Rolle spielt.

Meibauer (2001) konstatiert, dass einige Indizien dafür sprechen, dass bereits kleine Kinder sensibel für Höflichkeit sind. So würden sie ihm zufolge gegenüber kleineren Kindern einen anderen Sprachgebrauch zeigen als gegenüber Erwachsenen. Das Begrüßen und Verabschieden von Personen lernen Kinder etwa ab ihrem ersten Geburtstag (neunter bis 18. Monat). Gegen Endes des zweiten Lebensjahres setzen sie dafür dann nicht mehr nur Gesten ein (Winken mit der Hand, Geben der Hand) oder Vokalisationen, sondern auch Worte (Wells 1985).

Der Erwerb von Höflichkeitsformen (z. B. das korrekte Duzen und Siezen) ist eng mit dem Wissen über soziale Rollen verbunden und wird deshalb auch erst sehr spät gelernt. Da soziale Formen über Rollenspiele erworben werden, lässt sich hier auch ein enger Zusammenhang mit der Spielentwicklung sehen. Mit zunehmendem Alter wird den Kindern die Anpassung des sprachlichen Ausdrucks an ihre Rolle möglich (Grimm/Weinert 2002). Bis die Rollenumsetzung bei älteren Kindern über den sprachlichen Inhalt und somit die Wortwahl gelingt, lässt sich bei jüngeren Kindern beobachten, dass sie ihre Rolle zunächst über Stimmqualität und prosodische Merkmale kodieren.

Zum Ausdruck von Höflichkeit zählt auch der Einsatz von indirekten Sprechakten. Deren Verwendung (gegenüber direkten Aufforderungen) ist abhängig vom sozialen Status des Interaktionspartners (Bryant 2012). Im Gespräch mit einem Kommunikationspartner mit einem höheren sozialen Status werden verstärkt indirekte Aufforderungen geäußert (z. B. im Englischen: „She asked me to say hello to my mom.“, „She told him to stop talking“; vergleichbar im Deutschen: „Sie möchten sich noch etwas gedulden.“, „Er sollte mal wieder auf den Spielplatz gehen.“). Beobachtet wurde dies auch im Rollenspiel bei gleichaltrigen Spielpartnern mit unterschiedlichem sozialen Status (Bryant 2012). In gleicher Weise wenden Vorschüler gegenüber jüngeren Kindern verstärkt direkte Aufforderungen an.

Ironie, Witz und Humor

In der Zielsprache der Erwachsenen spielen gerade ironische Kommentare eine große Rolle. Kinder im Alter bis zu sechs Jahren sind häufig noch nicht in der Lage, Ironie zu verstehen und nehmen Äußerungen stattdessen wörtlich (Demorest et al. 1984). Die Unterscheidung wörtlicher und nicht-wörtlicher Bedeutung einer ironischen Äußerung gelingt Kindern erst beginnend im Alter zwischen sechs und acht Jahren (Dohmen et al. 2009). Grundvoraussetzung für das Verständnis ironischer Äußerungen ist zudem das notwendige Weltwissen, das einen Abgleich mit der eigenen Erfahrung ermöglicht.

Das Kind hat beim Essen am Tisch aus Versehen den Trinkbecher umgeworfen. Die Mutter reagiert mit der ironischen Äußerung: „Na toll! Das hast Du ja prima gemacht!" Diese Äußerung kann bei Kindern, die den ironischen Unterton noch nicht dekodieren können, zu **Irritationen** führen – zumindest dann, wenn ihnen bereits bewusst ist, dass das Umwerfen des Bechers sicher keine erwünschte Handlung darstellt.

Der Erwerb von Witz und Humor setzt bereits um den ersten Geburtstag des Kindes ein. Inkongruente Aktionen stehen hierbei zunächst im Mittelpunkt. Ab einem Alter von etwa zwei Jahren wird dies sprachlich untersetzt, indem inkongruente Bezeichnungen von Objekten und Ereignissen beim Kind für Erheiterung sorgen (z. B. eine Babypuppe wird als Opa bezeichnet: „Was bist denn Du für ein Opa!“). Im Vorschulalter sorgen Reimspiele und die Verwendung von Nonsens-Wörtern bei Kindern für Vergnügen. Ab dem siebten Lebensjahr wird dann der Übergang zum Erwachsenenhumor deutlich. So stehen multiple Bedeutungen, wie sie durch Polyseme und Homonyme zum Tragen kommen, im Fokus (Bönsch-Kauke 2003). Kinder im Schulalter können Humor zunehmend für Wortspiele nutzen, da sich ihre kognitiven und linguistischen Fähigkeiten weiter entwickelt haben. Humor wird von ihnen aber auch für die Bewältigung psychischer, sozialer oder physischer Probleme des Erwachsenwerdens verwendet, indem Aspekte dieser Probleme aufgegriffen und humorvoll umgedeutet werden (Dowling 2014). In der Ausprägung spielen die Eltern, die Peergroup und die konsumierten Medien eine entscheidende Rolle.

Metapher

Ab etwa sechs Jahren sind Kinder in der Lage, nicht-wörtliche Äußerungen zu verstehen. Allerdings nur, wenn die Komplexität der zu verarbeitenden Informationen nicht zu hoch ist und die Kenntnis interpretativer Konventionen vorhanden ist (Lapp 1992). In den Bildungsstandards der KMK (2004) für die Klassenstufe 4 für das Fach Deutsch ist das Thema Metaphern ebenfalls aufgeführt und somit auch in den Lehrplänen der Grundschule im Fach Deutsch verankert. Der ironische Einsatz von nicht wörtlichen Bedeutungen ist für Kinder noch deutlich schwerer zu dekodieren.

Metaphern sind bildhafte Ausdrücke, die die Eigenschaften von Dingen neu beschreiben (übertragen) und ggf. zu anderen Interpretationen des Kontextes führen. Sie sind somit durch die fehlende Übereinstimmung zwischen Referenz und Prädikation gekennzeichnet.

Als **Konsequenz** für das kleinkindhafte Verhalten eines fünfjährigen Kindergartenkindes benennt der Vater eine entsprechende Konsequenz, die sich auf das für diesen Tag noch ausstehende ritualisierte Schauen der „Sandmännchen"-Sendung im Fernsehen bezieht. Dabei verwendet er folgende Metapher: „Der Sandmann ist für dich heute gestorben!" Das Kind hat diese Äußerung kolossal irritiert und verunsichert. Aufgrund der nonverbalen und sprachlichen Reaktion des Kindes daraufhin hat der Vater das Missverständnis sofort aufgegriffen und die tatsächliche Konsequenz korrekt benannt: „Du darfst heute keinen Sandmann schauen."

narrative Fähigkeiten

Anderen persönlich Erlebtes mitzuteilen, bedeutsame zurückliegende Ereignisse nachzuerzählen, ist einzigartig und sinngebend für unser menschliches Leben (Achhammer et al. 2016). Die Entwicklung dieser Erzählfähigkeit beschreibt einen Prozess, der deutlich bis in das Schulalter hinein andauert. Carmiol/Sparks (2014) beschreiben, dass Kinder in diesem Erwerbsprozess drei spezifischen Herausforderungen gegenüberstehen:

- Produktion strukturierter Einheiten einer erweiterten Rede,
- Entwicklung eines Verständnisses dafür, dass der Kommunikationspartner weniger bis gar kein Wissen über die erzählten Sachverhalte hat und
- Berücksichtigung, dass die Geschichte vom jeweiligen Kommunikationspartner möglicherweise anders interpretiert wird als von ihnen selbst.

Die zu erwerbenden Kompetenzen im Bereich der Narration sind wichtig für die Effektivität von Kommunikation, die soziale Interaktion und nicht zuletzt für den Schulerfolg (Bliss et al. 1999). Im Rahmen des Deutschunterrichtes erlernen Kinder die Fähigkeiten, Erzählungen oder Berichte zu strukturieren und wiederzugeben (z. B. Schreiben von Aufsätzen) (Kap. 5).

Aufgrund vorliegender großer interindividueller Unterschiede im Verlauf der Entwicklung narrativer Fähigkeiten ist eine Beschreibung dieser äußerst schwierig. Dies bezieht sich sowohl auf die Struktur als auch den Inhalt (Nippold 2016).

Kohärenz

Das Erzählen einer Geschichte als komplexe monologische sprachliche Handlung erfordert Fähigkeiten, die über die Bildung grammatisch korrekter Satzstrukturen deutlich hinausgehen. Es gilt, Zusammenhänge zwischen einzelnen Sätzen zu erkennen und darzustellen und sowohl die äußeren als auch die inneren Dimensionen eines Handlungsablaufs zu versprachlichen. Die Kohärenz beschreibt dabei den inhaltlichen Zusammenhang einer Geschichte. Dabei gilt es, Charaktere, Zeit und Ort der Ereignisse einzuführen und die Geschehnisse in der passenden Reihenfolge anzuordnen (Kauschke 2012).

Kohäsion

Der sprachliche Zusammenhang einer Äußerung, die Oberflächenstruktur, wird durch die Verwendung unterschiedlicher kohäsiver Mittel realisiert. Diese sind bspw. Situationsdeixis, Artikel oder Pronomina.

Deixen sind lexikalische und grammatische Mittel, durch die Äußerungen auf räumlich-zeitliche und personelle Situationen bezogen werden (Dannenbauer 2000).

Mittels dieser funktionalen Zeigewörter (z. B.: da, jetzt, ich), die erst in der Kommunikationssituation ihre finale Bedeutung erlangen, kann die Aufmerksamkeit des Kommunikationspartners auf diesen jeweils gemeinsamen Bezugsraum gelenkt werden (Meibauer 2001).

Präsuppositionen bezeichnen das Bewusstsein für die Schnittmenge des Hintergrundwissens zwischen den Kommunikationspartnern (gemeinsames vs. unterschiedliches Hintergrundwissen).

Präsupposition

Unterschiede zwischen Kommunikationspartnern können Kinder schon mit zwei Jahren wahrnehmen, wobei sie dies an unterschiedlichen eingesetzten Kommunikationsstilen erkennbar werden lassen (Dunn / Kendrick 1982). Die direkte Anpassung eigener Äußerungen an die kommunikativen Bedürfnisse des Interaktionspartners beginnt mit ca. vier Jahren, fällt Kindern aber auch später noch schwer (Dewart / Summers 1995).

Tim (3;9 Jahre) erzählt seiner Erzieherin von seinen Geburtstagsgeschenken: „Das Buch habe ich von Klemi geschenkt bekommen." Hierbei wird deutlich, dass Tim noch nicht bewusst ist, dass die Erzieherin „Klemi", den Onkel des Kindes, nicht kennt. Ältere Kinder oder Erwachsene hätten diesen Umstand ergänzend angefügt – z. B. „… von *meinem Onkel* Klemi …" oder „… von Klemi – *das ist mein Onkel.*"

Tabelle 31 stellt einzelne wesentliche Schritte der Entwicklung noch einmal zusammenfassend dar.

Tab. 31: Zusammenfassende Darstellung der Entwicklung im Bereich sprachliche Dimension der Pragmatik (Achhammer et al. 2016, 55)

Sprachliche Dimensionen der Pragmatik	0-3 Jahre	4-6 Jahre (Kindergarten)	Ab 6 Jahre (Schulalter)
Sprechakte	Aufforderungen, Hilfe		
Implikaturen	Relevante Kontext-informationen einbeziehen	Bewusstsein für Unterinformiertheit	Verständnis für Implikaturen und Ambiguitäten
Dialog /Turn Taking	Erste Dialogische Struktur über Bezugspersonen	Einfaches Turn Taking mittels Pausen, Blicken, Prosodie	Kompetentes Turn Taking, auch am Telefon
Reparaturen	Unspezifisches Nachfragen	Modifizieren der eigenen Äußerung	Gezielte Reparaturen
Höflichkeit	Erste Unterscheidung von Kommunikationspartnern	Indirekte Aufforderungen gegenüber Erwachsenen	Kulturell angepasste Höflichkeitsformen
Ironie			Beginnendes Verständnis von Ironie
Humor	Inkongruente Aktionen mit Objekten	Sprachspiele/ Wortwitz: Reime, Nonsense-Wörter	Freude an Mehrdeutigkeiten, Erzählen von Witzen mit Pointen
Metapher			Verstehen der nicht-wörtlichen Bedeutung
Kohärenz	Erzählen von Ereignissen	Beginn Erzählfähigkeit, Aneinanderreihungen	Erwerb der Geschichtengrammatik
Kohäsion	Erste Nebensätze, Additive Konnektive	Verwendung von Pronomen, Anzeigen neuer Information	Vielfältige Kohäsion: kausale, temporale, adversale Konnektive
Präsupposition		Erstes Anpassen an den Gesprächspartner	Kompetente Anpassung an Gesprächspartner

Achhammer, B., Büttner, J., Sallat, S., Spreer, M. (2016): Pragmatische Störungen im Kindes- und Erwachsenenalter. Thieme, Stuttgart

Meibauer, J. (2008): Pragmatik. 2. Aufl. Stauffenburg, Tübingen

Perkins, M. R. (2010): Pragmatic impairment. Cambridge University Press, Cambridge

Zusammenfassung

Der Erwerbsprozess pragmatischer Fähigkeiten ist eingebunden in die Entwicklung von Wahrnehmung, Kognition, Emotion und dem Erwerb der Funktion von Sprache sowie sprachstruktureller Fähigkeiten (Lautbildung, Wortschatz, Grammatik). Pragmatische Fähigkeiten zeigen sich in einem zunehmend situations- und kontextadäquaten Gebrauch von Sprache, wobei die dafür notwendigen pragmatischen Basiskompetenzen sowie (nicht) sprachlichen Fähigkeiten entscheidend sind. Die vorliegenden Forschungsergebnisse bilden für die differenzierte Beschreibung des Zusammenwirkens der Elemente oder die Ableitung eines Entwicklungsmodells bislang noch keine ausreichende Basis. Zudem müssen die vorliegenden Forschungsergebnisse vor dem Hintergrund ihrer Entstehungszeit und einer möglichen Kulturspezifität der Fragestellungen interpretiert werden.

2 Störungen im Erwerbsprozess – Symptomatik des Störungsbildes

sozial pragmatische Störung

Gelingt der Sprachgebrauch in Bezug auf die zuvor geschilderten Teilaspekte in Teilen oder insgesamt nicht altersangemessen, so liegt möglicherweise eine pragmatisch-kommunikative Störung vor. Die Ursachen für diese Störungen sind vielfältig. Zum einen gibt es eine reine Störung der pragmatisch-kommunikativen Fähigkeiten ohne weitere Störungen auf anderen Sprachebenen oder in anderen Entwicklungsbereichen. Diese Störungen werden seit der Veröffentlichung der DSM-5 als social (pragmatic) communication disorder (SPCD) – „*sozial pragmatische Störung*" bezeichnet (American Psychiatric Association 2013; Falkai et al. 2015). Mit dieser Diagnose werden folglich Personen beschrieben, die erhebliche Probleme mit der verbalen und nonverbalen Kommunikation zeigen und deren Störungsproblematik primär auf der pragmatischen Ebene offensichtlich wird – wenn die vorhandenen Fähigkeiten im Bereich Wortschatz und Grammatik nicht angemessen für das kommunikative Handeln genutzt werden können.

Pragmatisch-kommunikative Störungen können sich jedoch auch infolge von Störungen oder Entwicklungsproblematiken in anderen sprachlichen oder nichtsprachlichen Bereichen als *Sekundärsymptomatik* zeigen und im Verlauf der Sprachentwicklung zu einer zunehmend manifesten Störung führen. So wirken sich bspw. geringe artikulatorische (motorische) Fähigkeiten oder ein geringes semantisch-lexikalisches Wissen auch auf den angemessenen Sprachgebrauch aus. Hinzu kommen Störungen, deren Hauptproblematik auf der pragmatisch-kommunikativen Sprachebene liegen (z. B. Redeflussstörungen, Mutismus). Bei älteren Personen führen zunehmend neurodegenerative Erkrankungen oder Läsionen im Gehirn zu gestörten pragmatisch-kommunikativen Leistungen (Achhammer et al. 2016).

Kritik an der DSM-5-Diagnose

Die DSM-5-Diagnose „social (pragmatic) communication disorder" (SPCD) (Falkai et al. 2015) wird von Norbury (2014b) aufgrund der Ungenauigkeiten in Bezug auf die Qualität der Diagnostikinstrumente, die großen Überschneidungsbereiche zu neurologischen Entwicklungsstörungen und scheinbar disparaten Störungen wie Verhaltensstörungen, ADHS und genetischen Störungen kritisiert. Die SPCD ist ihnen zufolge eher ein Symptomprofil, das in verschiedenen neurologischen Entwicklungsstörungen vorkommt und das über verbindliche Diagnostikkriterien zukünftig genauer gefasst werden sollte (Norbury 2014b).

Störungen pragmatisch-kommunikativer Fähigkeiten werden in unterschiedlichen Aspekten des Verstehens und Erkennens (intrapersonell) oder im Produzieren und Anwenden (interpersonell) von Kommunikation und Interaktion sichtbar. Sie können sowohl die sprachlichen als auch die nichtsprachlichen Dimensionen der Kommunikation betreffen. Die betroffene Person hat infolge der Störung Probleme, situations- und kontextangemessen zu kommunizieren. Die eingeschränkten Fähigkeiten in diesem Bereich können als Leitsymptom einer Störung oder als Sekundärsymptom auftreten. Sind Störungen oder Auffälligkeiten nicht auf angeborene oder erworbene Bedingungen zurückzuführen, wird die Störung seit der DSM-5-Klassifikation als „sozial pragmatische Störung" (social (pragmatic) communication disorder – SPCD) bezeichnet.

unterschiedliche Erscheinungsformen

Pragmatisch-kommunikative Fähigkeiten können im Kindesalter auf unterschiedliche Weise gestört sein. Sie treten vor allem in Verbindung mit Entwicklungsstörungen auf, können sich jedoch im Entwicklungsverlauf ebenso bis ins Jugend- und Erwachsenenalter dauerhaft manifestieren. Ebenso zeigen sich mit zunehmendem Alter erworbene pragmatische Störungen in Folge von Läsionen, anderen Schädigungen oder neurodegenerativen Erkrankungen (Cummings 2014; Perkins 2010).

Pragmatisch-kommunikative Probleme stellen das Hauptsymptom bei Kindern mit Autismus-Spektrum-Störung dar (Reisinger et al. 2011). Aber auch bei Kindern mit Spracherwerbsstörungen können die sprachstrukturellen Probleme auf anderen Sprachebenen (Grammatik, Aussprache, Wortschatz) zu Auffälligkeiten im situations- und kontextangemessenen Sprachgebrauch führen (Botting/Conti-Ramsden 2000). So gibt es bereits einen langen Diskurs darüber, ob es sich hier um vergleichbare Profile handelt, da es bei Kindern mit Spracherwerbsstörungen und Autismus-Spektrum-Störungen vielfache Überschneidungen in der Symptomatik gibt. Es finden sich aber auch Hinweise auf spezifische Ausprägungen in den jeweiligen Gruppen, was zur Formulierung neuer Störungskategorien geführt hat (z. B. Rapin/Allen 1983: semantic-pragmatic deficit syndrome). Bishop und Kollegen (Bishop 2000; Norbury/Bishop 2002; Norbury 2004) konnten schließlich zeigen, dass das Profil bei Kindern mit spezifischen Spracherwerbsstörungen (SSES) unterschiedlich sein kann. So sind die Schwierigkeiten auf der kommunikativ-pragmatischen Ebene bei einigen Kindern mit SSES stärker im Vordergrund, als es ihre Leistungen auf den anderen Sprachebenen erwarten lassen würden. Für diese Kinder prägten Sie den Begriff Pragmatic Language Impairment (PLI).

Unabhängig von diesen Diskussionen um Subgruppen und Symptomüberschneidungen gibt es Profile pragmatischer Beeinträchtigungen, die als Orientierung dienen können. So benennt Dohmen (2014) für das Kindesalter fünf Profile, die sich in Bezug auf die Kernproblematik, Zielgruppe, assoziierte Diagnosen, Fokus der Therapie und Therapieziel unterscheiden:

- verzögerte kommunikative Kompetenz:
  - eingeschränkte pragmatisch-kommunikative Fähigkeiten infolge einer verzögerten Sprachentwicklung im Alter bis zu drei Jahren, geringere Fähigkeiten als Folge einer allgemeinen Entwicklungsverzögerung;

- sprachstrukturelle Defizite:
  - ab dem dritten Lebensjahr (Spracherwerbsstörungen),
  - eingeschränkte pragmatisch-kommunikative Fähigkeiten als sekundäre Folge eines sprachstrukturellen Defizits (Semantik-Lexik, Morphologie-Syntax, Phonetik-Phonologie);

- sprachlich-pragmatische Defizite:
  - eingeschränkte sprachliche Fähigkeiten betreffen ausschließlich Bereich Kommunikation und Pragmatik;
- sozial-kommunikative Defizite:
  - Probleme in der Kommunikation in Folge von psychogenen Sprachstörungen, genetischer Syndrome oder in Folge von Redeflussstörungen sowie erworbener Sprachstörungen (Folgesymptomatik);
- dauerhaft eingeschränkte kommunikative Kompetenz:
  - Kinder mit globalen Entwicklungsstörungen, dauerhaft eingeschränkte kommunikative Kompetenz als Sekundärproblematik.

Cummings (2014) unterscheidet *Störungen der Entwicklungsperiode (null bis sieben Jahre)* sowie *Störungen der älteren Kindheit und des Jugendalters (sieben bis 18 Jahre)*. Die dabei beinhalteten Störungen sind auch Teil der eben beschriebenen Profile.

2.1 Störungen der Entwicklungsperiode

> *„Die Störungen in der Entwicklungsperiode sind einerseits vor dem Hintergrund der Sprachentwicklung und damit dem Erwerb sprachstrukturellen und metasprachlichen Wissens und zum anderen vor dem Hintergrund der Entwicklung in anderen Domänen (Motorik, Kognition, Sensorik etc.) zu analysieren." (Achhammer et al. 2016, 66).*

Die Entwicklung des Kindes ist ein komplexes Geschehen. Daher lasen sich auch pragmatische Störungen der Entwicklungsperiode nur in Bezug zur Entwicklung in anderen Domänen und Bereichen (Sprache, Motorik, Sensorik, Kognition, Soziabilität, Emotionalität) beschreiben, da diese sich wechselseitig beeinflussen. Wichtig ist, dass sich die in diesem Zeitfenster zu beobachtenden (gestörten) Fähigkeiten und Fertigkeiten noch selbst in der Entwicklung befinden. Mit zunehmendem Alter können sich die Störungen dann aber manifestieren und zu einem Teil des Persönlichkeits- und Fähigkeitskonzepts der betroffenen Person werden.

Spracherwerbsstörungen

Kinder mit Spracherwerbsstörungen (vorrangig mit morphologisch-syntaktischen Störungen) zeigen auch Auffälligkeiten im situations- und kontextangemessenen Sprachgebrauch (Botting/Conti-Ramsden 2000). Neben der Beschreibung der pragmatischen Störung als Sekundärproblematik gibt es sprachentwicklungsgestörte Kinder mit vorrangig pragmatischen Auffälligkeiten sowie Symptomüberschneidungen von umschriebenen Sprachentwicklungsstörungen mit Autismus-Spektrum-Störungen (Bishop 2000; Norbury/Bishop 2002; Norbury 2014b; Reisinger et al. 2011).

Komorbiditäten

Ebenfalls zeigen sich große Überschneidungsbereiche der sozial-pragmatischen Störung mit neurologischen Entwicklungsstörungen sowie mit scheinbar disparaten Störungen wie Verhaltensstörungen, ADHS und genetischen Störungen mit unklaren Wechselwirkungen und Ursachengefügen (Norbury 2014a). Kinder mit Verhaltensstörungen, Aufmerksamkeitsdefizitsyndrom, Kontaktstörungen oder Mutismus kommunizieren oder interagieren in bestimmten Situationen nicht adäquat. Auch hier sind direkte und indirekte Wechselwirkungen zu vermuten (Bellani et al. 2014; Green et al. 2014; Mackie / Law 2010), da die Auffälligkeiten im Verhalten bei einem Teil der Kinder auch als Sekundärproblematik geringer sprachlicher Kompetenzen angesehen werden können (Ketelaars et al. 2010). Ebenfalls können sozioemotionale Störungen zu Isolation und damit zu geringeren pragmatisch-kommunikativen Lernerfahrungen führen (Mackie / Law 2010).

Ein enger Zusammenhang mit der gestörten pragmatisch-kommunikativen Entwicklung lässt sich für Kinder mit kognitiven Beeinträchtigungen oder genetischen Syndromen belegen (z. B. Down Syndrom, Williams Syndrom, Fragiles X-Syndrom). Die kommunikativen Fähigkeiten dieser Kinder interagieren mit den geringen kognitiven Fähigkeiten und / oder Auffälligkeiten im sprachstrukturellen Wissen sowie in Wahrnehmungsfähigkeiten und beeinflussen Kommunikation und Interaktion (Finestack et al. 2012; Laws / Bishop 2004).

2.2 Störungen der älteren Kindheit und des Jugendalters (7 bis 18 Jahre)

> *„Bei älteren Kindern und Jugendlichen zeigen sich die Störungen der Entwicklungsperiode als manifestierte Störung. Hinzu kommen Störungen und Schädigungen nach dem erfolgreich durchlaufenen Spracherwerb. Sie betreffen Aspekte der komplexeren pragmatischen Verarbeitung" (Achhammer et al. 2016, 67).*

Ab einem Alter von sieben Jahren ist die Entwicklung in vielen Bereichen abgeschlossen. Demzufolge sind pragmatisch-kommunikative Auffälligkeiten in diesem Alter nicht mehr als Entwicklungsproblematik zu verstehen, sondern müssen als manifeste Störung und Beeinträchtigung angesehen werden. Hinzu kommen zunehmend erworbene Sprachstörungen, die mit gestörten pragmatisch-kommunikativen Fähigkeiten einhergehen können (z. B. Krebserkrankungen im Bereich des Gehirns, Hirnverletzungen durch Unfälle oder neurochirurgische Eingriffe, neurodegenerative Erkrankungen). Sie betreffen Personen, die vor der Störung über eine intakte Sprachverarbeitung verfügt haben. Die Leistungen der Personen zeigen sich in Abhängigkeit von der Größe und Lokalisation der Hirnschädigung. Ebenfalls ist der Zeitpunkt der Schädigung entscheidend, da im Kindes- und Jugendalter die Reorganisation des im Wachstum befindlichen Gehirns wieder zu Verbesserungen der sprachlichen und metasprachlichen Kompetenzen führen kann (Ewing-Cobbs / Barnes 2002; Heide / Siegmüller 2015). Es zeigen sich Störungen in der sprachstrukturellen Verarbeitung, in der Diskursfähigkeit sowie in Narration und Textverstehen (Cummings 2014).

primäre und sekundäre Störungen

Perkins (2010) zufolge lassen sich primäre und sekundäre pragmatische Störungen unterscheiden. Primäre pragmatische Störungen resultieren aus kognitiven Dysfunktionen in den Bereichen Gedächtnis, Theory of Mind, exekutive Funktionen, Emotion und Verhalten sowie schlussfolgerndes Denken.

Sekundäre pragmatische Störungen können aus Problemen im sprachlichen Bereich (Phonologie, Morphologie, Grammatik/Syntax, Lexikon, Prosodie, Diskursfähigkeit) oder aus Problemen im sensomotorischen Bereich (auditive Wahrnehmung, visuelle Wahrnehmung, motorische/artikulatorische Fähigkeiten) resultieren.

Komplexe pragmatische Störungen resultieren aus mehreren zugrundeliegenden Ursachen.

2.3 Haupt- und Leitsymptome

Die kommunikativen Fähigkeiten und die Symptomatik des Kindes sind nur im Kontext der individuell vorhandenen sprachstrukturellen Fähigkeiten (Aussprache, Wortschatz, Grammatik) sowie eingebunden in situative, soziale, kulturelle Kontexte etc. analysierbar (Spreer/Sallat 2015). Zusätzlich moderieren weitere Fähigkeits-, Verarbeitungs- und Persönlichkeitsmerkmale der Person die Entwicklung. So können die Symptome in Folge der ursächlich betroffenen pragmatischen Elemente (Semiotik, Wahrnehmung, Motorik, Kognition) sehr unterschiedlich ausfallen (Perkins 2010).

In Abhängigkeit vom individuellen Fähigkeits- und Entwicklungsprofil zeigen sich die Sprachverarbeitungsleistungen eines Kindes in ihrer Entwicklung lediglich verzögert oder gestört. Ebenso sind die Auswirkungen auf der intrapersonellen Ebene (Verstehen, Erkennen) und auf der interpersonellen Ebene (Kommunikation planen, Kommunizieren) zu unterscheiden. Damit haben die Störungen unterschiedliche Auswirkungen auf die soziale Teilhabe sowie die Schulleistung der betroffenen Kinder.

Trotzdem können sprachliche und nichtsprachliche Hauptsymptome benannt werden, die pragmatisch-kommunikative Störungen kennzeichnen (Achhammer et al. 2016; Falkai et al. 2015; Glück/Spreer 2014):

- nichtsprachliche Symptome:
  - Defizite in der nonverbalen Kommunikation, mangelnder Einsatz nonverbaler Kommunikationsmittel,
  - Probleme bei der Emotionserkennung,
  - Schwierigkeiten beim Verstehen und Nutzen von Gestik und Mimik;

- sprachliche Symptome – Sprechakte:
  - Defizite im Gebrauch von Kommunikation zu sozialen Zwecken (z. B. Grüßen, Glückwünsche),
  - Einschränkungen im Wechseln und Anpassen des Sprachgebrauchs an unterschiedliche Kontexte,
  - wiederholende Verhaltensweisen, feste Phrasen und Perseverationen,

  - Schwierigkeiten, sich an Regeln für Gespräche und Erzählen zu halten,
  - unangemessener Rededrang,
  - Probleme beim Turn Taking,
  - unangemessene Wortschatzverwendung, Wortfindungsprobleme;

- sprachliche Symptome – inhaltsbezogen:
  - Festhalten an Spezialthemen, Dominanz „besonderer“, eigener Themen,
  - auf der Textebene Probleme bei der Kohärenz- und Kohäsionsbildung,
  - Sprunghaftigkeit im Themenwechsel,
  - falsche Einschätzung des Wissenstandes des Gesprächspartners, unangemessene Präsuppositionen,
  - Probleme beim Verständnis von nichtwörtlicher Rede, Witz und Ironie,
  - mangelndes Verständnis für und Probleme bei der Verwendung von Inferenzen (sachlogische Zusammenhänge),
  - Schwierigkeiten beim Verstehen nicht-wörtlicher Äußerungen;

- Sekundärsymptomatik – Ebene der Partizipation:
  - psychosoziale Folgestörungen,
  - negatives Selbstwertgefühl,
  - sozialer Rückzug.

Das Erkennen von **Inferenzen** bezieht sich auf das Verstehen von impliziten in Texten nicht explizit aufgeführten Informationen.

Cummings, L. (2014): Pragmatic disorders. Springer, Dordrecht
Perkins, M. (2010): Pragmatic impairment. University Press, Cambridge

Zusammenfassung

Störungen pragmatisch-kommunikativer Fähigkeiten sind durch eine Vielzahl an sprachlichen und nichtsprachlichen Symptomen gekennzeichnet. In den meisten Fällen sind pragmatische Störungen eher als Sekundärsymptomatik zu verstehen, es sind inzwischen aber auch rein pragmatisch-kommunikative Störungen beschrieben. Die Symptomprofile unterscheiden sich infolge des Auftretens der Störung: Im frühen Kindesalter interagieren sie mit Spracherwerbs- und weiteren Entwicklungsprozessen. Im älteren Kindesalter manifestieren sich die Störungen dann und es kommen Fälle von erworbenen pragmatisch-kommunikativen Störungen hinzu.

3 Diagnostik

Die diagnostische Erfassung pragmatisch-kommunikativer Fähigkeiten unterscheidet sich deutlich von der Erfassung phonetisch-phonologischer, semantisch-lexikalischer und syntaktisch-morphologischer Fähigkeiten.

> *„The assessment of pragmatics is […] quite distinct from typical language assessment methods, in which norms can be derived from standardised tests given on one occasion" (Adams 2002, 975).*

zwei Hauptlinien in der Diagnostik

In Anlehnung an Adams (2001) lassen sich dabei zwei Hauptlinien unterscheiden: Die Erfassung formal linguistischer Aspekte von Pragmatik und die Erfassung sozial-kognitiver Kompetenzen. Zu den formal linguistischen Aspekten zählen die Kompetenzen auf den sprachstrukturellen Ebenen. Die Erfassung sozial-kognitiver Kompetenzen unterstreicht, dass Sprachverwendung an den jeweiligen Kontext gebunden ist und somit die Fähigkeit zur Einschätzung u. a. der Situation, der Fähigkeit, Emotionen zu dekodieren, des Vorwissens des Kommunikationspartners und der sozialen Stellung zum Hörer für eine gelingende Kommunikation entscheidend ist. Spreen-Rauscher (2007, 591) postuliert in diesem Zusammenhang, dass es nicht möglich sei, die „sprachliche Pragmatik" losgelöst von sozialen, kognitiven und linguistischen Entwicklungsprozessen zu betrachten.

Um den kommunikativen Fähigkeiten eines Kindes näher zu kommen, sind Sarimski/Möller (1991) zufolge drei unterschiedliche Zugänge denkbar, die im besten Falle kombiniert zum Einsatz kommen sollten:

- Befragung der Eltern,
- Analyse der Interaktionen des Kindes – bspw. mit seinen Bezugspersonen und
- die Beobachtung des Kindes bei kommunikativen Handlungen (in einem vorstrukturierten Kontext).

Im Sinn der ICF der WHO (2005) ist es notwendig, in die Diagnostik verschiedene Kommunikationspartner und -situationen einzubeziehen. Nur so ist es möglich, die kommunikative Funktionsfähigkeit in individueller und gesellschaftlicher Perspektive, die Umweltfaktoren und personenbezogenen Faktoren und vor allem die individuellen Ressourcen des jeweiligen Kindes zu erfassen und damit die Wahrnehmung verschiedener pragmatisch-kommunikativer Aspekte zu verbessern.

3.1 Überprüfung kommunikativ-pragmatischer Fähigkeiten

Ausgangspunkt Anamnese

Den Ausgangspunkt der somit breit orientierten Erfassung der kommunikativ-pragmatischen Fähigkeiten eines Kindes und des entsprechenden Bedingungsgefüges stellt eine ausführliche Anamnese dar. Neben den vielfältigen allgemeinen Anamnesebögen im Kontext von Sprachentwicklungsstörungen (z. B. Schöler 1999; Schrey-Dern et al. 2006; von Suchodoletz 2013) existieren auch Bögen, die explizit relevante Aspekte möglicher pragmatisch-kommunikativer Einschränkungen mit erfassen (Achhammer et al. 2016). Wichtige Bereiche, die bei vermuteten Beeinträchtigungen im Bereich Kommunikation und Pragmatik im Speziellen erfasst werden sollten, sind demnach (Achhammer et al. 2016, 104):

- Basisfunktionen (Wahrnehmung und Motorik),
- vorsprachliche Kommunikationsentwicklung,
- non- und paraverbale Kommunikation,
- Kommunikationsverhalten,
- Kommunikationsorganisation,
- Reaktion auf Kommunikation,
- Peer-Interaktion und
- Spielverhalten.

diagnostisches Vorgehen

Ausgehend von diesen grundlegenden Informationen zur bisherigen kindlichen (Sprach-)Entwicklung wird das weitere diagnostische Vorgehen geplant. In Abbildung 29 wird dieses diagnostische Vorgehen überblicksartig skizziert.

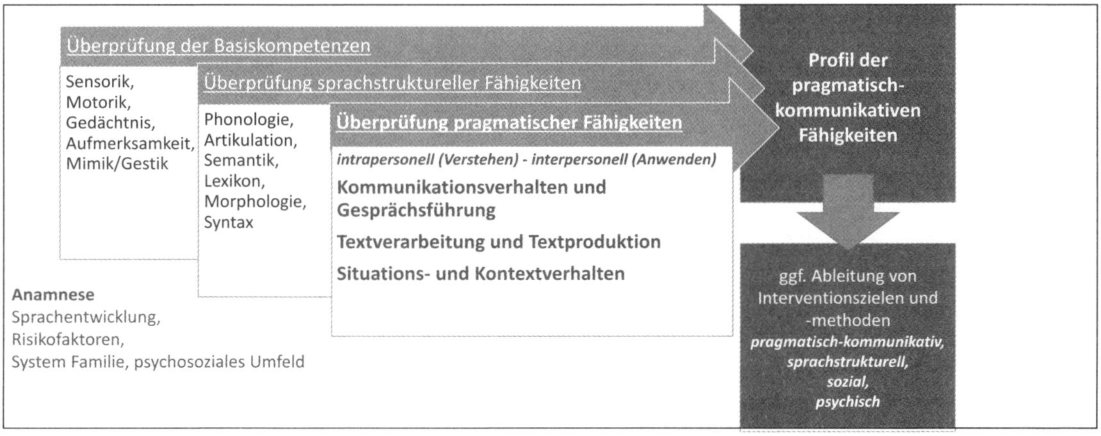

Abb. 29: Hypothesengeleitete Diagnostik bei Verdacht auf pragmatisch-kommunikative Störungen (Spreer 2018, in Anlehnung an Achhammer et al. 2016, 103)

Überprüfung Basiskompetenzen

Wie in Kapitel 1 beschrieben, lassen sich in Anlehnung an Perkins (2010) nicht nur semiotische Elemente (sprachliche und nichtsprachliche Zeichen), sondern eben auch kognitive (Speicherung, Abruf, Arbeitsgedächtnis) sowie motorische und sensorische Elemente zum Bereich der Pragmatik zählen. „Erst das gelingende Zusammenspiel (equlibrium)" dieser Parameter ermöglicht eine situationsadäquate Sprachverwendung und Kommunikation. Somit sind grundlegend die dem Kind zur Verfügung stehenden *Basiskompetenzen* in diesen Bereichen zu analysieren. Einige Beobachtungs- und Einschätzbögen erfassen diese Aspekte indirekt mit, wenn bspw. beurteilt werden soll, inwieweit ein Kind (kompensatorisch) Mimik und Gestik für kommunikative Zwecke einsetzt oder in Kommunikationssituationen aufmerksam ist. Wenn wir an Kinder denken, die bspw. unterstützt kommunizieren, ist gerade die Überprüfung sensorischer und motorischer Fähigkeiten entscheidend, um bspw. potenzielle Kommunikationsformen/-methoden in den Blick nehmen zu können.

Überprüfung sprachstruktureller Fähigkeiten

Hieran schließt sich die *Überprüfung sprachstruktureller Fähigkeiten*. Gerade der dem Kind zur Verfügung stehende Wortschatz bzw. die verwendeten grammatischen Strukturen tragen maßgeblich dazu bei, das Kind in die Lage zu versetzen, in unterschiedlichen Kontexten mit verschiedenen Personen situationsadäquat kommunizieren zu können. Erst unter Einbezug der sprachstrukturellen Fähigkeiten (phonetisch-phonologisch, semantisch-lexikalisch, morphologisch-syntaktisch) ist es möglich, die beobachtbaren pragmatischen Fähigkeiten adäquat einschätzen zu können (Beiträge 1, 2 und 3).

Die *nonverbalen, paraverbalen* sowie *sprachlichen pragmatischen Fähigkeiten* lassen sich in drei große Bereiche strukturieren (Achhammer et al. 2016):

- Situations- und Kontextverhalten,
- Textverarbeitung/Textproduktion und
- Kommunikationsverhalten/Gesprächsführung.

intra- und interpersonale Aspekte

Für alle drei Bereiche lassen sich Kompetenzen für das Verstehen/Erkennen (intrapersonelle Aspekte) und das Produzieren/Anwenden (interpersonelle Aspekte) unterscheiden. Auch wenn die aktuellen Diagnostikverfahren diese Systematik noch nicht nutzen und lediglich isolierte Einzelaspekte in den Blick nehmen, ist diese Gliederung sinnvoll, da hier erstmals ein verbindlicher Rahmen für die Diagnostik, Förderung und Therapie bei pragmatisch-kommunikativen Störungen vorliegt. Die erwartete Ausprägung der Kompetenzen ist je nach Alter des Kindes unterschiedlich und kann bis dato mangels abgesicherter Erwerbsdaten noch nicht spezifiziert werden. Eine differenzierte Darstellung findet sich in Kapitel 4.5 sowie bei Achhammer et al. (2016).

hypothesengeleitetes Vorgehen

Das diagnostische Vorgehen ist bezüglich dieser Strukturierung hypothesengeleitet zu planen. Vor dem Hintergrund des Alters des Kindes sind bestimmte Bereiche (noch) nicht in den Blick zu nehmen bzw. sind eher grundlegende Fähigkeiten als altersentsprechend zu erwarten. Hierbei liegt eine wesentliche Schwierigkeit: In der Regel muss in den meisten Beobachtungsbögen die „Altersgemäßheit" oder „Behandlungsbedürftigkeit" durch den Therapeuten beurteilt werden, obwohl nur wenige oder gar keine entsprechende Anhaltspunkte (Normwerte) dazu vorliegen.

Exkurs Beobachtung: Die professionelle Beobachtung, das aufmerksame und vor allem zielgerichtete Wahrnehmen von Merkmalen und Verhaltensweisen (Kany/Schöler 2007) stellt eine der grundlegenden Methoden der Erfassung sprachlicher Fähigkeiten dar und ist die zentrale Erhebungsmethode im Bereich Kommunikation/Pragmatik. Für eine strukturierte Dokumentation und Auswertung einer Beobachtung kann auf ganz unterschiedliche Beobachtungsmaterialien (z. B. Beobachtungsbögen, Einschätzskalen) zurückgegriffen werden, die es ermöglichen, dass das Beobachtete nachvollziehbar und kommunizierbar ist. Dabei haben die für Testverfahren üblichen Gütekriterien ebenfalls Gültigkeit: Beobachtungen sollen objektiv und zuverlässig sein und das im Zentrum stehende Sprachverhalten inhaltlich genau erfassen. Grundsätzlich ist zwischen einer teilnehmenden Beobachtung (Beobachterin ist am Geschehen beteiligt) und einer nicht-teilnehmenden Beobachtung (Beobachterin beobachtet das Verhalten von außen) zu unterscheiden. Zu beachten ist, dass durch den Einfluss einer unbekannten teilnehmenden Beobachterin gegebenenfalls nur Ausschnitte der Fähigkeiten eines Kindes sichtbar werden und damit z. B. bestimmte Fähigkeiten des kommunikativ-pragmatischen Repertoires verborgen bleiben (Sarimski/Möller 1991). Gerade für die Erhebungen im Bereich der kommunikativen Fähigkeiten ist die Komplexität der Situation bzw. des Kontextes und somit z. B. der Grad der Arrangiertheit einer Situation entscheidend, wenn es darum geht, das vom Kind gezeigte Sprachhandeln einzuschätzen. Des Weiteren sind eine ganze Reihe möglicher Beobachtungsfehler beschrieben, die die angestrebte Objektivität von Beobachtungen beeinträchtigen (u. a. der Pygmalion-Effekt: Vorinformationen beeinflussen die Interpretation beobachteter Leistungen oder der Halo-Effekt: Gesamteindruck überstrahlt Beurteilungen einzelner Aspekte) (Bortz/Döring 2006). Im Rahmen einer Gesamtdiagnostik der sprachlichen Fähigkeiten eines Kindes wird zwangsläufig immer eine Beobachtung des (nicht-)sprachlichen Verhaltens innerhalb der Gesprächs-, Spiel- und Testsituationen Bestandteil des diagnostischen Prozesses sein (Sachse/Spreer 2016). In welcher Form diese Beobachtungen dokumentiert werden und in welchen Settings diese stattfinden ist von der konkreten Fragestellung abhängig (Sachse/Spreer 2016).

3.1.1 Diagnostische Verfahren für den Altersbereich bis 3 Jahre

Für den Altersbereich von der Geburt bis zum Alter von drei Jahren liegen vielfältige diagnostische Instrumente zur Einschätzung der kommunikativ-pragmatischen Fähigkeiten eines Kindes vor. Aufgrund des Alters dieser Kinder handelt es sich hierbei um Beobachtungs- bzw. Fragebögen. Die vorhandenen Bögen richten sich häufig an die Eltern, die wertvolle Informationen über die alltäglichen kommunikativen Fähigkeiten ihres Kindes und entsprechende Rahmenbedingungen liefern. Alternativ können auch weitere Bezugspersonen oder Fachkräfte das Kind in kommunikativen Situationen beobachten und einschätzen.

Beobachtungsbereiche Materialien für diese Altersgruppe verfolgen häufig das Ziel, die vorsprachliche Kommunikation und Interaktionen des Kindes sowie Vorläuferfähigkeiten wie etwa die Aufmerksamkeitsfokussierung zu erfassen. Im Mittelpunkt der vorhandenen Verfahren stehen bspw. die differenzierte Einschätzung des Kontaktverhaltens und der Interaktionsformen des Kindes (bezogen auf unterschiedliche Settings und/oder Interaktionspartner) oder die Analyse des Interaktionsverhaltens der betreffenden Bezugspersonen.

Für diesen Zweck sind folgende Verfahren zu empfehlen:

- Beobachtungsbogen für vorsprachliche Fähigkeiten und Eltern-Kind-Interaktion (BFI) (Schelten-Cornish/Wirts 2008),
- Entwicklungsprofil (Zollinger 1995),
- Beurteilungsschema für vorsprachliche Kommunikationsformen (PVCS-Kurzform)(Sarimski 2007, dt. Übersetzung von „Preverbal Communication Schedule" von Kiernan/Reid 1987),
- Beo (c) - Beobachtungsbogen für frühe kommunikative Fähigkeiten (Kurtenbach/Kreutzer 2019).

Differenzierte Beschreibungen der Verfahren finden sich bei Achhammer et al. (2016) und Spreer (2018).

3.1.2 Diagnostische Verfahren für Kinder im Kindergartenalter (3 bis 6 Jahre)

Für die Altersgruppe ab drei Jahren werden unterschiedliche Methoden eingesetzt, um den Bereich Kommunikation/Pragmatik diagnostisch zu fassen.

Beobachtungsbögen Zum einen werden weiterhin Frage- bzw. Beobachtungsbögen eingesetzt, mit denen es – unterschiedlich differenziert – möglich ist, die pragmatisch-kommunikativen Fähigkeiten eines Kindes zu beschreiben. Hierzu zählen:

- Beobachtungsbogen für Pragmatische Fähigkeiten (BFP) (Schelten-Cornish et al. 2012),
- Sprachentwicklung und Literacy bei deutschsprachig aufwachsenden Kindern (seldak) (Ulich/Mayr 2006),
- Begleitende alltagsorientierte Sprachentwicklungsbeobachtung in Kindertageseinrichtungen (BasiK) (Zimmer 2014),
- Pragmatisches Profil (Dohmen et al. 2009).

Diese Verfahren richten sich in der Regel an pädagogische bzw. therapeutische Fachkräfte und verfolgen mit Ausnahme des pragmatischen Profils (Dohmen et al. 2009) das Ziel, anhand von Skalen pragmatisch-kommunikative Kompetenzen für das jeweilige Kind einzuschätzen. Das als Interview konzipierte pragmatische

Profil formuliert gezielt offene Fragen an die Bezugspersonen des Kindes, um qualitative Aussagen zum pragmatischen Entwicklungsstand zu generieren.

Elizitationsverfahren

Daneben liegen auch Elizitationsverfahren vor, die einzelne Bereiche der Pragmatik in den Blick nehmen. Hierzu zählen:

Marburger Sprachverständnistest für Kinder (MSVK) Elben / Lohaus (2000),
Sprachstandserhebungstest für Kinder im Alter zwischen drei und fünf Jahren (SET 3-5) (Petermann 2016),
Heidelberger Sprachentwicklungstest (HSET) (Grimm / Schöler 1998).

Diese Elizitationsverfahren fokussieren ganz unterschiedliche Kompetenzen aus dem Bereich der Pragmatik. Sowohl im SET 3-5 als auch im inzwischen veralteten HSET stehen die Emotionserkennung im Fokus, beim HSET noch ergänzt durch den Untertest „Enkodierung und Rekodierung gesetzter Intentionen“, bei dem das Kind aufgefordert wird, auf unterschiedliche vorgegebene Äußerungen sprachlich variabel unter Beachtung rollenspezifischer Merkmale zu reagieren. Im SET 3-5 werden über eine Eltern-Checkliste zudem pragmatische Fähigkeiten des jeweiligen Kindes erhoben, indem Aussagen durch die Eltern als (nicht) zutreffend einzuschätzen sind. So wird bspw. danach gefragt, inwieweit das Kind in der Lage ist, selbstständig adäquat von Erlebnissen zu berichten, ob es in seiner Interaktion Konventionen berücksichtigt (Verabschiedung, Entschuldigung) oder ob es in Rollenspielen seine Sprache der jeweiligen Rolle anpasst. Eine genauere Beschreibung des MSVK gibt der folgende Abschnitt.

3.1.3 Diagnostische Verfahren für Kinder im Schulalter

Für die Einschätzung pragmatisch-kommunikativer Fähigkeiten von Kindern im Schulalter liegen bis 2017 nur wenige Verfahren vor. Hervorzuheben sind die in diesem Alter zu erwerbenden schriftsprachlichen Kompetenzen, die als weiterer Meilenstein der pragmatisch-kommunikativen Kompetenz zu bezeichnen sind (Achhammer 2014). Allerdings fokussieren nicht alle diagnostischen Verfahren auch diesen Komplex. Folgende Verfahren sind im Anschluss näher erläutert:

- Children´s Communication Checklist (CCC) (Spreen-Rauscher 2003),
- Sprachentwicklung und Literacy bei Kindern im Schulalter (1. bis 4. Klasse) (selsa) (Mayr et al. 2012),
- Curriculumbasierte Beobachtungskriterien (CuBe) (Sallat / Spreer 2014),
- Pragmatisches Profil (Dohmen et al. 2009).

schulischer Kontext

Im schulischen Kontext nehmen die pragmatisch-kommunikativen Fähigkeiten eine besondere Rolle ein, da sie vor allem im Deutschunterricht, aber zunehmend auch im Fachunterricht bewusstgemacht und explizit vermittelt werden. In den Formulierungen der Bildungsstandards für die Grundschule durch die Kultusministerkonferenz (KMK 2004), die die Grundlage der Lehrpläne der Bundesländer bilden, wird die Bedeutung pragmatisch-kommunikativer Kompetenzen für schulische Kontexte besonders deutlich. So lässt sich ein großer Teil der dort formulierten Kompetenzen dem Bereich Kommunikation-Pragmatik zuordnen, z. B. „Sprechbeiträge und Gespräche situationsangemessen planen“, „Wirkungen der Redeweise kennen und beachten“, „sich in eine Rolle hineinversetzen und sie gestalten“ (KMK 2004, 9-14).

Curriculumbasierte Beobachtungskriterien

Sallat / Spreer (2014) haben diese Aspekte aufgegriffen und in der Übersicht „Curriculumbasierte Beobachtungskriterien“ (CuBe) als Beobachtungsmaterial zusammengestellt. Es werden vier Lernbereiche unterschieden, für die jeweils Teilaspekte durch weitere Differenzierungen eingeschätzt werden können. Über die Einschätzungen „gelingt“, „gelingt häufig“, „gelingt selten“, „gelingt nie“ kann ein individuelles Profil erstellt werden, das die Fähigkeiten differenziert abbildet und zur Förder- und Unterrichtsplanung genutzt werden kann:

- Lernbereich *Sprechen und Zuhören*: Gespräche führen, zu anderen sprechen, verstehend zuhören, über Lernen sprechen; Lernbereich *Schreiben*: Texte planen / schreiben / überarbeiten;
- Lernbereich *Lesen* – mit Texten und Medien umgehen: Leseerfahrungen, Texte erschließen;
- Lernbereich *Sprache und Sprachgebrauch untersuchen*: sprachliche Verständigung untersuchen (Beziehungen, Merkmale, Wirkungen, Rollen, Probleme).

CCC, selsa, MSVK

Ein häufig eingesetztes Verfahren ist die CCC (Spreen-Rauscher 2003), die, bspw. vom Lehrer ausgefüllt, wichtige Anhaltspunkte für diesen Bereich bietet. Sie erfasst pragmatische Fähigkeiten über insgesamt fünf Unterskalen (unangemessenes Initiieren von Gesprächen; Kohärenz; Gesprächsstereotypien; Verhalten im Gesprächskontext; Rapport- (non-)verbales Beziehungsverhalten im Gespräch, z. B. Blickkontakt, Aufmerksamkeit). Eine differenziertere Zusammenstellung bietet auch der Beobachtungsbogen „Sprachentwicklung und Literacy bei Kindern im Schulalter (1. bis 4. Klasse) (selsa)“ (Mayr et al. 2012), der in Analogie zum „seldak“ für das Schulalter entwickelt wurde. Beide Verfahren arbeiten mit Likert-skalierten Einschätzungen zu vorgegebenen Fähigkeiten, die eine große Bandbreite pragmatisch-kommunikativer Fähigkeiten in diesem Alter abbilden. So werden jeweils Aussagen vorgegeben, die anhand einer mehrstufigen Skala von z. B. „trifft völlig zu“ bis „gar nicht“ einzuschätzen sind. Mit „selsa“ werden so Einschätzungen zum Sprachverhalten in verschiedenen Situationen zusammengetragen. Dies beinhaltet allgemeine kommunikative Kompetenzen (z. B. Blickkontakt), das Verhalten in strukturierten Gesprächsrunden bzw. freien Gesprächssituationen mit Kindern und Aspekte der Narration.

Am Übergang zur Schule (letztes Kindergartenjahr; Klasse 1) wird schließlich häufig der Marburger Sprachverständnistest für Kinder (MSVK) von Elben / Lohaus (2000) durchgeführt, da er als Gruppenüberprüfungsverfahren eingesetzt werden kann. Im MSVK werden in zwei Untertests pragmatische Teilfähigkeiten erfasst. Im Untertest „Personenbezogene Sprachzuordnung“ wird das Kind aufgefordert, auf einem Situationsbild mit mehreren handelnden Personen diejenige zu markieren, die in dieser Situation einen vom Testleiter vorgegebenen

Satz sagen würde. Im Untertest „Situationsbezogene Sprachzuordnung“ sind pro Item drei unterschiedliche Situationen dargestellt. Wiederum muss das Kind einen vorgegebenen Satz zuordnen – diesmal zu dem Bild, das am besten zu diesem Satz passt.

3.1.4 Beobachtungsbögen und Einschätzskalen zur Erfassung der Erzählfähigkeit

Der Erfassung der narrativen Fähigkeiten widmen sich eine ganze Reihe verschiedener Materialien. Hierzu gehören die folgenden, später näher beschriebenen Verfahren:

- Dortmunder Beobachtungsinstrument zur Interaktions- und Narrationsentwicklung (DO-BINE) (Quasthoff et al. 2011),
- Informeller Screeningbogen der Erzählfertigkeiten (Schelten-Cornish 2015),
- Patholinguistische Diagnostik bei Sprachentwicklungsstörungen (PDSS) (Kauschke / Siegmüller 2010).

DO-BINE

Im Fokus der Analyse kindlicher Erzählfähigkeiten stehen vorwiegend die vom Kind verwendete narrative Struktur und der Einsatz kohäsiver Mittel.

Als ein standardisiertes Beobachtungsinstrument liegt bspw. das Dortmunder Beobachtungsinstrument zur Interaktion und Narrationsentwicklung DO-BINE (Quasthoff et al. 2011) vor. Es kann zur individuellen Einschätzung der Erzählfähigkeiten eines Kindes zwischen vier und sieben Jahren herangezogen werden und eröffnet die Möglichkeit, individuelle Unterstützungsbedarfe abzuleiten. Zur Einschätzung der Fähigkeiten eines Kindes werden zwei erzählenswerte Vorfälle inszeniert, die das Kind im Anschluss einer nicht teilnehmenden Fachkraft erzählen soll. Die Auswertung richtet sich dabei nach dem zugrundeliegenden Kompetenzmodell globaler Diskursfähigkeiten. Dementsprechend erfolgt eine Einteilung in die globalsemantische Dimension (Kompetenz, sequenzielle und sprachliche Aufbaumuster erkennen und anwenden), die globalstrukturelle Dimension (Kompetenz, globale, wenig strukturelle und inhaltliche Vorgaben bietende Zugzwänge und lokale, stärker strukturierte Zugzwänge zu erkennen und zu befolgen) und die globalformale Dimension (Kompetenz, angemessene sprachliche Formen kennen und anwenden), denen einzelne sprachliche Phänomene und korrespondierende Fähigkeiten zugeordnet werden (Quasthoff et al. 2011).

informelles Screening

Schelten-Cornish (2015) bietet des Weiteren ein informelles Screeningmaterial zur Erfassung der Erzählfähigkeiten in Form eines dreiseitigen Beurteilungsbogens an. Dabei können Einschätzungen zu den Bereichen Kohäsion, Kohärenz, weitere Voraussetzungen des Erzählens (z. B. Theory of Mind, Weltwissen, Sprachverständnis), Grammatik und Semantik sowie Rechtschreibung strukturiert festgehalten werden.

PDSS

Im Rahmen der PDSS (Kauschke / Siegmüller 2010) wird die Erzählfähigkeit im Bereich Grammatik mittels einer Bildergeschichte erfasst. Diese elizitierte

Produktion eines zusammenhängenden Textes wird bei Kindern ab vier Jahren durchgeführt. Die Äußerungen des Kindes werden rein qualitativ ausgewertet. Dabei werden syntaktisch-morphologische Aspekte, die gewählte narrative Struktur und die Verwendung kohäsiver Mittel erfasst.

3.2 Spezifische Herausforderungen in der diagnostischen Arbeit

mehrsprachige Kinder

An dieser Stelle soll noch einmal explizit darauf hingewiesen werden, dass kulturspezifische Kommunikationsstandards bei der Erfassung pragmatisch-kommunikativer Fähigkeiten unbedingt Berücksichtigung finden müssen. Scharff Rethfeldt (2013) argumentiert, dass Kommunikationsregeln bereits innerhalb einer Sprachgemeinschaft variieren, wobei die Varianz in Verbindung mit Mehrsprachigkeit und der damit verbundenen Interkulturalität noch einmal deutlich zunimmt. Kinder, die in einer anderen Kultur sozialisiert wurden/werden, sprechen in der Regel nicht nur eine andere Muttersprache, sondern haben auch andere Kommunikationsgewohnheiten, da Kommunikation und ihre Regularitäten kulturspezifischen Besonderheiten unterliegen (z. B. höflicher oder direkter) (Ehrhardt/Heringer 2011).

Kinder ohne Lautsprache

Für die Überprüfung von Kindern, die nicht oder noch nicht über Lautsprache verfügen, stehen diagnostische Verfahren zur Verfügung, die sehr sensitiv und differenziert Kommunikationsmöglichkeiten erheben. Dies trifft auch auf Kinder mit komplexen Beeinträchtigungen zu. Gerade für den Bereich der nonverbalen Kommunikation gilt es, Fähigkeiten und Fertigkeiten und vor allem Potenziale im Bereich der Basiskompetenzen zu beschreiben, die für eine Entscheidung über die Notwendigkeit und die potenziell einzusetzenden Methoden Unterstützter Kommunikation (UK) grundlegend sind. Im Bereich UK gibt es dafür entsprechende Beobachtungs- und Diagnostikmethoden (u. a. Tagesuhr, Boenisch/Sachse 2007; Beurteilung vorsprachlicher Kommunikation nicht oder kaum sprechender Kinder – PVCS-Kurzvorm, Sarimski 2007).

Boenisch, J., Sachse, S. (2007): Diagnostik und Beratung in der unterstützten Kommunikation. Theorie, Forschung und Praxis. 1. Aufl. von Loeper, Karlsruhe

Nonn, K. (2011): Unterstützte Kommunikation in der Logopädie. Thieme, Stuttgart

Differentialdiagnostik

Wie in Kapitel 2 hinsichtlich der Symptomatik deutlich wurde, ist es wichtig, im Rahmen der diagnostischen Abklärung zu eruieren, ob mögliche Einschränkungen im Bereich der pragmatisch-kommunikativen Fähigkeiten als Primär- oder Sekundärproblematik zu verstehen sind. So gilt es zu erfassen, ob die Fähigkeiten im Sprachhandeln bspw. auf eingeschränkte semantisch-lexikalische Fähigkeiten zurückzuführen sind oder auf fehlendes Weltwissen. Genauso ist es möglich, dass auch sozial-emotionale Auffälligkeiten zu einem nicht situationsadäquaten

(Sprach-)Handeln führen. Für eine potenzielle Intervention sind gerade diese Aspekte entscheidend.

Achhammer, B., Büttner, J., Sallat, S., Spreer, M. (2016): Pragmatische Störungen im Kindes- und Erwachsenenalter. Thieme, Stuttgart

Spreer, M., Sallat, S. (2015): Pragmatikdiagnostik im Kindesalter. Überblick über einen vernachlässigten Bereich der Sprachdiagnostik. Forum Logopädie 29 (1), 12-19

Zusammenfassung

Der Überblick zur aktuellen Situation der Diagnostik im Bereich der pragmatisch-kommunikativen Fähigkeiten im Kindesalter macht deutlich, dass im Vergleich zu den anderen Sprachebenen im Jahr 2017 nach wie vor Nachholbedarf besteht. Es fehlen spezifische Verfahren für die Diagnostik pragmatischer Fähigkeiten, mit deren Hilfe zeitökonomisch, aber zugleich reliabel und möglichst differenziert Aussagen über den Entwicklungsstand von Kindern auf dieser Sprachebene getroffen werden können. Die Verfahren sollten in der Lage sein, die kommunikativ-pragmatischen Fähigkeiten differenziert von den semantisch-lexikalischen, den morphologisch-syntaktischen sowie den phonetisch-phonologischen Leistungen abzugrenzen. Zugleich müssen die Einflüsse der kognitiven und der sozioemotionalen Entwicklung auf die Entwicklung der Pragmatik weiter untersucht und berücksichtigt werden.

4 Therapie

Im Gegensatz zu den anderen Sprachebenen sind für den Bereich Pragmatik weit weniger Therapiemethoden entwickelt worden. Die Konzepte zur Therapie bei pragmatischen Störungen sind zumeist nur auf Teilaspekte ausgerichtet (z. B. Erzählfähigkeit) oder sie sind ursprünglich für andere Störungsbilder (Stottern, Mutismus, Aphasie/neurologische Rehabilitation) konzipiert und müssen in der Praxis für die Therapie pragmatisch-kommunikativer Störungen adaptiert werden. Ebenso sind die Methoden und Inhalte stark vom Alter sowie den schriftsprachlichen und metasprachlichen Fähigkeiten der Kinder abhängig. Während im frühen Kindesalter vorrangig implizit und mit unterschiedlich strukturierten Spielformen gearbeitet wird, können spätestens ab dem Schulalter auch explizite reflexive Therapie- und Übungsformen sowie metasprachliche Reflexionen Anwendung finden.

4.1 Erkenntnisse der Therapieforschung

Aufgrund einer bislang fehlenden allgemeinverbindlichen Systematik für Diagnostik, Förderung und Therapie bei pragmatischen Störungen, sind auch die bis zum Jahr 2017 publizierten Ansätze und Studienergebnisse nur schwer aufeinander zu beziehen. Die vorliegenden Studien fokussieren vorrangig Einzelaspekte von Pragmatik, die nicht auf ein zugrundeliegendes Modell zurückgeführt werden können. Gerber et al. (2012) unterscheiden in einem Review zu pragmatisch-kommunikativen Interventionsstudien im angloamerikanischen Raum Ansätze die auf *Verhaltensmodifikation* abzielen, *Verhaltenstrainings*, *Rollenspiele*, *metasprachliche Reflexion und Diskussion* sowie *Elterntrainings*. Es zeigten sich über alle Studien hinweg als Folge der Interventionen Effekte im sozialen Kommunikationsverhalten in den Bereichen

- inhaltliche Strukturierung und Organisation (topic management),
- Erzählfähigkeit (narrative production) sowie
- Reparaturen bei unzureichenden oder mehrdeutigen Kommentaren.

Forschungsergebnisse

In drei Studien, die nach dem Review von Gerber et al. (2012) entstanden sind, wurden weitere Therapieeffekte belegt. Murphy et al. (2014) konnten in einer randomisiert kontrollierten Studie Effekte einer computerbasierten Intervention auf die Kommunikation und Zusammenarbeit von gleichaltrigen Kindern (Peer Collaboration) aufzeigen. Mithilfe sprachlicher Kommunikation und Kooperation mussten die Kinder im Spiel gemeinsam einen Parcours durchlaufen. Um erfolgreich zu sein, waren hierfür gezielte Fragen, Nachfragen und Anweisungen notwendig. Infolge der Intervention verbesserte sich die Kommunikation und Zusammenarbeit der gleichalten Kinder. Kinder mit geringen pragmatischen Fähigkeiten lernten die komplexen Kommunikationsstrategien (Informationsfragen, Nachfragen etc.) zunächst in einer Intervention mit einem Erwachsenen und konnten diese Fähigkeiten dann generalisiert in der Peer-Kommunikation einsetzen. Ebenfalls zeigte sich ein Generalisierungseffekt durch Verbesserungen in der Einschätzung der generellen pragmatischen Fähigkeiten der Kinder.

Adams et al. (2012b) führten eine randomisiert kontrollierte Studie bei sechs- bis elfjährigen Kindern im Rahmen des SCIP („Social Communication Intervention Project") durch. Sie konnten in einer geblindeten Einschätzung von Lehrern und Eltern Verbesserungen direkt nach der Intervention sowie in einer Follow-up-Untersuchung aufzeigen (bessere Einschätzungen der Eltern zu sozialer Kommunikation; bessere Einschätzungen der Lehrer zu schulbezogenen kommunikativen Fähigkeiten). Ebenfalls zeigte sich für einen Teil der Kinder eine Verbesserung der Kommunikationskompetenz (TOPICC – Pragmatik-Teil der Children´s Communication Checklist), nicht jedoch in den anderen eingesetzten standardisierten Messinstrumenten für die Erfassung sprachstruktureller und narrativer Fähigkeiten. Damit zeigen sich Hinweise, dass pragmatisch-kommunikative Fähigkeiten durch eine gezielte Intervention im Einzelsetting auch im Schulalter so beeinflusst werden, dass die Kommunikation mit den Kindern für Eltern und Lehrer verbessert wird.

Improvisationstheater

Achhammer (2014) entwickelte auf der Basis des Improvisationstheaters eine Gruppenintervention, die sie in einer explorativen Studie mit Schülern der dritten Klasse erprobte. Sie konnte nach einem Programm im Umfang von zehn Gruppensitzungen eine signifikante Verbesserung der Lehrereinschätzung mit der Children's Communication Checklist (CCC) aufzeigen. In der Elterneinschätzung und im Textverständnis zeigten sich keine signifikanten Effekte. Eine Tendenz zur Verbesserung der kindlichen Erzählfähigkeit zeigte sich in der Experimental- gegenüber der Kontrollgruppe. Für diese Studie gelten aufgrund der fehlenden Randomisierung allerdings einige Einschränkungen.

4.2 Grundlegende Vorgehensweisen

Die Intervention bei pragmatisch-kommunikativen Fähigkeiten ist in besonderen Maße vom Alter der Kinder abhängig. Da kommunikative Fähigkeiten vorrangig am Modell gelernt werden und die Kinder metasprachliche Reflexionskompetenzen erst noch erwerben, sollten bei jüngeren Kindern implizite und bei älteren Kindern explizite Formate gewählt werden (Abb. 30).

implizite Förderung im frühen Kindesalter

Die Vermittlung und Förderung pragmatischer Fähigkeiten erfolgt im frühen Kindesalter implizit am Modell in echten Kommunikationssituationen (Kannengieser 2019; Sallat/Spreer 2014). Daher müssen in Fördersituationen mit jungen Kindern Spielformen verwendet werden, in denen die Kinder zunächst in bekannten Formaten (Tagesrituale, Begrüßungsrituale, Einkaufspiele, Körperpflege etc.) pragmatisch-kommunikative Verhaltensweisen erleben und lernen können. Diese impliziten Formen können durch die Hinzunahme von direkten Hinweisen an relevanten Stellen durch den Therapeuten/Sprachheilpädagogen oder durch eine dritte unbekannte Modellfigur (Handpuppe, Spielfigur – vergleichbar zum Wortschatzpirat, Motsch et al. 2016; Beitrag 2) erweitert werden. Durch Kommentierungen, Fragen, metasprachliche Reflexionen und modellhafte Äußerungen der

Handpuppe erhält das Kind auf diese Weise zunehmend explizitere Hinweise für das korrekte Verhalten in Kommunikation und Interaktion. Ebenfalls kann der Therapeut implizit durch Modellierungstechniken (Vorstrukturierung, Begleitung, Elaboration) am pragmatisch-kommunikativen Verhalten des Kindes arbeiten. Die Spielsituationen, Kontexte, Materialien und Inhalte müssen wie auch bei anderen Therapieansätzen (Motsch 2010) durch den Therapeuten unter Berücksichtigung der Komplexität und sprachlichen Anforderungen geplant, vorbereitet und angepasst werden (Sallat/Spreer 2014).

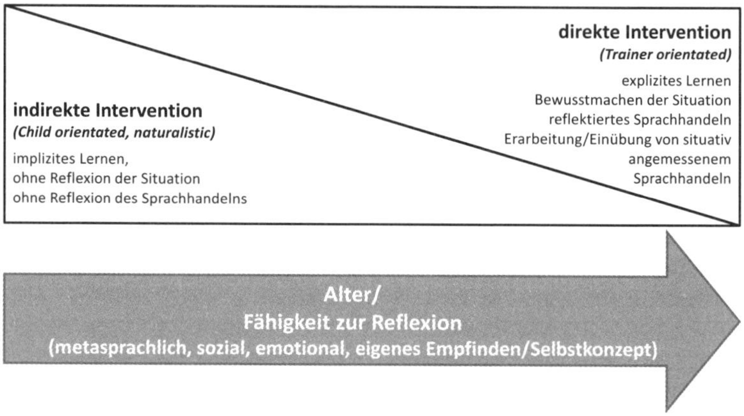

Abb. 30: Altersabhängige kommunikativ-pragamtische Intervention (nach Sallat/Spreer 2014, 163)

explizites Arbeiten mit älteren Kindern

Mit älteren Kindern und Jugendlichen wird dagegen vor allem direkt und explizit gearbeitet. Sie sind selbst oder durch Hilfen des Therapeuten/Sprachheilpädagogen in der Lage, Kommunikationssituationen vollständig zu erfassen. Ebenso können sie ihr eigenes Handeln und eigene Persönlichkeitsaspekte reflektieren. Das Bewusstmachen der Situation mit den dazugehörigen Sprechakten sowie dem Erkennen und Produzieren angemessener sprachlicher, nicht- und parasprachlicher Zeichen soll zu einem reflektierten, selbstgesteuerten Sprachhandeln führen. In Trainings- und Übungssituationen kann das Sprachhandeln zudem zielgerichtet auf- und ausgebaut werden. Hierfür bieten sich mehr oder weniger stark strukturierte Rollenspiele an. Da die sprachlichen Zielsetzungen gemeinsam besprochen werden und der Therapeut eine direkte explizite Rückmeldung über das kommunikative Handeln gibt, werden Selbsteinschätzung und -kontrolle in Bezug auf das eigene Sprachhandeln angeregt.

> *„Rollenspiele, Symbolspiele und Regelspiele sind entsprechend der kindlichen Entwicklung sehr gut für die pragmatisch-kommunikative Förderung und Therapie geeignet. Im Spiel können durch den Therapeuten Sozial- und Sachkontexte variiert werden und damit die pragmatisch-kommunikative Kompetenz der Kinder erweitert oder flexibilisiert werden. Je nach Berücksichtigung von reflexiven Elementen können sie als indirekte Methode (bei Kindern) oder direkte Methode (bei Jugendlichen und Erwachsenen) eingesetzt werden" (Achhammer et al. 2016, 84).*

4.3 Förder- und Therapiemethoden

4.3.1 Variation der Komplexität von Förderkontexten

Therapieziel: natürliches Sprachhandeln

In der Sprachtherapie oder der sprachheilpädagogischen Förderplanung liegt der Fokus meist auf der Arbeit an Sprachstrukturen und damit auf der korrekten Verwendung von Lauten, Wortschatz, Grammatik. Die Verwendung der gelernten Zielstruktur in den natürlichen Sprachhandlungen und Äußerungen des Kindes sowie der Ausbau eines flexiblen Sprachgebrauchs unabhängig von inhaltlicher, situativer und personeller Komplexität kommen in der Therapie- und Förderplanung häufig zu kurz (Sallat/Spreer 2014). Dabei sollte am Schluss jeder Therapiesequenz in den Bereichen Phonetik-Phonologie, Semantik-Lexik und Morphologie-Syntax situations- und kontextangemessenes Sprachhandeln und somit die Umsetzung der erlernten, geübten oder therapierten Fähigkeiten in natürlichen Kommunikationssituationen stehen.

Therapieziel: Flexibilität der Sprachverwendung

Natürliches sprachliches Handeln verlangt nicht nur das Einhalten starrer Rollen und die Verwendung immer gleicher sprachlicher Muster, vielmehr muss die Sprachverwendung flexibel auf den jeweiligen Sachkontext (Inhalt) und Sozialkontext (Mit wem kommuniziere ich?) abgestimmt werden. Daher sollten die in Übungssituationen und der Einzeltherapie mit dem Kind erarbeiteten Laute und Wörter sowie morphologische und syntaktische Regeln (Sprachstrukturarbeit) zunehmend in kurze Äußerungen (Phrasen, Sätze, Kurzdialoge) eingebunden werden. Viele aktuelle Methoden und Ansätze der sprachstrukturellen Therapie berücksichtigen die Notwendigkeit des Übertragens von der Übungssprache in natürliches Sprachhandeln (z. B. entwicklungsproximale Sprachtherapie, Dannenbauer 2002; Patholinguistischer Ansatz zur Therapie bei Sprachentwicklungsstörungen, Siegmüller/Kauschke 2013; Kontextoptimierung, Motsch 2010).

Im natürlichen Sprachhandeln wird die Sprachverwendung flexibel auf den jeweiligen Sach- und Sozialkontext abgestimmt. Daher müssen sprachtherapeutische und -strukturelle Übungen zunehmend in kurze natürliche Äußerungen (Phrasen, Sätze, Dialoge) überführt werden (Abb. 31).

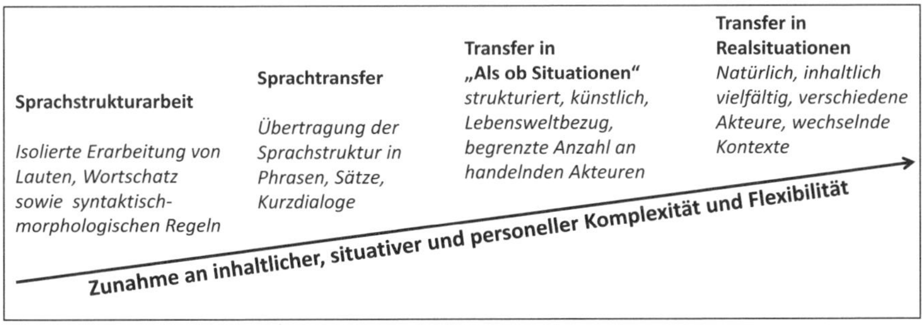

Abb. 31: Steigende Komplexität von Förderkontexten zur Verbesserung kommunikativ-pragmatischer Fähigkeiten (Sallat/Spreer 2014, 162)

sukzessive Steigerung der Komplexität

Es erfolgt zunächst ein Sprachtransfer in einfache Übungssätze oder -phrasen. Darauf aufbauend soll die Komplexität der Sprachhandlungen (inhaltlich, situativ, personell) stufenweise gesteigert werden. Wenn das Sprachhandeln des Kindes in der Übungssprache gesichert ist, kann über den Transfer in „Als-ob-Situationen“ (Rollenspiele wie Einkaufen, Einsatz von Handpuppen etc.) der Wechsel in lebensweltbezogene Situationen und Kontexte erfolgen. Der Transfer in Realsituationen stellt die höchste Stufe dar. Das Kind ist auf dieser Stufe in der Lage, formalsprachlich korrekt und situationsangemessen in vorher nicht klar festgelegten Situationen und Kontexten zu kommunizieren.

In-vivo-Arbeit

Demzufolge sind Formen der In-vivo-Arbeit, die ursprünglich als Möglichkeit für die Stottertherapie entwickelt wurden (Wendlandt 2003), als wichtige Möglichkeit in die Therapie bei pragmatisch-kommunikativen Störungen mit einzubeziehen. Das bewusste Verlassen des Therapieraumes ermöglicht reale Kommunikationserfahrungen. Durch die Begleitung des Therapeuten können Verhaltens- und Kommunikationsweisen gefestigt und ausgebaut werden, damit situatives flexibles Kommunizieren ermöglicht wird. Zugleich können durch die Begleitung des Therapeuten Selbstwahrnehmungs- und -regulationsprozesse des betroffenen Kindes oder Jugendlichen angeregt und gesteuert werden (Achhammer et al. 2016).

4.3.2 Bedeutung des Kommunikationsrahmens sowie der Beziehung und Interaktion zwischen Kind und Therapeut

Bedeutung des Beziehungsaufbaus

Kommunikation und Interaktion benötigen einen Rahmen. Wichtig ist dabei die Möglichkeit eines gemeinsamen Aufmerksamkeitsfokus', der die Triangulation der Aufmerksamkeit und sprachlichen Bezogenheit der Kommunikationspartner auf einen Gegenstand oder eine Sache ermöglicht. Notwendig ist zunächst ein geschützter und vorbereiteter Raum, der in einer angst- und stressfreien Atmosphäre Begegnung und Interaktion ermöglicht. Die Vertrautheit mit dem Therapeuten ist hierbei von besonderer Bedeutung (Dannenbauer 2002). Demzufolge sollte dem Beziehungsaufbau viel Zeit eingeräumt werden. Erst auf der Basis eines Vertrauensverhältnisses des Kindes zum Therapeuten können Interaktion und Kommunikation angebahnt und anschließend durch die Variation des Kommunikationskontextes auf- und ausgebaut werden. In der Musiktherapie stellt die Phase des Kontaktaufbaus einen wesentlichen Schwerpunkt nicht nur in der Arbeit mit Kindern dar (Plahl et al. 2005; Sallat 2017). Erst auf dieser Grundlage können Therapieschwerpunkte im Bereich Interaktion, Kommunikation, Verhalten und Selbstkonzept bearbeitet werden. Für eine gelingende Kommunikation gibt ein vertrautes Verhältnis zum Therapeuten Sicherheit für das eigene Sprachhandeln.

ritualisierte Sprachhandlungen

Ebenfalls sollte für die pragmatisch-kommunikative Therapie dem Raum selbst und der Ausgestaltung der Situation besondere Beachtung geschenkt werden. Ähnlich dem Vorgehen in der Kontextoptimierung (Motsch 2010; Beitrag 3) ist Wert auf die Reduktion situativer Ablenker zu legen. Das Kind soll die Möglichkeit bekommen, seine Aufmerksamkeit voll und ganz auf die Kommunikationssituation (Kommunikationspartner und -inhalt) zu legen.

Situatvive Ablenker:

- Musik im Hintergrund
- Geräusche durch die Tür (Gespräche, Straßenlärm, Baugeräusche)
- interessante Gegenstände/Bilder im Blickfeld des Kindes
- Zeitdruck

Soziale Ablenker:

- unbekannte Personen
- Nervosität, Schüchternheit

Sprachliche Ablenker:

- unbekannte Wörter/Themen, Fremdwörter, syntaktische Komplexität

Emotionale Ablenker:

- Angst
- Wut
- Trauer

Ritualisierte Sprachhandlungen im Rahmen von Morgenkreisen in frühpädagogischen oder schulischen Kontexten oder einer ausführlichen Besprechung der letzten Woche vor dem Beginn der Therapiesitzung bieten ebenfalls einen geschützten Rahmen, in dem Erzählfähigkeiten und kommunikative Muster geübt werden können. Die Wiederkehr der immer gleichen sprachlichen Muster schafft Sicherheit und bietet Orientierung. Durch die Vorgabe von Satzanfängen kann die Äußerung eines Kindes sehr einfach unterstützt werden.

Vorgabe von Satzanfängen:

- **Morgenkreis:**
  - Ich hatte ein schönes Wochenende, weil ich …
  - Gestern habe ich mich geärgert, weil …
  - Ich fühle mich heute gut/schlecht, weil …
  - Ich freue mich auf heute Nachmittag, denn …

- **Unterricht:**
  - Besprechung des Stundenplans: Wir haben heute sechs Stunden. In der ersten …, in der zweiten …
  - Zusammenfassungen von Unterrichtsabschnitten: Wir haben heute gelernt …
  - Reflexion des eigenen Lernens: Mir ist heute schwer gefallen …; Besonders gut geklappt hat bei mir heute …
  - Wiederholen/Zusammenfassen von Aufgabenstellungen: Wir sollen zuerst … und danach …

Ebenfalls können Fragen nach der aktuellen Gefühlslage und Emotionalität zu einer Verbesserung der Eigen- und Fremdwahrnehmung führen. So können die Kinder sensibilisiert werden, wenn es einem Kind gerade nicht so gut geht. Ihre Kommunikation und Interaktion mit diesem Kind wird dann vorsichtiger und rücksichtsvoller sein – dies ist eine Vorstufe zu Präsupposition.

Bereits Therapieabläufe selbst bieten sich als Teil der Förderung im Bereich Pragmatik an, da durch die Bestandteile Begrüßung, Verabschiedung, Gespräche, Einführung in die Therapie- bzw. Unterrichtsstunde, Lern- und Arbeitsformen, freies/strukturiertes Spiel, metasprachliche Reflexion, Absprachen/Organisatorisches wichtige Teilaspekte fokussiert werden. Mit den Begrüßungs- und Abschiedsformeln werden Paarsequenzen und Höflichkeitsformen geübt. In Therapie- und Unterrichtsgesprächen, in Erzählungen und Berichten stehen die Fähigkeiten zu Kohärenz, Kohäsion und Präsupposition im Fokus. In den unterschiedlichen Spielformen geht es um Rollenübernahmen und Reflexion von kommunikativem Verhalten. Beim Besprechen von Lern-/Therapiezielen oder Aufgaben geht es um Gesprächsführung und Kompromissbildung.

4.3.3 Verhaltensmodifikation

In Ansätzen zur Therapie bei Redeflussstörungen oder Mutismus kommen Elemente zum Einsatz, die auf eine Modifikation des Verhaltens sowie die Selbstreflexion und metasprachliche Analyse setzen. Diese können auch für die Therapie pragmatischer Störungen genutzt werden. So zielen personenorientierte Verfahren der Stottertherapie unter anderem auf die Modifikation des kognitiven, sozialen, emotionalen Verhaltens und Erlebens in Kommunikationssituationen (Glück/Baumgartner 2015; Hansen/Iven 2007; Sandrieser/Schneider 2015). Das Ziel ist dabei u. a. der Aufbau eines positiven Selbstkonzeptes sowie der Abbau von sprachlichem und sozialem Vermeidungsverhalten. Die Vorgehensweise ist hierfür an Vorgehensweisen der Verhaltens- und Psychotherapie orientiert (Verstärkung, Selbstverstärkung, Konfrontation). Im Fokus stehen die Motivation für sprachliche Kommunikation und Interaktion sowie eine Stärkung der Selbstkontrolle in den Kommunikationssituationen. Die Modifikation des kognitiven, sozialen, emotionalen Verhaltens und Erlebens in Kommunikationssituationen kann bei älteren Kindern und Jugendlichen ein erster Ansatzpunkt für die Pragmatiktherapie sein, wenn die Störung mit einem geänderten Selbstkonzept oder einem hohen Störungsbewusstsein einhergeht.

DortMuT

In der Dortmunder Mutismustherapie (DortMuT) (Katz-Bernstein 2015; Subellok et al. 2012; Beitrag 8) erfolgt der Aufbau nonverbaler Kommunikation in Spiel und Interaktion. Ebenso werden sprachliche Spontanäußerungen im Spiel evoziert. Daneben erfolgt ein ressourcenorientierter verhaltenstherapeutischer Aufbau sprachlicher Kommunikation (vom Einfachen zum Schweren), u. a. durch therapeutisches Symbol- und Rollenspiel sowie den Einsatz von Handpuppen. Die Handpuppen werden von den Kindern als Kommunikationspartner eher und vor allem angstfrei akzeptiert. Damit bieten sich Möglichkeiten für Kommunikations- und Interaktionserfahrungen. Diese können durch Veränderungen der

Komplexität (sozial, sprachlich, inhaltlich) sowie durch Metakommentare weiter ausgebaut und natürlichen Sprachsituationen angeglichen werden.

Verhaltenstrainings

Eine weitere Möglichkeit sind Verhaltenstrainings. Gerade mit älteren Kindern und Jugendlichen kann das situations- und kontextangemessene Sprachverhalten geübt und trainiert werden. Bspw. wird in der Systemischen Mutismustherapie (SYMUT, Hartmann 2013) in Phase 3 (kommunikativ-sozialinteraktive Phase) daran gearbeitet, die Erfolge in der gelenkten Spontansprache in immer freiere Kommunikationsmuster zu überführen. Das Ziel ist eine Verbesserung der Dialog- und Narrationsfähigkeiten des mutistischen Kindes und damit die Verbesserung sozialinteraktiver Fähigkeiten. Dazu verwendet Hartmann Bildergeschichten und Erzählungen. Zunehmend werden dann In-vivo-Maßnahmen (Einkaufen, Telefonieren, sich in Geschäften beraten lassen) eingebaut, die zu einer Erweiterung der Kommunikations- und Interaktionsfähigkeit führen sollen. Ebenfalls sind Kommunikationstherapien ein Teilaspekt der Psychotherapie. Dabei wird das individuelle kommunikative Verhalten als Strategie innerhalb eines Beziehungsnetzes mit anderen Personen verstanden. Es kann somit einerseits an der Änderung der Regeln des Beziehungsnetzes gearbeitet werden oder das Verhalten wird über positive Neuerfahrungen beeinflusst (Zimmer/Caspar 2014).

4.3.4 Formate des Kindes

„Spielen heißt Kommunikation mit Gedanken/Dingen/Personen" (Mogel 2008, 3).

Spiel als zentrales Element

Ein erfolgreiches Sprachhandeln gelingt Kindern am ehesten in bekannten Situation, Sachkontexten und Spielformaten. Im Sinne eines entwicklungsproximalen Vorgehens sind auch für die Pragmatiktherapie kindliche Formate und Spielsituationen zu wählen. Die Vertrautheit mit den Themen, Rollen und situativen Anforderungen in den verwendeten Spiel- und Interaktionsformaten sind eine wichtige Grundlage, um kommunikative Modelle und Muster entdecken und ableiten zu können. Auch die Entwicklung und Förderung der kindlichen Erzählfähigkeit erfordert kindliche Sachkontexte.

Kindliche Kontexte:

- Alltagssituationen
- Tiere
- Zoo
- Märchen
- Geschichten

Kindliche Formate:

- Rollenspiele (Mutter-Vater-Kind, Einkaufen)
- Regelspiele

In der Sprachtherapie mit Kindern sind Spiele ein fester Bestandteil der therapeutischen Arbeit. Dabei dominieren Regelspiele, da sie der bevorzugten Spielform der erwachsenen therapeutischen Fachkräfte entsprechen (Wildegger-Lack 2011). Dabei gibt es im kindlichen Spiel neben dem Regelspiel noch weitere und unterschiedliche Spielformen, die für die Weiterentwicklung pragmatischer Fähigkeiten geeignet sind. Folgende kindliche Spielformen führt Mogel (2008) auf:

- Funktionsspiel,
- Experimentierspiel,
- frühes Symbolspiel,
- Konstruktionsspiel,
- Symbol-/Rollenspiel und
- Regelspiel.

Auseinandersetzung mit der Umwelt

Heimlich (2014) interpretiert Spielsituationen als Auseinandersetzung mit der Umwelt, da im Spiel häufig soziale Interaktionen aus dem realen gesellschaftlichen Kontext in fiktive Situationen übertragen werden. Im kindlichen Spiel kommt es zur Lebensbewältigung und Auseinandersetzung mit eigenen Kommunikations- und Interaktionsrollen und -mustern. Die Kinder erfahren und erkennen Verhaltensweisen sowie Erweiterungen, Adaptionen und Optimierungen (Anpassungen) von Verhaltens- und Kommunikationsmustern. Ebenfalls kommt es im Spiel zur Schaffung von Ordnung durch Regulation von Zeit und Raum. Durch das ständige Wiederholen und nochmalige Neubeginnen bei geänderten Handlungen oder falschen Spielwendungen (Regelverstößen) wird der Faktor Zeit wieder neu reguliert, und die Kinder können in der Wiederholung der Situation ihr Verhalten anpassen und ausprobieren. Dadurch kann das Kind Emotionen in einem geschützten Raum erleben, das eigene Sozialverhalten auf- und ausbauen und im Durchleben unterschiedlicher Rollen und Kommunikationsmuster Psychohygiene betreiben.

> *„Kinder brauchen eine Gelegenheit, viele Rollen antizipatorisch zu üben. Sie brauchen auch Hilfe, um angemessenes Rollenverhalten für unterschiedliche Situationen zu explorieren und zu definieren" (Shaftel 1973, 33).*

Rollenspiele in der Sprachtherapie

Rollenspiele bieten sich für die Therapie pragmatischer Störungen besonders an, da gerade Kinder, denen diese Spielform noch nicht so bekannt ist, häufig Metakommentare verwenden. Dies kann für das therapeutische Vorgehen explizit genutzt werden. So wird der „Spielrahmen" (das Bedeutungsfeld) immer wieder betreten und verlassen (heraus in das sog. Sichtfeld). Was aus der Erwachsenenperspektive manchmal eher störend wirkt, ermöglicht es den Kindern, den Überblick über die gesamte Situation zu behalten. Auch die Gestaltung der Rollen über stimmliche, gestische und mimische Kodierungen erleichtert den Wechsel zwischen dem Sicht- und dem Bedeutungsfeld (Andresen 2015).

4.3.5 Verhaltens- und Sozialtrainings

Förderung der Kommunikationsbereitschaft

Neben der Arbeit an Sprachstrukturen oder dem Sprachverhalten (Sprechakte, Sprecherwechsel, Erzählfähigkeit etc.) kann es bei manchen Kindern angezeigt sein, durch Verhaltens- und Sozialtrainings an der Bereitschaft für Kommunikation und Interaktion zu arbeiten (Adams 2001; Cummings 2014; Richardson / Klecan-Aker 2000). Dieses Vorgehen kann bei Kindern mit Autismus-Spektrum-Störungen oder Mutismus handlungsleitend sein. Doch auch für Kinder mit pragmatisch-kommunikativen Störungen außerhalb dieser beiden Störungsbilder kann dieses Vorgehen angezeigt sein. Über Maßnahmen der Verhaltenstherapie werden positive Aspekte verstärkt und negative abgebaut. Auf unterschiedliche Weise (z. B. Modelllernen, Rollenspiele) wird am Verstehen von sozialen Rollen (Freundschaften, Gruppenzugehörigkeit) gearbeitet.

Ebenso können in Verhaltens- und Sozialtrainings Möglichkeiten der Perspektivübernahme sowie die Erhöhung von Frustrationstoleranz oder Aspekte wie Wertschätzung, Rücksichtnahme, Beziehungsfähigkeit, Selbstmanagement und -bewusstsein, soziales Bewusstsein und Emotionsregulation im Therapiefokus stehen. Veränderungen in diesem Bereich wirken sich dann oftmals auch auf die Interaktions- und Kommunikationsfähigkeit der betreffenden Person aus (Jugert et al. 2013; Petermann 2010b; Petermann et al. 2012).

4.3.6 Metasprachliche Reflexion und Diskussion

Metasprachliche Reflexionen sind wichtiger Bestandteil von Ansätzen der Stotter- und Mutismustherapie. Spätestens ab dem Schulalter erwerben die Kinder explizites Wissen über Sprache und Sprachhandeln, sowohl in der Laut- als auch in der Schriftsprache. Damit wird das Denken und Reflektieren über den Einsatz von Sprache (metasprachliche Reflexion) zu einer weiteren Möglichkeit für die Sprachtherapie. Sprachliche, kommunikative, soziale und emotionale Besonderheiten von Kommunikations- und Interaktionssituationen können von den betroffenen Kindern und Jugendlichen erkannt und reflektiert werden (Adams 2005; Adams et al. 2012a; Richardson / Klecan-Aker 2000).

Metasprachliche Reflexionen kommen daher ab dem Schulalter in verschiedenen Sprachtherapieansätzen verstärkt zum Einsatz. So können das Kennen und Verwenden von Konventionen für Begrüßungsformeln, eines Wortschatzes für bestimmte Sachkontexte sowie Regeln und Konventionen für Sprecherwechsel (Turn Taking) in Gesprächen oder Diskussionen zum Lern- oder Trainingsinhalt werden.

SCIP

Im Social-Communication-Intervention Project (SCIP) (Adams et al. 2012a, b) werden diese Aspekte in den Schwerpunkten „soziales Verstehen und soziale Interaktion" (Verstehen von sozialen Kontexten, Emotionen, Freundschaften, Intentionen) sowie im Bereich der Pragmatik (Konversation, Diskursfähigkeit, Inhaltsorganisation, Turn Taking) mit Schulkindern geübt, reflektiert und aufgebaut. Die insgesamt 20 Übungssitzungen finden in drei Sitzungen pro Woche in einer 1:1-Situation (face-to-face) in der Schule oder zuhause statt; ebenfalls werden

Übungen für zuhause oder die Klasse vorbereitet. Im Zentrum stehen Rollenspiele, die gemeinsam vorbereitet, durchgeführt und reflektiert werden. Ebenfalls wird mit Bildergeschichten (z. B. Papa Moll) und Modellierungen gearbeitet.

Ein weitere Möglichkeit in diesem Bereich ist das „Kommunikationstraining", das für Schüler im Alter zwischen neun und 16 Jahren entwickelt wurde (Klippert 2010). Das Training zielt in fünf Stufen auf

1. das Nachdenken über Kommunikation,
2. die Förderung des freien Sprechens und Erzählens,
3. das Miteinander-reden-Lernen (Gesprächsführung),
4. überzeugendes Argumentieren und Vortragen sowie
5. komplexere Kommunikation und Interaktion in Spielen.

Mithilfe von über 100 Arbeitsblättern, die diesen fünf Stufen zuzuordnen sind, werden sowohl monologische als auch dialogische Sprechakte geübt, um die mündliche Kommunikationsfähigkeit der Schüler mit Blick auf die Bildungsziele zu verbessern. Damit werden kommunikative Prozesse auf vielfältige Weise bearbeitet und reflektiert.

4.3.7 Einbeziehung der Bezugspersonen

Das Kommunikationsverhalten von Personen ist maßgeblich auch von den Kommunikationspartnern abhängig. Daher ist eine Intervention im Bereich Pragmatik und Kommunikation auch über den Einbezug von Eltern, Bezugspersonen und pädagogischem Personal umsetzbar. Durch Elterntrainings oder Qualifizierungsmaßnahmen von frühpädagogischem Fachpersonal kann falschen Reaktionen auf mangelndes Sprachverhalten von Kindern vorgebeugt werden. Geringe sprachliche Fähigkeiten führen zu einer veränderten Interaktion und Kommunikation des Umfeldes mit der betreffenden Person (Rice 1993). Die unzureichenden sprachlichen Äußerungen einer Person beeinflussen die soziale Wahrnehmung und Beurteilung dieser Person durch Kommunikationspartner. Die Person wird u. a. als unreif wahrgenommen, was wiederum zu einem geringeren/unzureichenden sprachlich-kommunikativen Angebot führt. Daraus resultieren eingeschränkte sprachliche und soziale Lernerfahrungen, die wiederum zu sozio-emotionalen sowie zu pragmatisch-kommunikativen Störungen führen können oder diese verstärken.

Elterntrainings

Elterntrainings, -programme und Interaktionstrainings setzen an diesem Punkt an (Buschmann et al. 2010; Buschmann 2011; Fröhlich et al. 2014; Ritterfeld 2007). Sie sollen verhindern, dass sich das Kommunikationsangebot der Bezugspersonen in eine nicht spracherwerbsfördernde Richtung verändert. Vielmehr ist es das Ziel dieser Interventionen, durch die Anleitung der Kommunikationspartner dem betroffenen Kind angemessene sprachlich-kommunikative Modelle zur Verfügung zu stellen.

Nach dem **Modell der pragmatischen Elternpartizipation** (PEP, Ritterfeld 1999, 2007) erlernen Eltern u. a. das Nutzen natürlicher Sprachlernsituationen sowie sinnvolle Interaktionen mit dem Kind. Im Schwerpunkt „Interaktionstraining“ werden ihnen positive und helfende Verhaltensweisen sowie Formen kindgerechten Kommunizierens bewusst gemacht. Ebenfalls werden sie im Schwerpunkt „Sprachinseln“ für Kommunikations-, Interaktions- und Sprachlernsituationen (z. B. am Wickeltisch) sensibilisiert.

In den verschiedenen Formen des **Heidelberger Elterntrainings** werden die Eltern in Ihrer Funktion als Kommunikations- und Interaktionspartner des Kindes sowie als sprachliches Vorbild und Modell gestärkt (Buschmann 2011; Fröhlich et al. 2014). Neben einem grundlegenden Verständnis für Kommunikations-, Interaktions- und Sprachlernsituationen erhalten sie Wissen zur Beachtung des Aufmerksamkeitsfokus und der Dialogfähigkeit des Kindes sowie Kompetenzen in Bezug auf Gesprächsführung, Diskursgestaltung, Turn Taking und die Beachtung von Situationskontexten. Es werden Rollenspiele, Videosupervisionen, Videoillustrationen sowie Aufgaben für zuhause in systematisch aufeinander aufbauenden Sitzungen neben der reinen Wissensvermittlung zum Spracherwerb und Kommunikationsverhalten eingesetzt.

4.4 Therapieableitung – Förderplanung

Unter der Berücksichtigung der im Abschnitt zur Diagnostik (Kap. 3) vorgestellten Möglichkeiten sollten für die Therapieableitung und Förderplanung bei pragmatisch-kommunikativen Störungen folgende Aspekte beachtet werden.

Basiskompetenzen und Ressourcenorientierung

Da pragmatische Störungen sowohl aus einer primären Störung der pragmatischen Elemente wie Motorik, Sensorik, Kognition (Basiskompetenzen) als auch aus eingeschränkten sprachstrukturellen Fähigkeiten resultieren können, ist deren Analyse und Berücksichtigung von besonderer Bedeutung. So gilt es, die Frage zu klären, was als Grundlage zunächst gefördert/therapiert werden muss. Möglicherweise ist zunächst eine Förderung in einem dieser Bereiche durchzuführen, um dann darauf aufbauend den Sprachgebrauch auszubauen. Ebenso kann es aber auch angezeigt sein, dem Kind vor einer intensiven Arbeit an ausgewählten Sprachstrukturen, als Grundlage zunächst non- und paraverbale Kommunikationsstrategien zu vermitteln. Des Weiteren sollten Fragen der Ressourcenorientierung in die Planungen einbezogen werden:

- Welche vorhandenen Fähigkeiten können für die Erweiterung von Kommunikation und Interaktion genutzt werden?
- Worauf kann aufgebaut werden?

Ebenfalls sollte das Umfeld des Kindes als Ressource mit einbezogen werden:

- Wer kommuniziert mit dem Kind?
- Wen wählt das Kind häufig als Spiel- und Kommunikationspartner?
- Wann und wo kommuniziert das Kind besonders häufig?

Rahmenbedingungen Als Rahmenbedingungen sind für die Ableitung therapeutischer Schwerpunkte Entscheidungen über die Vorgehensweise in der Therapie (indirekt/direkt) zu treffen. In der Arbeit mit jüngeren Kindern sind indirekte Formate zu wählen, mit älteren Kindern können zunehmend direkte und reflexive Formate einbezogen werden.

Förderfrequenz und Förderort Eine weitere Rahmenbedingung betrifft die Förderfrequenz und den Förderort. Da sich kompetentes Sprachhandeln unabhängig von Situation und Sachkontext etablieren soll, ist es angezeigt, pragmatisch-kommunikative Aspekte nicht nur in isolierten Therapiesitzungen zu fördern, sondern in Alltags-, Spiel- und Unterrichtssituationen aufzugreifen. Dadurch wird eine erhöhte Förderfrequenz erreicht. In Bezug auf den Förderort muss die Vertrautheit und Sicherheit des Kindes analysiert werden. Zunächst sollte die Förderung oder Therapie an Orten, Räumen und Situationen durchgeführt werden, die das Kind gut kennt und in denen es sich sicher bewegt.

Schwerpunktsetzung In der Ableitung der Schwerpunktsetzung wird über die Wahl der Methoden sowie der inhaltliche Schwerpunkt der Therapie/Förderung entschieden.

Die Therapie bei pragmatischen Störungen kann den drei Bereichen

- Kommunikationsverhalten/Gesprächsführung,
- Textverarbeitung/Textverständnis und
- Situations- und Kontextverhalten

zugeordnet werden. Für jeden der drei Bereiche werden Leistungen des Erkennens und Verstehens (intrapersonell) und Leistungen des Produzierens und Anwendens (interpersonell) unterschieden (Achhammer et al. 2016, 87; Kap. 3.1).

Optimierung, Ausbau, Flexibilisierung Im Verlauf der Therapie muss durch eine Veränderung der Komplexität von vertrauten hin zu unbekannten Situationen und Kontexten sowie durch die Veränderung der Einbettung der Übungen von konstruierten Situation hin zu realen Situationen gearbeitet werden. Es sind geeignete Spielformate zu wählen. Ebenfalls sollten die Situations- (Wann?, Wo?), Sach- (Worüber?) und Sozialkontexte (Mit wem?) sowie die Interaktionsformen (Wie?) variiert werden, damit das Repertoire des Kindes nach und nach systematisch erweitert wird. Damit wird das Sprachhandeln des Kindes optimiert, ausgebaut und flexibilisiert (Abb. 32).

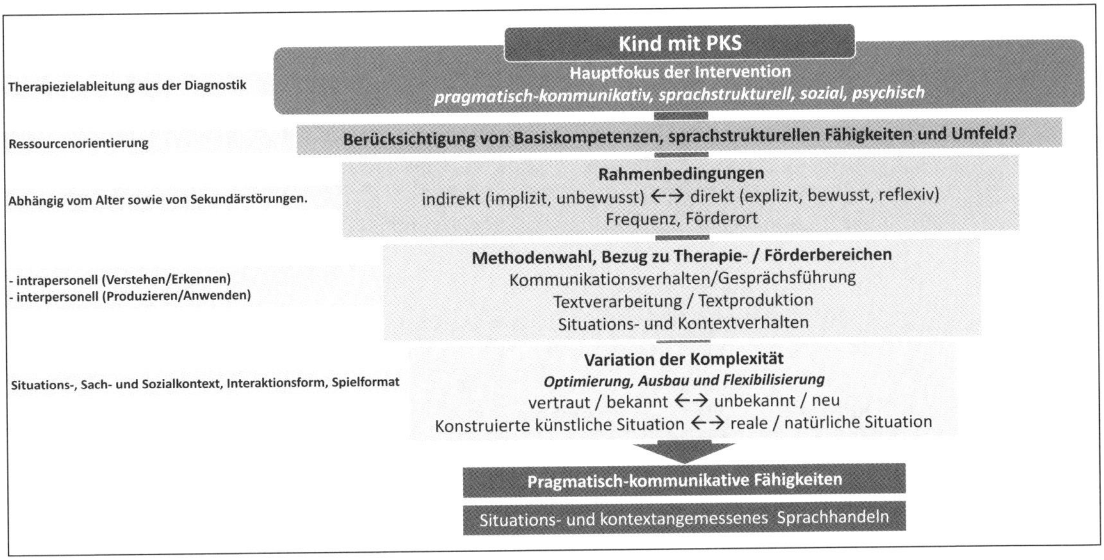

Abb. 32: Vorgehensweisen und Variationsmöglichkeiten der therapeutischen Intervention bei pragmatisch-kommunikativer Störung (Achhammer et al. 2016, 125)

4.5 Therapie- und Förderschwerpunkte

Für die Therapie pragmatisch-kommunikativer Störungen werden unterschiedliche Schwerpunkte angegeben (Kannengieser 2019; Möller/Ritterfeld 2010; Perkins 2010). Es wird deutlich, dass ein allgemein anerkanntes Modell für die Zuordnung von Übungen oder Therapiebausteinen fehlt. Möller/Ritterfeld (2010) nennen als zentrale Therapieaspekte Übungen zur Gesprächsorganisation, zu nonverbaler Kommunikation sowie zum Zuhörerverhalten. Kannengieser (2019) beschreibt als mögliche Schwerpunkte

- den *Erwerb kommunikativer Funktionen* (z. B. Bewusstmachen, Evozieren und Einüben von Sprachhandlungen, zunehmend metasprachliche Reflexion),
- den *Erwerb von Gesprächskompetenzen* (z. B. Initiierung und Aufrechterhaltung von Gesprächen, Einhalten von Sprecherwechsel, verschiedene Redebeiträge wie Erklären, Diskutieren),
- die *Verbesserung der Verständnissicherung* (z. B. Reflexion der eigenen Äußerungen (Wurde ich verstanden?) Beachten von Mimik und Gestik des Gesprächspartners),
- die *Verbesserung des pragmatischen Verstehens* (z. B. Erweiterung situativer Kontexte durch sprachliche Äußerungen, Rollenzuweisung, wörtliche Äußerungen vs. Redewendungen, Einsatz und Verstehen paraverbaler Mittel) und

- die *Verbesserung der Textkompetenz* (z. B. Erstellen und Analysieren sowie Nacherzählen und Nachspielen von Texten).

Schwerpunktsetzungen

Cummings (2014) unterscheidet dagegen zwei Arten von Interventionen bzw. Therapieformen. Einerseits zielen die Maßnahmen auf die Verbesserung der in Kommunikation und Interaktion eingebundenen Teilverarbeitungsleistungen (sozial, kognitiv, sprachlich) sowie ihre Wechselwirkungen. Andererseits wird isoliert an Teilfähigkeiten wie Emotionsverarbeitung, Höflichkeitsformen, Theory of Mind, Mimik/Gestik gearbeitet.

Stehen diese Schwerpunkte je nach Autor noch relativ unverbunden nebeneinander, schlagen Achhammer et al. (2016) unter Berücksichtigung der von Perkins (2010) beschriebenen Unterscheidung der Verarbeitung in intrapersonelle Leistungen (Erkennen/Verstehen) und interpersonelle Leistungen (Produzieren/Anwenden) drei Förder- und Therapiebereiche vor, welche zukünftig einen verbindenden Rahmen der Maßnahmen ermöglichen sollen (Kap. 3.1).

Im Bereich *Kommunikationsverhalten/Gesprächsführung* stehen Sprechakte, Dialoge und Diskurse und damit das Sprachhandeln im Mittelpunkt. Förderaspekte sind hierbei die Organisation und Strukturierung von sprachlichen kommunikativen Äußerungen sowie der Interaktion.

Im Bereich *Textverarbeitung/Textproduktion* geht es um den Inhalt und die Struktur von laut- und schriftsprachlichen Texten (z. B. Äußerungen, Erzählungen, Berichte). Diese müssen gegebenenfalls an den Kommunikationspartner angepasst werden.

Im Bereich *Situations- und Kontextverhalten* geht es um die Verwendung von nonverbalen, emotionalen und sozialen Mitteln beim Verstehen sowie ihren Einsatz bei eigenen Kommunikationsbeiträgen. Hierbei müssen auch soziale Rollen sowie räumliche und inhalts-/sachbezogene Kontexte berücksichtigt werden.

Für jeden Bereich werden Leistungen des Erkennens und Verstehens (intrapersonell) und Leistungen des Produzierens und Anwendens (interpersonell) unterschieden (Achhammer et al. 2016; Kap. 3.1).

4.5.1 Kommunikationsverhalten und Gesprächsführung

Im Förder- und Therapieschwerpunkt Kommunikationsverhalten und Gesprächsführung stehen Sprechakte, Dialogformen sowie Diskurse im Fokus. Das Kind soll lernen, wie Äußerungen inhaltlich strukturiert und in einer Kommunikations- oder Interaktionssituation angemessen eingesetzt werden.

gemeinsame Aufmerksamkeitsausrichtung

Eine Grundlage für das Kommunikationsverhalten ist dabei zunächst die Entdeckung der eigenen Wirksamkeit und Funktion als Kommunikationspartner sowie die Erarbeitung eines Aufmerksamkeitsfokus und die Triangulation der Aufmerksamkeit zwischen dem Kind, einem Gesprächspartner sowie einem Gegenstand (Möller/Spreen-Rauscher 2009; Zollinger 1995). Hierfür werden kommunikative Aktionen oder Reaktionen des Kindes beachtet, verstärkt und bewusst gemacht. Die Sensomotorik spielt dabei eine wichtige Rolle. Kann eine gemeinsame Aufmerksamkeit hergestellt werden, stehen einfache Paarsequenzen im Mittelpunkt, die Aktionen des Kindes und des Therapeuten wechseln sich ab. Als therapeutische Techniken können dabei stimmliche Imitationen, Kontrastierungen, Modellverhalten und Verstärkungen sowie Mimik und Gestik zum Einsatz kommen (Cooke/Williams 1999).

- **Intrapersonelle Fähigkeiten im Bereich Kommunikationsverhalten und Gesprächsführung – Verstehen/Erkennen:** Diese sind das Kennen von Gesprächs- und Diskursregeln, Erkennen von übergaberelevanten Stellen bei Gesprächen, Zuhörerverhalten, erweitertes Monitoring des Sprachverstehens und das Verstehen nichtwörtlicher Rede (Metapher, Implikatur).
- **Interpersonelle Fähigkeiten im Bereich Kommunikationsverhalten und Gesprächsführung – Produzieren/Anwenden:** Das sind die Verbesserung und Erweiterung von Gesprächsführung/Diskursgestaltung, Verbesserung der Fähigkeiten zum Turn Taking, Umgang mit Themenwechsel und Abdrift (inhaltliches Abschweifen), Reparaturen und das Verwenden nichtwörtlicher Rede.

Einüben von Sprechakten in Paarsequenzen

Die Therapie im Bereich des Kommunikationsverhaltens und der Gesprächsführung erfolgt vorrangig in Paarsequenzen. Sind Aufmerksamkeitsfokus und Triangulation vorhanden, werden dem Kind über Dialoge mit dem Therapeuten Sprechakte und übergaberelevante Stellen verdeutlicht. Zunächst können über nichtsprachliche und stimmliche Interaktionen Formen des Aufeinanderbeziehens in Aktion und Reaktion verstärkt werden. Mit einem zunehmenden Fokus auf sprachliches Handeln werden dann feste Paarsequenzen etabliert und geübt. Dies sind z. B. Gruß- und Abschiedsformeln, Frage- und Antwortspiele sowie Handlungen mit Aktionen, die eine Reaktion erfordern. Diese Sequenzen sind bereits in vielen Spielformen und Rollenspielen enthalten. So sind Formate wie das Spielen mit dem Kaufmannsladen durch Grußformeln sowie Frage-Antwort-Sequenzen gekennzeichnet. Die Verkäuferin grüßt und fragt den Käufer nach seinen Wünschen. Die feste und vorgegebene Abfolge der Sprechakte gibt dem Kind dabei eine Orientierung.

Es ist aber ebenso möglich, diese Paarsequenzen nichtsprachlich durch Mimik und Gestik oder musikalisch umzusetzen. Diesen Zugang nutzen Ansätze des Improvisationstheaters (Achhammer 2014) oder der Musiktherapie (Sallat 2017). Das nichtsprachliche Etablieren von Paarsequenzen wird bspw. in Ansätzen der Stotter- und Mutismustherapie verfolgt (Katz-Bernstein 1995). Einfache Paarsequenzen sind ebenso in Regelspielen enthalten, die für die Etablierung von Sprecherwechseln und übergaberelevanten Stellen genutzt werden können. Eine weitere Form für die Arbeit in diesem Bereich stellt die dialogische Bilderbuchbetrachtung dar. Hier sollen in einer geschützten Situation Aufmerksamkeit trianguliert und einfaches dialogisches Kommunizieren ermöglicht werden.

Ausbau und Flexibilisierung

Werden Paarsequenzen sicher beherrscht, können Phasen des Ausbaus und der Flexibilisierung folgen. In dieser Phase werden die Paarsequenzen durch komplexere Formen des Sprecherwechsels (Turn Taking) abgelöst. Eine Möglichkeit dafür ist die Hinzunahme von dritten Personen oder Handpuppen. Dadurch wird die dialogische Situation von zwei auf drei Kommunikationspartner erweitert. Dies verlangt neue Formen des Sprecherwechsels und gegebenenfalls einen geringeren Einfluss auf die Inhalte der Kommunikationssituation. Das Erkennen von übergaberelevanten Stellen ist erschwert.

Ebenso ist es in dieser Phase notwendig, dass durch den Therapeuten die Themenbezüge erweitert, ausgebaut und flexibilisiert werden. Dies kann durch inhaltliche Modellierungen der Äußerungen des Kindes erfolgen. Ebenso ist es möglich, dass der dritte Kommunikationspartner neue Themen in das Spiel einbringt oder metasprachliche Kommentierungen vornimmt. Auf diese Weise kann ebenso der Umgang mit Themenwechseln, Abdrift sowie Reparatur gefördert werden.

Einsatz einer Handpuppe:

- **Einbringen neuer Themen:**
  - Die Handpuppe möchte im Lebensmittelladen keine Lebensmittel, sondern Werkzeug oder Technik kaufen.
  - Die Handpuppe erzählt im Laden, was sie am Nachmittag noch alles erledigen muss oder welchen Freizeitaktivitäten sie nachgeht.
  - Die Handpuppe überlegt, ob sie überhaupt genug Geld dabei hat.
  - Die Handpuppe berichtet aufgeregt über einen Unfall, der gerade vor dem Kaufmannsladen passiert ist.
  - Die Handpuppe fragt: Was könnte ich denn noch kaufen/noch brauchen?
- **Metasprachliche Reflexion:**
  - Die Handpuppe reflektiert eine Sprachäußerung als besonders gut gelungen oder als komisch.
  - Der Handpuppe fällt eine Redewendung oder Gesprächsformel nicht ein, so dass das Kind helfen muss.
  - Die Handpuppe fragt den Therapeuten um Hilfe oder Ergänzungen.
  - Die Handpuppe signalisiert dem Kind oder dem Therapeuten, dass sie etwas nicht verstanden hat und fordert eine Wiederholung ein (Reparatur).

Mit älteren Kindern können verstärkt Gruppensituationen, Rollenspiele und metasprachliche Analysen zu einer Veränderung im Kommunikationsverhalten und der Gesprächsführung genutzt werden. Die Prozesse werden durch das ältere Kind und den Jugendlichen erkannt, so dass eine bewusste Planung der Kommunikationssituation erfolgen kann. Ebenso kann das Misslingen von Kommunikation und Interaktion gemeinsam mit dem Therapeuten analysiert werden. In Rollenspielen können die Kinder bspw. über Aktionskarten immer neue Hinweise für ihre Rolle bekommen, so dass das Sprachhandeln flexibilisiert wird.

Zielstellung: die Regeln des Turn Takings verstehen und anwenden

Situation: Rollenspiel Arztbesuch

- **Arztbesuch**: Der Teddy muss zum Arzt. Amelie ist die Ärztin und fragt den Teddy, wie es ihm geht. Die Therapeutin antwortet. Amelie wird bei den Antworten sehr unruhig und kann die Zeit nicht abwarten, bis der Teddy ausgeredet hat. Sie unterbricht ihn und stellt weitere Fragen. Die Therapeutin weist Amelie darauf hin, dass der Teddy zum Antworten auch etwas Zeit braucht. Im weiteren Spiel lobt sie Amelie für ihre Geduld und das Abwarten im Gespräch, wenn jemand anderes spricht.

Comprehension Monitoring

Ein weiterer Therapie- und Förderschwerpunkt ist der Umgang mit Nicht- oder Missverstehen. Während auf der intrapersonellen Ebene das eigene Nichtverstehen oder das des Gesprächspartners erkannt werden müssen, gilt es auf der interpersonellen Ebene durch sprachliche Reparaturen, diesem Nicht- oder Missverstehen entgegenzuwirken. In Rollenspielen können diese Situationen aufgearbeitet werden – bei jüngeren Kindern wieder durch den Einbezug einer Handpuppe. Ebenfalls können Fehlergeschichten, unbekannte Wörter und Redewendungen genutzt werden, um Inkonsistenzen und Inferenzen deutlich zu machen und aufzulösen. Im Training des Monitoring des Sprachverstehens (Schönauer-Schneider 2008) geht es u. a. um das Schaffen einer Fragehaltung und -kultur sowie die Unterscheidung zwischen Raten und Wissen. In einem weiteren Schritt werden spezifische Fragestrategien in Gesprächs- und Kommunikationssituationen in Bezug auf Akustik/Aussprache, Inhalt sowie Komplexität eingeübt. Ein weiterer Punkt ist das spezifische Nachfragen beim Nichtverstehen schriftsprachlicher Texte sowie das Etablieren einer Erwartungshaltung an Texte (z. B. Inhalte aufgrund von Überschriften antizipieren, Beitrag 5).

Zielstellung: Reparatur
(Einschätzen und Verändern des kommunikativen Verhaltens in Bezug auf Erfolg bzw. Misserfolg des kommunikativen Handelns):

Situation 1: Therapeut und Kind führen ein Gespräch über das Lieblingsspiel des Kindes.

- Der Therapeut fragt: „Was spielst du denn am liebsten?" Das Kind antwortet: „Am liebsten spiele ich das Spiel mit dem Hund, und dann läuft man und ding, ding, ding, ding, pling." Der Therapeut sagt: „Aha, ich kenne das Spiel nicht, also weiß ich nicht, was du meinst mit ding, ding, ding, pling." Das Kind sagt: „Na, das Spiel mit dem Hund und dem Pling drin."

Situation 2: Therapeut und Kind bauen eine Höhle.

- Der Therapeut sagt: „Bitte hole die Decke, wir bauen jetzt das Dach." Das Kind sagt: „Hää, da is nix." Der Therapeut sagt: „Oh ja, da hast du recht, ich meine das gelbe Handtuch."

Zielstellung: Erkennen von Emotionen und die Veränderung der Sprachhandlung:

Situation 3: Ein Kind gewinnt ein Spiel gegen die Therapeutin.

- Das Kind sagt: „Yeah, ich habe gewonnen, nä nä nä nä." Die Therapeutin sagt: „Ich mag es nicht, wenn du mich mit nä nä nä nä verspottest, das macht mich traurig." Sie unterstreicht das mit einer traurigen Mimik. Das Kind sagt: „Ja, aber ich habe gewonnen und du hast verloren, du bist ein Loser."

Kommentierung: In Situation 1 verdeutlicht die Therapeutin durch Nachfragen ihr Nichtverstehen (der Implikatur) und fordert vom Kind eine nachträgliche Ergänzung (Reparatur). In Situation 2 fordert die Therapeutin durch eine unzureichende Äußerung das Nachfragen des Kindes und damit das Einfordern einer Reparatur heraus. In Situation 3 verdeutlicht die Therapeutin, dass sprachliche Äußerungen auch emotionale Aspekte transportieren, die den Kommunikationspartner treffen können.

Viele Aspekte des Kommunikationsverhaltens und der Gesprächsführung sind Bestandteil der Bildungs- und Lehrpläne. Pädagogische Situationen bieten sich für die Förderung und Therapie in diesem Schwerpunkt an, da Lern- und Spielsituationen in Kindergärten und Schulen durch vielfältige Themen, Sozialformen und räumliche Konstellationen gekennzeichnet sind. In ihnen wird natürlich sprachlich agiert und reflektiert. Auf die besonderen Möglichkeiten pädagogischer Förder- und Lernorte für die Intervention bei pragmatischen Störungen wird weiter in Kap. 5 eingegangen.

sprachhandlungsorientierte Sprachtherapieansätze

In einigen Sprachtherapieansätzen steht das dialogische, an der natürlichen Sprachsituation orientierte Sprachhandeln im Vordergrund. Diese bieten damit auch eine gute Grundlage für Interventionen im Bereich pragmatisch-kommunikativer Störungen. Die Kinder sollen nicht über vorgegebene Satzmuster oder Pattern Drill sprachliche Strukturen oder sprachliches Handeln erwerben. Vielmehr erfolgt die Arbeit entwicklungsproximal, durch die Optimierung des Kontextes oder des Sprachangebotes sowie durch die Arbeit mit sprachlichen Handlungsstrukturen und Skripten.

inszenierter Spracherwerb

Die Konzepte der entwicklungsproximalen Sprachtherapie (Dannenbauer 2002) und des inszenierten Spracherwerbs (Füssenich 2002) gehen über die Arbeit an formalen Sprachstrukturen weit hinaus. Orientiert an den Prozessen und Phasen des natürlichen Spracherwerbs wird das Sprachangebot manipuliert und optimiert, um Sprachlernen trotz eingeschränkter Ressourcen zu ermöglichen. Das gemeinsame Handeln und der Dialog sind in diesen Ansätzen der Ausgangspunkt der sprachlichen Intervention. Dabei erfolgt eine Orientierung an realen Handlungssituationen und der Lebenswelt des Kindes. Zum Einsatz kommen Modellierungen in Form von vorausgehenden und kindlichen Äußerungen nachfolgenden Sprachmodellen (Präsentation, Parallelsprechen, Linguistische Markierungen, Alternativfragen, Expansion, Umformung, korrektives Feedback, modellierte Selbstkorrektur, Extension) (Dannenbauer 2002). Die Modellierungen, die sich in diesen Ansätzen auf grammatische Strukturen beziehen, können für die Pragmatiktherapie ebenso zum Einsatz kommen. Bspw. ermöglichen es Formen der Expansion und Extension, notwendige erwartete Begründungszusammenhänge in einer Antwort des Kindes zu ergänzen; Alternativfragen können konventionalisierte Äußerungsformen neben die Äußerungen des Kindes stellen. Auf diese Weise kann das Kind pragmatisch-kommunikative Fähigkeiten sowie Möglichkeiten für das Anpassen und Strukturieren der Informationen (Präsupposition, Kohärenz, Kohäsion) erwerben (Achhammer et al. 2016).

In der Kontextoptimierung (Motsch 2017; Beitrag 3) werden kommunikative Teilaspekte wie Sprach-, Situations-, Sozial- und inhaltlicher Kontext systematisch optimiert und strukturiert. Ebenso werden durch die Prinzipien Ursachen- und Ressourcenorientierung sowie Modalitätenwechsel die sprachlichen (sprachstrukturellen) und nichtsprachlichen (kognitiven, auditiven) Fähigkeiten des Kindes berücksichtigt und die Lernsequenzen in natürliche und an den Ressourcen des Kindes orientierte Situationen eingebunden. Damit kann auch dieses Therapiekonzept für die Förderung der pragmatisch-kommunikativen Fähigkeiten des Kindes zum Einsatz kommen. Die Kontextoptimierung bietet durch die Beachtung und Kontrolle der kommunikativen Teilaspekte einen guten

Handlungsrahmen für die Optimierung, den Ausbau und die Flexibilisierung der Sprachhandlungen des Kindes.

handlungsorientierter Therapieansatz

Im handlungsorientierten Therapieansatz – HOT (Weigl / Reddemann-Tschaikner 2009) wird neben der Arbeit an sprachlichen Strukturen vor allem auf die Stärkung der Handlungskompetenz sowie auf Handlungsstrukturen abgezielt. Dafür werden mit dem Kind Skripte auf der konkret-handelnden, der bildhaften und der symbolischen / sprachlichen Ebene erarbeitet. Damit soll über die Handlungsplanung sowohl eine Verbalisierung der Handlung als auch die Reflexion der Handlungssequenz durch die Darstellung auf Bildebene ermöglicht werden. Der Dialog zwischen Therapeutin und Kind ist in diesem Ansatz von besonderer Bedeutung. Die Verbalisierung der Handlungsabläufe (Skripte) entspricht der metasprachlichen Reflexion von Kommunikation und Interaktion.

Das Verstehen und Verwenden nichtwörtlicher Rede setzt stärker noch als für die anderen Schwerpunkte semantisch-lexikalisches Wissen voraus. Das Verstehen nichtwörtlicher Rede beinhaltet ebenso indirekte Sprechakte sowie Witz und Ironie.

SCIP

Das Social Communication Intervention Project (SCIP) ist ein Gruppenprogramm für Kinder mit pragmatischen Störungen oder Autismus-Spektrum-Störungen im Grundschulalter (Adams et al. 2012a). Es umfasst 20 Übungssitzungen, vorrangig im Gruppensetting (Klasse). Im SCIP werden Fähigkeiten zur Gesprächsführung und sozial-kognitive Fähigkeiten mit folgenden Schwerpunkten systematisch geübt und aufgebaut:

- soziales Verstehen und soziale Interaktion:
  - Verstehen von sozialen Kontexten,
  - Verstehen von Emotionen,
  - Entwicklung und Verbesserung der Flexibilität,
  - Verstehen von Gedanken und Intentionen,
  - Verstehen von Freundschaften;
- Pragmatik (Verstehen und Gebrauchen pragmatischer Fähigkeiten in einem metakognitiven Kontext):
  - Konversation,
  - Erkennen inhaltlicher Anforderungen und Hinweisreize,
  - Regeln und Konventionen für Sprecherwechsel (Turn Taking),
  - Inhaltsorganisation,
  - Diskursfähigkeit;
- Sprachfähigkeiten (Erzählfähigkeiten – Narration):
  - Wortfindung, Semantik, situationsangemessener Wortschatz,
  - Narration,
  - Verstehen von Idiomen und Metaphern,
  - Textverstehen, Verstehen komplexer Sätze,
  - Monitoring des Sprachverstehens.

4.5.2 Textverarbeitung und -produktion

Im Bereich der Textverarbeitung und -produktion geht es um die Sprachverwendung in laut- und schriftsprachlichen Texten. Sowohl in der Laut- als auch in der Schriftsprache müssen sprachliche Einheiten enkodiert und dekodiert werden. Hierfür muss bei der Produktion der Wissenshintergrund des Gesprächspartners adäquat eingeschätzt werden (Präsuppositionen), ebenso müssen Inhalte und Informationen in Erzählungen oder im Gespräch strukturiert und gegebenenfalls an den Zuhörer angepasst werden. Ein weiterer wichtiger Punkt in diesem Förderbereich ist das Erkennen von Inferenzen, also die in Texten enthaltenen, aber nicht explizit aufgeführten Informationen sowie die Fähigkeit zur Sinnentnahme und das Verstehen von inhaltlichen Zusammenhängen eines Textes.

Texte verstehen

Die Grundlagen sind auch in diesem Bereich die intrapersonellen Fähigkeiten zum Verstehen und Erkennen. Das Kind muss zunächst in gesprochenen oder geschriebenen Texten explizit benannte und indirekt transportierte Informationen erkennen und miteinander verbinden. Hierfür müssen Fragestrategien entwickelt und etabliert werden (Wer hat was gesagt? Was passierte zuerst? Was passierte danach? Um welches Thema geht es?). Diese dienen der Klärung, ob bereits alle notwendigen Informationen vorliegen oder noch weitere benötigt werden (z. B. Bearbeitung von Sachaufgaben im Mathematikunterricht) bzw. ob alle Informationen nachvollziehbar verstanden werden können. Bei kleinen Kindern kann dies zunächst durch Fragen und metasprachliche Kommentare des Erwachsenen oder einer Handpuppe angebahnt werden. Bei großen Kindern können diese Fragen auch explizit geübt und vermittelt werden. Modellhaftes Sprachhandeln von Erwachsenen hat auch hierbei eine besondere Bedeutung. Die eigentlich gedanklich ablaufenden sprachlichen Analysen müssen versprachlicht werden, damit das Kind die Strategien erkennen und erlernen kann.

Texte produzieren

In einem zweiten Schritt muss es auf der interpersonellen Ebene darum gehen, in den eigenen Sprachäußerungen Inhalte angemessen wiederzugeben und zu strukturieren (Kohärenz, Kohäsion) sowie das Wissen des Kommunikationspartners beim eigenen Redebeitrag mit zu berücksichtigen (Präsupposition).

Erzählrituale, z. B. durch Berichte vom Wochenende im Morgenkreis, können das strukturierte Erzählen fördern. Eine weitere Möglichkeit sind Partnerspiele, in denen Handlungsanweisungen der einen Person durch die andere umgesetzt werden müssen. Als besondere Schwierigkeit können beide durch einen Vorhang oder eine spanische Wand getrennt sein. Eine gute Möglichkeit sind in diesem Schwerpunkt auch Spielformate wie „TABU". Die Kinder müssen aus den gegebenen Informationen Schlussfolgerungen ziehen und dabei Inferenzen erkennen. Ebenfalls wirksam sind Übungen zum Beschreiben von Gegenständen. Durch Erfragen der unterschiedlichen Eigenschaften des Gegenstandes (Wie fühlt es sich an? Wie klingt es? Was kann man damit machen?) bekommen die Kinder Hinweise auf relevante Informationen. Diese Fragen entsprechen den in semantisch-lexikalischen Strategietherapien verwendeten Elaborationsstrategien (Glück / Elsing 2014b; Motsch et al. 2022).

Die Fähigkeiten im Bereich Textverarbeitung und der Textproduktion sind stärker noch als die Fähigkeiten in den anderen Bereichen Bestandteil der Bildungs- und Lehrpläne. Im Deutschunterricht und zunehmend auch in anderen Fächern wird metasprachliches Wissen aufgebaut und weiterentwickelt. Die Texte werden in höheren Klassen immer komplexer und stellen damit immer höhere Anforderungen an das Erkennen der Inhalte und sachlogischen Zusammenhänge (Kohärenz, Kohäsion). Ebenfalls werden in höheren Klassen diskursive Fähigkeiten (Argumentieren, Diskutieren) ebenso verlangt wie die Fähigkeit, erlangtes Wissen auf neue Sachkontexte zu übertragen und in unterschiedlichen Sozial- und Lernformen sprachlich angemessen zu handeln (Sallat/Spreer 2014).

Im pädagogischen Bereich gibt es vielfältige Materialien zur Entwicklung der Erzählfähigkeit, Übungen zur Sinnentnahme aus Texten sowie zum Verfassen unterschiedlicher schriftsprachlicher Textformate (Berichte, Erörterungen, Erzählungen). Als Grundlage dienen schon im frühkindlichen Bereich Bildergeschichten, die geordnet und deren Inhalte verbalisiert werden müssen. Bildergeschichten gibt es in unterschiedlicher inhaltlicher Komplexität für verschiedene Altersbereiche. Die Bilder geben zugleich eine Orientierung für die sprachliche Umsetzung und das Nacherzählen durch das Kind. Zu beachten ist, dass bei einigen Geschichten ein inhaltlicher Bruch/eine Wendung enthalten ist, der/die eine Pointe oder einen Witz markiert (z. B. Der Kleine Herr Jakob). Diese sind jedoch für Kinder mit pragmatisch-kommunikativen Störungen nur schwer zu erkennen. Anregungen zur Förderung der Erzählfähigkeiten finden sich u. a. bei Ringmann (2013) und Schelten-Cornish (2015).

PraFIT

Einen neuen Ansatz für die Therapie bei pragmatisch-kommunikativen Störungen hat Achhammer (2014) mit dem Konzept PraFIT vorgelegt. In diesem Konzept wird in einer Gruppenintervention mit den Methoden des Improvisationstheaters gearbeitet. Im Mittelpunkt stehen dabei die soziale Interaktion, sprachliche Angemessenheit, Gesprächsführung sowie das Zuhörerverhalten und die Erzählfähigkeit. Da im Mittelpunkt des Improvisationstheaters kurze Geschichten stehen, ist es für die Förderung im Bereich Textproduktion und -verständnis geeignet.

Der Aufbau einer Szene (Storytelling) entspricht dabei der Geschichtenstruktur und erfolgt aus dem gemeinsamen Rollenspiel heraus. Gemeinsam mit dem Spielpartner wird die Geschichte interaktiv aus dem Stegreif heraus entwickelt. Als Gerüst für die Improvisation dienen die drei Phasen einer Geschichte: Etablieren (Einleitung), Kippen (Planbruch) und Abrunden (Lösung). Im gemeinsamen Erfinden der Szene werden gleichzeitig sozial-kommunikative Fähigkeiten trainiert (Achhammer et al. 2016). Als Schwerpunkte des Therapiekonzeptes PraFIT nennt Achhammer (2014) folgende:

- Ebene 1 (Eigen- und Fremdwahrnehmung):
  - Impuls nehmen/geben,
  - Zusammenarbeit in der Gruppe,
  - Wahrnehmung;
- Ebene 2 (Sprachverwendung im Kontext):
  - Körpersprache,
  - Emotionen;

- Ebene 3 (Erzählen):
  - Storytelling.

DO-FINE Das Dortmunder Förderkonzept zur Interaktions- und Narrationsentwicklung (DO-FINE) (Quasthoff et al. 2011) wurde für Vor- und Grundschulkinder entwickelt. Es adressiert folgende pragmatische Teilfähigkeiten:

- Anpassen des Informationsgehalts an das Wissen des Kommunikationspartners (Präsupposition),
- Einsatz von Kohärenz / Kohäsion,
- Förderung mündlicher und schriftlicher Erzählfähigkeit und
- Einsatz von Emotion, angemessene Wortschatzverwendung.

DO-FINE etabliert Erzählen als interaktiven Prozess zwischen Erzähler und Zuhörer. Der Erzähler muss in einem dynamischen Prozess das mündliche Erzählen an einen Zuhörer anpassen, das Gespräch organisieren und dabei gleichzeitig den spezifischen (sachlichen) Kontext beachten.

Die Erzählfähigkeit wird durch Erweiterung und Entwicklung des Kontextes und durch häufige Wiederholungen kontinuierlich ausgebaut. Dabei wird auf sprachliche Rituale sowie zeitliche und örtliche Markierung von Übergängen geachtet. Besonderer Wert wird dabei auf Handlungen als Grundlage für die Erzählfähigkeit und metasprachliche Reflexion gelegt (Schröder et al. 2014). Dabei wird die Annahme verfolgt, dass dem mündlichen Erzählen das gemeinsame Ausagieren einer Handlung in einer Spielsituation vorausgeht (Quasthoff et al. 2011). Im Konzept DO-FINE werden neun aufeinander aufbauende Förderbereiche unterschieden (Schröder et al. 2014):

- **1. Ko-Konstruktion eines Kontextes:** Gemeinsam mit dem Kind wird der zeitliche, räumliche und personelle Kontext einer Geschichte erarbeitet. Dabei wird das Weltwissen des Kindes berücksichtigt und es werden gegebenenfalls Requisiten für das Spiel zusammengetragen.
- **2. Entwicklung einer Handlung:** Im zweiten Schritt erfolgt die Übertragung in Handlungen (Belebung) durch Rollenübernahme. Hierbei hilft ein mit dem Erwachsenen erstelltes Skript zur jeweiligen Rolle, in dem auch Handlungen und Sprachäußerungen der Person (Rolle) festgehalten werden können. Durch das Wechseln von Rollen (Spielen unterschiedlicher Personen) kann somit die Übernahme verschiedener Perspektiven geübt werden.
- **3. Etablierung eines Planbruchs:** Durch die Therapeutin werden ungewöhnliche inhaltliche Wendungen modellhaft integriert und hervorgehoben. Durch Anregungen, Impulse und Vorschläge wird die Entwicklung einer Lösung durch das Kind unterstützt (Problemlösestrategien, Reparatur).
- **4. Kontextbezogene Versprachlichung einer Handlung:** Der Spielverlauf wird unterbrochen und spezifische Informationen werden versprachlicht (narrative Distanzierung zum Geschehen, Etablierung relevanter Erzählstrukturen).

- **5. Modellhaftes Erzählen der Fachperson:** Der Erwachsene gibt ein sprachliches Modell einer Erzählung vor. Über das Hören einer kohärenten Erzählung erfassen die Kinder die erzählrelevanten Informationen. Ebenfalls werden spezifische sprachliche Formen zur Markierung der Erzählstruktur eingeführt.
- **6. Erarbeiten der Erzählstruktur:** Mithilfe von Symbolisierungen in Form vom Erzählwichten werden die relevanten Strukturmerkmale einer Erzählung eingeführt. Diese Erzählwichte stehen stellvertretend für die einzelnen Teile einer Erzählung: Orientierung – Planbruch – Auflösung.
- **7. Kinder erzählen – kontextunabhängige Erzählinteraktion:** Die Kinder produzieren eigenständige Erzählungen und erhalten anhand zuvor eingeübter Fragestellungen von den Zuhörern Rückmeldungen. Diese Fragen sollen die Kinder in Bezug auf die Berücksichtigung der Erzählstruktur unterstützen.
- **8. Dokumentation:** Das Kind diktiert der Fachperson seine Geschichte. Sie wird dabei in einen schriftlichen Text übertragen. Anschließend wird eine Bildersequenz angefertigt, die zu einem Buch gebunden mit nach Hause gegeben wird.
- **9. Metasprachliche Reflexion:** Im Gegensatz zu den vorherigen Schwerpunkten steht nun die metasprachliche Reflexion der Geschichte und nicht mehr die spielerische Handlung oder Spielkontext im Fokus. Das festigt auf diese Weise die eigenständige Einhaltung der Geschichtenstruktur.

4.5.3 Situations- und Kontextverhalten

Im Therapie- und Förderbereich des Situations- und Kontextverhaltens werden Variablen fokussiert, die den Kommunikations- und Interaktionskontext beeinflussen. Es geht in diesem Schwerpunkt um soziale Interpretation und soziale Interaktion. Neben der rein sprachlichen Information müssen Sender und Empfänger von Nachrichten auch die nonverbalen und emotionalen Zeichen und Hinweise erkennen oder in der eigenen Äußerung adäquat umsetzen. Der Einsatz dieser Mittel muss an die Situation, den Kontext, die soziale Rolle angepasst werden.

nonverbale Kommunikationsmittel

Das Verstehen und Produzieren nonverbaler Mittel umfasst Mimik, Gestik, Blickkontakt und Körpersprache. Für Kleinkinder finden sich dazu sowohl in den Ansätzen zur Frühintervention bei Sprachentwicklungsstörungen (Buschmann 2011; Cooke/Williams 1999; Fröhlich et al. 2014; Möller 2015; Zollinger 1995) als auch bei Autismus-Spektrum-Störungen zahlreiche Übungsvorschläge (Fröhlich et al. 2014; Rollett 2007). Auch in Ansätzen aus der Musiktherapie kann der Schwerpunkt auf die Entwicklung von Ausdrucksfähigkeit, Emotionsregulation sowie Wahrnehmungs- und Konzentrationsfähigkeit gelegt werden. Sie bietet damit eine Möglichkeit für die Therapie in diesem Schwerpunkt (Decker-Voigt et al. 2012; Sallat 2017). Im Konzept PraFIT werden für diesen Bereich Klatschkreise, Stille Post und Blinzeln und pantomimische Darstellungen von Emotionen, Situationen und Begriffen eingesetzt (Achhammer 2014). Für den Bereich der Emotionen gibt es eine Vielzahl an Arbeitsblättern und Bildkarten, die dazu verwendet werden können.

nonverbale Kommunikationsmittel

Das Verständnis für soziale Kontexte (soziale Rollen, Status, Beziehung zum Gesprächspartner) sowie die Beachtung des Situationskontextes (Gesprächsanlass und -form, räumlich-zeitliche Umgebung, aktuelle Situation) können bei kleinen Kindern in Rollenspielen durch Einbettung von metasprachlichen Kommentaren oder vereinbarte Skripte in den Mittelpunkt der Übung gestellt werden.

„**Skripts** als Stütze der Kommunikation" (Albers 2009, 63; Herv. d. Verf.) sind ein gemeinsamer thematischer oder auch handlungsspezifischer Rahmen, der beiden Kommunikationspartnern bekannt ist und eine Orientierung bietet.

Rollenspiele

In thematisch klar umgrenzten Rollenspielen (Arztbesuch, Kaufmannsladen, Mutter-Vater-Kind) kann das Kind auf vorhandene Konzepte und Skripte zurückgreifen und seine Aufmerksamkeit auf den Sozialkontext oder situative Besonderheiten richten. Sie müssen durch den Therapeuten gezielt kontrolliert, variiert und flexibilisiert werden. Bei älteren Kindern und Jugendlichen können diese Situationen bereits im Vorfeld metasprachlich analysiert und strukturiert werden. Gemeinsam können handlungsleitende Fragen zum Einfluss des Kontextes auf die Kommunikation erörtert werden (Achhammer et al. 2016):

- Was ist der Anlass der Kommunikation?
- Wo findet die Kommunikation statt?
- Wer ist der Adressat?
- Welcher Zweck wird verfolgt?
- Was gilt es zu beachten?

Für die interpersonelle Ebene muss an der Verwendung eines situationsangemessenen Wortschatzes sowie der Flexibilisierung kommunikativer Strategien gearbeitet werden. Die Wortwahl ist vom Sach- und Sozialkontext abhängig. Mit Peers wird anders kommuniziert als mit Respektspersonen. Diese Aspekte müssen metasprachlich reflektiert und bewusst gemacht werden: mit jüngeren Kindern im Rollenspiel, mit älteren Kindern können angemessene situationsbezogene Wörter gesammelt oder Skripte erstellt werden. Im schulischen Bereich gibt es hierzu wiederum vielfältige Möglichkeiten. Schon der Lehrer- und Fachwechsel stellt eine neue Kommunikationssituation dar, an die sich der Schüler anpassen muss. Mit jedem Lehrer wird ein anderer Umgangston gepflegt, und in jedem Fach wird ein spezifischer Wortschatz verwendet (Sallat/Spreer 2014).

Lernen am Modell

Das Verstehen sozialer Rollen und Beziehungen wird vor allem am Modell gelernt. Ebenfalls können diese Aspekte in Geschichten zu Freundschaft, Beziehung, Konflikten sowie in Rollenspielen vermittelt und geübt werden. Das Verstehen sozialer Rollen und Beziehungen kann ebenso wie Aspekte der Rücksichtnahme, Höflichkeit und Wertschätzung vor allem in Gruppeninterventionen gefördert werden. Durch die Gruppe ergeben sich komplexe Situationen und vielfältige Möglichkeiten für die Eigen- und Fremdwahrnehmung. Ideen und Materialien für diesen Bereich finden sich u. a. in den Konzepten PraFIT (Achhammer

2014), Fit for Life (Jugert 2005), Training mit sozial unsicheren Kindern (Petermann/Petermann 2006), Elterntraining zur Anbahnung sozialer Kommunikation bei Kindern mit Autismus-Spektrum-Störungen (TASK) (Fröhlich et al. 2014), Sozialtraining in der Schule (Petermann et al. 2012).

Achhammer, B., Büttner, J., Sallat, S., Spreer, M. (2016): Pragmatische Störungen im Kindes- und Erwachsenenalter. Thieme, Stuttgart

Cummings, L. (2014): Pragmatic Disorders (Perspectives in Pragmatics, Philosophy, Psychology, Bd. 3). Springer Netherlands, Dordrecht

Perkins, M. R. (2010): Pragmatic impairment. Cambridge University Press, Cambridge

Zusammenfassung

Da allgemeingültige ganzheitliche Verarbeitungs- und Entwicklungsmodelle für die Pragmatik bislang nicht vorliegen, wurde die Ableitung der Förderung und Therapie bislang eher auf Einzelaspekte gerichtet. Hier liegen für viele Teilaspekte der Pragmatik in unterschiedlichen Therapieansätzen Übungen und Methoden vor, die für die pragmatisch-kommunikative Therapie genutzt werden können. Mit den hier vorgestellten Therapie- und Förderschwerpunkten (Kommunikationsverhalten/Gesprächsführung, Textverarbeitung/Textproduktion, Situations- und Kontextverhalten) und der Unterscheidung von intrapersonellen und interpersonellen Fähigkeiten innerhalb dieser Schwerpunkte liegt nun eine Möglichkeit für die Ableitung der Förderung und die Verknüpfung der Einzelmaßnahmen vor.

5 Möglichkeiten der unterrichtsintegrierten Förderung

Pädagogische Einrichtungen (Kita, Schule) bieten im Gegensatz zur Sprachtherapie *vielfältige inhaltliche, soziale, räumliche, sprachliche und kognitive Kontexte*, die sich für die Förderung und Therapie bei pragmatisch-kommunikativen Störungen anbieten.

Erfahrungsraum Schule

Pragmatisch-kommunikatives Lernen benötigt Erfahrungsräume für situations- und kontextangemessenes Sprachverhalten. Die Schule bietet durch die Unterrichtsstunden mit jeweils anderen Inhalten und Sachzusammenhängen sowie durch die Arbeit mit Gruppen (Klassen) viele natürliche Sprechanlässe, für deren Bewältigung pragmatisch-kommunikative Fähigkeiten Voraussetzung sind. Zugleich können diese Situationen durch die Lehrkraft so optimiert werden, dass intra- oder interpersonelle Fähigkeiten in den Förder- und Therapiebereichen Kommunikationsverhalten / Gesprächsführung, Textverarbeitung / Textproduktion sowie Situations- und Kontextverhalten aufgebaut werden können.

Das unterrichtliche Setting bietet unterschiedliche Möglichkeiten zur Unterstützung und Förderung (Tab. 32). Die Bandbreite reicht dabei von allgemeinen, unspezifischen Maßnahmen für alle Kinder (Förderung von Basiskompetenzen) bis hin zur Integration spezifischer sprachtherapeutischer Maßnahmen in den Unterricht (Reber / Schönauer-Schneider 2022). Dies entspricht der Konzeption eines sprachheilpädagogischen Unterrichts als Oberbegriff für entsprechende Interventionen im schulischen Kontext, der durch individuelle therapeutische Angebote zu ergänzen ist.

Tab. 32: Vergleich schulischer und therapeutischer Förderorte in Bezug auf Pragmatik

Therapie	Kindergarten/ (Sprachheil-)Schule
– übungszentrierte Einzelsituation – künstliche Situation – Erlernen von Übungssprache – einmal wöchentlich – Übertragung in natürliches Sprachhandeln schwierig	– Gruppensituationen – Wechsel von Sozialformen – häufiger Wechsel der Sachkontexte – wiederkehrende (natürlichere) Kommunikationsformate – täglich mehrere Stunden – wechselnde Kommunikationspartner (Peers, Lehrer)

pragmatische Aspekte als Teil der Lehrpläne

Ein weiterer wichtiger Punkt ist, dass einige pragmatisch-kommunikative Aspekte erst im Schulalter erworben werden und Teil der Bildungs- und Lehrpläne sind. Am größten ist der Anteil im Curriculum des Fachbereichs Deutsch (Entwicklung von Erzählfähigkeit, Formulieren von Berichten (in höheren Klassen: Anschreiben, Briefe). Auch in der Bildungssprache, die als Entwicklungsbereich quer zu den Curricula der Unterrichtsfächer liegt, sind pragmatisch-kommunikative Aspekte enthalten (u. a. argumentieren, beschreiben, begründen, erklären).

Die Unterrichtsfächer bieten mit dem jeweiligen Fachwortschatz einen wechselnden Sachkontext, der vom Schüler bewältigt werden muss. Hinzu kommt, dass der Unterricht spätestens ab Klasse 5 durch Fachlehrer durchgeführt wird und die Schüler sich somit neben dem Sachkontext (Inhalt, Fachsprache) auch auf wechselnde Kommunikationspartner (Fachlehrer) einstellen müssen. Schüler und Fachlehrer sehen sich möglicherweise nur einmal pro Woche. Dieser Lehrerwechsel stellt spätestens ab der Sekundarstufe eine pragmatisch-kommunikative Herausforderung dar, da sich der Kommunikationspartner (und damit häufig die kommunikativen Anforderungen) ändern. Ebenfalls stellt der Raumwechsel für den Fachunterricht eine Veränderung des räumlichen Kontextes dar (u. a. Akustik, Ausrichtung der Sitzpositionen der Schüler, ggf. fachspezifisches Interieur, das als Referenz zur Verfügung steht).

Je nach Unterrichtsfach und dem didaktisch-methodischen Vorgehen der Lehrkraft stellen auch die unterschiedlichen Sozial- und Lernformen Herausforderungen für die Schüler dar. Dies trifft insbesondere dann zu, wenn eine Unterrichtsklasse für einzelne Unterrichtsstunden aufgeteilt wird oder klassenübergreifende Lerngruppen gebildet werden. Solche Wechsel und Veränderungen der gewohnten Kontexte können auch als Teil der Förderung im Bereich Pragmatik bewusst eingesetzt und geplant werden. Einige Unterrichtsfächer nutzen zudem andere Sozial- und Handlungsformen (Sport, Musik, Kunst, ggf. Sachunterricht/Schulgarten).

Zielstellung: vielfältige Mittel der Kohäsion zu nutzen (Beispiel-Dialog in der Grundschule):

- Situation: Märchen nacherzählen
- Der Schüler nutzt in seiner Nacherzählung vor allem die Konnektoren „und dann".
- S: „(...) Und dann hat Rumpelstilzchen gesagt: ‚Heute backe ich, morgen braue ich und übermorgen hole ich der Königin ihr Kind. Ach wie gut, dass niemand weiß, dass ich Rumpelstilzchen heiß!' Und die Königin hat das gehört und dann hat sie den Namen gesagt und alles war gut."
- Die Lehrerin empfiehlt dem Schüler, das zuvor in der Klasse erarbeitete Plakat zum allgemeinen Erzählaufbau von Märchen (Märchenanfang: Armut, Not, Ungerechtigkeit; Märchenhandlung: schwierige Aufgabe, Prüfung, Rätsel oder Abenteuer; Märchenende: Bestrafung des Bösen, Belohnung des Guten) zum Erzählaufbau des Rumpelstilzchens zu nutzen. Damit können dem Schüler auch satzeinleitende und satzverbindende Wörter und Wortgruppen passend zur jeweiligen Phase des Märchens an die Hand gegeben werden (z. B. Am Anfang: „Es war einmal ...").
- Die Lehrerin schlägt außerdem vor, an einigen Stellen noch mehr Spannung in die Nacherzählung zu bringen, indem statt „und dann" andere Wörter wie „aber, denn, danach, deshalb" benutzt werden. L: „Genau, Rumpelstilzchen hat nicht damit gerechnet, dass die Königin seinen Namen kennt. Hier passt dann das Wort „aber" gut. Also Rumpelstilzchen dachte, die Königin weiß nicht, wie er heißt. *Aber* sie hat ihn belauscht und *deshalb* wusste sie

seinen Namen. Am Schluss wird Rumpelstilzchen bestraft und die Königin kann ihr Kind behalten."

5.1 Inhaltliche, soziale, räumliche, sprachliche und kognitive Kontexte in der Schule

Die Schule ist durch die Unterteilung in Unterrichtsfächer, aber auch durch schulorganisatorische (Zusammenstellung von Klassen / Jahrgangsstufen, Fachräume etc.) sowie durch didaktisch-methodische Maßnahmen (Sozial- und Lernformen) ein Handlungsfeld, in dem pragmatisch-kommunikative Fähigkeiten eine Grundvoraussetzung sind. Auf der anderen Seite bieten sich viele Möglichkeiten, die Kontexte (sprachlich, sozial, räumlich, inhaltlich, kognitiv) auf die Bedürfnisse von Kindern mit pragmatisch-kommunikativen Störungen abzustimmen und vielfältige durch den Kontext vorgegebene natürliche Förder- und Therapiesituationen zu integrieren. Hierbei wird unterschieden in:

- sprachliche Kontexte:
  - Grußformeln,
  - Alltagssprache,
  - Bildungssprache / Unterrichtssprache,
  - Fachsprache / Fachwortschatz,
  - Texte (lautsprachlich / schriftsprachlich);

- Sachkontexte:
  - Unterrichtsfächer,
  - täglich neue Inhalte
  - andere Termini / Fachsprache;

- Sozialkontexte:
  - Wechsel von Sozial- und Interaktionsformen (Lehrer-Schüler, Schüler-Schüler; Partner- und Gruppenarbeit),
  - andere Personen (Fachlehrer),
  - Vertrautheit (eigene Fachlehrer vs. Lehrer der Parallelklasse vs. Sekretärin);

- kognitive Kontexte:
  - Merken und Erinnern von Gesprächs- und Unterrichtsinhalten sowie Regeln und Absprachen,
  - Aufmerksamkeit auf Inhalte, Sprache, Lernsituation, soziale Gruppe,
  - Inferenzziehung beim Verstehen von Texten,
  - Gedächtnisleistungen beim Imitationslernen, assoziativem Lernen, Erinnern von Skripts;

- räumliche Kontexte:
  - Klassenraum (vertraut, fester Sitzplatz),
  - Musikraum (viel Anregungspotenzial, andere Sitzordnung),
  - Kunstkabinett (viel Anregungspotenzial, andere Sitzordnung, ggf. wechselnde Sitzplätze),
  - Turnhalle (großer Raum, viel Bewegung und Unruhe, andere Regeln),
  - Schulhof,
  - Speiseraum (ggf. große Geräuschkulisse, ritualisierte Vorgehensweisen der Essensausgabe / Geschirrrückgabe);

- ritualisierte, wiederkehrende Kommunikationssituationen:
  - Beginn der (ersten) Unterrichtsstunde (Einstieg),
  - Morgenkreise,
  - Zusammenfassungen,
  - Unterrichtsgespräch / Diskussionen (z. B. auch: Rechenkonferenz im Mathematikunterricht),
  - Partner- / Gruppenarbeit,
  - Sozialtraining als Teil der Arbeit mit der Klasse.

unterschiedlich komplexe Kontexte

Wie geschildert bestehen zwischen den einzelnen Unterrichtsfächern Unterschiede in den pragmatisch-kommunikativen Anforderungen. Diese werden bspw. offensichtlich in den unterschiedlich komplexen Kontexten (*Unterricht vs. Pause; Pausensituation in der eigenen Klasse vs. Pausensituation im Schulhof* – alle Klassenstufen gemeinsam). Hinzukommen weitere Kommunikations- und Interaktionssituationen im schulischen Kontext, woraus deutlich wird, dass Schule mehr ist als Unterricht (Kap. 5.5).

5.2 Pragmatisch-kommunikative Fähigkeiten als Teil der Lehr- und Bildungspläne

Die Bildungsstandards der Kultusministerkonferenz, die die Grundlage für die länderspezifischen Curricula (Lehrpläne) der Kernfächer darstellen, verdeutlichen den hohen Stellenwert pragmatisch-kommunikativer Fähigkeiten (Kap. 5.3). Die Schüler sollen am Ende der Grundschulzeit eine Reihe an Kompetenzen erworben haben, die der Pragmatik zugeordnet werden können. So sind neben den sprachlichen Fähigkeiten, die in der Alltagskommunikation im Vordergrund stehen, im Kontext schulischer Bildung (schrift)sprachliche Fähigkeiten notwendig, die darüber hinausreichen. Sie werden als Bildungssprache bezeichnet. Cummins (2008) führte für diese Kontrastierung die Termini *Basic Interpersonal Communicative Skills (BICS) (Alltagssprache / Umgangssprache)* und *Cognitive Academic Language Proficiency (CALP) (Bildungssprache)* ein.

„**Bildungssprache** bedeutet, dass sowohl fachliche als auch alltägliche Themen unabhängig von der Situation in eindeutiger Art und Weise, vollständig und in angemessener Form ausgedrückt werden. Dazu sind ein entsprechender Wortschatz (Eindeutigkeit, Situationsunabhängigkeit) und entsprechende grammatische Strukturen (angemessene Form) notwendig" (Tajmel 2012,19; Herv. d. Verf.).

Bedeutung von Bildungssprache

Die Berücksichtigung bildungssprachlicher Kompetenzen ist vor allem auch deshalb notwendig, da Schulerfolg an die Fähigkeit zum Verstehen und Verwenden von Bildungssprache geknüpft ist (Lange 2012). Neben semantisch-lexikalischen und grammatischen Phänomenen ist Bildungssprache sehr stark auch an pragmatisch-kommunikative Kompetenzen gebunden. Im Sinne der Bildungssprache sollen in allen Unterrichtsfächern mündliche und schriftliche Sprachhandlungen entwickelt und angewendet werden (z. B. beschreiben, begründen, formulieren, interpretieren, erläutern). Die gesprochene Bildungssprache weist im Gegensatz zur Alltagssprache viele formale Merkmale von Schriftlichkeit auf, da sie stark monologisch, themenfixiert, rational und nüchtern angelegt ist (Gellert 2011).

Wie bereits in Kap. 5.1.3 beschrieben, lassen sich in den Bildungsstandards für den Deutschunterricht der Primarstufe (Klasse 4) viele Kompetenzen dem Bereich Kommunikation-Pragmatik zuordnen. Diese sind in der Folge stichpunktartig dargestellt (z. B. KMK – Kultusministerkonferenz 2004; Sallat/Spreer 2014):

- Lernbereich *Sprechen und Zuhören*:
  - an der gesprochenen Standardsprache orientiert und artikuliert sprechen,
  - Wirkungen der Redeweise kennen und beachten,
  - funktionsangemessen sprechen (erzählen, informieren, argumentieren, appellieren),
  - Sprechbeiträge und Gespräche situationsangemessen planen;

- Lernbereich *Sprache und Sprachgebrauch untersuchen*:
  - Beziehungen zwischen Absicht und Wirkung untersuchen,
  - Rollen von Sprecher/Schreiber und Hörer/Leser untersuchen,
  - über Verstehens- und Verständigungsprobleme sprechen;

- Lernbereich *Schreiben/Texte planen*:
  - Schreibabsicht, Schreibsituation, Adressaten und Verwendungszusammenhang klären,
  - sprachliche und gestalterische Mittel sowie Ideen sammeln.

Zielstellung: Perspektive des Zuhörers in die Erzählung mit einzubinden (Verbesserung der Verständnissicherung):

Situation: Erzählen von Wochenenderlebnissen im Morgenkreis

- Im Morgenkreis erzählen die Kinder der Reihe nach, was sie am Wochenende gemacht haben. Schülerin 1 benutzt bei ihrer Erzählung einen Personennamen, ohne die Person einzuführen. Sie erzählt davon, wie sie mit ihren Freundinnen gespielt hat und sagt dann plötzlich, dass Jamie immer Fußball macht. Die Lehrerin fragt die anderen Kinder, ob sie wissen, wer Jamie ist.

Niemand kennt Jamie. Daher leitet die Lehrerin nun die Schüler an, der erzählenden Schülerin Nachfragen zu stellen, wenn sie etwas nicht verstehen.

- **S1**: „Am Wochenende hab ich mit meinen Freundinnen Filly-Pferde gespielt. Da fliegen wir. Aber Jamie, der macht immer Fußball." **L**: „Den Namen Jamie höre ich zum ersten Mal, von dem hast du noch nie etwas erzählt. Kennt ihr Jamie?" *(Kopfschütteln)* „Ihr wisst also auch nicht, wer Jamie ist. Was könnt ihr denn machen, wenn euch eine wichtige Information fehlt?" **S2**: „Fragen!" **L**: „Ja, und was könnt ihr zum Beispiel fragen?" **S2**: „Woher sie ihn kennt." **S3**: „Wer das ist, Jamie." **S4**: „Sind die Brüder oder Freunde ..." **L**: „Prima, formuliert das mal als Frage an **S1!** Was wollt ihr über Jamie wissen?" **S2**: „Woher kennst du Jamie?" **S3**: „Wer ist Jamie und wie alt ist Jamie?" **S4**: „Ist Jamie dein Bruder oder dein Freund?"
- Die Lehrerin fasst dann für alle zusammen, dass es beim Erzählen auch wichtig ist zu überlegen, was die Zuhörer wissen und was sie nicht wissen und welches Wissen nötig ist, um die Erzählung zu verstehen. Wenn es der Schülerin schwer fällt, das einzuschätzen, kann sie die Zuhörer auch selbst fragen, ob sie alles verstanden haben oder noch mehr Informationen zu einer Person oder einem Ereignis benötigen. Die zuhörenden Schüler hingegen müssen beim Zuhören gut aufpassen, ob sie alles verstehen und können Fragen stellen, wenn sie etwas nicht verstehen. Diese Nachfragen werden von der Lehrkraft positiv bestärkt („Toll, dass du nachfragst. Ich habe das auch nicht verstanden.").

Zielstellung: Verständnis für Implikaturen und Ambiguitäten
(Beachten des Informationsstandes des Gesprächspartners, gezielte Reparaturen, über Verstehens- und Verständnisprobleme sprechen):

Situation: Malen eines Bildes

- S2 möchte sich von S1 einen Stift ausleihen. Es kommt zum Missverständnis, da die Antwort von S2 mehrere Interpretationen ermöglicht und ohne konkreteres Wissen darüber, was es für S2 heißt, dass der Stift blau ist, S1 nicht weiß, welchen Stift sie ihr geben soll.
- **S1**: „Welchen Stift möchtest du?" **S2**: „Der da ist blau." **S1**: (*zögert*) „Ja ..." **S2**: „Hm." **S1**: „Also was jetzt? Willst du den blauen Stift?" **S2**: „Ja. Ich mag blau."
- **L**: „S2, was meinst du, warum S1 dich zuerst nicht verstanden hat?" **S2**: „Weil ich wollte den blauen Stift und sie hat das aber nicht verstanden." **S1**: „Ja, weil du nicht gesagt hast, dass du den blauen Stift willst. Du hast nur gesagt, dass der Stift blau ist, nicht, dass du ihn willst. Woher soll ich wissen, dass du Blau magst, kann auch sein, dass du Blau nicht magst und das heißt, du willst ihn nicht."
- **L**: „Und deshalb hast du nochmal nachgefragt, S1. Das war sehr gut. Ein anderes Kind, das weiß, dass du Blau magst, hätte dir den blauen Stift bestimmt gleich gegeben. Aber S1 wusste das nicht. Woran hättest du noch merken können, dass S1 dich nicht verstanden hat?" **S2**: „Wie sie guckt ... und dass sie mir den Stift nicht gibt." **L**: „Genau. Dann hättest du sie fragen können, ob sie dich verstanden hat oder ihr sagen können, dass du den blauen Stift haben willst, weil du Blau sehr magst und dein Bild in Blau malen möchtest."

5.3 Analyse des Unterrichts in Bezug auf pragmatische Herausforderungen

Wie bereits in Kap. 5.1.3 skizziert, wird bei der Betrachtung der Kompetenzen, die Schüler im Rahmen der schulischen Bildung erwerben sollen, offensichtlich, dass ein großer Teil der dort formulierten Kompetenzen dem Bereich Kommunikation-Pragmatik zugeordnet werden kann (z. B. KMK – Kultusministerkonferenz 2004). Davon ausgehend analysierten Sallat / Spreer (2014) exemplarisch die Bildungsstandards für den Deutschunterricht der Primarstufe (Klasse 4) und stellten sämtliche Aspekte, die auf pragmatisch-kommunikativen Fähigkeiten basieren bzw. diese exemplifizieren in der Übersicht „Curriculumbasierte Beobachtungskriterien" (CuBe) als Beobachtungsmaterial zusammen.

In der Folge sind weitere Aspekte aufgelistet, die die Analyse der pragmatisch-kommunikativen Anforderungen einer Unterrichtssequenz oder -stunde ermöglichen. Dies erfolgt in Anlehnung an Glück / Berg (2010), die Vorschläge zur Analyse semantisch-lexikalischer Anforderungen eines Unterrichtsthemas zusammengetragen haben. Die Zusammenstellung ist weiterhin an Tajmel (2009) angelehnt, die in ihrem Planungsrahmen zur sprachsensiblen Unterrichtsplanung entsprechende Foki, u. a. auf zur Anwendung kommende Sprachstrukturen und das Vokabular nimmt, sowie an Spreer / Glück (2017), die Analysekriterien zu sprachlichen Anforderungen im Unterricht der Sekundarstufe zusammengestellt haben. Daraus ergeben sich folgende pragmatisch-kommunikative Anforderungen von Unterricht und Möglichkeiten, wie entsprechende Kompetenzen angebahnt werden können:

pragmatisch-kommunikative Anforderungen

- Berücksichtigung des Schwerpunkts Schriftsprache, insbesondere als Möglichkeit für den Auf- und Ausbau pragmatischer Kompetenzen, z. B.:
  - gezielte Nutzung entsprechender Unterrichtsinhalte (Formulieren einer Einladung, Schreiben eines Briefes), um Konventionen und Formulierungen zu vermitteln,
  - Einsatz von Erzählkarten / Diskurskarten,
  - schriftliche Vorbereitung von Vorträgen und Präsentationen;

- Thematisierung und metasprachliche Reflexion des konkreten sprachlichen Verhaltens der Schüler in einer Situation, z. B.:
  - Können metasprachliche Analysefragen aufgeschrieben und im Unterricht aufgegriffen werden?,
  - Etablierung von Reflexionszeiten im Unterricht,
  - sprachliche Rückmeldung nach Wortmeldungen der Schüler oder nach Gruppendiskussionen,
  - Anleitung und Einsatz von Peer-Evaluationen nach Vorträgen und Präsentationen;

- Schaffung von Anlässen zum Ausbau der Gesprächskompetenz in vielfältigen methodischen Formen in *allen* Unterrichtsfächern, z. B.:

  - Wiederholung von Stundeninhalten, Planungs- und Arbeitsaufträgen oder -schritten als Ritual,
  - gezielter Wechsel von Sozialformen, um unterschiedliche Gesprächskompetenzen zu schulen (Gruppenarbeit, Partnerarbeit);

- metasprachliche Reflexion einer notwendigen Perspektivübernahme in diskursiven und argumentativen Situationen, z. B.:
  - Rollen- und Perspektivübernahme als regelmäßiges Element in Gruppendiskussionen und Kommentierungen einsetzen,
  - verstärkter Einsatz entsprechend aufbereiteter Rollenspiele in unterschiedlichen Settings;

- Thematisierung der Kontextabhängigkeit der Interpretation von sprachlichen Äußerungen, z. B.:
  - bei der Interpretation eines Gedichts oder von Karikaturen im Sachunterricht,
  - bei der Klärung von Konfliktsituationen im schulischen Alltag,
  - Thematisierung von non- und paraverbalen Informationen für die Interpretation von Informationen.

5.4 Therapie- und Förderbereiche in Unterricht und Schule

5.4.1 Kommunikationsverhalten und Gesprächsführung

schulische Kommunikationsorganisation

Die Fähigkeiten im Bereich Kommunikationsverhalten und Gesprächsführung sind von besonderer Bedeutung im Anfangsunterricht. Mit Schulbeginn lernen die Kinder in der ersten Klasse neben den ersten inhaltlichen Dingen vor allem auch Regeln und erwerben Kompetenzen für Kommunikationsverhalten und Gesprächsführung (Aufmerksamkeitsfokus, Triangulation, Paarsequenzen, Turn Taking). Das Erlernen dieser pragmatischen Fähigkeiten ist eine Grundvoraussetzung für schulisches Lernen. Daher stellt die sprachliche Strukturierung und Organisation der Kommunikation zwischen Lehrer und Schülern, aber auch zwischen den Schülern im Unterricht und in den Pausen einen wichtigen Lernbereich dar. Vor allem bei Schülern mit sprachlichem Förderbedarf sollte diesem Lernbereich sehr viel Zeit gewidmet werden. Die Schüler lernen, ihr Zuhörerverhalten zu verbessern und Phasen des Monitoring des Sprachverstehens zu erkennen. Durch kleinschrittiges Vorgehen, metasprachliche Hinweise sowie durch das Erbitten von Teilzusammenfassungen oder von Reflexionen der Unterrichtssituationen und -inhalte durch die Schüler kann der Lehrer diese eigentlich intrapersonellen Fähigkeiten immer wieder in den Mittelpunkt der Förderung stellen. Damit wird zugleich die Übertragung dieser Kompetenzen in den interpersonellen Bereich vorbereitet. Ebenso sollte der Lehrer durch Hinweise zur Zimmerlautstärke oder zu Strategien bei Missverstehen an der intrapersonellen Verarbeitung in diesem Förderbereich arbeiten. Ebenfalls lernen die Schüler Regeln für das Unterrichtsgespräch mit der Lehrkraft (Lehrerfrage – Melden – Antwort) und damit Fähigkeiten in Bezug auf Paarsequenzen und Sprechakte sowie das Erkennen von übergaberelevanten Stellen. Dieses Wissen wird in den höheren Klassenstufen ausgebaut und flexibilisiert (z. B. Turn Taking in Diskussionen, Diskursregeln).

Das Verstehen nichtwörtlicher Rede ist eher ein Lernfeld für ältere Kinder. Sprechakte und Paarsequenzen werden auch im Fremdsprachenunterricht aufgegriffen. Hier bietet sich auch für ältere Kinder eine gute Gelegenheit, um die entsprechenden Aspekte in Bezug auf Sprecherwechsel, Gesprächs- und Diskursregeln sowie interpersonelle Fähigkeiten im Förderbereich Kommunikationsverhalten und Gesprächsführung zu wiederholen und erneut zu fokussieren.

Verbesserung eigener Kommunikationsbeiträge

Auf der interpersonellen Ebene, also der Verbesserung der Umsetzung und Produktion eigener Kommunikationsbeiträge, bieten sich durch unterschiedliche Formen der Gestaltung von Lehrer-Schüler-Gesprächen und die zuvor angeführten Teilzusammenfassungen sowie durch Diskussionen und Gruppengespräche (Gruppenarbeit) viele Möglichkeiten, um neue Formen von Sprecherwechsel zu üben und dabei die Erfahrung zu machen, gegebenenfalls weniger direkten Einfluss auf die Inhalte der Kommunikationssituation zu haben. Auch das Erkennen von übergaberelevanten Stellen ist in diesen Kommunikationsformen erschwert. Auf der anderen Seite kann der Lehrer diese Situationen unter Beachtung und Optimierung der Kontexte an die intra- und interpersonellen Fähigkeiten der Schüler anpassen:

- *inhaltlich* (Eingrenzung des Themas),
- *sozial* (Wie viele Schüler arbeiten zusammen? In welcher Sozialform?),
- *räumlich* (Ist ein Raumwechsel notwendig? Zusammenstellen von Tischen, Stellen eines Stuhlkreises),
- *sprachlich* (Vorgabe von wichtigen Wörtern, Satzphrasen und Textbausteinen, Verschriftlichung der Aufgabenstellung),
- *kognitiv* (Anzahl der Aufgabenstellungen und Teilaufgaben; Wie viel Weltwissen ist notwendig?, Ablenkungspotenzial).

Eine weitere Möglichkeit zur Förderung in diesem Bereich stellen Morgenkreise oder klassenübergreifende Projekte dar, da sie andere Sprecherwechsel verlangen als in einem Unterrichtsgespräch. Trotzdem bieten sie einen geschützten Rahmen.

Morgenkreis: Kennen von Gesprächs- und Diskursregeln sowie Verbesserung und Erweiterung von Gesprächsführung / Diskursgestaltung:

- vor dem Morgenkreis (gemeinsam ausgehandelte) Gesprächsregeln wiederholen/Verweis auf Übersicht (mit Symbolen/Schrift)
- Vorgabe von Satzanfängen:
  - Gestern habe ich …
  - Bevor ich heute in die Schule gekommen bin …
  - Heute fühle ich mich …
- ggf. Unterstützung, z. B. mit Redestein/Gesprächsstein

- Einsatz von Metasprache zur Kommentierung und Einschätzung der Äußerungen anderer:
  - Für mich klang es so, also ob ...
  - Ich glaube, XY meint damit ...
  - Könnte es sein, dass ...

Umgang mit Themenwechsel und Abdrift:

- Einsatz von Metasprache zur Kommentierung:
  - Gehört das zum Thema?
  - Darüber sollten/können wir nachher noch reden!
  - Meint ihr, dass wir jetzt auch darüber reden sollten?
- Einsatz einer Checkliste zur Analyse mit den Schülern/durch die Schüler (inhaltlicher Bezug zum Thema: Welche Aspekte gehören zum Thema?)
- Kontrastierung:
  - Für mich klang das so, als ob ...
  - Ich dachte eigentlich, dass ...

Schulung des Zuhörverhaltens:

- Bewusstmachung des Eindrucks beim Sprecher, gerade bei neuen Interaktionspartnern
- metasprachliche Reflexion über unterschiedliches Zuhörverhalten

Klassenübergreifende Projekte:

- Aushandeln von Gesprächsregeln mit einer neuen Gruppe/in einer neu zusammengesetzten Gruppe
- Festhalten der Gesprächsregeln auf einem Plakat

Des Weiteren sollten Rollenspiele und metasprachliche Analysen (Aktionskarten für neue Rolle, vorgegebene Fragen zum Gelingen der Kommunikation) einbezogen werden. Vor allem ältere Kinder sind in der Lage, die Situationen zu analysieren. Über die bewusste Planung von Kommunikationssituationen (Skripte) kann in der Folge auch das Misslingen von Kommunikation und Interaktion besser analysiert werden. Weitere Möglichkeiten sind:

- die Verwendung von Checklisten zur Analyse (ikonisch oder symbolisch),
- die Vorgabe von Fragewörtern als mögliche Satzanfänge,
- Kontrastierung von Ausdruck und Eindruck mithilfe des Kommunikationsquadrates nach Schulz von Thun (2008) (Flexibilisierung des intra- und interpersonellen Sprachhandelns).

5.4.2 Textverarbeitung und -produktion

Der Bereich Textverarbeitung/Textproduktion steht im Deutschunterricht sowie in den Forderungen nach dem Auf- und Ausbau von Bildungssprache sehr stark im Fokus. In Kapitel 5.2 wurden die pragmatisch-kommunikativen Fähigkeiten als Teil der Lehr- und Bildungspläne bereits ausführlich dargestellt.

In den Bildungs- und Lehrplänen wird die Sprachverwendung in laut- und schriftsprachlichen Texten als wichtige Aufgabe formuliert, die über die gesamte Schulzeit in den unterschiedlichen Sachkontexten (Unterrichtsfächer) verfolgt werden soll. Grundlegend für das Enkodieren und Dekodieren sind laut- (Phonologie, Wortschatz, Syntax) und schriftsprachliche Kenntnisse (Lese- und Schreibkompetenz). Diese werden vor allem im Anfangsunterricht (1./2. Klasse) fokussiert und stellen bei Kindern mit Sprachentwicklungsstörungen eine besondere Herausforderung dar (Beitrag 5). Darauf aufbauend wird im Deutschunterricht und zunehmend auch in anderen Fächern metasprachliches Wissen aufgebaut und weiterentwickelt. Die Schüler müssen in höheren Klassen mit immer komplexeren Texten arbeiten, die zunehmend höhere Anforderungen an die sinnentnehmende Verarbeitung und das Erkennen sachlogischer Zusammenhänge (Kohärenz, Kohäsion) stellen. Ebenfalls werden diskursive Fähigkeiten (Argumentation, Diskussion) sowie die Fähigkeit, erlangtes Wissen auf neue Sachkontexte zu übertragen und in unterschiedlichen Sozial- und Lernformen sprachlich angemessen zu handeln, im Verlauf der Schulzeit ständig weiterentwickelt (Sallat/Spreer 2014).

Erzählfähigkeit

Im pädagogischen Bereich gibt es vielfältige Materialien zur Entwicklung der Erzählfähigkeit, Übungen zur Sinnentnahme aus Texten sowie Übungen zum Verfassen unterschiedlicher laut- und schriftsprachlicher Textformate (Berichte, Erörterungen, Erzählungen). Eine weitere Möglichkeit sind differenzierte Fragen zu Texten durch den Lehrer sowie gliedernde Zwischenüberschriften und die Verwendung einfacher Satzstrukturen. Sie können das Erkennen der wesentlichen inhaltlichen Aspekte unterstützen. Optimierungen auf Wort-, Satz- und Textebene werden im Konzept der Textoptimierung für schriftsprachliche Texte erfolgreich umgesetzt (Wagner/Schlenker-Schulte 2006; Beitrag 5, Kap. 5.3).

Das Vorgehen zur Therapie im Bereich Erzählfähigkeit (Strukturierung von Inhalten und Informationen in Erzählungen oder in Gesprächen) wurde durch das Programm DO-FINE (Quasthoff et al. 2011) ausführlich vorgestellt (Kap. 4.5.2). Für weitere Programme zur Förderung der Erzählfähigkeit siehe Ringmann (2013), Schelten-Cornish (2015), Achhammer (2014).

Kurzvorträge

Bei Kurzvorträgen muss der Wissenshintergrund des Gesprächspartners berücksichtigt werden (Präsuppositionen).

Über kleinschrittige Hilfsangebote und handlungsleitende Fragen können die Schüler auf diese Anforderungen vorbereitet werden. Es gibt folgende Hilfen im Bereich Textverarbeitung/Textproduktion:

- Verwendung einer Checkliste (zum Aufbau, zur Struktur, Planung und Reflexion),
- Erlernen von Möglichkeiten zum Nachfragen,

- Beachtung und Nutzen prosodischer Parameter (z. B. zur Fokusmarkierung),
- Verwendung von Cues und
- Vereinbarung von Signalen bei Missverständnissen.

Die folgenden Aufgaben unterstützen im Bereich Textverarbeitung/Textproduktion:

- Beschreiben von Gegenständen/Lebewesen/Berufen/Gefühlen (Wie fühlt es sich an? Wie klingt es? Was kann man damit machen?),
- Wegbeschreibungen (Nutzen von Landkarten, Stadtplänen, Fahrplänen),
- Bildbeschreibungen,
- Umgang mit Rezepten, Gebrauchsanweisungen, Spielanleitungen und
- Partnerspiele/Rollenspiele – z. B. Handlungsanweisungen einer Person müssen durch eine andere umgesetzt werden (visuelle Trennung durch Vorhang oder eine spanische Wand).

5.4.3 Situations- und Kontextverhalten

In diesem Schwerpunkt geht es um die Interpretation von und ein angemessenes Verhalten in sozialen Interaktionen. Die Schüler sollen ihre Rolle als Sender und Empfänger von Nachrichten verstehen und dabei nonverbale und emotionale Zeichen und Hinweise beachten. In Schulen werden der Einsatz und das Erkennen von Mimik, Gestik, Blickverhalten, Augenkontakt und Körpersprache (nonverbale Mittel) meist nur in Theater-AGs und Angeboten zum Soziallernen in Klassen oder in Streitschlichter-AGs geübt und angewendet.

Auch im Musikunterricht und in Musik-AGs kann an der Entwicklung von Ausdrucksfähigkeit, Emotionsregulation sowie Wahrnehmungs- und Konzentrationsfähigkeit gearbeitet werden. Eine weitere Möglichkeit ist der Einsatz von Arbeitsblättern, Bildkarten und Geschichten über Emotionen.

Rollenspiele

Vor allem Rollenspiele bieten eine gute Möglichkeit, angemessenes Handeln in unterschiedlichen sozialen Kontexten zu erlernen (soziale Rollen, Status, Beziehung zum Gesprächspartner, Höflichkeit, Wertschätzung) sowie den Situationskontext zu beachten (Gesprächsanlass, Gesprächsform, räumlich-zeitliche Umgebung, aktuelle Situation). In der Arbeit mit Schülern sollte dabei der Bezug zu den Sozial- und Sachkontexten gezielt kontrolliert, variiert, ausgebaut und flexibilisiert werden. Im Unterricht können hierfür metasprachliche Kommentare oder Sprach-Skripte erarbeitet werden, die dann auch für die Analyse des Gelingens oder des Misslingens einer Interaktion eingesetzt werden können. Das bewusste Erleben sprachlich-kommunikativer Modelle sowie die angeleitete und zunehmend selbstständige Umsetzung metasprachlicher Reflexion sind eine wesentliche Voraussetzungen für den Einsatz interpersoneller Fähigkeiten im Förderbereich Situations- und Kontextverhalten. Einige Reflexionsfragen für Schüler für die intrapersonelle Ebene sind:

- Was war der Anlass der Kommunikation?
- Wie wurde die Äußerung mimisch, gestisch, prosodisch umgesetzt?
- Wo (Rahmen, Raum) fand die Kommunikation statt?
- Wer war der Adressat?
- Welche Gedanken und Intentionen hatten die Kommunikationspartner?
- Hatte er die Äußerung auch genauso gemeint?
- Welcher Zweck wurde verfolgt?
- Analyse der Äußerungen mithilfe des Kommunikationsquadrates nach Schulz von Thun (2008):
  - Was war die Sachinformation?
  - Was war die Selbstoffenbarung?
  - Was war die Beziehungsinformation?
  - Was war der Appell?

Das Verstehen sozialer Rollen und Beziehungen wird vor allem am Modell gelernt. Schon der Lehrer- und Fachwechsel sowie der Wechsel vom Unterricht in die Ganztagsbetreuung stellen hier ein Lernfeld dar. Mit jedem Lehrer, Erzieher, Betreuer wird ein anderer Umgangston gepflegt und in jedem Fach wird ein spezifischer Wortschatz verwendet (Sallat/Spreer 2014).

Ebenfalls können diese Aspekte in Geschichten sowie in Rollenspielen vermittelt und geübt werden. Dafür bieten sich v. a. Gruppeninterventionen an. Durch die Gruppe (Klasse, Kurs, AG) ergeben sich in Schulen komplexe Situationen und vielfältige Möglichkeiten für die Förderung der Eigen- und Fremdwahrnehmung, das Verstehen sozialer Rollen und Beziehungen (Freundschaft, Beziehung, Konflikte) sowie die Thematisierung von Rücksichtnahme, Höflichkeit und Wertschätzung (Achhammer 2014; Jugert 2005; Petermann et al. 2012).

Zur Förderung der Flexibilisierung kommunikativer Strategien sowie zur Verwendung eines situationsangemessenen Wortschatzes können Vorträge, Diskussionen, Redebeiträge im Unterrichtsgespräch sowie Rollenspiele (z. B. Informationsaustausch, Bewerbungsgespräch) genutzt werden. Im schulischen Bereich gibt es hierzu vielfältige Möglichkeiten.

Zielstellung: Humor (Verständnis für Ambiguitäten, Verstehen von Kontexten und Gedanken/Intentionen anderer, Nachfragen bei Nichtverstehen):

Situation: Witz der Woche, Rollenspiel

- Jeden Montag nach dem Morgenkreis liest ein Schüler der Klasse einen Witz vor. Im Anschluss wird besprochen, was das Witzige daran ist. Besonders geeignet sind solche, deren Pointe auf Missverständnissen beruht.
- S1 liest: „Im Restaurant fragt der Ober: ‚Entschuldigen Sie, mein Herr, aber Ihr Bierglas ist leer. Wollen Sie noch eins?' Antwortet der Gast ganz empört: ‚Nein, natürlich nicht – was soll ich denn mit zwei leeren Gläsern anfangen?'"
- **L**: „Was ist das Witzige an diesem Witz?" **S2**: „Versteh ich nicht." **L**: „Warum hast du gelacht, Lisa?" **S3**: „Weil er ihn falsch versteht. Er denkt, er will zwei leere Gläser." **L**: „Ah, Alex, lies den Witz bitte nochmal vor." **S1** liest den Witz ein zweites Mal. **L**: „Habt ihr es jetzt verstanden?" **S2** schüttelt den Kopf. **L**: „Welche Information fehlt dir?" **S2**: „Ober – was ist Ober?"

L: „Ah, gut, dass du fragst. Das ist ein ungewöhnliches Wort." **S4**: „Das ist der Mann, der im Restaurant arbeitet." **L**: „Genau, man kann auch Kellner sagen. Ich schlage vor, wir spielen den Witz mal nach. Wer hat Lust, der Ober, also Kellner zu sein? Pedro? Gut. Dann brauchen wir noch einen Gast. Lisa? Und Alex liest die Erzählstimme."

- Nachspielen der Witzszene und anschließendes Besprechen des Missverständnisses und Überlegen, wie sie das Missverständnis hätten aufklären oder aber vermeiden können.

5.5 Pragmatisch-kommunikative Anforderungen im weiteren Bildungsverlauf

Sekundarschule

- Inhaltliche Ausdifferenzierung der Unterrichtsfächer (Fachsprache, Fachlehrersystem)
- Erweiterung bildungssprachlicher Anforderungen im Sekundarschulbereich
- Immer größere Unterschiede zu umgangssprachlichen Anforderungen
- Weitere Veränderungen im Zuge der Berufsvorbereitung im Sekundarschulbereich sowie der Berufsbildung (neue Textarten, neue Kommunikationskontexte)
- Erwerb sozial-kommunikativer Kompetenzen: Die Schüler sollen lernen mit, zu und vor anderen zu sprechen. Sie sollen eigene schriftsprachliche Texte produzieren oder fremde Texte überarbeiten. Auch in den Schwerpunkten zum Leseverstehen literarischer Texte oder von Gebrauchs- und Sachtexten geht es um Schlussfolgerungen und Zusammenfassungen (vgl. Bildungsstandards für das Unterrichtsfach Deutsch bis zur 9. Klasse - KMK 2004, 12-18; siehe auch Sallat/Spreer 2014).

Berufsbildender und beruflicher Bereich

- Neue sprachliche Anforderungen und Text- und Diskursarten (Efing 2013, 140)
- Schreibsituationen mit direktem Arbeitsbezug und kontextueller Einbindung
- Berufliche Texte sind sprachlich prägnant und knapp, mit zum Teil standardisierten Formulierungsroutinen und durch die angemessene Verwendung von berufsfeldspezifischem Wortschatz gekennzeichnet.
- Umgang mit rudimentären Texten in Tabellen, Listen und Formularen (vgl. Efing 2011; Schäfer 2013)
- Lesen von informationsvermittelnden Texten, wie Fachbücher, Produktinformationen, Rechtsverordnungen etc. und Texte mit Anleitungscharakter, wie Gebrauchsanleitungen, Arbeitsanweisungen, Einsatz- und Wartungspläne (vgl. Becker-Mrotzek/Kusch 2007)

- Funktionales Lesen, häufig unter Handlungs- und Zeitdruck (Ziegler et al. 2012)
- Voraussetung verbalsprachlich-kommunikativer Komeptenzen im handwerklichen Berufsalltag (Efing 2013): *Organisationsgespräche mit Kollegen und Vorgesetzten; Beschreiben und Darstellen von Abläufen/Problemen/Vorgehensweisen; Argumentieren und Aushandeln im Austausch mit Kollegen oder Kunden; Präsentation von Arbeitsergebnissen sowie Instruktionsgespräche und Einweisungen.*

In der Summe der hier ausgeführten Aspekte wird somit deutlich, dass den kommunikativ-pragmatischen Fähigkeiten im Jugendalter eine besondere Bedeutung zukommt und sich die Textformate und Anforderungen in den verschiedenen Bildungs- und Lebenskontexten vielfach ändern (für eine Ausführliche Darstellung siehe Sallat & Spreer 2022). Die Schüler der Sekundarstufe müssen im Unterricht „hohe sprachliche, kognitive und soziale Anforderungen bewältigen, um die Lernziele des Lehrplans sowie einen erfolgreichen Schulabschluss zu erreichen. Von ihnen wird sowohl in der Berufsschule als auch in ihrer Ausbildungsstelle ein hohes Maß an Fach-, Methoden-, Selbst- und Sozialkompetenz gefordert" (Schlamp-Diekmann 2007, 168).

Literaturempfehlungen zur Praxis der Förderung kommunikativ-pragmatischer Fähigkeiten im Unterricht der Sekundarstufe

Schlamp-Diekmann (2014): Die Zusammenstellung stellt neben didaktischen Prinzipien konkrete Ideen zur praktischen Umsetzung vor [u.a. Klassenraumformate: Think, pair, share; Gespräch in der Murmelgruppe; Basar; Förderung der „Theory of Mind" (z.B. referentielle Kommunikationsaktivitäten zum Geben und Erhalten von Informationen); Perspektivenübernahme in Rollenspielen (inkl. vorbereitende Übungen zur Dialogführung: Arbeit mit Dialogkarten und Formulierungshilfen; Vorgabe von Fragen und Antworten)].

Günther et al. (2013): Das praxisnahe Material für Lehrkräfte, das für die Berufsschule konzipiert ist, bietet auch für die Klassenstufen 9 und 10 vielfältige Anregungen für die Themenbereiche „Texte schreiben: beschreiben, berichten und protokollieren" mit Schreibaufgaben zu unterschiedlichen Schreibanlässen sowie „Texte verstehen", wofür jeweils Strategien vermittelt werden.

Staatsinstitut für Schulqualität und Bildungsforschung München (Hrsg.) (2013): Die Handreichung wurde für die Arbeit mit Schülerinnen und Schüler mit Deutsch als Zweitsprache erstellt. Es finden sich u.a. vielfältige Unterrichtsideen zum Thema Redewendungen für die Klassenstufen 6 bis 8 sowie zum Themenspektrum Umgangssprache/Standardsprache (Klassenstufen 7/8).

Merz-Grötsch, J. (2019): Die Publikation für die Sekundarstufe bietet einen breiten Einblick in die Konstituenten des Textproduktionsprozesses mit dem Schwerpunkt Kohärenz/ Kohäsion sowie umfangreiche Anregungen für den Unterricht inkl. Arbeitsmaterialien.

Maiwald (2022): Im Beitrag wird eine 10-stündige Unterrichtssequenz für die Förderung der pragmatisch-kommunikativen Fähigkeiten im Rahmen der Berufsorientierung vorgestellt, die in einer 8. oder 9. Klasse bei Schülern mit sonderpädagogischem Förderbedarf im Bereich Sprache und Kommunikation durchgeführt werden kann. Der Schwerpunkt liegt auf dem Situations- und Kontextverhalten.

5.6 Schule ist mehr als Unterricht

Im Schuljahresverlauf, aber auch in den unterschiedlichen Klassenstufen, gibt es unzählige Realanlässe, in denen situationsadäquates Sprachhandeln gefordert ist. So bieten Arbeitsgemeinschaften, Ganztagsangebote und Projekttage inhaltlich vertiefende Sprechanlässe (Sallat / Spreer 2014). Aber auch auf Ausflügen, Exkursionen in Museen oder Ausstellungen, Klassenfahrten, Wandertagen etc. sind die Kinder in der Regel gefordert, mit fremden Personen in unbekannter Umgebung kommunizieren. Das dabei angemessene (sprachliche, soziale) Verhalten (z. B. in der Straßenbahn, im Theater, am Fahrkartenschalter etc.) kann im Vorfeld gemeinsam besprochen und im Anschluss an den Ausflug in der Klasse reflektiert werden. Ebenfalls bieten Schul-, Sommer- und Klassenfeste vielfältige reale Sprechanlässe und Interaktionssituationen. Die Kinder sind im Rahmen dieser Feste in Theater- oder Musikvorstellungen eingebunden oder sie betreuen Stände, müssen dabei mit bekannten, aber auch unbekannten Personen kommunizieren.

Achhammer, B., Büttner, J., Sallat, S., Spreer, M. (2016): Pragmatische Störungen im Kindes- und Erwachsenenalter. Thieme, Stuttgart

Reber, K., Schönauer-Schneider, W. (2022): Bausteine sprachheilpädagogischen Unterrichts. 5., aktualisierte Auflage Ernst Reinhardt, München

Zusammenfassung

Während im typischen sprachtherapeutischen Setting (Sprachtherapie-Praxis) Kommunikationssituationen häufig künstlich hergestellt werden müssen, finden wir in Schule und Unterricht natürliche Situationen, in denen vielfältigste Realanlässe sprachliches Handeln ermöglichen. Das dabei vorhandene große Themenspektrum lässt sich nicht nur auf die verschiedenen Unterrichtsfächer und deren Themenbereiche zurückführen, sondern auch auf die unterrichtsnahen und außerunterrichtlichen Aktivitäten, die explizit für den Bereich Kommunikation-Pragmatik ein großes Potenzial bieten.

1. Welche Aspekte werden von Perkins (2010) als Elemente der Pragmatik beschrieben?
2. Ordnen Sie die folgenden Fähigkeiten hinsichtlich ihrer Erwerbsreihenfolge bei Kindern mit einem typischen Spracherwerb: Ironieverständnis, Fähigkeit des Turn Takings, Triangulation von Blicken, Verstehen nichtwörtlicher Rede (Metaphern), Präsupposition.
3. Warum spielt der Kontext für die Einschätzung pragmatisch-kommunikativer Fähigkeiten so eine bedeutende Rolle?
4. In welcher Weise sind interpersonelle und intrapersonelle pragmatisch-kommunikative Kompetenzen zu unterscheiden?
5. In welcher Weise können pragmatisch-kommunikative Störungen in der Alltagskommunikation eines sechsjährigen Kindes sichtbar werden?
6. Welche diagnostische Methode kommt bei der Einschätzung pragmatisch-kommunikativer Fähigkeiten von Kindern am häufigsten zum Einsatz? Welche Dokumentationsmöglichkeiten stehen dabei für das Kindergartenalter zur Verfügung?
7. Welche Teilbereiche lassen sich dem Therapiebereich Kommunikationsverhalten/Gesprächsführung zuordnen?
8. Welche interpersonellen Fähigkeiten spezifizieren den Therapiebereich Textverarbeitung/Textproduktion?
9. Für den Therapiebereich Situations- und Kontextverhalten lassen sich auf der intrapersonalen Ebene (soziale Interpretation) vier Fähigkeitsbereiche zuordnen. Skizzieren Sie diese!
10. Welche Vorteile hat das pädagogische Gruppensetting gegenüber dem therapeutischen Einzelsetting für die Intervention bei pragmatisch-kommunikativen Störungen?

Schriftspracherwerbsstörungen

Von Andreas Mayer

1 Der ungestörte Schriftspracherwerb

Entwicklungsmodelle

Es ist hinreichend bekannt, dass der systematische Unterricht im Lesen und Schreiben in der ersten Klasse nicht die Stunde Null des Schriftspracherwerbs darstellt, das Lesen- und Schreibenlernen vielmehr auf (meta)sprachlich-kognitiven Fähigkeiten aufbaut, die bereits im Vorschulalter ausgebildet werden. Zudem handelt es sich beim Erwerb der Schriftsprache nicht um einen Prozess, währenddessen eine einmal erlernte Fähigkeit sukzessive automatisiert wird. Vielmehr bildet das (meta)sprachlich-kognitive System eines Kindes in der Auseinandersetzung mit Schriftsprache unterschiedliche Hypothesen über den Lerngegenstand, die sich durch unterschiedliche Strategien kennzeichnen lassen, mit denen der Lerner an das Lesen und Schreiben herangeht (Frith 1986). Dieser Prozess wurde auch für den deutschsprachigen Raum in zahlreichen Entwicklungsmodellen (Günther 1986; Kirschhock 2004; Valtin 2000) beschrieben, deren zentrale Annahmen im Folgenden kurz zusammengefasst werden.

Bei den dabei beschriebenen Stufen handelt es sich nicht um eine starre Abfolge klar trennbarer Phasen, vielmehr greifen diese ineinander, so dass bei ein und demselben Kind beim Lesen und Schreiben unterschiedlich komplexer Wörter zum selben Zeitpunkt verschiedene Strategien beobachtet werden können. Nerius (2007) geht bspw. davon aus, dass die alphabetische durch die orthographische Strategie zwar erheblich ausdifferenziert wird, aber weiterhin als Grundstrategie des Schreibens fungiert. Deshalb sollten die postulierten Stufen und Strategien weniger als ein starrer Entwicklungsprozess, sondern als die wesentlichen Kompetenzen interpretiert werden, die ein Kind auf seinem Weg zum kompetenten Leser und Schreiber erwerben muss (Klicpera et al. 2020). Zum anderen wird an den Entwicklungsmodellen kritisiert, dass es sich dabei weniger um natürliche Entwicklungsphasen handelt, sondern um eine Modellierung der üblichen Didaktik des schriftsprachlichen Anfangsunterrichts (Bredel et al. 2011, logographemische Strategie).

Literacy im Vorschulalter

Auch wenn im Zusammenhang mit den unterschiedlichen *Literacy*-Aktivitäten im Vorschulalter üblicherweise deren Potenzial zur Weiterentwicklung lautsprachlicher Fähigkeiten betont wird, sind diese auch dazu geeignet, Kinder mit verschiedenen Facetten der Schriftkultur vertraut zu machen (Ulich 2003). Ohne dass in dieser Entwicklungsphase zwingend Kenntnisse über Graphem-Phonem-Korrespondenzen oder das alphabetische Prinzip der Schriftsprache erworben werden, erleben Kinder die kommunikative Funktion der Schriftsprache, wenn die Eltern Einkaufszettel schreiben, E-Mails oder die Zeitung lesen und sich über das Gelesene unterhalten.

Bilderbücher

Zu den bedeutsamsten förderwirksamen Aktivitäten in diesem Zusammenhang gehört das Betrachten und Vorlesen von Bilderbüchern. Dabei lernen die Kinder quasi nebenbei die Lese- und Schreibrichtung kennen und machen zunächst noch unbewusst die Erfahrung, dass der gedruckte Text und die Sprache des Vorlesers etwas miteinander zu tun haben. Dies kann als Vorbedingung für die Erkenntnis interpretiert werden, dass mit der Schrift die phonologische Struktur der Lautsprache abgebildet wird. Entsprechend didaktisch aufbereitet können die Kinder bei der Bilderbuchbetrachtung auch bereits ein erstes Wortkonzept abstrahieren, kurze und lange Wörter am Schriftbild unterscheiden lernen und z. B. erkennen, dass ein langes Wort durch Klatschen in kleinere Bestandteile (Silben) zerlegt werden kann. In der Bilderbuchbetrachtung oder beim Vorlesen von Geschichten werden die Kinder auch mit einem anderen Sprachniveau konfrontiert. Während die Alltagskommunikation von zahlreichen elliptischen Äußerungen und Wörtern aus der Basiskategorie (z. B. gehen, sehen, Hund) geprägt ist, finden sich in gedruckten Texten meist vollständige Sätze und auch der Wortschatz (z. B. wandern, erblicken, der Vierbeiner) sowie die syntaktische Struktur sind wesentlich anspruchsvoller und abwechslungsreicher.

Weiterentwicklung lautsprachlicher Fähigkeiten

Die Weiterentwicklung lautsprachlicher Fähigkeiten dürfte in diesem Alter zu einem großen Teil aus dem Vorlesen von Bilderbüchern und anderen Geschichten resultieren. Für den zukünftigen Schriftspracherwerb sind diese sprachlichen Fortschritte deshalb von Bedeutung, da lexikalische und grammatische Fähigkeiten in engem Zusammenhang mit dem Leseverständnis ab der dritten Klasse stehen (Kap. 2), insbesondere aber auch der Umfang des Wortschatzes die Worterkennung beeinflusst. Dass Kinder die Sprachformen aus vorgelesenen Geschichten übernehmen, zeigt sich gegen Ende des Vorschulalters, wenn sie aus ihren Bilderbüchern „vorlesen". Dabei bemühen sie sich um eine übertrieben deutliche Artikulation, ein prosodisch abwechslungsreiches Sprechen und einen vollständigen Satzbau (www.youtube.com/watch?v=dbIwWfjKdck, 05.06.2022). Dieses Phänomen wurde von Kirschhock (2004, 304) als „so-tun-als-ob-Lesen" bezeichnet.

Auf produktiver Seite beginnen die Kinder, sogenannte „Kritzelbriefe" zu verfassen, die insbesondere gegen Ende der Vorschulzeit aus linear angeordneten buchstabenähnlichen Zeichen bestehen. Im Sinne eines Verständnisses der kommunikativen Funktion der Schriftsprache ist es von Bedeutung, dass die Kinder diesen „Briefen" (evtl. mit Unterstützung der Eltern) eine Bedeutung geben.

dekontextualisierte Sprache

Hinzu kommt, dass der Text in Büchern nicht an eine konkrete unmittelbare Situation oder Handlung im Hier und Jetzt gebunden ist, weshalb diese mithilfe sprachlicher Mittel erst geschaffen werden müssen, damit der Leser den Inhalt nachvollziehen kann. Es handelt sich dabei um eine sogenannte dekontextualisierte Sprache, deren kompetente Verwendung Kinder beherrschen müssen, um später kohärente und stringente Texte schreiben zu können.

phonologische Bewusstheit

Im Vorschulalter lernen die meisten Kinder durch einen spielerischen Umgang mit Sprache, durch die Konfrontation mit Kinderliedern, Abzählreimen, Fingerspielen etc. vom semantischen Gehalt der Sprache zu abstrahieren und sich dem Klang der Lautsprache zuzuwenden. Auch wenn in der Literatur kontrovers diskutiert wird, ob implizite Fähigkeiten wie das Reimen dem Konstrukt der phonologischen Bewusstheit (Kap. 2.3.1) zuzuordnen sind (Stanovic et al. 1984), ist davon auszugehen, dass es sich hier um einen Entwicklungsschritt handelt, der eine explizite Bewusstheit für die phonologische Struktur der Sprache effektiv vorbereiten kann. Häufig sind die Kinder auch bereits in der Lage, Anlaute von Wörtern zu identifizieren, insbesondere wenn es sich um silbenwertige betonte Vokale handelt (z. B. „O-ma").

logographemische Phase

An der in den Entwicklungsmodellen integrierten logographemischen Phase kann die soeben formulierte Kritik von Bredel et al. (2011) besonders gut konkretisiert werden. Während in den 1980er Jahren noch davon ausgegangen wurde, dass das logographische Erkennen von Wörtern anhand einiger besonders hervorstechender visueller Merkmale ein natürlicher Entwicklungsschritt sei, herrscht heute weitgehend Konsens, dass es sich bei dieser Strategie eher um ein Resultat der Didaktik des Anfangsunterrichts im angloamerikanischen Raum handelt. Da der indirekte Weg des phonologischen Rekodierens aufgrund der Unregelmäßigkeit der Graphem-Phonem-Korrespondenzen (GPK) im Englischen oft zum Scheitern verurteilt ist, lag der Schwerpunkt des Erstleseunterrichts im angloamerikanischen Sprachraum lange Zeit auf der Vermittlung eines Sichtwortschatzes, den sich die Kinder anhand der zentralen visuellen Charakteristika einprägen sollten. Im deutschsprachigen Raum dürfte sich diese Phase auf das Erkennen von Firmenlogos oder Markenzeichen im Vorschulalter reduzieren. Aufgrund des lautorientierten Vorgehens im schriftsprachlichen Anfangsunterricht („phonics approach"), spielt diese Strategie hierzulande bereits nach kurzer Zeit kaum mehr eine Rolle. Dies wird bspw. daran deutlich, dass sich die meisten Kinder sehr früh darum bemühen, Wörter mittels der Umwandlung einzelner Buchstaben in Laute mit anschließender Synthese zu erlesen (Wimmer/Hummer 1990). Auch Klicpera et al. (2020, 32) sprechen von einer möglichen, aber nicht zwingend auftretenden kurzen „rudimentären logographischen Phase" des Lesens.

alphabetische Phase

Die erste echte Hürde, die ein Kind spätestens in den ersten Monaten der ersten Klasse überwinden muss, ist demzufolge der Erwerb des alphabetischen Prinzips der Schriftsprache. Wie intensiv und langandauernd die Anwendung dieser Strategie ausfällt, ist aber auch wieder von der speziellen Didaktik des schriftsprachlichen Anfangsunterrichts abhängig. Da im deutschsprachigen Raum in der Eingangsstufe v. a. die systematische Vermittlung der GPK und der segmentalen Lese- und Schreibstrategie fokussiert wird, handelt es sich üblicherweise um die zumindest in der ersten Klasse dominante Strategie. Dabei werden beim Lesen die einzelnen Buchstaben eines Wortes bewusst wahrgenommen und auf der Grundlage der gelernten GPK in die entsprechenden Laute umgewandelt. Diese in Laute umkodierten Buchstaben müssen in der phonologischen Schleife des Arbeitsgedächtnisses (Kap. 2.3.1) zwischengespeichert werden, damit sie zu einem Wort synthetisiert werden können. Das Ergebnis dieses Umwandlungs- und Syntheseprozesses stellt eine phonologische Rohform dar, die mit der tatsächlichen Aussprache nicht zwingend identisch sein muss, ihr aufgrund der Transparenz der GPK im Deutschen aber üblicherweise recht nahe kommt. Dennoch bilden Leseanfänger zunächst oft ein künstliches Wort, indem sie die im Erstleseunterricht gelernten Lautwerte der einzelnen Buchstaben aneinanderreihen. Erst über auditive Rückkopplungsprozesse und einen Vergleich mit den im mentalen Lexikon gespeicherten Einträgen (beim

Satz- und Textlesen unter Ausnutzung von Kontextinformationen) können dann die tatsächliche Aussprache und die Bedeutung des Wortes aktiviert werden.

segmentale Schreibstrategie

Eine der indirekten Lesestrategie vergleichbare segmentale Vorgehensweise wird für das Schreiben angenommen (Ellis/Young 1991). Soll bspw. ein Wort nach Diktat geschrieben werden, muss zunächst das phonologische Muster identifiziert werden, indem phonologisch irrelevante Informationen, wie z. B. allophone Variationen herausgefiltert werden (Heber 2010). Anschließend wird das Wort in die einzelnen Phoneme zerlegt, damit auf der Grundlage der PGK die entsprechenden Grapheme zugeordnet werden können. Nach einem Zugriff und der Auswahl allographischer Varianten kann das graphomotorische Bewegungsmuster aufgerufen und ausgeführt werden. Auf diese Weise können lautgetreue Wörter korrekt verschriftet werden. Wörter, deren Schreibweisen vom phonologischen Prinzip abweichen, werden dagegen nicht normentsprechend geschrieben, wobei entsprechende Fehler als entwicklungsangemessene „kreative Schreibirrtümer" (Nerius 2007, 422) interpretiert werden können (z. B. *„mamelade").

Zusammenhang mit phonologischer Bewusstheit

In der alphabetischen Phase des Schriftspracherwerbs wird der Zusammenhang mit der phonologischen Bewusstheit (Kap. 2.3.1) besonders deutlich. Die für kompetente Leser triviale Einsicht, dass Wörter aus kleineren sprachlichen Einheiten aufgebaut sind, dass Wörter in Laute segmentiert und Laute zu Wörtern synthetisiert werden können, kann bei Schulanfängern nicht zwingend vorausgesetzt werden (Klicpera et al. 2020). Vielmehr handelt es sich um einen zentralen Lernschritt im frühen Schriftspracherwerb, sich der phonologischen Struktur der Lautsprache bewusst zu werden. Ein echtes Verständnis für das Prinzip der GPK, also des Prinzips, dass die kleinsten bedeutungsunterscheidenden Einheiten der Lautsprache (= Phoneme) in der Schriftsprache durch Buchstaben symbolisiert werden, kann erst ausgebildet werden, wenn den Kindern bewusst ist, dass Wörter aus einzelnen Lauten aufgebaut sind. Beim phonologischen Rekodieren müssen Leseanfänger lernen, die in Laute umgewandelten Buchstaben koartikulatorisch zu verschmelzen – eine Fähigkeit, die im Konstrukt der phonologischen Bewusstheit als Phonemsynthese bezeichnet wird. Bei der segmentalen Schreibstrategie muss das Kind wiederum in der Lage sein, die Wörter in Einzellaute zu segmentieren und diese zu identifizieren (= Phonemsegmentation), bevor ihnen der entsprechende Buchstabe zugeordnet werden kann.

orthographische Strategie

Durch die zunehmende Perfektionierung des phonologischen Rekodierens in der Folge zahlreicher Leseerfahrungen in Schule und Freizeit, verknüpft mit einer Erhöhung der phonologischen Verarbeitungsgeschwindigkeit, gelingt es Kindern im Laufe der Primarstufe sukzessive besser, größere schriftsprachliche Einheiten als einzelne Buchstaben ganzheitlich-simultan wahrzunehmen und zu verarbeiten. So können sublexikalische orthographische Repräsentationen (z. B. Silben, Stammmorpheme, häufig vorkommende Buchstabenfolgen) abstrahiert werden, die dann bei erneuter Konfrontation auf direktem Weg erkannt und benannt werden können. Auf diese Weise wird die Worterkennung zunehmend automatisiert, so dass die vorhandenen Ressourcen verstärkt der Sinnentnahme zur Verfügung gestellt werden können. Der Abschluss dieser in den Entwicklungsmodellen als „orthographische Strategie" bezeichneten Vorgehensweise ist erreicht, wenn Repräsentationen ganzer Wörter im orthographischen Speicher des mentalen Lexikons zur Verfügung stehen und die meisten Wörter eines Textes ganzheitlich automatisiert erkannt werden können.

In der produktiven Modalität des Schreibens können analog Repräsentationen auf (sub)lexikalischer Ebene angenommen werden. Nerius (2007) geht bspw. von unbewusst und intuitiv ablaufenden Prozessen der inneren Regelbildung aus, wenn Schulkinder die gleichbleibende Schreibweise von Vor- und Nachsilben oder das Prinzip der Morphemkonstanz entdecken. Werden im phonologischen Muster eines Wortes entsprechende Lautfolgen erkannt, die im Langzeitgedächtnis wiederum mit orthographischen Mustern assoziativ verknüpft sind, können diese ohne Segmentierung in einzelne Phoneme schreibmotorisch umgesetzt werden. Dieser meist unbewusst ablaufende Prozess der Hypothesenbildung bzgl. der Rechtschreibung wird im Laufe der Grundschulzeit durch die explizite Vermittlung von Regeln im Unterricht ergänzt. Da es sich dabei nicht um ein Wort-für-Wort-Lernen handelt, sondern angestrebt wird, dass die gelernten Regeln auf den gesamten Wortschatz übertragen werden, kommt es in dieser Phase noch zu Übergeneralisierungsfehlern, wenn Kinder z. B. die Verschriftung des [ɐ] als <er> in Wörtern wie „Leiter", „Mutter" auf lila (= *<liler>) übertragen (Costard 2011).

Coltheart, M. (2005): Modeling Reading. The Dual Route Approach. In: Snowling, M., Hulme, C. (Eds.): The science of reading. A Handbook. Blackwell, Oxford, 6-23

Kirschhock, E. M. (2004): Entwicklung schriftsprachlicher Kompetenzen im Anfangsunterricht. Klinkhardt, Bad Heilbrunn

Klicpera, C., Schabmann, A., Gasteiger-Klicpera, B. (2020): Legasthenie. Ernst Reinhardt, München

Mayer, A. (2021): Lese-Rechtschreibstörungen. Ernst Reinhardt, München

Mayer, A. (2022a): Gezielte Förderung bei Lese-Rechtschreibschwierigkeiten. Ernst Reinhardt, München

Zusammenfassung

Der Schriftspracherwerb baut auf (meta)sprachlich-kognitiven Fähigkeiten auf, die in der ungestörten Entwicklung bereits im Vorschulalter im Rahmen unterschiedlicher Literacy-Aktivitäten ausgebildet werden können. Aufgrund des im deutschsprachigen Raum üblichen lautorientierten schriftsprachlichen Anfangsunterrichts erlernen SchülerInnen zunächst die segmentale Strategie des Lesens und Schreibens. Der zentrale Entwicklungsschritt auf dem Weg zum kompetenten Leser besteht darin, sukzessive größere schriftsprachliche Einheiten als einzelne Buchstaben ganzheitlich-simultan verarbeiten zu können. Dies ermöglicht eine Automatisierung des Leseprozesses und eine Konzentration auf die sinnentnehmende Verarbeitung des Gelesenen. Was den Erwerb der korrekten Orthographie angeht, ist davon auszugehen, dass Schreibanfänger zu Beginn das phonologische Prinzip entdecken und Wörter auf der Grundlage der erlernten PGK lautgetreu verschriften, bevor sie über implizit erworbene und explizit vermittelte Regeln zunehmend besser in der Lage sind, die anderen Prinzipien der Rechtschreibung (z. B. das Prinzip der Morphemkonstanz) erfolgreich anzuwenden.

2 Störungen im Erwerbsprozess

2.1 Definition

In Anlehnung an Lyon et al. (2003) und Tunmer/Greany (2010) wird dem Beitrag folgendes Verständnis der Lese-Rechtschreibstörung zugrunde gelegt.

> Unter der **Lese-Rechtschreibstörung** wird eine Lernstörung verstanden, die sich durch Probleme beim Erwerb und der Anwendung der indirekten, segmentalen Lesestrategie (= phonologisches Rekodieren) und/oder der automatisierten Worterkennung sowie beeinträchtigter Rechtschreibung charakterisieren lässt. Sie kann aus Defiziten in der phonologischen Informationsverarbeitung infolge neurobiologischer Fehlentwicklungen resultieren und geht oft mit Spracherwerbsstörungen einher. Die Lernstörung tritt unabhängig von kognitiven Fähigkeiten auf und ist nicht die Folge unangemessenen Unterrichts. Sie kann sich negativ auf das Leseverständnis, die kognitive, die sprachliche sowie die sozio-emotionale Entwicklung auswirken (Mayer 2021, 45).

Ursachenfrage

Ohne auf die einzelnen Bestimmungsmerkmale der Definition genauer eingehen zu können, sollten unterschiedliche Dimensionen des Störungsbildes deutlich werden. Die psychische Verfassung, die emotionale Befindlichkeit, das Erziehungsverhalten der Eltern, die Qualität des Unterrichts oder die Anstrengungsbereitschaft können das Ausmaß einer Lese-Rechtschreibstörung verringern oder verstärken, dürfen aber nicht als Ursache im eigentlichen Sinn interpretiert werden. Diese ist vielmehr im Bereich neurobiologischer Fehlentwicklungen in der Folge genetischer Veränderungen zu suchen, die zu subtilen Reifungsverzögerungen, insbesondere im Bereich der visuellen und auditiven Entwicklung, der Aufmerksamkeitssteuerung oder automatisierter Lernprozesse führen und für phonologische Repräsentationen geringer Qualität und Schwierigkeiten mit der Verarbeitung phonologischer Informationen verantwortlich sein können (Kap. 2.2).

Kernsymptomatik

Die daraus resultierende Kernsymptomatik von Lese-Rechtschreibstörungen ist im Bereich der Worterkennung und dem Wortschreiben anzusiedeln (Kap. 2.4), wobei entsprechende Probleme in den seltensten Fällen bereichsspezifisch bleiben, sondern sich negativ auf das Leseverständnis und unterschiedliche Entwicklungsbereiche, insbesondere die sprachliche und schulische Entwicklung auswirken können.

diagnostisches Kriterium

Eine Lese-Rechtschreibstörung, isolierte Rechtschreibstörung oder isolierte Lesestörung wird diagnostiziert, wenn die Lese- und/oder Rechtschreibleistung, überprüft mittels normierter Verfahren, mindestens eine Standardabweichung unter dem Niveau liegt, das aufgrund der Alters- oder Klassennorm zu erwarten ist.

Da sich hinsichtlich neuropsychologischer Verhaltensdaten zwischen Kindern und Jugendlichen, bei denen die Diagnose einer Lese- und/oder Rechtschreibstörung aufgrund einer Alters- oder Klassennormdiskrepanz gestellt wurde, und

Kindern und Jugendlichen, bei denen die Diagnose auf dem IQ-Diskrepanzkriterium basierte, nur marginale Unterschiede feststellen ließen (Deutsche Gesellschaft für Kinder und Jugendpsychiatrie, Psychosomatik und Psychotherapie 2015), erscheint es nicht zwingend notwendig, die Diskrepanz zwischen IQ und Lese-Rechtschreibleistung bei der Diagnosestellung zu berücksichtigen.

2.2 Ursachen der Lese-Rechtschreibstörung

genetische Ursachen

Was die neurobiologischen Fehlentwicklungen in der Folge genetischer Veränderungen angeht, konnten mittlerweile einige Gene, u. a. auf den Chromosomen 2, 3, 6, 15 und 18 identifiziert werden, die in einen Zusammenhang mit Schriftspracherwerbsstörungen gebracht werden können (Scerri / Schulte-Körne 2010). Zudem lieferten Studien zum familiär gehäuften Auftreten einer Lese-Rechtschreibstörung Hinweise auf eine genetische Ursache. Grimm (2011) zufolge liegt die Heritabilität für die Lesestörung bei etwa 60 % und für die Rechtschreibstörung bei 60 bis 70 %. Das Risiko, eine Lese-Rechtschreibstörung zu entwickeln, liegt bei Jungen bei etwa 40 % und bei Mädchen bei etwa 20 %, wenn ein Elternteil von dieser Störung betroffen ist (Klicpera et al. 2020).

neuroanatomische Fehlentwicklungen

Galaburda (1999) konnte in post-mortem Untersuchungen von Gehirnen ehemals lese-rechtschreibgestörter Personen neuroanatomische Abnormitäten und neurobiologische Fehlentwicklungen in unterschiedlichen Gehirnarealen nachweisen. Zumeist waren von diesen Auffälligkeiten die für die Sprachverarbeitung zuständigen perisylvischen Areale der linken Hemisphäre, der Gyrus temporalis superior und der Gyrus temporalis inferior betroffen. Zudem konnten Besonderheiten im Thalamus (Corpus geniculatum laterale, Corpus geniculatum mediale) sowie im planum temporale belegt werden.

Diese neurobiologischen Veränderungen können zu basalen visuellen oder auditiven Verarbeitungsschwierigkeiten führen, von denen in der Folge die phonologische Informationsverarbeitung und auch der Schriftspracherwerb betroffen sein können (für eine zusammenfassende Darstellung Rüsseler 2006 und Linkersdörfer 2011).

rapid auditory processing hypothesis

So nimmt die „Rapid auditory processing hypothesis" (Tallal 1980; Farmer / Klein 1995) an, dass Fehlentwicklungen in den für die Verarbeitung auditiver Reize zuständigen Arealen zu einer beeinträchtigten Verarbeitung und Wahrnehmung schnell aufeinanderfolgender akustischer Reize führen. Die daraus resultierenden Schwierigkeiten in der Phonemdiskrimination führen zu Verzögerungen in der phonologischen Entwicklung und zu Phonemrepräsentationen geringer Qualität. Damit sei die für den Schriftspracherwerb notwendige Fähigkeit, phonologische Informationen schnell und präzise zu verarbeiten (Kap. 2.3.1), verzögert.

cerrebelläre Dysfunktion

Da Schwierigkeiten dyslektischer Kinder aber üblicherweise nicht nur in der auditiven Modalität nachgewiesen werden können, sondern häufig auch Auffälligkeiten bei Aufgabenstellungen belegt werden konnten, deren Steuerung dem Kleinhirn (Cerebellum) unterliegen, wird von Nicolson et al. (2001) eine cerebelläre Dysfunktion angenommen, die zu einer generellen Beeinträchtigung in der

Automatisierung von Fähigkeiten führt und u. a. auch die Lese-Rechtschreibfähigkeit betrifft. Da das Cerebellum auch an der Steuerung der Artikulation beteiligt ist, wird darüber hinaus angenommen, dass ein cerebellares Defizit zu artikulatorischen Defiziten und damit zum Aufbau inadäquater phonologischer Repräsentationen führen kann (Linkersdörfer 2011).

magnozelluläre Theorie

Eine über das auditiv-phonologische Defizit hinausgehende Erklärung für Schriftspracherwerbsstörungen liefert die visuelle Theorie der Dyslexie. Eine zentrale Rolle nimmt hier das magnozelluläre visuelle System in der Retina und das Corpus geniculatum laterale (CGL) ein, das die schnellen und ruckartigen Augenbewegungen (Sakkaden) während des Lesevorgangs steuert. Die von Galaburda (1999) nachgewiesene verringerte Organisation magnozellulärer Schichten im CGL und die im Vergleich zu Gehirnen normallesender Kontrollpersonen um knapp 30 % verkleinerten Magnozellen werden als neurobiologischer Beleg für die visuelle magnozelluläre Theorie interpretiert. Sie sollen die häufig berichteten Probleme dyslektischer Personen wie das Verschwimmen von Buchstaben und die Verwechslung horizontal oder vertikal ineinander überführbarer Buchstaben (z. B. „q“ und „p“ oder „d“ und „p) erklären (Linkersdörfer 2011).

Schließlich versucht die allgemeine magnozelluläre Theorie (Stein 2001) die visuelle Theorie, die „Rapid auditory processing deficit hypothesis“ und die „Cerebelläre Defizithypothese“ zu einer Erklärung für die Entstehung der Dyslexie zu vereinen. Ihr zu Folge liegt die Ursache dieser Entwicklungsstörung im magnozellulären System, von der aber nicht nur die visuelle, sondern alle Modalitäten (motorisch, auditiv, taktil) betroffen sein können (Linkersdörfer 2011). So könnten die bei vielen dyslektischen Kindern gemeinsam auftretenden Schwierigkeiten im visuellen, auditiven und motorischen Bereich erklärt werden.

2.3 Risikofaktoren

2.3.1 Beeinträchtigungen in der phonologischen Informationsverarbeitung

Die phonologische Defizithypothese (Stanovic 1988) nimmt an, dass Probleme mit der phonologischen Informationsverarbeitung, z.B. in der Folge einer beeinträchtigten Verarbeitung und Wahrnehmung schnell aufeinanderfolgender akustischer Reize (s. Rapid auditory processing hypothesis) und der daraus resultierenden Schwierigkeiten im Bereich der Phonemdiskrimination und der geringen Qualität phonologischer Repräsentationen für die Symptomatik der Lese-Rechtschreibstörung im Bereich der Worterkennung und des Wortschreibens verantwortlich sind.

Funktionen phonologischer Informationsverarbeitung

Die phonologische Informationsverarbeitung ist demzufolge als (meta)sprachlich-kognitives Bindeglied zwischen den neurobiologischen Ursachen und der Oberflächensymptomatik einer Lese-Rechtschreibstörung zu interpretieren. Das

Konstrukt umfasst alle Prozesse, bei denen sprachliche oder schriftsprachliche Informationen phonologisch kodiert oder rekodiert werden müssen (Schnitzler 2008). Üblicherweise werden ihm in Anlehnung an Wagner/Torgesen (1987) drei Funktionen zugeordnet: die phonologische Bewusstheit, das phonologische Arbeitsgedächtnis und die Benennungsgeschwindigkeit. Es kann als empirisch gesichert gelten, dass alle drei Variablen in substanzieller Beziehung mit dem Schriftspracherwerb stehen, insbesondere aber die phonologische Bewusstheit und die Benennungsgeschwindigkeit wertvolle Prognoseindikatoren für den Schriftspracherwerb darstellen.

Arbeitsgedächtnis

Beim Arbeitsgedächtnis handelt es sich um ein System, das neben der kurzzeitigen Speicherung von Informationen in der Lage ist, Informationen aktiv zu ver*arbeit*en (Baddeley 1986, 2003). Für die Speicherung stehen zwei Systeme zur Verfügung, wobei die phonologische Schleife auf die Speicherung akustischer und (schrift)sprachlicher Informationen spezialisiert ist, während der visuell-räumliche Skizzenblock analoge Funktionen für visuell-räumliche Informationen übernimmt. Für die modalitätsübergreifende aktive Verarbeitung von Informationen ist das Aufmerksamkeitskontrollsystem der zentralen Exekutive verantwortlich, das in der Lage ist, die Aufmerksamkeit selektiv zu fokussieren, umzuschalten und aufzuteilen. In einer der zahlreichen Modifikationen des Modells wurde der „episodische Buffer" als modalitätsübergreifendes Speichersystem in das Modell integriert (Baddeley 2003, Abb. 33).

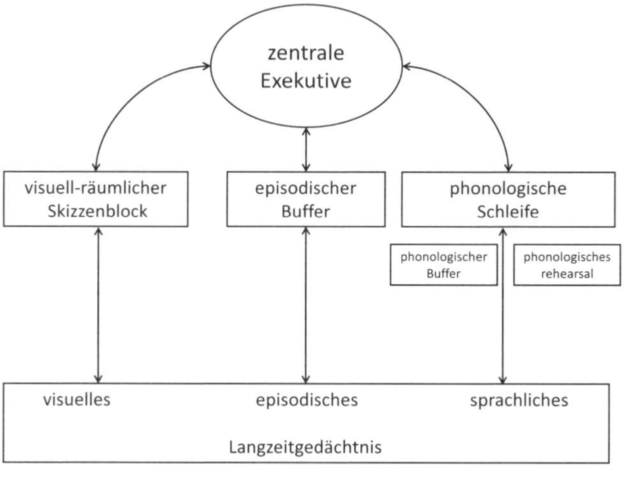

Abb. 33: Das Modell des Arbeitsgedächtnisses (nach Baddeley 2003)

Zusammenhang mit Schriftspracherwerb

Für einen erfolgreichen Schriftspracherwerb sind die zentrale Exekutive und die phonologische Schleife von besonderer Bedeutung, da sowohl beim Lesen als auch beim Schreiben Informationen passiv gespeichert und gleichzeitig andere aktiv verarbeitet werden müssen. Wenn beim phonologischen Rekodieren die einzelnen Buchstaben eines Wortes auf der Grundlage der gelernten Graphem-Phonem-Korrespondez-Regeln (GPK-R) in eine phonologische Form umkodiert und zu einem Wort synthetisiert werden, müssen die bereits verarbeiteten Buchstaben in phonologischer Form in der phonologischen Schleife des Arbeitsgedächtnisses zwischengespeichert werden (Speicheraspekt), während gleichzeitig die folgenden Buchstaben rekodiert, also verarbeitet werden (Pressler et al. 2014). Aber auch für das Leseverständnis spielen sowohl die Speicherung und die Verarbeitung (schrift)sprachlicher Informationen eine zentrale Rolle. So müssen beim Lesen von Texten die Inhalte der bereits verarbeiteten Wörter, Phrasen, Sätze oder Absätze gespeichert werden, während die aktuellen Textabschnitte parallel sinnentnehmend verarbeitet werden. Zahlreiche Forschungsarbeiten konnten belegen, dass sich lese-rechtschreibschwache Kinder durch eine beeinträchtigte Kapazität des Arbeitsgedächtnisses charakterisieren lassen (Swanson et al. 2009) und dieser Faktor einen zwar nicht besonders großen, aber signifikanten Einfluss auf schriftsprachliche Kompetenzen ausübt (Seigneuric/Ehrlich 2005; Nevo/Breznitz 2011).

Die **phonologische Bewusstheit** meint die Fähigkeit, *sublexikalische sprachliche* Einheiten (Silbe, Onset und Rime, Phonem) zu *identifizieren, zu synthetisieren, zu segmentieren und zu manipulieren (Mayer 2022a, 84).*

Das zweidimensionale Modell der phonologischen Bewusstheit in Anlehnung an Schnitzler (2008), das neben der Größe der sublexikalischen Einheit auch die unterschiedlichen Anforderungen an die sprachlich-kognitive Verarbeitung berücksichtigt, kann die Komplexität des Konstrukts sehr gut veranschaulichen (Abb. 34). Dabei handelt es sich bei der vertikalen Dimension der Operation um ein Kontinuum zwischen impliziter und expliziter Bewusstheit. Die implizite Bewusstheit meint die Anwendung eines mehr oder weniger unbewussten Wissens um verschiedene phonologische Einheiten (z. B. wenn Silben in Wörtern *identifiziert* oder hinsichtlich ihres Anlautes verglichen werden sollen), während die explizite Bewusstheit die bewusste Anwendung dieses Wissens meint (z. B. wenn Laute in einem Wort durch andere ersetzt werden sollen = *manipulieren*).

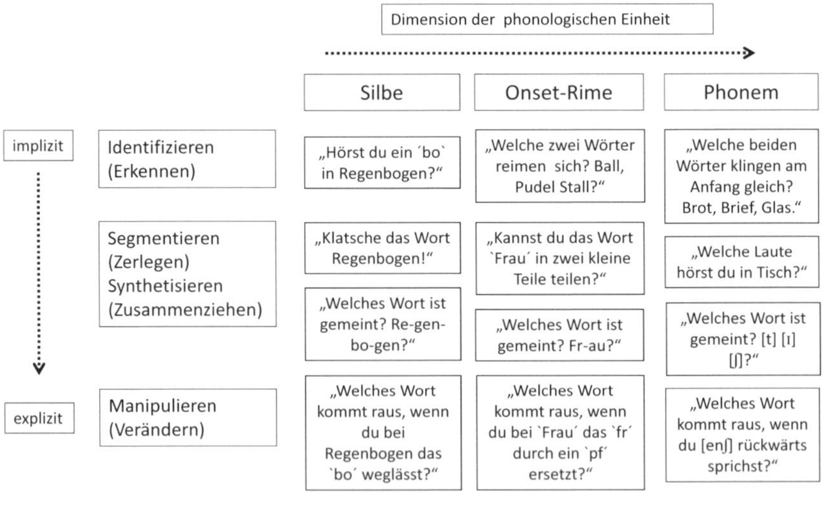

Abb. 34: Das zweidimensionale Modell der phonologischen Bewusstheit (Schnitzler 2008, mod. A.M.)

Zwischen der „impliziten“ und „expliziten“ Bewusstheit eingeordnet sind die Synthese- und die Segmentationsfähigkeit. Das Synthetisieren phonologischer Einheiten wird üblicherweise erfasst, indem lautsprachlich präsentierte sublexikalische Einheiten koartikulatorisch verschmolzen werden müssen. Beim Segmentieren werden dem Kind vollständige Wörter vorgesprochen, die es in sublexikalische Segmente zerlegen soll.

Forschungsergebnisse

Zahlreiche Forschungsarbeiten seit den 1980er Jahren versuchten, den Zusammenhang zwischen der phonologischen Bewusstheit und dem Schriftspracherwerb sowie die positiven Effekte insbesondere einer vorschulischen Förderung zu belegen (Schneider et al. 2000). Nach einer anfänglichen Euphorie, was die Hoffnung auf eine präventive Vermeidung von Lese-Rechtschreibstörungen durch eine Förderung der phonologischen Bewusstheit angeht, konnten differenziertere Analysen seit den 2010er Jahren zeigen, dass die Auswirkungen entsprechender Maßnahmen insbesondere auf das Lesen eher gering ausfallen und nur von kurzfristiger Natur sind. Etwas nachhaltiger scheint sich eine phonologische Förderung auf die Rechtschreibleistung auszuwirken (Ise et al. 2012; Galuschka et al. 2014). Eine zweifellos notwendige Förderung der phonologischen Bewusstheit muss sich an einigen zentralen Qualitätskriterien orientieren und ist durch symptomspezifische Maßnahmen zu ergänzen, die auf die Vermittlung der Graphem-Phonem-Korrespondenzen und des phonologischen Rekodierens sowie der segmentalen Schreibstrategie abzielen.

Benennungsgeschwindigkeit

Die **Benennungsgeschwindigkeit** meint die Fähigkeit, eine Abfolge gleichzeitig sichtbarer vertrauter Bilder oder Symbole (z. B. Buchstaben, Zahlen) möglichst schnell visuell zu verarbeiten und zu identifizieren, die entsprechenden verbalen Repräsentationen im mentalen Lexikon zu aktivieren, einen artikulatorisch-motorischen Plan zu entwerfen und das entsprechende Wort (oder den entsprechenden Laut) schließlich zu artikulieren (Mayer 2021, 99).

Um diese Fähigkeit zu überprüfen, bedient man sich üblicherweise sogenannter RAN-Tests (RAN=rapid automatised naming), die von Denckla/Rudel (1974) entwickelt wurden. Dabei wird Versuchspersonen pro Subtest eine Karte mit fünf unterschiedlichen Symbolen aus einer Kategorie (Buchstaben, Zahlen, Farben, Bilder) vorgelegt, die jeweils zehnmal wiederholt werden, so dass das Kind pro Subtest 50 Items, die alle gleichzeitig sichtbar sind, in der Leserichtung von links nach rechts, sowie von oben nach unten benennen muss (Abb. 35; Mayer 2016).

RAN-Zahlen (schnelles Benennen – Zahlen)

1. Übungsreihe				
6	4	8	2	5
2. Übungsreihe				
4	8	6	5	2
Testreihen (ab hier Zeitnahme)				
5	6	4	8	2
6	2	8	4	5
2	8	6	5	4
8	4	5	6	2
4	5	8	2	6
5	8	6	2	4
2	5	6	8	4
8	4	2	6	5
4	8	6	5	2
5	6	8	2	4

RAN-Objekte (schnelles Benennen – Objekte)

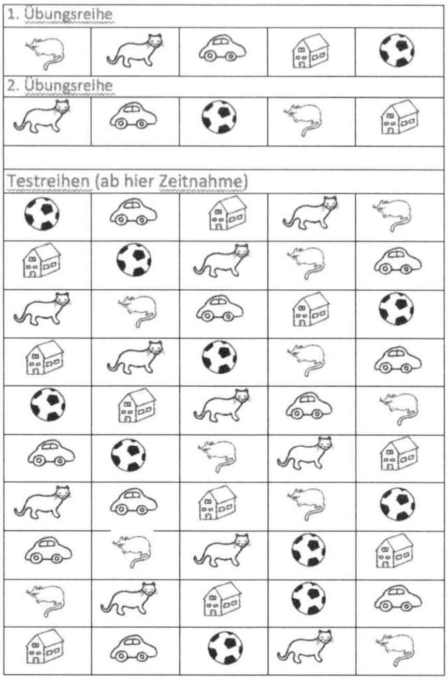

Abb. 35: RAN-Tests

Forschungsergebnisse

In der Forschungsliteratur zur Lese-Rechtschreibstörung herrscht 2022 breiter Konsens, dass sich lese-rechtschreibschwache Kinder als Gruppe betrachtet durch unterdurchschnittliche Leistungen im Bereich der Benennungsgeschwindigkeit charakterisieren lassen, die einen vergleichbaren Einfluss auf die Lese-Rechtschreibkompetenz ausübt wie die phonologische Bewusstheit (Wolf et al. 2000; Swanson et al. 2003). Während sich der Einfluss der phonologischen Bewusstheit insbesondere in Ländern mit transparenten Orthographien auf das Lesen auf den frühen Schriftspracherwerb reduziert und ein langfristiger Zusammenhang primär mit der Rechtschreibung angenommen werden kann (Berendes et al. 2010), stellt die Benennungsgeschwindigkeit einen stabilen langfristigen Prädiktor insbesondere automatisierter Leseprozesse dar (Holopainen et al. 2001).

Zusammenhänge RAN-Lesen, Rechtschreiben

Entsprechend sind die Ergebnisse einer Untersuchung von Landerl/Wimmer (2008) zu interpretieren. Die zu Beginn der ersten Klasse erfasste phonologische Bewusstheit konnte zwar einen signifikanten Beitrag zur Varianzaufklärung der Lesegeschwindigkeit in der ersten, aber nicht mehr in der vierten und achten Klasse leisten, während sich mit der Rechtschreibleistung auch zu diesen Zeitpunkten noch signifikante Zusammenhänge nachweisen ließen. Die Benennungsgeschwindigkeit dagegen war zu allen Zeitpunkten der beste Prädiktor für die Leseflüssigkeit. Entsprechend lassen sich Kinder mit einem isolierten Defizit im Bereich der Rechtschreibung v. a. durch Probleme im Bereich der phonologischen Bewusstheit charakterisieren, während bei leseschwachen Kindern v. a. die Schnellbenennung betroffen ist (Wimmer/Mayringer 2002).

Mittlerweile liegen aber auch Belege für den Einfluss der Benennungsgeschwindigkeit auf die Rechtschreibleistung vor. Chen et al. (2021) konnten in einer Metaanalyse zeigen, dass die Zusammenhänge zwischen RAN und der Rechtschreibung ähnlich stark ausfallen wir für das Lesen. Besonders deutlich wird der Einfluss von RAN auf den Erwerb der Orthographie von Wörtern, die vom phonologischen Prinzip abweichen.

Zudem stellt ein Defizit in der Benennungsgeschwindigkeit eine besonders ungünstige Prognose für Fortschritte im schriftsprachlichen Bereich dar. Während die meisten Kinder ihre durch phonologische Defizite verursachten anfänglichen Schwierigkeiten im Schriftspracherwerb durch einen phonologisch ausgerichteten Erstleseunterricht und die Auseinandersetzung mit dem alphabetischen Prinzip der Schriftsprache im Laufe der Primarstufe überwinden können, scheint ein „naming-speed defict" ein Risiko darzustellen, das zu persistierenden Leseschwierigkeiten führen kann. Wood (1993 zit. Blachman 1994, 290) fasst es pointiert zusammen:

> *„Poor phoneme awareness may get the child into a remedial program, but also having a naming rate deficit may be what keeps the child in the program".*

2.3.2 Spracherwerbsstörungen als Risikofaktor

In der Definition (Kap.2.1) wird davon ausgegangen, dass Lese-Rechtschreib- und Spracherwerbsstörungen häufig gemeinsam auftreten, ohne dass daraus abgeleitet werden könnte, dass es sich um zwei Ausprägungen einer grundlegenden Störung handelt. Das Lesen- und Schreibenlernen stellt primär einen Prozess dar, der in die allgemeine sprachlich-kognitive Entwicklung eingebettet ist (Bishop/Snowling 2004; McArthur et al. 2000). So sollte Kapitel 2.3.1 deutlich machen, dass der bewusste Umgang mit, die Speicherung und die Analyse von sowie der schnelle Zugriff auf phonologische Informationen beim Schriftspracherwerb eine zentrale Rolle spielen. Das Leseverständnis wiederum setzt neben einer ausreichenden Lesefertigkeit intakte lexikalische und syntaktisch-morphologische Fähigkeiten voraus. Kinder mit Beeinträchtigungen in der phonologischen Verarbeitung sollten demzufolge primär Schwierigkeiten mit dem Erlernen der Lesefertigkeit haben („dyslexia"), während bei Kindern mit lexikalischen und/oder grammatischen Defiziten v. a. das Leseverständnis betroffen ist („poor comprehender").

Spracherwerbsstörungen als Risikofaktor

Da bei Kindern mit Spracherwerbsstörungen per Definition Schwierigkeiten mit der phonologischen Verarbeitung und lexikalische sowie grammatische Defizite angenommen werden können, stellen betroffene Kinder eine Risikogruppe für die Ausbildung von LRS dar. McArthur et al. (2000) kamen bspw. zu dem Ergebnis, dass 55 % der untersuchten Kinder mit LRS auch in ihren lautsprachlichen Kompetenzen beeinträchtigt sind und bei 51 % der spracherwerbsgestörten Kinder schriftsprachliche Defizite nachweisbar waren. Catts et al. (1999) konnten zeigen, dass ca. 70% der leseschwachen Kinder der zweiten Klasse bereits im Vorschulalter sprachliche Defizite hatten. In einer anderen Untersuchung derselben Forschungsgruppe (Catts et al. 2002) schnitten spracherwerbsgestörte Kinder bei Überprüfungen der Worterkennung und des Leseverständnisses etwa eine Standardabweichung schlechter ab als sprachlich unauffällige Kinder. 50 % spracherwerbsgestörter Vorschulkinder hatten in der zweiten Klasse Schwierigkeiten mit dem Leseverständnis und zwei Drittel mit der Worterkennung. Verglichen mit den Werten für sprachnormale Kinder liegt das Risiko spracherwerbsgestörter Kinder, Lese-Rechtschreibschwierigkeiten zu entwickeln, damit etwa sechsmal so hoch wie bei sprachlich unauffälligen Kindern. Trotz der hohen Komorbiditätsrate gibt es offensichtlich auch eine nicht unerhebliche Anzahl spracherwerbsgestörter Kinder ohne Lese-Rechtschreibstörungen. Allerdings schneidet auch diese Gruppe im Vergleich zu sprachlich unauffälligen Kindern bei Überprüfungen schriftsprachlicher Fähigkeiten schlechter ab, wobei die Unterschiede im Bereich des Leseverständnisses besonders deutlich ausfallen (Bishop et al. 2009).

Bedeutung von RAN

Bei der Frage, welche sprachlich beeinträchtigten Kinder in ihrer schriftsprachlichen Entwicklung besonders gefährdet sind, wird wieder die besondere Bedeutung der Benennungsgeschwindigkeit deutlich. Bishop et al. (2009) konnten zeigen, dass sich spracherwerbsgestörte Kinder mit LRS im Vergleich zu spracherwerbsgestörten Kindern mit unauffälligem Schriftspracherwerb v. a. durch schlechtere RAN-Leistungen charakterisieren lassen. Vergleichbar kamen Vandewalle et al. (2010) zu dem Ergebnis, dass bei Kindern mit Spracherwerbsstörungen im Vorschulalter zwar Defizite im Bereich der phonologischen Bewusstheit und des Arbeitsgedächtnisses offensichtlich wurden, diese aber nicht geeignet waren, zwischen spracherwerbsgestörten Kindern mit und ohne Lese-Rechtschreibstörungen zu differenzieren. Auch hier waren es primär die spracherwerbsgestörten Kinder, bei denen zusätzlich RAN-Defizite offensichtlich wurden, die Probleme mit dem Schriftspracherwerb entwickelten. Für die Bedeutung der phonologischen Bewusstheit und des Arbeitsgedächtnisses sprechen dagegen die Ergebnisse von Catts et al. (2005) und Kelso et al. (2007). Im Vergleich zu Kindern mit unauffälliger schriftsprachlicher Entwicklung schnitten spracherwerbsgestörte Kinder mit LRS bei Überprüfungen dieser Funktionen zwischen der vierten und achten Klasse signifikant schlechter ab.

Zusammenfassend ist davon auszugehen, dass die Beeinträchtigungen von Kindern mit Spracherwerbsstörungen auf lexikalischer und grammatischer Ebene in marginalem Zusammenhang mit der Worterkennung und der Rechtschreibung stehen, aber einen unmittelbar negativen Einfluss auf das Leseverständnis haben. Defizite im Bereich der phonologischen Informationsverarbeitung dagegen ziehen v. a. Schwierigkeiten beim Erwerb spezifisch schriftsprachlicher Fähigkeiten im Bereich der Worterkennung und des Wortschreibens nach sich. Spracherwerbsgestörte Kinder mit beeinträchtigter Benennungsgeschwindigkeit scheinen hinsichtlich ihrer schriftsprachlichen Entwicklung besonders gefährdet.

2.4 Symptomatik

Die Symptome der LRS sind der Definition zufolge (Kap. 2.1) im Bereich der indirekten und direkten Lesestrategie sowie der Rechtschreibung anzusiedeln. Die in der schulischen Praxis üblicherweise besonders fokussierten Probleme mit dem Leseverständnis werden dagegen nicht als Symptom der LRS interpretiert, sondern stellen eine Konsequenz entweder der beeinträchtigten Worterkennung oder der Schwierigkeiten auf lexikalischer und grammatischer Ebene dar. Diese Annahmen haben unmittelbare Konsequenzen für die schulische Praxis, da eine Förderung im Bereich der Worterkennung und eine Sprachtherapie mit dem Schwerpunkt auf Wortschatz und Grammatik indirekt auch eine Förderung des Leseverständnisses darstellen. Die zu Beginn des Schriftspracherwerbs dominanten Schwierigkeiten mit dem Erlernen des phonologischen Rekodierens können im deutschsprachigen Raum in den meisten Fällen im Laufe der ersten Klasse überwunden werden. Dies ist u. a. auf die im Vergleich zur englischen Orthographie relativ regelmäßigen GPK, die weit verbreitete Integration einer Förderung der phonologischen Bewusstheit in den Eingangsklassen, sowie den einzellautorientierten Unterricht und die systematische Vermittlung des phonologischen Rekodierens zurückzuführen.

Kernsymptomatik

Das Kernsymptom leseschwacher Kinder im deutschsprachigen Raum ist in der beeinträchtigten automatisierten Worterkennung operationalisiert über die Lesegeschwindigkeit anzusiedeln. Wimmer (1993) konnte bspw. zeigen, dass dyslektische Kinder zwischen der zweiten und vierten Klasse nur etwa halb so schnell lasen wie durchschnittlich lesende Kinder. Der Mittelwert für die Lesegeschwindigkeit leseschwacher Kinder der vierten Klasse lag niedriger als die durchschnittlich lesender Kinder der zweiten Klasse.

Persistenz

Bei der Lese-Rechtschreibproblematik handelt es sich um ein Störungsbild, das ohne effektive therapeutische oder pädagogische Unterstützung in den meisten Fällen bis ins Jugend- und Erwachsenenalter persistiert. So konnten Landerl / Wimmer (2008) in einer Längsschnittuntersuchung zeigen, dass die Leistungen fast aller Kinder, die in der ersten Klasse in ihrer Lesegeschwindigkeit mehr als eine Standardabweichung unter dem Mittelwert abschnitten, auch in der achten Klasse noch in diesem Bereich lagen. Die Kinder, die Ende der ersten Klasse beim Schreiben Schwierigkeiten mit der Anwendung des phonologischen Prinzips (= lautgetreues Schreiben) hatten, hatten zu den späteren Überprüfungszeitpunkten Schwierigkeiten mit dem Erwerb der korrekten Orthographie. Die Stabilität schriftsprachlicher Leistungen ermittelten Klicpera / Schabmann (1993), indem sie 356 Schülerinnen und Schüler aufgrund ihrer Lese-Rechtschreibleistung in der zweiten Klasse in fünf Leistungsstufen einordneten und ihre Entwicklung bis zur achten Klasse dokumentierten. Die Ergebnisse machen deutlich, dass die schwächsten Kinder im Laufe der Jahre die geringsten Fortschritte im Bereich der Lesefähigkeit machten. 94 % der schwächsten Zweitklässler gehörten auch in der achten Klasse noch zu den schlechtesten 15 % ihrer Altersgruppe. Ihre Lesegeschwindigkeit entsprach der von durchschnittlich lesenden Kindern der zweiten Klasse. Hinsichtlich der Rechtschreibleistung zeigt sich ein vergleichbares Muster: Der Abstand zwischen den Kindern, die in der zweiten Klasse zu den schlechtesten Rechtschreibern gehörten, und den durchschnittlichen Schreibern vergrößerte sich im Laufe der Jahre. Die schwächsten Zweitklässler schnitten in der achten Klasse auf dem Niveau durchschnittlich entwickelter Zweitklässler ab.

isolierte Lese- und Rechtschreibstörungen

Der Begriff „Lese-Rechtschreibstörungen“ könnte implizieren, dass bei betroffenen Kindern stets sowohl die rezeptive als auch die produktive Modalität betroffen sind. Bis 2022 lagen zahlreiche Forschungsarbeiten vor, die belegen konnten, dass die Vorstellung, dass es sich beim Lesen und Schreiben um zwei Seiten einer Medaille handelt, zu kurz greift. Aufgrund dessen, dass im Deutschen die GPK wesentlich regelmäßiger sind als die PGK, dürfte der Erwerb der korrekten Orthographie einen anspruchsvolleren und längerdauernden Lernprozess darstellen als der Leseerwerb. Aufgrund dieser Annahmen sind im deutschsprachigen Raum isolierte Rechtschreibstörungen zu erwarten, weshalb auch in der ICD 10 neben der Lese-Rechtschreibstörung (F 81.0) von einer isolierten Rechtschreibstörung (F 81.1) ausgegangen wird.

Mittlerweile konnten Forschungsarbeiten aber auch die Existenz isolierter Lesestörungen nachweisen und deutlich machen, dass isolierte Schwierigkeiten in den beiden Modalitäten von unterschiedlichen (meta)sprachlich kognitiven Grundfähigkeiten beeinflusst werden. In der Untersuchung von Moll et al. (2012) zeigten sich bei fast 30 % der Kinder mit einer Rechtschreibstörung unauffällige Leistungen im Lesen, und 43 % der Kinder mit einer Lesestörung verfügten über altersgemäße Rechtschreibleistungen. Auf die Gesamtstichprobe von 560 Kindern bezogen, wurden bei 17 % der Kinder eine isolierte Rechtschreibstörung, bei 7 % eine isolierte Lesestörung und bei 6 % eine kombinierte Lese-Rechtschreibstörung nachgewiesen.

Wimmer / Mayringer (2002) kamen in zwei Studien zu unterschiedlichen Ergebnissen, was die Prävalenz einer kombinierten Lese-Rechtschreibstörung und isolierter Probleme angeht. Während in der ersten Studie der Anteil an Kindern mit Lese- und Rechtschreibstörungen etwa doppelt so hoch war wie derjenige mit isolierten Problemen, waren die drei Erscheinungsformen in der zweiten Studie nahezu gleich verteilt. So trat eine kombinierte Lese-Rechtschreibstörung in 7 % aller Fälle genauso häufig auf wie eine isolierte Leseproblematik. Eine isolierte Rechtschreibstörung konnte in 5,3 % der Fälle diagnostiziert werden. Was die grundlegenden metasprachlichen Schwierigkeiten angeht, waren die Rechtschreibschwierigkeiten primär mit Defiziten in der phonologischen Bewusstheit verknüpft, während bei Leseschwierigkeiten v. a. unterdurchschnittliche RAN Leistungen offensichtlich wurden.

2.5 Mögliche Auswirkungen

Gefährdung der Gesamtentwicklung

Für die Teilhabe am gesellschaftlichen Leben kommt dem Lesen und Schreiben in Schule, Beruf und Alltag eine besondere Bedeutung zu. Kinder mit LRS begegnen zahlreichen Problemen im Alltag, laufen Gefahr, nur niedrige Schulabschlüsse zu erzielen und scheinen neben den schulischen und beruflichen Einschränkungen auch in sozialen Bereichen benachteiligt. Insbesondere der Zusammenhang zwischen LRS und der Gefährdung der schulischen Entwicklung ist trotz möglicher Maßnahmen des Nachteilsausgleichs naheliegend. Schriftsprache ist neben der Sprache der Lehrkraft spätestens ab der dritten Klasse das zentrale Medium, um sich schulische Inhalte anzueignen. Kindern mit LRS fehlen hier die notwendigen Voraussetzungen, um Inhalte kognitiv verarbeiten zu können.

Stahnke et al. (2010) kommen in diesem Zusammenhang auf der Grundlage eines ICF-basierten Fragebogens zu dem Ergebnis, dass es Kindern mit LRS schwerfalle, die Bildungsstandards zu erfüllen. Zudem berichten betroffene Erwachsene rückblickend betrachtet von geringem Selbstwertgefühl, Selbstvertrauen, Schamgefühlen und emotionaler Unsicherheit (McNulty 2003).

Einer der erfolgreichsten Formel-1-Fahrer, Jackie Stewart, der selbst von einer Lese-Rechtschreibstörung betroffen ist, schloss einmal eine Ansprache mit den Worten:

> *„Sie werden nie wirklich verstehen, was es bedeutet, Legastheniker zu sein. Egal, wie lange Sie schon in diesem Bereich arbeiten, egal, ob Ihre eigenen Kinder Legastheniker sind. Sie werden nie verstehen, wie es sich anfühlt, die ganze Kindheit über gedemütigt zu werden und Tag für Tag eingeimpft zu bekommen, dass Sie es nie zu etwas bringen werden" (Wolf 2010, 193).*

Hasselhorn, M., Schuchardt, K., Mähler, C. (2010): Phonologisches Arbeitsgedächtnis bei Kindern mit diagnostizierter Lese-Rechtschreibstörung. Zeitschrift für Entwicklungspsychologie und Pädagogische Psychologie 42, 211-216

Kirby, J. R., Georgiou, G. K., Martinussen, R., Parilla, R. (2010): Naming Speed and Reading: From Prediction to Instruction. Reading Research Quarterly 45, 341-362

Linkersdörfer, J. (2011): Neurokognitive Korrelate der Dyslexie. Kindheit und Entwicklung 20, 4-12.

Norton, E. S., Wolf, M. (2012): Rapid Automatized Naming (RAN) and Reading Fluency: Implications for Understanding and Treatment of Reading Disabilities. Annual Review Psychology 63, 427-452

Rüsseler, J. (2006): Neurobiologische Grundlagen der Lese-Rechtschreib-Schwäche. Implikationen für Diagnostik und Therapie. Zeitschrift für Neuropsychologie 17, 101-111

Schnitzler, C. (2008): Phonologische Bewusstheit und Schriftspracherwerb. Thieme, Stuttgart

Zusammenfassung

Die Ursachen einer Lese-Rechtschreibstörung liegen in z. T. genetisch bedingten neurobiologischen Fehlentwicklungen. Diese führen zu Schwierigkeiten im Bereich der phonologischen Informationsverarbeitung, die als (meta-) sprachliches Bindeglied zwischen den Ursachen im eigentlichen Sinn und der Oberflächensymptomatik der Lese-Rechtschreibstörung angenommen werden. Spracherwerbsgestörte Kinder mit beeinträchtigter Benennungsgeschwindigkeit stellen eine besondere Risikogruppe für die Ausbildung von LRS dar. Kombinierte Lese-Rechtschreibstörungen treten etwa genauso häufig auf wie isolierte Schwierigkeiten im Bereich des Lesens oder des Rechtschreibens. Bei betroffenen Kindern werden überproportional häufig Probleme im Bereich der schulisch-kognitiven, der sozialen und personalen Entwicklung offensichtlich.

3 Diagnostik

3.1 Früherkennung

Problematik

Seit den 1980er Jahren versucht die Forschung, die sprachlich-kognitiven Variablen zu identifizieren, die bereits vor Beginn des schulischen Schriftsprachunterrichts zwischen Kindern mit und ohne späteren Lese-Rechtschreibschwierigkeiten differenzieren können. Valide Ergebnisse dieser Bemühungen können in der Folge genutzt werden, um Risikokinder bereits im Vorschulalter und den Eingangsklassen von Grund- und Förderschulen präventiv zu unterstützen und die Prävalenz von Lese-Rechtschreibstörungen zu verringern. Auch wenn publizierte Forschungsarbeiten deutlich machen konnten, dass in diesem Zusammenhang die unterschiedlichen Funktionen der phonologischen Informationsverarbeitung eine zentrale Rolle spielen, handelt es sich bei der Früherkennung von Lese-Rechtschreibstörungen um ein komplexes Unterfangen, das vermutlich nicht vollständig zufriedenstellend gelöst werden kann, da der Schriftspracherwerb nicht allein durch die im Kind liegenden sprachlich-kognitiven Voraussetzungen gesteuert wird, sondern die „Bemühungen und den Einfluss vieler Personen widerspiegelt" (Klicpera et al. 2020, 218).

Der wichtigste dieser Einflussfaktoren dürfte die Qualität des Unterrichts sein, die im Vorschulalter oder zum Zeitpunkt der Einschulung noch nicht eingeschätzt werden kann.

Auch wenn also längst nicht alle Risikokinder tatsächlich Lese-Rechtschreibschwierigkeiten entwickeln, ist es von zentraler Bedeutung, Kinder mit ungünstigen Lernvoraussetzungen zu identifizieren und präventiv zu fördern. Dabei kann im Vorschulalter bereits die gezielte Beobachtung Hinweise auf die Notwendigkeit einer gezielten Unterstützung liefern.

Hinweise auf drohende LRS

Hinweise auf drohende Probleme sind sprachliche Symptome auf phonologischer, lexikalischer und syntaktisch-morphologischer Ebene sowie Schwierigkeiten, vom semantischen Gehalt der Lautsprache zu abstrahieren, und sich formalen Aspekten zuzuwenden (implizite phonologische Bewusstheit, Kap. 1).

BISC

Um den in der Beobachtung gewonnenen subjektiven Eindruck zu objektivieren, sollte mit Kindern, auf die mehrere der genannten Verhaltensweisen zutreffen, zusätzlich ein Verfahren durchgeführt werden, das die wichtigsten Vorläuferfähigkeiten für einen erfolgreichen Schriftspracherwerb zuverlässig erfasst. Ein solches, in der vorschulischen Praxis insbesondere mangels Alternativen häufig eingesetztes Verfahren ist das Bielefelder Screening zur Früherkennung von Lese-Rechtschreibstörungen (BISC, Jansen et al. 2002), das im letzten Kindergartenjahr zehn und/oder vier Monate vor Schuleintritt eingesetzt werden kann. Es überprüft die phonologische Bewusstheit, das sprachliche Kurzzeitgedächtnis, die Schnellbenennung und die visuelle Aufmerksamkeitssteuerung mithilfe von acht Subtests (Tab. 33).

Tab. 33: Überprüfung von Vorläuferfähigkeiten im Bielefelder Screening

Subtest	Erläuterung
phonetisches Rekodieren im Kurzzeitgedächtnis	nachsprechen von zwei- bis viersilbigen Pseudowörtern (z. B. „risolamu", „bunitkonos")
visuelle Aufmerksamkeitssteuerung (Wort-Vergleich-Suchaufgabe)	aus vier Alternativen das Wort identifizieren, das mit einem vorgegebenem Wort übereinstimmt
phonologische Bewusstheit: Reimen	entscheiden, ob sich zwei vorgegebene Wörter reimen
phonologische Bewusstheit: Laute assoziieren	ein in zwei Segmente präsentiertes Wort (z. B. „Sch-al") synthetisieren
phonologische Bewusstheit: Silben segmentieren	Segmentation zwei- und dreisilbiger Wörter in Sprechsilben (z. B. „Geldbeutel", „Pinsel")
phonologische Bewusstheit: Laut-zu-Wort-Aufgabe	entscheiden, ob ein vorgegebener Laut in einem lautsprachlich präsentierten Wort initial vorkommt (z. B. „Hörst du ein [i] in Igel?", „Hörst du ein [i] in Ahorn?")
schnelles Benennen Farben (schwarz/weiß Objekte) SBF 1	Benennung der Farben von schwarz-weiß abgebildeten Obst- und Gemüsebildern (Tomate, Salat, Pflaume, Zitrone à rot, grün, blau, gelb)
schnelles Benennen Farben (farbig inkongruente Objekte) SBF 2	Benennung der korrekten Farben von farblich inkongruent abgebildeten Obst- und Gemüsebildern (z. B. gelber Salat, blaue Tomate)

Obwohl die Auswertung einzelner Subtests gewöhnungsbedürftig und nicht zwingend nachvollziehbar ist, handelt es sich beim BISC um ein einfach durchzuführendes und ökonomisches Verfahren mit Aufgaben, die v. a. im unteren Leistungsbereich differenzieren. Kritik muss allerdings an der prognostischen Validität des Verfahrens geäußert werden, da offensichtlich nur ein geringer Prozentsatz der Risikokinder im Laufe der Grundschulzeit tatsächlich Lese-Rechtschreibschwierigkeiten entwickelt. Bspw. erzielten in einer Überprüfung der prognostischen Validität des Verfahrens (Marx / Weber 2006) 92 % der Kinder mit unauffälligen Leistungen im BISC Ende der ersten Klasse tatsächlich durchschnittliche Leistungen im Rechtschreiben, während gleichzeitig aber bei nur 15 % der Risikokinder in der ersten oder zweiten Klasse tatsächlich Schwierigkeiten offensichtlich wurden. Vergleichbar fallen die Ergebnisse aus, wenn die Lesegeschwindigkeit bzw. das Leseverständnis als Kriterium berücksichtigt werden. Aus diesem Grund und auch aufgrund der Tatsache, dass das Verfahren seit 2002 keine Überarbeitung mehr erfahren hat, kann der Einsatz nicht empfohlen werden.

Rundgang durch Hörhausen

Der „Rundgang durch Hörhausen" (Martschinke et al. 2021) ist ein weiteres Verfahren, das den Autorinnen zufolge auch als Instrument zur Früherkennung eingesetzt werden kann. Hierbei handelt es sich um einen „Spaziergang" durch einen fiktiven Ort, währenddessen an bestimmten Orten (Spielplatz, Zoo) die phonologische Bewusstheit in spielerischer Form (z. B. An- und Auslautkategorisierung, Phonemsynthese und -analyse) sowie einige schriftsprachliche Vorkenntnisse (z. B. die Buchstabenkenntnis) überprüft werden. Da das Verfahren insbesondere im Bereich der phonologischen Bewusstheit aber v. a. eine explizite Phonembewusstheit erfasst, die sich bei den meisten Kindern erst in der Auseinandersetzung mit dem alphabetischen Prinzip der Schriftsprache entwickelt, ist es für die Identifizierung von Risikokindern kaum geeignet und sollte deshalb ausschließlich eingesetzt werden, um die Effektivität phonologisch orientierter Fördermaßnahmen im Laufe des ersten Schuljahres zu evaluieren.

BAKO

Dasselbe gilt für „BAKO" (Basiskompetenzen für Lese-Rechtschreibleistungen, Stock et al. 2003), einem normierten Verfahren zur Überprüfung der phonologischen Bewusstheit, das für das gesamte Grundschulalter normiert ist und ausschließlich explizite Fähigkeiten aus dem Konstrukt der phonologischen Bewusstheit erfasst (z. B. Phonemsegmentation, Vokalersetzung, Phonemvertauschung). Allein schon aufgrund des frühestmöglichen Einsatzpunktes Ende der ersten Klasse kann die Früherkennung von Risikokindern nicht das primäre Ziel des „BAKO" darstellen.

TEPHOBE

Dagegen wurde der „Test zur Erfassung der phonologischen Bewusstheit und der Benennungsgeschwindigkeit" (TEPHOBE, Mayer 2016) explizit mit der Zielsetzung entwickelt, Kinder mit drohenden Lese-Rechtschreibschwierigkeiten bereits Ende der Vorschulzeit oder unmittelbar zu Beginn der ersten Klasse möglichst zuverlässig zu identifizieren. Es handelt sich im deutschsprachigen Raum um das einzige normierte Verfahren, das neben der phonologischen Bewusstheit auch die Benennungsgeschwindigkeit überprüft und normierte Vergleichswerte zur Verfügung stellt. Im Bereich der phonologischen Bewusstheit erfasst TEPHOBE im Vorschulalter und zu Beginn der ersten Klasse ausschließlich Fähigkeiten, die sich bei den meisten Kindern auch ohne zusätzliche Förderung bereits im Vorschulalter ausbilden (Tab. 34).

Tab. 34: Überprüfung der phonologischen Bewusstheit Ende der Vorschulzeit und zu Beginn der ersten Klasse im TEPHOBE (Mayer 2016)

Synthese von Onset und Silbenreim	Die Kinder müssen aus vier Bildalternativen dasjenige ankreuzen, das sich ergibt, wenn ein lautsprachlich segmentiert präsentierter Onset und Silbenreim synthetisiert wird (Bsp.-Präsentation: Kn-opf: Ablenkerbilder: Zopf, Kopf, Topf).
Phonemsynthese	Die Kinder müssen aus vier Bildalternativen dasjenige ankreuzen, das sich ergibt, wenn lautsprachlich präsentierte Einzellaute synthetisiert werden (Bsp.-Präsentation: [t] [ɪ] [ʃ]: Ablenkerbilder: Fisch, Stift, Schiff).
Reimen	Die Kinder müssen aus vier Bildalternativen die beiden ankreuzen, die sich reimen (Bsp.: Schlange, Zahn, Zange, Hammer).
Anlautkategorisierung	Die Kinder müssen aus vier Bildalternativen die beiden ankreuzen, die im Anlaut übereinstimmen (Bsp.: Zange, Sonne, Ziege, Hammer).

RAN-Test Um die Benennungsgeschwindigkeit zu erfassen, werden die in Kapitel 2.3.1 beschriebenen RAN-Tests eingesetzt.

Validität Die Ermittlung der prognostischen Validität des Verfahrens (Mayer / Motsch 2014) weist auf die Bedeutung der Erfassung *beider* Funktionen der phonologischen Informationsverarbeitung hin, da bei allen Kindern, die zu Beginn der ersten Klasse sowohl in der phonologischen Bewusstheit als auch der Benennungsgeschwindigkeit unterdurchschnittliche Leistungen erzielten („double-deficit"), Ende der ersten und der zweiten Klasse Lese-Rechtschreibschwierigkeiten offensichtlich wurden. Aber auch etwa 70 % der Kinder, die bei Schuleintritt Probleme in einer der beiden erfassten Funktionen hatten, schnitten ein und zwei Jahre später bei der Überprüfung schriftsprachlicher Kompetenzen im unterdurchschnittlichen Bereich ab.

3.2 Diagnostik des Lesens und Rechtschreibens

Bestandteile umfassender Diagnostik Eine umfassende Diagnostik schriftsprachlicher Kompetenzen sollte die Lesegenauigkeit und -geschwindigkeit für echte Wörter und Pseudowörter überprüfen, um zwischen Schwierigkeiten bei der Anwendung des alphabetischen Prinzips und der automatisierten Worterkennung differenzieren zu können. Analog sollte die Erfassung der Rechtschreibkompetenz zwischen der korrekten Anwendung des phonologischen Prinzips als Grundstrategie des Schreibens und der Fähigkeit orthographische Prinzipien anzuwenden, unterscheiden können. Ergänzt werden sollten entsprechende Verfahren durch eine gezielte Überprüfung des Leseverständnisses. Da Schwierigkeiten bei der sinnentnehmenden Verarbeitung von Sätzen und Texten nicht zwingend spezifisch schriftsprachliche Probleme darstellen, sondern auch das Resultat eines beeinträchtigten Sprachverständnisses sein können, bietet es sich im Einzelfall an, ergänzend die rezeptiven Fähigkeiten in der lautsprachlichen Modalität, insbesondere auf lexikalischer und syntaktisch-morphologischer Ebene zu erfassen (Beiträge 2, 3).

Leitlinien zur Diagnostik Die Autoren der Leitlinien zur Diagnostik und Behandlung von Kindern und Jugendlichen mit Lese- und / oder Rechtschreibstörungen (DGKJP 2015) formulieren auf der Grundlage einer intensiven Literaturrecherche und der Berücksichtigung unterschiedlicher Checklisten Anforderungen an Testverfahren, die für eine valide Diagnostik vorausgesetzt werden. Dazu gehören eine ausführliche Beschreibung der theoretischen Grundlagen des Verfahrens, die Absicherung der klassischen Testgütekriterien der Objektivität, der Reliabilität und der Validität und eine ausreichende Größe der Normierungsstichprobe. Folgende Instrumente erfüllen den Autoren zufolge diese Anforderungen.

- SLRT II: Salzburger Lese-Rechtschreibtest (Moll / Landerl 2010),
- WLLP-R: Würzburger Leise Leseprobe – Revision (Schneider et al. 2011),
- ELFE II: Ein Leseverständnistest für Erst- bis Siebtklässler - Version II (Lenhard et al. 2017),
- LGVT 5-12+: Lesegeschwindigkeits- und verständnistest für die Klassen 5 bis 12 (Schneider et al. 2017),

- DERET: Deutscher Rechtschreibtest für das erste und zweite (DERET 1-2+), dritte und vierte Schuljahr (DERET 3-4+) (Stock/Schneider 2008), fünfte und sechste Schuljahr (Martinez Mendez et al. 2015),
- HSP 1-10: Hamburger Schreibprobe 1-10 (May 2012).

SLRT II

Der SLRT II (Moll/Landerl 2010) entspricht den zuvor genannten Anforderungen an die Lesediagnostik, da er die Genauigkeit und Geschwindigkeit des phonologischen Rekodierens und der direkten Worterkennung sowie das lautgetreue Aufschreiben von Wörtern und die Anwendung orthographischer Prinzipien erfasst. Der Lesetest umfasst zwei „Ein-Minuten-Leseflüssigkeitstests", deren Aufgabe darin besteht, innerhalb einer Minute möglichst viele Wörter bzw. Pseudowörter korrekt zu erlesen. Die Anzahl korrekt gelesener Wörter pro Minute und damit die Lesegeschwindigkeit stellt das zentrale Maß des SLRT II dar, da die Autorinnen davon ausgehen, dass sich leseschwache Kinder im deutschsprachigen Raum primär durch Probleme in diesem Bereich charakterisieren lassen. Dieser Wert kann für SchülerInnen zwischen der ersten und der sechsten Klasse sowie erwachsene Probanden in einen Prozentrang umkodiert werden. Für die Lesegenauigkeit wird lediglich der prozentuale Anteil an Fehlern berechnet, der für jede Jahrgangsstufe mit den durchschnittlichen Fehlerprozentwerten aus der Normierungsstichprobe verglichen werden kann, so dass hier lediglich die Beurteilung möglich ist, ob ein Schüler den kritischen Wert an Fehlern überschritten hat.

So wie durch die beiden Lesetests eine Differenzierung zwischen der indirekten und der direkten Lesestrategie möglich ist, kann im Bereich der Rechtschreibung zwischen lautgetreuen, aber orthographisch fehlerhaften, und orthographisch korrekten Schreibweisen unterschieden werden, da für das Lückendiktat (2. Klasse: 24 Wörter, 3. und 4. Klasse: 48 Wörter) durchgängig Wörter ausgewählt wurden, bei denen eine ausschließliche Berücksichtigung des phonologischen Prinzips nicht zum richtigen Ergebnis führt. Durch eine qualitative Analyse der identifizierten Verstöße gegen orthographische Prinzipien (z. B. Doppelkonsonanz, Markierung der Vokallänge, Auslautverhärtung etc.) ist es möglich, unmittelbar Therapieziele abzuleiten. Während für die Gesamtfehlerzahl Prozentränge für die zweite bis vierte Jahrgangsstufe zur Verfügung gestellt werden, werden für die nicht-lautgetreuen Schreibweisen lediglich kritische Werte benannt, deren Überschreiten einem Prozentrang von unter zehn entspricht.

Der SLRT II wurde an einer ausreichend großen Stichprobe normiert. Für den Rechtschreibtest stehen Daten von deutlich mehr als 3000 Kindern, für den Lesetest von mehr als 1000 Kindern zur Verfügung. Die über die Retest- und Paralleltestmethode ermittelten Werte für die Reliabilität sowie die mittels Korrelationen mit anderen Lesetests bestimmte Validität des Verfahren liegen alle in einem sehr guten Bereich. Kritisch zu beurteilen ist allerdings die marginale Berücksichtigung der Lesegenauigkeit und des lautgetreuen Schreibens. Insbesondere Überprüfungen von Kindern mit sonderpädagogischem Förderbedarf (z.B. Jansen et al. 2010, Mayer 2018) kommen zu dem Ergebnis, dass bei dieser Klientel durchaus von einer hohen Anzahl an Lesefehlern und Verstößen gegen das phonologische Prinzip auszugehen ist.

WLLP-R Ein ökonomisches Verfahren zur Bestimmung der Lesegeschwindigkeit, das für den gesamten Grundschulbereich normiert ist, liegt mit der Würzburger Leise Leseprobe (WLLP-R, Schneider et al. 2011) vor. In der Bearbeitungszeit von fünf Minuten hat das Kind die Aufgabe, möglichst vielen Wörtern aus jeweils vier Alternativen die korrespondierenden Bilder zuzuordnen. Das Verfahren überprüft das leise Lesen, so dass es als Gruppentest durchgeführt werden kann, und gewährleistet mit einer Gesamtdurchführungszeit von ca. 15 Minuten eine maximale Ökonomie. Mit diesem Vorteil nimmt die WLLP-R aber zwangsläufig auch einen Nachteil in Kauf: Um sicher zu gehen, dass die einzelnen Items tatsächlich gelesen werden, muss parallel eine weitere Aufgabe durchgeführt werden (Bilder ankreuzen). Bei der Interpretation des Testergebnisses ist deshalb zu bedenken, dass der Wortschatz der Kinder das Resultat beeinflussen könnte, insbesondere da bei jedem Item neben dem Bild, das mit dem gelesenen Wort korrespondiert, auch ein semantischer Ablenker abgebildet ist (z. B. Zielwort: Biene; Ablenker: Fliege, Zielwort: Fahrrad; Ablenker: Roller). Deshalb ist insbesondere bei Kindern mit lexikalischen Störungen eine vorsichtige Interpretation von besonderer Bedeutung.

Für die Normierung des Verfahrens standen die Ergebnisse von mehr als 2000 Kindern aus fünf Bundesländern zur Verfügung.

Die Reliabilität des Verfahrens wurde über die Retest- und die Paralleltestmethode bestimmt. Die entsprechenden Werte liegen in einem zufriedenstellenden bis sehr guten Bereich. Um die kriteriumsbezogene Validität der WLLP-R zu ermitteln, wurden mit einem Teil der Stichprobe weitere Leseüberprüfungen durchgeführt und zudem eine Einschätzung der Lesekompetenz durch die Lehrkraft erfragt. Die entsprechenden Korrelationskoeffizienten liegen mit Werten zwischen $r = .39$ und $r = .75$ in einem guten bis sehr guten Bereich.

ELFE II Eine differenzierte Erfassung des Leseverständnisses bietet ELFE II (Lenhard et. al 2017). Das Verfahren überprüft das sinnentnehmende Lesen auf Wort-, Satz- und Textebene. Normierte Vergleichswerte liegen für Kinder ab dem Ende der ersten Klasse vor. Zwischen der zweiten und siebten Klasse ist das Verfahren in Zweimonatsschritten normiert. Das Wortverständnis wird erfasst, indem die Kinder möglichst vielen Bildern aus vier Alternativen das entsprechende Wort zuordnen müssen (Bearbeitungszeit: drei Minuten). Die drei Ablenker haben jeweils dieselbe Silbenzahl wie das Zielwort und ähneln ihm auch in visuell-orthographischer Hinsicht (z. B. Zielitem: Einkaufswagen, Ablenker: Einsatzwagen, Einkaufsladen, Einkaufskörbe). Die Überprüfung des Satzverständnisses umfasst 36 Lückensätze, bei denen aus fünf Alternativen das semantisch und grammatisch passende Wort (Nomen, Verb, Adjektiv, Konjunktion, Präposition) ergänzt werden muss (Bearbeitungszeit: drei Minuten). Bei der Erfassung des Textverständnisses müssen kleine Geschichten erlesen und Fragen im Multiple-choice-Format beantwortet werden (Bearbeitungszeit: sieben Minuten). Dabei wurden Aufgaben konzipiert, die entweder das Auffinden explizit genannter Informationen, die Herstellung anaphorischer Bezüge oder das Ziehen von Interferenzen erfordern.

Die Reliabilität, ermittelt über eine Homogenitätsanalyse, die Split-half- und die Retestmethode liegen für die einzelnen Klassenstufen mit wenigen Ausnahmen in einem zufriedenstellenden bis guten Bereich, während die Werte für die Validität nicht durchgängig als gut zu bewerten sind.

LGVT 5-12+

Eine kombinierte Erfassung der Lesegeschwindigkeit und des Leseverständnisses bietet der LGVT 5-12+ (Schneider et al. 2017). Bei diesem für die Klassen 5 bis 12 normierten Verfahren besteht die Aufgabe darin, innerhalb von sechs Minuten eine Geschichte soweit wie möglich zu erlesen und an 47 Textstellen aus drei Alternativen das Wort zu unterstreichen, das den Satz sinngemäß vervollständigt. Dabei stellt die Gesamtzahl gelesener Wörter das Maß für die Lesegeschwindigkeit dar, während die korrekt bearbeiteten Textlücken als Parameter für das Leseverständnis fungieren. Beide Werte können in klassen- und schulartbezogene normierte Vergleichswerte (PR und T-Werte) umkodiert werden.

Der Test steht in seiner zweiten, überarbeiteten Auflage in drei Paralleltestversionen zur Verfügung. Die drei dafür zum Einsatz kommenden Texte umfassen zwischen 1989 und 2153 Wörter. Da es sich um Texte handelt, zu denen die wenigsten Kinder und Jugendlichen über Vorerfahrungen verfügen, dürfte das Vorwissen das Ergebnis nur marginal beeinflussen. Da Probleme mit der Automatisierung schriftsprachlicher Kompetenzen und daraus resultierende Schwierigkeiten mit dem Leseverständnis im Jugendalter das zentrale Symptom der Lesestörung darstellen, handelt es sich um ein wichtiges diagnostisches Verfahren für die Sekundarstufe.

Das Verfahren wurde auf der Grundlage der Daten von 7.142 Schülern unterschiedlicher Schularten aus 13 Bundesländern normiert. Die Retest- und die Paralleltestreliabilität des Verfahrens liegen sowohl für die Lesegeschwindigkeit als auch das Leseverständnis und die Lesegenauigkeit mit Korrelationen zwischen $r = .72$ und $r = .89$ in einem guten Bereich. Um die kriteriumsbezogene Validität beurteilen zu können, bearbeitete ein Teil der Normierungsstichprobe zusätzlich zum LGVT 6-12 die Aufgaben zum Leseverständnis der PISA 2000-Studie. Aus der dabei ermittelten Korrelation von $r = .59$ lässt sich schließen, dass mithilfe des LGVT eine valide Erfassung des Leseverständnisses mit wenig Zeitaufwand möglich ist. Deutlicher geringer fallen dagegen die Ergebnisse entsprechender Analysen für die Lesegeschwindigkeit aus.

Rechtschreibung

Was die Diagnostik der Rechtschreibfähigkeit angeht, empfehlen die Leitlinien zur Diagnostik und Behandlung von Kindern und Jugendlichen mit Lese- und / oder Rechtschreibstörungen (DGKJP 2015) u. a. die Hamburger Schreibprobe (HSP 1-10, May 2012) und die Deutschen Rechtschreibtests für die erste bis zur sechsten Klasse (DERET 1-2+, Stock / Schneider 2008a, DERET 3-4+, Stock / Schneider 2008b, DERET 5-6+, Martinez Mendez et al. 2015).

Hamburger Schreibprobe

Die HSP 1-10 erfasst die Rechtschreibkompetenz von Kindern zwischen der ersten und der zehnten Klasse. Sie kann als Gruppentest durchgeführt werden und beansprucht inklusive Instruktion maximal einen Zeitaufwand von einer Unterrichtsstunde. Für die sechste Auflage aus dem Jahr 2012 wurde das Verfahren neu normiert.

Die HSP liegt in zwei Versionen, der HSP-B (Basisanforderung) und der HSP-EK (Erweiterte Kompetenz) vor. Während die HSP-B primär basale Rechtschreibkenntnisse überprüft und deshalb auch in sonderpädagogischen Kontexten eingesetzt werden kann, erfasst die HSP-EK komplexe Rechtschreibleistungen und differenziert vor allem im oberen Leistungsbereich.

Dem SLRT II vergleichbar überprüft die HSP 1-10 in den unteren Jahrgangsstufen die Rechtschreibkompetenz primär auf Wortebene, in den höheren Jahrgangsstufen kommen vermehrt Sätze zum Einsatz. In Abhängigkeit von der Klassenstufe müssen zwischen zehn und 49 Wörter geschrieben werden, die als Erinnerungshilfe durch ein Bild am Rand illustriert werden.

Berücksichtigung diverser Strategien

Die HSP unterscheidet bei der Auswertung und Interpretation der Testergebnisse drei wesentliche Strategien, die die Rechtschreibkompetenzen der Schülerinnen und Schüler differenziert einschätzen und individuelle Förder- und Therapieziele ableiten lassen. Unter der Anwendung des phonologischen Prinzips wird die Fähigkeit verstanden, Wörter lautgetreu zu verschriften. Die orthographische Strategie meint die Berücksichtigung orthographischer Prinzipien der deutschen Schriftsprache, wobei unter diese Rubrik sowohl orthographische Regelhaftigkeiten (z. B. die Markierung der Kürze von Vokalen) als auch Merkelemente (z. B. Wörter mit <v>) subsummiert werden. Die Anwendung der morphematischen Strategie zeigt sich schließlich darin, dass die Morphemkonstanz als zentrales Prinzip der deutschen Rechtschreibung beachtet wird (z. B.: „Mäuse schreibt man mit <äu>, weil der Singular Maus heißt.“).

Für eine erste Einschätzung der Rechtschreibkompetenz wird zunächst die Anzahl vollständig richtig geschriebener Wörter erfasst, die in einen Prozentrang umgerechnet werden kann. Diese sei den Autoren zu Folge ausreichend bei Kindern, die dabei einen PR > 50 erreichen. Eine differenziertere Auswertung sei in diesen Fällen nicht mehr notwendig.

Graphemtreffer

Für eine etwas differenziertere Auswertung können mithilfe des Auswertungsbogens die richtig geschriebenen Grapheme („Graphemtreffer“) ausgezählt werden, um auch Annäherungen an die korrekte Schreibweise zu erfassen. Bei diesem Hauptkennwert der HSP wird die Anwendung der phonologischen, der orthographischen und der morphematischen Strategie gleichermaßen berücksichtigt, da Buchstabengruppen, die auf die Anwendung einer bestimmten Strategie hinweisen, als Einheit betrachtet und bewertet werden (z. B. mehrgliedrige Grapheme <sch>, Vokale mit Längenzeichen <ah>, Doppelkonsonanten <mm>, Berücksichtigung von Ableitungsregeln z. B. bei der Verwendung des <äu>).

Lupenstellen

Um in qualitativer Hinsicht die mögliche Dominanz einer Rechtschreibstrategie zu identifizieren, wurde in den diktierten Wörtern eine Auswahl an Wortstellen getroffen, die jeweils einer Rechtschreibstrategie zugeordnet werden („Lupenstellen“). Der alphabetischen Strategie werden dabei grundsätzlich alle Wortstellen zugeordnet, deren Schreibweise aus der eigenen Artikulation abgeleitet werden kann. „Lupenstellen“ für die orthographische Strategie beinhalten Buchstaben(gruppen), deren Verwendung auf die Berücksichtigung von Rechtschreibregeln oder Merkelementen hinweisen (z. B. das <ah> in Fahrrad). Wortelemente, deren korrekte Schreibweise ausschließlich durch die Berücksichtigung der morphologischen Struktur des Wortes hergeleitet werden können (z. B. die Schreibweise <äu> im Wort Räuber) stellen die „Lupenstellen“ für die morphematische Strategie dar.

Von einer Dominanz einer bestimmten Strategie ist dem Autor zufolge auszugehen, wenn Unterschiede zu den anderen Strategien mindestens zehn T-Wert-Punkte aufweisen.

Die Normierung der HSP basiert auf den Ergebnissen von mehr als 1000 Kindern pro Jahrgangsstufe aus allen Bundesländern. Die Bestimmung der Reliabilität über eine Homogenitätsanalyse sowie die Ermittlung der Validität durch die Berechnung von Korrelationen mit dem Abschneiden in anderen Rechtschreibtests ergab zufriedenstellende bis gute Ergebnisse. Was die Validität des Verfahrens angeht, wurde jedoch vereinzelt kritisiert, dass die Rechtschreibleistungen im Vergleich zu anderen Verfahren um ca. ½ Standardabweichung besser ausfallen.

DERET

Die Deutschen Rechtschreibtests (DERET) umfassen drei Tests (DERET 1-2+, DERET 3-4+, DERET 5-6+), die jeweils in Form von zwei Paralleltests vorliegen, auf der Grundlage der Anforderungen der Lehrpläne aller Bundesländer konzipiert wurden und ausschließlich Wörter aus dem Grundwortschatz beinhalten. Anders als der SLRT II und die HSP 1-10 bestehen die drei Versionen des DERET aus einem Fließtext, der nach Diktat geschrieben werden muss. Um die Rechtschreibkompetenzen noch differenzierter einschätzen und eine umfassende qualitative Fehleranalyse vornehmen zu können, kann ergänzend ein Wortdiktat durchgeführt werden. Für eine erste quantitative Auswertung und oberflächliche Einschätzung der Rechtschreibkompetenz wird lediglich die Gesamtzahl an Schreibfehlern bestimmt, die in einen normierten Vergleichswert umkodiert werden kann. Zusätzlich sieht das Verfahren eine detaillierte qualitative Fehleranalyse vor, für die neben dem Fließtext nach Möglichkeit auch die Ergebnisse des Wortdiktats berücksichtigt werden sollten. Zu diesem Zweck werden die orthographischen Fehler hinsichtlich der häufigsten Schwierigkeiten (Dehnungs- und Kürzungsfehler, Getrennt- und Zusammenschreibung, Unterscheidung von <i> und <ie> etc.) analysiert. Für die Interpretation dieser Auswertung stehen keine Prozentränge zur Verfügung, die Leistungen werden für jede orthographische Besonderheit in drei bis vier Leistungsbereiche eingeordnet, so dass unmittelbar Therapie- und Förderziele abgeleitet werden können.

Die Normierung der Verfahren erfolgte anhand der Leistungen von mehr als 2000 Kindern pro Jahrgangsstufe aus allen Bundesländern. Die Reliabilität, ermittelt über eine Homogenitätsanalyse und die Retestmethode, liefert für die quantitative Analyse mittelhohe bis hohe Werte; unklar ist, wie zuverlässig die qualitative Auswertung ist (Gasteiger-Klicpera / Sticker 2012). Dasselbe gilt für die Validität des Verfahrens, die durch Korrelationen mit anderen Rechtschreibtests sowie das Lehrerurteil bestimmt wurde.

Hasselhorn, M., Schneider, W., Marx, H. (2000): Diagnostik von Lese-Rechtschreibschwierigkeiten: Jahrbuch der pädagogisch-psychologischen Diagnostik. Hogrefe, Göttingen

Lenhard, W., Schneider, W. (Hrsg.) (2009): Diagnose und Förderung des Leseverständnisses. Hogrefe, Göttingen

Zusammenfassung

Für den deutschsprachigen Raum liegen Testverfahren vor, mit deren Hilfe die Lese-Rechtschreibleistungen von Kindern zwischen der ersten und der zehnten Klasse ökonomisch, reliabel und valide erfasst werden können. Zum großen Teil ist es auf der Grundlage einer qualitativen Analyse möglich, individuelle Therapie- und Förderziele abzuleiten. Bestenfalls zufriedenstellend ist dagegen die Situation für die Früherkennung von Risikokindern zu bewerten. Während die Kinder, deren zukünftiger Schriftspracherwerb unauffällig verlaufen wird, noch recht zuverlässig identifiziert werden können, zeigen Studien zur prognostischen Validität, dass die Identifizierung der Kinder mit tatsächlichen Lese-Rechtschreibschwierigkeiten Ende der Vorschulzeit bzw. zu Beginn der ersten Klasse noch nicht ausreichend gut gelingt. Am zuverlässigsten erscheint in diesem Zusammenhang eine kombinierte Überprüfung der phonologischen Bewusstheit und der Benennungsgeschwindigkeit.

4 Therapie

4.1 Therapie der Lesestörung

effektive Methoden

Bei der Therapie der Lesestörung sind Methoden, die unmittelbar an der beeinträchtigten Lesefähigkeit bzw. den wichtigsten Vorläuferfähigkeiten eines erfolgreichen Schriftspracherwerbs ansetzen (phonologische Bewusstheit, Graphem-Phonem-Korrespondenz [GPK], phonologisches Rekodieren, automatisierte Worterkennung, Zeitverarbeitungstraining) von solchen zu unterscheiden, die auf angenommene basale Grundfunktionen abzielen (Förderung auditiver und visueller Wahrnehmung oder motorischer Funktionen, medikamentöse Behandlung, Zeitverarbeitungstraining etc.).

Einer Metaanalyse von Galuschka / Schulte-Körne (2015) zufolge gehören Methoden, die die Vermittlung der GPK, die Phonemsegmentation, die Phonemsynthese und das wiederholte Lesen häufig vorkommender orthographischer Muster fokussieren, zu den Maßnahmen, die die Lesekompetenz nachweislich verbessern können. Ein Training der Grundfunktionen dagegen ist als Therapie abzulehnen; es liegen keinerlei empirische Evidenzen für die Effektivität solcher Trainings vor (Berwanger / von Suchodoletz 2004, Ise et al. 2012). Vergleichbar kommt der Forschungsüberblick des „National Reading Panel“ (National Institute of Child Health and Human Development 2000) zu dem Ergebnis, dass die systematische Vermittlung der Graphem-Phonem-Korrespondenzen und der Phonemsynthese, kombiniert mit Maßnahmen, die auf die indirekte und direkte Lesestrategie abzielen (= „phonics approach“), zu den effektivsten Maßnahmen bei Leseschwierigkeiten gehören. Galuschka et al. (2014) konnten dies in ihrer Metaanalyse bestätigen, in der 22 Ansätze verglichen wurden, die entweder eine Förderung der phonologischen Bewusstheit, der Leseflüssigkeit, des Leseverständnisses, der auditiven Wahrnehmung oder der Motorik fokussierten bzw. eine medikamentöse Therapie oder eine Behandlung mit Brillengläsern oder Filterfolien umsetzten. Ausschließlich für die Ansätze, die dem „phonics approach“ zugeordnet werden, konnten Verbesserungen mittlerer Effektstärken sowohl für die Lese- als auch die Rechtschreibkompetenz nachgewiesen werden. Lesen und Schreiben erlernen Kinder also in der Auseinandersetzung mit Schriftsprache und nicht durch eine Beeinflussung basaler Fähigkeiten.

Effekte isolierter Förderung der phonologischen Bewusstheit

Eine wirksame Förderung der Leseleistung muss bei Schulkindern deshalb am Leseprozess selbst ansetzen. Selbst ein isoliertes Training der phonologischen Bewusstheit, von dem angenommen wird, dass es Vorschulkindern mit ungünstigen Lernvoraussetzungen einen erfolgversprechenden Start in den schulischen Schriftspracherwerb ermöglichen kann (Roth 1999; Schneider et al. 2000), und das seit Beginn des 21. Jahrhunderts im deutschsprachigen Raum einen breiten Raum in der Förderung leseschwacher Kinder einnimmt, wirkt sich bei Schulkindern nur marginal auf deren schriftsprachliche Kompetenzen aus. So kommen Ise et al. (2012, 132) zusammenfassend zu dem Ergebnis, dass

„Phonologietrainings bei Vorschulkindern zu einer Verbesserung der phonologischen Bewusstheit führen und sich positiv auf den Schriftspracherwerb auswirken […]. Mit Beginn des Erstleseunterrichts nimmt die Wirksamkeit von Phonologietrainings jedoch deutlich ab. So zeigen Trainingsstudien, dass Erstklässler, die zusätzlich zum regulären Erstleseunterricht ein Phonologietraining erhalten, sich hinsichtlich der Lese-Rechtschreibleistungen nicht unterscheiden von Kindern, die ausschließlich am regulären Unterrichtsprogramm teilnehmen."

Auch Fischer/Pfost (2015) kommen in einer Metaanalyse, in der 19 Studien mit insgesamt 22 Trainings-Kontrollgruppen-Vergleichen berücksichtigt wurden, zu dem Ergebnis, dass Programme zur Förderung der phonologischen Bewusstheit im deutschsprachigen Raum bei Schulkindern nur marginale Auswirkungen auf den Schriftspracherwerb haben. Die Autoren konnten lediglich für die Rechtschreibleistung einen statistisch signifikanten, aber lediglich geringen kurzfristigen Effekt nachweisen. Wolf et al. (2016) zufolge seien selbst für vorschulische Trainings keine statistisch bedeutsamen Effekte auf die Lesefertigkeit und nur marginale Auswirkungen auf die Rechtschreibleistung nachzuweisen.

Die Annahme, dass eine Förderung der phonologischen Bewusstheit bei Schulkindern keine Effekte mehr hat, kann bspw. durch die Ergebnisse der Studie von Hatz/Sachse (2010) konkretisiert werden. Hier erhielten Erstklässler mit beeinträchtigter phonologischer Bewusstheit *zusätzlich* zum Deutschunterricht eine 21-wöchige Kleingruppenförderung, bei der der Schwerpunkt auf die Vermittlung der Phonemsynthese und -analyse gelegt wurde. Im Vergleich zu einer Kontrollgruppe, deren schriftsprachliche Fähigkeiten ausschließlich im regulären Deutschunterricht gefördert wurden, konnte weder bei Überprüfungen der phonologischen Bewusstheit noch bei der Erfassung des Lesens und Schreibens Ende der ersten und zweiten Klasse eine signifikante Überlegenheit der Trainingsgruppe nachgewiesen werden.

„Der hohe organisatorische Aufwand bzgl. der Durchführung eines derartigen Trainings lässt sich angesichts dieser Ergebnisse im schulischen Kontext in der erprobten Form (Kleingruppen mit bis zu acht Kindern) nicht rechtfertigen" (Hatz/Sachse 2010, 236).

Metaanalysen aus dem angloamerikanischen Raum

Im Gegensatz zu diesen Ergebnissen aus Deutschland unterstreichen Metaanalysen aus dem angloamerikanischen Raum die Bedeutung der Förderung der phonologischen Bewusstheit und ihrer Auswirkungen auf den Schriftspracherwerb. So kamen die Arbeiten von Bus/Ijzendoorn (1999) und Ehri et al. (2001) zu dem Ergebnis, dass sich eine Förderung der phonologischen Bewusstheit unabhängig vom Alter der Teilnehmer, deren Lesefähigkeiten und sozioökonomischen Status positiv auf das Lesen und Schreiben auswirkt. Hinsichtlich der Lesefähigkeit konnten die beiden Studien Effekte mittlerer Größenordnung belegen. Was die Rechtschreibung angeht, belegen Ehri et al. (2001) insbesondere für Risikokinder im Vorschulalter und der ersten Klasse deutliche positive Effekte einer Förderung der phonologischen Bewusstheit. Den Autoren zufolge handele es sich bei der Fähigkeit, einzelne Phoneme in Wörtern zu identifizieren und zu differenzieren, um sie mit Buchstaben verknüpfen zu können, um eine der komplexesten Aufgaben, die Kinder im Anfangsunterricht bewältigen müssen. Dies hängt damit zusammen, dass in der Sprachproduktion Phoneme nicht einzeln aneinandergereiht werden und es keine eindeutigen Grenzen zwischen den Phonemen gebe, diese vielmehr mit anderen koartikulatorisch verschmolzen werden, so dass sie nicht eindeutig wahrgenommen werden können.

Begründung

Die geringen Auswirkungen einer zusätzlichen Förderung der phonologischen Bewusstheit auf den Schriftspracherwerb im deutschsprachigen Raum dürften mit mehreren Faktoren zusammenhängen. Offensichtlich stellt eine Schriftsprache mit einer relativ transparenten GPK, verbunden mit einem schriftsprachlichen Anfangsunterricht, in dem der Schwerpunkt auf die systematische Analyse der Buchstaben-Laut-Beziehung und die Vermittlung des phonologischen Rekodierens gelegt wird, selbst für die meisten Risikokinder eine ausreichende Möglichkeit dar, die phonologische Struktur der Lautsprache zu durchschauen. Durch die weite Verbreitung des Konstrukts der phonologischen Bewusstheit und entsprechender Trainingsprogramme dürften phonologisch orientierte Fördermaßnahmen mittlerweile auch zentraler Bestandteil des schriftsprachlichen Anfangsunterrichts in den meisten Klassen sein. Deshalb dürften zusätzliche Übungen zur Verbesserung der phonologischen Bewusstheit mit dem Schwerpunkt auf der Phonemidentifizierung, -synthese und -segmentation im Schulalter ergänzend zur Förderung der indirekten Lese- und der segmentalen Schreibstrategie lediglich bei Kindern mit Defiziten in der Verarbeitung von Phonemen, die noch nicht lautgetreu lesen und schreiben können, positive Auswirkungen auf den Schriftspracherwerb haben.

Im Folgenden steht die Therapie bzw. unterrichtliche Förderung von Kindern mit Lese-Rechtschreibstörungen im Mittelpunkt. Aus diesem Grund wird auf eine ausführliche Darstellung zentraler Kriterien einer optimierten Förderung der phonologischen Bewusstheit verzichtet (vgl. dazu:Mayer 2021; 2022a).

empirisch evaluierte Förderprogramme

Galuschka / Schulte-Körne (2015) konnten für den deutschsprachigen Raum vier Programme identifizieren, die die zuvor genannten wirksamsten Methoden beinhalten und deren Effektivität empirisch evaluiert wurde:

- Kieler Leseaufbau (Dummer-Smoch / Hackethal 2021),
- Flüssig lesen lernen (Tacke 2009),
- Lautgetreue Lese-Rechtschreibförderung (Reuter-Liehr 2006) und
- PhonIt (Stock / Schneider 2011).

Kieler Leseaufbau

Beim Kieler Leseaufbau (KLA, Dummer-Smoch / Hackethal 2021) handelt es sich um ein symptomspezifisches, phonologisch orientiertes Lesetraining, das in der praktischen Arbeit mit leseschwachen Kindern entstanden ist. Das Konzept, das in der ersten Auflage bereits 1984 veröffentlicht wurde, hat bis 2017 trotz einiger antiquiert anmutender Annahmen (z. B. Betonung der Schönschrift) nichts an Aktualität verloren. Der KLA fokussiert das Erlernen des Lesens, wobei die in den einzelnen Stufen verwendeten Lesewörter auch regelmäßig geschrieben werden. Da es sich zum größten Teil um lautgetreue Wörter handelt, zielt das Programm eindeutig auf den Erwerb der alphabetischen Strategie, orthographische

Regeln werden nicht thematisiert. Das Training stellt kein einheitlich vorstrukturiertes Programm dar, es besteht vielmehr aus einer großen Sammlung von Spielen und Übungsmaterialien, die auf den einzelnen Stufen eingesetzt werden können. Die Autorinnen haben das Training so konzipiert, dass wesentliche heilpädagogische Prinzipien (Isolierung von Schwierigkeiten, Fortschreiten vom Einfachen zum Schwierigen) in der Arbeit mit leseschwachen Kindern berücksichtigt und methodisch umgesetzt werden.

Tab. 35: Schrittweise Einführung der Buchstaben im KLA sowie verwendete Silbenstrukturen

Stufe	eingeführte Buchstaben	verwendete Silben- und Wortstrukturen
Vorstufe	Einführung der fünf gespannten (langen) Vokale sowie der Diphtonge <au> und <ei>	
Stufe 1-4	Einführung der gedehnt artikulierbaren Konsonanten <m>, <r>, <s>, <n>, <f>, <l>, <h>, <ch>, <w>	Wörter mit VKV-, KVKV-, VKVK-, KVKVK-Struktur mit langem betontem Vokal in der ersten Silbe (Das Prinzip, ausschließlich Wörter mit langen Vokalen zu berücksichtigen, kann aufgrund des ungespannt realisierten <e> in der zweiten Silbe deutscher Wörter nicht durchgehalten werden.)
Stufe 5-6	Einführung der Plosive (<b>, <p>, <d>, <t>, <g>, <k>)	Wörter mit VKV-, KVKV-, VKVK-, KVKVK-Struktur
Stufe 7-10	Einführung der restlichen Buchstaben	Wörter mit VKV-, KVKV-, VKVK-, KVKVK-Struktur
Stufe 11		Wörter mit initialer Mehrfachkonsonanz (KKVKV, KKVKVK)
Stufe 12		Berücksichtigung von Wörtern mit Kurzvokal in der ersten Silbe

Schwierigkeitsstufen

Im KLA werden die Graphem-Phonem-Korrespondenzen gestaffelt nach einer angenommenen Schwierigkeitshierarchie in zehn Stufen eingeführt (Tab. 35). Grob betrachtet werden drei Schwierigkeitsstufen unterschieden. Während in den ersten Stufen ausschließlich gespannte (lange und betonte) Vokale und Kontinuenten (gedehnt artikulierbare Konsonanten, z. B. <m>:[mmmm]) eingeführt werden, folgen im nächsten Schritt stimmlose und stimmhafte Plosive, bevor schließlich alle übrigen Konsonanten schrittweise erlernt werden. Auf jeder Stufe werden jeweils drei Konsonanten eingeführt. Nachdem die jeweiligen Buchstaben erarbeitet wurden, folgen Übungen zur Synthese der Laute zu Silben und Wörtern. Dabei werden die unterschiedlichen Schwierigkeiten in der Verarbeitung von Silben- und Wortstrukturen berücksichtigt, so dass zunächst ausschließlich Wörter mit einfacher Konsonant-Vokal- bzw. Vokal-Konsonant-Struktur zum Einsatz kommen (VKV, KVKV, VKVK), bevor Wörter mit einfachen und komplexen Konsonantenhäufungen erlesen werden müssen (z. B. KKVKV, KKVKVK). In den ersten zwölf Stufen des KLA werden ausschließlich lautgetreue Wörter verwendet. Erst im Anschluss kommen Wörter mit Dehnungszeichen und Doppelkonsonanz zum Einsatz. Obwohl diese orthographischen Besonderheiten auch leseschwachen Kindern in der rezeptiven Modalität wenige Schwierigkeiten bereiten, handelt es sich um eine nachvollziehbare Vorgehensweise, da der KLA Lese- und Schreibübungen miteinander verbindet.

Lautgebärden

Eine wesentliche Hilfestellung für das Erlernen des phonologischen Rekodierens stellen Lautgebärden dar, die mit jedem neu gelernten Buchstaben eingeführt werden, so dass die Verknüpfung zwischen den Lauten und Buchstaben durch eine motorische Merkhilfe unterstützt wird. Für Kinder mit Schwierigkeiten in der phonologischen Verarbeitung schlagen die Autorinnen zudem Handspiegel als zusätzliche Hilfe vor, mithilfe derer die Mundstellung bei der Lautbildung beobachtet werden kann.

Die Verknüpfung von Buchstaben, Lauten und Handzeichen erfolgt im KLA durch Übungen, bei denen die Lehrkraft ein Element vorgibt und die Kinder die beiden anderen ergänzen.

Verknüpfung Buchstabe-Laut-Handzeichen:

- Die Lehrkraft nennt Laute, die Kinder bilden Handzeichen und zeigen (z. B. auf einer Anlauttabelle) den entsprechenden Buchstaben.
- Die Lehrkraft bildet Handzeichen, die Kinder zeigen den Buchstaben und nennen den Laut.
- Die Lehrkraft zeigt Buchstabenkarten, die Kinder nennen den entsprechenden Laut und bilden das Handzeichen.

Die erfahrungsgemäß großen Schwierigkeiten leseschwacher Kinder beim Zusammenschleifen der in Laute umkodierten Buchstaben zu Silben und Wörtern kann durch die Lautgebärden effektiv unterstützt werden. Durch eine dynamische Ausführung der Handzeichen können die fließenden Übergänge zwischen den einzelnen Lauten visualisiert und handlungsorientiert nachvollzogen werden. Die in diesem Zusammenhang im KLA vorgeschlagen Übungen können ergänzt werden, indem die Lautsynthese in einem ersten Schritt auch ohne schriftsprachliches Material angebahnt wird. Dazu hängt die Lehrkraft bspw. Bilder an die Tafel, deren Namen sie ausschließlich mit Handzeichen gebärdet. Die Kinder müssen diese erraten, indem sie die Gebärden in Laute kodieren und synthetisieren. In einem nächsten Schritt werden an der Tafel stehende Wörter mithilfe der Handzeichen dargestellt, wobei die Kinder die Aufgabe haben, die gemeinten Wörter zu identifizieren.

Silbenteppiche

Ein wesentliches Element des KLA sind die Silbenteppiche: Dabei handelt es sich um eine schrittweise erweiterbare Matrix, in der horizontal die Vokale und vertikal die bereits bekannten Konsonanten eingetragen werden. In den entsprechenden Schnittstellen werden schließlich die daraus entstehenden Silben geschrieben (Abb. 36). Die Kinder lesen bei dieser Übung die einzelnen Zeilen (evtl. mithilfe von Handzeichen) wiederholt vor und die Lehrkraft verdeutlicht ihnen die gesteigerte Lesegeschwindigkeit. Anschließend können einzelne Kästchen in einem Ratespiel ausschließlich mit Lautgebärden dargestellt und einzelne Silben des „Teppichs“ zu echten Wörtern synthetisiert werden (z. B. Susi). Konkret schlagen die Autorinnen folgende Übungsmöglichkeiten vor:

- Eine Zeile mit Silben wird mithilfe von Handzeichen synthetisiert, die Lehrkraft stoppt die Zeit.
- Die Reihe wird ein zweites Mal vorgelesen. Wieder wird die Zeit notiert und dem Kind der Fortschritt verdeutlicht.
- Die Lehrkraft stellt eine Silbe mit Handzeichen dar. Das Kind nennt die Silbe und zeigt sie.
- Die Lehrkraft zeigt auf einzelne Silben, die das Kind mit Handzeichen liest.
- Die Lehrkraft zeigt auf zwei Silben, die ein sinnvolles Wort ergeben. Das Kind gebärdet die beiden Silben mit Handzeichen und nennt das Wort.
- „Mäuschenspiel“: Die Kinder erhalten einen unausgefüllten Silbenteppich. Die Lehrkraft markiert in ihrem eigenen Silbenteppich mehrere Felder als „Mäuschen“. Die Kinder versuchen, diese ausfindig zu machen, indem sie fragen: „Ist das Mäuschen bei ‚mi‘ versteckt?“ Verneint die Lehrkraft, schreiben alle Kinder die Silbe „mi“ in das dafür vorgesehene Kästchen. Ziel ist es, gemeinsam die drei Mäuschen der Lehrkraft zu „fangen“ (Dummer-Smoch/Hackethal 2021, 85).

Abb. 36: Silbenteppich aus dem Kieler Leseaufbau

	a	e	i	o	u
m	ma	me	mi	mo	mu
f	fa	fe	fi	fo	fu
r	ra	re	ri	ro	ru
w	wa	we	wi	wo	wu
s	sa	se	si	so	su
n	na	ne	ni	no	nu

Zum anderen schlagen die Autorinnen einige kleinere, nur wenige Minuten in Anspruch nehmende Übungen vor, die problemlos in die Therapie aber auch in den Unterrichtsalltag integriert werden können.

„Fahrstuhllesen“: Die Lehrkraft stellt Buchstabenkärtchen mit einer Farbe für Vokale und einer anderen Farbe für Konsonanten her. Einige Konsonantenkärtchen werden untereinander an die Tafel gehängt. Die Lehrkraft lässt ein Vokalkärtchen von oben nach unten die Konsonanten entlangfahren. Die Kinder lesen die dabei entstehenden Silben.

Ein Kind liest eine Wortkarte vor, indem es die entsprechenden **Lautgebärden** ausführt, der Partner soll das Wort erraten.

Ein Kind diktiert seinem Partner ein Wort nur mit Lautgebärden, das dieser aufschreiben muss.

Der KLA bieten ein umfassendes Material an Kopiervorlagen (Wortlisten zu den einzelnen Lesestufen), Wortkarten für die einzelnen Stufen, eine Spielekartei zur Übung und Festigung des Gelernten sowie die sukzessive wachsenden Silbenteppiche an.

Überprüfung der Effektivität

Groth et al. (2013) ermittelten die Effektivität des KLA im Rahmen einer Studie mit 56 Drittklässlern mit LRS (T-Wert < 40 in einem normierten Wortlese- und Rechtschreibtest), deren Lese-Rechtschreibleistungen vor und nach der Intervention mit einer Kontrollgruppe nicht betroffener SchülerInnen (T-Wert > 43 in einem normierten Wortlese- und Rechtschreibtest) verglichen wurden. Die Kinder mit LRS wurden auf zwei Förderbedingungen (KLA, N = 20 bzw. Marburger Rechtschreibtraining (Kap. 4. 2), N = 18) und eine Wartekontrollgruppe (N = 17) aufgeteilt. Die Förderung umfasste einen Zeitraum von etwa fünf Monaten mit zwei Fördereinheiten pro Woche. Sie wurde ergänzend zum Unterricht am Nachmittag in Einzelsitzungen durchgeführt. Insbesondere auf der Ebene der Rohwerte zeigten sich Fördereffekte, die sich aber in beiden Fördergruppen nicht von den Fortschritten der unbehandelten Wartekontrollgruppe unterschieden. Damit kann trotz des nachvollziehbaren Aufbaus des Programms und der Passung zu den in Metanalysen ermittelten besonders effektiven Maßnahmen nicht von einem Beleg der Effektivität des KLA gesprochen werden. Diese Aussage wird insbesondere vor dem Hintergrund nachvollziehbar, dass es sich um eine Maßnahme handelte, die in einer 1:1-Situation ergänzend zum curricular vorgesehenen Unterricht durchgeführt wurde.

Flüssig lesen lernen

Das Programm „Flüssig lesen lernen" von Tacke (2009) liegt in drei Versionen für die ersten beiden Klassen, die Jahrgangsstufen drei und vier sowie fünf und sechs vor. Die drei Lehrgänge umfassen jeweils ein Arbeitsheft mit Hinweisen zur Durchführung des Programms für die Lehrkraft, ein Arbeitsheft für die SchülerInnen sowie ein Leseheft. Die folgenden Ausführungen konzentrieren sich auf das Programm für die Primarstufe, einer Fördermaßnahme, das in neun Kapiteln leseschwache Kinder beim Erwerb einer angemessenen Leseflüssigkeit unterstützt:

- Kapitel 1: Buchstaben und Laute,
- Kapitel 2: Zusammenlauten (Phonemsynthese),
- Kapitel 3: Silben 1,
- Kapitel 4: Konsonantenhäufungen am Wortanfang ,
- Kapitel 5: Konsonantenhäufungen am Wortende,
- Kapitel 6: Konsonantenhäufungen am Wortanfang und Wortende,
- Kapitel 7: Silben 2,
- Kapitel 8: Verben,
- Kapitel 9: Spannende Geschichten.

Aufbau

Das Kapitel „Buchstaben und Laute" umfasst eine kurze Förderung der phonologischen Bewusstheit, die den Schwerpunkt auf die Lautidentifizierung, Phonemsynthese und -segmentation legt – eine Vorgehensweise, die aufgrund der Zielgruppe absolut nachvollziehbar ist. Positiv ist an dieser Stelle zu beurteilen, dass das Wortmaterial für die ersten Übungen nach sprachwissenschaftlichen Kriterien ausgewählt wurde, so dass die Synthese und Segmentation zunächst an zweilautigen (Pseudo-)Wörtern eingeübt wird, die ausschließlich aus Vokalen und gedehnt artikulierbaren Konsonanten bestehen (z. B. lo, mi, fu, ra). Leider wird dieser Ansatz nicht durchgängig eingehalten. Zu früh werden die Kinder mit Plosiven und Konsonantenhäufungen konfrontiert. Der Abschnitt „Buchstaben" setzt offensichtlich voraus, dass die Kinder die GPK bereits beherrschen. Er bietet lediglich Übungen zur Sicherung und Automatisierung der Buchstabenkenntnis. Die Übungen bestehen zum größten Teil aus dem Vorlesen von Buchstabenfolgen sowie der Identifizierung von Anfangslauten in Wörtern und dem anschließenden Aufschreiben des Buchstaben. Das zweite Kapitel „Zusammenlauten" beinhaltet Übungen zur Synthese von Einzelbuchstaben zu Silben und Wörtern. Dem ersten Kapitel vergleichbar ist positiv hervorzuheben, dass zu Beginn ausschließlich mit Konsonanten gearbeitet wird, die gedehnt artikuliert werden können. Kritisch zu beurteilen ist an diesem Abschnitt, dass die eingesetzten Übungen unnötig komplex sind, da oftmals die ersten beiden Laute eines Wortes synthetisiert werden sollen und anschließend das Wort benannt wird. Zudem werden den Kindern letztendlich keine Hilfen angeboten. Die Qualität des Programms hätte an dieser Stelle verbessert werden können, indem z. B. auf den unterstützenden Einsatz von Lautgebärden hingewiesen worden wäre.

Der Grundgedanke des folgenden dritten Abschnitts „Silben" besteht darin, dass die Leseflüssigkeit gesteigert werden kann, wenn die Kinder die Silben in Wörtern als Ganzheiten wahrnehmen und benennen können. Zu diesem Zweck werden Übungen durchgeführt, bei denen die SchülerInnen zweisilbige Wörter erlesen müssen, deren Silben getrennt präsentiert werden. Dabei sollen die Kinder jeweils die Einzelbuchstaben der Silbe benennen, bevor diese synthetisiert werden. Diese Strategie soll während der Durchführung des gesamten Programms zum Einsatz kommen. Da die Verarbeitung von Konsonantenhäufungen leseschwache Kinder vor besondere Herausforderungen stellt (Thaler et al. 2004), ist der dritte und vierte Teil des Programms (Mitlauthäufungen am Wortanfang bzw. -ende) von zentraler Bedeutung. Wenn SchülerInnen in der Lage sind, komplexe Konsonantenhäufungen automatisiert zu verarbeiten, sollte dies die Lesegeschwindigkeit deutlich verbessern. Um die Aufmerksamkeit auf diese Einheiten zu lenken, werden sie durch Fettdruck vom folgenden Vokal getrennt und optisch hervorgehoben (Abb. 37). Leider differenziert der Autor in diesem Abschnitt nicht zwischen unterschiedlich komplexen Konsonantenhäufungen (z. B. Konsonantenhäufungen mit gedehnt artikulierbaren Konsonanten [z.B. <schl>, <schn>] und Verbindungen mit Plosiven [z.B.
, <str>]). Die Übungen reduzieren sich auf das Erlesen von Wörtern, die so wie in Abbildung 37 präsentiert werden, und auf das Erlesen isolierter Konsonantenhäufungen.

Abb. 37: Lenkung der Aufmerksamkeit auf initiale Konsonantenhäufungen

Leseschwache Kinder benötigen hochfrequente Konfrontationen mit demselben Wortmaterial, um mentale Repräsentationen der fokussierten schriftsprachlichen Einheiten im orthographischen Lexikon abstrahieren zu können. Aus diesem Grund sollte darauf hingewiesen werden, dass die vorgeschlagenen Übungen hochfrequent wiederholt werden müssen. Der siebte Abschnitt ist eine Fortführung des vierten Kapitels und fokussiert die Silbe. Während im vierten Kapitel das Wortmaterial silbensegmentiert vorgegeben wird, haben die Kinder an dieser Stelle die Aufgabe, Wörter zunächst in Silben zu segmentieren, bevor sie silbenweise erlesen werden. Leider erhalten die SchülerInnen keine Hinweise darauf, wie sie zu einer korrekten Silbensegmentation kommen. Entsprechende Übungen sollten deshalb unbedingt durch die Vermittlung von Strategien ergänzt werden, wie sie z. B. im Potsdamer Lesetraining (Ritter / Scheerer-Neumann 2009) vorgeschlagen werden. Im vorletzten Abschnitt wird die Aufmerksamkeit der Kinder auf die Regelmäßigkeit der Verbendungen gelenkt. Das neunte Kapitel umfasst schließlich kindgemäße, motivierende Lesetexte, die von den SchülerInnen selbstständig gelesen werden können, wobei die Silben mehrsilbiger Wörter in unterschiedlichen Farben gedruckt werden. Die Vokale und Konsonanten der einzelnen Silben werden in unterschiedlichen Drucktypen (Fett vs. Nicht-Fett) vorgegeben (Abb. 38).

Der Bus hält. Finn steigt aus. Er ist auf dem Weg zu seinem Freund Jan. Die beiden möchten eine Geschichte über einen Zauberer schreiben.

Abb. 38: Spannende Geschichten, im Original werden die Silben mehrsilbiger Wörter durch unterschiedliche Farben markiert (Tacke 2009)

Überprüfung der Effektivität

Die Effektivität des Programms wurde vom Autor selbst evaluiert (Tacke 2005). In dieser Studie wurden die teilnehmenden lese-rechtschreibschwachen Zweitklässler (N = 58) auf eine Experimental- und eine Kontrollgruppe aufgeteilt. Die Kinder der Trainingsgruppe erhielten in der ersten Hälfte des zweiten Schulbesuchsjahres fünfmal pro Woche eine 20-minütige Einzelförderung, die zusätzlich zum curricular vorgesehenen Klassenunterricht stattfand. Während die Kinder der beiden Gruppen vor Beginn der Förderung hinsichtlich der Lese-Rechtschreibfähigkeit parallelisiert waren, konnte im Posttest eine signifikante Überlegenheit der Trainingsgruppe, die einem kleinen bis mittleren Effekt entsprach, nachgewiesen werden. Der durchschnittliche Prozentrang bei einer normierten Überprüfung des Lesens verbesserte sich bei der Trainingsgruppe von sieben auf 14. Die Rechtschreibleistung stieg von PR acht auf 19. Bei der Kontrollgruppe konnte im selben Zeitraum keine Veränderung festgestellt werden.

„Flüssig lesen lernen“ ist ein Förderprogramm, das wesentliche Komponenten der als effektiv eingeschätzten Methoden beinhaltet. Die Intensität der vorgeschlagenen Übungen ist durchgängig gering und der Anwender sollte darauf hingewiesen werden, dass diese im Unterricht hochfrequent wiederholt werden sollten. Zudem könnte die Qualität gesteigert werden, indem die ansatzweise vielversprechende sprachwissenschaftliche Fundierung systematischer verfolgt würde.

Lautgetreue Lese-Rechtschreibförderung

Die „Lautgetreue Lese-Rechtschreibförderung“ (Reuter-Liehr 2006) ist ein sprachwissenschaftlich fundiertes und kleinschrittig konzipiertes Programm, das auf das Erlernen des phonologischen Rekodierens und lautgetreuen Schreibens abzielt. Dabei wird besonderer Wert auf ein nach linguistischen Kriterien ausgewähltes Wort- und Textmaterial gelegt, da unterschiedliche Lautklassen, Lautkombinationen und Silbenstrukturen für lese-rechtschreibschwache Kinder unterschiedlich große Hürden darstellen.

Phonemstufen

Auf der Annahme, dass Plosive und Konsonantenhäufungen schwerer zu verarbeiten sind als Vokale und Kontinuenten, die die Möglichkeit zur gedehnten Artikulation bieten, bauen die ersten sechs Phonemstufen des Programms auf, in denen detailliert festlegt ist, in welcher Reihenfolge die GPK-Regeln eingeführt werden und mit welchen Silbenstrukturen gearbeitet wird. Während zu Beginn ausschließlich mit Wörtern ohne Konsonantenhäufungen mit einfachen Kontinuenten (<m>, <l>, <s>, <n>, <f>, <r>, <w>, <sch>), langen Vokalen, Diphtongen und Umlauten gearbeitet wird, wird der Anspruch sukzessive gesteigert, indem Plosive, einfache Konsonantenhäufungen und erste orthographische Besonderheiten thematisiert werden. Der Autorin zufolge wird in dieser Phase ausschließlich mit lautgetreuem Wortmaterial gearbeitet, wobei auch Wörter mit <ie>, und <ß> als Verschriftung des stimmlosen /s/ sowie Wörter mit Doppelkonsonanz hier eingeordnet werden. Dass die beiden Konsonanten durch die Strategie des rhythmischen Syllabierens mitsprechbar und somit akustisch wahrnehmbar sind, dürfte allerdings ein Trugschluss sein. Die Segmentation eines mehrsilbigen Wortes mit Doppelkonsonanz zwischen den beiden Konsonanten (z. B. Pup-pe) dürfte eher eine Folge des Wissens um die korrekte Schreibweise sein und nicht zwingend den natürlichen Sprechrhythmus darstellen.

methodische Umsetzung

Methodisch umgesetzt wird das Programm z. B. mithilfe der kontinuierlich wachsenden Silbenteppiche aus dem Kieler Leseaufbau (Dummer-Smoch/Hackethal 2021, Abb. 36). Zudem kommen Lautgebärden zum Einsatz, die die Kinder bei der Lautsynthese unterstützen und die Aufmerksamkeit der Kinder auf die bewusste Artikulation der Schreibwörter lenken sollen.

Im Mittelpunkt des Programms stehen das „rhythmische Syllabieren“ und die „synchrone Mitsprechstrategie“. Durch ein ganzkörperliches rhythmisch syllabierendes Schwingen, Schreiten und Tanzen von Wörtern in Anlehnung an Buschmann (1986, Abb. 39) erlernen die Kinder die Segmentation von Wörtern in Silben und erleben die Silbe als wesentlichen Bestandteil eines Wortes.

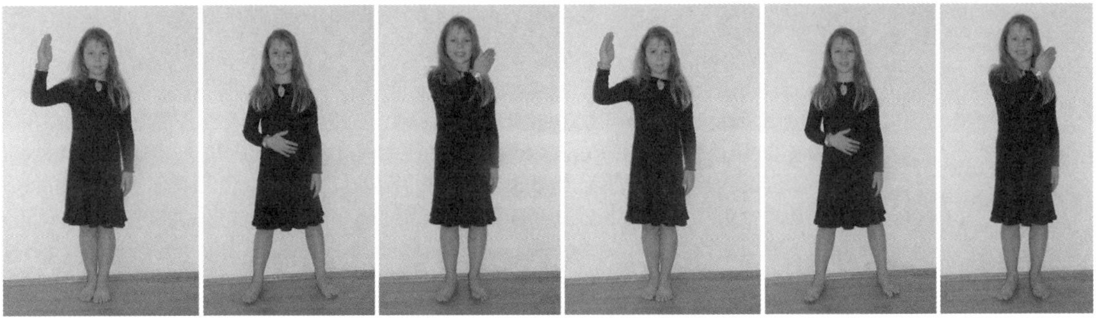

Abb. 39: Der Ablauf des Silbentanzens (zweisilbiges Wort) in Schreibrichtung (Buschmann 1986)

Der entscheidende Schritt des Trainings besteht darin, den durch das Syllabieren gewonnenen Sprechrhythmus ins Schreiben zu übertragen, „sodass die synchrone Mitsprechstrategie beim Schreiben voll genutzt werden kann" (Reuter-Liehr 2006, 21). Die Kinder sprechen beim Schreiben synchron mit und artikulieren jeden Laut so lange, wie der Schreibvorgang des entsprechenden Buchstabens andauert. Unklar bleibt hier der Zusammenhang zwischen der silbisch gegliederten und der für das Schreiben notwendigen lautierenden Sprechweise. Beim synchronen Mitsprechen während des Schreibens müssen Laute gedehnt artikuliert werden, beim rhythmischen Syllabieren dagegen werden Silben mit einer Sprechpause, nicht aber einzelne Laute gedehnt artikuliert.

Silbenbogenlesen

Ein wichtiges „Kontrollorgan" für alles lautgetreu Geschriebene stellt das Silbenbogenlesen dar. Nach jedem geschriebenen Wort wird dieses laut, in Silben segmentiert vorgelesen und jede Silbe durch einen Silbenbogen gekennzeichnet.

Pilotsprache

Die Strategie der „Pilotsprache", einer „möglichst eng an die Schriftsprache angeglichenen silbengliedernden Aussprache von Wörtern" (Reuter-Liehr 2006, 103) soll dazu führen, die in der Umgangssprache nicht deutlich artikulierten Laute (z. B. das vokalisierte /r/ in Wörtern wie „Garten" oder der Schwa-Laut [ə] in der zweiten unbetonten Silbe von Wörtern) wahrnehmbar zu machen. Die Kinder sollen also ihre eigene Aussprache an die korrekte Schreibweise angleichen. Auch hier bleibt unklar, wie ein Kind seine Aussprache an etwas anpassen soll, das es noch nicht beherrscht, das vielmehr das Ziel des Lehrgangs darstellt.

Erst wenn das phonologische Prinzip als Grundstrategie des Schreibens anhand des lautgetreuen Wortmaterials ausreichend geübt wurde und als erworben gelten kann, werden die orthographischen Besonderheiten der deutschen Schriftsprache in Form von Regelwörtern (ca. 30 % Vorkommnisse in der deutschen Orthographie) und Ausnahmefällen (ca. 10 %) thematisiert.

Überprüfung der Effektivität

Die Effektivität der „Lautgetreuen Lese-Rechtschreibförderung" wurde von Klicpera et al. (2013) überprüft. Dabei wurden 60 lese-rechtschreibschwache Kinder der dritten Klasse über einen Zeitraum von eineinhalb Jahren ein- bis zweimal in der Woche in Kleingruppen von drei Kindern gefördert. Die Ergebnisse im Posttest belegen die Effektivität der Förderung für die Lesegenauigkeit und die Rechtschreibleistung. Während die Versuchsgruppen im Vergleich zur Kontrollgruppe (N = 30) im Prätest unmittelbar vor der Förderung noch signifikant mehr Lesefehler begingen, war dieser Unterschied nach Beendigung nicht mehr nachweisbar. Was die Rechtschreibleistung anging, schnitten die geförderten Kinder nach dem Training sogar tendenziell besser ab als diejenigen der Kontrollgruppe, die in diesem Bereich zu Beginn der Förderung noch signifikant überlegen war. Kein Effekt ließ sich dagegen für die Lesegeschwindigkeit nachweisen.

PotsBlitz Dem Ansatz von Tacke (2009) vergleichbar versucht das Potsdamer Lesetraining („PotsBlitz", Ritter / Scheerer-Neumann 2009) durch die Fokussierung der Schreibsilbe die Lesegenauigkeit und -geschwindigkeit von Kindern mit Problemen im Schriftspracherwerb zu verbessern. Während „Flüssig lesen lernen" das silbisch segmentierte Lesen einübt, indem die Silben jedes Wortes voneinander getrennt präsentiert oder in unterschiedlichen Farben markiert werden, steht im Potsdamer Lesetraining die Vermittlung einer visuellen Silbensegmentierungsstrategie im Mittelpunkt, mit deren Hilfe die SchülerInnen auch komplexe Wörter genau und schnell lesen können. Das Programm richtet sich an Kinder, die das alphabetische Prinzip verstanden, aber Schwierigkeiten mit der Anwendung der orthographischen Lesestrategie haben, also größere schriftsprachliche Einheiten noch nicht ganzheitlich simultan verarbeiten können.

PotsBlitz besticht durch seine Systematik, Struktur und sprachwissenschaftliche Fundierung. So werden Wörter zunächst in Sprechsilben segmentiert, bevor die Anzahl an Silben und Vokalen benannt, die entsprechende Anzahl an Silbenbögen gezeichnet und die Vokale eingetragen werden. Erst wenn diese Fähigkeit beherrscht wird, werden die Kinder mit der Silbenregel konfrontiert: „Stehen ein oder mehrere Mitlaute zwischen zwei Selbstlauten, gehört der (zweite) Mitlaut zur jeweils folgenden Silbe" (Ritter / Scheerer-Neumann 2009, 21). Diese Regel kann mit Buchstabentafeln und -plättchen handlungsorientiert eingeübt werden, indem ein Wort von der Therapeutin gelegt und vom Kind an der Silbengrenze auseinander geschoben wird (z.B. Kamel --> Ka - mel, trinken --> trin - ken). Erleichtert wird den Kindern diese Übung dadurch, dass Vokale und Konsonanten durch unterschiedliche Farben optisch verdeutlicht werden. Im Anschluss lernen die Kinder, die Silbengrenzen in gedruckten Wörtern einzuzeichnen, die Vokale zu markieren sowie das Wort zunächst in Silben segmentiert und schließlich als Ganzes zu lesen.

Blitzlesen Ein weiteres wichtiges Element des Programms ist das Lesen von Blitzwörtern, einer nachweislich effektiven Methode, um die Lesegeschwindigkeit zu steigern. An dieser Stelle wird die linguistische Fundierung des Programms besonders deutlich, da die Komplexität des Wortmaterials sowohl hinsichtlich der Länge als auch der verwendeten Silbenstrukturen kontinuierlich gesteigert wird. Zudem können die Präsentationszeiten der einzelnen Wörter individuell angepasst werden. Für Kinder mit erheblichem Förderbedarf können die Wörter in Silben segmentiert mit optischer Hervorhebung präsentiert werden.

Textlesen Um den Kindern zu verdeutlichen, dass die Silbensegmentation nicht nur eine effektive Hilfe beim Wort-, sondern auch beim Textlesen darstellt, wird das Training durch das Lesen von kurzen Geschichten ergänzt. Methodisch wird das wiederholte Lesen derselben Texte, bis ein festgelegtes Erfolgskriterium (85 Wörter / Minute) erreicht ist, eingesetzt. Für dieses Kapitel wurden für PotsBlitz eigene Texte konzipiert, die ausschließlich aus Wörtern bestehen, die mithilfe der visuellen Silbensegmentierungsstrategie problemlos verarbeitet werden können.

Aufbau

Da der Aufbau der ersten zehn (von insgesamt 18 Einheiten) weitgehend identisch ist, ermöglicht das Programm eine hochfrequente Wiederholung der vorgeschlagenen Übungen und damit vermutlich auch eine rasche Automatisierung der intendierten Lerninhalte. In den meisten Stunden kommen folgende Übungen zum Einsatz:

- mündliche Gliederung von Wörtern in Sprechsilben,
- Zeichnen von Silbenbögen, Eintragen und Vorlesen der Vokale,
- Einführung bzw. Üben der Silbenregel mit Buchstabentafel und -plättchen bzw. gedruckten Wörtern,
- Blitzlesen (am PC) und
- wiederholtes Textlesen.

In den letzten acht Stunden des Trainings werden morphologische Regelhaftigkeiten thematisiert und die Kinder lernen, Komposita und Wörter mit Vorsilben sicher und schnell zu erlesen. Um die Zusammensetzung der Komposita zu visualisieren, werden die einzelnen Morpheme eines Wortes zu Beginn durch unterschiedliche Drucktypen (normal vs. fett) verdeutlicht.

Zusätzlich werden „Pyramidenwörter“ und „Auf- und Abbauwörter“ eingesetzt (Abb. 40). Da dabei dasselbe Wortmaterial hochfrequent gelesen wird, sind diese Übungen sicherlich eine geeignete Methode, wortspezifisches Wissen zu abstrahieren und damit die automatisierte Worterkennung zu verbessern.

Finger Fingernagel Fingernagelfeile die spitze Fingernagelfeile	Hand Handtuch Handtuchhalter Tuchhalter Halter

Abb. 40: „Pyramidenwörter" und „Auf- und Abbauwörter" (Ritter/Scheerer-Neumann 2009)

Durch die Fokussierung der Silbe und der Vermittlung der visuellen Silbensegmentierung dürfte es sich bei PotsBlitz um eine effektive Therapieform handeln, die Kinder dabei unterstützt, Wörter in ökonomische Einheiten zu gliedern, so dass die Aufmerksamkeit auf größere schriftsprachliche Einheiten gelenkt und damit die Worterkennung automatisiert werden kann. Um die ganzheitliche Verarbeitung zuverlässig automatisieren zu können, könnte das Programm jedoch dahingehend modifiziert werden, in den einzelnen Einheiten mit einer enger umgrenzten Anzahl an Silben zu arbeiten, mit denen die Kinder isoliert und im Wortkontext so hochfrequent konfrontiert werden, dass entsprechende mentale Repräsentationen im orthographischen Lexikon gespeichert werden, die auch in Zukunft eine automatisierte Verarbeitung ermöglichen.

Überprüfung der Effektivität

Die Effektivität des Potsdamer Lesetrainings wurde von Ritter (2005) im Rahmen einer Interventionsstudie mit elf Dritt- und Viertklässlern evaluiert. Durchgeführt wurden 18 Fördereinheiten mit zwei wöchentlichen Sitzungen. In das Training aufgenommen wurden aus einer Gesamtgruppe von 80 Kindern diejenigen, die bei einer normierten Überprüfung der Lesegeschwindigkeit zu den schwächsten 25 % ihrer Klassenstufe gehörten und besondere Schwierigkeiten beim Lesen komplexer Pseudowörter offenbarten.

Die Ergebnisse konnten deutlich machen, dass das Training insbesondere zu signifikanten Verbesserungen der Lesegeschwindigkeit führt, auch wenn das Niveau durchschnittlich lesender Kinder bei Weitem nicht erreicht werden konnte. Die Lesegenauigkeit, erfasst über die Anzahl der Lesefehler, konnte dagegen nicht im selben Ausmaß verbessert werden.

Blitzschnelle Worterkennung

Wentink et al. (1997) konnten zeigen, dass leseschwache Kinder besondere Probleme haben, ihre Aufmerksamkeit auf größere orthographische Elemente zu lenken und sich zu stark auf die Verarbeitung der einzelnen Buchstaben in Wörtern konzentrieren. Insbesondere Kinder, deren Leseschwierigkeiten auf ein Defizit in der Benennungsgeschwindigkeit zurückzuführen sind, haben Probleme, die einzelnen Buchstaben ausreichend schnell visuell zu verarbeiten bzw. die mit den Buchstaben assoziierten Lautwerte automatisiert zu aktivieren, so dass die einzelnen Laute in so großer zeitlicher Distanz verarbeitet werden, dass eine simultane Verarbeitung orthographischer Muster erschwert ist (Bowers et al. 1994). An dieser Problematik setzt das Trainingsprogramm „Blitzschnelle Worterkennung“ (Mayer 2022b) an. Es verfolgt das Ziel, leseschwache Kinder dabei zu unterstützen, die in der deutschen Orthographie am häufigsten vorkommenden Buchstabenfolgen ganzheitlich-simultan zu verarbeiten und dadurch die Lesegeschwindigkeit zu erhöhen. Die „Blitzschnelle Worterkennung“ kann eingesetzt werden, sobald SchülerInnen Sicherheit bei der Anwendung des alphabetischen Prinzips gewonnen haben.

Fokussierung sublexikalischer Einheiten

Durch die Fokussierung sublexikalischer Einheiten sollte ein hohes Ausmaß an Generalisierung erreicht werden, da eine ganzheitliche Verarbeitung häufig vorkommender orthographischer Muster die automatisierte Erkennung zahlreicher Wörter lenken kann. Konkret ausgedrückt sollten Kinder, die eine häufig vorkommende Buchstabengruppe (z. B. <iege>) automatisiert verarbeiten können, auch keine größeren Probleme haben, Wörter mit diesen Buchstabenfolgen auf direktem Weg zu lesen (z. B. Ziege, Wiege, siegen, Liege etc.).

Im Vergleich zu Maßnahmen auf Textebene verspricht das wiederholte Lesen auf (sub)lexikalischer Ebene zudem Vorteile hinsichtlich des unmittelbaren Erfolgserlebens. Während Texte leseschwache Kinder eher demotivieren könnten, ermöglicht das Lesen von Wortbausteinen und einzelnen Wörtern auch leseschwachen Kindern schnelle Erfolgserlebnisse. Zudem sollte ein Training auf Wortebene insbesondere deshalb besonders effektiv sein, da der Kontext nicht zum Erraten von Wörtern genutzt werden kann. Die einzelnen Wörter müssen vielmehr orthographisch und phonologisch vollständig verarbeitet werden, so dass die abstrahierten Repräsentationen im Langzeitgedächtnis von hoher Qualität sein sollten.

Aufbau

In den beiden Bänden der Blitzschnellen Worterkennung werden in insgesamt 20 Kapiteln die sechzig häufigsten Buchstabenfolgen des Deutschen fokussiert (Tab. 36). In den einzelnen Kapiteln werden also jeweils drei „Signalgruppen" (z. B. <ahn> <ohn>, <ück>) gleichzeitig berücksichtigt, die zunächst isoliert und anschließend anhand eines exemplarischen Wortschatzes von jeweils sieben Wörtern (z. B. Bahn, Sohn, Glück) trainiert werden.

Tab. 36: Trainierte Signalgruppen in der Blitzschnellen Worterkennung

Blitzschnelle Worterkennung (Mayer 2022b)		**Blitzschnelle Worterkennung – Ergänzungsmaterial (Mayer 2013b)**	
Kapitel 1	all, ast, ahn	Kapitel 1	der, ten, fla
Kapitel 2	ick, icht, ock	Kapitel 2	ung, str, ine
Kapitel 3	and, eib, auch	Kapitel 3	spr, sam, ahl
Kapitel 4	ing, ohn, ück	Kapitel 4	ber, kra, ank
Kapitel 5	ang, uch, und	Kapitel 5	iese, eim, ende
Kapitel 6	echt, eich, ort	Kapitel 6	enne, ache, ange
Kapitel 7	acht, ind, aub	Kapitel 7	eine, ucht, win
Kapitel 8	elt, ist, ecke	Kapitel 8	ent, elle. wir
Kapitel 9	anz, eil, ink	Kapitel 9	eit, sich, men
Kapitel 10	eifen, agen, iege	Kapitel 10	alt, esse, schen

Die einzelnen Kapitel, für die zeitlich etwa zwei Unterrichtsstunden anzusetzen sind, sind strukturell ähnlich aufgebaut. Dabei kann der Anwender insbesondere im zweiten Teil jeder Einheit aus einem umfassenden Pool an Spielen und Übungen auswählen, um die Motivation der Kinder aufrechtzuerhalten.

methodische Umsetzung

Zu Beginn jeder Fördereinheit wird das Ziel verfolgt, die Kinder bei der automatisierten Erkennung der drei orthographischen Muster (= Signalgruppen) zu unterstützen. Zu diesem Zweck werden die Buchstabenfolgen durch unterschiedliche Farben optisch hervorgehoben, wobei diese Markierung während der ersten Stunde beibehalten und dann sukzessive ausgeblendet wird. Sind die Kinder in der Lage, die „Signalgruppen" mit maximaler Genauigkeit zu erlesen, werden Übungen zur schnellen und automatisierten Erkennung durchgeführt.

- Die Kinder schreiben die drei Buchstabenfolgen auf kleine Zettel. Die Lehrkraft nennt Signalgruppen, die Kinder halten den entsprechenden Zettel hoch. Alternativ nennt die Lehrkraft Wörter, die eine der Signalgruppen beinhalten. Die Kinder versuchen die „versteckte" Signalgruppe zu identifizieren und halten das entsprechende Kärtchen hoch. Diese Übung kann auch in Partnerarbeit durchgeführt werden.
- Die Kinder erhalten paarweise einen Signalgruppenwürfel, der mit den fokussierten Buchstabenfolgen beklebt ist: Im stetigen Wechsel würfelt ein

Kind, das andere Kind benennt die gewürfelte Signalgruppe und überlegt sich ein Wort mit dieser Buchstabenfolge.

- Signalgruppenbingo: Die Kinder erhalten eine Matrix (ca. 5 x 6 Felder) und beschriften diese mit den drei Signalgruppen, wobei jede Buchstabenfolge zehnmal vergeben werden muss. Anschließend wird reihum mit dem Signalgruppenwürfel gewürfelt und eine entsprechende Signalgruppe durchgestrichen. Das Kind, das als erstes eine ganze Reihe horizontal oder vertikal durchstreichen konnte, hat das Spiel gewonnen.

Zum Abschluss der Arbeit mit den isolierten Signalgruppen kommen Blitzleseübungen am PC zum Einsatz. Dabei haben die Kinder die Aufgabe, die kurz aufblitzenden Buchstabenfolgen möglichst schnell zu benennen. Die Dauer des Aufblitzens und die Geschwindigkeit, mit der das folgende Item erscheint, kann von der Lehrkraft an die Bedürfnisse der Kinder angepasst werden.

Arbeit mit Trainingswörtern

Im zweiten Teil werden die Kinder mit Trainingswörtern konfrontiert, die eine der trainierten Graphemfolgen beinhalten. Wie im ersten Teil der Fördereinheit liegt auch hier der Schwerpunkt auf einer möglichst hochfrequenten Verarbeitung. Der Annahme von Reitsma (1983) folgend, dass leseschwache Kinder ein hohes Ausmaß an wiederholten Konfrontationen mit orthographischen Mustern benötigen, um qualitativ hochwertige Repräsentationen im orthographischen Lexikon zu abstrahieren, sollen die Kinder motiviert werden, die Wörter so häufig wie möglich zu lesen. Zunächst wird der exemplarische Wortschatz nach Signalgruppen geordnet mit optischer Hervorhebung (Abb. 41) präsentiert. Um bereits an dieser Stelle ein wiederholtes Lesen zu gewährleisten, werden die Wörter in Silben segmentiert geklatscht, gestampft etc., die Lehrkraft stellt die Wörter mit Handzeichen (Lautgebärden) dar und die Kinder versuchen, die Wörter an der Tafel zu erkennen.

zau**ber**n	**Kra**nz	t**ank**en
Sil**ber**	**Kra**gen	z**ank**en
Kle**ber**	**kra**men	d**ank**en
Räu**ber**	**Kra**n	kr**ank**
Berge	**kra**tzen	B**ank**
Ü**ber**fall	**Kra**mpf	w**ank**en
ü**ber**legen	**Kra**ch	Schr**ank**e

Abb. 41: Trainingswörter nach Signalgruppen geordnet mit optischer Hervorhebung

Schließlich erhalten die SchülerInnen Kärtchen, auf denen sich der nach Signalgruppen geordnete Trainingswortschatz mit optischer Hervorhebung der fokussierten orthographischen Muster befindet (Abb. 41) und werden über mehrere Tage hinweg aufgefordert, immer wieder einen Blick auf die Karte zu werfen. Ist eine ausreichende Sicherheit hinsichtlich der Lesegenauigkeit der Trainingswörter erreicht, bietet das Material zahlreiche Übungen und Spiele, die in Form eines Stationenlernens, einer Lerntheke oder ähnlichen Formen des offenen Unterrichts umgesetzt werden können. Dabei kommen z. B. Domino- und Memoryspiele sowie einige andere einfache Karten- und Bewegungsspiele zum Einsatz:

- „Domino mit Trainingswörtern": Die Dominokarten mit Trainingswörtern werden gleichmäßig an die Kinder verteilt. Das Kind mit der Startkarte darf diese Karte als erstes ablegen. Nun dürfen die Kinder reihum eine Dominokarte mit einem Wort derselben Signalgruppe anlegen. Gewonnen hat, wer als erstes keine Karte mehr hat.
- Memory mit Trainingswörtern.
- „Kartensammeln": Die Trainingswörter werden verdeckt auf dem Tisch ausgelegt. Die Kinder würfeln reihum mit dem „Signalgruppenwürfel" und decken eines der Kärtchen auf. Stimmt die gewürfelte Signalgruppe mit der Signalgruppe der gezogenen Karte überein, darf es behalten werden.
- „Laufspiel ": Die Klasse wird in drei Gruppen eingeteilt. Jeder Gruppe wird eine Signalgruppe zugeordnet. Alle Wortkärtchen des Übungswortschatzes werden auf einem Tisch verdeckt ausgelegt. Die Kinder stellen sich in ihren Gruppen in etwa fünf Meter Abstand vom Tisch in drei Reihen auf. Das Spiel wird in der Form eines Staffellaufs durchgeführt. Jeweils ein Kind jeder Gruppe darf zum Tisch laufen und ein Wort umdrehen. Beinhaltet das Wort die zugeordnete Signalgruppe, darf das Kind das Wort behalten, andernfalls wird es wieder umgedreht auf den Tisch zurückgelegt. Sieger ist die Gruppe, die als erste alle Wortkärtchen mit ihrer Signalgruppe gefunden hat oder nach einer bestimmten Zeit die meisten Wörter gesammelt hat.

Den Abschluss einer jeden Fördereinheit bildet analog zur Arbeit mit den Signalgruppen das Blitzlesen der Trainingswörter am PC.

Evaluation

Die Evaluation des Trainingsprogramms (Mayer 2008) zeigt, dass die Wortlesegeschwindigkeit geförderter Kinder mit der Blitzschnellen Worterkennung signifikant verbessert werden kann. Die trainierten leseschwachen Kinder der zweiten Klasse (N = 27) konnten ihre Lesegeschwindigkeit sowohl für die Wörter, die während der Maßnahme intensiv trainiert wurden, als auch für Transferwörter (= Wörter mit einer der trainierten Signalgruppen, die im Training nicht vorkamen) um etwa 60 % verbessern. Dieses Ergebnis kann als Beleg dafür interpretiert werden, dass es den teilnehmenden Kindern gelungen ist, qualitativ hochwertige Repräsentationen der trainierten sublexikalischen Muster zu abstrahieren, die auch die Worterkennung nicht trainierter Wörter lenken können.

4.2 Therapie der Rechtschreibstörung

phonologisches Prinzip als Grundstrategie

Kapitel 1 sollte für die produktive Modalität des Schreibens deutlich machen, dass hier zwischen einer segmentalen und einer orthographischen Strategie unterschieden werden kann. Bevor SchülerInnen mit den Prinzipien der deutschen Orthographie konfrontiert werden, die zahlreiche orthographische Besonderheiten der Rechtschreibung erklären können, sollten sie im Anfangsunterricht darin unterstützt werden, das phonologische Prinzip als Grundstrategie des Schreibens zu erlernen ("Schreibe wie du sprichst"). Um Wörter lautgetreu verschriften zu können, müssen die Kinder die Graphem-Phonem-Korrespondenz beherrschen und Wörter in ihre phonologischen Bestandteile segmentieren können. Da es sich bei der Phonemsegmentation um eine der anspruchsvollsten Fähigkeiten handelt, die im Rahmen des Anfangsunterrichts erworben werden muss, benötigen Kinder dafür systematische Unterstützung, die in einem ersten Schritt auch ohne schriftsprachliches Material umgesetzt werden kann.

Phonemsegmentation

Zunächst erlernen die Kinder eine stark verlangsamte, gedehnte, aber koartikulatorisch noch verschmolzene Artikulation zu verstehen und zu imitieren ([r::e::ga::l::]). Auf diese Weise können die einzelnen Laute und damit die phonologische Struktur der Wörter besser wahrgenommen werden. Anschließend versuchen die Kinder eine lautierende Sprechweise ([r] . [e] . [g] . [a] . [l], Punkte stellen Pausen von ca. einer Sekunde dar) zu verstehen, zu "übersetzen" und zu imitieren.

Die Fähigkeit zur Phonemsegmentation muss im Unterricht und der Therapie über einen längeren Zeitraum angebahnt werden. Methodisch bietet es sich an, den Kindern Bilder zur Verfügung zu stellen, deren Namen in Einzellaute zerlegt werden soll (Abb. 42). Dabei fungiert die TherapeutIn bzw. die Lehrkraft als Modell, das demonstriert und verbalisiert, wie ein Wort zerlegt werden kann (Schuele/Boudreau 2008):

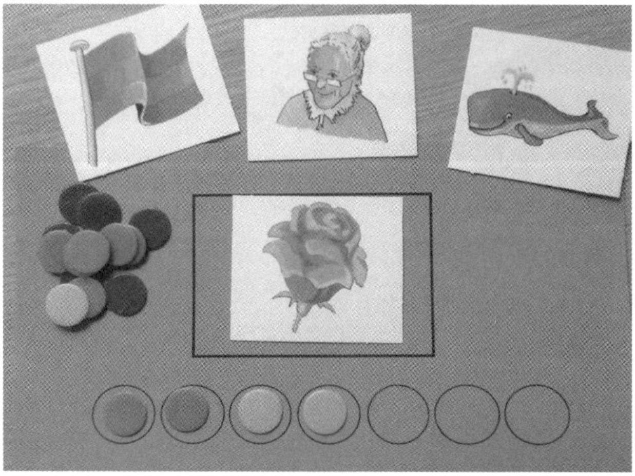

Abb. 42: Aufgabenformat für das Üben der Phonemsegmentation

- Das Wort wird langsam und gedehnt artikuliert. Die Kinder achten auf die Mundbewegungen der Therapeutin. Die Kinder wiederholen das Wort langsam und gedehnt.
- Das Wort wird ein zweites Mal artikuliert. Die einzelnen Laute werden mithilfe von Lautgebärden visualisiert. Die Kinder wiederholen das Wort unter Verwendung der Lautgebärden.
- Bei mehrsilbigen Wörtern wird das Wort in Silben segmentiert und anschließend die erste Silbe isoliert artikuliert. Die Kinder wiederholen diesen Vorgang.
- Der erste Laut der ersten Silbe wird gedehnt artikuliert und ein Stein wird in das erste Kästchen der Matrix gelegt, der zweite Laut wird gedehnt artikuliert

und ein Stein wird in das zweite Kästchen gelegt ... (anschließend analog für die folgenden Silben).

Um SchülerInnen die Phonemsegmentation möglichst effektiv zu vermitteln, sollte die Lehrkraft auf eine gezielte, linguistisch orientierte Wortauswahl achten. Am leichtesten dürfte die Zerlegung von Wörtern in Einzellaute fallen, wenn ein- bis zweisilbige Wörter gewählt werden, die aus einfachen KV- oder VK-Strukturen aufgebaut sind. Darüber hinaus sollte zunächst auf Wörter mit Plosiven verzichtet werden (s. auch Tabelle 35, Stufe 1-4 im Kieler Leseaufbau).

Wenn die Kinder Sicherheit darin gewonnen haben, Wörter in Laute zu zerlegen, können die Übungen, bei denen für jeden Laut ein Stein gelegt wird, durch solche ersetzt werden, bei denen für die einzelnen Laute Buchstabenkärtchen gelegt oder Buchstaben in die richtige Reihenfolge gebracht werden (Abb. 43).

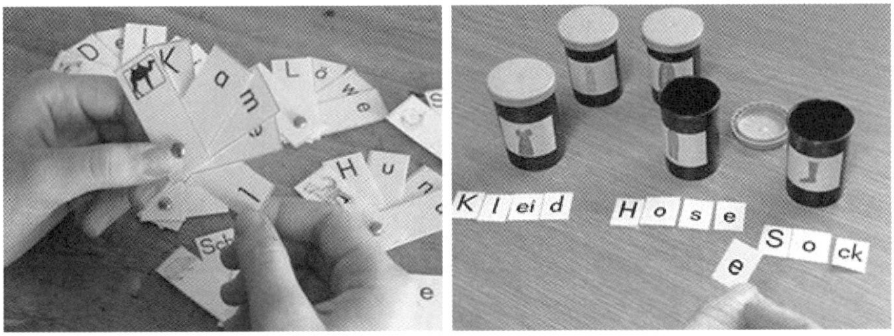

Abb. 43: Buchstabenfächer, Fotodosen

PHONIT

PHONIT (Stock/Schneider 2011) legt seinen Fokus auf die Verbesserung der phonologischen Bewusstheit und der Rechtschreibleistung im Grundschulalter. Die theoretische Grundlage des Programms stellen die als besonders eng angenommenen Zusammenhänge zwischen der phonologischen Bewusstheit und der Rechtschreibleistung dar.

Die Autoren empfehlen, die Förderung zweimal wöchentlich über einen Zeitraum von 15 Wochen durchzuführen. Beim Training handelt es sich um ein Baukastensystem, so dass der Anwender die Bedürfnisse der Klasse bzw. einzelner Kinder berücksichtigen und einzelne Teile auswählen kann. PHONIT fokussiert zunächst die Vermittlung der GPK und die phonologische Bewusstheit mit den Schwerpunkten der Phonemsegmentation, Phonemsynthese, Lautkategorisierung und Vokallängenbestimmung, bevor diese Übungsinhalte mit den Inhalten der Rechtschreibförderung verknüpft werden. Die primäre Intention des Trainings besteht darin, über eine verbesserte phonologische Bewusstheit die Rechtschreibleistung zu verbessern.

Aufbau

Das Programm ist folgendermaßen aufgebaut:

- Übungen zu Buchstaben-Laut-Verbindungen,
- phonologische Übungen,
- phonologische Schreibspiele,
- Einführung von Rechtschreibregeln mit anschließenden Schreibübungen und
- Leseübungen.

methodische Umsetzung

Für die methodische Umsetzung bietet das Programm, auf die verschiedenen Abschnitte verteilt, 340 Übungen an, für die das Sprachmaterial, Arbeitsblätter in verschiedenen Schriftarten, Leitfäden zur selbstständigen Lektionengestaltung, wörtliche Instruktionen etc. zur Verfügung gestellt werden.

Die Übungen zur Einführung der grundlegenden GPK-Regeln inkl. dem Aufschreiben von Lauten und lautgetreuer Wörter, die aus bereits bekannten GPK aufgebaut sind, laufen stets nach demselben Schema ab, um die Verbindungen zwischen gehörten Lauten, Buchstaben und der Artikulation zu sichern. Den Kindern werden an der Tafel Buchstaben präsentiert, der entsprechende Laut soll artikuliert, die taktil-kinästhetischen Empfindungen wahrgenommen und das Mundbild beschrieben werden. Das lautgetreue Aufschreiben von Wörtern wird geübt, indem die Kinder die Einzellaute von Wörtern in der richtigen Reihenfolge identifizieren und den entsprechenden Buchstaben zuordnen sollen. Zusätzlich werden mehrsilbige Wörter zunächst in Silben segmentiert, bevor die Silben wiederum in Laute segmentiert werden. Für diesen ersten Abschnitt stehen 85 Übungen zur Verfügung.

Der Abschnitt „Phonologische Übungen", für den 144 Übungen vorgesehen sind, fokussiert die Förderung der phonologischen Bewusstheit mit den Schwerpunkten der Identifizierung von Anfangs-, In- und Endlauten, Lautkategorisierungsaufgaben, bei der bewusst auch mit ähnlichen, beim Schreiben oftmals verwechselten Lauten gearbeitet wird. Daneben werden die für den Schriftspracherwerb bedeutsamen Teilfähigkeiten der Phonemsynthese und -segmentation sowie der Vokallängenbestimmung thematisiert.

Die „Phonologischen Schreibspiele" (55 Übungen) bestehen letztendlich nur aus zwei unterschiedlichen Übungsformen. In den mündlich durchgeführten „Schlangenspielen" sollen die Kinder Wörter verändern, indem einzelne Laute ersetzt, weggelassen oder hinzugefügt werden. Die schriftlich durchgeführten „Hamsterspiele" bestehen aus Arbeitsblättern, auf denen fehlende Buchstaben in Lückenwörter eingesetzt werden müssen. Der Titel dieses Abschnitts ist irreführend, da für die Bearbeitung der Hamsterspiele nicht nur phonologisches Wissen umgesetzt werden muss, vielmehr behandeln die meisten Vorlagen ein spezifisches Rechtschreibproblem (z. B. <ck> oder <k>, <ie> oder <i>).

Kritik

Da das Programm primär das Ziel verfolgt, die Rechtschreibleistung von Grundschulkindern zu verbessern, ist das Kapitel „Einführung von Rechtschreibregeln mit anschließenden Schreibübungen" von besonderer Bedeutung. Wenig nachvollziehbar ist es, dass für die Vermittlung von insgesamt sieben Rechtschreibregeln (Doppelkonsonanz, Dehnungs-h, ie-Schreibung, Auslautverhärtung, Wörter mit <st> und <sp>, Wörter mit <v> und Substantivendungen) nur 53 Übungen angeboten werden. Insgesamt wirkt das Programm wenig innovativ und kindgemäß. Die Vermittlung der zuvor benannten Rechtschreibregeln erfolgt stets nach demselben Prinzip, wobei die Regel von der Lehrkraft gemeinsam mit den Kindern ausschließlich sprachlich erarbeitet und geklärt wird, bevor die Kinder diese an einem exemplarischen Wortschatz einüben. Es handelt sich um eine Vorgehensweise, die sich nicht vom üblichen Rechtschreibunterricht in der Primarstufe unterscheidet. Der Erwerb der korrekten Orthographie ist eine kognitiv anspruchsvolle Tätigkeit, die von den SchülerInnen ein hohes Maß an Anstrengungsbereitschaft, Konzentrationsfähigkeit, Durchhaltevermögen und Motivation erfordert. Eine etwas handlungsorientiertere, kindgemäße Methodik hätte dem Programm sicherlich gut getan. Der Versuch, an einigen Stellen im Programm spielerische Elemente zu integrieren, wirkt wenig überzeugend. Da es sich um ein Programm handelt, das insbesondere für rechtschreibschwache Kinder konzipiert wurde, ist zu bedauern, dass den Kindern – anders als im Marburger Rechtschreibtraining – keinerlei Hilfestellungen angeboten werden, die sie bei der Umsetzung der Regeln unterstützen könnten. Nach der mündlichen Erarbeitung der Regeln wird von den SchülerInnen erwartet, dass sie diese anwenden können. So dürften aber insbesondere Kinder mit sprachlichen Beeinträchtigungen große Schwierigkeiten haben, lange und kurze Vokale im Wortkontext zu unterscheiden. An dieser Stelle wäre es sicherlich hilfreich gewesen, Übungen zu integrieren, die die Differenzierung zwischen langen und kurzen Lauten auf Laut- und Silbenebene einüben. Vergleichbar sollte die TherapeutIn bzw. die Lehrkraft damit rechnen, dass es Kindern mit Beeinträchtigungen des Laut- und Schriftspracherwerbs schwer fallen dürfte, das Prinzip der Verlängerung von Wörtern anzuwenden, um auf die Schreibweise von Plosiven am Wortende zu schließen (Auslautverhärtung).

Dass die vorgeschlagenen wörtlichen Formulierungen insbesondere Kinder mit sprachlichen Beeinträchtigungen oder Lernschwierigkeiten überfordern dürften, soll das folgende Beispiel zur Regelung der Konsonantenverdoppelung illustrieren.

> *„Jetzt wollen wir uns einmal anschauen, wie wir Wörter schreiben, in denen ein kurz gesprochener Selbstlaut vorkommt. Hier gibt es eine Besonderheit, die ihr euch gut merken müsst. Nach einem kurz gesprochenen Selbstlaut schreiben wir immer zwei Mitlaute. In manchen Wörtern hören wir diese zwei Mitlaute, wie in dem Wort ‚alt'. Wir schreiben nach dem <a> erst ein <l> und gleich dahinter ein <t>: <alt>. Es gibt noch weitere Beispiele, wo nach einem kurzen Selbstlaut zwei Mitlaute kommen: ‚danke`, ‚Anke', ‚singen`, ‚Berg', ‚Lampe` […]. Es gibt aber auch Wörter, in denen wir den Selbstlaut kurz aussprechen, aber nur einen Mitlaut hören, wie in dem Wort ‚Matte`. Das ist ein Zeichen, dass wir den gleichen Mitlaut zweimal nacheinander schreiben, also doppelt. Welchen Mitlaut hört ihr nach dem kurzen /a/ in dem Wort ‚Matte`? Genau, wir hören ein /t/: /mate/. Wenn wir aber das Wort in zwei Silben unterteilen, können wir zweimal das /t/ hören: /mat/ – /te/. Wir schreiben also ‚Matte` mit <M> <a> <t> <t> <e>: Wenn ihr also nach einem kurzen Selbstlaut nur einen Mitlaut hört, dann teilt das Wort in seine Silben, dann könnt ihr feststellen, ob der Mitlaut zweimal geschrieben werden muss" (Stock/Schneider 2011, 47).*

Neben der enorm komplexen Erklärung fällt an dieser Stelle auf, dass die Rechtschreibregel zunächst linguistisch korrekt vermittelt wird, am Ende aber auf ein Phänomen Bezug genommen wird, das an der Realität vorbeigehen dürfte. Die Trennung eines Wortes mit Doppelkonsonanz zwischen den beiden Konsonanten ist keine natürliche Segmentation, sondern ein Resultat orthographischen Wissens. In diesem Zusammenhang verweist Thelen (2001) darauf, dass Didaktisierungen, die zur Erklärung orthographischer Phänomene von den Kindern eine besondere überdeutliche Sprechweise, wie die „Robotersprache“ oder „Pilotsprache“, fordern, keine nachvollziehbaren Erklärungen für orthographische Regelhaftigkeiten anbieten können. So wie „*Mut-ter*“, könnte auch „*Mu-ter*“ oder „*Vat-ter*“ segmentiert werden, ohne dass dem unsicheren Kind ein echtes Entscheidungskriterium an die Hand gegeben würde.

Evaluation

PHONIT wurde von den Autoren selbst hinsichtlich seiner Effektivität evaluiert (Stock / Scheider 2011). Zu diesem Zweck wurden Erstklässler in Abhängigkeit der Kenntnis der Buchstaben-Laut-Beziehungen und Kinder der zweiten und der dritten Klasse auf der Grundlage ihres Abschneidens bei einer normierten Überprüfung der Lese-Rechtschreibfähigkeit (DERET, WLLP) auf Trainings- (n = 157) und Kontrollgruppen (n = 240) aufgeteilt. Die Kinder mit geringer Lese- und / oder Rechtschreibleistung bzw. schwachen Leistungen bei der Überprüfung der phonologischen Bewusstheit (1. Klasse) wurden in die Trainingsgruppe (TG) aufgenommen, wobei die Autoren keinerlei Angaben machen, wie diese Zuordnung operationalisiert wurde. Ebenso fehlen im Bericht zur Evaluation Informationen zur Intensität der Förderung und den organisatorischen Rahmenbedingungen. So bleibt unklar, ob es sich um eine klassenintegrierte Förderung im Rahmen des curricular vorgesehenen Rechtschreibunterrichts handelte oder ob die Kinder der Trainingsgruppen eine zusätzliche Förderung in Kleingruppen erhielten, die Kinder der TG also schlicht intensiver gefördert wurden als diejenigen der KG.

Was die Effektivität der Förderung angeht, wurde unmittelbar nach Beendigung der Maßnahme die Lese-Rechtschreibleistung der Kinder der TG und der KG erneut erhoben. Den Autoren zufolge ist es als Erfolg zu bewerten, dass der signifikante Unterschied zwischen der TG und der KG aus dem Vortest bei Überprüfungen der phonologischen Bewusstheit und der Buchstabenkenntnis nach der Fördermaßnahme im Bereich des Lesens und des Rechtschreibens nicht mehr nachweisbar war. In dem Zusammenhang muss aber angemerkt werden, dass zahlreiche Studien deutlich gemacht haben, dass Kinder, die bei Schuleintritt noch keine Buchstaben kennen und insbesondere bei Aufgaben auf Phonemebene noch Schwierigkeiten haben, nicht zwangsläufig Risikokinder für den Erwerb der Schriftsprache darstellen (Landerl et al. 2013; Holopainen et al. 2001). In der zweiten und dritten Klasse konnte gezeigt werden, dass sich die Kinder der TG in der Folge der Intervention deutlicher in ihrer Rechtschreibleistung verbessern konnten als die der KG, wobei die Wechselwirkung aus Gruppenzugehörigkeit und Testzeitpunkt nur für die dritte Klasse statistisch signifikant ausfiel. Aufgrund der zuvor angesprochenen nicht präzise dokumentierten Zuteilungskriterien der Kinder in Trainings- und Kontrollgruppe und den fehlenden Angaben darüber, ob die Intervention zusätzlich oder statt des üblichen Rechtschreibunterrichts durchgeführt wurde, sollten die Ergebnisse mit Vorsicht interpretiert werden.

Marburger Rechtschreibtraining

Beim Marburger Rechtschreibtraining (Schulte-Körne / Mathwig 2004) handelt es sich um ein symptomspezifisches Interventionsprogramm, das den Kindern in zwölf Kapiteln mithilfe sogenannter Rechtschreib-Algorithmen Strategien für die Lösung der wichtigsten Rechtschreibprobleme (z. B. Doppelkonsonanz) vermittelt. Das Training kann sinnvoll frühestens ab der zweiten Klasse eingesetzt werden, da die Beherrschung des alphabetischen Prinzips vorausgesetzt wird. Für die Durchführung des gesamten Trainingsprogramms ist bei zwei Fördereinheiten pro Woche im schulischen Kontext mit einem zeitlichen Aufwand von etwa zwei Jahren zu rechnen. Folgende Inhalte werden in den einzelnen Abschnitten thematisiert:

Aufbau

- Unterscheidung von Vokalen und Konsonanten,
- Unterscheidung von langen und kurzen Vokalen,
- Doppelkonsonanz nach kurzem Vokal,
- Großschreibung von Nomen und Segmentierung von Wörtern in Morphembestandteile,
- zusammengesetzte Nomen,
- Tu-Wörter,
- Dehnungs-h,
- Dehnungs-e als Markierung des lang gesprochenen i-Lautes,
- silbentrennendes h,
- Verwendung von Umlauten und
- Auslautverhärtung.

Das Trainingsprogramm ist klar und übersichtlich strukturiert. Es ist in einen Anleitungs-, einen Lern- und einen Übungsbereich gegliedert. Der Anwender erhält zu jeder Rechtschreibproblematik orthographisches Hintergrundwissen sowie Erläuterungen zu den eingesetzten Übungsformen. Nach der gemeinsamen Erarbeitung der Rechtschreibproblematik erhalten die SchülerInnen die Möglichkeit, diese in unterschiedlichen Übungskontexten mithilfe der vermittelten Strategien zu lösen. Dazu werden zahlreiche Kopiervorlagen mit Übungen, Regeln und Karten mit Algorithmen (Abb. 44) zur Verfügung gestellt. Den Abschluss eines jeden Kapitels bildet eine Lernzielkontrolle in Form eines Lückendiktats. Um die Motivation der Kinder durchgängig aufrechtzuerhalten, betonen die Autoren die Notwendigkeit, Schreibversuche positiv zu verstärken, auch wenn es sich „nur" um Annäherungen an die korrekte Schreibweise handelt.

Prinzipien

Der stringente logische Aufbau des Programms kann am Beispiel der Doppelkonsonanz nach Kurzvokal illustriert werden. Vor der eigentlichen Auseinandersetzung mit dieser orthographischen Besonderheit lernen die Kinder, Selbst- und Mitlaute sowie lange und kurze Vokale zu unterscheiden. Anhand eines exemplarischen Wortschatzes sollen die Kinder entdecken, dass nach einem kurzen Selbstlaut stets zwei Konsonanten folgen, bevor sie sich die eigentliche Regel der Konsonantenverdoppelung nach kurzen Vokalen aneignen sollen. Sinnvollerweise sollten hier insbesondere für Kinder mit Defiziten in der phonologischen Verarbeitung Übungen ergänzt werden, die die Unterscheidung der Dimension „lang-kurz" zunächst auf Geräusch-, Laut- und Silbenebene anbahnen, bevor die Länge von Vokalen im Wortkontext beurteilt werden soll.

häufige Wiederholung

Ein weiteres wichtiges Prinzip des Marburger Rechtschreibtrainings besteht in der steten Wiederholung bereits behandelter Lerninhalte, um erworbene Fähigkeiten festigen und automatisieren zu können.

Um Lösungsstrategien für Rechtschreibprobleme vermitteln zu können, arbeitet das Programm mit Lösungsalgorithmen (Abb. 44). Dabei bildet eine Entscheidungsfrage (z. B. „Enthält das Wort einen lang gesprochenen Selbstlaut?“) den Ausgangspunkt. Aus der Beantwortung dieser Frage (ja oder nein) ergibt sich entweder die Lösung des orthographischen Problems oder eine weitere Frage. Insbesondere für Kinder mit impulsivem Arbeitsstil oder Konzentrationsschwierigkeiten dürfte es sich um eine wertvolle Strukturierungshilfe bei der Lösung von Rechtschreibproblemen handeln. Jedoch darf nicht außer Acht gelassen werden, dass diese Methode, die mit einem hohen kognitiven Anspruch verknüpft ist, von den Kindern ein hohes Maß an Anstrengungsbereitschaft und Konzentrationsvermögen verlangt. Das Beispiel eines Algorithmus´ zur Verwendung des Dehnungs-h kann dies verdeutlichen (Abb. 44).

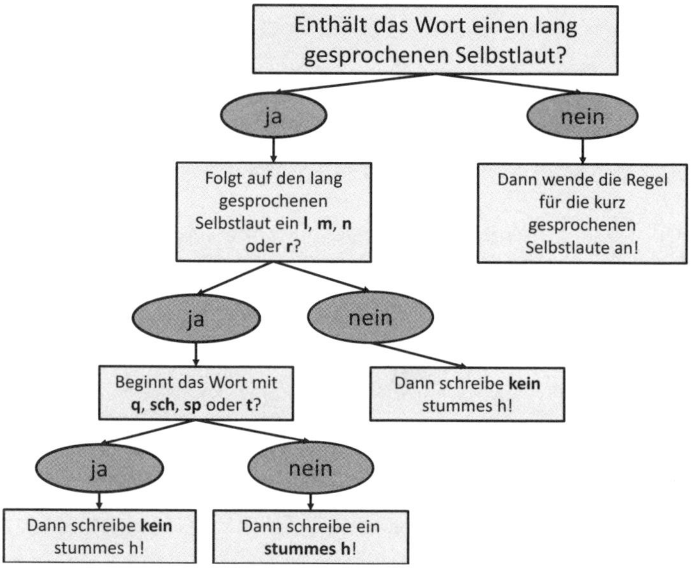

Abb. 44: Algorithmus zur Verwendung des Dehnungs-h

Ob diese Vorgehensweise geeignet ist, das Gelernte in die spontanen Schreibprodukte zu überführen, erscheint zumindest fragwürdig. Sicherlich werden nur wenige Kinder beim freien Schreiben eines Textes Rechtschreibprobleme mithilfe der erarbeiteten Algorithmen lösen. Ob die bereits erwähnten zahlreichen Wiederholungsübungen geeignet sind, dass die Kinder nach Beendigung der Intervention nicht mehr bewusst über die einzelnen Schritte bei der Anwendung der Lösungsalgorithmen nachdenken müssen, ist wegen des eher geringen Schreibumsatzes anzuzweifeln. So werden zahlreiche Übungen eingesetzt, bei denen lediglich einzelne Buchstaben eingesetzt werden oder die als reine Leseübungen konzipiert sind, wenn z. B. bei der Identifizierung der Morphembestandteile diese lediglich identifiziert und markiert werden müssen. Zum anderen handelt es sich an manchen Stellen um Aufgabenstellungen, die einem Funktionstraining gleichen, ohne dass für ihre Bewältigung kognitive Einsichten erforderlich sind. Im Abschnitt zum silbentrennenden <h> wird bspw. verdeutlicht, dass dieser Buchstabe immer dann eingesetzt wird, wenn sich zwischen den Vokalen zweier Silben keine Konsonanten befinden. Diese Regel wird geübt, indem den Kindern

Lückenwörter präsentiert werden, in die gegebenenfalls ein silbentrennendes <h> zu schreiben ist. Um diese Aufgabe korrekt bewältigen zu können, muss nicht einmal das ganze Wort erlesen werden. Es reicht, die Buchstaben links und rechts neben der Lücke zu betrachten. Handelt es sich dabei jeweils um einen Vokal, wird ein <h> eingefügt.

Problematisch erscheint auch die Behandlung des Dehnungs-h, dessen Verwendung auch vielen Kindern ohne Rechtschreibschwierigkeiten Probleme bereitet. Auch wenn den Autoren durchaus bewusst ist, dass die „Scheinregel", „Nach langem Vokal schreibt man ein Dehnungs-h.", zu kurz greift, das „stumme h" vielmehr nur nach langen Vokalen eingesetzt wird, wenn danach ein <l>, <m>, <n> oder <r> folgt, das Wort aber gleichzeitig nicht mit <qu>, <sch>, <sp> oder <t> beginnt, lassen sich auch für diese „Regel" zahlreiche Ausnahmen finden (z. B. Saal, Wal, Blume, Dame, Dom). Die Vorgehensweise, Kindern die Schreibweise des „stummen h" als regelgeleitete Erscheinung zu vermitteln, muss insgesamt infrage gestellt werden. Es erscheint sinnvoller, Wörter mit diesem Element als „Merkwörter" zu behandeln, die auswendig gelernt werden müssen.

Trotz einiger Kritikpunkte handelt es sich um ein empfehlenswertes Programm, das sowohl in der Therapie als auch im Unterricht problemlos umgesetzt werden kann. Zudem handelt es sich um eines der wenigen Rechtschreibtrainings im deutschsprachigen Raum, für deren Wirksamkeit eine überzeugende empirische Evidenz vorliegt.

Evaluation

Schulte-Körne et al. (1997) konnten zeigen, dass auch Eltern in der Lage sind, das Trainingsprogramm zuhause mit ihren Kindern umzusetzen, nachdem ihnen die Durchführung alle drei bis vier Wochen erläutert und das notwendige Übungsmaterial besprochen wurde. Nach einem Jahr konnte eine signifikante Leistungsverbesserung der geförderten Zweit- bis Viertklässler ($N = 17$) in den Bereichen nachgewiesen werden, die in diesem Zeitraum fokussiert wurden. Die Kinder hatten also offensichtlich gelernt, die vermittelten Regeln und Strategien anzuwenden. Nach zwei Jahren (Schulte-Körne et al. 1998) ließen sich auch signifikante Verbesserungen bei einer normierten Rechtschreibüberprüfung identifizieren, was langfristig betrachtet für ein Transferlernen infolge dieser Intervention spricht.

In einer weiteren Studie (Schulte-Körne et al. 2001) wurden positive Auswirkungen des Programms bei einer Stichprobe von zehn Kindern mit spezifischen Rechtschreibschwierigkeiten bereits nach zwölf Wochen Einzelförderung nachgewiesen. Die mit dem Marburger Training zweimal pro Woche geförderten Kinder konnten ihre Rechtschreibleistung im Vergleich zum Prätest in der Größenordnung von etwa ½ Standardabweichung verbessern, während sich bei den Kindern der Kontrollgruppe, in der ein Training phonologischer Fähigkeiten gleicher Intensität durchgeführt wurde, keine Effekte nachweisen ließen.

Schließlich konnten Schulte-Körne et al. (2003) belegen, dass das Marburger Rechtschreibtraining auch im schulischen Kontext eine effektive Maßnahme darstellt. Die 21 Zweit- und Drittklässler, mit denen über einen Zeitraum von zwei Jahren zweimal wöchentlich zusätzlich zum regulären Unterricht das Marburger Rechtschreibtraining durchgeführt wurde, konnten ihre Rechtschreibleistung um durchschnittlich 3,8 T-Wert-Punkte steigern. Die Kinder der Kontrollgruppe, mit denen die in den Schulen bereits etablierten Rechtschreibprogramme durchgeführt wurden, konnten sich aber in exakt demselben Ausmaß verbessern.

Damit erweist sich das Marburger Rechtschreibtraining zusammengefasst als effektive Maßnahme für den familiären, schulischen und therapeutischen Kontext, die jedoch anderen Programmen nicht zwingend überlegen sein muss.

morphembasierte Methoden

Neben der Vermittlung von Rechtschreibregeln stellen morphembasierte Methoden einen erfolgversprechenden alternativen Ansatz dar, um Kinder beim Erwerb der korrekten Orthographie zu unterstützen. Vertreter entsprechender Trainingsprogramme betonen zum einen die Morphemkonstanz als zentrales Prinzip der deutschen Rechtschreibung, das besagt, dass die Schreibweise des Wortstamms als kleinste bedeutungstragende Einheit auch in der Schreibung von gebeugten und abgeleiteten Formen wiedererkannt werden soll und abgesehen von Veränderungen im Bereich der Vokale (<zahl> → <zählen>) gleichbleibt. Zum anderen handelt es sich beim Training der Schreibweise von Morphemen um eine sehr ökonomische Vorgehensweise, da sich Pilz / Schubenz (1979) zufolge 85 % aller Wörter eines Textes orthographisch korrekt wiedergeben lassen, wenn die Schreibweise der 200 häufigsten Morpheme der deutschen Sprache beherrscht wird.

Morpheus

Kargl / Purgstaller (2010) entwickelten vor diesem Hintergrund das computerunterstützte Programm „Morphemunterstütztes Grundwortschatz-Segmentierungstraining (Morpheus)", das Kindern ab der vierten Klasse anhand der Schreibweise der wichtigsten Morpheme des Deutschen auch die zentralen Prinzipien der deutschen Orthographie vermittelt. Aus diesem Grund kann das Programm zielführend erst dann eingesetzt werden, wenn die SchülerInnen das phonologische Prinzip als Grundstrategie des Schreibens beherrschen. Die besondere Ökonomie des Ansatzes resultiert den Autoren zu Folge aus der parallelen Fokussierung der orthographischen Prinzipien und der Morphemkonstanz, sodass die SchülerInnen aus der korrekten Schreibweise des Stammmorphems auf die Orthographie ganzer Wortfamilien schließen können. Das Trainingsmaterial basiert auf einer Analyse des Grundwortschatzes für Viertklässler, der nach Wortstämmen und Häufigkeit geordnet wurde. Das Training ist systematisch aufgebaut und orientiert sich in den einzelnen Abschnitten an der phonologischen Komplexität der Stammmorpheme.

In Stufe 1 kommen ausschließlich Wortstämme zum Einsatz, deren Schreibweise dem phonologischen Prinzip folgt (z.B. „geb", „les", „ruf", „lauf"). Stufe 2 integriert phonologisch komplexere Morpheme mit Konsonantenhäufungen (z.B. „form", „sprech") und in Stufe 3 werden schließlich Morpheme berücksichtigt, die nur durch die Anwendung orthographischer Regeln korrekt verschriftet werden können (z.B. Doppelkonsonanz: „treff"). Es besteht aus

- einem Übungsbuch, in dem sich die wichtigsten Erklärungen und Regeln zum Prinzip der Morphemkonstanz befinden und das den Bereich des Schreibens im engeren Sinn abdeckt,
- einem Wortbaukasten und Wortfamilien-Memo und
- einem PC-Programm zur Automatisierung der Wortschreibungen.

Tabelle 37 verdeutlicht einige der im Übungsbuch und dem PC-Programm eingesetzten Übungen.

Tab. 37: Übungen aus Morpheus (Kargl/Purgstaller 2010)

Suffixe finden	Zu einem Stammmorphem soll aus drei Alternativen das passende Suffix gesucht werden.
Wortteile ordnen	Vorgegebene Morpheme werden von den Kindern zu sinnvollen Wörtern geordnet.
Wortfamilien sortieren	Die Kinder ordnen vorgegebene Wörter dem passenden Stammmorphem zu.
Morpheme zählen	Die Anzahl an Morphemen in Wörtern werden bestimmt.
Stammmorpheme identifizieren	In komplexen Wörtern wird das Stammmorphem markiert.
Wörter segmentieren	Die Kinder markieren die Morpheme komplexer Wörter.
Wörter nach Präfixen sortieren	Präsentierte Wörter sollen ihren Präfixen zugeordnet werden.
Wörter nach Suffixen sortieren	Präsentierte Wörter sollen ihren Suffixen zugeordnet werden.
produktive Übungen	Zu Stammmorphemen sollen möglichst viele Wörter gefunden werden.

Als individuelle Ergänzung kommt eine „Wörter-Reparatur-Werkstatt" zum Einsatz. Darin werden die Wörter, deren Schreibweise einem Kind besondere Schwierigkeiten bereitet, korrekt aufgeschrieben, in ihre Morphembestandteile zerlegt, der korrekten Wortart zugeordnet und mithilfe einiger weiterer Übungen automatisiert.

Mithilfe der Kärtchen aus dem Wortbaukasten und dem Wortfamilienmemo können der Wortbaustelle von Kleinmann (2004) vergleichbar Wörter aus Stammmorphemen und Vor- und Nachsilben gebaut werden (vgl. Abb. 45). Zusätzliche kindgemäße, motivierende Spiele mit den Wortstammkarten, die letztendlich alle das Ziel verfolgen, ein Morphem in flektierten Formen, als Nomen, Verb und Adjektiv, in Kombination mit Vor- und Nachsilben aufzuschreiben, sollten geeignet sein, das Geübte zu automatisieren.

Die Übungen des PC-Programms dienen v.a. dem Ziel der Automatisierung und Festigung der im Übungsbuch erworbenen Wortschreibungen. Inwiefern die knappen Formulierungen der Regeln (z.B. „Handelt es sich um einen stimmlosen [=zischend gesprochenen] s-Laut nach langem Selbstlaut oder Umlaut, so schreibst du ß" Kargl/Purgstaller 2010, 49) für rechtschreibschwache Kinder tatsächlich ausreichend sind, um das Programm selbständig durchführen zu können, muss bezweifelt werden. Was die konkrete Umsetzung angeht, müssen vorgegebene Wörter (vorlesen, Lesung, ablesen) dem Stammmorphem zugeordnet und aus vorgegebenen Wortbausteinen (Vor- und Nachsilben, Stammmorphem) Wörter gebildet werden. Durch Hinzufügen von Vor- und Nachsilben zu Stammmorphemen sollen komplexe Wörter gebildet werden. In komplexen Wörtern muss der Wortstamm identifiziert werden und die Stammform von Verben muss in den unterschiedlichen Flexionsformen wiedergegeben werden. Es handelt sich durchgängig um motivierende Übungen, die aber kaum produktive Schreibaktivitäten einfordern. Sie zielen eher auf die schnelle und automatisierte Erkennung der Vor- und Nachsilben sowie der Stammmorpheme ab. Damit können diese Übungen (auch) zur Steigerung der Leseflüssigkeit eingesetzt werden. Insbesondere aufgrund der hohen Komorbidität von Lese-Rechtschreibschwierigkeiten und Spracherwerbsstörungen muss auf die Komplexität des Wortmaterials hingewiesen werden. Spracherwerbsgestörten Schülern dürfte ein großer Teil der aus den Stammmorphemen abgeleiteten komplexen Wörter (z.B. Besichtigung, bewässern, Anhörung, Vorlesung, Tagung) unbekannt sein. Positiv formuliert kann MORPHEUS damit aber durchaus auch als Methode zur Erweiterung lexikalischer Fähigkeiten betrachtet werden.

Evaluation

Die Effektivität von Morpheus wurde von Weiss et al. (2010) im Rahmen einer Interventionsstudie evaluiert, in der 34 Kinder zwischen der dritten und der neunten Klasse das Programm in einem Zeitraum von ca. drei Wochen mit einem täglichen Aufwand von einer Stunde selbstständig absolvierten. Zusätzlich wurde den Trainingskindern an fünf Terminen das morphologische Prinzip der deutschen Sprache erklärt. Die Ergebnisse zeigen, dass die trainierten Kinder im Vergleich zu einer Kontrollgruppe signifikante Fortschritte bei der Anwendung der morphematischen Strategie erzielen konnten (operationalisiert über eine qualitative Auswertung der HSP, May 2012), aber nur die SchülerInnen der Sekundarstufe ihre Lese- und Rechtschreibleistung signifikant verbessern konnten.

Wortbaustelle

Um einen vergleichbaren Ansatz handelt es sich bei der „Wortbaustelle“ von Kleinmann (2004), einem spezifischen Rechtschreibtraining, das primär für Kinder ab der dritten Klasse konzipiert wurde, aber durchaus auch noch in der Sekundarstufe eingesetzt werden kann. Dem Autor zufolge ist ein Morphemtraining insbesondere für Kinder mit metasprachlichen oder kognitiven Beeinträchtigungen eine geeignete Methode. Rechtschreibregeln seien für sie zu abstrakt, um einen Transfer auf natürliche Schreibanlässe zu erreichen, bei denen sie sich primär auf den Inhalt konzentrieren müssten. Da die Arbeit mit Morphemen dagegen direkt am Sinngehalt der Sprache ansetze, ergäbe sich hier eine unmittelbare Verknüpfung zwischen Rechtschreibeunterricht und der Wortschatzarbeit (Kleinmann 2014).

Im Fokus der „Wortbaustelle“ steht das Einprägen der korrekten Schreibweise von etwa 330 Stammmorphemen, während die im Deutschen am häufigsten vorkommenden Prä- und Suffixe durch die wiederholte Konfrontation im gesamten Training quasi nebenbei geübt und automatisiert werden. Insgesamt umfasst das Training 22 Einheiten, in denen jeweils ca. 15 Ganzheiten mit derselben orthographischen Besonderheit (z.B. <ck>, <tz>) geübt werden.

Für die Schwerpunkte des Trainings (Dehnungsmarkierungen und Doppelkonsonanz nach kurzem Vokal) wurden zunächst orthographische Cluster (z.B. Doppelkonsonanten, <ck>, <tz>) ausgewählt, die mit Vokalen zu Klanggruppen (z.B. <ock>, <ack>, <ück>) und schließlich zu den in der deutschen Sprache besonders häufig vorkommenden Morpheme kombiniert wurden (z.B.: <glück>, <hock>).

Methodik

Motivierender Ausgangspunkt sind in den einzelnen Kapiteln kindgemäße Texte, die aus einer großen Anzahl an Wörtern mit den zu trainierenden Stammmorphemen bestehen. Nachdem die Kinder mit dem Text konfrontiert wurden, haben sie die Aufgabe, die fokussierte Rechtschreibproblematik im Text zu entdecken und zu markieren. Methodischer Kern des Trainings ist das hochfrequente Schreiben der trainierten Morpheme und das Auswendiglernen der Morpheme, so dass es möglich sein sollte, orthographische Repräsentationen zu abstrahieren, deren Schreibweise tatsächlich zu automatisieren und auf die Schreibweise von Wörtern aus derselben "Familie" zu übertragen.

Für die Schwerpunkte des Trainings (Dehnungsmarkierungen und Doppelkonsonanz nach kurzem Vokal) wurden zunächst orthographische Cluster (z.B. Doppelkonsonanten, <ck>, <tz>) ausgewählt, die mit Vokalen zu Klanggruppen (z.B. <ock>, <ack>, <ück>) und schließlich zu den in der deutschen Sprache besonders häufig vorkommenden Morpheme kombiniert wurden (z.B.: <glück>, <hock>).

Nach der Arbeit mit den Texten bietet die Wortbaustelle weitere Übungsmöglichkeiten, die eine intensive Auseinandersetzung mit den Morphemen ermöglichen sollen. Zum Einsatz kommt dabei bspw. die „Wortbaustelle“, auf der die Hauptmorpheme mit Prä- und Suffixen zu neuen Einheiten kombiniert und beim anschließenden Schreiben dieser Wörter die Morphemkonstanz beachtet werden soll. Neben einem Transfer des Trainingsschwerpunktes auf neues Wortmaterial könnte sich dieser Ansatz auch positiv auf die lexikalischen Fähigkeiten und die Kreativität im Umgang mit Sprache auswirken (Beitrag 2).

Auf die Mitte der Wortbaustelle (Abb. 45) legen die Kinder eines der Kärtchen der aktuell fokussierten Stammmorpheme. Auf der linken und rechten Seite der Vorlage sind die häufigsten Vor- und Endmorpheme der deutschen Sprache abgedruckt. Aufgabe des Kindes ist es, aus Vor-, Haupt- und Endmorphemen Wörter zu bilden und diese nach Wortarten sortiert aufzuschreiben. An dieser Übung wird auch deutlich, dass die wichtigsten Prä- und Suffixe des Deutschen in jeder Födereinheit mittrainiert werden.

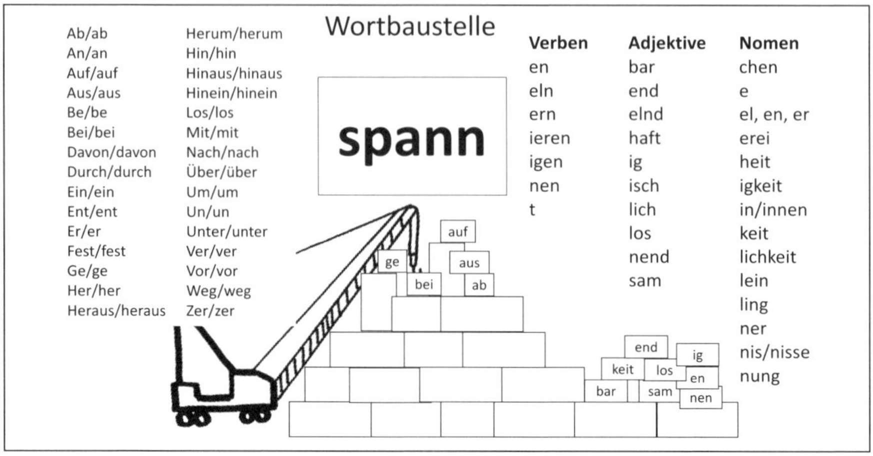

Abb. 45: Wortbaustelle (nach Kleinmann 2004)

Mayer, A. (2021): Lese-Rechtschreibstörungen. Ernst Reinhardt, München
Suchodoletz, W. v. (2006): Therapie der Lese-Rechtschreibstörung (LRS). Kohlhammer, Stuttgart

Zusammenfassung

Die Darstellung und kritische Analyse der in diesem Kapitel besprochenen Lese- und Rechtschreibprogramme macht deutlich, dass für deren Effektivität nicht in allen Fällen eine ausreichende empirische Evidenz vorliegt. Trotz des mittels Metaanalysen erbrachten Nachweises, dass insbesondere symptomorientierte Maßnahmen, die auf die Vermittlung des phonologischen Rekodierens und der automatisierten Worterkennung sowie der Rechtschreibung abzielen, bei Kindern mit LRS Fortschritte im Schriftspracherwerb ermöglichen, wurde dieser Beleg für die im deutschsprachigen Raum praktizierten Maßnahmen bislang nur eingeschränkt und zudem zum großen Teil von den Autoren der Programme selbst erbracht. Es besteht weiterhin umfassender Forschungsbedarf hinsichtlich der Frage, welche Methoden für welche Kinder gewinnbringend eingesetzt werden können.

5 Unterricht

LRS als Aufgabe der Schule

Aus dem allgemeinen Auftrag der Schule, SchülerInnen zu mündigen und verantwortungsvollen Persönlichkeiten zu erziehen und ihnen Wissen und Fähigkeiten zu vermitteln, kann das Recht aller Kinder und Jugendlicher auf eine spezifische, individualisierte Förderung abgeleitet werden. Kinder mit (drohenden) Lese-Rechtschreibstörungen haben ein Recht auf eine umfassende, differenzierte Förderung im Kontext der Institution Schule, damit eine aktive Teilnahme am Unterricht gewährleistet werden kann. Dabei wählen Lehrkräfte auf der Grundlage einer hypothesengeleiteten Förderdiagnostik die Elemente aus Kapitel 4 aus, die auf die spezifische Bedürfnislage lese-rechtschreibschwacher Kinder gerichtet sind. Neben der Umsetzung der in den einzelnen Bundesländern unterschiedlichen Regelungen zu zusätzlich zum Unterricht durchgeführten Förder- und Therapiemaßnahmen, des Nachteilsausgleichs und des Notenschutzes, stehen Lehrkräfte insbesondere in inklusiven Kontexten vor der anspruchsvollen Aufgabe, den curricular vorgesehenen Lese-Rechtschreibunterricht so zu gestalten, dass möglichst viele Kinder die verbindlich vorgesehenen Kompetenzen bzw. individuell formulierten Förderziele erreichen können. Neben Maßnahmen zur Förderung der automatisierten Worterkennung und dem Erwerb der korrekten Rechtschreibung, wie sie im vorangegangen Kapitel beschrieben wurden, müssen im Unterricht ergänzend der Erwerb und die Automatisierung der GPK, das Erlernen des phonologischen Rekodierens und die Vermittlung von Verstehensstrategien, die auf die aktive Auseinandersetzung mit Textinhalten abzielen, berücksichtigt werden.

5.1 Ewerb der GPK

Lautfindungsstörung

Damit der Einstieg in das alphabetische Prinzip der Schriftsprache gelingt, müssen Kinder in der Lage sein, die visuellen Symbole der Buchstaben in Laute umzukodieren und diese zu größeren sprachlichen Einheiten zu synthetisieren (= phonologisches Rekodieren). In diesem Zusammenhang scheinen die Probleme leseschwacher Kinder weniger im Bereich der visuellen Verarbeitung und der Kenntnis der Symbole zu liegen, sondern im automatisierten Zugriff auf den mit dem Buchstaben assoziierten Laut. Dies zeigt sich bspw. bei Aufgaben zur Schnellbenennung von Buchstaben (Kap. 3, Benennungsgeschwindigkeit), bei denen leseschwache Kinder üblicherweise nur marginal mehr Fehler machen als durchschnittlich lesende Kinder, aber deutlich mehr Zeit benötigen. Glück (2000, 51) spricht in diesem Zusammenhang von „Lautfindungsstörungen“, die darin bestehen, dass zu einem identifizierten Graphem die entsprechende verbale Repräsentation (der Laut) nicht automatisiert aktiviert werden kann.

Automatisierung Buchstabe-Laut-Verknüpfung

Der Erstleseunterricht muss deshalb neben der Vermittlung der GPK mittels Anlauttabellen oder einer systematischen Buchstabenanalyse das primäre Ziel verfolgen, den Kindern Übungsmöglichkeiten zur Verfügung zu stellen, die auf eine automatisierte Verknüpfung von Graphem und Phonem abzielen. Aus diesem

Grund sind Übungen zu favorisieren, die nicht nur auf die visuelle Identifizierung eines neu gelernten Buchstabens abzielen, sondern stets auch die Aktivierung des entsprechenden Lautes erfordern.

Buchstaben abklatschen: Die Lehrkraft schreibt Buchstaben an die Tafel und nennt eine Folge von Lauten. Die Kinder haben die Aufgabe, die Buchstaben in der genannten Reihenfolge „abzuklatschen" und die Laute zu benennen.

Buchstabenwürfel: Ein Würfel wird mit Buchstaben beklebt. Zwei Kinder würfeln abwechselnd und benennen den entsprechenden Buchstaben.

Übungen zur Automatisierung der Verknüpfung von Buchstaben, Lauten und Handzeichen:

- Lehrkraft artikuliert einen Laut, die Kinder suchen den entsprechenden Buchstaben auf der Anlauttabelle und führen das Handzeichen aus.
- Lehrkraft demonstriert ein Handzeichen, die Kinder zeigen den entsprechenden Buchstaben auf der Anlauttabelle und artikulieren den Laut.
- Lehrkraft zeigt Buchstabenkarten, die Kinder artikulieren den entsprechenden Laut und führen das Handzeichen aus (Dummer-Smoch/Hackethal 2021).

Buchstabenfresser: Im Klassenzimmer hängt eine Handpuppe mit möglichst großem Mund. Jeden Morgen dürfen die Kinder Buchstabenkarten aus einer Schachtel auswählen, die sie benennen und dem Buchstabenfresser zum Frühstück verabreichen.

Blitzbenennungen: Mithilfe jeweils eines Textverarbeitungs- und Präsentationsprogrammes können Dateien erstellt werden, bei denen die Buchstaben nur kurz aufblitzen und von den Kindern benannt werden müssen.

Anlauttabellen Um Erstklässlern die GPK zu vermitteln, stellen Anlauttabellen, die ursprünglich für offene Unterrichtsformen entwickelt wurden und auf das Erlernen des phonologischen Prinzips als Grundstrategie des Schreibens abzielten, mittlerweile einen zentralen Bestandteil zahlreicher Lese-Schreiblehrgänge dar. Sie enthalten für gewöhnlich alle Buchstaben und jeweils ein (bei Vokalen bisweilen auch zwei) Bild(er) mit dem korrespondierenden Anlaut. Durch eine assoziative Verknüpfung zwischen dem Bild, dem Anlaut des abgebildeten Gegenstands und dem daneben stehenden Buchstaben können sich die Kinder die GPK einprägen. Wenn Kinder das Prinzip der Anlauttabelle verstanden haben („Das ist eine Ameise. Bei Ameise höre ich am Anfang ein /a/. Der Buchstabe neben der Ameise ist also das <A>."), sollten sie prinzipiell in der Lage sein, sich die Lautwerte der Buchstaben selbstständig, dem eigenen Lerntempo entsprechend, anzueignen und Wörter lautgetreu zu verschriften – vorausgesetzt, dass sie auch über die Fähigkeit verfügen, Wörter in Einzellaute zu segmentieren (Abb. 42). Damit auch Kinder mit Spracherwerbsstörungen von diesem Medium profitieren können, sollten diese nach linguistischen Kriterien konzipiert sein.

Kriterien Folgende Kriterien sollten bei der Erstellung eigener bzw. der Beurteilung der Qualität vorhandener Anlauttabellen berücksichtigt werden (Mayer 2021, Abb. 46):

- *phonetisch-phonologische Kriterien*: Vermeidung von Anlautbildern mit komplexen Lautverbindungen, insbesondere mit initialen Konsonantenhäufungen, Verwendung kurzer, maximal zweisilbiger Wörter mit einfacher Konsonant-Vokal- oder Vokal-Konsonant-Struktur;
- *semantische Kriterien*: Verwendung von Anlautbildern, die auch sprachlich beeinträchtigten Kindern bekannt sein sollten, die nur eine Wortassoziation zulassen und deren Namen automatisiert aktiviert werden können. Es sollten Bilder aus unterschiedlichen semantischen Feldern verwendet werden, um sprachliche Interferenzen zu vermeiden;
- *graphische Kriterien*: Verwendung optisch eindeutiger und aktueller Bilder, die eindeutig auf das gemeinte Wort referieren.

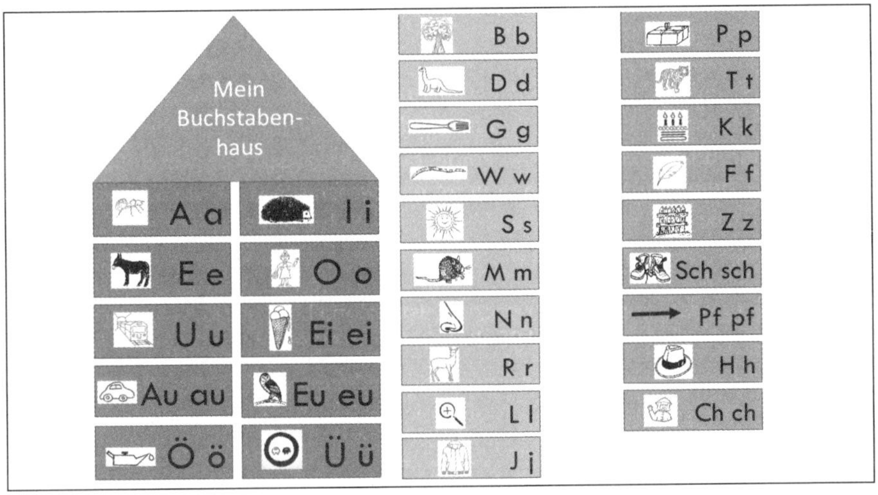

Abb. 46: Anlauttabelle (Mayer 2021)

Zudem sollten auf der Anlauttabelle ausschließlich Buchstaben abgebildet sein, deren Verwendung beim lautgetreuen Schreiben hergeleitet werden kann. Buchstaben, die nur im Zusammenhang mit orthographischen Besonderheiten des Deutschen eine Rolle spielen (z. B. <v>, <c>, <ß> etc.), dürften insbesondere lese-rechtschreibschwache Kinder eher verwirren.

Ihre Verwendung muss im Rahmen des Rechtschreibunterrichts thematisiert werden. Wenn die Kinder das phonologische Prinzip als Grundstrategie des Schreibens erlernen, kann z.B. nicht "gehört" werden, ob ein Wort mit <v> oder mit <f> geschrieben wird. Aus diesem Grund ist es ausreichend, wenn auf der Anlauttabelle das sogenannte "Basisgraphem" abgebildet ist, also der Buchstabe, der ein bestimmtes Phonem in den meisten Fällen symbolisiert (z.B. <f> für /f/).

Damit die Anlauttabelle auch von Kindern mit ungünstigen Lernvoraussetzungen erfolgreich für die Aneignung der GPK und das lautgetreue Schreiben eingesetzt werden kann, sollten über das gesamte erste Schuljahr verteilt Übungen in den Unterricht integriert werden, die darauf abzielen, dass

- die Anlautbilder automatisiert benannt werden können,
- der Anlaut problemlos isoliert und identifiziert werden kann,
- sich die Kinder auf der Anlauttabelle sicher orientieren können und
- die Verknüpfung zwischen Anlautbild, Anlaut und Buchstaben automatisiert wird.

systematische Buchstabenanalyse

Da die Arbeit mit Anlauttabellen an Schulanfänger hohe Anforderungen an die Motivation, Konzentration und Aufmerksamkeit sowie die phonologische Verarbeitung stellt, die bei Kindern mit (drohenden) Schriftspracherwerbsproblemen nicht vorausgesetzt werden können, ist die Arbeit mit der Anlauttabelle unbedingt durch eine systematische Erarbeitung zumindest der wichtigsten GPK zu ergänzen. Dabei sollten sowohl die Analyse der visuellen Form des Buchstabens als auch die taktil-kinästhetischen Wahrnehmung bei der Lautbildung und die akustische Analyse des entsprechenden Lautes thematisiert werden. Eine ausgearbeitete Unterrichtsstunde zu einer Buchstabenanalyse findet sich bei Mayer (2022a).

Lautgebärden

Eine wesentliche Unterstützung beim Erwerb der GPK stellt der Einsatz von Lautgebärden dar. Sie können aber auch als effektive Unterstützung beim Erlernen der indirekten Lesestrategie des phonologischen Rekodierens eingesetzt werden (Kap. 5.2).

Lautgebärden (= Handzeichen) stellen mit der Hand gebildete Gesten dar, die im Unterricht mit Buchstaben und Lauten assoziativ verknüpft werden.

Sie haben in der Sprachtherapie, insbesondere der phonetisch orientierten Artikulationstherapie eine lange Tradition, um Kindern mit Aussprachestörungen die Lautbildung (Artikulationsstelle und Artikulationsmodus) zu verdeutlichen (z. B. das phonembestimmte Manualsystem, PMS nach Schulte 1974). Mittlerweile existieren für den Erstleseunterricht eine Vielzahl unterschiedlicher Systeme, deren Gebärden die Artikulationsstelle, den Artikulationsort, die Buchstabenform symbolisieren oder aus lautmalerischen Überlegungen heraus zusammengestellt wurden (Abb. 47, Schäfer/Leis 2008). Insbesondere bei Kindern mit phonetisch-phonologischen Schwierigkeiten sind Systeme auf der Grundlage der Lautbildung zu favorisieren. Belege für die tatsächliche Effektivität von Lautgebärden zur Unterstützung des Schriftspracherwerbs existieren bislang allerdings nicht (von Suchodoletz 2009).

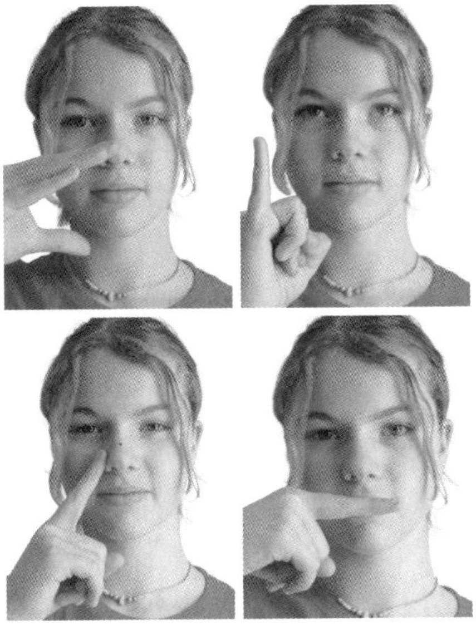

Abb. 47: Beispiele für Lautgebärden

5.2 Unterstützung beim Erlernen der indirekten Lesestrategie

Phonemsynthese

Die erste Hürde für leseschwache Kinder beim Erlernen des Lesens stellt der Erwerb der indirekten Lesestrategie des phonologischen Rekodierens in der alphabetischen Phase dar. Kinder mit Schwierigkeiten im schriftsprachlichen Anfangsunterricht lassen sich häufig dadurch charakterisieren, dass sie die in Laute umkodierten Buchstaben isoliert benennen, ohne sie koartikulatorisch zu Silben und Wörter zu verschmelzen (Phonemsynthese). Als Einstieg bieten sich deshalb Übungen ohne schriftsprachliches Material an, bei denen Einzellaute ausschließlich in der lautsprachlichen Modalität zu Wörtern synthetisiert werden müssen:

- Schneckensprache: Die Lehrkraft präsentiert Wörter in langsamer, gedehnt artikulierter Aussprache ([z::o::f::a::]), die die Kinder in eine natürliche Aussprache "übersetzen" müssen.
- Robotersprache: Die Lehrkraft lautiert Wörter ([r] . [e] . [g] . [a] . [l], Punkte stellen Pausen von ca. einer Sekunde dar). Die Kinder haben die Aufgabe, die einzelnen Laute koartikulatorisch zu verschmelzen (= Phonemsynthese).
- Die Lehrkraft stellt Wörter ausschließlich mit Lautgebärden dar und achtet dabei auf eine möglichst dynamische Ausführung der Zeichen, so dass die koartikulatorische Verschmelzung visualisiert wird. Die Kinder synthetisieren parallel zur Ausführung der Handzeichen die einzelnen Laute.

Einige Übungen zum Erlernen der Phonemsynthese können unmittelbar aus dem Kieler Leseaufbau übernommen werden (z. B. Silbenteppiche und Fahrstuhllesen):

Dummer-Smoch, L., Hackethal, R. (2021): Kieler Leseaufbau. Veris, Kiel

Technik Zu betonen ist in diesem Zusammenhang, dass es sich beim Erlernen des phonologischen Rekodierens um eine Technik handelt, die insbesondere Kindern mit ungünstigen Lernvoraussetzungen kleinschrittig und systematisch vermittelt werden sollte. Aus diesem Grund sind Übungen zu favorisieren, bei denen die SchülerInnen nicht von zusätzlichen Anforderungen (z. B. hierarchiehöheren Verstehensleistungen auf Satz- und Textebene) abgelenkt werden. Durchaus sinnvoll sind deshalb auch Aufgabenstellungen, bei denen einzelne Buchstaben unter Verwendung von Lautgebärden zu Silben und Pseudowörtern synthetisiert werden müssen.

Auswahl des Wortmaterials Um leseschwachen Kindern das Erlernen des phonologischen Rekodierens möglichst schnell und effektiv zu vermitteln, sollte auf die Auswahl des richtigen Wortmaterials geachtet werden. Nicht alle Wörter sind für Kinder gleich schwer zu verarbeiten. Neben der Wortlänge kommt dabei der Buchstaben- bzw. Lautauswahl sowie den Silbenstrukturen eine zentrale Bedeutung zu. Laute, die gedehnt artikuliert werden können (Vokale, Frikative, Nasale, Liquide) sind für die Kinder einfacher zu synthetisieren als Plosive. Die Verarbeitung von Konsonantenhäufungen, insbesondere solchen mit Plosiven, stellt SchülerInnen üblicherweise vor größere Schwierigkeiten als einfache KV- oder VK-Folgen. Aus diesem Grund sollten die Kinder beim Erlernen dieser Technik zunächst ausschließlich mit ein- und zweisilbigen Wörtern konfrontiert werden, in denen sich Vokale und Kontinuenten abwechseln, also Wörter die aus einer KVKV-Struktur bestehen und keine Plosive beinhalten, da die Wörter dann gedehnt gesprochen werden können und so das Synthetisieren erleichtert wird.

5.3 Vermittlung von Verstehensstrategien

Simple View of Reading Während in der Therapie der Lese-Rechtschreibstörung der Schwerpunkt auf der Worterkennung und des Wortschreibens liegt, stellt es das übergeordnete Ziel des Leseunterrichts im schulischen Kontext dar, Kinder darin zu unterstützen, altersgemäße Texte sinnentnehmend zu erlesen. Dem „Simple View of Reading" (Hoover/Gough 1990) zufolge setzt sich das Leseverständnis aus den Komponenten Worterkennung und Hörsprachverständnis zusammen. Um den Inhalt eines Textes verstehen zu können, muss die lesende Person also sowohl die Lesetechnik beherrschen als auch in der Lage sein, die einzelnen Abschnitte in semantisch-lexikalischer und grammatischer Hinsicht zu dekodieren. Die Bedeutung der beiden Komponenten im komplexen Konstrukt des Leseverständnisses ist dabei offensichtlich einem Entwicklungsprozess unterworfen. Da die Texte, die LeseanfängerInnen während des Schriftspracherwerbs sinnentnehmend lesen, sowohl grammatisch als auch lexikalisch noch so einfach strukturiert sind, dass sie selbst von den meisten Kindern mit sprachlichen Beeinträchtigungen verstanden werden können, stellen in den Eingangsklassen Schwierigkeiten beim Erlernen der Worterkennung den Hauptgrund für Probleme mit dem Leseverständnis dar. Mit zunehmender sprachlicher Komplexität der Lesetexte und weitgehender Sicherheit in der Worterkennung ist es ab dem späten Grundschulalter dagegen primär das beeinträchtigte Sprachverständnis, das für Schwierigkeiten beim sinnentnehmenden Lesen verantwortlich ist. Ergänzend sei erwähnt, dass das Beherrschen der Worterkennung gemeinsam mit grammatischen und lexikalischen Kompetenzen primär die Sinnentnahme auf Satzebene gewährleistet. Um ein vollständiges Bild der Inhalte eines gelesenen Textes aktiv konstruieren zu können, müssen die Informationen, die auf Satzebene gewonnen wurden, aktiv zu einem Gesamtbild zusammengefügt werden und mit dem Vorwissen zur Thematik des Textes verknüpft werden. Um dies leisten zu können, müssen SchülerInnen mit Strategien ausgestattet werden, deren Anwendung beim Lesen das Textverständnis nachweislich positiv beeinflusst. Eine umfassende Förderung des Leseverständnisses setzt sich deshalb aus den folgenden Komponenten zusammen:

- Förderung der Worterkennung, insbesondere der direkten Lesestrategie (Kap. 4),
- Förderung lexikalischer und grammatischer Kompetenzen (Beiträge 2, 3) und
- Vermittlung von Verstehensstrategien.

explizite Strategievermittlung

Was die Verstehensstrategien angeht, ist darauf zu achten, dass es insbesondere bei lese- und lernschwachen Kindern notwendig ist, diese systematisch und explizit zu vermitteln. Dem Modell der Lehrkraft kommt dabei eine zentrale Bedeutung zu. Sie erklärt die Bedeutung der Strategie für das Verstehen von Texten und die Vorgehensweise bei deren Anwendung. Bevor die Kinder die Möglichkeit erhalten, die Strategie durch angeleitete Übung sukzessive zu automatisieren, ist es Aufgabe der Lehrkraft, die Anwendung der Strategie zu demonstrieren, indem sie ihre Gedanken bei den einzelnen Schritten verbalisiert.

Lehrermodell

Insbesondere in inklusiven Kontexten benötigen leistungsschwächere SchülerInnen über einen längeren Zeitraum die Unterstützung und Anleitung der Lehrkraft, bevor sie diese Methode in Kleingruppen selbstständig anwenden, während leistungsstärkere SchülerInnen bereits früh selbstständig in Kleingruppen arbeiten können.

Zudem sollte der Lehrkraft bewusst sein, dass die Anwendung der Strategien beim Textlesen das Ziel, aber nicht zwingend der Ausganspunkt der Förderung sein muss. Die Vermittlung der Strategien kann auch auf Satzebene und mit Hörsituationen beginnen.

In der Literatur zur Förderung des Textverstehens werden üblicherweise die folgenden Verstehensstrategien als besonders wertvoll interpretiert:

- Hintergrundwissen aktivieren
- Vorhersagen treffen
- Comprehension Monitoring
- Fragen an den Text stellen
- zusammenfassen
- mental imagery (bildhaftes Vorstellen von Textinhalten)

Aktivierung von Vorwissen

Die Strategie des „Aktivierens von Vorwissen“ basiert auf der Annahme, dass Texte umso besser verstanden werden können, wenn wesentliche Hintergrundinformationen zur Thematik zur Verfügung stehen und auch der für das Verstehen notwendige Wortschatz erarbeitet und geklärt wird, bevor die Kinder den Text ein erstes Mal lesen. Während im Unterricht der Regelschule eine entsprechende Unterrichtsphase häufig im Klassengespräch umgesetzt wird, indem alle SchülerInnen vorhandenes Wissen verbalisieren, profitieren leistungsschwächere Kinder und Jugendliche insbesondere von Methoden, mit deren Hilfe die Lehrkraft die SchülerInnen mit dem notwendigen Vorwissen ausstattet und die Bedeutung der für das Textverstehen wichtigsten Wörter klärt (Dole et al. 1991).

Vorhersagen treffen

Nachdem den Kindern wichtiges Vorwissen zur Verfügung gestellt wurde, können die SchülerInnen motiviert werden, sich zu überlegen, wovon die Geschichte handeln könnte bzw. welche neuen Informationen sie im Text erwarten könnten (= prediction). In diesem Zusammenhang sollen die SchülerInnen lernen, Hinweisreize im Text (Überschrift, Zwischenüberschriften, illustrierendes Bildmaterial) auszunutzen, um mögliche Inhalte zu antizipieren.

Comprehension Monitoring

Unter **Comprehension Monitoring** versteht man die metakognitive Fähigkeit, die es einem Zuhörer ermöglicht, sein Sprachverstehen zu überprüfen und auf entdeckte Verstehensprobleme zu reagieren (Diem/Schmitz 2013).

Auf das Lesen von Texten übertragen bedeutet das, die Kinder zu motivieren, nach Wörtern oder grammatischen Strukturen zu suchen, die nicht vollständig verstanden wurden. Da sich sprachlich beeinträchtigte Kinder aber oftmals dadurch charakterisieren lassen, dass sie im Fall nicht verstandener sprachlicher Äußerungen weder nachfragen noch ihr Nicht-Verstehen auf andere Weise signalisieren (Motsch et al. 2018), sollte das Finden unbekannter Wörter in Texten und das Klären der Bedeutung mithilfe des Kontextes oder externer Hilfsmittel systematisch eingeübt und von der Lehrkraft positiv verstärkt werden.

Das Finden unbekannter Wörter kann zunächst auf Satzebene eingeübt werden. Die Lehrkraft kann potenziell unbekannte Wörter sowie komplexe sprachliche Strukturen mit Symbolen markieren, um die Aufmerksamkeit auf sprachliche Hürden zu lenken und die SchülerInnen zu motivieren, das tatsächliche Verstehen des Gelesenen zu reflektieren (Mayer 2021, Abb. 48).

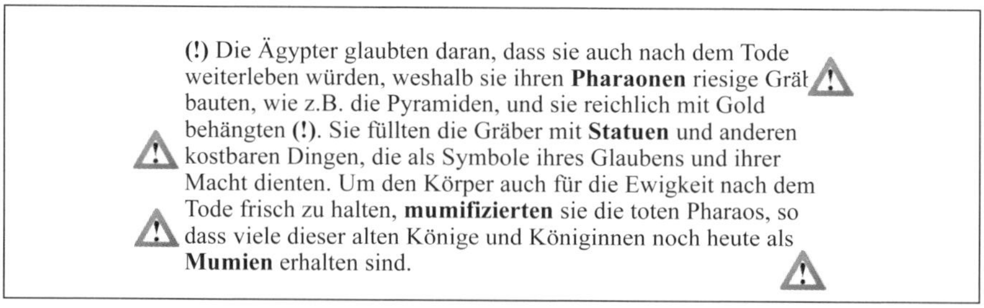

(**!**) Die Ägypter glaubten daran, dass sie auch nach dem Tode weiterleben würden, weshalb sie ihren **Pharaonen** riesige Grabbauten, wie z.B. die Pyramiden, und sie reichlich mit Gold behängten (**!**). Sie füllten die Gräber mit **Statuen** und anderen kostbaren Dingen, die als Symbole ihres Glaubens und ihrer Macht dienten. Um den Körper auch für die Ewigkeit nach dem Tode frisch zu halten, **mumifizierten** sie die toten Pharaos, so dass viele dieser alten Könige und Königinnen noch heute als **Mumien** erhalten sind.

Abb. 48: Optische Hervorhebung komplexer sprachlicher Strukturen

Zusammenfassen

Um einen Text in seiner Tiefe verstehen und Inhalte langfristig behalten zu können, ist es notwendig, Aussagen auf das Wesentliche zu „verdichten“ (Hartmann 2006, 40) und die Kernaussage zu identifizieren (= summarizing). Da sich Kinder mit Sprachverständnisschwierigkeiten oftmals dadurch charakterisieren lassen, dass sie sich beim Lesen auf vertraut wirkende Stellen unabhängig von ihrer Bedeutung im Zusammenhang konzentrieren (Miller/Keenan 2009), benötigen diese SchülerInnen explizite Hilfestellungen, um zentrale Informationen identifizieren und diese mit eigenen Worten wiedergeben zu können (Seuring/Spörer 2010).

Auch diese Strategie kann bereits auf Satzebene eingeübt werden, indem SchülerInnen bspw. Sätze angeboten werden, in denen sie zwischen wichtigen und unwichtigen Informationen differenzieren müssen.

Identifizierung zentraler Informationen auf Satzebene:

- In Deutschland wird der Bundespräsident an einem Sonntag von der Bundesversammlung gewählt.
- Schweine werden auf dem Bauernhof in Ställen aus Holz gehalten und gemästet.
- Zwei Liter Meerwasser, z. B. das Wasser aus dem Meer in Italien, enthalten etwa sieben Gramm Kochsalz.

Bevor die SchülerInnen Textabschnitte in eigenen Worten zusammenfassen sollen, bietet es sich in einem nächsten Schritt an, dass die Lehrkraft zu jedem Abschnitt eines Textes drei „Kernaussagen“ formuliert, aus denen der zentrale Gedanke im Multiple-choice-Verfahren ausgewählt werden muss.

Kernaussagen identifizieren:

- Annas größter Wunsch ist ein Haustier. Sie bittet ihre Eltern: „Mama, Papa, bald habe ich meinen 10. Geburtstag. Ich habe nur einen Wunsch, ein Haustier." Aber Mama und Papa sind gegen ein Haustier. Papa sagt: „Um ein Haustier muss man sich gut kümmern, nach ein paar Wochen hast du keine Lust mehr, dann muss ich die ganze Arbeit erledigen." Mama sagt: „Unsere Wohnung ist viel zu klein. Da ist kein Platz für ein Haustier." Anna ist sehr traurig.
- Anna hat bald Geburtstag.
- Die Wohnung, in der Anna wohnt, ist sehr klein.
- Annas größter Wunsch ist ein Haustier.

mental imagery

Eine letzte, insbesondere für Kinder mit Sprachverständnisschwierigkeiten lohnenswerte Verstehensstrategie ist die Verknüpfung von Textinhalten und dem bereits vorhandenen Vorwissen zu mentalen Bildern (= mental imagery), da das Generieren von Bildern nicht an sprachliche Kompetenzen geknüpft ist.

Hartmann (2006) sowie Hartmann et al. (2013) schlagen in diesem Zusammenhang eine sukzessive Strategievermittlung für die Unterrichtsarbeit vor, die auch in inklusiven Kontexten umgesetzt werden kann.

In einem ersten Schritt werden die Kinder motiviert, innere Bilder von realen Gegenständen, Wörtern und einfachen Sätze zu generieren. Dabei lenkt die Lehrkraft den Vorstellungsprozess der Kinder.

Bildhaftes Vorstellen konkreter Gegenstände: „Stellt euch einen Stuhl vor. Wenn ihr dieses Bild sehen könnt, schaut genau hin: Welche Farbe hat der Stuhl? Aus welchem Material ist er hergestellt? Hat er eine Rückenlehne und Armlehnen? Ist er gepolstert? Schaut das ganze Bild nochmals gut an. Wenn ihr es klar seht, dürft ihr die Augen öffnen und eure inneren Bilder zeichnen" (Hartmann et al. 2013, 229).

In einem zweiten Schritt lernen die Kinder, generierte Bilder zu erweitern oder zu verändern, indem ihnen sukzessive mehr Informationen zu einem Satz oder kurzen Text angeboten werden.

„Stell dir ein Haus vor. Es ist dreistöckig. Es ist gelb angemalt" (Hartmann et al. 2013, 229).

Anwendung der Strategie in Hörsituationen

Haben die SchülerInnen mit dem Generieren mentaler Bilder zu Wörtern und Sätzen Sicherheit erreicht, wird die Anwendung der Strategie auf Texte ausgedehnt, die zunächst noch nicht selbstständig gelesen, sondern vorgelesen werden. Aus diesem Grund kann die Strategie bereits angebahnt werden, bevor die Kinder über ausreichende Textlesefähigkeiten verfügen. Erst wenn SchülerInnen über eine ausreichende Lesefertigkeit verfügen, wird die Anwendung der Strategie beim selbstständigen Lesen von kurzen Texten eingeübt, wobei auch hier dem Modell der Lehrkraft zentrale Bedeutung zukommt.

Das Generieren mentaler Bilder ist ein vielversprechender Ansatz für die schulische Praxis, dessen Effektivität sowohl für das Sprach- als auch das Leseverständnis durchschnittlich lesender und leseschwacher Kinder nachgewiesen wurde (Gambrell/Jawitz 1993; Center et al. 1999). Allerdings muss darauf hingewiesen werden, dass für das Generieren „richtiger" mentaler Bilder das korrekte Verstehen des Textes eine notwendige Voraussetzung ist. Aus diesem Grund handelt es sich beim Mental Imagery um eine Strategie, die die Verknüpfung von Text- und Vorwissen und das langfristige Behalten der Informationen unterstützt. Eine Hilfestellung für das korrekte Verstehen der Sprache des Textes ist sie nicht.

Videobeispiele und Anregungen zum „Imagery-Unterricht" finden sich (in englischer Sprache) unter:

www.youtube.com/watch?v=mwcqY2b2PXI, 06.07.2022,
www.youtube.com/watch?v=cz61lNTBqIA, 06.07.2022
www.youtube.com/watch?v=TAZQ2Buemhg, 06.07.2022

Für die Vermittlung von Verstehensstrategien liegen mittlerweile einige ausgearbeitete Trainingsprogramme für den Unterricht vor:

Mayer, A.; Marks, D. (2021): Lesetricks von Professor Neugier. borgmann media, Dortmund
Spörer, N.; Koch, H.; Schünemann, N.; Völlinger, V. (2016): Das Lesetraining mit Käpt'n Carlo für 4. und 5. Klassen. Hogrefe, Göttingen
Rühl, K.; Souvignier, E. (2006): Wir werden Lesedetektive – Lehrermanual & Arbeitsheft. Vandenhoeck & Ruprecht, Göttingen

inferenzielles Lesen

Um einen Text vollständig verstehen zu können, ist es notwendig, Schlussfolgerungen zu ziehen und im Text nicht explizit genannte Informationen zu ergänzen (= Inferenzbildung). Um zu vermeiden, dass das Textverständnis sprachlich beeinträchtigter Kinder durch unnötig komplexe Texte behindert wird, bietet es sich an, die Anforderungen an das inferenzielle Lesen durch folgende Punkte zu reduzieren:

- klare Strukturierung des Textes
- Vermeidung von „Pro-Formen", Synonymen oder anderer Substitutionen
- Hinzufügen sprachlicher Mittel, die Zusammenhänge, Ursachen, Konsequenzen etc. verdeutlichen
- Einfügen von Teilüberschriften
- Explizierung der im Originaltext nicht genannten Informationen (McNamara et al. 1995)

Weitere Kriterien für die sprachliche Optimierung von Texten finden sich bei:

Mayer, A. (2015b): Kriterien zur Erstellung sprachlich optimierter Lesetexte für Kinder mit Sprachverständnisschwierigkeiten. Praxis Sprache 60 (4), 221-228

Zusammenfassung

Im Rahmen des schriftsprachlichen Anfangsunterrichts erhalten SchülerInnen Unterstützung beim Erwerb der Graphem-Phonem-Korrespondenzen, des phonologischen Rekodierens, der automatisierten Worterkennung und der Rechtschreibung. Auf allen Ebenen ist auf eine ausreichende Automatisierung dieser Kompetenzen zu achten, da hier die Kernproblematik lese-rechtschreibschwacher Kinder, die die deutsche Schriftsprache erlernen, anzusiedeln ist. Ergänzt werden diese spezifischen schriftsprachlichen Angebote durch Maßnahmen, die auf die aktive Konstruktion von Textinhalten abzielen. Neben der Vermittlung von Verstehensstrategien ist es insbesondere in der Arbeit mit sprachlich beeinträchtigten Kindern von Bedeutung, deren lexikalische und grammatische Kompetenzen kontinuierlich weiterzuentwickeln, da Defizite im Leseverständnis auch aus Schwierigkeiten mit dem Sprachverstehen resultieren können.

1. Wie lassen sich die Zusammenhänge zwischen dem phonologischen Arbeitsgedächtnis und dem Schriftspracherwerb erklären?
2. Beschreiben Sie das zweidimensionale Modell der phonologischen Bewusstheit in Anlehnung an Schnitzler (2008)!
3. Welche Gruppe spracherwerbsgestörter Kinder ist in ihrer schriftsprachlichen Entwicklung besonders gefährdet?
4. Welche Auswirkungen kann eine Lese-Rechtschreibstörung auf andere Entwicklungsbereiche haben?
5. Wie ist die prognostische Validität des BISC einzuschätzen?
6. Welche Teilkompetenzen des Lesens und Schreibens sollten in einer umfassenden Diagnostik berücksichtigt werden?
7. Welche Methoden sind in der Therapie der Lese-Rechtschreibstörung besonders effektiv? Welche Methoden sind abzulehnen?
8. Wie ist die Effektivität einer isolierten Förderung der phonologischen Bewusstheit im Schulalter einzuschätzen?
9. Worauf ist bei der Vermittlung der Graphem-Phonem-Korrespondenzen im schriftsprachlichen Anfangsunterricht besonders zu achten?
10. Welche Kriterien sollten bei der Erstellung von bzw. der Beurteilung der Qualität von Anlauttabellen beachtet werden?
11. Worauf ist bei der Vermittlung der Strategien zu achten, die Kinder hinsichtlich des sinnentnehmenden Lesens unterstützen sollen?

Stottern

Von Patricia Sandrieser

1 Die ungestörte Entwicklung

Stottern ist gekennzeichnet durch unfreiwillige Veränderungen der Sprechflüssigkeit. Da die stottertypischen Unflüssigkeiten (Wiederholungen, Dehnungen und Blockierungen) auf den ersten Blick den normalen Unflüssigkeiten ähnlich sein können, ist es für den diagnostischen und therapeutischen Prozess unabdingbar, die normale Entwicklung (un)flüssigen Sprechens zu kennen und normale Sprechunflüssigkeiten von Stottersymptomen zu unterscheiden.

funktionelle Unflüssigkeiten

In jedem Alter treten normale Sprechunflüssigkeiten auf. Starkweather (1987) postulierte, dass sie nicht Ausdruck fehlerhaften Sprechens seien, sondern eine Funktion haben. Sie verschaffen SprecherInnen Zeit für die Sprechplanung, die Korrektur und die Strukturierung des Dialogs. Er bezeichnete sie daher in Abgrenzung zu den stottertypischen Unflüssigkeiten als „funktionelle Unflüssigkeiten" (Starkweather 1987, 88). Diese umfassen stille und gefüllte Pausen, Wiederholungen von ein- und mehrsilbigen Wörtern, Phrasenwiederholungen, Revisionen, Interjektionen und Floskeln.

Das Auftreten funktioneller Unflüssigkeiten weist situationsabhängig große intra- und interindividuelle Unterschiede auf und ist kulturabhängigen Konventionen unterworfen (Starkweather/Givens-Ackerman 1997). Jeder Zuhörende kennt die große Bandbreite an gefüllten Pausen („äh") bei Dozierenden, und aus Alltagserfahrungen ist jedem Zuhörenden ersichtlich, dass bspw. in einer privaten Situation in einer Kneipe zu später Stunde mehr Unflüssigkeiten toleriert werden als in einem Radiointerview. Goldman-Eisler (1968 zit. Starkweather 1987) konnte zeigen, dass erwachsene, in der Sprache kompetente SprecherInnen bis zu 20 % ihrer Sprechzeit unflüssig sein kann, ohne bei Zuhörenden den Eindruck zu erwecken, dass etwas nicht stimme.

Dies scheint daran zu liegen, dass bestimmte Arten von Unflüssigkeiten von Zuhörenden eher als „Fehler" oder unreif eingeschätzt werden. Dies betrifft vor allem die Arten, die typisch für junge Kinder sind. Bspw. konnten Kowal et al. (1975) im Rahmen einer Querschnittsstudie zeigen, dass bei Kindergartenkindern deutlich mehr Wortwiederholungen offensichtlich werden als bei AbiturientInnen. Im Vergleich der Sprechunflüssigkeiten dieser unterschiedlichen Altersgruppen fallen Interjektionen dafür als eine Form der Unflüssigkeiten auf, die bei jungen Kindern noch gar nicht beobachtet werden und die im Verlauf der Schulzeit zunehmen – mit einer Spitze in der Pubertät.

Da diese normalen oder funktionellen Unflüssigkeiten nicht auf eine bestimmte Altersgruppe oder Entwicklungsstufe reduziert werden können, ist es irreführend, an Begriffen wie „entwicklungsbedingten Unflüssigkeiten“ festzuhalten.

stille und gefüllte Pausen

Die einfachste Form der Unflüssigkeit ist die stille Pause. Sehr junge Kinder machen längere stille oder „ungefüllte“ Pausen, wenn sie Zeit für die Satzplanung benötigen. Spätestens im Kindergarten erleben sie dann, dass ungefüllte Pausen die Zuhörenden dazu einladen, den Turn zu übernehmen, so dass hörbare Unflüssigkeiten („gefüllte Pausen“) notwendig werden, um zu signalisieren, dass die Redezeit noch nicht beendet ist. Daher postulierte Starkweather, dass Kinder sich nicht zu immer kompetenteren flüssigeren Sprechenden mit immer weniger Unflüssigkeiten entwickeln, sondern dass bestimmte Unflüssigkeiten zunehmend funktionell eingesetzt werden.

Zunahme funktioneller Unflüssigkeiten

Wenn man funktionelle Unflüssigkeiten im Verlauf der Kindheit untersucht, wird deutlich, dass ihr zeitlicher Anteil bei älteren Kindern nicht ab- sondern zunimmt und dass es typische Entwicklungsverläufe gibt. Diese typischen Entwicklungsverläufe konnten in einer Untersuchung von Sandrieser (2005) gezeigt werden, die stotternde und nichtstotternde Kinder im Alter von zwei bis fünf Jahren untersuchte. Mit zunehmendem Alter erhöht sich der Anteil der funktionellen Unflüssigkeiten. Diese treten in komplexen Äußerungen häufiger auf. Im Vergleich von stotternden und nichtstotternden Kindern (im Folgenden SK und NSK genannt) konnten außerdem Studienergebnisse aus der Arbeitsgruppe von Ehud Yairi (Yairi/Ambrose 1999) repliziert werden. So konnte gezeigt werden, dass die Gruppe der SK sich im Auftreten der funktionellen Unflüssigkeiten der NSK nicht merkbar unterschieden – sowohl der Gruppendurchschnitt, als auch die Standardabweichungen sind in beiden Gruppen vergleichbar (Sandrieser 2005). Allerdings zeigen die Untersuchungsergebnisse auch, dass es zu kurz gegriffen ist, die Unflüssigkeiten als rein funktionell zu betrachten, da bestimmte Formen dieser Unflüssigkeiten (Pausen und Revisionen) gehäuft in Äußerungen auftraten, die sprachsystematische Fehler aufwiesen. Die bisher gesammelten Daten reichen nicht aus, um nachzuvollziehen, ob bspw. Pausen, die bei phonologischen Fehlern auftreten, ein Zeichen dafür sind, dass die phonologische Störung die weitere Sprechplanung verlangsamt oder ob das Kind mit einer phonologischen Störung die Pause einsetzt, um Zeit für den phonologischen Abruf zu erhalten. Die explorative Studie von Bray (2003) würde die erste Vermutung stützen, da sie zeigte, dass bei Kindern mit Trisomie 21 lange Pausen häufig in Zusammenhang mit Problemen des lexikalischen Zugriffs auftreten.

funktionelle Unflüssigkeiten vs. Stottern

Nach aktueller Datenlage kann konstatiert werden, dass normale oder funktionelle Unflüssigkeiten eine andere Entität sind als stottertypische Unflüssigkeiten. Außerdem wissen wir, dass im Verlauf der Sprachentwicklung der Anteil an normalen Unflüssigkeiten zunimmt. Während beim Auftreten bestimmter Wiederholungen und Interjektionen sehr augenfällig ist, dass sie dem Sprechenden Zeit zur Sprechplanung verschaffen und ihn pragmatisch davor bewahren von den Zuhörenden unterbrochen zu werden, scheinen andere funktionelle Unflüssigkeiten, z. B. Revisionen häufiger im Zusammenhang mit morphologischen und syntaktischen Unsicherheiten aufzutreten (Sandrieser 2005). Vermutete konfundierende Faktoren wie der mögliche Einfluss der GesprächspartnerInnen in unterschiedlichen Situationen wurden im deutschsprachigen Raum für Kinder im Verlauf der Sprachentwicklung noch nicht untersucht. Wir gehen davon aus, dass es bei Kindern mit weiteren Problemen in der Sprachentwicklung im diagnostischen Prozess nicht immer möglich ist zu entscheiden, ob das Auftreten einer Unflüssigkeit im Zusammenhang mit dem Stottern steht oder einem anderen Defizit (bspw. einer Wortabrufstörung) geschuldet ist.

In der Therapieplanung kann in solchen Fällen ICF-orientiert vorgegangen werden. Das bedeutet, dass therapeutisch der Schwerpunkt auf das Defizit gelegt wird, welches die größten Probleme in der Alltagskommunikation hervorruft oder dessen Behandlung zwingend in einem bestimmten Zeitfenster erfolgen muss. Im therapeutischen Prozess wird dann durch Verlaufskontrollen überprüft, inwieweit therapeutische Fortschritte Einfluss auf das Auftreten der beobachteten Unflüssigkeiten haben.

In der logopädischen Praxis wird Tim vorgestellt. Mit 6;1 Jahren können **Stotterereignisse** sicher identifiziert werden. Als Kernsymptome des Stotterns können Silbenwiederholungen und Blockierungen festgestellt werden. Außerdem werden sehr viele Phrasen- und Mehrsilberwiederholungen gehört. Diese gelten als funktionelle Unflüssigkeiten. Zusätzlich bestätigt die anschließende sprachsystematische Diagnostik den Verdacht einer Wortfindungsstörung. Während seine Mutter in der Anamnese noch angab, dass er in seiner L1 (russisch) eine unauffällige Sprachentwicklung habe, berichtet sie nach der Diagnostik von vergleichbaren Phänomenen: Tim versuche, etwas zu erzählen und suche – häufig vergeblich – nach den Begriffen. Dabei habe er im häuslichen Bereich schon Zeichen von Frustration gezeigt, während im Kindergarten eher berichtet würde, dass er sich aus kommunikativen Situationen mit Gleichaltrigen zurückziehe. Die Phrasen- und Mehrsilberwiederholungen könnten funktionell eingesetzt sein, um bei Wortfindungsproblemen Zeit zu gewinnen und den Turn nicht zu verlieren. Sie könnten aber auch eingesetzt werden, weil er merkt, dass er bei der nächsten Silbe stottern wird. Der diagnostische Einsatz des RSU (Reaktion auf Stottern der Untersucherin, Kap. 3.3.2), bei dem Kinder nach ihren Stotterereignissen befragt werden, brachte in diesem Fall keine Klarheit, und da in der Familie auf Ratschlag des Kinderarztes das Thema Stottern bisher tabuisiert wurde, kann er mit der Nachfrage, ob er die Wörter wiederholt, weil sie ihm nicht einfallen oder weil er sie nicht herausbekommt, nichts anfangen. Bei insgesamt unauffälliger Allgemeinentwicklung und einem hohen Leidensdruck mit Rückzugstendenzen im Kindergarten und einer großen Besorgnis der Mutter in Anbetracht der nahenden Einschulung wird eine logopädische Therapie angeboten. Da die Familie mit zwei weiteren Kindern in der Familie nicht zu zwei unterschiedlichen Terminen kommen und in der Praxis ad hoc kein Doppeltermin für die Bearbeitung der Wortfindung und des Stotterns angeboten werden kann, wird vorerst die Wortfindung bearbeitet. Nach ersten Erfolgen in der Therapie nehmen die Phrasen- und Mehrwortwiederholungen deutlich ab. In der dann einsetzenden Stottertherapie kann später geklärt werden, dass Tim seine Stotterereignisse nicht antizipiert und seine Rückzugstendenzen aus dem Unvermögen resultierten, sich sprachlich adäquat mitzuteilen und sie nicht am Stottern lagen.

S3-Leitlinie

Im Herbst 2016 wurde die S3-Leitlinie „Redeflussstörungen“ mit dem Hauptaugenmerk auf Stottern veröffentlicht (Neumann et al. 2016). Die Leitlinie und die dazu gehörige Patientenversion ist unter dem Link https://www.awmf.org/leitlinien/detail/ll/049-013.html abrufbar.

Problematik in der Nomenklatur

Gleich zu Beginn wird dort der Unterschied zwischen normalen oder funktionellen und stottertypischen Unflüssigkeiten herausgearbeitet. Dies erschien den Autoren sinnvoll und notwendig, da selbst im Jahr 2016 auch in medizinischen und pädagogischen Fachartikeln Begriffe wie „Entwicklungsstottern", „physiologisches Stottern" und „entwicklungsbedingte Unflüssigkeiten" durch die deutschsprachige Literatur geistern. Diese Begriffe verhindern nicht nur die Vereinheitlichung der Nomenklatur, sondern suggerieren sprachtherapeutischen Laien, dass Stottern zur normalen Entwicklung gehört oder normale Unflüssigkeiten nur als Zeichen einer defizitären Sprache bei jungen Kindern auftreten und dann verschwinden.

historische Gründe

Diese Betrachtungsweise hat historische Gründe, denn schon in den Anfängen der Phoniatrie wurden diese beiden Kategorien von Unflüssigkeiten als eine Entität angesehen, und jahrzehntelang wurde angenommen, dass symptomatische Unflüssigkeiten eine Weiterentwicklung der normalen Unflüssigkeiten darstellen (Fröschels 1931, Johnson et al. 1942). Diese Hypothesen werden in der Stotterforschung „Anticipatory Struggle"-Hypothesen genannt, weil sie davon ausgehen, dass Stotterereignisse dadurch entstehen, dass Kinder versuchen, normale Unflüssigkeiten zu vermeiden oder zu unterdrücken.

Diagnosogene Theorie des Stotterns

Johnsons (1942) „Diagnosogene Theorie des Stotterns" schien diese Annahme empirisch zu bestätigen. Der Autor hatte sich Spontansprachaufnahmen von Kindern angehört. Dabei gewann er den Eindruck, dass diese Kinder, die nicht als stotternd galten, alle sehr unflüssig sprachen. Beeinflusst von der Idee der „Allgemeinen Semantik" Korzybskis (1941), der sich mit dem Einfluss der Sprache auf die Wahrnehmung beschäftigte, untersuchte er in den 1930er Jahren in der sogenannten „Iowa-Studie" verschiedene Aspekte des Stotterns. Johnson übertrug den Gedanken Korzybskis auf den Beginn des Stotterns und formulierte die Hypothese, dass alle Kinder unflüssig sprächen und einige Kinder überempfindliche Eltern hätten, die alarmiert auf die normalen Unflüssigkeiten reagierten und explizit oder durch ihr Verhalten dem Kind vermittelten, dass diese Unflüssigkeiten von ihnen nicht erwünscht wären oder sie durch das Auftreten der Unflüssigkeiten besorgt seien. Dadurch würden Kinder in die Situation versetzt, Unflüssigkeiten unterdrücken zu wollen, wodurch die normalen Unflüssigkeiten zu Stotterereignissen würden. Viele Jahrzehnte kursierte daher der plakative Satz „Stottern entsteht nicht im Mund des Kindes, sondern in den Ohren der Eltern" (Johnson 1942).

Johnson hatte den Anspruch, seine Theorie auch empirisch zu überprüfen. Daher befragte er Eltern stotternder Kinder, welche Arten von Unflüssigkeiten ihnen aufgefallen seien, als sie vermuteten, ihr Kind habe zu stottern begonnen. Parallel befragte er eine Gruppe von Eltern, deren Kinder nicht stotterten, welche Unflüssigkeiten sie im Sprechen der Kinder bemerkten. Dass ungefähr ein Drittel der Eltern der NSK mehr Arten von Unflüssigkeiten angab als die Gruppe der SK, interpretierte er als Beleg für seine *diagnosogene Theorie* zur Entwicklung des Stotterns: Die Störung entstehe erst dadurch, dass jemand die (falsche) Diagnose Stottern stelle. Er zog daraus die Konsequenz, nicht die „stotternden" Kinder zu therapieren, sondern die Eltern zu beraten und das vermeintliche Stottern zu ignorieren. Auf keinen Fall solle der Begriff „Stottern“ in Gegenwart des Kindes erwähnt werden. Das Stottern würde am ehesten verschwinden, wenn man es nicht thematisiere. Diese Haltung erfreute sich ab den 1940er Jahren großer Beliebtheit. Im deutschsprachigen Raum hält sich bis ins 21. Jahrhundert in manchen Kreisen die Meinung, „Hände weg vom stotternden Kind“, und der Ratschlag, das Stottern in Gegenwart des Kindes nicht zu erwähnen, wird immer noch weitergegeben. Weitere empirische Belege seiner Theorie glaubte Johnson (1942) durch eine Studie gefunden zu haben, in der er eine Sprache suchte, in der der Begriff „Stottern“ nicht existiert, da in dieser Kultur – entsprechend der diagnosogenen Theorie – Eltern auch nicht denken könnten, dass ihr Kind stottert und die Kinder nicht ins Stottern getrieben werden würden. Die Untersucher interviewten indigene Amerikaner, die in einem Reservat lebten und angaben, dass es in ihrer Sprache weder den Begriff Stottern noch in ihrer Population stotternde Menschen gäbe. Die wichtigsten Ergebnisse der Studie veröffentlichte Johnson unter dem Namen „The Indians have no word for it“ (Johnson 1946).

Die Veröffentlichung ist ein gutes Beispiel dafür, wie durch wissenschaftlichen Diskurs Erkenntnisse verbreitet und ggf. revidiert werden können. Erst durch die Veröffentlichung erfuhren auch Menschen von der Studie, die die Sprache der interviewten EinwohnerInnen kannten und mit ihnen so vertraut waren, dass sie versichern konnten, dass sie in der Sprache sowohl den Begriff für Stottern kennen als auch Personen benennen konnten, die in dieser Sprache stotterten.

Monster-Studie

Eine dritte Studie, die Johnson von der Studentin Tudor durchführen ließ, versuchte die diagnosogene Theorie experimentell dadurch zu überprüfen, indem nichtstotternde Kinder eines Waisenhauses angewiesen wurden, Unflüssigkeiten im Sprechen zu unterlassen. Sie informierte die Kinder darüber, dass sie erhebliche Probleme hätten, flüssig zu sprechen und dass nun nur noch durch konsequente strenge Ermahnungen und Sanktionen weitere Unflüssigkeiten verhindert werden könnten. Als Tudor im Verlauf bemerkte, dass diese Kinder vermehrt unflüssig sprachen, wurden die Studienergebnisse nicht zur Veröffentlichung freigegeben, sondern bis 1988 unter Verschluss gehalten. Die Veröffentlichung unter dem Namen „Monster-Studie“ (Silverman 1988) löste zu Recht große Empörung aus. Da keine Audio-Dateien verfügbar sind, konnte nicht geklärt werden, ob die betroffenen Kinder tatsächlich Stotterereignisse zeigten oder ob sie durch die ungerechtfertigten Ermahnungen Sprechängste entwickelten. Der ihnen zugefügte Schaden konnte auch durch die Schadensersatzzahlungen im Jahr 2007 nicht mehr gut gemacht werden.

Modifizierung der diagnosogenen Theorie

Johnson unterzog die Rohdaten seiner Elternbefragung Jahre später noch einmal einer kritischen Betrachtung als er gewahr wurde, dass er einen methodischen Fehler gemacht hatte: Er hatte die Eltern der ST und NST gefragt, welche Unflüssigkeiten sie bemerkt hatten, und die Ergebnisse nur quantitativ ausgewertet. Als er die verschiedenen Arten der Unflüssigkeiten in stottertypische und normale Unflüssigkeiten differenzierte und die Daten erneut auswertete, musste er erkennen, dass die Eltern der ST sich nicht durch normale Unflüssigkeiten besorgt zeigten, sondern dass stottertypische Unflüssigkeiten zur Zuschreibung „Stottern“ führten. Außerdem erkannte er, dass die Eltern der NST kaum stottertypische Unflüssigkeiten im Sprechen ihrer Kinder angaben. Diese korrigierende Veröffentlichung (Johnson et al. 1959) fand in Deutschland und dem gesamten deutschsprachigen Raum kaum Beachtung, obwohl Johnson selbst seine Hypothese zur „Interaktions-Hypothese" abwandelte, wonach die Unflüssigkeiten selbst, die Reaktionen der Umwelt und die Empfindlichkeit des Kindes eine Rolle spielen sollten (Bloodstein 1993).

Noch zu Beginn des 21. Jahrhunderts muss man diesen historischen Ausflug in die Stotterforschung kennen, um nachvollziehen zu können, warum jahrzehntelang fast ausschließlich indirekte Therapiemethoden zur Anwendung kamen und warum in Ausbildung und Studium Stottertherapie lange mit dem Nimbus des Unerklärlichen und Geheimnisvollen belegt war.

Noch in den 1990er Jahren war es im deutschsprachigen Raum unüblich, Stottern im Kindesalter direkt zu behandeln, und auch in der Sprachtherapie wurden psychotherapeutische Interventionen präferiert, die Stottern nicht thematisierten, da die meisten TherapeutInnen noch in der Angst gefangen waren, das Stottern dadurch zu verstärken. Die Kenntnis über diese historischen Zusammenhänge hilft auch nachzuvollziehen, warum fälschlicherweise so lange daran festgehalten wurde, den Begriff Stottern in Gegenwart der betroffenen Kinder nicht zu verwenden.

Dunlap (1972): Habits – Their Making and Unmaking. Liveright, New York

Johnson, W. (1959): The Onset of Stuttering. University of Minnesota Press, Minneapolis

Johnson, W. (1946): People in Quandaries. Harper & Brother, New York/London. Auch zu finden in: (http://www.generalsemantics.org/wp-content/uploads/2011/05/articles/etc/2-2-johnson.pdf, 11.12.2016)

Natke, U. (Hrsg.) (2012): Wissen über Stottern – Aktuelle Informationen für Laien und angehende Fachleute. Natke, Neuss

Zusammenfassung

Normale Unflüssigkeiten treten im Sprechen von Kindern und Erwachsenen auf. Obwohl es inter- und intraindividuelle Unterschiede in ihrem Auftreten gibt, sind sie im Verlauf der Kindheit einer Entwicklung unterworfen. Bestimmte Arten dieser Unflüssigkeiten sind typisch für das Sprechen junger Kinder. Starkweather (1987) hat den Begriff der „funktionellen" Unflüssigkeiten geprägt, da er in ihnen kein fehlerhaftes Sprechen sieht, sondern ihnen einen funktionellen Charakter zuschreibt: Sie helfen der sprechenden Person, Zeit für die Sprechplanung zu gewinnen, schützen ihn oder sie davor, unterbrochen zu werden und verschaffen Zeit an Stellen, in denen die sprachlichen Kompetenzen noch nicht ausreichen. Johnson (1942) postulierte in seiner diagnosogenen Theorie des Stotterns, dass Stotterereignisse aus normalen Unflüssigkeiten entstünden, wenn Eltern sich gegenüber ihrem Kind besorgt über das Auftreten normaler Unflüssigkeiten zeigten. Er meinte, dass die Kinder dadurch versuchen würden, diese üblichen Unflüssigkeiten zu vermeiden und ins Stottern getrieben würden. Konsequenterweise riet er dazu, nicht die stotternden Kinder in Therapie zu nehmen, sondern die Eltern zu beraten, die Unflüssigkeiten ihres Kindes zu ignorieren und in Gegenwart des Kindes nicht über Stottern zu sprechen. Obwohl die empirische Grundlage seiner Theorie einen methodischen Fehler barg, den er später erkannte und die Theorie revidierte, hielt sich im deutschsprachigen Raum sehr lange die Meinung, dass das Stottern in Gegenwart des Kindes nicht erwähnt werden dürfe, dass die Lenkung der Aufmerksamkeit des Kindes auf seine Unflüssigkeiten Stotterereignisse provoziere und dass man Eltern dazu anhalten solle, die Unflüssigkeiten nicht zu beachten und sie sich stattdessen auf den Inhalt des Gesprochenen konzentrieren sollten.

2 Störungsbild Stottern

Stottern ist gekennzeichnet durch das unfreiwillige Auftreten von Wiederholungen von Lauten, Silben und einsilbigen Wörtern, die unfreiwillige Dehnung von Lauten und unfreiwillige Blockierungen vor oder in einem Wort (Bloodstein/Bernstein Ratner 2008). Wenn mindestens drei Prozent der Silben in einer repräsentativen Sprechprobe diese Unflüssigkeiten aufweisen, kann unabhängig vom Alter des Kindes und vom Zeitpunkt des Stotterbeginns Stottern diagnostiziert werden (Yairi 1993, Sandrieser/Schneider 2015).

ICD-10, DSM-5 In der Internationalen Klassifikation der Erkrankungen der Weltgesundheitsorganisation (ICD-10) werden Stottern, kodiert mit F 98.5, und Poltern, F 98.6, unter Verhaltens- und emotionalen Störungen mit Beginn in der Kindheit und Jugend gefasst (Deutsches Institut für Medizinische Dokumentation [DIMDI] 2014).

Die diagnostischen Kennzeichen für Stottern werden im Diagnostischen und Statistischen Manual Psychischer Störungen (DSM-5) differenziert beschrieben. In Anlehnung an das Diagnostische und Statistische Manual der American Psychiatric Association (DSM-5, American Psychiatric Association 2013a) und dessen deutscher, textrevidierter Fassung (Falkei et al. 2015) wird Stottern (im DSM-5 kodiert mit 315.35) als Störung des normalen Sprechflusses und des zeitlichen Ablaufs des Sprechens definiert, die in der Kindheit beginnend meist über einen längeren Zeitraum hinweg andauert und durch ausgeprägtes Auftreten von mindestens einer der für Stottern typischen Unflüssigkeiten charakterisiert ist (Neumann et al. 2016).

2.1 Kernsymptome

Diese stottertypischen Unflüssigkeiten (Wiederholungen, Dehnungen und Blockierungen) treten selten auch im Sprechen von NST auf.

3 %-Regel Die Diagnose Stottern wird daher erst gestellt, wenn in einer repräsentativen Sprechprobe mindestens 3 % der gesprochenen Silben stottertypische Unflüssigkeiten aufweisen (Sandrieser/Schneider 2015). Eine Abweichung von der 3 %-Regel liegt vor, wenn die betroffene Person die Stotterereignisse durch vorbeugende Vermeidungsstrategien in der Diagnostik-Situation erfolgreich umgeht. Bspw. können häufig gestotterte Wörter durch andere Wörter ersetzt werden, um nicht zu stottern. In diesem Fall müssen anamnestische Angaben der begleitenden Person, ggf. mithilfe von Aufnahmen aus dem häuslichen Bereich, zur Entscheidungsfindung herangezogen werden.

Covert Stuttering Im Extremfall kann durch entsprechende Strategien und der Aufbietung großer Ressourcen Stottern fast vollständig vermieden werden. In diesem Fall kann die Diagnose „Covert Stuttering“ (verdecktes Stottern) gestellt werden. Dabei gibt die betroffene Person an, dass sie Stotterereignisse antizipiert und durch verbale oder kommunikative Strategien vermeidet. Im Extremfall sind sich weder die Lehrkräfte dieser SchülerInnen noch die Menschen der nahen Umgebung gewahr, dass die Person stottert. Da die Betroffenen häufig keine therapeutische Hilfe in Anspruch nehmen, ist ihr Anteil an der stotternden Population nicht bekannt, er wird aber als gering eingeschätzt.

Beginn des Stotterns

Stottern beginnt typischerweise in der frühen Kindheit. Das Durchschnittsalter liegt Guitar (2014) zufolge bei 2;8 Jahren. Bei wenigen Kindern kann Stottern schon vor dem zweiten Geburtstag beginnen. Da in der Sprachentwicklung offensichtlich die Stufe der Einwortäußerungen überwunden sein muss und eine morpho-syntaktische Entwicklung begonnen haben muss, sind diese sehr jungen SK demnach Kinder mit einer guten bis überdurchschnittlichen Sprachentwicklung (Sandrieser/Schneider 2015). Die meisten betroffenen Kinder beginnen noch vor dem sechsten Geburtstag zu stottern (Starkweather/Givens-Ackerman 1997), einige wenige noch nach diesem Zeitpunkt bis spätestens zur Pubertät. In der zuvor erwähnten S3-Leitlinie (Neumann et al. 2016) wird das originäre Stottern von erworbenem Stottern unterschieden (Abb. 49). Der vorliegende Beitrag beschränkt sich auf das originäre, neurogene, nicht-syndromale Stottern, das den größten Anteil an Stottern im Kindesalter darstellt und im Folgenden einfach „Stottern" genannt wird. Der Zusatz „neurogen" verweist auf den Ort, an dem die Unflüssigkeiten entstehen. Es handelt sich um eine zentral bedingte Sprechablaufstörung mit strukturell und funktionell nachweisbaren Hirnveränderungen (Neumann et al. 2016).

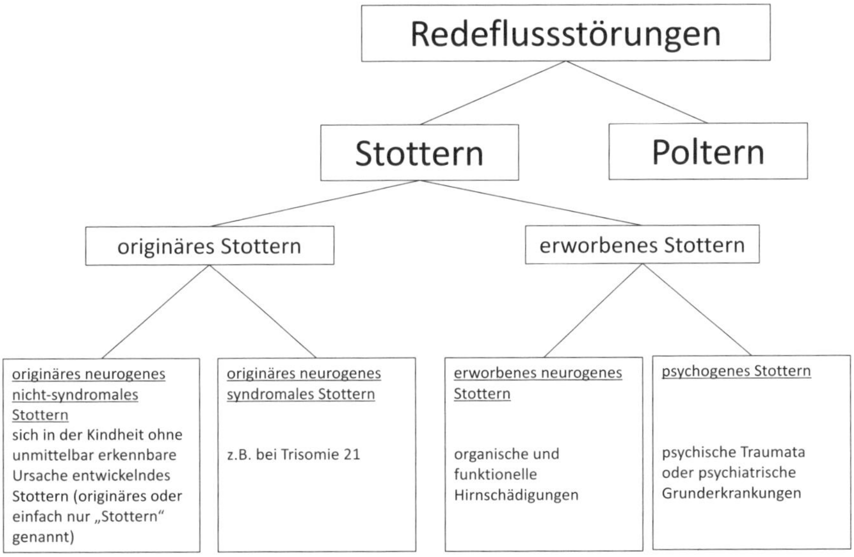

Abb. 49: Einteilung der Redeflussstörungen (Neumann et al. 2016, 17)

Es gibt nicht den typischen Beginn des Stotterns. Während es bei einigen Kindern schlagartig beginnt, wird bei anderen Kindern von einem schleichenden Verlauf berichtet (Reilley et al. 2009, Yairi/Ambrose 2005). Die unfreiwilligen Wiederholungen, Dehnungen und Blockierungen werden Kernsymptome des Stotterns genannt (Van Riper 1971, 1973, Sandrieser/Schneider 2015). Die Art der Symptomatik, also ob nur eine oder mehrere Kernsymptome beobachtet werden können oder ob es zu sogenannten komplexen Symptomen – dem Zusammentreffen mehrere Kernsymptome auf einer Silbe – kommt, ist individuell verschieden und kann sich im Verlauf der Störung ändern.

2.2 Begleitsymptome: Flucht- und Vermeidungsstrategien

Als sozial auffälliger werden häufig die Strategien wahrgenommen, die die betroffene Person anwendet, um ein Stotterereignis zu beenden oder es zu vermeiden.

Strategien

Diese sogenannten Begleitsymptome werden entsprechend als „*Flucht- oder Vermeidungsstrategien*" bezeichnet. Als Fluchtstrategien werden häufig Mitbewegungen des Kopfes und der Extremitäten, eine Tonuserhöhung im orofazialen Bereich, und der Abbruch des Blickkontaktes beobachtet. Häufige Vermeidungsstrategien (auch *Vorbeugestrategien* genannt) sind das Umformulieren gefürchteter Wörter, Satzabbrüche, Themenwechsel und der Einsatz sogenannter Starter und Stop-and-Go-Mechanismen (Kap. 3).

Kontrollverlust

Kinder, die über entsprechende metasprachliche Fähigkeiten verfügen, geben oft an, dass sie im Moment des Stotterereignisses einen Kontrollverlust erleben. Dieser kann die Entstehung der unmittelbaren Fluchtreaktionen oder der antizipierenden Vorbeugereaktionen ebenso erklären wie psychische Reaktionen, die als Reaktion auf das Stottern auftreten können. Sprechängste, Scham, ein negatives Selbstbild, geringer Selbstwert und Einschränkungen der kommunikativen Teilhabe sowie der schulischen und beruflichen Leistungsfähigkeit können Folge des Stotterns sein und stellen im Sinne der ICF (WHO 2005) Einschränkungen in der Partizipation und den Alltagsaktivitäten dar. Erwartungsgemäß werden diese zusätzlichen Beeinträchtigungen von Betroffenen berichtet, die therapeutische Hilfe in Anspruch genommen haben (Gunn et al. 2014).

2.3 Häufigkeit, Komorbiditäten und Remissionschancen

Prävalenz und Inzidenz

Die Prävalenz gibt an, wie groß der Anteil einer Population zu einem bestimmten Zeitpunkt ist, der an einer Erkrankung leidet. Für Stottern geben Bloodstein / Bernstein Ratner (2008) in ihrem ausführlichen „Handbook on Stuttering" nach einer kritischen Durchsicht verschiedener Studien die Rate für stotternde Kinder und Jugendliche mit ca. 1 % an. Eine neuere australische Studie schätzt den Anteil für Schulkinder mit 1,3 % bis 1,4 % etwas höher ein (Craig et al. 2002, Craig / Tran 2005). Für Erwachsene wird der Anteil mit 0,8 % für Männer und 0,2 % für Frauen als deutlich geringer geschätzt (Craig / Tran 2005). Mit der Inzidenz wird angegeben, wie viele Neuerkrankungen in einer bestimmten Altersgruppe zu erwarten sind. Für Kindergartenkinder wurde diese Rate aus zwei großen europäischen

Studien mit etwa 5 % angegeben (Andrews/Harris 1964; Mansson 2000), eine amerikanische Studie bezifferte den Anteil mit etwas über 11 % als deutlich höher (Reilley et al. 2009).

Viele Eltern berichten von phasenweisen Schwankungen der Symptomatik bis hin zu völliger Symptomfreiheit, und die meisten betroffenen Kinder weisen situationsabhängige Schwankungen in der Häufigkeit der Stottersymptome auf.

Remissionen

Stottern ist das logopädische Störungsbild mit der höchsten Rate an Spontanheilungen. Der Anteil dieser spontanen Remissionen, die nicht durch eine Therapie erklärt werden können, wird auf 75 bis 80 % geschätzt. Leider ist es noch nicht möglich, eine Einschätzung abzugeben, bei welchen Kindern eine Remission zu erwarten ist. Empirisch gesichert ist, dass die meisten Remissionen in den ersten beiden Jahren nach Stotterbeginn eintreten (Bloodstein/Bernstein Ratner 2008). Bis zur Pubertät können Remissionen erwartet werden, später sind sie sehr selten. Der größte Einflussfaktor scheint das Geschlecht zu sein, da deutlich mehr Mädchen remittieren als Jungen. Lattermann (2011) hat eine Liste der bekannten, empirisch gesicherten Einflussfaktoren zusammengestellt und sie gewichtet. Die Liste beinhaltet neben dem Geschlecht den Zeitraum seit Stotterbeginn, das Alter des Kindes bei Stotterbeginn, das Auftreten von Stottern in der Familie und den Verlauf der Symptomatik. Auch diese Risikoabschätzung ermöglicht keine sichere Prognose für ein einzelnes Kind, aber sie kann Eltern und die TherapeutIn in der Entscheidung unterstützen, ob eine Therapie zum gegenwärtigen Zeitpunkt sinnvoll ist. Beim Einsatz dieser Liste muss sich gewahr sein, dass die Liste sicher nicht vollständig ist, dass sie keine abschließende Gewichtung der einzelnen Faktoren erlaubt und dass naturgemäß mehr Daten zu Bereichen vorliegen, die leicht zu operationalisieren und zu messen sind.

Komorbiditäten

Für stotternde Kinder liefern Studien zu Komorbiditäten uneinheitliche Befunde. Nach Sichtung der vorliegenden Studien gibt es keine sicheren Indizien dafür, dass stotternde Kinder insgesamt Probleme im Spracherwerb hätten (Nippold 2012). Da in Studien mit unterschiedlichen Subgruppen unklar bleibt, ob die verschiedenen Störungen kausal, sich gegenseitig bedingend oder zufällig gemeinsam bei einem Kind auftreten, kann nur die dringende Empfehlung ausgesprochen werden, dass bei entsprechendem Verdacht eine zusätzliche Überprüfung der sprachlichen Fähigkeiten erfolgen muss. Dies ist besonders dann der Fall, wenn beobachtete Unflüssigkeiten mehreren Störungen zugeordnet werden können. Bspw. kann ein inflationärer Einsatz von gefüllten Pausen, Phrasen- oder Mehrsilberwiederholungen als vorbeugendes Vermeidungsverhalten interpretiert werden oder Ausdruck einer Wortabrufstörung sein (Beispiel, Kap. 1). Ein ähnliches Vorgehen zur Einleitung einer weiterführenden Diagnostik ist wegen der unsicheren Datenlage auch beim Verdacht auf Aufmerksamkeits- und Hyperaktivitätsstörungen sowie bei Angststörungen empfohlen (Neumann et al. 2016).

2.4 Genetik

In der wissenschaftlichen Forschung herrscht bereits seit dem Beginn des 21. Jahrunderts Konsens, dass die Ursache des Stotterns in einer genetischen Veränderung zu suchen ist, die zu einer zentralnervösen Störung des Sprechens führt (Kraft/Yairi 2011).

Kraft, eine Genetikerin und Logopädin, die in Detroit mit ihrer Arbeitsgruppe seit 2013 im Bereich Stottern forscht, schrieb bereits 2010 in ihrer Dissertation:

> *„The summation of aggregation, twin, seggregation and linkage studies have contributed to the basic understanding that the underlying cause of stuttering is genetically based. The evidence does not dispute the strong heritability of the disorder" (Kraft 2010, 3).*

Forschungsphasen In diesem Zitat bezieht sie sich auf die vier verschiedenen Phasen, die die genetische Forschung durchlaufen hat und die in ihrer Arbeit sehr ausführlich und anschaulich beschrieben werden. Schon in der ersten Phase in den 1930er Jahren wurde beschrieben, dass Stotternde häufig auch stotternde Verwandte haben.

Zwillingsstudien In der zweiten Phase wurden Zwillingsstudien genutzt, um Einflussfaktoren (homozygotisch vs. dizygotisch, geschlechtsidentisch vs. geschlechtsdifferierend) zu isolieren. Die größte Stichprobe geht auf van Bijsterveldt et al. (2010) zurück, die Daten von mehr als 10000 fünfjährigen Zwillingskindern hinsichtlich des Auftretens von Stottern ausgewertet haben und eine geringere Wahrscheinlichkeit für zwei stotternde Zwillinge fanden, wenn die Kinder weiblich oder bizygotisch waren.

Die am meisten beachteten Arbeiten stammen von Kidd (1980, 1984), der in Australien in den 1970er und 1980er Jahren Zwillinge untersuchte. Zu einer Zeit, in der die Ursache des Stotterns noch in elterlichem Fehlverhalten gesehen wurde, konnte er zeigen, dass die Wahrscheinlichkeit, dass beide Kinder eines monozygotischen Zwillingspärchens zu stottern beginnen, auch dann noch deutlich größer war als bei bizygotischen Zwillingen, wenn die Zwillinge getrennt voneinander aufwuchsen. Möglich wurden diese Zwillingstudien durch das ethisch nicht entschuldbare Vorgehen der australischen Regierung, die Kinder australischer indigener BewohnerInnen auch gegen den elterlichen Willen aus ihren Familien genommen und im städtischen Milieu zur Adoption angeboten hatte, um deren Bildungschancen zu erhöhen. Dabei wurden Kidd zufolge auch Geschwister getrennt.

Stammbaumanalysen In einer dritten Phase der genetischen Forschung wurden Stammbaumanalysen genutzt, um in Familien mit mehreren stotternden Personen die Effekte des Verwandtschaftsgrades und den Einfluss des Geschlechts zu untersuchen. In einer Langzeitstudie mit 69 Kindern untersuchten Ambrose et al. (1997) die statistische Wahrscheinlichkeit einer Remission. Sie konnten zeigen, dass die Vulnerabilität bei männlichen Nachkommen stotternder Personen größer ist als bei weiblichen und bei Söhnen nicht nur ein erhöhtes Risiko vorliegt, zu stottern zu beginnen, sondern auch eine geringere Chance, es zu überwinden.

DNA-Analysen

Die vierte Phase der genetischen Forschung nahm ihren Anfang mit der Möglichkeit, DNA-Sequenzen zu untersuchen. Dabei wurden zuerst in sogenannten Koppelungsanalysen DNA-Abschnitte stotternder Familienmitglieder mit Analysen nichtstotternder Familienangehöriger verglichen. Inzwischen werden in sogenannten genomweiten Assoziationsstudien nicht nur einzelne Abschnitte der DNA bezüglich ihrer Kopplung mit Stottern untersucht, sondern die Gene von betroffenen Personen mit einer großen, nichtverwandten Population der gleichen Ethnie verglichen. Dadurch soll erforscht werden, welche physiologischen Veränderungen diese Gen-Veränderungen nach sich ziehen.

Bspw. präsentierten Kraft et al. (2015) ein Allel, also eine Variante auf einem bestimmten Genabschnitt, dem eine protektive Funktion zugeschrieben wird – es fand sich nur bei Personen, die nicht zu stottern begonnen hatten. 2016 wurde schon von zwölf Genorten berichtet, die mit Stottern in Verbindung gebracht werden (Überblick in Neumann et al. 2016). Das Auftreten von Stottern wird wahrscheinlicher, wenn mehrere Genorte betroffen sind, und vermutlich liegt diese Schwelle für die phänotypische Ausprägung bei Frauen höher. Die Formulierung von Genetikern, Stottern sei zu 70 % genetisch bedingt, bedeutet nicht, dass 70 % der betroffenen Kinder ein genetisch bedingtes Stottern haben und die anderen 30 % ein anders verursachtes Stottern. Sie bedeutet stattdessen, dass das Auftreten der Stottersymptome in der Gesamtgruppe der stotternden Kinder zu 70 % durch den aktuellen genetischen Forschungsstand erklärbar ist, dass aber Umwelteinflüsse eine weitere Rolle spielen können. Bislang ist bekannt, dass im elterlichen Verhalten keine Ursache für die Entstehung des Stotterns liegt. Die weitere Forschung könnte hier in den nächsten Jahren noch mehr Erkenntnisse für die Bildung von Untergruppen bringen und mehr Klarheit hinsichtlich der Einflüsse der Epigenetik (genetische Prägung) (Sandrieser/Schneider 2015) schaffen.

Bedeutung genetischer Forschung

Bedeutsam ist die genetische Forschung in der sprachtherapeutischen Praxis für die Beratung und die Therapieplanung. Eltern stotternder Kinder müssen bereits in der ersten Beratung darüber informiert werden, dass die Tatsache, dass ihr Kind als stotternd diagnostiziert wurde, nicht zwingend bedeutet, dass dieses Kind auch ein stotternder Erwachsener werden wird. Sie müssen wissen, dass Stottern genetisch bedingt ist, um belastende unfruchtbare Schuldzuweisungen innerhalb der Familie unterbinden zu können.

Eine (hier sehr komprimiert dargestellte) **Beratung nach der Spontanspracherhebung** könnte sich so anhören: „Es ist gut, dass Sie gekommen sind, denn Sie hatten Recht mit Ihrer Vermutung, dass das Sprechen Ihres Kindes sich von dem Sprechen der meisten anderen Kinder unterscheidet. Das, was Ihr Kind macht, nennen wir Stottern. Mindestens 5 % aller Kinder beginnen, im Verlauf ihrer Sprachentwicklung zu stottern, und wir wissen heute, dass die Veranlagung dazu genetisch bedingt ist. Die wichtigste Information für Sie ist nun, dass das nicht unbedingt bedeutet, dass Ihr Kind auch ein stotternder Erwachsener wird – die allermeisten der betroffenen Kinder überwinden ihr Stottern auch ohne logopädische Unterstützung. Leider gibt es bislang noch keinen Test, um für ein Kind sicher voraussagen zu können, ob es auch wieder zu stottern aufhört – sonst hätten diese Eltern sicher oft eine große Gelassenheit, einfach abzuwarten. Ich werde Ihnen nun einige Informationen zum Stottern geben und Sie haben die Gelegenheit, mir Fragen zu stellen. Im zweiten Schritt berichte ich Ihnen über die verschiedenen Möglichkeiten der Therapie. Sie hatten vorhin berichtet, dass das Stottern zuerst kurz nach der Geburt des Geschwisterkindes aufgefallen ist und mich gefragt, ob dieses Ereignis der Grund des Stotterns ist. Wir wissen heute, dass Stottern zum größten Teil durch eine genetische Veranlagung bedingt ist. Das ist vergleichbar mit der Veranlagung zu Heuschnupfen oder Asthma: Wenn man keine entsprechende genetische Voraussetzung hat, dann tritt die Krankheit im Verlauf des Lebens auch nicht auf. Stottern entsteht nicht durch die Art der Erziehung und wir wissen auch, dass die Gruppe der stotternden Kinder sich bis auf das Stottern nicht von der Gruppe der nichtstotternden Kinder unterscheidet. In beiden Gruppen gibt es die ganze Bandbreite hinsichtlich der sprachlichen Entwicklung, der Intelligenz und der Vielfalt elterlicher Verhaltensweisen. Wir müssen zum Glück nicht annehmen, dass stotternde Kinder mehr traumatischen Erlebnissen ausgesetzt sind als nichtstotternde Kinder, und wenn ein besonderes Ereignis mit dem Beginn des Stotterns in Verbindung gebracht wird, dann betrachten wir das als möglichen Auslöser und nicht als Grund des Stotterns: Es könnte der Tropfen sein, der das Fass zum Überlaufen brachte – aber das Fass war zum Zeitpunkt der Geburt bereits randvoll. Das Stottern hätte also auch zwei Wochen vorher oder drei Monate später beginnen können. Für Sie ist wichtig, das zu wissen, damit Sie sich nicht mit unnötigen Schuldfragen quälen. Eine therapeutische Begleitung hat daher nicht nur die Aufgabe, die Sprechflüssigkeit ihres Kindes zu verbessern und, wenn möglich, wieder ganz herzustellen, sondern auch Sie zu entlasten und mit den notwendigen Informationen zu versorgen, um sich und Ihr Kind vor möglichen Vorurteilen schützen zu können. Früher dachte man nämlich …"

2.5 Neuromorphologische Veränderungen und neurofunktionelle Befunde

zentral bedingte Ursache des Stotterns

Unterschiedliche Studien, die mit EEG-, CT-, fMRT- und Diffusionsgewichteten-MRT-Untersuchungen Unterschiede zwischen Gruppen stotternder und nichtstotternder Personen untersuchten, fanden in verschiedenen Hirnregionen und zu unterschiedlichen Zeitpunkten der Sprach- und Sprechproduktion reproduzierbare Hinweise darauf, dass die Gehirne von Stotternden sich von denen nichtstotternder Personen unterscheiden. Daher wird das „gewöhnliche" Stottern auch „originäres neurogenes nicht-syndromales Stottern" genannt – die Ursache der Sprechunflüssigkeiten ist zentral bedingt. Forschung, die sich auf morphologische Veränderungen bezieht, wurde bisher allerdings nur mit Stotternden durchgeführt, die schon über einen längeren Zeitraum hinweg stotterten. Das ist dem Umstand geschuldet, dass die Untersuchungsmethoden nicht für junge Kinder geeignet sind. Bei Unterschieden zwischen Stotternden und Nichtstotternden muss man sich daher immer vor Augen führen, dass nicht sicher festgestellt werden kann, ob die Unterschiede als Ursache des Stotterns bezeichnet werden können oder ob sie eine Folge des Stotterns sind.

Relevanz der Grundlagenforschung

Eine ausführliche Darstellung der verschiedenen Befunde, die neuromorphologisch oder -funktionell mit Stottern oder mit Veränderungen nach einer Stottertherapie in Verbindung gebracht werden, findet sich in der Leitlinie Redeflussstörung (Neumann et al. 2016). Die Grundlagenforschung im Bereich der Genetik und der Bildgebung kann mittelfristig dazu führen, Untergruppen stotternder Kinder zu bilden und sicherer prognostisch einzuschätzen, ob ein einzelnes Kind eine Remission haben wird. Therapeutisch relevant könnten darüber hinaus physiologische Korrelate gefunden werden, die eine Vorhersage ermöglichen könnten, welche Kinder von einer Therapie am meisten profitieren.

In der sprachtherapeutischen Praxis helfen diese Erkenntnisse schon jetzt, um Eltern zu entlasten, indem die Verursachung und die Entstehung des Stotterns entmystifiziert und die Wirkungsweise von Therapien erläutert werden kann.

Bloodstein, O., Bernstein Ratner N. (2008): A handbook on stuttering. 6. Aufl. Delmar, New York

Deutsche Gesellschaft für Phoniatrie und Pädaudiologie (Hrsg.) (2016): Pathogenese, Diagnostik und Behandlung von Redeflussstörungen. Evidenz- und konsensbasierte S3-Leitlinie, AWMF-Registernummer 049-013, Version 1 (http://www.awmf.org/leitlinien/detail/anmeldung/1/ll/049-013.html., 09. 08. 2016)

Kowal, S., O'Connell, D., Sabin, J. (1975): Development of temporal patterning and vocal hesitations in spontaneous narratives. Journal of Psycholinguist Research 4(3):195-207

Kraft, S., Yairi, E. (2011): Genetic bases of stuttering: The state of the art. Folia Phoniatrica et Logopaedica, 64(1), 34-47

Natke U., Alpermann, A. (2010): Stottern: Erkenntnisse, Theorien, Behandlungsmethoden. Hans Huber, Bern

Starkweather C., Givens-Ackerman J. (1975): Stuttering. Pro Ed, Austin/Texas

Yairi, E., Ambrose, N. (2004): Early childhood stuttering. Pro Ed, Austin/Texas

Zusammenfassung

Stottern ist eine Störung des Sprechflusses, die durch das unfreiwillige Auftreten von Wiederholungen, Dehnungen oder Blockierungen gekennzeichnet ist. Diese drei möglichen Stottersymptome können bei einer Person entweder in Kombination oder einzeln auftreten. Ein Sonderfall sind komplexe Symptome, bei denen zwei oder alle drei Symptome an einer Silbe auftreten. Wenn mindestens drei Prozent der gesprochenen Silben einer repräsentativen Sprechprobe diese Symptome aufweisen, kann Stottern diagnostiziert werden. Ein Sonderfall ist das „verdeckte Stottern", bei der der Betroffene Strategien anwendet, die ihm helfen, Stotterereignisse zu verschleiern oder zu vermeiden, so dass z. T. nicht einmal nahe stehende Familienangehörige vom Stottern wissen. Eine Konsequenz des Versuchs, sich aus dem Stotterereignis zu befreien, können Begleitsymptome in Form von Flucht- oder Vermeidungsverhalten sein. Diese sind zuweilen sozial auffälliger als das eigentliche Stottern. Der Kontrollverlust im Symptom oder die Reaktion auf das Stottern können zu psychischen Reaktionen mit negativen Konsequenzen auf die Teilhabe im Alltag führen. Stottern beginnt in den meisten Fällen vor dem sechsten, oft sogar schon im dritten Lebensjahr. Die Veranlagung zum Stottern ist zum größten Teil genetisch bedingt. Elterliches Erziehungsverhalten kann nicht für die Entstehung des Stotterns verantwortlich gemacht werden. Die meisten stotternden Kinder überwinden ihr Stottern auch ohne therapeutische Unterstützung. Momentan kann aber keine sichere Prognose gestellt werden, welche Kinder ihr Stottern überwinden. Die Gehirne stotternder Jugendlicher und Erwachsener zeigen strukturelle und morphologische Abweichungen von den Gehirnen nichtstotternder Personen, weswegen die Störung als „originäres, neurogenes nicht-syndromales Stottern" bezeichnet wird. Die Erkenntnisse zur genetischen Veranlagung haben Konsequenzen auf die Therapieentscheidung und sollen in der Beratung der Eltern zu ihrer Entlastung genutzt werden.

3 Diagnostik

Die Diagnostik beim Verdacht auf Stottern besteht aus mindestens zwei Teilen. Im ersten Schritt muss durch die Auswertung einer repräsentativen Spontansprachprobe geklärt werden, ob Stottern vorliegt, und im zweiten Schritt muss im Sinne einer ICF-basierten Diagnostik (WHO 2005) abgeschätzt werden, wie dringlich therapeutischer Handlungsbedarf besteht. Ein Vorschlag für die Inhalte und den Ablauf der Diagnostik findet sich bei Sandrieser/Schneider (2015) (Tab. 38).

Beratung und Aufklärung

Bewährt hat sich im Anschluss an die Diagnostik die Beratung der Eltern und – je nach Alter – die Aufklärung des Kindes hinsichtlich des Störungsbildes und möglicher Therapieoptionen. Eine weitere Bedeutung kommt der Diagnostik hinsichtlich der Verlaufskontrollen im therapeutischen Prozess und der Evaluation möglicher Therapieerfolge zu. Wie in der Logopädie üblich, erfolgt die im diagnostischen Prozess notwendige Hypothesenbildung auch mit Unterstützung der vorangehenden Anamnese, die bei jüngeren Kindern im Beisein von Erwachsenen (im Folgenden „Eltern“ genannt, auch wenn selbstverständlich nicht nur biologische Eltern die Verantwortlichen für ein Kind sein können) durchgeführt wird und in die das betroffene Kind einbezogen werden kann.

3.1 Anamnese

Eine Anamnese mit den Eltern ermöglicht es, schnell und zuverlässig festzustellen, ob ein begründeter Verdacht auf Stottern besteht (Sandrieser et al. 2002, Sandrieser/Schneider 2015).

Eltern als diagnostische Ressource

Sandrieser et al. (2002) konnten zeigen, dass Eltern auch als sprachtherapeutische Laien sehr zuverlässig beurteilen können, ob es sich bei den Unflüssigkeiten ihres Kindes um Stotterereignisse handelt oder nicht. Im Sinne einer ICF-gesteuerten Diagnostik (Abb. 50) ist dies auch die beste Methode, um Informationen zum Belastungsgrad, zum Informationsstand, zu eventuell zu berücksichtigenden Komorbiditäten und den eventuell therapie-beeinflussenden Ressourcen im Kind oder der Umgebung zu erhalten. Da Stottern sich sehr unterschiedlich auf das Kind und seine Umgebung auswirken kann, ist die Formulierung von Therapiezielen ebenfalls erst nach einer eingehenden Anamnese möglich.

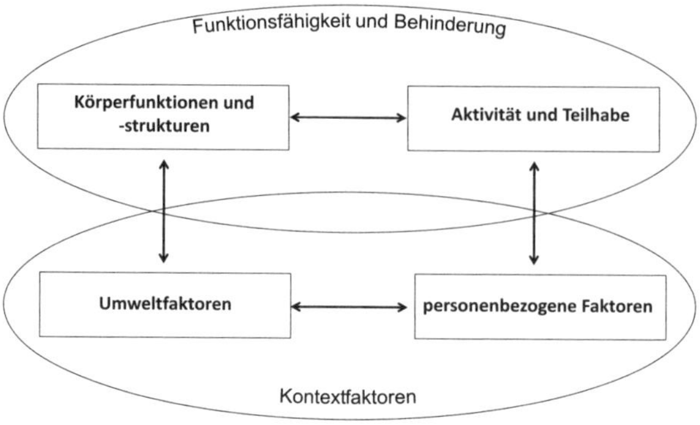

Abb. 50: ICF-gestützte Betrachtungsweise des Stotterns (Cook 2013)

3.2 Spontansprachprobe

Die Grundlage der Diagnostik ist die Erhebung und Auswertung einer repräsentativen Spontansprachprobe.

Sprachproben aus unterschiedlichen Situationen

In der Praxis hat sich ein Umfang von mindestens 300 Silben bewährt (Riley 2009). Da das Störungsbild situationsabhängig stark variieren kann, ist es bei jüngeren Kindern sinnvoll, wenn eine vertraute erwachsene Person anwesend ist, die beurteilen kann, ob das Stottern in der Sprechprobe den Unflüssigkeiten entspricht, die das Kind auch zuhause zeigt und wegen der es vorgestellt wurde. Ältere Kinder kann man dazu auch direkt befragen. Da die Symptomatik auch in Abhängigkeit von der Sprechgeschwindigkeit, dem linguistischen Niveau und dem situativen Kontext schwanken kann, hat es sich bewährt, verschiedene Sprechsituationen zu erheben (Riley 2009) und ggf. auch kommunikative Stressoren in der Diagnostiksituation einzusetzen (Sandrieser/Schneider 2015). Die unterschiedlichen Sprechsituationen sollen natürlich dem Alter des Kindes angepasst sein. Mit zweijährigen Kindern ist oft nur die Spielsituation mit dem begleitenden Elternteil möglich, Kindergartenkinder können bereits eine freie Gesprächssituation und die Beschreibung einer Bildergeschichte oder eines bekannten Bilderbuches bewältigen, und Vorschulkinder sind zusätzlich oft in der Lage, die Regeln eines Spiels zu erklären oder Wimmelbilder zu beschreiben. Bei Kindern, die sinnentnehmend lesen können, kommt ein Lesetext hinzu (Riley 2009) und je nach Fragestellung und beschriebenen Problemen können bspw. auch Telefonate durchgeführt oder Referatssituationen simuliert werden. Die Selbstverständlichkeit, mit der Videoaufnahmen guter Qualität mit mobilen Telefonen möglich sind, kann genutzt werden, indem Eltern bei der Terminvereinbarung gebeten werden, das Sprechen ihres Kindes im Alltag aufzunehmen und die Aufnahmen zum Diagnostiktermin mitzubringen.

In-vivo-Situationen

In der Verlaufsdiagnostik und vor allem zur Überprüfung von Therapieerfolgen ist es unabdingbar, immer wieder zu überprüfen, ob die ausgewerteten Sprachsituationen für den Alltag der Betroffenen relevant sind und ob die Qualität flüssigen oder unflüssigen Sprechens repräsentativ für die Person ist. Für Therapiestudien hat sich daher die Praxis durchgesetzt, nicht nur Aufnahmen im Therapieraum zu machen, sondern auch In-vivo-Situationen (Wendlandt 2003) einzubeziehen und ab dem Schulalter auch ein Telefonat aufzuzeichnen und auszuwerten.

normale Sprechunflüssigkeiten in der Diagnostik

Für die sprachtherapeutische Intervention ist es wichtig, in der Diagnostik zwischen normalen (oder funktionellen) und stotterspezifischen Unflüssigkeiten zu unterscheiden. Stottertypische Unflüssigkeiten betreffen die Silbenebene, weshalb alle Unflüssigkeiten, die darüber hinausgehen (Wiederholungen von mehrsilbigen Wörtern, Phrasenwiederholungen, Revisionen und Floskeln) und Interjektionen und gefüllte Pausen nicht als Stotterereignisse interpretiert werden sollten.

Iteration von Einsilbern

Die einzige Art von Unflüssigkeiten, die sowohl funktionell eingesetzt als auch gestottert sein kann, sind die Wiederholungen einsilbiger Wörter. Hier konnte Zebrowski (1995) aber zeigen, dass gestotterte Wiederholungen einsilbiger Wörter kürzere Pausen zwischen den einzelnen wiederholten Einheiten – den sogenannten Iterationen – haben und dass sie mit einer höheren Artikulationsrate realisiert werden als die funktionelle Wiederholung von Einsilbern. Die Ergebnisse von Yairi und Ambrose (2005) legen zudem nahe, dass die Anzahl der Iterationen ein sicheres Merkmal ist, um Wiederholungen einer Kategorie zuzuordnen: Einsilberwiederholungen mit mehr als zwei Iterationen werden von ihm als stottertypisch interpretiert.

In der Praxis hat sich hier eine pragmatische Herangehensweise bewährt: Wenn im Transkript gleichmäßig, rhythmisch realisierte und nicht ungewöhnlich schnelle Einsilberwiederholungen hörbar werden, die an Stellen auftreten, in denen entweder ein pragmatischer Nutzen deutlich wird (z. B. Lenkung der Aufmerksamkeit: „Du – du – du – du – kannst du mal schauen?“) oder an denen ein funktioneller Charakter vermutet wird (z. B. Wortfindung: „Und dann hat das neue Kind, die – die – die – die – die Julika heißt sie, glaube ich …“), dann wird die Einsilberwiederholung auch dann als nicht-gestottert bewertet, wenn mehr als zwei Iterationen auftreten. Wenn die untersuchende Person sich unsicher ist, wird geraten, die Einsilberwiederholung als nicht gestottert zu bewerten, um zu verhindern, dass eine Fehldiagnose aufgrund eines Zuordnungsfehlers geschieht (Sandrieser / Schneider 2015).

funktionelle Unflüssigkeiten und Stottern

Bei Kindern, die ihr Stottern antizipieren, können normale Unflüssigkeiten funktionell eingesetzt werden, um das Stotterereignis hinauszuzögern oder um Zeit für eine vermeidende Strategie zu gewinnen. Das wird häufig beim Einsatz von gefüllten Pausen („äh äh“) beobachtet, die die Funktion von sogenannten Startern haben. Dabei ist sich der / die Stotternde bewusst oder befürchtet, dass er / sie beim nächsten Wort stottern wird und versucht mit dem Einsatz der Starter den Zeitpunkt so lange hinaus zu zögern, bis er / sie glaubt, die Kontrolle über sein Sprechen zurückerlangt zu haben und ohne zu stottern weiter sprechen zu können.

Funktionelle Unflüssigkeit (hier: gefüllte Pause) als Aufschub: „Die Hühner können natürlich auch äh-äh-äh fliegen.“

Im Beispiel hatte das Kind bemerkt, dass es beim Verb stottern wird und die gefüllte Pause als Aufschub eingesetzt.

Wenn die vorbeugende Strategie erfolgreich ist, wird für die Zuhörenden kein Stottern bemerkbar; wenn die Strategie nicht hilfreich ist, folgt ein Stotterereignis und die Zuhörenden bewerten die Starter als Begleitsymptom („Beim Stottern macht er häufig noch „ähm-ähm").

Als „**Stop-and-Go-Mechanismus**" wird eine funktionelle Unflüssigkeit bezeichnet, wenn ein oder mehrere Wörter vor einem als Stottern gefürchtetes Wort wiederholt werden.

Auch hier hofft die betroffene Person, Zeit zu gewinnen, entweder, um das gefürchtete Wort umformulieren zu können oder um so viel Zeit zu gewinnen, bis das Stottern vorüber ist und das Wort doch noch flüssig realisiert werden kann. Im Beispiel bemerkt der/die Stotternde, dass er/sie beim Wort „Müsli" stottern wird.

Funktionelle Unflüssigkeit als Stop-and-Go-Mechanismus: „Heute habe ich – habe ich – heute habe ich – habe ich Haferflocken gefrühstückt."

Für die Bewertung in der Diagnostik ist es wichtig, dass diese Wiederholungen nicht gestottert sind, sondern die Funktion haben, dem Stottern vorzubeugen. Falls diese Strategie von einer Person oft eingesetzt wird, kann sie von den Gesprächspartnern als auffällig empfunden werden. Diese Unflüssigkeiten dürfen in der standardisierten Diagnostik aber nicht als Stotterereignis gewertet werden. Erfahrungsgemäß setzen diese Strategien voraus, dass die betroffene Person bemerkt, dass er/sie stottern wird. Deshalb kann er/sie als ExpertIn für sein/ihr Sprechen befragt werden.

„Ich habe bemerkt, dass du einen Satz ganz oft mit „äh -äh" anfängst. Kannst du mir sagen, ob du das tust, weil dir das Wort noch nicht eingefallen ist oder ob das Wort zwar schon da ist aber du bemerkst, dass du es stottern würdest?"

Im diagnostischen Prozess und für die Beratung von Eltern ist es wichtig, die Information zu verinnerlichen, dass auch sprachtherapeutische Laien in der Lage sind, ohne Vorkenntnisse oder eine entsprechende Nomenklatur funktionelle Unflüssigkeiten von stottertypischen Unflüssigkeiten zu unterscheiden. Experimentell wurde dies von Van Riper (1990, 1992) eindrucksvoll gezeigt, indem er durch einen Radioaufruf Familien suchte, deren Kinder erst vor kurzem zu stottern begonnen hatten. In der Studie wurden die Familien zuhause besucht und die Spontansprachaufnahme der Kinder den Eltern präsentiert. Diese waren mit hoher Zuverlässigkeit in der Lage, Stotterereignisse von funktionellen Unflüssigkeiten zu unterschieden. Für die Praxis bedeutet das, dass alle Fachpersonen, die mit Kindern arbeiten, wissen müssen, dass sie Eltern ernst nehmen müssen, wenn diese die Besorgnis haben, dass ihr Kind stottert.

SSI-4: Stuttering Severity Instrument

Ein Verfahren, für das Normwerte für die sprachliche Symptomatik und das Begleitverhalten zur Verfügung stehen und in der sprachtherapeutischen Praxis mit vertretbarem Aufwand durchführbar ist, ist das „Stuttering Severity Instrument 4" (SSI-4) von Riley (2009), das in der vierten, überarbeiteten Auflage auf Englisch erhältlich ist. Es ist für die Altersgruppe ab 2;10 Jahre bis ins Erwachsenenalter normiert und enthält neben der Handanweisung, den Normtabellen, den Testbögen und den Materialien zur Elizitierung von Spontansprache noch eine Software, um Spontansprachproben digital auswerten und speichern zu können. Außerdem wurde der Test in der letzten Auflage um eine Skala zur Sprechnatürlichkeit und einen Selbsteinschätzungsbogen für Erwachsene erweitert.

erfasste Komponenten

In den drei Abschnitten des Tests werden folgende Komponenten des Stotterns qualitativ und quantitativ erfasst:

- Häufigkeit der Symptomatik,
- durchschnittliche Dauer der drei längsten Stotterereignisse und
- das Auftreten und die Auffälligkeit motorischen Begleitverhaltens.

Analyse der Sprachprobe

Die Erfassung der Stotterereignisse erfolgt nach dem Prinzip, dass in einem Transkript jede Silbe daraufhin geprüft wird, ob sie flüssig gesprochen oder gestottert wurde. Dabei ist zu beachten, dass im Transkript nur die Zielsilbe notiert wird und mögliche Wiederholungen nicht verschriftet werden. Diese sogenannten Iterationen (Sandrieser / Schneider 2015) werden nur als „gestottert" bewertet, während die Anzahl zunächst nicht berücksichtigt wird. Dies erfolgt erst im zweiten Abschnitt – wenn die Dauer der Stotterereignisse eingeschätzt wird und ein Stotterereignis mit mehr Iterationen (oder eine Dehnung oder eine Blockierung mit längerer Dauer) natürlich auch zu einem höheren Rohpunktwert führt. In der Bewertung der Häufigkeit kann für eine Silbe jeweils höchstens ein Stotterereignis vergeben werden, auch wenn ein sogenanntes *komplexes Symptom* vorliegt, d. h., wenn auf einer Silbe mehrere Kernsymptome realisiert werden.

Komplexes Symptom:
„Mein Bruder ist der Jo-jo-jo-jooooo-/Blockierung/-joris."

Auf der ersten Silbe /Jo/ des Eigennamens „Joris" können in der Diagnostik eine Wiederholung mit drei Iterationen /Jo-jo-jo/, eine Dehnung /ooooo/ und anschließend eine /Blockierung/ registriert werden. Im SSI-4 wird dabei lediglich verschriftet, dass die Silbe gestottert ist. Für eine Verlaufsdiagnostik oder als Information für die behandelnde Person kann natürlich vermerkt werden, dass es sich um ein komplexes Symptom handelt, bei dem auf der ersten Silbe des Eigennamens alle drei Kernsymptome des Stotterns auftreten; im SSI-4 wird die Silbe als ein Stotterereignis gewertet. Die Übereinkunft im SSI-4 ist, dass gestotterte Silben im Transkript mit einem Strich und flüssig gesprochene Silben mit einem Punkt markiert werden. Um die Auswertung möglichst reliabel und nachvollziehbar zu machen, ist in der Handanweisung des SSI-4 kleinschrittig beschrieben, wie das Transkript erstellt wird, welche Silben berücksichtigt werden und wie die Auswertung erfolgt (bspw. werden nachgesprochene Silben nicht berücksichtigt und es werden nur die phonetisch tatsächlich realisierten Silben für das Transkript gezählt). Die Äußerung,

„Und (1) dann (2) ham (3) wir (4) ge(5)-schla(6)-fen(7)".,

wird mit sieben Silben ausgewertet und nicht mit acht, da das Verb /ha-ben/ in diesem Fall phonetisch als Einsilber realisiert wurde.

Wenn eine DiagnostikerIn trainiert ist, kann die Bestimmung der gestotterten Silben auch als „Real-Time-Diagnostikverfahren" (Sandrieser/Schneider 2015, 101) durchgeführt werden. Dabei wird kein Transkript erstellt, die Auswertung erfolgt direkt in der Gesprächssituation. Voraussetzung ist ein gutes und kontinuierliches Training, um eine ausreichende Interrater-Reliabilität zu erreichen. Im Praxisalltag bedeutet dies, dass sich der Aufwand vor allem für Personen lohnt, die schwerpunktmäßig mit stotternden Personen arbeiten, während TherapeutInnen, die nur gelegentlich Stottern diagnostizieren oder behandeln, verlässlichere Ergebnisse erzielen, wenn sie eine Videoaufnahme anfertigen, ein Transkript erstellen und dann in der Auswertung Silbe für Silbe – mit der Möglichkeit der beliebigen Wiederholung – analysieren.

Länge der Stotterereignisse

Für die Einschätzung der Dauer der Unflüssigkeiten ist eine Zeitmessung notwendig.

Je länger die Stotterereignisse dauern, desto schwerer wird der Grad des Stotterns eingeschätzt. Dies trägt dem Umstand Rechnung, dass nicht nur die Häufigkeit der Stotterereignisse, sondern auch die Dauer der einzelnen Ereignisse dem/der GeprächspartnerIn zu unterschiedlich großer Irritation beitragen kann.

Begleitsymptomatik

Der dritte Teil des SSI-4 beschäftigt sich mit der Einschätzung der hör- und sichtbaren Begleitsymptomatik. Damit werden jedoch nicht alle Formen erfolgreichen Vermeidungsverhaltens erfasst. Konkret bedeutet dies, dass eine Person, die durch erfolgreiche Vermeidungsstrategien die Stotterereignisse unterdrückt, im SSI-4 als wenig oder nicht stotternd eingestuft wird. In diesem Fall empfiehlt sich die Befragung der Betroffenen, der Einsatz weiterführender Diagnostik (Sandrieser/Schneider 2015) und die Berücksichtigung anamnestischer Angaben.

Die autorisierte deutsche Übersetzung von Schneider (2015 zit. Sandrieser/Schneider 2015) ermöglicht die Durchführung dieser standardisierten Diagnostik für alle Altersgruppen. Da Stottern ein Phänomen ist, das unabhängig von der gesprochenen Sprache ist, können die Normwerte aus der Originalversion übernommen werden. Bosshardt et al. (2016) konnten eindrucksvoll belegen, dass das Vorhandensein und der Schweregrad des Stotterns zuverlässig in einer Sprache festgestellt werden können, die die untersuchende Person nicht spricht.

3.3 Diagnostik der Begleitsymptome und der psychischen Reaktionen auf das Stottern

Die Bestimmung der Häufigkeit von Stotterereignissen kann zur Diagnosestellung „Stottern“ führen.

Erst durch die Erfassung eventuell auftretender Begleitsymptome, die anamnestischen Schilderungen zum bisherigen Verlauf und die Auswirkungen auf Kind und Umgebung sowie die Einschätzung des Informationsstandes ist eine differenzierte und individuelle Beratung möglich (Sandrieser/Schneider 2016). Walther (2009) hat mit ihrem Fragebogen „KES – Kinder erleben ihr Stottern“ schon für Vier- bis Siebenjährige deutlich machen können, dass der Schweregrad des Stotterns und der Grad der Belastung nicht zwingend korrelieren müssen. In der Leitlinie Stottern (Neumann et al. 2016) werden erprobte Verfahren zur Selbsteinschätzung und zum Einfluss des Stotterns auf die Lebensqualität im Überblick vorgestellt. Sandrieser und Schneider (2015) empfehlen für die logopädische Praxis zusätzlich zum SSI-4 den Einsatz des QBS und des RSU, um Begleitsymptome systematisch zu erfassen und eine Reaktion auf Stotterereignisse zu provozieren.

3.3.1 QBS – Qualitative Beschreibung von Stotterverhalten

Dieses von Schneider an der RWTH Aachen für die Ausbildung von LogopädInnen entwickelte und von Sandrieser/Schneider (2001) veröffentlichte und mittlerweile überarbeitete Verfahren (Sandrieser/Schneider 2015) ist kein standardisierter Test, sondern eine systematische Beschreibung des hör- und sichtbaren Begleitverhaltens sowie der beobachtbaren psychischen Reaktionen. Unterteilt in die Bereiche

- Kernsymptome,
- Begleitsymptome zur Überwindung von Stotterereignissen (Fluchtverhalten),
- Begleitsymptome zur Vorbeugung von Stottern (Vermeidungsverhalten) und
- Psychische Reaktionen auf das Stottern

ermöglicht der Bogen, die gesamte Symptomatik systematisch quantitativ und qualitativ zu erfassen. Dadurch sollen Veränderungen im Verlauf dokumentiert und Ableitungen für die Therapieplanung vereinfacht werden. Der Bogen soll es vor allem BerufsanfängerInnen erleichtern, die oft sehr umfangreiche Stottersymptomatik zu erfassen und Veränderungen einfacher zu erkennen. Er kann für Stotternde jeder Altersstufe angewandt werden und ist – wie auch der RSU 1 und RSU2 – im Anhang des Buchs „Stottertherapie im Kindesalter“ (Sandrieser/Schneider 2015) zu finden.

3.3.2 RSU – Reaktion auf Stottern des Untersuchers

In diesem Untersuchungsverfahren (Sandrieser/Schneider 2001), das für drei- und vierjährige Kinder (RSU 1) und Kinder vom Vorschul- bis zum Ende des Grundschulalters (RSU 2) vorliegt, werden Kinder mit Pseudostottern der untersuchenden Person konfrontiert und ihre Reaktion darauf notiert. Die Grundannahme ist, dass Kinder, die das eigene Stottern als unangenehm empfinden oder wegen ihres Stotterns schon sanktioniert wurden, das Pseudostottern nicht neutral als „andere" Sprechweise bewerten, sondern verbal oder durch ihr Verhalten darauf reagieren. RSU 2 geht auf das diagnostische Provokationsverfahren von Larsson (1996) zurück, der Vorschulkindern absichtliches Stottern vormachte und sie dann fragte, ob sie das schon einmal bei sich gehört hätten.

RSU: Reaktionen auf Stotterereignisse

Häufig geben Eltern bereits in der Anamnese an, dass ihre Kinder verbale oder nonverbale Reaktionen auf das Stottern zeigen. Diese können von Irritationen über Ungeduld bis hin zu Frustration, generalisierten Sprechängsten und sozialem Rückzug bis hin zu selektivem Mutismus führen. Bei den jüngeren Kindern wird überprüft, ob die auditiven Fähigkeiten des Kindes überhaupt so weit entwickelt sind, dass es auf Veränderungen durch eingestreute Unflüssigkeiten im Sprechen der untersuchenden Person reagieren kann. Kinder ab dem Vorschulalter, bei denen die metasprachlichen und auditiven Fähigkeiten aufgrund der Einschätzung der vorangegangenen Spontansprachprobe vorausgesetzt werden, können auch direkt zu ihren Stotterereignissen befragt werden, indem der Untersucher sie imitiert und das Kind befragt, ob es so etwas bei sich auch schon einmal gehört habe. Notiert werden in allen Altersgruppen sowohl verbale Reaktionen als auch Veränderungen im Verhalten. Diese können zur Hypothesenbildung zur psychischen Belastung durch das Stottern genutzt und im Gespräch mit dem begleitenden Elternteil hinsichtlich ihrer Repräsentativität verifiziert werden. Die Voraussetzung für die Durchführung ist die Aufklärung der Eltern über die Zielsetzung der Vorgehensweise und die Fähigkeit der TherapeutIn, lockeres Pseudostottern zu produzieren (Sandrieser/Schneider 2015).

RSU mit einem vierjährigen Kind: „Jetzt haben wir ja eben mit dem Flugzeug gespielt und du hast mir schon geholfen, das Blatt da mit den Punkten und Strichen auszufüllen. Nun brauche ich noch mal deine Hilfe: Ich möchte nämlich wissen, wie gut du Sachen hören und unterscheiden kannst. Du heißt ja Ben und ich sage dir gleich ein paar Namen von Kindern und immer, wenn du hörst, dass ich „Ben" sage, darfst du mit dem Knackfrosch knacken/aufzeigen/mit der Hand auf den Tisch klopfen. Friederike – Ben – Jakob – Philipp – Dan. Das hast du ganz prima gemacht! Jetzt geht die Aufgabe anders: Du sollst nicht merken, wenn ich deinen Namen sage, sondern wenn ich das Wort hüpfen lasse. Ich zeige dir mal, wie das geht. Das ist eine Fla-fla-fla-fla-flasche. Hast du gemerkt, wie das Wort so gehüpft ist?"

Ben: „So soll man nicht reden!"

TherapeutIn: „Ah, du hast gut bemerkt, dass ich da was anders gemacht habe und du findest es nicht gut, wenn ich das Wort so hüpfen lasse. Magst du mir trotzdem helfen herauszufinden, welche Wörter ich hüpfen lasse und welche nicht?"

Ben: „Der Opa sagt, so soll man nicht reden!"

TherapeutIn: „Ach, der Opa sagt das. Das ist aber gut, dass die Mama und du heute hierhergekommen seid. Zu uns kommen ganz viele Kinder, bei denen die Wörter manchmal so hüpfen. Das nennt man Stottern. Ich habe das absichtlich gemacht mit dem Hüpfen, aber die Kinder, die hierher kommen, die können sich das gar nicht aussuchen. Manche Kinder kommen zu uns und erzählen, dass sie sich ärgern, wenn die Wörter hüpfen und dann können wir ihnen zeigen, wie die Wörter wieder leichter rauskommen. Und weil viele Erwachsene gar nicht wissen, dass die Kinder, die stottern, das nicht absichtlich machen, ist es gut, dass ihr da seid – dann kann deine Mama das nämlich dem Opa erzählen."

Einen Überblick über Inhalte, Zielsetzungen und den Ablauf der Diagnostik gibt Tabelle 38.

Tab. 38: Inhalte und Instrumente der Stotterdiagnostik (Sandrieser/Schneider 2015, 96)

Erstdiagnostik	
Ziel	• Datenerhebung zur Ermittlung der Behandlungsbedürftigkeit
Inhalt	• Kurzanamnese mit Eltern und Kind • Erhebung von Sprechproben mit Audio- oder Videoaufzeichnung • Spielsituation mit dem/der TherapeutIn bzw. je nach Alter und Kontaktbereitschaft Spielsituation mit Eltern und Kind • Beobachtungen zum Entwicklungsstand und Kommunikationsverhalten • Beobachtung von Reaktionen des Kindes auf Thematisieren und Pseudostottern des Untersuchers (RSU) • Lesen bei Schulkindern, deren Lesefähigkeit dem Beginn der 3. Klasse entspricht
Auswertung	
Fragestellungen	• Liegt behandlungsbedürftiges Stottern vor? • Wie sind die Eltern zu beraten?
Anamnese	
Stottersymptomatik	• Interpretation der anamnestischen Daten • Ermittlung des Schweregrads von Stotterns durch SSI-4 Einschätzung der Qualität des Stotterverhaltens (QBS)
psychische Reaktionen auf Stottern	• RSU • Interpretation der anamnestischen Daten
Risikofaktoren	Interpretation anamnestischer Daten und der Verhaltensbeobachtungen hinsichtlich der Risikofaktoren wie Sprachentwicklungsstand, pragmatische Fähigkeiten, allgemeiner Entwicklungsstand

Befund	Stellungnahme zu Diagnose, Behandlungsbedürftigkeit und weiterem Vorgehen. Wenn eindeutig kein oder kein behand-lungsbedürftiges Stottern vorliegt, wird an dieser Stelle die Diagnostik beendet. Das weitere Vorgehen wird im Kapitel Beratung beschrieben
Diagnostik im Therapieverlauf	
Therapiebegleitende Diagnostik	Nach der Erstdiagnostik können hypothesengeleitet unterschiedliche Fragestellungen für eine weiterführende Diagnos auftreten. Diese stellen die Grundlage für eine einzelfall- und verlaufsorientierte Therapieplanung dar. Behandlungsbegleitend können in individueller Reihenfolge verschiedene Verfah ren ausgewählt werden: • Diagnostik des Sprachentwicklungsstandes • In-vivo-Diagnostik • Anamnese mit ErzieherInnen und Lehrkräften • Einschätzung des motorischen, kognitiven und emotionale Entwicklungsstands • Abgrenzung von Schulangst und auf das Stottern bezoger Angst. Bei Auffälligkeiten kann es nötig werden, die Zusar menarbeit mit Kinder- und Jugend-PsychotherapeutInnen oder anderen Fachpersonen zu suchen

3.4 Befund und Nomenklatur

Am Ende der Diagnostik steht eine exakte Diagnosestellung (Neumann et al. 2016, 95).

deskriptiver Befund

Der Befund sollte möglichst deskriptiv sein, damit auch fachfremde Berufsgruppen von den Erkenntnissen profitieren können. Der Befund muss neben der Angabe zur Stottersymptomatik (Häufigkeit und Dauer bzw. Anzahl der Iterationen) auch die beobachtete oder anamnestisch beschriebene Begleitsymptomatik enthalten und gegebenenfalls die psychische Belastung durch das Stottern angeben. Falls das SSI-4 durchgeführt wurde, ist es wichtig, neben den Rohpunkten auch die Perzentilbereiche anzugeben, da verordnende ÄrztInnen in der Regel den Test nicht im Original vorliegen haben. Es hat sich bewährt, nach den spezifischen diagnostischen Punkten einige allgemeine Informationen zum Stottern einzubringen (Häufigkeit, Remissionschance, fehlende prognostische Sicherheit) und daraus dann die Inhalte der Beratung abzuleiten und zu begründen, warum zum gegenwärtigen Zeitpunkt eine Therapie-Indikation gegeben ist oder warum von Seiten der Eltern keine Therapie erwünscht ist. In diesem Fall sollte vermerkt sein, bei welchen Veränderungen eine Wiedervorstellung sinnvoll ist.

wichtige Informationsquellen

Die Bundesvereinigung für Stottern und Selbsthilfe und die Interdisziplinäre Vereinigung für Stottertherapie (ivs) sind neben dem Deutschen Bundesverband für Logopädie (dbl) und dem Deutschen Bundesverband der akademischen SprachtherapeutInnen (dbs) wichtige Informationsquellen für Betroffene und deren Familien, die auf der Suche nach einem geeigneten TherapeutInnen sind oder noch offene Fragen haben. Seit Herbst 2016 ist auf der AWMF-Homepage nicht nur die Langversion der „Leitlinie Redeflussstörungen“ zu finden, sondern auch eine kurze, gut lesbare und informative Patientenversion. Außerdem gibt es vom Bundesverband der Jugend- und KinderärztInnen (bvjk)(2016) für ÄrztInnen und Interessierte einen Leitfaden, der die wichtigsten therapeutischen Konzepte im Überblick darstellt. Die Bundesvereinigung für Stottern und Selbsthilfe (bvss) und der Deutsche Bundesverband für Logopädie (dbl) (2012) stellen im Downloadbereich der BVSS (http://www.awmf.org/leitlinien/detail/ll/049-013.html, 22.08.2022) kostenlos die Broschüre „Tipps zur TherapeutInnensuche“ zur Verfügung, die auf verständliche Weise erklärt, woran man eine seriöse Stottertherapie erkennt.

Falls ÄrztInnen im Erstkontakt oder bei Veränderungen der Symptomatik im Verlauf keine Notwendigkeit für eine spezifische Diagnostik und Beratung sehen oder die Indikation für eine Therapie nicht nachvollziehen können, kann man sie auf die Leitlinie Stottern (Neumann et al. 2016) verweisen, die von ihrer Fachgesellschaft mit konsentiert wurde. Der Algorithmus (Tab. 39), dem sowohl die Berufsverbände der niedergelassenen Kinder- und Jugendärzteschaft, der SozialpädiaterInnen, der NeurologInnen, der HNO-ÄrztInnen, der PhoniaterInnen und der Kinder- und JugendpsychiaterInnen zugestimmt haben, sieht vor, dass ein Anfangsverdacht der Eltern ausreicht, um eine ausführliche Beratung anzubieten. Da die wenigsten fachärztlichen Praxen die geforderte Spontansprachanalyse zur Diagnostik anbieten können, wird die Verordnung einer logopädischen Heilmittelverordnung als logische Konsequenz betrachtet.

Tab. 39: Algorithmus zur Beratung und Diagnostik kindlichen Stotterns (Neumann et al. 2016, 65)

Verdacht von Bezugsperson oder durch den Arzt und/oder Auffälliges Ergebnis bei in einem universellen Screening auf Stottern ↓			
Verordnender Arzt oder Ärztin	Klinisch-orientierende Untersuchung Risiko-/Verdachtsscreening → ↓ Positiv oder uneindeutig ↓		negativ
Im Regelfall: **Phoniater-PädaudiologIn Kinder- und JugendpsychiaterIn, LogopädIn, SprachtherapeutIn** ***Nur bei entsprechender Spezialisierung auf Stottern:*** • PädiaterIn • psychologische PsychotherapeutInnen • Kinder- und Jugendlichen-PsychotherapeutInnen • SonderpädagogInnen mit Förderschwerpunkt Sprache	Stotterdiagnostik → ↓ ↓		negativ
	positiv ↓	uneindeutig ↓	
		Beratung Verlaufsbeobachtung	
Im Regelfall: • LogopädIn, SprachtherapeutIn ***Nur bei entsprechender Spezialisierung auf Stottern:*** • psychologische PsychotherapeutInnen • Kinder- und Jugendlichen-PsychotherapeutInnen • SonderpädagogInnen mit Förderschwerpunkt Sprache	Beratung Behandlung ↓	↓	↓
Rückmeldung an verordnenden Arzt oder Ärztin	Nach erfolgtem Therapieabschnitt	Nach erfolgter Diagnostik	Nach erfolgter Diagnostik

Nomenklatur Die Begriffe „Entwicklungsstottern" und „physiologisches Stottern" sind nach aktuellem Forschungsstand obsolet, da sie suggerieren, dass Stottern zur kindlichen Entwicklung gehört oder Teil der physiologischen Entwicklung sei. Ebenso haben im logopädischen Befund die Begriffe „klonisches" und „tonisches" Stottern keine Berechtigung, da sie uneinheitlich verwendet werden, wenig aussagekräftig sind, kaum Rückschlüsse auf Veränderungen zulassen und aus einer Zeit stammen, in der man meinte, Stottern sei durch einen Gehirnkrampf bedingt.

Eine deskriptive Befundung soll im Sinne der Multiplikatorenfunktion von TherapeutInnen dazu führen, dass die verwendeten Begrifflichkeiten auch Laien Informationen zum Stottern geben und damit die Vorurteile gegenüber Stotternden abgebaut werden.

Baumgartner S. (2012): Sprechwerkzeuge stottern nicht. Zur Komplexität von Stottertherapie. Forum Logopädie, 26(2), 6-11

Bosshardt, H., Packman A., Blomgren, M., Kretschmann, J. (2016): Measuring stuttering in preschool-aged children across different languages: an international study. Folia Phoniatrica et Logopaedica 67(5), 221-30

Braun, W., Kohler, J.: (2014): Redeflusskompass 3.0: Entscheidungshilfe für Eltern und Bezugspersonen bezüglich Abklärungs- und Beratungsbedarf bei Sprechunflüssigkeiten für Kinder im Alter von 2 bis 6 Jahren. Zürich: Hochschule für Heilpädagogik (http://www.hfh.ch/index.php?id=606, 17.01.2017)

Interdisziplinäre Vereinigung der Stottertherapeuten (2014): Empfehlungen für die Diagnostik bei Stottern (https://www.ivs-online.de/inhalt/service/stottertest/, 20.6.2017)

Lattermann C. (2011): Frühkindliches Stottern: Abwarten oder sofort behandeln? Forum Logopädie, 25(2), 2-7

Manning, W. (2010): Clinical decision making in fluency disorders. Dritte Aufl., Delmar, New York

(http://www.generalsemantics.org/wp-content/uploads/2011/05/articles/etc/2-2-johnson.pdf, 3.11.2016)

Rapp, M. (2009): Stottern im Spiegel der ICF – Neue Maßstäbe für Assessment und Therapie. Edition HarVe, Bremen

Ratner, N. (2010): Translating recent research into meaningful clinical practice. Seminars in Speech and Language, 31(4): 236-49

Riley G.(2009): SSI-4: Stuttering Severity Instrument, Vierte Aufl., Pro Ed, Austin/Texas

Zusammenfassung

Eine Stotterdiagnostik besteht immer aus zwei Teilen. Im ersten Schritt muss geklärt werden, ob Stottern vorliegt, und im zweiten Teil muss durch eine ICF-orientierte Diagnostik geklärt werden, ob die Indikation für eine Therapie vorhanden ist. Anschließend findet eine erste Elternberatung statt. Der Diagnostik geht eine ausführliche Anamnese voraus, in der Informationen über den bisherigen Verlauf, die Symptomatik, die beeinflussenden Faktoren, die prognostischen Faktoren und der Informationsstand sowie die Wünsche der Familie erfragt werden. Neben der Spontansprachprobe sollten auch Verfahren zur Erfassung der Begleitsymptome und der vermuteten psychischen Reaktionen ihre Anwendung finden. Außerdem können Fragebögen zur Lebensqualität durch Eltern und Kind (ab vier Jahren) ergänzend eingesetzt werden. Mit dem SSI-4 von Riley steht ein normiertes und standardisiertes Verfahren zur Verfügung, dass die Schweregradeinschätzung ermöglicht und sich für Verlaufskontrollen eignet.

4 Beratung und Therapie

4.1 Beratung

Die Beratung nach einer Stotterdiagnostik verfolgt unterschiedliche Ziele:

Informed Consent

Betroffene oder ihre Eltern sollen durch die Beratung über das Ergebnis der Diagnostik informiert werden. Sie müssen erste Informationen zu möglichen Verläufen erhalten, und oft möchten sie auch dabei in ihrer Entscheidung unterstützt werden, ob sie eine Therapie wünschen, welches Therapiekonzept sie favorisieren und in welchem Setting eine mögliche Therapie durchgeführt werden kann (ambulant vs. stationär vs. ambulante Intensiv- oder Intervalltherapie). Diese Therapieentscheidung, der sogenannte *Informed Consent,* setzt voraus, dass die untersuchende Person nicht nur über die von ihr angebotenen Therapiekonzepte informiert. In § 630 des Bürgerlichen Gesetzbuchs (BGB 2016) ist geregelt, dass medizinische Eingriffe nur nach Information und Aufklärung mit Einwilligung der PatientInnen unter Berücksichtigung ihres Persönlichkeits- und Selbstbestimmungsrechtes durchgeführt werden dürfen. Die Aufklärungspflicht umfasst neben den Informationen zur Dringlichkeit des Eingriffs auch die Abschätzung der Erfolgsaussichten und Erläuterungen zu alternativen oder gleich wirksamen Methoden.

Teilfragen der Beratung

Das bedeutet, dass die untersuchende Person die individuellen Diagnostik-Ergebnisse mit dem Wissen, das aktuell über die Entstehung des Stotterns, seine möglichen Verläufe und Remissionschancen bekannt ist, in Verbindung bringt und über die Aussagekraft der zur Verfügung stehenden Therapiestudien in Bezug auf das untersuchte Kind informiert. Folgende Überlegungen könnten dabei eine Rolle spielen:

- Je jünger das Kind ist, je kürzer der Zeitraum seit Stotterbeginn ist und je weniger das Kind und seine Umwelt durch das Stottern belastet sind, desto eher kann eine abwartende Haltung ohne Therapieempfehlung eingenommen werden.
- Wenn ein Kind bereits sozial auffällige Begleitsymptome entwickelt hat und/oder psychische Reaktionen auf sein Stottern zeigt, ist eine therapeutische Unterstützung im Sinne einer sekundären Prävention (WHO 1980, Sandrieser/Schneider 2015) sinnvoll.
- Die Abschätzung der Therapiebedürftigkeit kann mithilfe der bekannten Risikofaktoren für ein überdauerndes Stottern erfolgen (Lattermann 2011); eine sichere Prognose hinsichtlich einer möglichen Spontanremission ist für ein einzelnes Kind jedoch nicht möglich (Kap. 2.3).
- Bei der Entscheidung für eine Therapie müssen die Betroffenen über die bekannten Therapieverfahren für diese Altersgruppe informiert werden. Wenn durch Studien deren Wirksamkeit bekannt ist, ist diese Information neben den Wünschen der PatientInnen hinsichtlich der Therapieziele, der vorhan-

denen Ressourcen, den kulturellen Besonderheiten und des Therapiesettings zu berücksichtigen.

- Die Betroffenen müssen über die realistischen Therapieziele der entsprechenden Altersgruppe informiert werden. Bspw. ist es bei Jugendlichen nach der Pubertät nicht angemessen, eine „Heilung“ vom Stottern als Therapieziel zu formulieren.
- Da keine Therapie für sich in Anspruch nehmen kann, jede stotternde Person zu heilen, sind Heilungsversprechen unseriös.
- Entsprechend der ICF-Kriterien darf in der Beratung und Therapieplanung nicht nur die Schwere des Stotterns (Störung der Körperfunktion) berücksichtigt werden, vielmehr müssen auch die persönlichen und umgebungsbedingten Einflussfaktoren in den Blick genommen werden. Das bedeutet, dass für die Therapieindikation und die Beratung bei Therapiewunsch berücksichtigt werden muss, über welche Ressourcen der Betroffene verfügt und welche ihn betreffenden Faktoren bei der Entscheidung eine Rolle spielen. Das können organisatorische Dinge sein, wie z. B. die momentane schulische oder berufliche Belastungssituation, Vorerfahrungen mit Therapien oder die Abschätzung des Leidensdrucks. Die ICF verlangt darüber hinaus die anamnestische Erhebung und Berücksichtigung der Umgebungsfaktoren, wobei zwischen naher Umgebung (Familie, Freunde) und weitere Umgebung (Lehrkräfte, ArbeitskollegInnen, Versorgungsstruktur der Region etc.) unterschieden wird. Für Kinder ist es bspw. eine wichtige Frage, ob es in ihrer Umgebung im Hinblick auf ihr Stottern unterstützende Personen gibt oder ob im therapeutischen Prozess Personen berücksichtigt werden müssen, die noch Informationsbedarf haben.

Nach der Diagnostik eines Vorschulkindes könnten bspw. folgende **Überlegungen** angestellt werden: Da das Kind zusätzlich noch eine phonologische Störung hat, die behandlungsbedürftig ist, muss bei der Planung der möglichen Stottertherapie berücksichtigt werden, dass zeitnah noch eine weitere Therapie notwendig ist (persönlicher Faktor). Die Dringlichkeit der Therapie wird noch dadurch erhöht, dass das Kind durch Zeichen von Frustration und Rückzug zeigt, dass es unter den Stottersymptomen leidet (persönlicher Faktor). Aus der Umgebung können zur Abwägung der Behandlungsbedürftigkeit z. B. der aktuelle Informationsstand der Familie herangezogen werden. Wenn die Eltern bisher keine oder vielleicht sogar falsche Informationen hatten (nicht über das Stottern zu sprechen, das Kind aufzufordern, korrekt zu sprechen), ist zumindest eine Beratung indiziert. Gesetzt den Fall, dass die erziehende Person mit Sanktionen auf das Stottern reagiert und das Kind von anderen Kindergartenkindern gehänselt wird (Umgebungsfaktoren), dann beeinflussen diese Informationen die Beratung zur Therapieindikation.

4.2 Therapie

4.2.1 Therapieziele

Die Formulierung des Therapieziels hängt u. a. vom Alter des Kindes ab.

realistische Ziele

Je jünger das Kind ist, desto wahrscheinlicher ist eine vollständige Remission. Nach der Pubertät werden echte Remissionen nur noch in Einzelfällen berichtet und können daher nicht als Ziel formuliert werden. Es geht dann darum, geeignete Strategien zu finden, um Stotterereignisse mit möglichst wenig Kraftanstrengung und geringer sozialer Auffälligkeit zu bearbeiten, durch Sprechtechniken zu unterdrücken oder einen möglichst wenig belastenden Umgang mit dem Stottern zu erreichen.

In einigen Fällen ist der Wunsch nach einer Diagnostik gar nicht mit der Frage nach einer Therapie verknüpft, sondern mit dem Bedürfnis nach Aufklärung und Informationen zu sinnvollem Verhalten in bestimmten Situationen oder bspw. mit der Frage hinsichtlich sinnvoller elterlicher Strategien, das Stottern ihres Kindes bei der Anmeldung im Kindergarten oder der Grundschule zu thematisieren.

TherapeutInnen müssen sich auch dessen bewusst sein, dass in spezialisierten Praxen nur „die Spitze des Eisbergs" sichtbar wird und die Personen, die logopädische Unterstützung suchen, eine Untergruppe der stotternden Menschen darstellen. Diejenigen, die keine Begleitsymptome entwickeln, keine psychischen Reaktionen auf das Stottern zeigen und sich durch ihr Stottern im Alltag oder ihrer Gesamtentwicklung nicht beeinträchtigt fühlen, werden natürlich viel seltener einer logopädischen Diagnostik zugeführt. Wenn ein/e TherapeutIn die ihm/ihr vorgestellten PatientInnen Revue passieren lässt, muss er/sie sich darüber im Klaren sein, dass er/sie die eventuell dort beobachteten Besonderheiten (z. B. häufiger Leidensdruck oder häufige begleitende Symptome) nicht zwingend auf die gesamte Gruppe der Stotternden übertragen kann.

Heilung als Ziel

Verständlicherweise haben aber die meisten betroffenen Kinder und ihre Eltern schon im ersten Kontakt mit ihrem Kinderarzt/ihrer Kinderärztin oder einer TherapeutIn den Wunsch, das Stottern möge ganz verschwinden.

Die Spontanremissionsraten bei Stottern sind zwar höher als bei jedem anderen logopädischen Störungsbild, aber eine Heilung kann auch durch eine Therapie nicht für alle Kinder versprochen werden. Immer noch finden sich unzählige Internet-Einträge zum Thema Stottern und Heilung.

unseriöse Versprechen

Glücklicherweise versprechen nicht alle Meldungen Heilung, aber bei Sichtung der ersten 100 Einträge drängt sich der lesenden Person schnell der Eindruck auf, dass Menschen entweder stottern, weil sie noch nicht *die* richtige Therapiemethode gefunden haben oder weil sie sich in den bisher angebotenen Therapien nicht genug Mühe gegeben haben.

In vielen Fällen beruht das Heilungsversprechen aber auf dem Missverständnis, dass völlige Symptomfreiheit mit der Heilung vom Stottern gleichgesetzt wird. Wenn bspw. eine Atem- oder Sprechtechnik stotterfreies Sprechen ermöglicht, ist trotzdem noch keine Heilung erreicht, wenn die Symptome wieder auftreten, sobald diese Technik weggelassen wird. Als Therapieziel kann Symptomfreiheit selbstverständlich angestrebt werden – vor allem bei Jugendlichen und Erwachsenen, bei denen eine vollständige Remission sehr unwahrscheinlich ist. Dieses Ziel sollte aber nicht Heilung genannt werden. In der Beratung kann hier der Vergleich zu einer gut eingestellten Diabetes genutzt werden, der bei entsprechender Medikation zwar die Symptome verhindert, aber als chronische Erkrankung immer noch besteht.

Komponenten flüssigen Sprechens

Schon in den 1980er Jahren postulierte Starkweather (1987), dass die Abwesenheit von Stotterereignissen zwar eine notwendige, aber keine hinreichende Voraussetzung sei, um flüssiges Sprechen oder eine Heilung zu postulieren (Sandrieser/Schneider 2015; Abb. 51; Kap. 1).

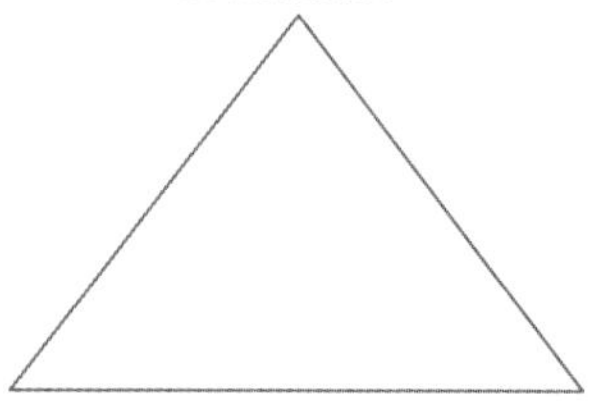

Abb. 51: Starkweather's Dreieck flüssigen Sprechens (Sandrieser/Schneider 2015, 32)

Er erweiterte die Definition der Sprechflüssigkeit um zwei weitere Komponenten. Ein normales Maß an Anstrengung und eine normale Geschwindigkeit (inklusive Rhythmus) seien weitere notwendige Bedingungen, die für flüssiges Sprechen gegeben sein müssten. Eine flüssig sprechende Person könne ohne zusätzliche mentale oder muskuläre Anstrengung in einer für ihn angemessenen Geschwindigkeit sprechen, ohne dass Stotterereignisse auftreten.

Sprechtechniken

Dies ist sofort einleuchtend, wenn man sich bspw. die Sprechweise des gedehnten Sprechens mit einer deutlichen Reduktion der Geschwindigkeit und gedehnt artikulierten Vokalen vor Augen führt.

Die meisten Stotternden sprechen mit dieser Hilfe zwar flüssig in dem Sinn, dass keine Stotterereignisse mehr auftreten, aber es ist kein Sprechen erreicht, das von Zuhörenden als flüssig bewertet würde. Viele Therapiemethoden bedienen sich der Manipulation der Geschwindigkeit (z. B. Metronom-Sprechen) oder einer Sprech- oder Atemtechnik, welche eine zusätzliche mentale und/oder muskuläre Anstrengung erfordern, um flüssiges Sprechen zu erzielen. Die Stotterereignisse werden damit zwar erfolgreich unterdrückt, aber sobald die Technik weggelassen wird, wird das Stottern wieder hörbar. In Abhängigkeit vom gewählten Verfahren wird das Sprechen von den Zuhörenden zudem mehr oder weniger unnatürlich empfunden, da die Sprechtechnik entweder auf die Sprechgeschwindigkeit, die Atmung, die Artikulation oder die Phonation Einfluss nimmt. Bei Durchsicht der angebotenen Therapieverfahren wird darüber hinaus deutlich, dass einige TherapeutInnen davon ausgehen, dass die von ihnen angebotene und vermittelte Technik erst einmal gründlich gelernt und geübt werden muss, um die noch unnatürlich wirkende flüssige Sprechweise überwinden zu können.

Dies mag für die Behandlung phonologischer Störungen zutreffen, bei denen ein pathologischer Prozess durch eine therapeutische Intervention erfolgreich überwunden und die korrekte Form dann sukzessive in die Spontansprache übernommen wird. Die Forschungslage für Stottern lässt jedoch die Aussage zu, dass der Prozess des flüssigen Sprechens genetisch mitbedingt störanfälliger ist und beeinflussende Faktoren das System situativ zwar stabilisieren oder destabilisieren können, eine Heilung durch den Einsatz vieler stabilisierender Maßnahmen aber nicht zwingend erreicht werden kann. Situative Effekte werden hier mit Therapieerfolgen verwechselt. Das wäre mit einem Ratschlag für asthmatische Kinder vergleichbar, sich möglichst viel an der Seeluft aufzuhalten, um ihr Asthma zu überwinden, da sie an der See oft weniger pulmonale Probleme haben.

Nicht nur für BerufsanfängerInnen ist Starkweathers Modell hilfreich, wenn Betroffene und Angehörige nachfragen, warum eine – in den Medien oft als besonders wirkungsvoll dargestellte Therapie – von ihnen nicht angewendet wird. Mit dem Modell des flüssigen Sprechens kann verdeutlicht werden, dass flüssiges Sprechen mithilfe einer Technik erreicht werden kann, in Abhängigkeit der gewählten Technik aber die Sprechnatürlichkeit eingeschränkt wird oder die Anstrengung des / der SprecherIn steigt.

Welche Silbe / welcher Laut wird gestottert?

Die Frage, warum eine Person stottert und eine andere Person nicht, kann durch genetische Forschungsergebnisse weitgehend erklärt werden. Es bleibt die Frage, warum in bestimmten Situationen, an bestimmten Wörtern, an bestimmten Silben gestottert wird und an anderen nicht. Das Phänomen Stottern betrifft die Silbenebene (Zückner 2004). Einen phonetischen Effekt in dem Sinn, dass bestimmte Laute eher gestottert werden als andere, gibt es nicht (Bernstein Ratner 1987). Wenn sogenannte Lautängste beobachtet werden und Betroffene angeben, an bestimmten Lauten besonders häufig zu stottern, müssen die phonologische Bewusstheit und meist auch der Schriftspracherwerb so weit entwickelt sein, dass die Gefahr, die von diesem – meist initialen – Laut ausgeht, antizipiert wird und die Erwartung dann dazu führt, dass mit großer Wahrscheinlichkeit ein Stotterereignis auftritt. Kliniker kennen das Phänomen von PatientInnen, die angeben, beim initialen Plosiv /t/ immer zu stottern. Da sie den Laut /z/ wie in „Zebra" nicht als phonetisches /t/ und /s/ identifizieren, treten die Probleme nicht bei Wörtern auf, die initial mit /z/ geschrieben werden, obwohl auch ein /t/ gesprochen wird.

normale Unflüssigkeiten im Therapieprozess

Wenn ältere Kinder und Jugendliche im Stotterereignis einen Kontrollverlust über ihr Sprechen erleben oder wenn sie sehr normorientiert sind und hohe Ansprüche an sich selbst stellen, kann das dazu führen, dass sie am liebsten ganz ohne Unflüssigkeiten sprechen möchten.

Im Verlauf der Therapie ist es dann sinnvoll, gemeinsam eine Sprechprobe anzuhören und anzusprechen, dass z. B. gar keine Pausen hörbar sind. Wenn das Kind seinen Wunsch formulieren kann, „immer flüssig" zu sprechen, sollte der Unterschied zwischen stottertypischen und funktionalen Unflüssigkeiten erarbeitet werden und dabei der Nutzen der normalen Unflüssigkeiten hervorgehoben werden. In einigen Fällen ist es dann zusätzlich notwendig, noch eine Desensibilisierungsphase zu durchlaufen, wenn der Verdacht besteht, dass hinter diesem Wunsch eine erhöhte Empfindlichkeit gegenüber dem Zeitverlust beim Stottern steht, die auf das Sprechen insgesamt generalisiert wird.

Drei-Faktoren-Modell

Die Forschung war viele Jahre von der Frage geprägt, warum ein Kind stottert. Heute wird eher die Frage gestellt, warum das Kind an der einen Silbe stottert, aber an der anderen nicht. Packmann/Attanasio (2010) haben ein Drei-Faktoren-Modell (P&A-Modell) entwickelt, das erklären soll, an welchen Silben Stottern auftritt (Packman 2012). Es handelt sich um eine Theorie, die als Weiterentwicklung des Modells von Kapazitäten und Anforderungen (Starkweather/Gottwald 1990) gilt und neben dem neurologischen Defizit, das die Grundvoraussetzung für das Auftreten der Stotterereignisse darstellt, noch Triggerfaktoren und modulierende Faktoren beschreibt. Als Triggerfaktoren werden die Betonung der einzelnen Silbe und die linguistische Komplexität der gesprochenen Sprache genannt, da sie erhöhte kognitive und motorische Anforderungen mit sich bringen und dadurch Stotterereignisse provozieren können. Mit den modulierenden Faktoren sind Einflussgrößen gemeint, die den Schwellenwert bestimmen, ab dem Stotterereignisse auftreten. Als wichtigster Faktor wird das physiologische Erregungsniveau („arousal“) genannt, das situativ stark schwanken und neben dem Temperament auch durch Erfahrungen (z. B. Hänseln), Einstellungen (z. B. negative Bewertung des Stotterns) und die aktuelle Stottersymptomatik selbst beeinflusst werden kann. Das Modell vermag die situations- und phasenabhängige Schwankung der Symptomatik zu erklären. Die empirische Überprüfung des Modells steht noch aus. Bei Sandrieser/Schneider (2015) wird das Modell als Drei-Faktoren-Modell vorgestellt und sein Nutzen für die therapeutische Arbeit diskutiert (Abb. 52).

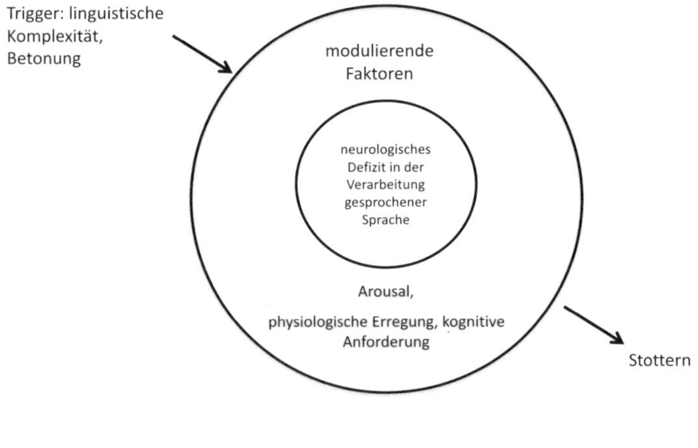

Abb. 52: Drei-Faktoren-Modell zur Entstehung von Stotterereignissen (Packman/Attanasio 2010 zit. Sandrieser/Schneider 2015, 40)

Hier werden die aus der klinischen Praxis vermuteten Modulatoren in klinisch/konstitutionelle und emotional/kognitive Modulatoren differenziert und gezeigt, wie das Modell genutzt werden kann, um die Wirkungsweise therapeutischer Interventionen abzuleiten. Jedes Konzept zur Behandlung des Stotterns kann danach eingeordnet werden, an welchen der zwei veränderbaren Bereiche

(Trigger oder Modulatoren) es ansetzt. Indirekte Therapieformen mit Kindern arbeiten bspw. konsequent an den Modulatoren, indem mit dem stotternden Kind negative Erfahrungen mit dem Stottern bearbeitet und dadurch das Arousal herabgesetzt werden soll.

Ein Beispiel für die Wirkungsweise der Triggerfaktoren ist der therapeutische Kunstgriff, die Einführung einer Technik dadurch zu erleichtern, dass in den anfänglichen Übungssituationen das linguistische Niveau gesenkt wird und damit weniger Stotterereignisse auftreten.

4.2.2 Anforderungen an eine Therapie

Das primäre Ziel einer Therapie ist überdauernde Sprechflüssigkeit; bei Kindern vor der Pubertät ist eine Heilung anzustreben. Da Heilung nicht versprochen werden kann und die Störung oft nicht nur Auswirkungen auf die Sprechflüssigkeit hat, sondern im Verlauf auch

- sozial auffällige Begleitsymptome auftreten können,
- psychische Reaktionen auf das Stottern Beeinträchtigungen in der Partizipation im Alltagsleben (WHO 2005) nach sich ziehen und
- fehlende Information der Umgebung zu Stigmatisierung oder ungünstigen Mitleids- oder Hilflosigkeitsreaktionen führen können,

muss eine Stottertherapie neben der sprachlichen Symptomatik auch diese Bereiche berücksichtigen.

Notwendigkeit weiterer Therapien

Die Leitlinie Stottern (Neumman et al. 2016) bezieht klar die Position, dass bei angenommenen weiteren Problemen entsprechende weiterführende Diagnostiken und Verlaufskontrollen einzuleiten sind und die Koordination der notwendigen Therapien sinnvoll ist. Bei gleichzeitigen Sprachentwicklungsstörungen kann es notwendig sein, zwei parallele logopädische Therapien durchzuführen. Bei gleichzeitig auftretenden psychischen Beeinträchtigungen (z. B. sozialen Ängsten) gilt ebenso, dass die ausschließliche Fokussierung der psychischen Probleme, ohne an der Sprechflüssigkeit zu arbeiten, ebenso unzureichend bewertet wird wie eine Funktionstherapie, die lediglich die Sprechflüssigkeit adressiert.

4.2.3 Therapieerfolge und -dauer

Um Veränderungen in der Folge einer Therapie nachvollziehen zu können, müssen die Ziele operationalisiert formuliert werden und durch Verlaufsdiagnostiken überprüfbar sein.

Therapievertrag

Das oder die Therapieziele müssen mit allen Beteiligten abgestimmt sein (Sandrieser/Schneider 2015). Darüber hinaus muss geklärt werden, welche Aufgaben von wem bewältigt werden müssen. Es kann sich hier um strukturelle Aspekte handeln wie die Vereinbarung, dass die Familie wöchentliche Termine wahrnimmt oder ein Elternteil täglich mit dem Kind eine bestimmte Zeit übt. Es kann aber auch inhaltliche Punkte betreffen, z. B. die Vereinbarung, dass eine bisherige Tabuisierung des Stotterns im Rahmen der Desensibilisierung Teil der Therapie sein wird. Die von Sandrieser / Schneider (2015) vorgestellte Vertragsarbeit findet sich auch in anderen Therapiekonzepten (Lattermann 2010; Thum / Mayer 2014) wieder und trägt dazu bei, das therapeutische Vorgehen transparent zu machen, die Compliance der Betroffenen zu erhöhen und das Risiko eines Therapieabbruchs zu verringern. Selbstverständlich kann es im Rahmen des therapeutischen Prozesses zu Revisionen der vormals formulierten Ziele kommen und auch zur Entscheidung für einen Wechsel des Therapiekonzeptes.

Therapiedauer

Es gibt keine festgelegte Dauer für eine Stottertherapie. Als Faustregel gilt, dass eine Veränderung im Bereich *eines* Therapieziels innerhalb von 15 bis 20 Sitzungen sichtbar werden soll (Neumann et al. 2016) und dass ein Wechsel des Therapiekonzeptes angedacht werden muss, wenn es bei wöchentlicher ambulanter extensiver Therapie innerhalb von einem halben Jahr bzw. 20 bis 30 therapeutischen Sitzungen zu keinen bemerkbaren Veränderungen gekommen ist (Bundesvereinigung für Stottern und Selbsthilfe / Deutscher Bundesverband für Logopädie 2012). Damit soll verhindert werden, dass wirkungslose Therapien fortgeführt und unnötige zeitliche und finanzielle Ressourcen verschwendet werden. Einige Therapiekonzepte geben Vorgaben zum Abbruch der Therapie, wenn das Kind als nicht-responsiv gilt (Lattermann 2010). Komorbiditäten können die Therapiedauer verlängern (Neumann et al. 2016).

Therapieerfolg

In der Therapieforschung werden unterschiedliche Maße verwendet, um die Wirkung von Stottertherapien zu belegen. In vielen Studien wird die Effektivität unter kontrollierten klinischen Bedingungen nachgewiesen (efficacy). Dies nennt man auch externe Evidenz. Wünschenswert sind zudem Studien, die eine Aussage darüber machen, welche Auswirkungen die Therapie auf den Alltag des Betroffenen haben bzw. inwieweit die Veränderungen auch im Alltag bemerkbar sind (effectivness). Dieser Bereich ist in der zuvor genannten ICF-Nomenklatur zwingender Bestandteil einer therapeutischen Intervention, die nicht nur auf eine Reduktion der Symptome, sondern auch auf eine Erhöhung der Partizipation an Alltagsaktivitäten abzielen muss.

Vereinfacht ausgedrückt sollte sich ein / eine PatientIn nach erfolgreicher Therapie – auch wenn keine Remission eintreten sollte oder diese nicht mehr zu erwarten ist – als kompetente sprechende Person fühlen, der / die jederzeit in der Lage ist, sich mit angemessenem zeitlichen und mentalen Aufwand mitzuteilen und der / die sich durch das Stottern nicht in seinen / ihren Alltagsaktivitäten einschränken lässt. Gerade bei fluktuierenden Symptomen dürfen Veränderungen nicht auf den Therapieraum oder auf die Anwesenheit der TherapeutIn beschränkt sein. Die Effizienz (efficiency) gibt an, welche Erfolge mit welchem Aufwand erreicht werden können. In diesem Zweig der Forschung können unterschiedliche Verfahren gegeneinander geprüft werden um zu klären, welches Konzept dadurch überlegen ist, dass es gleich gute Ergebnisse mit geringerem zeitlichem oder finanziellem Aufwand erzielt (Neumann et al. 2016).

Die Stottertherapieforschung besteht hauptsächlich aus Studien, die mögliche Veränderungen unter klinischen Bedingungen nachweisen. Da das Störungsbild situativ variiert, müssen auch Sprechproben aus alltagsrelevanten Situationen Berücksichtigung finden, da andernfalls die Gefahr besteht, dass Therapieeffekte überschätzt werden. Außerdem muss nachgewiesen werden, dass die Veränderungen stabil sind, da kurzfristige Veränderungen beim Stottern sowohl durch direkte Methoden (z. B. Veränderung der Sprechweise) als auch durch unspezifische Therapieeffekte (z. B. Suggestion) schnell und zuverlässig zu erreichen sind.

Anforderungen an eine Therapie

Bloodstein / Bernstein Ratner (2008) formulierten daher zwölf Kriterien, die bei Veröffentlichung einer Therapiemethode offen gelegt werden müssen, um deren Wirksamkeit einschätzen zu können:

1. Die Methode muss an einer ausreichend großen und repräsentativen Gruppe erfolgreich überprüft worden sein.
2. Die Überprüfungen müssen durch objektivierbare Messungen sowohl sprechbezogene als auch non-verbale Variablen erfassen (z. B. Stotterrate, Sprechgeschwindigkeit, Schweregradeinschätzung).
3. Die Sprechproben müssen repräsentativ sein und dürfen nicht nur zu einem Zeitpunkt erhoben werden.
4. Verbesserungen müssen in Alltagssituationen nachweisbar sein.
5. Langzeituntersuchungen müssen die Stabilität der Veränderungen belegen.
6. Über Kontrollgruppen muss gezeigt werden können, dass die Veränderungen größer sind als sie durch den natürlichen Verlauf oder Remissionen zu erwarten wären.
7. Das Sprechen nach der Therapie soll möglichst natürlich und spontan klingen.
8. Die sprechende Person sollte nach der Therapie möglichst frei sprechen können, ohne den Sprechablauf fortwährend kontrollieren zu müssen.
9. Die Therapie darf nicht nur auf die Reduktion der Stotterereignisse abzielen, sondern muss auch eine Verbesserung im Hinblick auf Einstellungen, Ängste und Gefühle dem Stottern gegenüber aufweisen.
10. Es muss angegeben sein, wie viele TeilnehmerInnen die Therapie nicht zu Ende geführt haben (Drop-outs) oder für die Langzeitbeobachtung nicht zur Verfügung standen.
11. Die Methode muss bei allen qualifizierten TherapeutInnen wirksam sein, nicht nur bei denen mit außergewöhnlichem Status, Prestige oder Suggestivkraft.
12. Die Methode muss ihre Wirksamkeit auch behalten, wenn die anfängliche Begeisterung in der Fachwelt oder unter Laien abgeebbt ist.

Als 13. Punkt, der vor allem für die Therapie mit Kindern von Relevanz ist, fordert das Autorenteam der Leitlinie Stottern (Neumann et al. 2016), dass der Effekt nicht auf eine Vereinfachung der linguistischen Komplexität oder der durchschnittlichen Äußerungslänge (MLU) zurückgehen darf.

4.3 Therapiekonzepte

In diesem Kapitel wird ein Überblick über die verschiedenen Therapierichtungen gegeben, die exemplarisch jeweils anhand eines Konzeptes vorgestellt werden.

Wenn deren Wirksamkeit bekannt ist, sind die Evidenzlevel ebenso angegeben wie die Voraussetzungen und möglichen Hindernisse bei der Anwendung.

4.3.1 Operante Verfahren

Operante Verfahren nennt man den Einsatz von Techniken der Lern- und Verhaltenstherapie, in denen über positive und negative Verstärkung erwünschtes Verhalten belohnt und unerwünschtes Verhalten entweder ignoriert oder bestraft wird.

Verhaltenstherapie

Verhaltenstherapie basiert auf der Annahme, dass ein Organismus die bisherige Reaktion auf einen Stimulus (Reiz) durch eine andere Reaktion ersetzen kann und damit veränderungsfähig ist. Verhaltenstherapeutische Ansätze sind in der Erziehung und Therapie von Kindern weit verbreitet (Petermann 1993, Linden/Hautzinger 2015).

In der Stottertherapie haben verhaltenstherapeutische Prinzipien schon seit den 1940er Jahren einen festen Platz. Im Konzept der sogenannten *Iowa-School* wurde bereits in den 1940er Jahren angenommen, dass Stottern durch die Furcht vor dem Stottern verstärkt werde. In der logischen Konsequenz führten Bryngleson, Johnson und Van Riper das Konzept des freiwilligen Stotterns (auch „Pseudostottern") ein (Van Riper 1971, 1973). Das Ziel dieses Therapieelements war (und ist) es, durch die Übung des absichtlichen Stotterns in der Therapie und im Alltag die Furcht vor dem Stotterereignis abzubauen und dadurch den Teufelskreis aus ungünstigen Begleitsymptomen, Vermeidungsverhalten und negativen Gefühlen zu durchbrechen.

Brutten/Shoemaker (1967) gehörten zu den Vertretern des klassischen Konditionierens, die über den Angstabbau eine Reduktion der Stottersymptome erreichen wollten. In Israel hatten Flanangan et al. (1958) schon zuvor begonnen, Stottern durch den Einsatz von aversiven Stimuli (Strafen) zu behandeln und z. B. durch Elektroschocks zu bestrafen und flüssig gesprochene Anteile zu belohnen. Van Riper (1992) berichtet anekdotisch, dass es in seinem Institut den Versuch gegeben habe, flüssiges Sprechen in einem Experiment bei erwachsenen Stotternden dadurch zu belohnen, dass sie die Hilfskraft küssen durften, eine Versuchsanordnung, die heute wohl von keiner Ethikkommission mehr gebilligt werden würde.

operante Verfahren

In der Kindertherapie wurden streng operante Verfahren bis in die Mitte der 1990er Jahre häufig publiziert, dann wurden zunehmend auch Elemente aus anderen therapeutischen Bereichen eingesetzt. In den USA, einem Land, das für seinen Pragmatismus bekannt ist, werden nach wie vor rein operante Therapien angeboten, z. B. am Zentrum der Misaconcordia University in Pennsylvania, die auf dem Weltkongress der ifa (International Fluency Association) 2015 in Lissabon operante Therapien mit vier- und fünfjährigen Kindern in drei Variationen vorstellte:

- Im Therapieraum und während täglicher zehnminütiger Übungseinheiten erhalten die Kinder eine Belohnung (Token), die sie am Ende der Übungseinheit in Aufkleber eintauschen können. Den Token erhalten sie nur, wenn sie eine Frage flüssig beantwortet haben. Stottern wird ignoriert.
- Im Therapieraum und während täglicher zehnminütiger Übungseinheiten erhalten die Kinder eine Belohnung (Token), wenn sie eine Frage flüssig beantwortet haben, die sie am Ende der Übungseinheit in Aufkleber eintauschen können. Sie bekommen einen Token wieder abgenommen, wenn sie stottern.
- Wie zuvor wird flüssiges Sprechen belohnt und Stottern bestraft, der/die TherapeutIn modelliert verändertes Sprechen durch eine verlangsamte Sprechgeschwindigkeit (Tellis et al. 2015).

Lidcombe

Bei der Lidcombe-Therapie handelt es sich um ein operantes Therapieverfahren für zwei- bis siebenjährige Kinder.

Lidcombe ist der Stadtteil von Sidney, in dem die Arbeitsgruppe um Marc Onslow dieses Therapiekonzept seit den 1980er Jahren entwickelt und evaluiert. Eine ausgezeichnete deutschsprachige Beschreibung des Programms findet sich bei Lattermann (2010).

Phase 1

Das Programm gliedert sich in zwei Phasen. In Phase 1 finden wöchentliche Termine statt, in denen ein Elternteil angeleitet wird, in täglichen Übungssituationen verlässliche positive Rückmeldungen zu flüssigen Äußerungen zu geben. Die Übungen werden streng nach linguistischen Kriterien kontrolliert und durchlaufen eine Hierarchie von Einwortäußerungen bis hin zur gelenkten Spontansprache. Die Therapiesitzungen dienen der Elternanleitung um sicherzustellen, dass flüssige Äußerungen als solche erkannt und in der Übungssituation ohne Ausnahme durch eine positive Rückmeldung verstärkt werden. Lattermann, eine der offiziellen Referentinnen für das Programm, gibt zudem an, dass es im deutschsprachigen Raum, in dem eine Lobkultur herrscht, die sich deutlich von der australischer oder nordamerikanischer Eltern unterscheidet, wichtig ist, Eltern so anzuleiten, dass das Lob natürlich klingt (bvss 2014). Außerdem lernen die begleitenden Eltern, die Stotterereignisse ihres Kindes zu identifizieren und die Stärke des Stotterns in Tagesprotokollen durch Zahlenwerte zu dokumentieren. Im Verlauf der Therapie wird das linguistische Niveau in den Übungssituationen kontinuierlich gesteigert. Die Eltern lernen in einem zweiten Schritt, auftretende Stotterereignisse in der Übungssituation zu kommentieren und das Kind aufzufordern, das Wort (oder die Äußerung) zu wiederholen. An dieser Stelle ist es wichtig, dass die Eltern verstehen, dass diese Aufforderung keinen bestrafenden Charakter hat, sondern dem Kind die Gelegenheit geben soll, beim zweiten Anlauf für dieses Wort (oder diese Äußerung) doch noch gelobt zu werden. Entsprechend verhaltenstherapeutischer Grundsätze wird Stottern auch deutlich seltener kommentiert, als flüssiges Sprechen gelobt. Wenn das Kind in der Therapie auf immer höherem Niveau seine Sprechflüssigkeit aufrechterhalten kann und im

Alltag eine Reduktion der Stotterereignisse zu beobachten ist, lernen die Eltern, die Rückmeldungen auch in Alltagssituationen einzusetzen.

Rückmeldungen:

- „Prima, das hast du ganz flüssig gesagt."
- „Klasse, da habe ich gar kein Stottern gehört."
- „Toll, das war überhaupt nicht holprig."
- „Das Wort kam ganz glatt raus."

Phase 2

In Phase 2 des Lidcombe-Programms werden dem Kind zwölf Monate lang Rückmeldungen in Alltagssituationen gegeben und die Anzahl der Rückmeldungen dadurch reguliert, wie flüssig das Sprechen im Alltag gelingt. Strukturierte Übungssituationen sind nicht mehr vorgesehen. Phase 2 wird nur begonnen, wenn das Kind insgesamt bereits recht flüssig spricht. Falls die Sprechflüssigkeit sich verschlechtert, ist eine Wiederaufnahme des Programms wie in Phase 1 angeraten. In Phase 2 werden die Zeitabstände zwischen den Therapiesitzungen bei erfolgreichem flüssigem Sprechen sukzessive erweitert.

Das Lidcombe-Programm hat klare Kriterien, wann die Therapie abgebrochen werden soll. Dies ist der Fall, wenn die Durchführung der täglichen Übungseinheiten in Phase 1 nicht gewährleistet ist oder wenn das Kind in Phase 1 keine Steigerung der Sprechflüssigkeit im Alltag verzeichnet. Das Konzept sieht Wiedervorstellungen mit der Möglichkeit von Auffrischungstherapien vor, wenn die Stotterereignisse wieder zunehmen.

Online-Formate

In Australien wird das Programm auch im Online-Format über Skype-Konferenzen angeboten.

Prinzipien

Zu keinem Zeitpunkt der Therapie werden die Kinder aufgefordert, ihr Sprechen in einer bestimmten Art und Weise zu verändern.

Die Übungen müssen altersangemessen sein und die Übungszeit soll vom Kind nicht als lästige Hausaufgabe empfunden werden. Die therapierende Person spricht offen über das Stottern und informiert die Eltern über die möglichen Verläufe und die Vorgehensweise in der Therapie.

Therapieangebot

Die Lidcombe-Therapie soll nur von TherapeutInnen angeboten werden, die selbst eine zertifizierte Lidcombe-Fortbildung besucht haben. Diese werden im deutschsprachigen Raum von vier TherapeutInnen durchgeführt, die zum Lidcombe-Konsortium gehören und unter dessen Supervision stehen. Dadurch soll gewährleistet werden, dass ein gesichertes Qualitätsniveau in den Therapien herrscht und die Techniken des operanten Konditionierens bekannt sind. Es werden regelmäßig Supervisionen für TherapeutInnen angeboten. Auf der offiziellen deutschen Lidcombe-Homepage sind alle in Deutschland arbeitenden TherapeutInnen angegeben (https://www.lidcombe.de/, 27.01.2017).

Evidenzen

Durch Studien in verschiedenen Sprachen (eine davon in Deutsch (Lattermann et al. 2008) ist Lidcombe das Programm mit der höchsten Evidenz für Vorschulkinder. Für Drei- bis Sechsjährige konnte für die englischsprachige Gruppe eine höhere Rate an Kindern mit überdauernder Sprechflüssigkeit ermittelt werden, als durch spontane Remission zu erwarten gewesen wäre. Konsequenterweise erhielt das Programm für die Therapiekonzepte mit bekannten externen Evidenzen den höchsten Empfehlungsgrad in der Leitlinie Stottern (Neumann et al. 2016). Wenn das Kind sich responsiv auf die Behandlung zeigt, sind alle drei Komponenten flüssigen Sprechens (Kap. 4.2.1) gegeben. Bislang ist unklar, wie die Therapie wirkt.

Wirkungsweise

Aus dem P&A-Modell (Kap. 4.2.1) kann abgeleitet werden, dass durch die schrittweise Erhöhung des linguistischen Niveaus die Triggerfaktoren abgeschwächt werden und durch das konsequente Üben und das Lob die Modulatoren positiv beeinflusst werden.

4.3.2 Konzepte zur Modifikation des Stotterns

Van Riper

Konzepte zur Modifikation des Stotterns haben eine lange Tradition und sind eng mit dem Namen Charles Van Riper verbunden.

Van Riper (1971, 1973, 1982; in deutscher Übersetzung: Van Riper 2006) hat als Pionier und einer der ersten Professoren für Logopädie in den USA ein Standardwerk zum Verständnis und zur Behandlung jugendlicher und erwachsener Stotternder geschrieben. Sein Schüler Carl Dell adaptierte das Konzept für die Arbeit mit Schulkindern (Dell 1993, 2001). Van Riper, der selbst stotterte und in seinem Leben eine Vielzahl von Therapieversuchen unternahm, postulierte, dass die Bearbeitung der auftretenden Stotterereignisse die wirkungsvollste Methode sei, um

- möglichst energie- und zeitökonomisch die gestotterte Silbe zu beenden und damit
- jederzeit als kompetente/r SprecherIn ohne störende Begleitsymptome auftreten zu können.
- Durch die konsequente Bearbeitung der Stotterereignisse erwartete Van Riper zudem
- eine deutliche Reduktion der auftretenden Stotterereignisse im Alltag und dadurch
- eine Minderung der Beeinträchtigung an Alltagsaktivitäten – was mit einer Verbesserung der Lebensqualität gleichzusetzen ist.

Therapiephasen

Die Modifikationstherapie nach Van Riper gliedert sich in vier Abschnitte.

- **Desensibilisierung:** In der ersten Phase erhalten der Betroffene und seine Umgebung Informationen über das Stottern. Die Störung wird entmystifiziert und das absichtliche lockere Stottern wird eingeführt. Das Ziel dieser Phase besteht u. a. darin, auf einer artikulationsmotorischen Ebene die Erfahrung zu machen, dass die als unangenehm empfundenen Stotterereignisse „in den Mund“ genommen werden können und es möglich ist, sie willentlich zu manipulieren und ohne unnatürliche Kraftanstrengung zu beenden. Die Angst vor dem Stotterereignis wird durch extensives Üben des Pseudostotterns auch in Alltagssituationen abgebaut. Diese therapeutische Technik wird – wie die Therapiephase selbst – Desensibilisieren genannt und kommt aus der Verhaltenstherapie. Ein unangenehmer (auch: aversiver) Stimulus wird abgeschwächt und der Reiz selbst oder die Konsequenz darauf wird so verändert, dass es möglich ist, ihn auszuhalten, ohne dabei in die üblichen, oft unbewusst ablaufenden Verhaltensmuster zu verfallen. Hinsichtlich des Stotterns sind das ungünstige Coping-Strategien, die als Begleitsymptome offensichtlich werden können (Sandrieser/Schneider 2015) und ein Gefühl des Kontrollverlustes während eines Stotterereignisses bewirken können. Die Desensibilisierung setzt ein kleinschrittiges hierarchisches Vorgehen voraus. Neben den Stotterereignissen selbst kann es auch nötig sein, gegen das Thema Stottern, gegen Reaktionen der Umwelt auf das Stottern, gegen den Zeitverlust im Stotterereignis oder gegen das Gefühl anders zu sein, zu desensibilisieren (Sandrieser/Schneider 2016).

- **Identifikation, Modifikation, Stabilisierung:** Die Phase der *Identifikation* ist davon geprägt, eigene Stotterereignisse wahrzunehmen und dient als Vorbereitung für die Phase der *Modifikation*, in der eine Technik vermittelt wird, mit der es gelingen soll, im Stotterereignis die Kontrolle über das Sprechen zurückzugewinnen und die betroffene Silbe mit einer geführten Artikulationsbewegung zu realisieren. Bei Van Riper wird diese Technik Pull-out genannt – man zieht sich sozusagen aus dem Stotterereignis heraus. Konkret bedeutet das, dass man lernt

1. ein Stotterereignis so schnell wie möglich zu identifizieren,
2. den Sprechversuch aufzugeben und
3. die erhöhte Spannung (meistens auf Glottisebene) abzubauen.

Wenn die Spannung so weit reduziert werden konnte, dass die Kontrolle über die Phonation zurückerlangt wurde, wird die betroffene Silbe nicht wie gewohnt realisiert, sondern die Technik des Pull-out eingesetzt. Dabei wird/werden – sofern das phonetisch möglich ist – der oder die Konsonanten vor dem Vokal gedehnt und der Vokal selbst, also der Nukleus der Silbe, mit einer deutlich verlangsamten Mundöffnung artikuliert. Die nachfolgenden Silben werden in normaler Geschwindigkeit gesprochen (Zückner 2014). In der vierten Phase, der *Stabilisierung* oder Generalisierung werden die erarbeiteten Therapieinhalte in den Alltag übertragen. Das erfolgt durch konsequente In-vivo-Übungen, die entsprechend einer individuellen Angsthierarchie vom Leichten zum immer Schwereren erarbeitet werden.

Mögliche Angsthierarchie eines/r achtjährigen SchülerIn:

1. Sprechen mit einer Person aus der Familie,
2. Sprechen mit einer vertrauten Person außerhalb der Familie,
3. Telefonieren mit einem der Großelternteile,
4. ein Eis selbst bestellen,
5. mit mehreren Kindern in der Pause sprechen,
6. die Vertretungslehrerin oder die Pausenaufsicht ansprechen,
7. in der Klasse vorlesen,

8. mit der Praktikantin in der Logopädie sprechen,
9. sich in der Klasse melden und einen mündlichen Beitrag leisten,
10. mit dem großen Bruder von Tim sprechen, der immer über das Stottern lacht.

In der Therapie steht vor der Bearbeitung dieser spezifischen Angsthierarchie noch die allgemeine **In-vivo-Arbeit**, bei der das sonst meist ruhige Therapiesetting verändert wird. Dabei wird z. B.

- ein Spiel in einem anderen Raum oder im Flur gespielt,
- die Übung außerhalb des Therapieraums in ablenkender Umgebung durchgeführt oder während man durchs Treppenhaus läuft,
- das Kind zum Mitkommen eingeladen, wenn die therapierende Person das Pseudostottern oder die Symptomlösetechnik einführt.

Durch das zentrale Element der direkten Auseinandersetzung mit dem Stottern und dem Einsatz des Pseudostotterns wurde dieser Ansatz auch unter dem Schlagwort „Nicht-Vermeidungs-Therapie“ (englisch: non-avoidance-therapy) bekannt. Seit 2000 setzte sich zunehmend der Begriff *Stottermodifikation* durch, da das Herzstück der Therapie in der Etablierung einer Technik zur Modifikation der auftretenden Stotterereignisse besteht und die bewusste Strategie des Nicht-Vermeidens nur den Ausgangspunkt darstellt.

Die klassische Modifikationstherapie wird in unterschiedlichen Konzepten als ambulante Therapie, Intensiv- oder Intervalltherapie für Jugendliche und Erwachsene angeboten (Rauschan / Welsch 2012, Zückner 2004 / 2014). Für die Altersgruppe der zwei- bis 14-jährigen Kinder ist KIDS ein Konzept in der Tradition der klassischen Modifikationstherapien, angepasst an die Gegebenheiten des deutschen Therapie- und Gesundheitswesens (Sandrieser / Schneider 2001, 2015).

Das von Sandrieser / Schneider (2015) in der überarbeiteten und erweiterten vierten Auflage veröffentlichte Lehrbuch stellt die Modifikationstherapie für drei Altersgruppen vor:

- Mini-KIDS für zwei- bis dreijährige Kinder,
- KIDS für die Altersgruppe der Kindergarten- und Schulkinder und
- Schul-KIDS für die Kinder am Ende der Grundschulzeit bis zum Ende der Pubertät.

Für ältere Kinder könnte sich bspw. nahtlos das Konzept Van Ripers oder Zückners anschließen.

Der Titel KIDS bedeutet provokativ „Kinder dürfen Stottern“. Dahinter verbirgt sich nicht – wie vereinzelt irrtümlicherweise angenommen – die Haltung, dass es egal sei, ob ein Kind stottere oder nicht, sondern die Botschaft an die Erwachsenen im Umfeld des Kindes, dass ein stotterndes Kind sich nicht aussuchen kann, ob es stottert oder nicht und Reglementierung oder Sanktionierung der Stotterereignisse daher fehl am Platz sind. Dadurch sollen vermeintlich hilfreiche Bemerkungen (wie die Aufforderung, langsamer zu sprechen, besser nachzudenken, sich beim Sprechen nicht aufzuregen oder erst einmal tief Luft zu holen) beendet werden. Die AutorInnen sehen in diesen Ratschlägen die Gefahr, dass betroffenen Kindern dadurch das Gefühl vermittelt wird, sie seien verantwortlich für ihr Stottern. Der hilflose Versuch, im Stotterereignis etwas unternehmen zu müssen, kann zu unerwünschten Begleitsymptomen führen oder das Gefühl der Hilflosigkeit verstärken.

Aufforderung an ein stotterndes Kind, die in eine **Begleitsymptomatik** mündete: Ein fünfjähriges Mädchen, das im Stotterereignis eine bizarre Atemauffälligkeit zeigte, die wie ein rasches Schnüffeln wirkte, gab auf Nachfragen an, genau das zu tun, was ihre Kinderärztin ihr geraten hatte: tief Luft zu holen (Schneider, persönliche Mitteilung 2016).

Problemlösestrategie

Oberstes Ziel des Konzepts KIDS ist die Remission, die jedoch nicht versprochen werden kann. Mit KIDS sollen Problemlösestrategien erarbeitet werden, die eine Remission unterstützen sollen.

Obwohl das Kernstück die Etablierung einer Technik ist, mit der stotternde Kinder in ihr Stotterereignis eingreifen können, ist die Therapie nicht nur eine Funktionstherapie. Neben unspezifischen Therapieeffekten (wie die Entlastung der Familie durch Informationen über das Stottern), sollen die betroffenen Kinder auch das Gefühl der Selbstwirksamkeit im Stotterereignis erhalten. Da nicht vorhergesagt werden kann, welche Kinder ihr Stottern vollständig überwinden werden, soll die Therapie sie auch darauf vorbereiten, im Falle einer ausbleibenden Remission ohne Beeinträchtigung in sozialen, schulischen oder beruflichen Belangen agieren zu können.

altersangepasstes Vorgehen

Während die jüngsten Kinder im Konzept „Mini-KIDS" über das Modell von TherapeutIn und Eltern an ein kurzes unangestrengtes Stottern herangeführt werden, erfolgt die Modifikationstherapie für Kinder ab vier Jahren entsprechend der vier Phasen der Therapie nach Van Riper.

Wichtig ist der Einbezug eines Elternteils oder einer anderen Bezugsperson, die das Kind bei häuslichen Übungen und beim Transfer in den Alltag unterstützt. Die Umsetzung der Therapiephasen erfolgt altersentsprechend und erfordert die sukzessive Einführung der linguistischen und stotterspezifischen Nomenklatur, damit das Kind in der Modifikationsphase den Pull-out erlernen kann. Prämissen sind eine sorgfältige Vertragsarbeit mit Kind und Eltern (Kap. 4.2.3), eine kleinschrittige Desensibilisierung der Beteiligten (auch des/der TherapeutIn), konsequente In-vivo-Arbeit in jeder Therapiephase und die Bereitschaft, Pseudostottern zu lernen und anzuwenden.

Im Konzept „Schul-KIDS" wird zunehmend auf die Eigenverantwortlichkeit der Kinder gesetzt. Mithilfe der artikulatorischen Phonetik (Sandrieser/Schneider 2015) werden die Voraussetzungen für die Erarbeitung des Pull-outs geschaffen. Kindergarten- und Schulbesuche sollen die Umsetzung in dieser sozial bedeutsamen Umgebung erleichtern.

Symptomlösetechnik

Bei Kindern ab dem Vorschulalter wird der klassische Pull-out als Symptomlösetechnik eingeführt. Falls sich im Verlauf der vorangegangenen Therapie herausstellt, dass die artikulationsmotorischen Fähigkeiten dafür nicht ausreichen, kann übergangsweise auch die Technik des „locker Herausstotterns" vermittelt werden. Dabei lernen die Kinder wie beim Pull-out, im Symptom zu stoppen, die Artikulationsstellung beizubehalten und die Spannung so weit zu reduzieren, bis sie sich mit einer absichtlichen Wiederholung (anstelle der von Van Riper eingeführten Prolongation) herausstottern lässt.

Aufgrund fehlender Studien liegen keine belastbaren Daten zur externen Validität vor, sondern nur ein evidenzbelegter Nachweis über die Verbesserung der Sprechflüssigkeit (de Sonneville-Koedoot et al. 2015), der zu einer „Kann-Empfehlung" bei der Berücksichtigung der Therapieansätze in den Stotterleitlinien führte (Neumann et al. 2016).

Wirkungsweise

Kohmäscher, Heim und Mitarbeiterinnen haben in einer mehrjährigen Verlaufsstudie die Effekte des Therapiekonzeptes auf die Lebensqualität von Grundschulkindern ermittelt. Die vielversprechenden positiven Ergebnisse werden im Verlauf der detaillierten Auswertung und Diskussion den TherapeutInnen zur Verfügung gestellt werden (FH Münster, 2022). Bei Eintreten einer Remission sind alle Komponenten flüssigen Sprechens gegeben, ansonsten gilt das nur für die flüssigen Anteile. Bei auftretenden Stotterereignissen müssen an der betroffenen Silbe eine Veränderung der Sprechgeschwindigkeit (Unterbrechung des Sprechversuchs) und eine zusätzliche mentale Anstrengung beim Einsatz der Symptomlösetechnik in Kauf genommen werden. Entsprechend des P&A-Modells werden durch die Therapie gleichsam die Trigger für Stottern reduziert und an den Modulatoren gearbeitet.

4.3.3 Konzepte der Sprechrestrukturierung / Fluency Shaping

Fluency Shaping

Programme der Sprechrestrukturierung (häufig wird synonym der Begriff des *Fluency Shaping* verwendet) bauen auf dem Prinzip auf, dass das Sprechen so verändert werden kann, dass Stotterereignisse unterdrückt werden (Natke / Alpermann 2010).

Im Gegensatz zur Stottermodifikation wird demnach nicht das Stotterereignis an der auftretenden Silbe bearbeitet; vielmehr sollen Stotterereignisse durch eine Veränderung des Sprechens gar nicht erst auftauchen und so der Anteil flüssigen Sprechens immer weiter ausgebaut werden. Die ersten Programme arbeiteten streng nach operanten Kriterien (Ryan 1971; Webster 1981) und etablierten die Sprechflüssigkeit schrittweise auf immer höherem Niveau. Dabei gingen die TherapeutInnen davon aus, dass bei erfolgreicher Unterdrückung von Stotterereignissen auch keine auffälligen Begleitsymptome auftreten können und es nicht notwendig sei, negative Gefühle, die im Zusammenhang mit Stotterereignissen stehen, zu bearbeiten (Onslow 2005).

Techniken

Beim Fluency Shaping wird die Sprechflüssigkeit zu Beginn stark verlangsamt, um flüssiges Sprechen kontrollieren zu können.

Bei den Techniken, die in den Konzepten der Sprechrestrukturierung eingesetzt werden, handelt es sich zumeist um weiche Stimmeinsätze, eine Dehnung des betonten Vokals und eine Reduktion der Kontakte an den Artikulationsstellen. Konzepte zur Sprechrestrukturierung werden für Kinder ab dem Ende der Grundschulzeit, für Jugendliche und Erwachsene in ambulanter Therapie, aber auch in

Intensiv- und Intervalltherapien – dann meist in Gruppensettings – angeboten. Im deutschsprachigen Raum handelt es sich bei Konzepten, die zur Sprechrestrukturierung (Fluency Shaping) angeboten werden, oft um Methodenkombinationen, da häufig z. B. die Desensibilisierung ein weiterer zentraler Bestandteil des Konzeptes ist.

Camperdown

Mit dem Camperdown-Programm, das im Australian Stuttering Research Centre entwickelt und von Sue O'Brian und Kollegen veröffentlicht wurde (O'Brian et al. 2010), liegt ein Konzept vor, mit dem in vier Therapiephasen flüssigeres Sprechen etabliert werden soll.

Im australischen Manual für Jugendliche und Erwachsene wird die Therapie mit acht wöchentlichen Einzelsitzungen und einem Übungstag in der Gruppe geplant, dann folgen Sitzungen zur Aufrechterhaltung des Gelernten.

Metten (2012) hat das Camperdown-Modell im deutschsprachigen Raum für Kinder ab zehn Jahren erprobt. Ergänzend wurden Übungen zum Einsatz der Sprechtechnik während einer Dual-task-Aufgabe (also einer Aufgabe, bei der zur gleichen Zeit zwei Aufgaben bewältigt werden müssen) integriert und verhaltenstherapeutische Elemente zum Abbau von Sprechängsten eingeführt.

TherapeutIn als Modell

Das prolongierte Sprechen, ein verlangsamtes Sprechen mit gedehnten Vokalen, weichen Stimmeinsätzen, reduzierten Kontakten in der Artikulation und einer geführten Atmung, wird im Camperdown-Programm von den TherapeutInnen als Modell eingeführt und über Imitation gelernt.

Darin unterscheidet es sich von anderen Programmen (z. B. GILCU, Ryan/Ryan 1995), in denen die Parameter der neuen Sprechtechnik (z. B. der weiche Stimmeinsatz) isoliert geübt und im Therapieverlauf immer wieder beurteilt werden. Durch diese Art der Vermittlung sollen die Identifikation mit der veränderten Sprechweise erhöht und die Eigenverantwortung gestärkt werden.

Phase 1

Das prolongierte Sprechen wird als Modell angeboten und soll ohne Hinweise auf die artikulatorische Umsetzung imitiert werden.

In der ersten Phase der Therapie wird eine Neun-Punkte-Skala eingeführt, mit der der Schweregrad des Stotterns eingeschätzt wird.

SEV

Diese *Severity Rating Scale* (SEV) wird anhand einer Videosituation eingeführt und dann geübt. Dabei wird das Ziel verfolgt, dass die Bewertung des/der Stotternden und der therapierenden Person maximal einen Punkt voneinander abweichen. Im Verlauf der weiteren Therapiesitzungen kann diese Skala eingesetzt werden, um eine Einschätzung über den Schweregrad des Stotterns an einem bestimmten Tag, in einer Sprechsituation oder Übung zu erhalten.

NAT

Als zweites Bewertungsschema wird die von Martin et al. (1984) entwickelte Skala zur *Sprechnatürlichkeit* (NAT) ebenfalls als Neun-Punkte-Skala eingeführt und ihr Gebrauch in den Einzelsitzungen geübt.

Im häuslichen Bereich werden das prolongierte Sprechen und der Einsatz der Skalen täglich geübt sowie der Schweregrad des Stotterns tageweise erfasst.

Phase 2

Die stotternde Person lernt in der zweiten Phase, sein eigenes Sprechen (mit und ohne Prolongation) anhand der SEV und NAT einzuschätzen und übt das prolongierte Sprechen in einminütigen Sequenzen.

Zuhause werden das prolongierte Sprechen und die Bewertung täglich geübt.

Die Skalen werden nun anhand längerer Audioaufnahmen aus dem häuslichen Bereich zur Einschätzung genutzt und mögliche Differenzen zwischen TherapeutIn und stotternder Person besprochen.

Phase 3

Auch die stotterfreie Übungssequenz in der Therapie wird auf drei Minuten erhöht, und im Anschluss daran werden die häuslichen Übungen ausgedehnt.

Diese Phase ist erreicht, wenn der/die Stotternde in der Lage ist, dreiminütige Monologe stotterfrei zu bewältigen und dabei die Prolongationen zu variieren, um verschiedene Level der Sprechnatürlichkeit zu erfahren.

Phase 4

In Phase 4 bereitet der/die TherapeutIn seine/ihre PatientInnen auf den Übungstag vor. Im Manual des Australian Stuttering Research Centre ASCR lautet die Anweisung:

„Ich möchte, dass Sie die Technik des prolongierten Sprechens, die Sie gelernt haben, nun ausprobieren. Sie können alle Merkmale dieser Sprechtechnik einsetzen, um ihr Stottern zu kontrollieren. Während Sie die Sprechflüssigkeit aufrechterhalten, versuchen Sie nun zu erreichen, dass Ihr Sprechen 'angenehmer' klingt" (O'Brian et al. 2003, Übersetzung Sandrieser).

Übungstag

An den einzelnen Übungstagen werden drei PatientInnen von drei TherapeutInnen durch ein striktes Programm begleitet, in dem sich Übungs- und Bewertungsphasen (zuerst individuell, dann in der Gruppe) abwechseln.

Für jeden/jede PatientIn wird einzeln festgelegt, ob er/sie noch mehr Training braucht, um das prolongierte Sprechen korrekt anzuwenden, oder ob er/sie sich schon darin versuchen kann, das flüssige Sprechen hin zu mehr Sprechnatürlichkeit zu verändern.

In abschließenden Konsolidierungssitzungen in immer größeren Zeitabständen soll der Transfer in den Alltag gelingen.

Evidenzen

Für Fluency-Shaping-Therapien liegen für Jugendliche und Erwachsene sehr gute Evidenzen vor, weshalb in den Leitlinien für Kinder ab einem Alter von zwölf Jahren eine starke Empfehlung ausgesprochen wurde (Neumann et al. 2016).

Wirkungsweise

Schon seit 300 v. Chr. (Demosthenes) ist bekannt, dass unterschiedliche Veränderungen des Sprechens zu Symptomfreiheit führen können.

Viele Kinder nutzen das intuitiv, indem sie z. B. flüstern oder stark verlangsamt sprechen oder silbenweise segmentiert artikulieren. Es gibt zahlreiche Therapiemaßnahmen, die sich das zunutze machen, z. B. das Sprechen mit der „liegenden Acht" (einer rhythmisierenden Sprechweise, die durch eine Hand- oder Fingerbewegung in Form einer liegenden Acht unterstützt wird) oder das Metronomsprechen. Die Akzeptanz dieser Techniken für den Einsatz im Alltag hängt in hohem Maße davon ab, wie sehr dadurch die Sprechnatürlichkeit beeinträchtigt wird. In anderen Ländern wird dafür auch häufiger auf apparative Sprechhilfen zurückgegriffen (z. B. Geräte, die wie ein Hörgerät aussehen, aber den Schall nicht verstärken, sondern mit verzögerter auditiver Rückmeldung übertragen oder – vergleichbar einem Metronom – einen Takt vorgeben). In Starkweather's Modell flüssigen Sprechens wird bei erfolgreicher Therapie eine hundertprozentige Abwesenheit von Stotterereignissen um den Preis erreicht, dass ein besonderes Maß an kognitiver Anstrengung eingesetzt werden muss und die Sprechgeschwindigkeit reduziert wird. Im P&A-Modell sieht man die Arbeit an den Triggerfaktoren (Geschwindigkeit) und erreicht durch die Übungen eine Veränderung der Modulatoren.

4.3.4 Kombinationstherapien

Therapievielfalt darf nicht mit Therapiebeliebigkeit verwechselt werden.

Methodenkombination

Methodenkombinationen stellen TherapeutInnen vor die Herausforderung, mindestens zwei Konzepte sicher beherrschen zu müssen und sie inhaltlich sinnvoll zu verknüpfen. Im deutschsprachigen Raum sind dem Therapeuten und Lehrenden Wolfgang Wendlandt sicher die höchsten Verdienste in der Etablierung eines methodenkombinierten Ansatzes zuzuschreiben. Er hat schon in den 1970er Jahren dafür plädiert, undogmatisch diejenigen Verfahren zur Anwendung zu bringen, die für den Einzelnen zielführend sind (Wendlandt 1972, 2010, 2022). Bspw. bietet er Fluency-Shaping-Techniken ebenso wie Modifikationstechniken an und ergänzt sie gegebenenfalls mit Elementen aus der Entspannungstherapie. Die Voraussetzung für diese Art der Arbeit ist eine gute Klärung der Wünsche des Betroffenen und der Möglichkeiten des Therapieangebotes. In seinen zahlreichen Publikationen lehrt er praxisnah die Chance zu echten Veränderungen im Denken und Handeln. Wendlandt (2010) plädiert dafür, Stotternden zuzutrauen, selbst zu erkennen, welche Techniken sie in ihr Repertoire aufnehmen möchten.

alltagsnahe Therapie

Wendtlandt war und ist in der Lehre einer der wichtigsten Wegbereiter einer alltagsnahen Therapie. Schon lange vor der in der ICF geforderten Berücksichtigung der Alltagaktivitäten hat er ein ganzes Lehrbuch zur In-vivo-Therapie geschrieben (Wendlandt 2003). Sein therapeutisches Arbeiten, das viele verhaltenstherapeutische Elemente enthält, ergänzt er durch Elemente des Improvisationstheaters, das die Möglichkeit zur Selbstreflexion bietet und eine Option darstellt, Verhaltensänderungen und neue Rollen spielerisch auszuprobieren. Die Grundlage der Methodenkombination ist die Fähigkeit der therapierenden Person, die verschiedenen Techniken so gut zu beherrschen, dass sie wie Werkzeuge eingesetzt und variiert werden können.

Variation von Techniken

In der Zusammenstellung unterschiedlicher Methoden müssen vor allem Berufsneulinge unterscheiden können, ob es sich lediglich um eine Technik handelt, die in unterschiedlichen Konzepten abgewandelt angeboten wird, oder ob es sich tatsächlich um unterschiedliche Konzepte handelt (Manning 2010). Ein Therapiekonzept zeichnet sich dadurch aus, dass es theoretisch fundiert ist und das therapeutische Vorgehen aus diesen theoretischen Überlegungen abgeleitet werden kann. Häufig liegt ein Therapiemanual vor, das nicht zwingend bedeutet, dass für alle PatientInnen die gleiche Intervention in den einzelnen Stunden erfolgt, aber dass die Planung der aufeinander folgenden Therapiestunden einen nachvollziehbaren, erklärbaren und inhaltlich schlüssigen Aufbau haben müssen. Der/die TherapeutIn entschließt sich in der Stundenplanung aufgrund dieser theoretischen Überlegungen zum nächsten inhaltlichen Schritt. Die Umsetzung der einzelnen therapeutischen Interventionen erfolgt durch verschiedene therapeutische Techniken. In manchen Konzepten ist vorgesehen, dass nur bestimmte Techniken genutzt werden. Viele Techniken (z. B. die Desensibilisierung oder die kontingente Rückmeldung als Methoden, die aus der klassischen Verhaltenstherapie stammen) können in verschiedenen Konzepten eingesetzt werden.

Im **Lidcombe-Programm** und im Konzept **KIDS** wird das Stottern auf unterschiedliche Art enttabuisiert: Im Lidcombe-Konzept erfolgt dies durch die Lenkung der Aufmerksamkeit auf die flüssigen Anteile des Sprechens („Da war jetzt gar kein Stottern."), bei KIDS durch die Einführung des Pseudostotterns und die Auseinandersetzung mit absichtlichen und unabsichtlichen Stotterereignissen. Wenn daran gearbeitet werden soll, Stottern zu enttabuisieren, z. B. weil die Eltern vorher die Informationen bekommen hatten, das Kind nicht auf sein Stottern aufmerksam zu machen, dann können beide Vorgehensweisen gewählt werden und es würde in keinem der beiden Programme stören, wenn der/die TherapeutIn in einer bestimmten Situation sein/ihr Vorgehen ändert. Er/sie könnte im Lidcombe-Programm Pseudostottern einsetzen um zu erklären: „Da war jetzt gar kein Stottern, denn sonst hätte es sich angehört wie Scho-scho-scho-schokolade." Genauso könnte in der KIDS-Therapie erklärt werden, dass in dem Spiel nur ein Wort absichtlich gestottert werden soll, um das Kind dann darauf aufmerksam zu machen, dass alle anderen Wörter flüssig waren. Eine Methodenkombination würde dann nicht vorliegen. Es handelte sich lediglich um zwei Varianten des Enttabuisierens (hier: Stotterereignisse und flüssiges Sprechen direkt ansprechen) anhand einer Methode, die sonst eher im anderen Konzept genutzt wird.

KIDS und Lidcombe sind gute Beispiele dafür, warum Methodenkombinationen nicht beliebig möglich sind. Während KIDS darauf abzielt, die Kontrolle über das Stotterereignis zurückzugewinnen, beschäftigt sich Lidcombe vor allem mit den flüssig gesprochenen Anteilen. Bei KIDS führt das zu einer Beschäftigung mit dem Sprechen und der Realisation von Wörtern, während die Kinder im Lidcombe-Programm niemals direkt aufgefordert werden, ihr Sprechen zu verändern oder einzugreifen. Nicht nur Kinder dürften irritiert sein, wenn sie in den vorangegangenen Sitzungen für ihr Pseudostottern gelobt worden wären (KIDS), um dann plötzlich eine enthusiastische Rückmeldung zu flüssigen Sprechanteilen zu bekommen. Diese beiden Methoden lassen sich nicht kombinieren. Da weder die AutorInnen von KIDS (Sandrieser/Schneider 2001, 2015) noch die Trainerin für Lidcombe (Lattermann 2010) jemals versucht hatten, die beiden Methoden zu mischen, wird auch anderen TherapeutInnen davon dringend abgeraten.

Anders verhält es sich, wenn Kinder sowohl Techniken zur Modifikation ***und*** zum Fluency Shaping vermittelt bekommen sollen. Dadurch wird ihr Repertoire an Strategien erweitert, und im günstigsten Fall erhöht sich damit ihr Handlungsspielraum („Stärker als Stottern", Thum/Mayer 2014).

Die Kombination des Fluency Shaping mit der Stottermodifikation ist mit einem erhöhten zeitlichen Aufwand verbunden, da PatientInnen mindestens zwei Techniken erlernen müssen. Deshalb werden Konzepte zur Methodenkombination üblicherweise in Intervall- oder Intensivtherapien angeboten. Ein sehr ausführliches und anschauliches Beispiel ist der Therapieansatz *„Stärker als Stottern"* (Thum/Mayer 2014).

Stärker als Stottern Die Autoren bieten den Ansatz „Stärker als Stottern" (SAS) als Intensivtherapie in Kleingruppen für Kinder und Jugendliche im Alter von acht bis 17 Jahren an.

Dem 15-tägigen Intensivkurs am Starnberger See folgen zwei viertägige Auffrischungskurse (drei und sieben Monate nach Therapieende). Diese Therapieeinheiten vor Ort werden durch Skype-Konferenzen oder Telefonate sowie Elternberatungen ergänzt. SAS geht von *„individuellen Lernsituationen"* (Baumgartner 2010 zit. Thum/Mayer 2014, 43) aus, die eine „intramethodische Offenheit" (Thum/Mayer 2014, 43) und ein individuell angepasstes Therapieangebot, bestehend aus Therapiebausteinen aus beiden Ansätzen, erfordern.

Flexibilität Das Ziel der Therapie ist eine erhöhte Flexibilität, die am Therapieende dazu führen soll, dass die Kinder und Jugendlichen in den unterschiedlichen Situationen gut vorbereitet sind, um sich entscheiden zu können, ob und wenn ja, welche der vermittelten Techniken sie anwenden möchten.

Die Autoren halten es nicht für sinnvoll, von Stotternden zu erwarten, eine erlernte Technik immer anzuwenden.

Ampelfarben Im Konzept sind drei Ampelfarben vorgesehen die für jeweils eine Möglichkeit stehen, dem Stottern zu begegnen:

- Rot: Der/die Stotternde entscheidet sich, keine Technik anzuwenden und stattdessen *trickfrei zu stottern*. Voraussetzung dafür ist eine gute Desensibilisierung, um keine Begleitsymptome einzusetzen und ohne Kontrollverlust durch das Stotterereignis zu kommen. Thum und Mayer bezeichnen diese Möglichkeit als *spontan*.
- Gelb: Hier wird eine Technik aus der Stottermodifikation genutzt, um das Stotterereignis zu bearbeiten. Daher wird diese Möglichkeit von TherapeutInnen auch *lokal* genannt.
- Grün: Diese Farbe steht für den Einsatz einer Fluency-Shaping-Technik. Diese Werkzeuge setzen *global* an.

Werkzeuge Die unterschiedlichen *Werkzeuge* zum Bearbeiten des Sprechens oder der Stotterereignisse werden altersgerecht eingeführt und sorgfältig geübt.

Für die rote Ampelfarbe werden Übungen zur Desensibilisierung und Identifikation angeboten. Neben dem trickfreien Stottern (= *„Nettostottern"*, Thum/Mayer 2014, 83) werden über Wissensvermittlung, Wahrnehmungsübungen und das Pseudostottern die nötige Gelassenheit vermittelt und Angst abgebaut.

In der Arbeit an der gelben Ampelfarbe werden aus der klassischen Therapie nach Van Riper die Techniken des sogenannten Nachbesserns (also die nachträgliche freiwillige Bearbeitung einer soeben gestotterten Silbe) und der klassische Pull-out (Kap. 4.3.2) eingeführt und den Kindern verschiedene Werkzeuge vermittelt, um diese als Repertoire zu ordnen und vor allem auch auswählen zu können (z. B. ein Fell als Symbol für einen weichen Stimmeinsatz, das Stoppschild als Hinweis auf lokales Stoppen oder der Frosch als Erinnerung an das lockere anstrengungsfreie absichtliche Wiederholen).

Um die grüne Ampelfarbe zu erarbeiten, werden die Kinder und Jugendlichen mit Werkzeugen aus der Sprechrestrukturierung (Fluency Shaping) konfrontiert, die global eingesetzt werden können, um das Stottern innerhalb einer gesprochenen Passage zu unterdrücken. Das Fell steht für weiche Stimmeinsätze und die Schnecke für die Verlangsamung der Sprechgeschwindigkeit.

Prinzipien

Das Konzept erfordert von TherapeutInnen, dass sie die angebotenen Techniken so sicher beherrschen, dass sie sie als Modell überzeugend anbieten können.

Im Therapieverlauf wird vom Einfachen zum Schweren geübt und früh mit In-vivo-Aufgaben begonnen. Außerdem werden die Kinder angeleitet, über Monitoringprozesse das eigene Sprechen zu bewerten, um Autonomie und Selbstmanagement zu fördern (Baumgartner 2012 zit. Thum / Mayer 2014). Die detaillierte Planung der Umsetzung des Gelernten in den häuslichen Alltag und die Verschriftung in individualisierten Nachsorgehandbüchern bilden das Ende der Intensivwochen. Diese Nachsorgehandbücher werden zur Überprüfung in den Auffrischungskursen genutzt.

Therapieplanung

Anhand der ICF-gesteuerten Anamnese und Diagnostik sowie mehrerer Fallbeispiele erläutern die Autoren die Prinzipien der individuellen Therapieplanung und die Auswahl der Werkzeuge für die vorgestellten Kinder.

Evidenzen

Die Intensivkurse, die seit 2003 angeboten werden, werden fortlaufend evaluiert.

Da für methodenkombinierte Ansätze insgesamt wenige Studien vorlagen, konnten in entsprechender Güte für die Evidenztabellen der Leitlinie Stottern nur schwache Evidenzen gefunden werden (Neumann et al. 2016). Dies führte zu einer schwachen Empfehlung für Kinder ab zwölf Jahren und einer klinischen Empfehlung für jüngere Kinder, die mit großer Mehrheit angenommen wurde.

Wirkungsweise

Methodenkombinierte Ansätze ermöglichen dem Stotternden eine Flexibilität in der Vorbereitung einer Sprechsituation.

Er kann die Stotterereignisse durch die Sprechtechnik unterdrücken (das entspricht in Starkweather's Konzept der völligen Symptomfreiheit um den Preis einer höheren mentalen Anstrengung und einer Reduktion der Sprechgeschwindigkeit) oder er bearbeitet das Stotterereignis (was bei Starkweather bedeutet, dass es Phasen flüssigen Sprechens gibt, in denen alle drei Komponenten flüssigen Sprechens gegeben sind). Dafür sind beim Auftreten eines Stotterereignisses alle drei Komponenten beeinträchtigt – das Stoppen im Symptom als Eingriff auf die Sprechgeschwindigkeit und die erhöhte mentale Anstrengung um die Symptomlösetechnik einzusetzen. Im P&A-Modell entspricht diese Arbeitsweise hinsichtlich der Technik der Arbeit an den Triggern und drüber hinaus auch der Veränderung der Modulatoren.

4.3.5 Indirekte Verfahren

In der langen Tradition indirekter Therapien im deutschsprachigen Raum (Katz-Bernstein 2003; Irvin 1998) wurde das Thema Stottern gegenüber dem Kind nicht angesprochen. Entweder wurde gar nicht mit dem Kind gearbeitet, sondern die Eltern angeleitet, ihr Verhalten oder ihre Einstellungen den Unflüssigkeiten gegenüber zu verändern, oder in der Kindertherapie wurde unspezifisch an Atmung, Entspannung, Verbesserung der Kommunikationsfähigkeiten oder dem Selbstbewusstsein gearbeitet.

elternzentriertes Vorgehen

Kritisch werden diese elternzentrierten Vorgehensweisen bewertet, wenn sie den Eltern suggerieren, ihr Verhalten sei für die Verursachung des Stotterns verantwortlich gewesen (vgl. Kollbrunner 2003 und Scherer 1995) oder wenn der Eindruck vermittelt wird, die Remission sei davon abhängig, wie sehr die Eltern sich anstrengen und verändern würden (vgl. Irvin 1998).

Bei einem Störungsbild mit einer so hohen Remissionsrate muss man nüchtern feststellen, dass man *alles* empfehlen kann. Wenn die Beratung rechtzeitig begonnen wird, werden mindestens 75 % der Betroffenen zufrieden sein. Dies erklärt vielleicht die hohe Rate an unspezifischen und z. T. obskuren Therapiemethoden (Kap. 4.3.6). Selbstverständlich ist die hypothesengestützte Beratung zu *günstigen* Verhaltensweisen der Bezugspersonen Teil jeder Stottertherapie im Kindesalter (Lattermann 2010; Thum / Mayer 2014; Sandrieser / Schneider 2015). Realistisch muss festgestellt werden: Kinder, die sich in der Entwicklung befinden, würden sich nicht weiter entwickeln, wenn sie sich nicht immer selbst in Situationen bringen würden, die sie eigentlich überfordern (sprachlich, motorisch, emotional und sozial). Die Reduktion äußerer Anforderungen oder das Postulat eines immer entspannten Familienlebens sind weder realistisch noch wünschenswert.

indirekte Arbeit mit dem Kind

Auch die Arbeit am Selbstvertrauen oder an kommunikativen Strategien hat seine Berechtigung und entspricht im P&A-Modell der Manipulation der Modulatoren.

Entspannungs- oder Atemübungen oder Hypnose als Hauptbestandteil einer Stottertherapie sind langfristig nachgewiesenermaßen nicht effektiv und daher abzulehnen (Neumann et al. 2016). Selbst wenn sie vom Kind oder seinen Eltern als angenehm empfunden werden, muss konstatiert werden, dass sie nachteilig sind, weil dem Kind in dieser Zeit eine Therapie vorenthalten wird, die wirksam sein könnte. Abzulehnen ist auch das Verschweigen des Therapiegrundes gegenüber dem Kind. Kinder sind sich ihres Stotterns bewusst, weshalb die Tabuisierung eine aufrechterhaltende Wirkung entwickeln kann. Selbstverständlich muss in der Verbalisierung des Stotterns der Entwicklungsstand des Kindes berücksichtigt werden – was in der Therapie durch ausgebildete TherapeutInnen vorausgesetzt werden darf. Da Stottern situationsabhängig großen Schwankungen unterworfen sein kann, ist es naturgemäß nicht schwer, durch eine ruhige und strukturierte Spiel- oder Gesprächssituation Symptomfreiheit zu erzielen. Dies darf nicht mit einer Heilung gleichgesetzt werden. Asthmatischen Kindern geht es an der See meist auch besser, ohne dass daraus der Schluss gezogen werden darf, sie hätten nun kein Asthma mehr oder alle Eltern müssten als therapeutische Maßnahme mit ihren Kindern an die See ziehen.

Wenn Eltern sich nach einer Diagnostik und umfassenden Beratung über die möglichen Therapiekonzepte (Vorgehen, Ziel, Wirkungsweise, Dauer, Studienergebnisse) für eine indirekte Therapie entscheiden, sollte ein Programm gewählt werden, dessen Vorgehen theoretisch begründet ist und das eine innere Struktur hat, statt nur situativ oder punktuell Ratschläge zu vermeintlich entlastenden Verhaltensweisen zu geben oder langfristig darauf zu bauen, Sprechflüssigkeit in alltagsfernen Sprechsituationen zu etablieren.

PCI

Am Michael Palin Centre in London haben Kelman / Nicholas (2008, 2014) mit ihrem Team das PCI-Programm entwickelt (*Practical Intervention for Early Childhood Stammering*).

Die AutorInnen gehen von der Prämisse aus, dass Eltern ihre stotternden Kinder schon nach Kräften unterstützen und diese Ressourcen durch eine indirekte Therapie noch gezielter eingesetzt werden können. Daher sollen möglichst beide Eltern mit ihrem Kind am Programm teilnehmen. Die Therapie gliedert sich in zwei Therapiephasen. Obwohl nicht direkt an der Stottersymptomatik oder an einer Sprechtechnik gearbeitet wird, wird das Thema Stottern dem Kind gegenüber angesprochen und nicht tabuisiert.

„child strategies"

Tritt innerhalb von sechs Monaten keine deutliche Verbesserung der Sprechflüssigkeit ein, wird von der indirekten Arbeit zur Vermittlung sogenannter *child strategies* gewechselt, bei der dem Kind Techniken des Fluency Shaping vermittelt werden (z. B. pausenorientiertes Sprechen, verlangsamtes Sprechen).

Phase 1

Die erste Therapiephase besteht aus sechs einstündigen Therapieeinheiten, die im Wochenrhythmus angeboten werden.

„interaction strategies"

Jede Woche wird anhand zweier Interaktionsanalysen besprochen, welche günstigen kommunikativen Verhaltensweisen zu beobachten sind (z. B. die Ausgewogenheit von Fragen und Kommentaren im Gespräch mit dem Kind oder die Fähigkeit, der Führung des Kindes im Gespräch zu folgen).

In eigens dafür entwickelten Beobachtungsbögen werden diese Verhaltensweisen notiert, mit dem betreffenden Elternteil besprochen und als hilfreiche *interaction strategies* vereinbart. Im Verlauf der sechswöchigen Therapiephase sollen bis zu drei solcher *interaction strategies* implementiert und mit dem Kind gezielt geübt werden. Die Übungszeiten (*special times*) im häuslichen Umfeld dauern fünf Minuten, nach denen das Elternteil die von ihm eingesetzten kommunikativen Strategien protokolliert. Die Möglichkeiten, *special times* einzusetzen, werden vorab vereinbart und sollten pro Elternteil mindestens dreimal in der Woche mit dem Kind wahrgenommen werden. Das Kind wird über diese *special times* informiert. Demnach handelt es sich um Hausaufgaben, die die Eltern für den / die TherapeutIn erledigen müssen und in denen sie die Hilfe des Kindes benötigen, um nach fünf Minuten die Beobachtungsbögen ausfüllen zu können. In den darauffolgenden beiden Therapiesitzungen werden die ausgefüllten Bögen mit den Eltern besprochen und ihr Verhalten reflektiert.

„family strategies"

Zusätzlich erhalten die Eltern Informationen darüber, wie sie das Kind durch Lob im Alltag bestärken, wie das Thema Stottern dem Kind gegenüber angesprochen werden kann und welche Möglichkeiten sie haben, das Selbstvertrauen ihres Kindes zu stärken.

Phase 2

In der sechswöchigen Konsolidierungsphase werden keine Termine vereinbart, aber die Eltern behalten den Rhythmus der *special times* im Alltag bei und versuchen nun, ohne therapeutische Unterstützung, die besprochenen *interaction strategies* sowie das tägliche Lob einzusetzen. Sie bewerten ihre häuslichen Versuche und senden die Protokolle wöchentlich an den / die TherapeutIn. In der Abschlusssitzung am Ende der Konsolidierungsphase bewerten die Eltern die Sprechflüssigkeit ihres Kindes und ihre eigene Besorgnis in Bezug auf das Stottern.

Wenn die Sprechflüssigkeit zugenommen hat und die Eltern zuversichtlicher hinsichtlich der kindlichen Entwicklung sind, wird die Therapie beendet (mit der Möglichkeit der Wiedervorstellung bei Fragen oder Änderungen), ansonsten wird bei ungenügender Umsetzung der besprochenen Strategien wie in Phase 1 weiter gearbeitet. Falls die Strategien gut umgesetzt werden, aber nach sechs Monaten dennoch keine Verbesserung der Sprechflüssigkeit erfolgt, wird eine direkte Therapie empfohlen, bei der die Kinder mit Fluency-Shaping-Techniken vertraut gemacht werden.

Evidenzen Obwohl bislang nur eine Studie entsprechender Güte für die Effektivität indirekter Methoden vorliegt (de Sonneville et al. 2015), wurden sie in den Leitlinien Stottern für die Altersgruppe von drei bis sechs Jahren als zu berücksichtigende Therapieform mit aufgenommen (Neumann et al. 2016).

Wirkungsweise Indirekte Therapien versuchen über eine Veränderung des elterlichen Verhaltens und Modells Sprech- und Kommunikationssituationen zu etablieren, in denen dem Kind flüssiges Sprechen gelingt.

Im Drei-Faktoren-Modell entspricht dies der Arbeit an den Modulatoren und an den Triggern (Sprechgeschwindigkeit). Bei erfolgreicher Therapie verbessern sich alle drei Komponenten flüssigen Sprechens.

4.3.6 Obsolete Verfahren

Sprechflüssigkeit lässt sich durch isolierte Sprechtechniken, Atem- und Entspannungsübungen und auch durch Medikamente rasch etablieren.

Fälschlicherweise werden diese Erfolge gelegentlich mit Heilung verwechselt. Da es keine Effektivitätsnachweise gibt und keine Studien veröffentlicht wurden, in denen Erfolge berichtet werden, die über die zu erwartenden Spontanremissionen hinausgehen, wird von diesen Verfahren als alleinige Therapie ebenso wie von medikamentöser Therapie abgeraten (Neumann et al. 2016). Für rhythmisiertes Sprechen und Atemregulation werden sogar negative Evidenzen berichtet, für Hypnose und unspezifische Therapien liegen schwach negative Evidenzen vor. Kritisch werden zudem psychotherapeutische Interventionen bewertet, die ursächlich eine Schuldzuschreibung vornehmen, z. B. psychoanalytische Konzepte, die Stottern als Ausdruck einer unbehandelten Neurose eines Familienmitgliedes sehen oder Therapien, die bei beobachteten Ängsten im Zusammenhang mit dem Stottern alleine auf die Reduktion der Ängste abzielen, ohne die Stottersymptomatik zu berücksichtigen (Neumann et al. 2016).

Selbst wenn Betroffene den Eindruck haben, dass diese Therapien ihnen nicht schaden, sind entsprechende Maßnahmen abzulehnen, da in dieser Zeit keine Therapie durchgeführt wird, die wirksam sein könnte. An dieser Stelle sei noch einmal darauf hingewiesen, dass eine erfolgreiche Stottertherapie bei jungen Kindern für sich in Anspruch nehmen muss, mehr Kinder zu heilen als durch spontane Remission zu erwarten gewesen wäre. Anders ausgedrückt: Im Kindergartenalter kann man jeden Ratschlag geben – ungefähr 75 % der Familien werden den Eindruck haben, die Intervention habe geholfen.

Zur Vertiefung des Themas sei auf die Anforderungen an eine Therapie in Kapitel 4.2.2 verwiesen.

4.4 Abwägung des Therapiekonzepts und -settings

Im Vergleich zu vielen Bereichen der Kindersprache ist Stottern ein gut erforschtes Phänomen.

fehlende Metaanalyse

Dennoch liegen nicht genug Therapiestudien ausreichender Güte vor, um eine Metaanalyse vornehmen zu können. Diese wäre hilfreich, um eine bessere Prognose treffen zu können, welche Parameter den Erfolg einer Therapie beeinflussen. Erst wenn diese bekannt sind, können Voraussagen für die Erfolge eines einzelnen Kindes unter einer bestimmten Therapie gemacht werden. Die Leitlinie Stottern (Neumann et al. 2016) fordert daher, dass Betroffene und ggf. ihre Eltern die Therapieentscheidung anhand eines „informed consent" (Kap. 4.1) treffen können. Sie sollen über die unterschiedlichen Optionen informiert werden und sich dann unter Abwägung der bekannten externen Evidenzen und der Ressourcen in der Familie für eine Therapieform entscheiden. In Anbetracht der hohen Zahl an spontanen Remissionen und der Unmöglichkeit, für ein Kind eine genaue Prognose abzugeben, ist für junge Kinder eine abwartende Haltung als Entscheidung der Eltern völlig akzeptabel.

Therapieindikation

Therapieindikationen werden – wie zu Beginn des Kapitels beschrieben – aufgrund einer ICF-gestützten ausführlichen Anamnese und Diagnostik (inkl. einer Spontansprachauswertung, Kap. 3.4) gestellt.

Entscheidung für Therapie durch Betroffene

In der Medizin ist bekannt, dass die Compliance der Betroffenen größer ist, wenn sie sich selbst für ein Therapieverfahren entscheiden können und nicht das Gefühl haben, dass die Therapie für sie ausgesucht worden sei. Neben der Therapieform (operante Verfahren, Fluency Shaping, Stottermodifikation, Methodenkombination, indirektes Vorgehen) muss auch das Setting besprochen werden. In den Heilmittelrichtlinien ist regelhaft ein extensives Vorgehen in ambulanter wöchentlicher Therapie vorgesehen. Wenn es Gründe für eine intensive Therapie gibt, sollte diese auch schon als erste Therapie empfohlen werden (Neumann et al. 2016).

mögliche Kriterien

In der logopädischen Praxis hat sich gezeigt, dass Eltern, die für ihr Kind einen Therapiewunsch äußern, oft folgende Kriterien für oder gegen ein Therapieprogramm angeben:

- *Lidcombe* (Lattermann 2003, 2010) wird wegen der bekannten Evidenzen natürlich positiv bewertet. Wenn in der Familie bereits positive Erfahrungen mit operantem Vorgehen vorliegen (z. B. bei der Etablierung eines Schlafrhythmus) oder die klare Struktur auf Eltern vertrauenserweckend wirkt, handelt es sich um eine absolut empfehlenswerte Therapieform für diese Altersgruppe. Einige Familien sind durch die Notwendigkeit des täglichen Übens abgeschreckt, das nicht durch beliebig viele Bezugspersonen durchgeführt werden kann. In der Regel wird ein Elternteil angeleitet (bvjk 2016). Begrenzt ist die Therapieform dadurch, dass nicht alle Regionen über eine ausreichende Anzahl an LogopädInnen verfügen, die eine zertifizierte Lidcombe-Fortbildung gemacht haben, um das Programm anbieten zu können.

- Das Therapieprogramm *KIDS* (Sandrieser / Schneider 2001, 2015) wird von Eltern als positiv bewertet, die die Enttabuisierung des Stotterns für sich und ihr Kind als Entlastung empfinden. Viele spricht auch die individuelle Therapieplanung innerhalb des festgesteckten Rahmens an. Wenn die Familie einen sozial sehr angepassten Lebensstil hat oder aus einem kulturellen Umfeld kommt, in dem es beschämend ist, über ein Defizit zu sprechen, kann die direkte Arbeit mit obligatem Einsatz des Pseudostotterns ein Hemmnis sein.
- *Fluency-Shaping-Programme* überzeugen alle Personen, die sich viel davon versprechen, nicht mehr mit Stotterereignissen konfrontiert zu werden. Im Vorfeld muss daher geklärt werden, ob als zusätzliches Therapieziel die Desensibilisierung gegen Stotterereignisse formuliert werden muss, um zu verhindern, dass in dem Maße, in dem sich die Sprechflüssigkeit erhöht auch die Angst wächst, als stotternde Person identifiziert zu werden. Der Aufwand der zumeist strukturierten Übungen und die Angst, Abstriche an der Sprechnatürlichkeit (vor allem an der Sprechgeschwindigkeit) hinnehmen zu müssen, kann ein Grund sein, sich gegen Fluency-Shaping-Techniken zu entscheiden.
- *Methodenkombinationen* überzeugen durch das „Sowohl-als-auch"-Paket: Das Kind erhält den Freiheitsgrad, zwei Methoden zu lernen und sich situativ entscheiden zu können, ob es das Stotterereignis abwarten und dann bearbeiten möchte oder ob es durch den Einsatz einer Sprechtechnik Stottern unterdrücken möchte. Das bedeutet natürlich auch einen erhöhten Übungsaufwand und in der Regel die Zustimmung zu einer Intensivtherapie, die wegen der anzunehmenden räumlichen Entfernung einen höheren Aufwand an Vorbereitungen beinhaltet und bei Therapien ohne Anwesenheit der Eltern eine gewisse Selbstständigkeit des Kindes voraussetzt.
- *Indirekte Therapien* sprechen Eltern an, die das Gefühl haben, ihr Kind sei noch zu jung oder zu unbefangen, um direkt am Stottern zu arbeiten. Die Reflexion elterlichen Verhaltens anhand Interaktionsanalysen bewerten manche Eltern für sich als unpassend, wenn sie die Sorge haben, in gefilmten Situationen nicht mehr authentisch zu wirken.

BVSS (2012): Stottertherapie für Kinder. Ein Aufklärungsfilm für Eltern. DVD. Demosthenes, Köln

Guitar, B. (2013): Stuttering: An integrated approach to its nature and treatment. Lippincott Williams & Wilkins, Philadelphia

Kraft, S., Yairi, E. (2011): Genetic bases of stuttering: The state of the art. Folia Phoniatrica et Logopaedica, 64(1), 34-47

Offizielle deutsche Lidcombe Homepage: https://www.lidcombe.de/, 23.05.2017

Onslow, M., Packman, A., Harrison, E. (2003): The Lidcombe Program of Early Stuttering Intervention: A Clinician's Guide. Pro-Ed, Austin/Texas
Wendlandt, W. (2010): Abenteuer Stottern: Ganzheitliche Wege und integrative Konzepte für die Therapie und Selbsttherapie – Ein Praxisbuch. Demosthenes, Köln
Wendland, W. (2022) Mein Stotter-ABC: Kleingedrucktes großgeschrieben, Demosthenes, Köln
Zückner, H. (2014): Intensiv-Modifikation Stottern. Therapiemanual. Natke, Neuss

Zusammenfassung

Die Therapieentscheidung sollte von den Betroffenen und ihren Eltern nach einer ausführlichen Beratung im Sinne eines *informed consent* getroffen werden. Mit der ersten Entscheidung wird geklärt, ob aktuell überhaupt eine Therapieindikation oder ein Wunsch nach Therapie besteht. Falls eine Therapie erwünscht ist, erfolgt die Wahl der Therapieform unter Berücksichtigung der gewünschten Ziele einerseits und der Ressourcen andererseits. Letztere umfassen neben den persönlichen Faktoren und den Umgebungsfaktoren auch die Verfügbarkeit des therapeutischen Angebots. Die Wahl des Settings (ambulant intensiv oder extensiv, Intervall- oder Intensivtherapie, Einzel- oder Gruppentherapie) muss inhaltlich begründet sein. Alle beteiligten Personen klären in einem meist informellen Therapievertrag, welche Rolle wem zukommt. Ziele müssen klar und überprüfbar formuliert sein. Verlaufskontrollen dienen der Überprüfung der Therapiefortschritte. Im Kindesalter und für Jugendliche liegen noch nicht genug Studien vor, um die Überlegenheit eines Verfahrens gegenüber anderen (efficacy) zu belegen. Die externen Evidenzen lassen aber Empfehlungen zu, die auch Negativ-Empfehlungen beinhalten. Angeboten werden können: operante Verfahren (im Vorschulalter), Fluency Shaping, Stottermodifikation, Methodenkombinationen und indirekte Verfahren, die nicht von Verursachermodellen ausgehen. Therapien mit unzureichender Wirksamkeit oder negativen Evidenzen wie Hypnose, reine Atem- oder Entspannungstherapie, medikamentöse Therapie oder psychoanalytische Verfahren sowie unspezifische Ansätze sollen nicht angeboten werden, da in der Zeit ihrer Durchführung keine Therapie des Stotterns stattfinden kann, die wirksam sein könnte. Neben dem Ziel der Sprechflüssigkeit müssen auch die Bereiche der Sprechanstrengung und -natürlichkeit (Sprechgeschwindigkeit) berücksichtigt sowie ggf. Begleitsymptome abgebaut und psychische Reaktionen auf das Stottern berücksichtigt werden. Wenn es zu keiner Remission kommt, ist das Ziel die Etablierung der Selbstwirksamkeit durch die Fähigkeit, das Stottern verändern oder Stottern durch den Einsatz einer Technik unterdrücken zu können.

5 Unterricht

besondere Belastung im Unterricht

Da Stottern durch Faktoren wie die Anzahl der Zuhörer, Zeitdruck, Aufregung oder das linguistische Niveau getriggert werden kann, empfinden viele Stotternde mündliche Unterrichtsbeiträge als besonders belastende Sprechsituationen (Benecken/Spindler 2002, 2004).

Im Rahmen der Ausbildung für das Lehramt an Regelschulen spielt die Vorbereitung auf den Umgang mit stotternden SchülerInnen keine Rolle, obwohl Lehrkräfte vor der besonderen Herausforderung stehen, die stotternden SchülerInnen in das Unterrichtsgeschehen zu integrieren und deren Beiträge bewerten zu müssen, ohne immer zu wissen, inwieweit das Stottern auch den Inhalt der Redebeiträge beeinflusst. Als problematisch haben sich folgende Szenarien erwiesen.

uninformierte Lehrkräfte

Die Eltern haben die Lehrkräfte vor Schulbeginn nicht darüber informiert, dass ihr Kind stottert. In weiterführenden Schulen hat evtl. nur die Klassenlehrkraft die Information und diese wurde nicht an alle FachlehrerInnen weitergegeben. Bei auftretenden Stotterereignissen beginnen die Lehrkräfte zu rätseln, wodurch die Unflüssigkeiten bedingt sind. Wenn zu wenige Informationen zum Thema vorliegen, besteht die Gefahr, dass

- Lehrkräfte Stottern als Zeichen einer Überlastung betrachten und die Symptome als Überforderung mit dem Schulstoff interpretieren,
- Lehrkräfte davon ausgehen, dass Stottern Ausdruck einer psychischen Störung ist und sich dann inadäquat verhalten (Mitleidsreaktionen, Beratung, sich nicht in anspruchsvolle Sprecherrollen begeben, z. B. für das Amt des/der KlassensprecherIn zu kandidieren, an Schulaufführungen teilzunehmen etc.),
- Lehrkräfte vermuten, dass Stottern psychisch bedingt sei und sie das Thema deshalb tabuisieren. Dies wird als besondere Form der Peinlichkeitsreaktion betrachtet (Sandrieser/Schneider 2015), die betroffene Kinder als beschämend erleben können.

Vermeidungsverhalten in der Schule

SchülerInnen können auch ungünstige Coping-Strategien entwickeln und vermeidendes Verhalten zeigen. Für Lehrkräfte ist es nicht immer möglich, zu differenzieren, ob SchülerInnen sich nicht beteiligen, weil sie uninteressiert sind, weil sie den Stoff nicht verstanden haben oder weil sie versuchen, Stottern zu vermeiden. Neben der situativen Vermeidung (sich nicht am Unterricht beteiligen, in Diskussionen auch in Kleingruppen keine Beiträge bringen oder vorgeben, die Antwort nicht zu kennen, die Hausaufgaben nicht gemacht zu haben, um sie nicht vortragen zu müssen) gibt es auch unterschiedliche Arten des verbalen Vermeidens. Mit einem guten Wortschatz gelingt es manchmal, gefürchtete Wörter durch zusätzlichen Einsatz von Startern oder Stop-and-Go-Mechanismen (Kap. 2.2) zu ersetzen, was den Eindruck erwecken könnte, umständlich, schlecht organisiert oder unvorbereitet zu sein.

wenig Wissen über Stottern

Selbst wenn das Stottern eines/einer SchülerIn bekannt ist, fehlt oft detailliertes Wissen, z. B. um die Situationsabhängigkeit der Störung. Wenn diese nicht bekannt ist, glauben Lehrkräfte zuweilen, dass der/die SchülerIn, der/die sich in der Pause noch angeregt mit seinen/ihren MitschülerInnen flüssig unterhielt, deshalb stottere, weil er/sie sich nicht genug anstrenge oder dass die fehlende Beteiligung lediglich Ausdruck seines/ihres uninteressierten Verhaltens sei. Gerade bei Lehrkräften, die Stottern für ein Symptom einer psychischen Störung halten, spielen stereotype Zuschreibungen eine Rolle: Wenn sie SchülerInnen im Umgang mit MitschülerInnen als selbstbewusst erleben, wird vermeidendes Verhalten nicht selten als Provokation interpretiert.

SchülerInnenperspektive

Stotternde SchülerInnen können in der Schule die ganze Bandbreite an ungünstigen ZuhörerInnenreaktionen (Sandrieser/Schneider 2015) erleben:

- Hilfs- und Vorbeugereaktionen, die das Gefühl der Ohnmacht oft verstärken,
- Peinlichkeitsreaktionen (Zuhörende fühlen sich durch das Stottern peinlich berührt und reagieren unter Umständen offen sanktionierend durch Hänseln oder verdeckt durch vermeintliche Hilfestellungen oder den Abbruch der Kommunikation (Sandrieser/Schneider 2015),
- psychologisierende Etikettierung,
- Ungeduldsreaktionen und
- die Bagatellisierung des Stotterns, die dazu führen kann, dass belastete Kinder oder Jugendliche verunsichert sind, ob sie ihren eigenen Gefühlen noch trauen können.

Verständlicherweise befinden SchülerInnen sich oft in der Ambivalenz, einerseits Stottern nicht thematisieren zu wollen, um nicht als „anders als die anderen“ zu gelten, was mit zunehmendem Alter eine immer größere Rolle spielt; andererseits wünschen sie sich, dass ihre Belastung erkannt wird und sie verständnisvolle Reaktionen erhalten (Sandrieser/Schneider 2015).

Teufelskreis

Die Grundschulzeit wird oft noch als relativer Schonraum angesehen, da jüngeren Kindern noch eine größere Fehlertoleranz entgegengebracht wird.

Erwachsene Stotternde berichten dagegen oft sehr eindrücklich von beschämenden Erfahrungen aus der weiterführenden Schule (Wieser 2002). Sandrieser/Schneider (2015) vermuten, dass das situationsabhängige Auftreten der Symptomatik und die Tatsache, dass die Entwicklung der Symptomatik (Häufigkeit der Kernsymptome und Auftreten von Begleitsymptomen) durch eine daraus resultierende Vermeidungsreaktion verstärkt werden kann, in einen Teufelskreis führen können.

> „Das Kind erlebt durch sein Stottern **Ablehnung**, kämpft dagegen stärker an oder vermeidet den Kontakt und zieht sich aus ihm zurück. Es initiiert dadurch möglicherweise die Weiterentwicklung der Begleitsymptomatik, die die Vorurteile der anderen Kinder bestärkt. Als Konsequenz daraus kann ein selbstabwertendes Selbstbild resultieren, das weiteren Rückzug aus sozialen Kontakten, weniger prosoziales Verhalten, das Verletzen von Regeln (Coie et al. 1990 zit. Oerter/Montada 1998) und möglicherweise das Nachlassen von schulischen Leistungen (Ladd 1990) zur Folge hat“ (Sandrieser/Schneider 2015, 71f., Herv. d. Verf.).

Benecken und seine Arbeitsgruppe (Benecken/Spindler 2002, 2004) haben für den deutschsprachigen Raum mehrfach gezeigt, dass stotternde Kinder ein erhöhtes Risiko haben, durch die Redeflussstörung einen schlechteren Stand im Sozialprestige innerhalb einer Schulklasse an Regelschulen zu haben.

Notwendigkeit spezifischer Therapie

Dieses Wissen führt zur Forderung, dass sich Eltern, TherapeutInnen und Lehrkräfte der Verantwortung bewusst sein müssen, ein stotterndes Kind beobachtend und gegebenenfalls unterstützend durch die Schule zu begleiten. Eltern stotternder Vorschulkinder sollten Kontakt zu Fördereinrichtungen in ihrer Umgebung aufnehmen und sich über das therapeutische Angebot informieren, da der Föderalismus in Deutschland viele unterschiedliche Möglichkeiten vorsieht. Gefordert werden muss in jedem Fall ein spezifisches Therapieangebot, da alleine durch eine kleinere Klassengröße, eventuell verlangsamte Stoffvermittlung und verringerte kommunikative oder linguistische Anforderungen nicht erhofft werden kann, dass das Kind im Alltag flüssigeres Sprechen erreicht und es dadurch darauf vorbereitet wird, bei bestehendem Stottern eine möglichst ungehinderte soziale und schulische Karriere zu durchlaufen. Eine Schule für Kinder mit sonderpädagogischem Förderbedarf ist für stotternde Kinder dann der geeignete Förderort, wenn sie fachlich-personell ein spezifisches Therapieangebot durch explizit ausgewiesene Therapiestunden (oft Einzeltherapie) anbieten kann. Dies wiederum erfordert eine fundierte therapeutische Ausbildung im Studium der Sprachheilpädagogik, die nur noch in wenigen Bundesländern tatsächlich umgesetzt wird.

Unterstützung durch die Eltern

Die Eltern haben die Aufgabe, die Lehrkräfte zu informieren und sich darum zu kümmern, dass die wichtigsten Verhaltensweisen im Umgang mit einem stotternden Kind in der Schule (und auch schon im Kindergarten) bekannt sind.

Manchmal sind sie dafür auf Unterstützung von außen angewiesen, z. B. durch beratende Gespräche eines/einer TherapeutIn oder Hinweise auf weiterführende Literatur. Die Bundesvereinigung für Stottern und Selbsthilfe (bvss) bietet dazu ebenso Informationen und Flyer an (http://www.bvss.de/, 24.08.2022) wie der auf Stotterliteratur spezialisierte Fachverlag von Natke (https://natke-shop.de/, 24.08.2022) und die Interdisziplinäre Vereinigung für Stottertherapie, ivs (https://www.ivs-online.de/, 24.08.2022). Wenn sich die Eltern dennoch entschließen, die Schule nicht zu informieren, um das Kind nicht unnötig zu stigmatisieren, muss geklärt werden, ob dies nicht Ausdruck der Sorge ist, mit vorwurfsvollen Reaktionen konfrontiert zu werden. In diesem Fall sollten beratende Unterstützung, fachliche Informationen und Entlastung angeboten werden. Es ist sinnvoll, die Schule darüber zu informieren, dass das Risiko einer stigmatisierenden Zuschreibung geringer ist, wenn die PädagogInnen über das Phänomen Stottern informiert sind und die Eltern als informierte und kompetente Bezugspersonen erleben. Langfristig wäre wünschenswert, dass Eltern das Stottern mit der gleichen Selbstverständlichkeit wie z. B. das Thema Allergien ansprechen.

Aufklärungsarbeit einer Mutter für ihr stotterndes Kind am Eisstand: „Sie haben eben bemerkt, dass Maurice bei dem Wort „Erdbeereis" gestottert hat. Sie haben versucht, ihm zu helfen, indem sie das Wort für ihn zu Ende gesprochen haben. Das war ganz nett gemeint, aber Stottern bedeutet tatsächlich nur, dass er zwar weiß, was er sagen möchte, dass das Wort aber gerade nicht raus kommt. Falls Sie das nächste Mal abwarten würden, bis er das Wort selbst gesagt hat, wäre das ganz prima. Er ist nämlich so stolz, wenn er das ohne Hilfe geschafft hat."

Ein Grundschulkind, das selbst informiert ist, kann sich zudem besser vor Hänseleien schützen, indem es sich Bezugspersonen anvertraut und zwischen dem verletzenden Verhalten und unwahren Zuschreibungen („Der stottert, der ist ja doof.") unterscheiden kann.

Wenn Eltern die Schule nicht informieren und warten, bis die Lehrkraft merkt, dass das Kind stottert, setzen sie ihr Kind den zuvor genannten Risiken aus und geben ihm gleichsam den unausgesprochenen Auftrag, sich in der Schule so zu verhalten, dass sein Stottern möglichst nicht bemerkt wird. Vermeidende selbstabwertende Gedanken können dadurch verstärkt werden. Man kann sich schwerlich vorstellen, dass Eltern vor Schulbeginn verschweigen würden, dass ihr Kind aufgrund einer asthmatischen Erkrankung auf Rücksichtnahme oder medikamentöse Unterstützung angewiesen sei und warten würden, bis die Lehrkraft es von selbst bemerkt und sie darauf anspricht. Der Schaden, der einem stotternden Kind durch die mögliche Ausgrenzung aus der Klassengemeinschaft, beschämendem Verhalten oder dem Gefühl der Hilflosigkeit zugefügt werden kann, wird nicht dadurch geringer, dass dem unabsichtlich Vorschub geleistet wurde.

Unterstützung durch die Lehrkraft

Selbstverständlich haben auch im schulischen Kontext die erwachsenen Gesprächspartner die Verantwortung, die Voraussetzung für eine gelingende Kommunikation zu schaffen.

Thum (2011) beschreibt exzellent, dass die Schule nicht nur einen Bildungs- sondern auch einen Erziehungsauftrag hat. Lehrkräfte, die durch das Stottern irritiert sind und nicht offen darauf reagieren, tun dies selten, um den/die SchülerIn zu bestrafen. Hinter diesem Verhalten kann Unsicherheit, eine vorbeugende Mitleidsreaktion oder aber auch Fantasien über die möglichen Ursachen stecken. Allerdings vermitteln sie den SchülerInnen dadurch auch beschämende Signale. Die Annahme, dass über Stottern nicht gesprochen werden darf und es peinlich ist (Sandrieser/Schneider 2015), kann für das Kind oder den Jugendlichen langfristig nachteiliger sein als die Hürde, die genommen werden muss, wenn das Thema zum ersten Mal angesprochen wird. Niemand kann sich vorstellen, dass eine Lehrkraft scheinbar achtlos an einem/einer neuen SchülerIn am Treppenaufgang vorbeigehen würde, wenn diese/r durch eine offensichtliche körperliche Beeinträchtigung nicht in der Lage wäre, das Klassenzimmer in der oberen Etage zu erreichen und sie sich einreden würde, dass es dem/der SchülerIn lieber wäre, man mache ihn/sie durch eine Nachfrage oder ein Hilfsangebot besser nicht auf seine/ihre missliche Lage aufmerksam. Das Beispiel illustriert, welche Fähigkeiten von Lehrkräften stotternder SchülerInnen erwartet werden: Einfühlungsvermögen, soziale Kompetenz, Vernetzung im Kollegium, Vorurteilsfreiheit gegenüber beeinträchtigten SchülerInnen und ein Repertoire an Problemlösestrategien.

... durch den/die TherapeutIn

Einige Therapiekonzepte sehen Schulbesuche vor, in denen die stotternden SchülerInnen gemeinsam mit dem/der TherapeutIn die Klasse und die Lehrkraft über Stottern, die Therapie und die eventuell gelernten Sprechtechniken informieren.

Durch diese Enttabuisierung soll es dem/der SchülerIn erleichtert werden, die veränderte Sprechweise in dieser Umgebung einzusetzen und um Verständnis für seine/ihre Situation zu werben.

Der Umgang mit Hänseleien und das Einstehen für die eigenen Rechte sind Bestandteil der Therapie KIDS. Kinder werden ab dem Vorschulalter über Stottern informiert und können sich so gegen Vorurteile oder bevormundende Behandlung wehren. Im günstigsten Fall übernehmen sie das Modell der Eltern, wenn sie erleben, wie diese sich für sie einsetzen, wenn es zu unangemessenem Verhalten anderer kommt.

Selbstbild stotternder Kinder: „Ich war noch nicht fertig – ich möchte meinen Satz selbst zu Ende sprechen."; „Ich kann nichts dafür, wenn meine Wörter nicht immer gleich rauskommen. Ich stottere – das ist wie eine Hasenhaarallergie." Der letzte Satz stammt von einem stotternden Sechsjährigen, der in der Therapie über die Entstehung des Stotterns informiert wurde. Die Hasenhaarallergie kannte er von seiner großen Schwester, die darüber zuweilen ganz unglücklich war, da ihre Freundin Häschen hatte, die sie nicht streicheln durfte oder wenn sie darüber nachdachte, dass sie selbst wohl nie einen Hasen als Haustier haben würde. Abgesehen davon war sie durch die Allergie nicht beeinträchtigt und hätte auch keinen Grund gesehen, sich dafür schuldig zu fühlen oder zu schämen.

Hänseleien

Wenn Kinder gehänselt werden, sollten die Eltern informiert werden, damit sie gemeinsam mit der Lehrkraft und gegebenenfalls dem schulpsychologischen Dienst Unterstützung anbieten können. Die Arbeit des/der TherapeutIn besteht darin, das Kind mit Informationen zum Stottern zu unterstützen und ihm zu verdeutlichen, dass es auch mit Stottern ein kompetenter Gesprächspartner ist. Reaktionen auf Hänseleien können in Rollenspielen ausprobiert und anschließend bewertet werden. Es gibt keine allgemeingültige Formel, wie Kinder sich verhalten sollen – die Palette reicht von der Strategie, sich an einen Erwachsenen (Eltern, Pausenaufsicht) zu wenden, über Ignorieren bis zu Erklärungen oder eindeutigen Reaktionen.

Reaktionen auf Hänseleien: Ein temperamentvolles selbstbewusstes Grundschulkind entschied sich nach dem Ausagieren der verschiedenen Möglichkeiten dafür, sich den fiesen hänselnden Viertklässlern in der Pause entgegen zu stellen. Als sie ihm im Flur wieder nachriefen, „Der stottert – der ist ja blöd.", drehte es sich um und sagte: „Ja ich sto-sto-stottere, jetzt passt bloß auf, sonst stecke ich euch an." So eine Idee kann man einem Kind nicht überstülpen und in den Rollenspielen müssen immer Alternativen ausprobiert und die möglichen Konsequenzen bedacht werden. Wichtig ist, dass die Kinder wissen, dass sie Unterstützung erwarten können und nicht handlungsunfähig bleiben.

Nachteilsausgleich

Nach Artikel 3 GG darf kein/e SchülerIn durch eine Beeinträchtigung benachteiligt werden.

Inklusion ist politischer Wille und vielerorts bereits umgesetzt, aber was in Bezug auf Lese-Rechtschreibstörungen in vielen Bundesländern durch die Gewährung des Nachteilsausgleichs selbstverständlich ist, muss für stotternde Kinder oft mühsam im Einzelfall erkämpft werden. Auch ein/e stotternde/r SchülerIn hat zweifellos das Recht, dass seine/ihre Beeinträchtigung bei der Vergabe der mündlichen Noten, bei Referaten, Leseleistungen oder mündlichen Prüfungen berücksichtigt wird. Bspw. können längere Prüfungszeiten in mündlichen Prüfungen oder alternative Prüfungsformen – wie die Chance, sich schriftlich mitzuteilen – gewährt werden. Auch Lehrkräfte, die über das Stottern informiert sind, müssen oft noch davon überzeugt werden, dass die Symptomatik nicht in die Bewertung der Leseleistungen einfließen darf – genau so wenig wie ein Sigmatismus die Note verändern würde.

Umsetzung

Die Umsetzung eines Nachteilsausgleichs erfolgt zumeist im Einzelfall und muss z. T. mit verschiedenen Fachlehrkräften unterschiedlich verhandelt und ausgestaltet werden.

Wichtig ist, dass der/die Betroffene versteht, dass dieser Ausgleich keine Generalamnestie für fehlende Beteiligung am Unterricht ist und dass der Ausgleich nur auf Zeit gewährt wird. Parallel sollten therapeutische Unterstützung angeboten und Therapieziele vereinbart werden, die es dem/der SchülerIn ermöglichen, seine/ihre mündlichen Fähigkeiten einzubringen. SchülerInnen und Eltern sollten verstehen, dass es für Lehrende zuweilen schwer ist, zwischen stotterbedingtem Rückzug aus der mündlichen Beteiligung und pubertärem Desinteresse zu unterscheiden. Mit ziemlicher Sicherheit hat diese Lehrkraft in der Klasse noch einige nichtstotternde Kinder, die sich ähnlich verhalten und „ihr Leben lieber chillen“, als sich am Unterrichtsgeschehen zu beteiligen. Da die Population der stotternden Kinder und Jugendlichen vermutlich die gleiche Bandbreite an Umgangsformen, kommunikativer Vielfalt und pubertären Reaktionen auf Anforderungen von der Umwelt zeigt wie bei nicht stotternden Personen, ist zudem anzunehmen, dass es auch stotternde Jugendliche gibt, die sich auch dann nicht am Unterricht beteiligen würden, wenn das Stottern ihnen dabei nicht im Weg stünde.

Ersatzleistungen

Nachteilsausgleich bedeutet nicht, dass die mündliche Mitarbeit nicht bewertet wird, sondern dass eine Ersatzleistung eingefordert werden kann. Damit soll verhindert werden, dass stotternde Kinder in der Klasse in eine ungute Außenseiterposition kommen oder sich das Gefühl der fehlenden Selbstwirksamkeit durch die stützende Maßnahme noch verstärkt. Thum (2011) und Sandrieser/Schneider (2015) geben zahlreiche Beispiele, wie stotternde SchülerInnen weiterhin in den Unterricht eingebunden und ihm zunehmend die Verantwortung für seine mündliche Performance gegeben werden kann, ohne ihn zu überfordern. Bspw. haben sich Vereinbarungen zwischen SchülerInnen und einzelnen Lehrkräften bewährt, indem vorher abgesprochen wird, welches Vorgehen dem/der SchülerIn die größte Sicherheit geben kann, ohne ihm/ihr dadurch die Chance zu nehmen, die eigene Selbstwirksamkeit zu erfahren.

SchülerInnen

Einige stotternde SchülerInnen strengt die Vorstellung sehr an, ohne Vorbereitungszeit aufgerufen zu werden. Mit ihnen kann vereinbart werden, dass die Lehrkraft sie nur dran nimmt, wenn sie sich auch melden – dass sie aber die Verantwortung haben, sich so-und-so-oft in jeder Woche zu melden, um eine bestimmte mündliche Mitarbeitsnote zu erhalten. Andere stotternde SchülerInnen hingegen berichten, dass die ansteigende Spannung zwischen dem Melden und dem Warten auf das Aufgerufen-Werden die Stottersymptome triggert und sie daher lieber ohne Aufzuzeigen angesprochen werden möchten.

Für Referate sollte nur für eine Übergangszeit zu Beginn einer Therapie die Vereinbarung gelten, dass stotternde SchülerInnen in Gemeinschaftsprojekten keinen mündlichen Beitrag liefert. In Absprache mit dem/der behandelnden TherapeutIn können vor der freien Präsentation vor dem Klassenverband noch Zwischenschritte eingebaut werden, die dem entsprechen, was bis dahin in der Therapie erarbeitet wurde. Bspw. können stotternde SchülerInnen ohne Punktabzug die Erlaubnis erhalten, ihren Referatsteil mit einer erlernten Sprechtechnik vorzulesen statt frei vorzutragen oder sie können ihren Referatsteil in der Therapie vorbereiten und als Video präsentieren.

Tipps für Lehrkräfte

Unabhängig von der Schulform sollte jede Lehrkraft basale Informationen über Stottern haben (Entstehung, mögliche Verläufe, begleitende Symptomatik, Remissionschancen, Möglichkeit der therapeutischen Intervention).

Dadurch werden sie sensibilisiert, SchülerInnen anzusprechen, wenn sie vermuten, dass diese stottern. Das interessierte Nachfragen oder bei eindeutiger Symptomatik die Thematisierung des Stotterns in angemessener freundlicher Form signalisieren dem/der SchülerIn, dass Stottern nicht tabuisiert wird und gegebenenfalls auch Unterstützung eingefordert werden kann. Alle betroffenen Lehrkräfte müssen über das Stottern informiert werden und mögliche ungünstige Bewältigungsstrategien kennen (z. B. vermeidendes Verhalten), um gegebenenfalls intervenieren zu können. In Abhängigkeit von der Auffälligkeit der Symptomatik kann es auch sinnvoll sein, Stottern in der Klasse zu thematisieren. Elternsprechtage sollten – wenn möglich mit dem betroffenen Kind oder Jugendlichen

LehrerInnen

– genutzt werden, um zu besprechen, wie die LehrerInnen auf das Stottern reagieren sollen. Stotternde SchülerInnen können dadurch entlastet werden, indem vereinbart wird, ob sie durch die Lehrkraft Hilfestellung im Stotterereignis wünschen oder welche Form der mündlichen Mitarbeit erwartet wird.

Förderschulen

An Kindergärten und Schulen, die für Kinder und SchülerInnen mit einem besonderen Förderbedarf konzipiert wurden, können selbstverständlich auch therapeutische Konzepte zum Einsatz kommen.

Bei entsprechender Qualifikation und zeitlichen Ressourcen können operante Verfahren, Konzepte zur Modifikation und zum Fluency Shaping eingesetzt werden. Voraussetzung dafür ist eine Auftragsklärung mit den Eltern. Die Vorteile der schulischen Intervention liegen auf der Hand:

- Nach Benecken (1996) und Benecken / Spindler (2002) birgt eine Förderschule die Chance, den Sozialstatus eines / einer stotternden Schülers / Schülerin in der Klasse anzuheben und das Risiko für Hänseleien und Ausgrenzung (englisch: bullying) schon dadurch zu verbessern, dass sie nicht als Exoten gelten.
- Geringere Klassengrößen und ein explizit ressourcenorientiertes Lernen können die in Kapitel 4 genannten Modulatoren günstig beeinflussen und dadurch zu einer Reduktion der Stotterereignisse führen.
- Mit zunehmendem Alter der SchülerInnen steigt im Vergleich zu Regelschulen die Chance, mehrere stotternde Kinder zu betreuen. Diese können sich solidarisieren und Angebote für Gruppen erhalten (Katz-Bernstein / Subellock 2002).

- Auch bei begrenzten zeitlichen Ressourcen ist an einer Förderschule vom gesamten Lehrkörper eine größere Bereitschaft zu erwarten, therapeutische Interventionen zu unterstützen und im gesamten Schulalltag Möglichkeiten zu In-vivo-Übungen zu bieten.
- Zum Schulabschluss kann in Förderschulen die Aufgabe übernommen werden, stotternde SchülerInnen auf anspruchsvolle Situationen wie ein Vorstellungsgespräch vorzubereiten und sie zu bestärken, ihr Stottern offen anzusprechen, um damit Irritationen bei GesprächspartnerInnen zu vermeiden.

Benecken, J. (1993): Wenn die Grazie misslingt – Stottern und stotternde Menschen im Spiegel der Medien. S. Roderer, Regensburg

Born, M., Büttikofer, M., Sobol, R., Wespisser, G. (2002): Stokokö – Stottern kontrollieren können. Ein Projekt zur Gruppentherapie mit Intensivphasen für stotternde Schulkinder – das Baseler Konzept. In: Katz-Bernstein N., Subellok, K. (Hrsg.) 105-130

Katz-Bernstein, N., Subellok, K. (Hrsg.) (2002): Gruppentherapie mit stotternden Kindern und Jugendlichen. Konzepte für die sprachtherapeutische Praxis. Ernst Reinhardt, München

Klare, M. (1994): Hallo, hier ist Felix. Beltz + Gelberg, Weinheim

Nelde, A. (2002): Handlungsorientierte Stottertherapie (H. O.S.). Eine Konzeption für die Ambulanz und die Schule für Sprachbehinderte – das Essener Konzept. In: Katz-Bernstein N., Subellok, K. (Hrsg.) 131-156

Thum, G. (2011): Stottern in der Schule. Ein Ratgeber für Lehrerinnen und Lehrer. Demosthenes, Köln Die Internetseite der bvss bietet kostenlose Informationen für Eltern, Schüler, Studierende und Lehrer, sowie Unterrichtsmaterialien, eine Linkliste und weiterführende empfohlene Literatur: http://www.bvss.de/schule/nachteilsausgleich/, 28.12.2016.

Zusammenfassung

Schule stellt für viele stotternde Kinder und Jugendliche ein problembehaftetes Umfeld dar. Im ungünstigen Fall wird sie als Umgebung wahrgenommen, in der Stotternde Hänseleien und Vorurteilen ausgesetzt sind, die Stotterereignisse triggern und negative Gefühle verstärken. Die Verantwortung liegt bei den Eltern, die betreuenden Lehrkräfte zu informieren, und diese müssen im Gespräch mit dem/der SchülerIn klären, ob im Unterricht Unterstützung benötigt wird. Ein Nachteilsausgleich kann zum Tragen kommen – er sollte aber immer zeitlich begrenzt und an eine therapeutische Intervention gebunden sein. Wenn alle Beteiligten informiert sind, besteht die Chance, dass die Schule auch als Lernfeld verstanden wird, in dem stotternde SchülerInnen die Möglichkeit haben, sich zu behaupten und positive Erfahrungen für die Zeit nach der Schule zu machen. Pädagogische, elterliche und oft auch therapeutische Unterstützung können bewirken, dass eine Generation von SchülerInnen heranwächst, die sich auch bei persistierender Stottersymptomatik nicht davon abbringen lässt, ihr Potenzial zu entfalten. Sie werden ihr Stottern sicher immer wieder lästig finden, ohne jedoch dadurch in ihrer Entwicklung beschränkt zu werden.

1. Nennen Sie die Kernsymptome des Stotterns und erklären Sie die beiden unterschiedlichen Arten von Begleitsymptomen (Flucht- und Vermeidereaktionen)!
2. Aus welchen Komponenten besteht das Modell flüssigen Sprechens von W. Starkweather?
3. Wie entsteht Stottern und wie hoch sind die Chancen für eine spontane Remission?
4. Welche Erkenntnisse zur Entstehung und dem Verlauf des Stotterns haben wir genetischen Untersuchungen zu verdanken?
5. Welche Bedeutung hat genetische Forschung in Bezug auf das Stottern für den Berufsalltag eines/einer TherapeutIn?
6. Bitte erläutern Sie die drei Komponenten im Modell von Packman und Attanasio und geben Sie drei Beispiele für therapeutische Interventionen zur Beeinflussung der Komponenten!
7. Welche Hauptrichtungen der Stottertherapie kennen Sie?
8. Warum reicht es nicht aus, in der Stottertherapie möglichst viele Situationen zu schaffen, in denen wenige Stotterereignisse auftreten?
9. Welche Therapieziele können für eine drei-, eine acht- und eine 17-jährige stotternde Person beispielhaft formuliert werden (jeweils 3)?
10. Erläutern Sie das Beispiel der Desensibilisierung in der Stottertherapie!
11. Diskutieren Sie die Gründe für und gegen die Beschulung eines/einer stotternden SchülerIn, der/die sonst keine Sprachentwicklungsprobleme hat, in einer Regelschule bzw. in einer Förderschule!

Poltern

Von Dana Gaigulo

1 Sprachproduktion im Überblick

Die Entwicklung flüssigen Sprechens ist ein komplexes Geschehen. Um das Erscheinungsbild des Polterns zu verstehen, ist es wichtig, sich den Sprechablauf von der Sprachplanung bis zur eigentlichen Artikulation in seiner Vielschichtigkeit vor Augen zu führen und die Aspekte „Sprechtempo“ und „Unflüssigkeiten im Sprechablauf“ dazu in Beziehung zu setzen (Myers 2011; van Zaalen / Reichel 2015).

Levelts Modell

Das Modell von Levelt (1993; Levelt et al. 1999) veranschaulicht den Ablauf der Sprachproduktion in drei Stufen mit parallel dazu ablaufenden Monitoringschritten, die diese Prozesse sozusagen „überwachen“.

In einem ersten Schritt *(Konzeptualisator)* wird der sprechenden Person eine präverbale Botschaft generiert. Im Sinne eines ersten internen Monitorings wird dabei überprüft, ob die intendierte Äußerung der Situation angemessen ist und ob diese mit dem Kommunikationspartner geteilt werden soll.

Im nächsten Schritt *(Formulator)* erfolgt passend zur Äußerungsintention der Abruf lexikalischer Einträge aus dem mentalen Lexikon. Der Abruf eines lexikalischen Eintrags erfordert dabei den Zugriff auf zwei Elemente: das Lemma mit dem zugehörigen Lexem (Beitrag 2). Diese werden entsprechend ihrer syntaktischen Funktion in einen syntaktischen Rahmen sowie entsprechend ihrer phonologischen und metrischen Form in einen silbischen Rahmen eingefügt und zusammengesetzt (grammatische und phonologische Enkodierung). Am Ende dieser Stufe liegt dann ein differenzierter phonologischer „Plan“, bestehend aus den gefüllten Silbenrahmen und den übergeordneten syntaktischen Rahmen, vor. Eine zweite Monitoringschleife überwacht dieses ‚innere‘ Sprechen. Werden Fehler in diesem Plan entdeckt, kommt es zu einer verdeckten Reparatur. Der Zuhörer nimmt in diesem Falle nicht den eigentlichen Fehler wahr, sondern das aus der verdeckten Reparatur resultierende Verhalten z. B. in Form von Verzögerungen, längeren Pausen oder Füllwörtern.

In der letzten Stufe des Modells *(Artikulator)* wird der phonologische Plan dann in einen phonetischen bzw. motorischen Plan über die auszuführenden Artikulationsbewegungen der Sprechorgane „übersetzt“ und resultiert in einem offenen, hörbaren Sprechen. Über das auditive und taktil-kinästhetische Feedback kann das Gesagte parallel zur fortlaufenden Sprachplanung der nächsten Äußerungen überprüft und mit der ursprünglichen Äußerungsintention abgeglichen werden (inkrementelle Verarbeitung). Werden hier Diskrepanzen entdeckt oder ändert sich die Äußerungsintention, kommt es zu sogenannten offenen Reparaturen auf Silben-, Wort- oder Satzebene (dritte Monitoringschleife), die für den Zuhörer z. B. als Korrekturen von Versprechern hörbar sind.

In späteren Modellversionen sind diese drei Verarbeitungsstufen zwei getrennten Systemen zugeordnet worden. Die Arbeit des Konzeptualisators sowie die grammatische Enkodierung werden durch ein semantisch-syntaktisches System repräsentiert; die phonologische Enkodierung sowie die Arbeit des Artikulators durch ein sogenanntes phonologisch-phonetisches System (Schulte 2009; Rickheit et al. 2018).

Vergleichbar zu Kents (2000) Resümee erfordert eine flüssige Sprachproduktion demnach ein Bündel an verschiedenen Fähigkeiten:

Voraussetzungen für flüssige Sprachproduktion

- die Fähigkeit zur Perspektivübernahme, um einschätzen zu können, was das Gegenüber bereits weiß und welche Informationen noch gegeben werden müssen (Theory of Mind, Präsuppositionen) und ein Wissen über Dialogregeln zur Abstimmung der Redebeiträge der Gesprächspartner (Beitrag 4);
- ausdifferenzierte mentale Repräsentationen der Wortbedeutung und der Wortform, mit denen die Äußerungsintention lexikalisch angemessen und zügig umgesetzt werden kann (Beiträge 1, 2);
- ein syntaktisches und morphologisches Regelwissen, um über einzelne Wortbedeutungen hinaus komplexe Sachverhalte und Beziehungen versprachlichen zu können (Beitrag 3);
- eine zeitlich und motorisch fein aufeinander abgestimmte Koordination zwischen der Planung und der artikulatorischen Umsetzung einer Äußerung, um die entsprechenden Silbenfolgen in der korrekten Reihenfolge realisieren und damit verständlich aussprechen zu können (Beiträge 1, 6);
- und schließlich funktionierende Monitoringprozesse, die diese Abläufe „überwachen“ und durch die die verschiedenen Anzeichen eines misslungenen Sprechaktes wahrgenommen werden und als Konsequenz daraus ein Reparaturverhalten, z. B. in Form einer Umformulierung des Gesagten, eingeleitet wird (Beitrag 4). Sandrieser/Schneider (2015) sprechen in diesem Zusammenhang auch von syntaktischer, semantischer und pragmatischer Flüssigkeit.

Sprechtempo

Die Geschwindigkeit, in der die sprachlichen Äußerungen phonetisch realisiert werden, ist von vielen Faktoren abhängig. Das Sprechtempo variiert von Sprache zu Sprache, von Sprecher zu Sprecher und von Situation zu Situation: So sprechen Italiener bspw. schneller als Deutsche und Niederländer (die ungefähr gleich schnell sprechen, Spruit 2015). Unter den Deutschen gibt es wiederum auch Schnellsprecher, deren Sprechen über dem durchschnittlichen Tempo liegt. Dabei wird das Sprechtempo auch innerhalb einer Situation verlangsamt oder beschleunigt und an die Gesprächssituation angepasst (z. B. in Abhängigkeit vom Gesprächspartner, der linguistischen Komplexität der Äußerung oder der emotionalen Anteilnahme am Gesprächsthema).

Neben diesen kulturkreisbezogenen, individuellen, situations- und inhaltsabhängigen Variationen des Sprechtempos zeigt sich darüber hinaus eine entwicklungsbedingte Beschleunigung in Form der Zunahme der Artikulationsrate. Die

Artikulationsrate gibt an, wie viele Silben pro Sekunde motorisch in Artikulationsbewegungen umgesetzt werden. Die Artikulationsrate von Kindern ist niedriger als die von Jugendlichen und Erwachsenen. Im Jugendalter ist das Sprechtempo am höchsten, verlangsamt sich dann aber im Erwachsenenalter auf durchschnittlich fünf Silben pro Sekunde wieder (van Zaalen / Reichel 2015).

Das Sprechtempo wird von linguistischen Faktoren, phonetisch-phonologischen und kognitiven Anforderungen, dem Selbstbild und dem Alter des Sprechers, der Motivation/Emotionen, der dialogischen Sprechsituation sowie sprachlich-kulturellen Aspekten beeinflusst (Sick 2014; van Zaalen/Reichel 2015).

normale Unflüssigkeiten

Kein Sprecher spricht durchgehend flüssig (Ward 2018). Auch bei einem erwachsenen, kompetenten Sprecher kommt es in der Spontansprache z. B. durch Pausen oder Satzteilwiederholungen zu unflüssigen Redeanteilen. Derartige Unterbrechungen erfüllen jedoch einen Zweck – nämlich die gedankliche Vorbereitung der nächsten Äußerung oder eine Reparatur in der Sprachplanung. Sie werden daher als *funktionelle (Syn. normale) Unflüssigkeiten* bezeichnet (Sandrieser / Schneider 2015).

Normale Unflüssigkeiten, die bei jedem Sprecher gelegentlich auftreten, sind:

- Interjektionen/Einschübe in Form von Embolophrasien (z. B. „also", „ja", „sagen wir mal") und Embolophonien (z. B. „eh", „ähm"), z. T. mit zusätzlichen (ungefüllten) Pausen,
- Wortwiederholungen (z. B. „Ich habe ein ... ein ... ein neues Fahrrad."),
- Wiederholung von Phrasen oder Satzteilen (z. B. „Ich geh', ich geh' heute ins Kino.") und
- Satz- und/oder Wortabbrüche sowie Revisionen/Umformulierungen (z. B. „Ich möchte mor... heute, ich werde heute ins Kino gehen.") (van Zaalen/Reichel 2015; Spruit 2015).

In Abhängigkeit von der Aufmerksamkeitsleistung, dem emotionalen Gehalt der Äußerung oder der linguistischen Komplexität der Mitteilung können sich die normalen Unflüssigkeiten häufen und zusätzlich Auffälligkeiten in der Dialoggestaltung, z. B. im Sprecherwechsel, mit sich bringen.

entwicklungsbedingte Unflüssigkeiten

Im Rahmen des kindlichen Spracherwerbs kommt es ob der vielschichtigen Anforderungen, die bei der Sprachproduktion zusammenkommen und einem noch nicht automatisierten Prozess derselbigen bei fast allen Kindern zu einer Häufung von unflüssigen Redebeiträgen. Diese Unflüssigkeiten werden jedoch nicht als symptomatisch, sondern als notwendige und entwicklungsgerechte Schritte der sprachlichen Reifung interpretiert (Hansen / Iven 2002). Die Kompetenz, normale Unflüssigkeiten funktionell „zum Vorteil des Sprechers und zur Strukturierung der Kommunikation" einzusetzen, muss sich erst entwickeln (Sandrieser / Schneider 2015, 35). Auch das Führen eines Gesprächs mit dem Vollzug eines Perspektivwechsels, dem Verstehen und Nutzen sprachlicher Mittel zur Herstellung von Referenz, Kohärenz und Kohäsion muss erlernt werden. Unausgeglichene Wechsel der Redebeiträge, fehlende Informationen in Erzählungen und ein noch wenig effizientes Reparaturverhalten bei Irritationen des Gesprächspartners sind entwicklungsbedingte Phänomene innerhalb der pragmatischen Entwicklung (Achhammer 2014).

Weiterführende Literaturempfehlung zu Modellen der Sprachverarbeitung/-produktion:

Rickheit, G., Sichelschmidt, L., Strohner, H. (2018): Psycholinguistik. Unveränderter Nachdruck der 2. Aufl. Stauffenburg Verlag, Tübingen

Zusammenfassung

Die Sprachproduktion ist ein vielschichtiger Prozess, der linguistische und sprechmotorische Kompetenzen sowie ein situationsadäquates, zeitlich gut abgestimmtes Zusammenspiel dieser Komponenten erfordert. Zudem sind pragmatische Fähigkeiten zur erfolgreichen sprachlichen Interaktion notwendig. Vor Abschluss der Sprachentwicklung kann es während des Sprechablaufes durch diese Anforderungen zu entwicklungsbedingten Unflüssigkeiten kommen. Auch in der Spontansprache Erwachsener können normale Unflüssigkeiten beobachtet werden, die jedoch vor allem funktionell eingesetzt werden. Sie beeinträchtigen die Verständlichkeit nicht wesentlich, da der Sprecher auch in der Lage ist, situativ das Sprechtempo den an die Sprachplanung gestellten Anforderungen anzupassen und missglückte Sprechakte aufgrund funktionierender Monitoringprozesse zu erkennen und effektive Reparaturstrategien einzusetzen.

2 Poltern als Störungsbild

2.1 Der Versuch einer Begriffsbestimmung

Bei Personen, die poltern, kommen ebenfalls sogenannte „normale“ Unflüssigkeiten vor. Poltern ist jedoch mehr als nur unflüssiges Sprechen:

> *„Wenn Poltern mit einem Fluss verglichen werden würde, dann würde dieser Fluss sehr unregelmäßig fließen und eher einem unruhigen Gewässer gleichen, auf dem man schnell die Übersicht verliert. Große Weiten würden sich mit verengten Passagen und Stromschnellen abwechseln. Das schnell fließende Wasser würde durch Steine im Wasser aufgewühlt und überschlüge sich an einigen Stellen. Der Redefluss beim Poltern äußert sich in vielen Unregelmäßigkeiten und schnellen Sprechanteilen, in denen sich Wörter überschlagen und unverständlich klingen“ (Zang/Metten 2014, 10).*

Außenwahrnehmung

Für Außenstehende werden die Äußerungen einer Person, die poltert, oft als undeutlich artikuliert, zu schnell und unzusammenhängend und damit schwer verständlich wahrgenommen. Diffus bleibt der Eindruck, den die Person mit ihrem Sprechen beim Gesprächspartner hinterlässt (Abb. 53). Auch merkt sie selbst oftmals nicht, wie unverständlich sie ist (Spruit 2015).

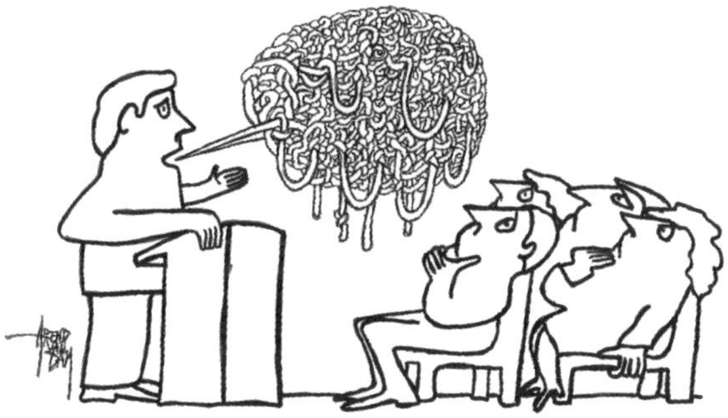

Abb. 53: Außenwahrnehmung der Poltersymptomatik (Dinger et al. 2011)

komplexes Störungsbild

Dieses komplexe Störungsbild ist in der Sprachheilpädagogik und benachbarten Disziplinen lange Zeit eher als Stiefkind behandelt worden (Scaler Scott et al. 2022), weshalb das heterogene Erscheinungsbild, mögliche Bedingungshintergründe und viele weitere Zusammenhänge noch längst nicht vollständig geklärt sind (Daly 1993; Neumann et al. 2016; Iven 2001; Myers 2011). Im Jahre 2022 besteht weitgehend Konsens hinsichtlich der Frage, welche Symptome im Rahmen des Störungsbildes Poltern vorkommen *können*. So kann Poltern Auffälligkeiten auf allen linguistischen Ebenen umfassen (Iven 2007; St. Louis et al. 2003). Jedoch ist die Diskussion um die Einteilung der beobachteten Auffälligkeiten in *Kern- und Begleitsymptome* noch nicht abgeschlossen (Sick 2014). In der Konsequenz sind die Möglichkeiten der Grundlagenforschung (z. B. zur Ätiologie, Prävalenz und Einteilung möglicher Subgruppen), der Therapieforschung und der differentialdiagnostisch fundierten therapeutischen Versorgung erschwert (Bennett Lanouette 2011; Drayna 2011; Scaler Scott et al. 2022).

In den Versuchen, Poltern zu definieren, finden sich unterschiedliche Schwerpunktsetzungen hinsichtlich der obligatorischen, fakultativen und / oder assoziierten Merkmale des Polterns (ex. Daly / Burnett 1999; Sick 2014; St. Louis / Schulte 2011; van Zaalen 2009; Weiss 1964).

Van Zaalen (2009) definiert Poltern als eine Störung der Sprechflüssigkeit, bei der die Person nicht (ausreichend) in der Lage ist, ihre Sprechgeschwindigkeit den momentanen linguistischen und sprechmotorischen Anforderungen anzupassen. Diese eher ursachenorientierte Begriffsklärung liefert zwar keine direkte Aussage über die obligatorischen Symptome des Polterns. Sie weist aber auf die Beeinflussung verschiedener Ebenen des Kommunikationsprozesses durch die Komponente „Sprechgeschwindigkeit“ hin. Diese Sichtweise wird zum Beispiel von Myers (1992, 2011) geteilt und spielt in der Ursachendiskussion und in der Annahme therapeutischer Wirkfaktoren eine wesentliche Rolle.

Im Zusammenhang mit der Gründung der *International Cluttering Association (ICA)* im Jahr 2007 und dem damit verbundenen intensivierten fachlichen Austausch auf internationaler Ebene wurde eine Arbeitsdefinition (St. Louis et al. 2007) vorgeschlagen, die vier Jahre später in einem Versuch, den kleinsten gemeinsamen Nenner der Poltersymptomatik zu finden, noch einmal überarbeitet wurde (St. Louis / Schulte 2011). Aktuellste Veröffentlichungen beziehen sich auf diese Definition (Scaler Scott et al. 2022). Neben der Auffälligkeit des Sprechtempos werden drei Kernsymptome benannt:

„**Poltern** ist eine Redeflussstörung, in der Segmente der Konversation[a] in der Muttersprache des Redners[b] als zu schnell[c], zu unregelmäßig[d] oder beides empfunden wird. Die schnellen oder unregelmäßigen Segmente müssen von einem oder mehreren der folgenden Symptome begleitet werden:

(1) erhöhte Anzahl >normaler< Unflüssigkeiten[e];

(2) erhöhtes >Kollabieren<[f] oder Auslassen von Silben;

(3) unnormale Pausen, Silbenbetonung oder Sprechrhythmus.

a: Das Poltern soll in einer natürlichen Konversation stattfinden, muss aber nicht gleichmäßig auftreten. Klare, aber isoliert auftretende Beispiele, die nicht häufiger auftreten als bei Normalsprechenden, sind für die Diagnostik geeignet.

b: Dies kann auch auf die erworbene oder die Nicht-Muttersprache zutreffen.

c: Trotz erhöhter Geschwindigkeit müssen im Durchschnitt die Silbenraten nicht unbedingt die von Normalsprechenden überschreiten.

d: Synonyme für >unregelmäßige Rate< sind auch >hastig< oder >holprig<.

e: Diese Unflüssigkeiten werden oft bei Normalsprechenden mit geringerer Häufigkeit beobachtet. Bei Stottern werden eher stottertypische Unflüssigkeiten wahrgenommen.

f: Das Kollabieren beinhaltet u. a. übermäßiges Verkürzen, Teleskopie oder >Über-Koartikulation< verschiedener Silben, vor allem in mehrsilbigen Wörtern" (St. Louis/Schulte 2011, dt. Übersetzung aus: Spruit 2015, 11f., Herv. d. Verf.).

Diese Definition impliziert, dass sich das Poltern vor allem im Gespräch äußert. Spruit (2015) weist jedoch darauf hin, dass damit andere Situationen und Modalitäten nicht ausgeschlossen seien und dass auch längere verständliche Äußerungen möglich sind (insbesondere bei erhöhter Konzentration).

2.2 Symptomatik

2.2.1 Erhöhtes und/oder unregelmäßiges Sprechtempo als Ausgangspunkt

Zu den Kernsymptomen des Polterns gehören nach St. Louis/Schulte (2011) Auffälligkeiten im Sprechtempo. Das Sprechen von Personen, die poltern, wird überwiegend als sehr schnell, überstürzt oder gehetzt *wahrgenommen* (Scaler Scott et al. 2022). Bakker et al. (2011) konnten in ihrer Studie bei vorgegebenen Sprechaufgaben jedoch keine erhöhte Artikulationsrate feststellen. Inwiefern das Sprechtempo in der Spontansprache polternder Sprecher erhöht ist, ist aufgrund fehlender Studien bislang noch nicht zuverlässig zu beantworten (Sick 2014). Bei einigen Betroffenen kann sich tatsächlich eine erhöhte Artikulationsrate zeigen. Häufig entsteht der Eindruck eines zu schnellen Sprechens aber auch durch *Unregelmäßigkeiten* im Sprechtempo mit einer Artikulationsrate im Normbereich (Sick 2014; St. Louis et al. 2007; Myers 2011). Grund für diese Wahrnehmung sind starke Variationen im Sprechtempo innerhalb einer Aussage, die das Sprechen unrhythmisch wirken lassen. So werden oft nur einzelne Wort- und Satzteile sehr schnell gesprochen (inter- und intraverbale Akzelerationen).

Der Eindruck eines zu schnellen Sprechens wird zudem durch die weiteren, nachfolgend beschriebenen Symptome verstärkt.

2.2.2 Inadäquate Pausensetzung und prosodische Auffälligkeiten

Zu den Auffälligkeiten im Sprechtempo kommen nach St. Louis/Schulte (2011) Abweichungen in der Pausensetzung hinzu. So wird der Eindruck eines zu schnellen Sprechens zum einen durch eine verkürzte Pausendauer zwischen den

Äußerungen verstärkt. Dadurch ergeben sich sowohl für den Zuhörer (in der Verarbeitung des Inputs) als auch den Sprecher selbst (in der Koordinierung der Sprechatmung und der Planung der nächsten Äußerung) Schwierigkeiten.

fehlerhafte Phraseneinteilung

Zum anderen ist häufig auch eine *fehlerhafte Pausensetzung* zu beobachten. Personen, die poltern, haben Schwierigkeiten damit, adäquate Stellen für eine Pausensetzung zu erkennen. Sie setzen sie dort, wo gerade eine Atempause notwendig ist. So kommt es häufig zu einer fehlerhaften, nicht sinngemäßen Phraseneinteilung, die das Sprechen zusätzlich unrhythmisch wirken lässt und das Verständnis des Inhaltes weiter erschwert (St. Louis et al. 2007). Möglicherweise sind auch verdeckte, im Vergleich zu Normalsprechenden weniger effiziente Strategien der Selbstreparatur während des Sprechens ein Grund für eine derartige Pausensetzung sowie auftretende Wortwiederholungen (Bóna 2018, 2021; siehe auch Kap. 2.2.4 und 2.2.5). U. a. führt die abnormale Phraseneinteilung auch zu Veränderungen prosodischer Eigenschaften der Äußerung. Es zeigen sich fehlerhafte Betonungsmuster auf Wortebene (falsche Akzentsetzung), Betonung unbedeutender (Funktions-)Wörter, ein unpassendes oder eingeschränktes Intonationsmuster mit oftmals monoton wirkendem Sprechen und Auffälligkeiten in der Sprechlautstärke mit einer häufig abnehmenden Lautstärke bis hin zum Murmeln gegen Ende einer Äußerung (Myers 2011; van Zaalen / Reichel 2015).

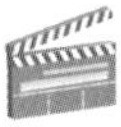

Prosodische Auffälligkeiten sind:

- unverantWORTlich (irregulär) statt UNverANTwortlich (regulär) ,
- „ALSO, gestern habe ICH MEINE Tante an der Ecke AM Supermarkt GETROFFEN.“,
- „LEIDER HABE ICH das Ende des Satzes nicht gehört.“

Diese prosodischen Auffälligkeiten verändern z. T. die ursprünglich intendierte Bedeutung der Äußerung, reduzieren die Verständlichkeit und erschweren es dem Zuhörer, den Äußerungen aufmerksam zu folgen.

2.2.3 Phonetisch-temporale Auffälligkeiten auf Wortebene

Die sehr schnell gesprochenen Anteile sind beim polternden Sprecher meist unverständlich. Im Vergleich zu einem nichtpolternden Schnellsprecher treten signifikant mehr Fehler in der Wortstruktur auf (Sick 2014). Das Sprechen wirkt verwaschen, als würden Wortteile ‚verschluckt‘ werden. Hörbar ist eine Art exzessive Koartikulation (Scaler Scott et al. 2022). Es kommt zu Verschmelzungen und Auslassungen von Lauten und Silben (Kontaminationen = „telescoping“, St. Louis / Schulte 2011). Unbetonte Silben werden häufiger ausgelassen. Hinzu kommen weitere Sequenzierungs- und Strukturfehler auf Laut- und Silbenebene wie Silbenvertauschungen, Einfügen zusätzlicher Laute u. Ä. (Iven 2007; Schulte 2009; Sick 2014).

Beispiele (Zang / Metten 2014):

- wotenda [wohnten da],
- sinie schunde [sind die eine Stunde],
- Hänslkretl [Hänsel und Gretel],
- irnwie [irgendwie],
- hihamdacht [haben die gedacht],
- mimwisschen [wir ein bisschen].

Sick (2014) bezeichnet derartige Fehler zusammenfassend als phonetisch-temporale Auffälligkeiten. Der Eindruck eines erhöhten, gehetzten Sprechtempos wird durch diese phonetisch-temporalen Auffälligkeiten zusätzlich verstärkt (Sick 2014; Spruit 2015). Eine steigende Artikulationsrate und eine zunehmende phonologische und phonetische Komplexität erhöhen zudem die Auftretenswahrscheinlichkeit phonetisch-temporaler Auffälligkeiten. Wird das Sprechtempo reduziert, verringern sich auch die phonetisch-temporalen Auffälligkeiten (Myers 2011; van Zaalen / Reichel 2015).

2.2.4 Erhöhte Rate normaler Unflüssigkeiten

Zu den obligatorischen Kernsymptomen des Polterns wird schließlich ein erhöhtes Auftreten von Unflüssigkeiten gezählt (St. Louis / Schulte 2011). Anders als beim Stottern sind die beim Poltern zu beobachtenden Unflüssigkeiten frei von Spannungen und entsprechen den sogenannten normalen Unflüssigkeiten (Bakker et al. 2011; Neumann et al. 2016; Scaler Scott et al. 2022; St. Louis et al. 2003; van Zaalen et al. 2009a). So wiesen die Spontansprachproben der polternden Sprecher in der Studie von Bretherton-Furness / Ward (2015) eine signifikant höhere Anzahl an Revisionen in der Spontansprache im Vergleich zu sprachunauffälligen und stotternden Personen auf.

Interjektionen und Revisionen machten auch in der Studie von Myers et al. (2012) drei Viertel der gesamten Unflüssigkeiten der polternden Sprecher aus. Diese traten nicht nur einzeln am häufigsten auf, sondern waren auch besonders häufig gemeinsam in einer Äußerung zu beobachten, ähnlich häufig wie Satzabbrüche in Kombination mit Interjektionen (Myers et al. 2012). Darüber hinaus traten auch Wortwiederholungen und Satzteilwiederholungen häufig auf. Van Zaalen / Reichel (2015) geben an, dass sich beim Poltern auch Wortteil- bzw. Silbenwiederholungen zeigen können, diese dann jedoch mit weniger als zwei Wiederholungen vorkommen (z. B. Pa-Paprika). Bei reinem Poltern kommen demnach keine stottertypischen Unflüssigkeiten vor.

Unflüssigkeiten beim Poltern (Myers 2011; Zang / Metten 2014):

- „Ich nehme… möchte bitte … den Scho-, nein, den Vanille-, naja, eigentlich… darf nicht so viel Süß- Ich darf…ähm …ich sollte äh nicht… ähm – wenn, wenn das geht – wenn das geht, dann äh keinen Nachtisch mehr.“
- „…Danach hats eh hats, sagt der Wolf, soll Blümchen suchen, dann ist sie, ist sie gegangen, dann Großmami auffressen.“

- „… und so ein großes Maul und so große … Hä-Hände und die auch, da ist sie recht, hat sie gesagt, danach ist sie, ist sie, ist,… eh … eh … Jäger gekommen und dann hat der…eh…isser hineingekommen."

Die genaue Betrachtung der Art der Unflüssigkeiten hilft in der differentialdiagnostischen Entscheidung, ob Stottern, Poltern oder eine Mischform vorliegt (Kap. 3).

unpassende Interjektionen

Tatsächlich zeigte sich in der Studie von Myers et al. (2012) kein Unterschied in der Auftretens*häufigkeit* der beobachteten Unflüssigkeiten im Vergleich zu unauffälligen Sprechern. Myers et al. (2012) vermuten, dass die Äußerung beim Poltern dennoch unverständlicher wirkt, da eine Interjektion bspw. nicht am Ende einer Phrase platziert wird, sondern die Phrase unpassend aufteilt. Die Unflüssigkeiten werden demnach vom polternden Sprecher nicht kompetent in funktioneller Weise genutzt (Kap. 1; Bóna 2021). Hinzu kommt darüber hinaus das gemeinsame Auftreten der Unflüssigkeiten mit den zuvor genannten Symptomen, was die Verständlichkeit weiter beeinträchtigt (Myers et al. 2012, Kap. 2.2.2).

2.2.5 Weitere Auffälligkeiten

Störungen der sprachlichen Strukturierung

Vor allem bei längeren, komplexeren Redebeiträgen zeigen sich verstärkt Auffälligkeiten auf der lexikalischen und syntaktisch-morphologischen Ebene (Beispiel, Kap. 2.2.4). U. a. dadurch wirkt die Mitteilung unstrukturiert und das eigentliche Thema für den Zuhörer bleibt unklar. Die verbalen Möglichkeiten, um Sätze oder Teilsätze mit syntaktischen, morphologischen und lexikalischen Mitteln zu verknüpfen, sind eingeschränkt (Sick 2014). Den Betroffenen fällt es zudem schwer, „auf den Punkt zu kommen". Es gelingt ihnen nicht, in ihren Erzählungen (und schriftlichen Aufsätzen) das Thema zu strukturieren, Kohärenz herzustellen und Kohäsionsmittel adäquat einzusetzen (Achhammer et al. 2016; Bretherton-Furness / Ward 2012; Myers 2011; van Zaalen / Reichel 2015).

Nacherzählung der Geschichte von Hänsel und Gretel: „Hensel un Gretel ja die gehnn Wald. Die wotenda irgendwie Sch-Stöcker, nee […] un der Vater hat gesagt so irgendwie m holen dich gleich wieder raus. Un der Vater is nich wiederkommen und sinie schunde […] Spazieren gegangen sindie ham, die ham sich verlaufen und da ham ham sie Lebkuchenhaus gesehen. Und Hänslkretl han die hatten irnwie hunger gehabt hihamdacht (…) brechen mimwisschen […] was Lebkuchenhaus ab. […]" (Zang/Metten 2014, 17).

Im Englischen wird dieses Symptom mit einem Irrgarten („maze") symbolisiert und demzufolge als *Maze*-Verhalten bezeichnet (Myers / St. Louis 2007, auch Iven 2007).

kommunikativ-pragmatische Auffälligkeiten

Personen, die poltern, zeigen häufig ein auffälliges Dialogverhalten. Es fehlt ein ausgeglichener Sprecherwechsel (Turn Taking). In der Rolle des Zuhörers werden Merkmale der Intonation des Sprechenden häufig nicht korrekt oder verzögert gedeutet. Kurze Denkpausen des Sprechenden werden missinterpretiert oder Signale für einen Sprecherwechsel werden übersehen, so dass es entweder zu Unterbrechungen, zu längeren Pausen oder sogar zu Gesprächsabbrüchen kommt. In der Rolle des Sprechers werden Signale des Kommunikationspartners, die eine Sprechintention seinerseits angeben, nur unzureichend wahrgenommen. Längere Redeanteile auf Seiten der polternden Person häufen sich. Zu den Auffälligkeiten in der thematischen Strukturierung kommen Probleme mit Präsuppositionen hinzu, so dass obligatorische Zusatzinformationen nicht gegeben werden. Nonverbale Reaktionen des Nicht-Verstehens auf Seiten des Gesprächspartners wie fragende Blicke oder das Hochziehen der Augenbrauen werden häufig nicht wahrgenommen. Eine selbstinitiierte Selbstreparatur bleibt aus. Wenn Nachfragen gestellt werden (fremdinitiierte Selbstreparatur), mangelt es dem polternden Sprecher an der Fähigkeit, das Gesagte umzuformulieren oder weitere Zusatzinformationen zu liefern, die der Verständnissicherung dienen (Achhammer et al. 2016; Katz-Bernstein 1986; Sick 2014; Teigland 1996).

Beeinträchtigungen in der sprachlichen Strukturierung und in pragmatischen Fähigkeiten sind häufige, aber keine obligatorischen Symptome des Polterns (St. Louis / Schulte 2011). So vermutet van Zaalen (2009), dass es einen Subtyp des Polterns gibt, bei dem diese linguistischen Probleme eine dominante Rolle spielen (Kap. 2.2.6).

Zudem weisen die pragmatischen Auffälligkeiten in Form eines inadäquaten Reparaturverhaltens zur Verständnissicherung auf Seiten des Gesprächspartners auf Auffälligkeiten im Bereich der Selbstwahrnehmung hin.

Auffälligkeiten in der Selbstwahrnehmung

Polternden Personen wurde lange Zeit nachgesagt, sie hätten kein Störungsbewusstsein (Weiss 1964; Diedrich 1984). Dementsprechend sei auch der Veränderungswille nicht gegeben, da im eigenen Sprechen kein Problem gesehen wird. Ein fehlendes Störungsbewusstsein spiegelt sich in den Anamnesegesprächen wider, in denen die Motivation, eine Therapie aufzunehmen, häufig von außen durch Lehrer, Familienmitglieder oder durch Vorgesetzte kommt (Iven 2003; Mannhard 2005; Sick 2014). Auch die Gründe für Missverständnisse im Gespräch werden häufig auf Seiten des Zuhörers gesucht und ein Reparaturverhalten in Bezug auf den eigenen Redebeitrag bleibt aus. Dies gilt insbesondere im Moment der Sprachproduktion selbst. Spielt man dem Betroffenen Aufnahmen des eigenen Sprechens vor, sind sie durchaus in der Lage, dieses als schwer verständlich einzuordnen (van Zaalen / Reichel 2015).

Auch wenn ein fehlendes Störungsbewusstsein für einige Betroffene zutrifft, wurde die Aussage mittlerweile etwas spezifiziert. Vielen polternden Sprechern wird mit der Zeit durchaus bewusst, *dass* mit ihrem Sprechen etwas nicht stimmt (van Zaalen / Reichel 2015; Myers 2011). Sie wissen aber nicht, *wann* oder *was* genau an ihrem Sprechen nicht verständlich ist. Demnach zeigt sich weitaus häufiger eine Störung „auf der Stufe der Symptomwahrnehmung und impliziert damit Störungen des Monitorings“ (Sick 2014, 49). Die „Überwachung“ des eigenen Sprechens bzw. die Selbstkontrolle bei der Sprachplanung und -produktion scheint nicht zu gelingen (van Zaalen 2009). Dabei kann das Entdecken von Fehlern selbst bereits fehlschlagen. Wenn nicht klar ist, wo genau eigentlich das Problem liegt, verhindert dies ein Reparaturverhalten. Bei anderen liegt das Problem aber auch in dem zweiten wichtigen Schritt des Monitoringprozesses und es fehlt eine adäquate Strategie, um auftretende Fehler unmittelbar korrigieren zu können (Sick 2014).

Beispiele der Poltersymptomatik auf DVD:

Myers, F. L., St. Louis, K. O. (2007): Cluttering (DVD). TN, The Stuttering Foundation, Nashville

2.2.6 Mögliche Störungsprofile bei Poltern

In der Literatur wird vielfach zwischen zwei Subtypen des Polterns unterschieden, die auf unterschiedliche Störungsschwerpunkte hinweisen sollen (Scaler Scott et al. 2022). Bezeichnet werden diese entweder als motorisches und linguistisches Poltern (Spruit 2015; Ward 2018) oder als phonologisches und syntaktisches Poltern (van Zaalen 2009; Zang / Metten 2014). Sick (2014) kombiniert die Begrifflichkeiten.

motorisch-phonologisches Poltern

Zeigen sich vorwiegend Fehler in der Wortstruktur in Form von erhöhter oder irregulärer Koartikulation, Kontaminationen („telescoping") sowie Laut- und / oder Silbenauslassungen und -vertauschungen, so liegt ein *motorisch-phonologisches Poltern* als Störungsschwerpunkt vor.

„Was iauf jem Fall zu möm fumzwanz'ni ham will isn sonnkrans" („Was ich auf jeden Fall nicht zu meinem Fünfundzwanzigsten nicht haben will, ist ein Sockenkranz")" (Spruit 2015, 30).

linguistisch-syntaktisches Poltern

Bei dem zweiten angenommenen Störungsprofil *(linguistisch-syntaktisches Poltern)* zeigen sich auf Symptomebene überwiegend Unflüssigkeiten wie Satzabbrüche und Revisionen, Auslassungen von Wort- und Satzteilen, Wort- und Phrasenwiederholungen, verzögerte Benennzeiten, Interjektionen und semantische Substitutionen.

„Also ich habs noch nie doch könnte man eintlich aba es geht eintlich darum glaubich primär gehts bei mir um dieses umformuliern um diese sätze komplizierter machen und oder halt enorm vereinfachn nich das zu sagn was man eintich sagn möchte" (Spruit 2015, 30).

Das Ziel der Differenzierung in diese zwei Störungsprofile liegt für den Sprachtherapeuten darin, Hinweise zur Priorisierung von Behandlungsschwerpunkten zu erhalten (Kap. 4). Zang / Metten (2014) geben an, dass eine eindeutige Zuweisung zu einem der beiden Subtypen nicht immer möglich sei.

2.3 Komorbiditäten

Poltern tritt seltener als isolierte Störung auf, sondern häufig in Kombination mit weiteren Störungsbildern (Sommer et al. 2021). Als komorbide Störungen werden Stottern, Sprachentwicklungsstörungen, Auditive Verarbeitungs- und Wahrnehmungsstörungen (AVWS), Lese-Rechtschreibstörungen (LRS), Aufmerksamkeits-Defizit-(Hyperaktivitäts-)Syndrom (ADHS), Dysarthrie und Lernbehinderungen aufgeführt (Neumann et al. 2016; Meixner 1992; Sick 2014; Schulte 2009; St. Louis / Myers 1997; St. Louis et al. 2003; St. Louis / Schulte 2011; van Zaalen et al. 2009b; van Zaalen / Reichel 2015). Im Zusammenhang mit komplexen Syndromen oder Entwicklungsstörungen wird von einer Poltersymptomatik oftmals bei Personen mit Down-Syndrom, Fragilem-X-Syndrom und zusammen mit Autismus-Spektrum-Störungen berichtet (Bangert et al. 2022; van Zaalen / Reichel 2015; Scaler Scott et al. 2022; Ward / Scaler Scott 2011).

Die Abklärung, ob Poltern vorliegt und wenn ja, isoliert oder gemeinsam mit weiteren Störungen, erfolgt im Rahmen der Differenzialdiagnostik und muss in der Erstellung des Therapieplans berücksichtigt werden.

Weiterführende Informationen zu der Beziehung und Abgrenzung von Poltern zu assoziierten Störungen finden sich z. B. in:

Schulte, K. (2009): Empirische Untersuchung gestörter Kommunikation: Die Redeflussstörung Poltern und ihre charakteristischen Merkmale und Begleiterscheinungen. Dissertation, Technische Universität Dortmund

Ward, D., Scaler Scott, K. (Hrsg.) (2011): Cluttering: A handbook of research, intervention and education. Psychology Press, New York

2.4 Diskussion einer „Polterpersönlichkeit"

In älteren Beschreibungen des Störungsbildes finden sich neben Symptombeschreibungen auf der Sprach- und Sprechebene auch Aussagen zu Verhaltensmerkmalen von polternden Personen. Dabei handelt es sich vorwiegend um pauschalisierende Zuschreibungen negativer Charaktereigenschaften, die aus dem Sprechverhalten des Polternden abgeleitet wurden. Weiss (1964) beschreibt sie z. B. als schlechte Zuhörer, ungeduldig, oberflächlich und ignorant gegenüber den Belangen ihrer Gesprächspartner. Der Polterer sei nervös, unruhig, hastig, unkonzentriert, motorisch ungeschickt, unordentlich, leichtsinnig sowie nicht selbstwahrnehmungs- und kontrollfähig und nicht therapie-motiviert, wie Iven (2001, 176) die Fülle an „Behauptungen über die Persönlichkeitsstruktur" der Betroffenen zusammenfasst. Die beschriebenen Auffälligkeiten, die potenziellen Probleme in anderen Modalitäten wie der Schriftsprache und häufige Komorbiditäten mit ADHS liefern möglicherweise eine Erklärung, wie es zu derartigen Stereotypen kommen konnte.

In der Tat zeigt sich bei einigen Personen, die poltern, während des Sprechaktes auch eine erhöhte körperliche Unruhe (Spruit 2015), die es dem Gesprächspartner möglicherweise zusätzlich erschwert, dem Inhalt zu folgen. Eine allgemein gültige Attribuierung von Wesensmerkmalen, die den individuellen Patienten aus den Augen verliert, scheint jedoch nicht zulässig (Iven 2001; van Zaalen/Reichel 2015). Studien bestätigen aber, dass die öffentliche Einstellung gegenüber Redeflussstörungen nach wie vor negative Vorurteile beinhaltet (St. Louis et al. 2011, 2014; Farrell et al. 2015). Dabei zeigte sich im Vergleich mit Stottern, dass die Einstellung gegenüber Personen, die poltern, noch etwas negativer ausfällt.

Aufgrund potenziell vorhandener, negativer Einstellungen und Vorurteile gegenüber Poltern oder der Person, die poltert, sollte der Sprachtherapeut mögliche Barrieren im Umfeld des Patienten in der Erstellung eines Behandlungsplanes mitbedenken und möglicherweise im Rahmen einer beratenden Tätigkeit aufgreifen (Kap. 3.2, Kap. 5.2).

2.5 Mögliche Bedingungshintergründe

Der weitreichende Symptomkomplex von Poltern und die häufige Koexistenz mit anderen Störungen stellen eine Herausforderung für die Erforschung möglicher Ursachen dar (Drayna 2011; St. Louis et al. 2007; Ward et al. 2015). Ähnlich vielfältig wie die Definitionsversuche sind daher auch die Diskussionen um die Bedingungshintergründe.

genetische Disposition

Genetische Faktoren spielen in vielen Sprach- und Sprechstörungen eine Rolle. Drayna (2011) zufolge liegt es nahe anzunehmen, dass auch Poltern eine genetische Komponente aufweist. Bekräftigt wird die Vermutung u. a. durch die Beobachtung einer familiären Häufung des Störungsbildes (St. Louis et al. 2007). Auch die Überrepräsentation der betroffenen männlichen Personen mit einem Geschlechterverhältnis von 4:1 wird als Indiz für das Vorhandensein einer genetischen Disposition herangezogen (van Zaalen/Reichel 2015; Ward 2018). Es fehlen jedoch statistisch aussagekräftige Zwillings-, Adoptions- oder Familienstudien, die dies für das Störungsbild Poltern belegen könnten (Drayna 2011).

Defizite in Sprachplanung und -produktion

Nach St. Louis/Myers (1995) sind die beim Poltern zu beobachtenden Unflüssigkeiten als Oberflächensymptom für zugrunde liegende Störungen der Sprachproduktion zu verstehen (Iven 2007; Schneider 2003; Schulte 2009; Sick 2014; Spruit 2015; van Zaalen/Reichel 2015). In der Fachliteratur wird dabei häufig auf das Modell von Levelt referiert, da es über den Einzelwortabruf hinausgeht und die Modellierung der Produktion größerer Spracheinheiten erlaubt (Kap. 1). Auch van Zaalen (2009) bezieht sich in ihrem *Language Automatization Deficit Model* auf Levelt und beschreibt drei Komponenten, die zur Ausprägung von Poltersymptomen während der Sprachproduktion führen:

- Probleme in der Synchronisierung der Sprachplanung und der motorischen Umsetzung,
- Probleme in der flexiblen Regulierung des Sprechtempos und
- ineffiziente Monitoringprozesse.

Bei polternden Personen komme es zu einer Dyssynchronität zwischen der Sprachplanung und der motorischen Umsetzung des Geplanten. Es gelingt ihnen nicht, ihr Sprechtempo flexibel an die linguistischen und motorischen Anforderungen der geplanten Äußerung anzupassen. Dadurch reicht die Zeit bei steigenden Anforderungen nicht aus, um die Wort- und/oder Satzstrukturen vollständig zu planen und letztlich zu produzieren. Das Resultat sind die bekannten Unflüssigkeiten und phonetisch-temporalen Auffälligkeiten, die eine Art „Kollabieren“ des Systems ausdrücken. Dabei kann es je nach Störungsprofil zu unterschiedlichen „Stolperstellen“ kommen. Beim linguistisch-syntaktischen Poltern wird eher ein Problem im Zusammenspiel des Sprechtempos, der linguistischen Komplexität der Äußerung und den Fähigkeiten der grammatischen Enkodierung sowie im Abruf lexikalischer Einträge vermutet, beim motorisch-phonologischen Poltern wird auf Schwierigkeiten in der phonologischen Enkodierung im Zusammenspiel mit dem Sprechtempo geschlossen (Myers 2011; van Zaalen 2009; Zang/Metten 2014).

Das Erkennen und Reparieren solcher Fehler in der Sprachproduktion (Monitoring) beansprucht auf Seiten des Sprechers Aufmerksamkeit. Werden – wie bei Personen, die poltern – die Verarbeitungskapazitäten bereits für die linguistische und motorische Sprachplanung ausgeschöpft, so fehlen Ressourcen für das Überwachen dieser Prozesse. Der Ertrag der Monitoringprozesse variiert in Abhängigkeit von den in der Sprechsituation gestellten kognitiven, linguistischen und motorischen Anforderungen. Demnach kommt es zu einer stärkeren Symptomatik im Zusammenhang mit spontanen, längeren Gesprächsbeiträgen in unstrukturierten Settings (höhere Anforderungen, weniger freie Ressourcen für Monitoringprozesse) und zu einer geringeren Symptomatik z. B. bei klaren Aufgabenstellungen wie dem Produzieren von einzelnen Pseudosilben oder kürzeren Antworten (Myers 2011; van Zaalen 2009). Zusammenfassend zeigen sich die Poltersymptome auf allen Ebenen des Sprachproduktionsmodells und werden als Ausdruck inadäquater Verarbeitungs-, Planungs- und Überwachungsgrundlagen verstanden (Iven 2007; Schneider 2003; Schulte 2009).

Dysfunktion in neuroanatomischen Strukturen

Ward et al. (2015), Heidler (2013b) und Alm (2011) diskutieren die Frage nach der Ursache des Polterns unter Berücksichtigung einer neuropsychologischen Perspektive und nehmen abweichende neuroanatomische Strukturen im Gehirn an. So ist Heidler (2013b) der Meinung, dass das Störungsbild aufgrund des Symptomkomplexes Ausdruck eines umfassenden Defizits sein muss, das über eine Redeflussstörung hinausgeht. Sie liefert viele Argumente dafür, Poltern als ein Symptom eines zugrunde liegenden dysexekutiven Syndroms zu verstehen.

Der Begriff **dysexekutives Syndrom** fasst Probleme von Kognition, Emotionalität und Verhaltenssteuerung zusammen, „die vorrangig nach Schädigungen des Präfrontalkortexes (PFK) oder nach Diskonnektion des PFK von tiefer gelegenen

Hirnstrukturen (z. B. des Thalamus und der Basalganglien) entstehen" (Heidler 2013b, 24, Herv. d. Verf.).

Bei Personen mit dysexekutivem Syndrom finden sich Beeinträchtigungen in den Hirnstrukturen, die maßgeblich für Motivation, Initiierung von Handlungen, Inhibitation von Impulsen, selektive Aufmerksamkeit, Monitoring, Korrektur von Verhalten, die Planung, Ausführung und das Timing sequenziellen Verhaltens und für die Selektion von Wörtern und Wortformen zuständig sind (Heidler 2013b) – Bereiche, in denen sich auch Beeinträchtigungen bei Personen, die poltern, finden. Ein Hauptmechanismus bei der Entstehung von Poltern wird in einer Dysregulation in Form einer Hyperaktivierung des PFK vermutet. Bedingt ist diese Dysregulation durch eine fehlerhafte Inhibitation der Basalganglienschaltkreise aufgrund eines hyperaktiven Dopaminsystems. Die zu hohe Dopaminausschüttung bewirkt eine Enthemmung von motorischen und anderen Verhaltensimpulsen (Alm 2011; Heidler 2013b).

Heidler (2013b) zufolge lassen sich bereits bestehende Erklärungsansätze, wie die Idee einer zentralen sprachlichen Unausgeglichenheit (*Central Language Imbalance*, Weiß 1964) und weitere mehr in die These eines dysexekutiven Grunddefizits gut integrieren. Ward et al. (2015) ziehen aus ihren empirischen Ergebnissen eine etwas andere Schlussfolgerung und sehen Poltern eher als Störung der motorischen Sprachplanung und des Sprechtempos, da sich die größten Abweichungen im suplementär-motorischen Areal fanden.

systemische Betrachtungsweise

Myers (1992, 2011) legt den Fokus mit ihrer systemischen Betrachtungsweise weniger auf die „Suche nach der Ursache der Ursache“, sondern auf die Elemente, die therapeutisch zugänglich sind – auch wenn diese nur die Sekundärsymptome zugrunde liegender zentraler Beeinträchtigungen darstellen. Sie betont ein interaktives Bedingungsgefüge der Symptome selbst, so dass sich Probleme in einer am Kommunikationssystem beteiligten Komponente negativ auf die anderen Dimensionen auswirken. Die Annahme eines solchen synergistischen Prinzips in der Entstehung von Poltersymptomen hat direkte Konsequenzen auf die Behandlung des Störungsbildes, da davon ausgegangen wird, dass sich die therapeutische Arbeit an einer Komponente (Sprach-, Artikulations- oder Tempoprobleme) positiv auf die übrigen Bereiche auswirkt. Diese Annahme findet sich in den aktuellen therapeutischen Überlegungen wieder (Sick 2014, Kap. 4). Dabei gesteht auch Myers (2011) einer beeinträchtigten Anpassung des Sprechtempos einen besonders großen Einfluss zu.

2.6 Prävalenz und Prognose

Zu der Frage, mit welcher Häufigkeit Poltern auftritt, gibt es wenig zuverlässige Daten (Iven 2007; van Zaalen 2011; Sommer et al. 2021; Scaler Scott et al. 2022). Gründe dafür sind in der fehlenden Einheitlichkeit bezüglich der Operationalisierung des Störungsbildes sowie in unterschiedlichen Vorgehensweisen und Erhebungsmethoden und damit einhergehenden Herausforderungen bei der Rekrutierung von Probanden zu suchen (van Zaalen / Reichel 2015; Sommer et al. 2021).

Sick (2014) gibt zusammenfassend eine Prävalenzrate von 0,4 bis 1,5 % an. Bei 5 bis 16 % der unflüssig sprechenden Personen liege eine reine Poltersymptomatik vor (Sick 2014; van Zaalen / Reichel 2015). Zang / Metten (2014) weisen darauf hin, dass das Störungsbild in der sprachtherapeutischen Praxis jedoch seltener vorzufinden ist. Nur langsam erhöhe sich der Anteil der polternden Personen, die auch sprachtherapeutische Unterstützung aufsuchen, so dass von einer erhöhten Dunkelziffer auszugehen ist. Der Anteil männlicher Patienten liegt dabei bei ca. 70 Prozent (Sommer et al. 2021).

dynamischer Verlauf

Die Prävalenzrate variiert darüber hinaus je nach betrachteter Altersgruppe (Ward 2018), wobei sich ein dynamischer Entwicklungsverlauf ergibt: Poltern beginnt in der Kindheit, verstärkt sich in der Pubertät und besteht mit Schwankungen in der Symptomatik über die gesamte Lebensspanne (Sick 2014). Van Zaalen und Reichel (2014, in: van Zaalen / Reichel 2015) ermittelten auf der Basis der Arbeitsdefinition von St. Louis / Schulte (2011) eine Prävalenz von 1,8 % unter den zehn- bis zwölfjährigen Schülern. Eine weitere Pilotstudie der beiden Forscherinnen von 2017 ergab eine Prävalenz von etwa 1,1 - 1,2 % eines reinen Polterns unter 304 typisch entwickelten, niederländischen und deutschen Jugendlichen, die nicht stotterten.

In Bezug auf den Störungsbeginn wird von einem relativ späten Zeitpunkt der Kindheit ausgegangen (Howell / Davis 2011). Ward (2018) zufolge kommt es erst zu Poltersymptomen, wenn der Sprachentwicklungsstand bereits weiter fortgeschritten ist, demnach also auch komplexere Inhalte linguistisch umgesetzt werden müssen und der innere Sprechdrang auf Seiten des Kindes hoch ist. Nach Diedrich (1984) liegt der Onset bei sieben Jahren. Ward (2018) und van Zaalen / Reichel (2015) sprechen von einem Alter von zehn Jahren, in der sich die Störung manifestiert.

Werden mit Beginn der Pubertät negative Erfahrungen mit dem eigenen Sprechen und der Interaktion mit Gleichaltrigen oder Autoritätspersonen gemacht, ist die Wahrscheinlichkeit einer zusätzlichen Sprechangst erhöht (van Zaalen et al. 2011). Zudem kann sich über die Zeit eine Überlagerung des Polterns durch Stottersymptome zeigen (St. Louis et al. 2003). Auch Howell / Davis (2011) berichten aus ihrer Längsschnittstudie, dass sich in einigen wenigen Fällen die Poltersymptomatik im Kindesalter zu einer dominanten Stottersymptomatik im Jugendalter hin veränderte.

Zudem sind weitere negative Auswirkungen auf die Persönlichkeits- und Schulleistungsentwicklung anzunehmen (Sick 2014).

Zusammenfassung

Beim Poltern handelt es sich um ein komplexes, sprachsystematisches Problem, das sich auf allen Sprachebenen zeigen kann (Iven 2007). Zu den obligatorischen Symptomen des Polterns gehört ein zu schnelles oder unregelmäßiges Sprechtempo in Kombination mit einer erhöhten Anzahl normaler Unflüssigkeiten und/oder phonetisch-temporalen Auffälligkeiten und/oder einer fehlerhaften Pausensetzung. Zu den Begleitsymptomen gehören Störungen der sprachlichen Strukturierung, Störungen auf der kommunikativ-pragmatischen Ebene sowie Auffälligkeiten in der Selbstwahrnehmung und im Monitoring des eigenen Sprechens. Zudem liegen häufig weitere Komorbiditäten (z. B. LRS, SES, AVWS) vor. Das Störungsbild tritt in der späten Kindheit in Erscheinung, verstärkt sich in der Pubertät und besteht mit Schwankungen in der Symptomatik über die gesamte Lebensspanne (Abb. 54).

Die Poltersymptome werden als Ausdruck inadäquater Verarbeitungs-, Planungs- und Überwachungsgrundlagen verstanden. Neben einer vermuteten genetischen Disposition werden als Ursachen neuroanatomische Abweichungen mit der Folge einer exekutiven Dysfunktion oder einer Sprachplanungsstörung (motorisch oder linguistisch basiert) mit einem Problem in der Anpassung des Sprechtempos diskutiert.

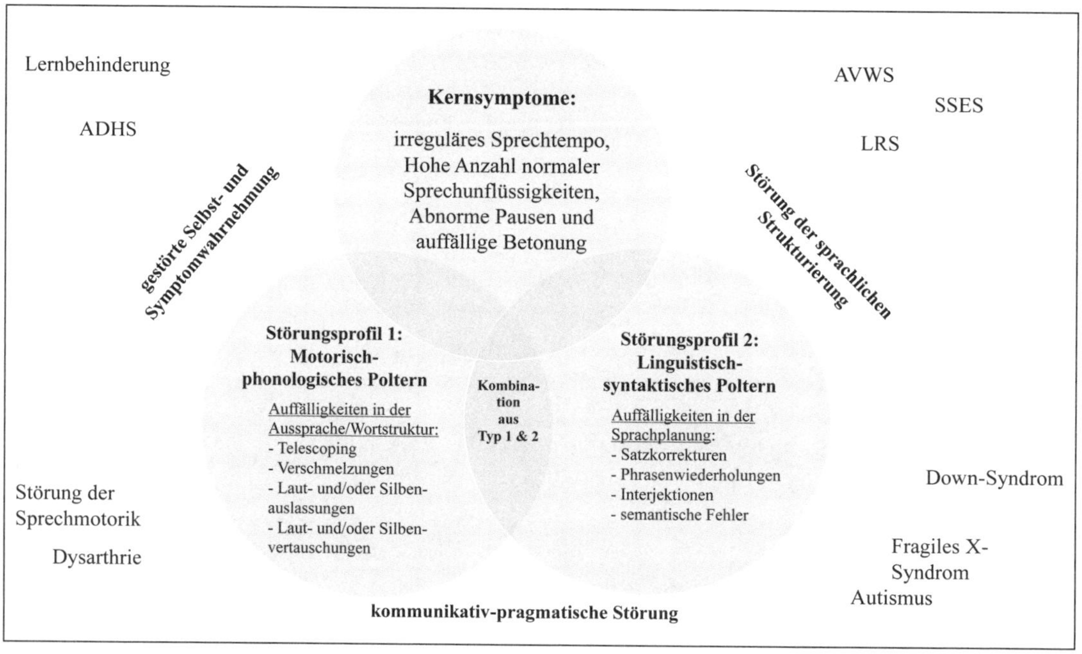

Abb. 54: Darstellung des Störungsbildes mit möglichen Störungsprofilen und Komorbiditäten (nach Sick 2014; St. Louis/Schulte 2011; Zang/Metten 2014)

3 Diagnostik

3.1 Diagnostisches Vorgehen

3.1.1 Ziele, Methoden und Inhalte im Überblick

Das Ziel der Diagnostik liegt zum einen in der Feststellung, ob es sich bei den sprachlichen Auffälligkeiten um Poltern handelt. Herausfordernd scheint die Diagnosestellung, wenn weitere Komorbiditäten vorliegen (Scaler Scott et al. 2022). Häufig kommen die Betroffenen mit der Überzeugung, dass sie stottern, zur Therapie. Der Sprachtherapeut muss demnach in der Lage sein, zwischen diesen beiden Redeflussstörungen differenzialdiagnostisch zu unterscheiden. Auch muss er sich bewusst sein, dass bei einer Mischform zwischen Stottern und Poltern die Polterkomponente möglicherweise erst zu einem späteren Zeitpunkt offensichtlich wird (van Zaalen/Reichel 2015). Einen Überblick zur Differenzialdiagnose gibt Tabelle 40.

Tab. 40: Ziel der Diagnostik – Differenzialdiagnostische Abgrenzung von Stottern und Poltern (Iven 2007; Scaler Scott 2010; Sick 2014)

Kriterium	Poltern	Stottern
Störungsbewusstsein	wenig Selbstkorrekturen, oft eher geringes Störungsbewusstsein bzw. meist kein Symptombewusstsein	starke Symptomwahrnehmung, hohes Störungsbewusstsein
Zeichen von Anspannung und Anstrengung während der Sprachproduktion	nein	ja
Sekundärsymptomatik im Sinne von Mitbewegungen, Vermeidungsverhalten, Angst- oder Schamgefühl	nein/selten	ja
An welcher Stelle hakt es?	gesamte Äußerung	einsilbige Wörter, Silben, Laute
Äußerungsintention klar?	weniger klar (Maze-Verhalten)	ja

Sprechtempo	meist erhöht und/oder irregulär	normal bis langsam, möglicherweise als Sekundärstrategie erhöht
phonetische-temporale Auffälligkeiten (Veränderungen der Wortstruktur: Elisionen, Kontaminationen u.s.w.)	Kernsymptom: häufig auffällig	nicht betroffen
Sprechunflüssigkeiten	Kernsymptom: Gehäufte „normale" Unflüssigkeiten (Wiederholung von Wörtern, Einschüben oder Phrasen, Unterbrechungen durch unphysiologische Pausen oder Satzabbrüche)	stottertypische Unflüssigkeiten (Kernsymptome: Blockaden, Dehnungen, Lautwiederholungen, Unterbrechungen durch unphysiologische Pausen oder Satzabbrüche im Symptom)
Pausensetzung und Prosodie	Kernsymptom: häufig auffällig, v. a. durch irreguläre Pausensetzung und Symptome von Wortfindungsschwierigkeiten	nicht betroffen
Syntax, Morphologie	häufig auffällig	nicht betroffen
Kohärenz und Kohäsion von Erzählungen	häufig auffällig	nicht betroffen
Sprachentwicklung	oft verzögert, Merkmale von Sprachentwicklungsstörungen	meist normal
Schriftspracherwerb	häufig auffällig	nicht betroffen, oft kompensatorisch gute Schriftsprachfähigkeiten
Aufmerksamkeit, Gedächtnis	häufig auffällig	nicht betroffen

Scaler Scott et al. (2022) geben zudem in einer kompakten Übersicht Hilfestellungen, wie weitere Komorbiditäten z.B. Sprachentwicklungsstörungen, Artikulationsstörungen oder Dysarthrien differentialdiagnostisch abgegrenzt werden können. Neben dieser differenzialdiagnostischen Entscheidung gilt es, den Schweregrad der Beeinträchtigung zu erfassen, um eine Aussage über die Höhe des Therapiebedarfs treffen zu können. Darüber hinaus besteht die vielleicht relevanteste Zielsetzung darin, konkrete Informationen zu erheben, die zur Ableitung individueller Therapieziele beitragen. Dazu gehört bei einem so heterogenen Störungsbild wie Poltern, die konkrete Ausprägung der Hauptsymptomatik (wenn möglich mit Störungsprofil) sowie die begleitenden Symptome zu bestimmen. Zur Ableitung weiterer individueller Therapieziele bietet sich zudem ein ICF-orientiertes Vorgehen an (Kap. 3.2).

Mangel an Testverfahren

Bislang gibt es „kein Testverfahren, mit dem die Diagnose zweifelsfrei gestellt werden könnte" (Sick 2014, 72). Die Checklist of Cluttering Behaviours von Ward (2018) und das Predictive Cluttering Inventory (PCI) von Daly (2006, dt. Übersetzung von Spruit 2015) stellen einen Versuch dar, die ersten Schritte in der Diagnosestellung zu erleichtern und zu objektivieren, indem eine Aufzählung möglicher Symptome durchgegangen und beobachtete Symptome eingetragen werden. Vom PCI existiert mittlerweile aufgrund von Mängeln in der Sensitivität und Spezifität der Auswertung eine überarbeitete, englischsprachige Fassung von van Zaalen et al. (2009c).

Die wesentliche diagnostische Methode, die im Rahmen des Störungsbildes Poltern zum Einsatz kommt, ist die *kriteriengeleitete Auswertung verschiedener Sprachproben* des Betroffenen (Sick 2014; van Zaalen / Reichel 2015; Scaler Scott et al. 2022). Zur Auswertung der aufgenommenen Sprachproben können unterstützend Computerprogramme hinzugezogen werden (z. B. Praat). Zur Bestimmung des Schweregrades der Störung eignet sich z. B. das *Cluttering Severity Instrument* (CSI) von Bakker / Myers (2017).

Ausführliche Handanweisungen zu den jeweiligen Programmen finden sich unter:

CSI (Bakker & Myers 2017): https://sites.google.com/view/icacluttering/resourcesdownloads/software-downloads/cluttering-severity-instrument?authuser=0, 04.09.2022

PCI (Daly 2006): https://sites.google.com/view/icacluttering/resourcesdownloads/clinical-materials?authuser=0, 05.09.2022

PRAAT (Software zur Unterstützung der Analyse aufgenommener Sprachproben): https://www.fon.hum.uva.nl/praat/, 05.09.2022

Polterdiagnostik – Eine Zusammenfassung der „International Cluttering Association (ICA)": https://sites.google.com/view/icacluttering/information/cluttering-assessment?authuser=0, 05.09.2022

und bei

Sick, U. (2014): Poltern – Theoretische Grundlagen, Diagnostik und Therapie. 2. Aufl., Thieme, Stuttgart

Spruit, M. (2015): Poltern – Unverständliches besser verstehen. Leitfaden zur Diagnostik und Therapie. Natke Verlag, Neuss

Van Zaalen (2009) zufolge kann die Diagnose „Poltern" ab einem Alter von zehn Jahren zuverlässig gestellt werden. Die Grundlage bildet das Vorhandensein der (vermuteten) Kernsymptome in Anlehnung an die Definition von St. Louis / Schulte (2011). Interessanterweise konnte Scaler Scott (2020) in einer ersten, kleineren Studie mit Schulkindern nur zwei der drei Kernsymptome in unterschiedlichen Sprechsituationen bestätigen: eine erhöhte Anzahl normaler Unflüssigkeiten und phonetisch-temporale Auffälligkeiten auf Wortebene. Eine irreguläre Pausensetzung zeigte sich bei den polternden Probanden im Vergleich zu den gematchten, flüssigsprechenden Peers in ihrer Untersuchung nicht. Dies lässt eine genaue Diagnosestellung mit validen Indikatoren nachwievor eher herausfordernd erscheinen.

Inhalte Konkrete Empfehlungen zu den Inhalten und dem Ablauf des diagnostischen Vorgehens existieren sowohl international (van Zaalen et al. 2011; van Zaalen/Reichel 2015; van Zaalen et al. 2020) als auch für den deutschsprachigen Raum (Neumann et al. 2016; Sick 2014; Spruit 2015). Der in Kapitel 2.2 beschriebene Symptomkomplex gibt die Inhalte und Kriterien, die im Diagnostikprozess bedacht werden müssen, vor. Da sich Poltern auf verschiedenen Sprachebenen und in verschiedenen Aufgabenstellungen unterschiedlich stark zeigt, müssen Aufgaben unterschiedlicher linguistischer Komplexität und Modalität integriert werden (Bretherton-Furness/Ward 2015). Van Zaalen/Reichel (2015) berücksichtigten dies und stellten eine *Fluency Assessment Battery* zusammen, in der in verschiedenen Aufgabenstellungen die Sprechgeschwindigkeit und -flüssigkeit, die exakte Artikulation und angemessene Prosodie, (schrift)sprachliche Fähigkeiten, die Einstellung zum eigenen Sprechen und die Selbstwahrnehmung der Poltersymptomatik erhoben werden. Die Verwendung dieses Instruments wird in den Leitlinien zur Behandlung des Polterns empfohlen (Neumann et al. 2016).

3.1.2 Überblick über den Ablauf des diagnostischen Vorgehens bei Verdacht auf Poltern

Im Rahmen der Erstdiagnostik sollten Aufgaben durchgeführt werden, die der Diagnosestellung und damit der Bestimmung der Hauptsymptomatik dienen. Die Erhebung einer Spontansprachprobe ist obligatorischer Bestandteil der ersten Sitzung (Sick 2014). Weiterführend werden Informationen zur Begleitsymptomatik gesammelt, die der Ableitung individueller Therapieschwerpunkte dienen. Die Ausführungen von Sick (2014) und van Zaalen/Reichel (2015) stellen ein umfassendes und praxiserprobtes Vorgehen dar. Einen zusammenfassenden Überblick über das diagnostische Vorgehen bei Poltern gibt Tabelle 41.

Tab. 41: Wesentliche Inhalte und zu erhebende Parameter im Diagnostikprozess (vornehmlich orientiert an Sick 2014; van Zaalen/Reichel 2015)

Wesentliche Inhalte und zu erhebende Parameter im Diagnostikprozess
1. Anamnesegespräch
• **Anlass der Anmeldung:** Auslöser? (Betroffener selbst, Außenstehender, besondere Lebensphase: Schulwechsel, bevorstehender Schulabschluss, Berufseinstieg o. Ä.) • bisheriger **Entwicklungsverlauf**, bekannte **Komorbiditäten**, **weitere Auffälligkeiten** in anderen Entwicklungsbereichen, **bisherige Therapien** • **familiäre Situation** (inkl. intrafamiliärer Kommunikationsstil: schnelles Sprechtempo? Auftreten von Sprach-/Sprechstörungen in der Familie, freie Zeitfenster zur Unterstützung der Therapie?) • möglichst detaillierte **Beschreibung der aktuellen Symptomatik** • **Reaktionen der Umwelt** auf das Sprach-/Sprechproblem, Leidensdruck beim Patienten? • Abklären der **Therapiemotivation** und dem Wunsch nach Veränderung

2. Sprachanalysen aus unterschiedlichen Settings
A) Spontansprachprobe (Audio- oder Videoaufnahme)
Aufnahme einer Sprachprobe von mind. 10 min (z. B. Monolog über ein selbst ausgewähltes Thema), am besten ohne dass dem Patienten die Aufnahme bewusst ist Bestimmung/Beurteilung der **Artikulationsrate** (AK, erhöht? Stark schwankend?), **Pausen** (verkürzt/irregulär?), **Unflüssigkeiten** (Art und prozentualer Anteil), **phonetisch-temporalen Auffälligkeiten** und der **sprachlichen Strukturierung** **Auswertung** (im Anschluss an die Sitzung): • Auswahl eines schwer verständlichen Abschnitts mit ca. 25 Äußerungen (2 bis 3 min Dauer) • **Screening zur Diagnosestellung**: ohne Transkription nach Höreindruck in mehreren Durchgängen • **zur Therapieplanung:** mit Transkription • Auswertung der AK und der Pausen nur PC-gestützt möglich (z. B. mit PRAAT und CSI)
B) lautes Lesen eines vorgegebenen Textes (Audio- oder Videoaufnahme)
1. Lesedurchgang: **Sprechtempo** beim Lesen (unkontrolliert) 2./3. Lesedurchgang: **Variation des Sprechtempos** möglich? (langsam, schnell) **Auswertung** (im Anschluss an die Sitzung): nach Höreindruck
C) Nacherzählung eines vorgegebenen Textes (Audio- oder Videoaufnahme)
• Beurteilung der **sprachlichen Strukturierung** **Auswertung** (im Anschluss an die Sitzung): nach Höreindruck oder Transkript
3. Überprüfung der oralen Diadochokinese auf Silbenebene (Audio- oder Videoaufnahme)
Oral Motor Assessment Scale (Riley und Riley 1985, van Zaalen und Winkelman 2009) **Auswertung in 4 Hördurchgängen** (im Anschluss an die Sitzung) nach folgenden Parametern: artikulatorische Genauigkeit, Sequenzierungsfehler, Flüssigkeit, Diadochokineserate (Sick 2014) (dient v. a. der individuellen Therapieplanung bei Verdacht auf phonologisch-motorischem Poltern)
4. Überprüfung der Selbstwahrnehmung
Selbsteinschätzung des Sprechens und der Kommunikation: sprachliches Vermeidungsverhalten, Beeinträchtigung der Sozialkontakte durch Sprach-/Sprechproblem, evtl. als Hausaufgabe
5. Einschätzung kommunikativ-pragmatischer Fähigkeiten
Verhalten in der Erstdiagnostik hinsichtlich folgender Parameter: Gesprächseröffnung, Gesprächsthema (dem Vorwissen angepasst?), Sprecherwechsel, Antwortverhalten, Reparaturverhalten und Verständnissicherung, soziale Routinen und Realisierung unterschiedlicher Sprechakte, nichtlinguistische Parameter **Auswertung**: während oder im Anschluss an die Sitzung aus dem Gedächtnisprotokoll

Scaler Scott et al. (2022) schlagen neben des hier genannten Monologs (2.A) und der Leseprobe (2. B) ergänzend noch die Auswertung eines Gespräches und eine Spontansprachprobe aus dem häuslichen Umfeld vor.

Konkrete Materialien für die Polterdiagnostik (Anamnesebögen, Lesetexte, Vorauswahl für geeignete Geschichten für Kinder und Erwachsene, Vordruck eines Befundbogens u. v. m). finden sich z. B. bei:

Sick, U. (2014): Poltern – Theoretische Grundlagen, Diagnostik und Therapie. 2. Aufl. Thieme, Stuttgart

Spruit, M. (2015): Poltern – Unverständliches besser verstehen. Leitfaden zur Diagnostik und Therapie. Natke Verlag, Neuss

Die Transkription längerer Sprachproben ist zeitaufwendig und steht knappen Zeitressourcen in der Praxis gegenüber. Sick (2014) sieht den Mindeststandard, der in der Polterdiagnostik gehalten werden sollte, in einer Sprachprobe, die zunächst in einem Screening zur Diagnosestellung ohne Transkription in mehreren Hördurchgängen kriteriengeleitet analysiert wird (Tab. 41). Die Transkription und damit eine noch detailliertere Analyse einer Sprachprobe hinsichtlich der Bestimmung der Artikulationsrate, vorhandener Unflüssigkeiten, phonetisch-temporaler Auffälligkeiten und der Pausensetzung werden jedoch für die konkrete Therapieplanung notwendig. Gegebenenfalls können weitere Sprachproben (z. B. Nacherzählen) diesbezüglich ausgewertet werden (Bretherton-Furness / Ward 2015).

weiterführende Optionen

Sick (2014) und auch van Zaalen / Reichel (2015) liefern konkrete Vorschläge, wie das diagnostische Vorgehen für Kinder im Vorschul- oder frühen Grundschulalter (ohne Schriftsprachkenntnisse) adaptiert werden kann. Eine Übersicht über Möglichkeiten zur Erhebung kommunikativ-pragmatischer Fähigkeiten auch bei jüngeren Kindern findet sich z. B. in Achhammer et al. (2016). Erforderlich ist zudem eine umsichtige Differenzialdiagnostik, die eine ausgeweitete Anamnese und in jedem Fall die Erfassung des Sprachentwicklungsstandes beinhalten muss (Sick 2014; van Zaalen / Reichel 2015).

Sick (2014) gibt darüber hinaus eine Reihe weiterführender Diagnostikmöglichkeiten an, die zur Therapieplanung und bei Verdacht auf Komorbiditäten in den nachfolgenden Sitzungen durchgeführt werden (z. B. Überprüfung der Stimmleistung oder der auditiven Merkfähigkeit für Zahlen und Silbenfolgen). Die Überprüfung der auditiven Merkfähigkeit liefert zudem weitere Informationen, inwiefern der Betroffene dazu in der Lage ist, phonetische Pläne für unbekannte Silben zu bilden und dient daher der Spezifizierung von Therapiezielen (Sick 2014; Spruit 2015; van Zaalen et al. 2011). Ein ausführliches und konkretes Beispiel zum (differenzial-)diagnostischen Vorgehen findet sich z.B. bei Scaler Scott (2022).

3.2 Berücksichtigung der ICF (WHO 2022) im Diagnostikprozess

Mit der ICF (WHO 2007) existiert ein Klassifikationssystem, das die bio-psycho-sozialen Auswirkungen einer funktionellen oder strukturellen Schädigung auf verschiedene Lebensbereiche des Betroffenen berücksichtigt. Für das Störungsbild Poltern wären folgende Komponenten innerhalb der Ebenen des ICF-Modells zu beschreiben (in Anlehnung an Neumann et al. 2016):

- Körperfunktionen und -strukturen (z. B. Sprechflüssigkeit, -rhythmus, -tempo, -melodie),
- Aktivitäten und Partizipation (z. B. Sprechen, Lesen, Schreiben, Diskutieren),
- Umweltfaktoren (z. B. Familie, Ausbildung, Beruf, Peers, Partnerschaft, Bekannte) und
- personenbezogene Faktoren (z. B. Gedanken und Einstellungen zum Störungsbild, Leidensdruck und Veränderungswille/Therapiemotivation, Impulsivität, Monitoring des eigenen Sprechens).

Diese Übersicht verdeutlicht die möglichen Auswirkungen des Polterns auf die weitere schulische Laufbahn und den Aufbau von Sozialkontakten, was in der Beschreibung der Gesamtsituation eines Patienten Berücksichtigung finden sollte.

Einen ausführlichen Vorschlag, welche Codes zur Beschreibung des Störungsbildes Poltern heranzuziehen sind, findet sich z. B. in:

Spruit, M. (2015): Poltern – Unverständliches besser verstehen. Leitfaden zur Diagnostik und Therapie. Natke Verlag, Neuss

Van Zaalen, Y., Reichel, I. K. (2015): Cluttering. Current Views on Its Nature, Diagnosis, and Treatment. iUniverse Verlag, Bloomington

Eine ICF-orientierte Beschreibung des Störungsbildes an einem Fallbeispiel liefert z. B.

Hansen, B., Iven, C., Rapp, M. (2009): Redefluss-Störungen als bio-psycho-soziales Geschehen. In: Grötzbach, H., Iven, C. (Hrsg.): ICF in der Sprachtherapie. Umsetzung und Anwendung in der logopädischen Praxis. Schulz-Kirchner, Idstein, 119-130

Zusammenfassung

Die Diagnostik bei Poltern ist vielschichtig und zeitaufwendig (St. Louis et al. 2003). Eine differenzierte, umfangreiche Diagnostik ist für eine individuelle Behandlung der Poltersymptomatik jedoch unabdingbar (Spruit 2015; Scaler Scott et al. 2022). Die Erhebung und kriteriengeleitete Auswertung von (Spontan-)Sprachproben ist die vorrangige Methode. Im Falle vermuteter Komorbiditäten muss die Diagnostik ausgeweitet werden und sollte interdisziplinär erfolgen. Auch bei jüngeren Kindern ist eine Ausweitung des Diagnostikprozesses vor allem in Form einer Erfassung des Sprachentwicklungsstandes unerlässlich. Die ICF ist zwar kein Diagnostikinstrument, jedoch kann mit der systematischen Beschreibung des Störungsbildes unter Berücksichtigung der ICF-Komponenten die individuelle Situation der betroffenen Person adäquater abgebildet werden. Vor allem liefert eine derartige Betrachtungsweise wichtige Hinweise für die Formulierung von Therapiezielen und für die individualisierte Therapieplanung und -gestaltung (Neumann et al. 2016). In der Anamnese sollten daher entsprechende Informationen eingeholt werden. In der Evaluation kann so zudem überprüft werden, ob sich durch die Therapie Verbesserungen in relevanten Lebensbereichen des Patienten ergeben haben (Neumann et al. 2016).

4 Therapie

4.1 Therapieziele und -prinzipien

Ziele

Ähnlich wie in der Stottertherapie geht es in einer seriösen Therapie des Polterns nicht darum, den Betroffenen zu „heilen“ (Neumann et al. 2016). Das übergeordnete Therapieziel besteht darin, dass der Patient sein Sprechen in für ihn relevanten Situationen so kontrollieren kann, dass er von seinem Gegenüber verstanden wird. Notwendige Voraussetzung dafür ist, dass er die Verständlichkeit seines eigenen Sprechens objektiv einschätzen kann, auftretende Symptome selbst wahrnehmen und mit effektiven Strategien darauf reagieren kann (Heidler 2013b; Sick 2014; van Zaalen / Reichel 2015; Herbach/Kraus 2020). Sick (2014) nennt zudem die Verbesserung des gesamten Sprechmusters als Therapieziel.

Behandlungsbedürftig sind grundsätzlich alle Auffälligkeiten, die die Verständigung zwischen Gesprächspartnern beeinträchtigen. Eine Verbesserung in den Bereichen Kognition / Monitoring, emotionale Einstellung, Sprechen, Sprechmotorik, Sprache, Prosodie, Pragmatik kann demnach ein weiteres Therapieziel sein (Bennett Lanouette 2011; Sick 2014).

Prinzipien

In vielen Fällen kommen die Betroffenen nicht aus eigener Motivation, sondern weil sie durch Familienmitglieder, Lehrer oder Vorgesetzte auf Auffälligkeiten in ihrem Sprechen aufmerksam gemacht worden sind (Bennett Lanouette 2011; Mannhard 2005; van Zaalen et al. 2011; van Zaalen / Reichel 2015). Der Anlass, einen Sprachtherapeuten aufzusuchen, liefert bereits Hinweise auf die Selbsteinschätzung und den Wunsch, das eigene Sprechen zu verändern. Dem Patienten (und ggf. den Erziehungsberechtigten) sollte vor Beginn der Therapie deutlich gemacht werden, dass der Therapieerfolg nicht nur in der Verantwortung des Therapeuten liegt, sondern zu einem großen Teil von seiner eigenen Mitarbeit abhängig ist. Ihm kommt demnach die Rolle eines aktiven Kooperationspartners zu, der „Rechte“ und auch „Pflichten“ hat.

Wie bei anderen Störungsbildern im Bereich der Sprachtherapie kann das Aufsetzen eines „Therapievertrags“ als Startschuss der Behandlung fungieren. Dieser soll die gemeinsame Verantwortung für den Therapieverlauf und die Relevanz regelmäßiger (Transfer-)Übungen verdeutlichen. Zudem sollten dort gemeinsam vereinbarte Ziele festgehalten werden. Wichtig ist, dass in der Formulierung und Priorisierung von Therapiezielen die Bedürfnisse und Wünsche der Klienten berücksichtigt werden und die vereinbarten Ziele auch für den Patienten attraktiv sind (Spruit 2015; Sick 2014; van Zaalen / Reichel 2015).

Die Aktivierung des Patienten, insbesondere in Form einer verbesserten Selbstwahrnehmung bzw. der Wahrnehmung des eigenen Sprechens, scheint ein Schlüsselelement zu sein, um Erfolge in der Poltertherapie zu erzielen (Bennett Lanouette 2011; Myers 2011; Ward 2018; Scaler Scott et al. 2022). Daher gilt zudem das Prinzip, dass in der Therapie immer zuerst an der *Symptomwahrnehmung* gearbeitet wird, bevor symptomspezifische Übungen durchgeführt werden

(Sick 2014; van Zaalen et al. 2011). Um eine solche Metasicht auf das (eigene) Sprechen bei Kindern zu erreichen, muss dieses Therapieprinzip altersgemäß aufbereitet werden (Bennett Lanouette 2011; Myers 2011). Van Zaalen/Reichel (2015) zufolge sollte zudem eine direkte Rückmeldung durch den Therapeuten erfolgen und ähnlich wie bei einigen Stottertherapien der Fokus auf der *positiven Verstärkung verständlicher Sprechabschnitte* liegen (Beitrag 6).

Ein weiteres, in der Therapie des Polterns zu berücksichtigendes Therapieprinzip, ist das *der Synergie*. Wie bereits in der Ursachendiskussion angeklungen (Kap. 2.5), wird von einer wechselseitigen Beeinflussung der Symptombereiche ausgegangen (Myers 1992, 2011). Dementsprechend wird angenommen, dass die Verbesserung eines Symptombereiches sich gleichzeitig positiv auf andere Behandlungsbereiche auswirkt und sich auch dort Verbesserungen zeigen (Synergieeffekt). Wird die Artikulationsrate reduziert, verringern sich z. B. die phonetisch-temporalen Auffälligkeiten (Sick 2014; Myers 2011; van Zaalen/Reichel 2015). Nach Übungen zum Self-Monitoring muss demnach eine symptomspezifische Arbeit nach dem synergistischen Prinzip integriert werden.

Bennett Lanouette (2011) stellt sieben Prinzipien für die Behandlung von Poltern auf, die sich in den verschiedenen Therapieansätzen wiederfinden:

- Die Therapie muss dem Patienten ein Verständnis für den Ablauf der Sprachproduktion und seine Einflussfaktoren vermitteln.
- Die Therapie muss dem Patienten helfen, das Erscheinungsbild seiner Poltersymptomatik kennen und verstehen zu lernen.
- Dafür muss der Patient unterstützt werden, sein Sprechen wahrnehmen und kontrollieren zu können (Self-Monitoring).
- Der Patient muss verstehen, zu welchem Zweck die einzelnen Therapieaktivitäten durchgeführt werden.
- Die Therapie sollte aus einer klaren Routine aus verschiedenen Therapiebausteinen mit entsprechenden Übungssequenzen bestehen.
- Die Therapie sollte ein Set sich wiederholender Übungen umfassen, damit sich neue Sprechmuster etablieren können.
- Die Therapieübungen sollten konkret und dem Alter des Patienten angemessen sein. Bei jüngeren Kindern sollten entsprechende (Visualisierungs-)Hilfen eingesetzt werden.

4.2 Therapeutische Konzepte und Methoden

4.2.1 Überblick über aktuelle Therapiekonzepte

modularisierte Behandlungsansätze

Die sprachtherapeutische Behandlung polternder Personen erfordert aufgrund des heterogenen Erscheinungsbildes ein einzelfallorientiertes und mehrdimensionales Vorgehen, bei dem auf der Grundlage der Diagnostikergebnisse und der individuell bedeutsamen Ziele Therapieschwerpunkte gesetzt werden und ein individueller Behandlungsplan erstellt wird (Schneider 2003, 2014; Sick 2014). Mittlerweile existiert ein umfangreiches Repertoire an therapeutischen Ideen zur Behandlung des Polterns, in dem auch eine gewisse Behandlungsstruktur sowie konkrete Übungen für verschiedene Symptombereiche vorgeschlagen werden (Daly / Burnett 1999; Katz-Bernstein 1986; Myers 1992, 2011; Myers / St. Louis 1992; Sick 2014; Spruit 2015; Scaler Scott 2022; Scaler Scott et al. 2022; van Zaalen / Reichel 2014; van Zaalen / Reichel 2015; Ward 2018; Ward / Scaler Scott 2013).

Neben überwiegenden Gemeinsamkeiten unterscheiden sich die Behandlungsansätze zum Teil in der Schwerpunktlegung und dem Grad der Ausformulierung der therapeutischen Ideen. Gemein ist ihnen, dass der Klient ein *Verständnis* dafür entwickeln soll, was unverständliches Sprechen ist, was genau beim Poltern passiert, welche Wirkung dies auf den *Kommunikationspartner* hat und welche Faktoren einen positiven oder negativen Effekt auf das eigene Sprechen haben. Neben Übungen zur Modifikation des *Sprechens* werden auch *Einstellungen und Gefühle* zum eigenen Sprechen thematisiert. So werden kognitive, emotionale, verbal-motorische und kommunikative Komponenten in die therapeutische Arbeit integriert (van Zaalen / Reichel 2014). Tabelle 42 gibt eine zusammenfassende Übersicht über neuere, ausdifferenzierte Ansätze, in denen sich auch Hinweise zur Umsetzung mit Kindern finden. Es handelt sich dabei um modularisierte Konzepte, bei denen die verschiedenen Therapiebausteine je nach Patient individuell zu gewichten sind.

Tab. 42: Überblick über neuere Ansätze zur Behandlung des Polterns

Therapeutisches Vorgehen nach Ward (2018)
1. Identifikation: Klärung des Anlasses zur Aufnahme einer Therapie, Vereinbarung gemeinsamer Therapieziele, Gespräch über die wesentlichen Merkmale von Poltern
2. Monitoring und Selbstwahrnehmung: Einsatz von Videoaufnahmen zur Klärung, warum das Sprechen schwer oder nicht verständlich ist, Verdeutlichung der Selbstbeobachtung als wichtiges Werkzeug in der Therapie
3. Modifikation: Bearbeitung der individuellen Symptombereiche: Sprechtempo, Sprechrhythmus und Intonation, Artikulation und phonetisch-temporale Auffälligkeiten, linguistische Auffälligkeiten, Diskurs- und pragmatische Fähigkeiten, Entspannungstechniken, Einsatz des Delayed Auditory Feedbacks (DAF)
4. Langfristige Stabilisierung des flüssigen Sprechens: Austausch über die Möglichkeit eines „Rückfalls" und Faktoren, die diesen begünstigen könnten
Kognitiv-verhaltenstherapeutischer Behandlungsansatz mit Fokus auf dem Sprechtempo nach Myers (2011)
1. Schritt: Wahrnehmung unterschiedlicher Sprechtempi und Verständlichkeitsgrade, Verständnis für das Entstehen des Polterns und seine Einflussfaktoren **2. Schritt**: Entwicklung folgender Fähigkeiten: Monitoring: Selbst- und Fremdwahrnehmung des eigenen Sprechens, Moderation: Techniken zur Veränderung des Sprechtempos, Modulation: Variationsfähigkeit des Sprechtempos erreichen **3. Schritt**: Kontrolle des Sprechtempos in Abhängigkeit der motorischen und linguistischen Anforderungen der jeweiligen Situation **Behandlung der weiteren Symptombereiche bei erwarteten Synergieeffekten**

Therapeutisches Vorgehen nach Sick (2014)
Auswahl von Therapiebereichen auf der Grundlage der Diagnostikergebnisse: Phonetik, Sprechtempo, Sprache, Prosodie, Pragmatik/Kommunikation und/oder Einstellungen/Gefühle **Ablauf: 1**. Symptomwahrnehmung (Eigen- und Fremdwahrnehmung) **2**. Symptomspezifische Übungen als Vorbereitung auf die Poltermodifikation und die Modifikation des gesamten Sprechmusters **3**. In-Vivo-Arbeit **4**. Wechselbeziehungen zwischen den Symptomen nutzen (synergistisches Prinzip) **5**. Poltermodifikation (Symptomwahrnehmung, Stoppen und modifiziertes Wiederholen des gepolterten Abschnittes) **6**. Transfer in die Spontansprache
Therapeutisches Vorgehen nach van Zaalen/Reichel (2015)
Übergreifende Therapiephasen, die in Abhängigkeit vom Störungsprofil ausgestaltet werden: **Phase 1**: Identifikation, Veränderung der Sicht auf das eigene Sprechen und Kommunikationsverhalten, Erlernen von Strategien zur Reduktion des Sprechtempos **Phase 2**: Arbeit an einer adäquaten Pausensetzung und Prosodie **Phase 3**: Verbesserung der Gesprächskompetenz **Phase 4**: gezielte Wahrnehmung des Gesprächspartners
Bausteine bei phonologisch-motorischem Poltern: **1**. Identifikation unterschiedlicher Sprechtempi und Verständlichkeitsgrade **2**. Wahrnehmung des eigenen und fremden Sprechens, Sensibilität für Silben-/Wortstrukturen **3**. Reduktion des Sprechtempos: DAF, Silbensprechen/-tippen **4.-6**. Verbesserung des Sprechrhythmus, der Pausensetzung und der Sprechmelodie/Prosodie
Bausteine bei syntaktisch-linguistischem Poltern: **1**. Identifikation unterschiedlicher Sprechtempi und Verständlichkeitsgrade **2**. Wahrnehmung des eigenen Sprechtempos **3**. Verbesserung der Pausensetzung **4./5**. Übungen zur sprachlichen Strukturierung mit steigendem Komplexitätsgrad **6./7**. Übungen zur Verbesserung der pragmatischen Fähigkeiten

Therapiephasen

Wie Tabelle 42 zu entnehmen ist, startet die Therapie des Polterns stets mit einer *Identifikationsphase*, in der unterschiedliche Sprechtempi und Verständlichkeitsgrade differenziert und ein Gespür für die eigene Symptomatik entwickelt werden soll. Die sich anschließende symptomspezifische Arbeit beinhaltet in der Regel eine *Modifikationsphase*, in der der Fokus häufig auf das Sprechtempo gelegt wird, da vergleichbar zu den Monitoring-Fähigkeiten hier ebenfalls von großen Synergieeffekten ausgegangen wird. Scaler Scott et al. (2022) sprechen hier von Selbst-Regulation. Die erlernten Fähigkeiten zur Modifikation des eigenen Sprech- und Kommunikationsverhaltens werden dann zunehmend in Situationen unterschiedlicher linguistischer und motorischer Komplexität, in formellen und informellen Settings erprobt und hinsichtlich ihrer Brauchbarkeit für den Patienten reflektiert (*Transfer*).

Das therapeutische Vorgehen nach Sick (2014) ist im deutschsprachigen Raum wohl der bekannteste Therapieansatz bei Poltern. Neben den bereits in Tabelle 42 gegebenen Informationen liefert Sick (2014) weitere Ideen in Form eines

Behandlungsplans zur Arbeit an der Kernsymptomatik und der Modifikation des gesamten Sprechmusters. Parallel zur Behandlung der Kernsymptomatik werden weitere Therapiebereiche ausgewählt. Begonnen wird mit den am stärksten beeinträchtigten Ebenen (Sick 2014). Für die unterschiedlichen Therapiebereiche steht ein umfassender, mitunter hierarchisch aufeinander aufbauender Übungskatalog bereit, der für den Praktiker eine strukturierende Orientierung liefert.

Sick (2014) zufolge werden innerhalb einer Therapiestunde maximal drei, häufig auch nur ein Übungsbereich aufgegriffen. Bennett Lanouette (2011) schlägt auf einer solchen Mikroebene eine ritualisierte Struktur einer Therapiesitzung vor, in der Übungen der letzten Sitzung wiederholt, drei weitere Übungssequenzen variierenden Schwierigkeitsgrades folgen sowie abschließend konkrete Hausaufgaben formuliert werden.

Beispielhaft beschrieben werden ein möglicher Stundenaufbau, Inhalte und Übungsabläufe in der Behandlung eines polternden Patienten z. B. bei

Herbach, A., Kraus, M. (2020): Therapeutische Entscheidungsfindung bei Poltern. In: Beushausen, U. (Hrsg.): Therapeutische Entscheidungsfindung in der Sprachtherapie. 4. Aufl. Elsevier, München, 177-193.

Der Fall eines Teenagers wird ausführlich beschrieben in

Scaler Scott, K., Sønsterud, H., Reichel, I. (2022): Cluttering: Etiology, Symptomatology, Identification, and Treatment. In Zebrowski, P.M., Anderson, J.D., Conture, E.G. (Hrsg.): Stuttering and Related Disorders of Fluency. 4. Aufl. Thieme, New York u.a., 259-270.

Ein weiteres umfassendes Fallbeispiel zur Behandlung eines 10-jährigen polternden Schulkindes findet sich bei

Scaler Scott, K. (2022): Cluttering in a School-Aged Child: Tackling the Challenges Step by Step. Seminars in Speech & Language 43 (2), 130–146.

Evidenzen

Die vorgestellten Prinzipien und noch nachfolgenden Methoden in der Therapie des Polterns sind überwiegend auf der Grundlage von Expertenmeinungen entstanden (Evidenzlevel IV, CEBM 2009) und haben sich im Rahmen ihrer klinischen Erfahrung als positiv erwiesen (Bennett Lanouette 2011). Demnach handelt es sich hier vorwiegend um eine praxisbasierte Evidenz (Herbach/Kraus 2020; van Zaalen/Reichel 2015). Bis zum Jahre 2022 existieren lediglich einzelne Falldokumentationen, in denen die Probanden häufig weitere Komorbiditäten (v. a. Stottern) aufwiesen. Größere, kontrollierte Fallstudien oder Studien, in denen die Wirksamkeit verschiedener Therapieansätze verglichen wird, liegen für das Störungsbild Poltern nicht vor (Neumann et al. 2016; Wiele/Zückner 2019). Eine Umsetzung dieser erscheint vor dem Hintergrund der äußerst heterogenen Probandengruppe nur schwer umsetzbar (Scaler Scott et al. 2022). Eine systematische Dokumentation von Einzelfallstudien im deutschsprachigen Raum würde dennoch sicher zur Qualitätssicherung in der Behandlung des Polterns beitragen.

Ein erster Schritt in diese Richtung erfolgte mit der Veröffentlichung einer Einzelfallstudie von Wiele/Zückner (2019), in der die Wirksamkeit des kinästhetisch-kontrollierten Sprechens (KKS, Zückner 2022) untersucht wurde und ermutigende Ergebnisse in Bezug auf die Reduktion der Leitsymptomatik des Patienten (irreguläres Sprechtempo, phonologische Auffälligkeiten, nicht gestotterte Unflüssigkeiten) in der Spontansprache auch nach einer sechswöchigen Therapiepause lieferte.

4.2.2 Übungen zur Verbesserung der Selbst- und Symptomwahrnehmung

Die publizierten Beschreibungen zur Therapie des Polterns fokussieren meist die Arbeit mit Jugendlichen und Erwachsenen. In den nachfolgenden Ausführungen wird versucht, mögliche Besonderheiten in der Arbeit mit Kindern und Jugendlichen hervorzuheben.

Eine verbesserte Selbstwahrnehmung ist für den weiteren Therapieprozess entscheidend. Nachfolgende Therapieschritte müssen durch das verbesserte Monitoring ggf. nicht mehr explizit durchgeführt werden (van Zaalen/Reichel 2015, Kap. 4.1, Prinzip der Synergie). Gerade für die Arbeit mit Kindern und Jugendlichen muss dieser Bereich didaktisch altersangemessen aufbereitet werden (Bennett Lanouette 2011).

Analogien in der Identifikationsphase

Als Einstieg in die Identifikationsphase werden wesentliche Merkmale des Sprechablaufs sowie Poltersymptome über das Einführen von Analogien veranschaulicht. Insbesondere die Auswirkung des Sprechtempos auf die Sprachproduktion wird aufgegriffen.

Veranschaulichung verschiedener Merkmale des Sprechablaufs anhand von Tiervergleichen (Myers 2011):

- schnelle, geschmeidige Bewegungen: Delphin, Gepard
- schnell und weniger geschmeidig: Eichhörnchen
- langsame, geschmeidige Bewegungen: Schildkröte
- langsame weniger geschmeidige Bewegungen: Ente, Pinguin

Analogien zur Veranschaulichung des Sprechtempos auf einer dreistufigen Skala (Sick 2014):

- Riesendino → Hund → Gepard
- Oldtimer → Mittelklassewagen → Sportflitzer
- Tempo-30-Zone → Landstraße → Autobahn

Veranschaulichung der Auswirkungen des Sprechtempos und der Notwendigkeit einer guten Koordination des Sprechablaufes (Myers 2011):

- ein zu schneller Zug, der die Kurven nicht mehr nehmen kann und entgleist gegenüber einem Zug, der zwar langsamer fährt, dafür aber nicht entgleist und somit schneller ans Ziel kommt
- Analogie eines unerfahrenen Jongleurs, der zu viele Bälle zu schnell jonglieren möchte und der dadurch immer wieder aus dem Rhythmus gerät, Bälle fallen lässt und neu beginnen muss gegenüber einem erfahrenen Jongleur, der weiß, wie viele Bälle er wie schnell jonglieren kann und der Ablauf somit gut koordiniert ist

Symbole für Poltersymptome (Myers 2011; Sick 2014; Zang / Metten 2014):

- phonetisch-temporale Auffälligkeiten: Flutschwörter
- schnelles Sprechen: Raketensprache
- Unflüssigkeiten durch Wiederholungen: Froschwörter
- irreguläre Pausensetzung: ein Autofahrer, der mitten auf der Straße anhält, statt an der nächsten Haltebucht zu pausieren

Identifikation von Poltersymptomen

Nach der Einführung derartiger Analogien können Übungen zur Identifikation dieser Merkmale folgen (Iven 2007; Myers 2011; Sick 2014; Zang / Metten 2014):

- vom Anhören und Einschätzen der Geschwindigkeit von Musikstücken (z. B. Schlaf- vs. Rocklieder),
- über die Wahrnehmung und Einschätzung unterschiedlicher Sprechtempi in der Therapeutensprache oder vorgespielten Audioaufnahmen sowie
- die Wahrnehmung und Einschätzung verständlicher und unverständlicher Sprechabschnitte fremder und eigener Aufnahmen (z. B. über Rating-Skalen),
- hin zur konkreteren Identifikation von Poltersymptomen in fremden und eigenen Sprechabschnitten (Modell des Therapeuten, Audio- und / oder Videoaufnahmen).

Für die letzte Aufgabe greift Sick (2014, 151) auf ein „Pseudopoltern" des Therapeuten zurück. Für Kinder schlägt sie z. B. eine *Jagd nach Flutschwörtern* vor, bei der der Therapeut Sätze mit und ohne gepolterte Abschnitte vorspricht und das Kind bei korrekter Identifikation des Pseudopolterns belohnt wird. Ähnlich schlagen Zang / Metten (2014) vor, die wahrgenommenen Auffälligkeiten (Flutsch-, Froschwörter und Raketensprache) in Form einer Strichliste festzuhalten und diese im Anschluss mit dem Ergebnis des Therapeuten abzugleichen.

Myers (2011) und van Zaalen / Reichel (2015) betonen dabei die Notwendigkeit eines (unmittelbaren) auditiven und oder visuellen Feedbacks hinsichtlich der Übereinstimmung von Selbst- und Fremdwahrnehmung (durch die Therapeutin oder PC-gestützte Aufnahmeprogramme). In Bezug auf das eigene Sprechen wird in diesem Zusammenhang auch ein Whisperphone (eine Art Kopfhörer) vorgeschlagen, bei dem der Sprecher das eigene Sprechen besser wahrnehmen und so seine Monitoringfähigkeiten verbessern kann (Spruit 2015; van Zaalen / Reichel 2015).

Grundsätzlich lassen sich zwei unterschiedliche Herangehensweisen zur Verbesserung der Selbstwahrnehmung unterscheiden: ein proaktiver Ansatz, bei dem

Strategien zur generellen Gestaltung einer Sprechsituation vermittelt werden, in der Poltern potentiell auftreten könnte, und ein reaktiver Ansatz, bei dem Strategien zum Erkennen von Poltersymptomen im konkreten Fall eines Auftretens, vermittelt werden (Scaler Scott et al. 2022).

4.2.3 Übungen zur Behandlung der Kernsymptomatik

Die Übungen zur Behandlung der Kernsymptomatik setzen sich aus den Bereichen *Motorik/Phonetik* (Artikulationsgenauigkeit), *Sprechen* (Sprechablauf, -tempo, Pausensetzung, Modifikationstechniken des Sprechens und des Sprechtempos) und *Prosodie* zusammen (Bennett Lanouette 2011; Sick 2014; Ward 2018; Zang/Metten 2014). Die einzelnen, nachfolgend vorgestellten Übungen greifen meistens ineinander und verfolgen mehrere Zielsetzungen gleichzeitig, so dass sie zu unterschiedlichen Zeitpunkten eingesetzt, ausgeweitet und wiederholt werden können.

Verbesserung der Artikulationsgenauigkeit

Einbezogen werden Übungen zur (taktil-kinästhetischen) Wahrnehmung der Artikulation von Einzellauten sowie Übungen zur Verbesserung der Artikulationsgenauigkeit (Sick 2014; Zang/Metten 2014; Zückner 2022). Sick (2014) führt u. a. ein Zeitlupensprechen ein, bei dem jeder Laut (und Lautübergang) mit geschlossenen Augen in gleicher, langsamer Geschwindigkeit ausgeführt wird. Begonnen wird mit Silbenfolgen, gefolgt von Wörtern und kurzen Sätzen.

Auch das *Oral Motor Syllable Training Program* (Riley/Riley 1985) findet hier Anwendung. Das Programm erinnert an Drillübungen, dient der Förderung der oralen Koordination und einer präziseren Artikulation und soll sich auf das gesamte Sprechmuster positiv auswirken. Eine Übungseinheit dauert ca. fünf bis zehn Minuten und wird am besten zu Beginn einer Therapiesitzung durchgeführt (Sick 2014). Der Patient wird aufgefordert, Silbenfolgen in mehreren Durchgängen so präzise wie möglich, gleichmäßig und flüssig zu artikulieren. Vorgesehen ist ein Durchgang mit innerem Sprechen (langsam und mit geschlossenen Augen), ein zweiter langsamer Durchgang mit offenem Sprechen sowie zwei weitere Durchgänge mit einem mittelschnellen und einem altersangepasst schnellen Sprechen (Sick 2014). Das Ziel ist, die Artikulationsgenauigkeit auch bei unterschiedlichen Sprechtempi zu erhalten bzw. die maximale Artikulationsgeschwindigkeit zu ermitteln, bei der eine präzise Artikulation noch möglich ist. Darüber hinaus wird die Arbeit an Wortendungen vorgeschlagen, indem diese in Lesetexten markiert und gezielt betont werden (Bennett Lanouette 2011; Zang/Metten 2014).

Delayed Auditory Feedback

Eine Methode zur Reduktion des Sprechtempos ist das *Delayed Auditory Feedback*, das aus der Stottertherapie bekannt ist und auch bei polternden Patienten eingesetzt werden kann (Bennett Lanouette 2011; Myers 2011; Scaler Scott 2022; van Zaalen/Reichel 2015; Ward 2018). Mithilfe eines Computerprogramms wird dem Sprecher eine verzögerte auditive Rückmeldung gegeben, so dass sich eine künstliche Feedbackschleife aufbaut, sich die Monitoringfähigkeiten verbessern und dadurch positive Auswirkungen auf das Sprechtempo erreicht werden. Bei jüngeren Kindern bietet sich hier auch ein direktes Feedback durch den Therapeuten an (Iven 2007, Kap. 4.2.2, audio-visuelles Feedback, van Zaalen/Reichel 2014). Spruit (2015) vermittelt Rückmeldungen zum Sprechtempo spielerisch über „Geschwindigkeitskontrollen“, die an Straßenverkehrskontrollen erinnern.

Das Prinzip des kinästhetisch-kontrollierten Sprechens (KKS, Zückner 2022) beruht ebenfalls auf dem Effekt dieses Sprechtrainings. Jedoch wird hier der Aufmerksamkeitsfokus während des Sprechens nicht auf die Geschwindigkeitskontrolle selbst, sondern auf die Bewegungen und Kontaktpunkte der am Sprechvorgang beteiligten Artikulatoren gelegt und eine "verbesserte Bildung der Zielposition von Lauten" angestrebt (Wiele/Zückner 2019, 7). Durch die so erreichte erhöhte artikulatorische Prägnanz ergibt sich sozusagen zwangsläufig eine Verringerung der Artikulationsrate.

Silbentippen

Ein silbisch-rhythmisches Sprechen ist ebenfalls eine häufig eingesetzte Technik zur Reduktion des Sprechtempos (Katz-Bernstein 1986; Herbach/Kraus 2020; Myers 2011; Sick 2014, van Zaalen/Reichel 2014, 2015). Dabei soll zunächst das Bewusstsein für die einzelnen Silben im Sprechablauf geschärft werden. Pro Silbe wird mit einem Finger auf den Tisch oder das Bein getippt. Bei Kindern können zunächst auch größere Bewegungen im Raum aufgegriffen werden (pro Silbe ein Schritt) und in Frage-Antwort-Spiele eingebettet werden. Auch ein Metronom kann unterstützend herangezogen werden. Begonnen bei Einsilbern wird die Äußerungslänge sukzessive gesteigert. Die Silben werden dabei gleich lang gesprochen, um das Auslassen unbetonter Silben zu vermeiden. Diese Hilfestellung soll zunehmend weniger offensichtlich genutzt werden. Bspw. wird anstelle des Fingers mit dem Fuß getippt oder das Tippen erfolgt nur noch „im Inneren“. Mit der weiteren Arbeit an der prosodischen Gestaltung der Äußerung wird auch von einer Normalisierung des Sprechrhythmus bei bleibender Aufmerksamkeit für die Silbenstruktur ausgegangen (van Zaalen/Reichel 2015).

Einsatz von Pausen

Ein weiteres Mittel zur Reduktion des Sprechtempos ist der bewusste Einsatz von Pausen (Scaler Scott 2022; Sick 2014; Myers 2011; van Zaalen/Reichel 2015). Dies erfordert zunächst das Aushalten von Pausen während der eigenen Sprachproduktion und auch bei Redebeiträgen der Kommunikationspartner (Zang/Metten 2014). Spruit (2015) schlägt das Üben von Pausen zum Beispiel über den Einsatz von kleinen Stoppschildern vor, die innerhalb einer Textpassage zwischen Phrasen und Sätzen eingefügt sind. Generell bietet es sich an, gemeinsam mit dem Kind oder dem Jugendlichen einen Lesetext in Sätze und Phrasengrenzen zu unterteilen und entsprechend zu markieren (Sick 2014). Trifft das Kind dann auf eine solche Markierung, muss es leise bis zwei zählen oder zwei Mal auf den Tisch klopfen (Spruit 2015; van Zaalen/Reichel 2015). Eine Reflexion im Anschluss über den Effekt der Übung ist sinnvoll.

Variation des Sprechtempos

Wenn das Kind in der Lage ist, unterschiedliche Sprechtempi zu differenzieren und sein eigenes Sprechtempo zu reduzieren, wird an der Fähigkeit zur flexiblen Modulation des Sprechtempos gearbeitet (Myers 2011; van Zaalen/Reichel 2015). Dazu werden die eingeführten Vorstellungshilfen erneut herangezogen (Kap. 4.2.2) und bspw. mehrfach ausgedruckt auf einen Stapel gelegt. Neben diesem Stapel liegen Bildkarten, die mit einem Wort benannt oder mit einem Satz beschrieben werden sollen. Das Kind zieht je eine Karte von beiden Stapeln und produziert die geforderte Äußerung in dem vorgegebenen Sprechtempo. Dies kann je nach Alter und Therapiezeitpunkt auf größere (Text-)Passagen ausgeweitet werden (Sick 2014). Auch hier kommt dem unmittelbaren Feedback durch den Therapeuten eine wesentliche Bedeutung zu.

Einsatz prosodischer Mittel

Bennett Lanouette (2011) beschreibt Möglichkeiten, Kindern und Jugendlichen die Relevanz verschiedener suprasegmentaler Merkmale der Sprachproduktion als sprachliche Ausdrucksform zu verdeutlichen (insbesondere die Betonung einzelner Wörter im Satz und das Intonationsmuster). So kann z. B. auf einem Arbeitsblatt mit Piktogrammen veranschaulicht werden, dass sich die Intention einer Frage und die erwartete Antwort in Abhängigkeit von dem betonten Satzglied verändert (z. B. Willst *du* einen Apfel? Ja, ich!; *Willst* du einen Apfel? Nein, eigentlich nicht; Willst du einen *Apfel*? Nein, eine Birne!, Bennett Lanouette 2011). Ein solches betontes Sprechen wirkt sich positiv auf die Verständlichkeit insgesamt und konkret auch auf das Sprechtempo der Äußerung aus (Myers 2011; Scaler Scott 2022; van Zaalen/Reichel 2015). Das Betonungssprechen kann in vielfältige Aktivitäten eingebunden werden. So kann dem Kind oder Jugendlichen z. B. ein Satzstreifen (ggf. mit Bildunterstützung) vorgelegt werden. Der Therapeut stellt nun verschiedene Fragen, bei dem die Betonung jeweils auf einem anderen Satzglied liegt. Das Kind/der Jugendliche antwortet immer mit dem gleichen, vorgegebenen Satz. Die Aufgabe ist, die Betonung auf das relevante Satzglied zu legen (Bennett Lanouette 2011; Sick 2014).

Beispieldialog zur **Arbeit am Satzakzent**: „Der Junge sucht seinen Hund."

- T: „WER sucht seinen Hund?" (oder: Sucht DER MANN seinen Hund?)
- K: „Der JUNGE sucht seinen Hund."

- T: „WAS sucht der Junge? (oder: Sucht der Junge EINEN TIGER?)
- K: „Der Junge sucht seinen HUND."

- T: „FINDET der Junge seinen Hund?"
- K: „Der Junge SUCHT seinen Hund."

Darüber hinaus schlägt Bennett Louanette (2011) ein Ratespiel vor, bei dem eine Frage- und eine Aussage-Symbolkarte zum Einsatz kommen. Ein Pfeil mit einer an- oder absteigenden Kurve symbolisiert das jeweilige Intonationsmuster für Fragen und Aussagen. Abwechselnd werden nun Szenenbilder beschrieben oder Sätze vorgelesen – entweder als Aussage oder als Frage. Allein auf der Grundlage des Intonationsmusters muss nun erraten werden, ob die Äußerung als Frage oder als Aussage gemeint war. Auch können zu einem Satz beide Formen ausprobiert werden, um den Unterschied noch einmal hervorzuheben.

Van Zaalen/Reichel (2015) schlagen Übungen zur Satzmelodie vor, die an das Lesen von Noten erinnert. Ein Satz wird auf ein Blatt geschrieben. Unter jedes Wort wird ein Punkt in eine von drei „Notenzeilen" (hoch, mittel, tief) gesetzt. Nach dem Modell des Therapeuten fährt der Patient die veranschaulichte Satzmelodie mit dem Finger nach und spricht dabei den Satz mit dem entsprechenden Intonationsmuster.

Poltermodifikation

Vergleichbar zur Therapie des Stotterns können Modifikationstechniken zur Veränderung einzelner Symptome eingesetzt werden, und zwar nachdem, während oder bevor sie auftreten (Sick 2014; Zang/Metten 2014, Beitrag 6). Folgende Techniken werden in diesem Zusammenhang eingeübt: Zeitlupensprechen, Silbensprechen und ein bewusst kontrolliertes, überwachtes Sprechen (sowie gegebenenfalls Prolongationen) auf Wort-, Satz-, Textebene sowie anschließend in kürzeren und längeren Spontansprachabschnitten. Über die Arbeit an einer verbesserten Artikulation, dem Betonungssprechen und dem Sprechen mit Pausen wird zudem versucht, das gesamte Sprechmuster positiv zu verändern („Fluency Shaping", Sick 2014; Zang/Metten 2014).

4.2.4 Übungen für weitere Behandlungsbereiche

sprachliche Strukturierung

Im Vergleich zu den Behandlungsvorschlägen zur Kernsymptomatik des Polterns finden sich in der Literatur weitaus weniger konkrete, therapeutische Überlegungen zur Förderung der sprachlichen Strukturierung.

Sick (2014) schlägt als mögliche Aufgabenformate die Arbeit mit W-Fragen, das Beschreiben und Nacherzählen von Bildergeschichten, das Erzählen von Witzen, die Wiedergabe von Texten und das Vorbereiten von Vorträgen oder Referaten vor. Van Zaalen/Reichel (2015) legen eine ähnliche Hierarchisierung der Aufgaben vor, die der Praktiker in der Therapieplanung berücksichtigen sollte. Demzufolge wird mit der Beschreibung von Szenenbildern begonnen. Es folgen Aufgaben zur Erklärung von Handlungsabfolgen sowie freiere Diskussionen, in denen Sachverhalte erläutert, begründet und argumentiert werden müssen. Letztere Aufgabenformate werden eher in der Therapie mit Jugendlichen bedeutsam. Insbesondere die Arbeit mit W-Fragen dient dabei als Strukturierungshilfe zur Unterscheidung relevanter und nebensächlicher Informationen und dem Aufbau einer angemessenen Informationsstruktur der kindlichen Erzählungen (Spruit 2015). Denkbar ist auch, dass bestehende Konzepte aus der Kindersprachtherapie für diesen Therapiebereich herangezogen werden (z. B. Weigl/Reddemann-Tschaikner 2009; Ringmann 2014; Quasthoff et al. 2011; Beitrag 4).

Pragmatik

Für die Förderung kommunikativ-pragmatischer Fähigkeiten bieten sich zum einen Übungen zum Sprecherwechsel an. Das Einhalten eines angemessenen Turn-Takings und das Erkennen non- und paraverbaler Zeichen, die einen Sprecherwechsel ankündigen, kann für einige Klienten eine Herausforderung darstellen. Konkrete Übungsvorschläge mit Bezug zum Poltern finden sich vor allem bei Katz-Bernstein (1986) und Sick (2014, Beitrag 4): So soll z. B. durch ein Ping-Pong-Spiel mit einem Ball das Bewusstsein für den Sprecherwechsel geschärft werden – nur der, der den Ball hält, spricht. Der Sprecherwechsel erfolgt symbolisch mit der Übergabe des Balles. Auch eine *Ein-Satz-Übung* verdeutlicht dies. Jeder Sprecher darf dabei nur einen Satz sagen, dann ist der andere dran. Einen ähnlichen Effekt haben auch die von Katz-Bernstein (1986) vorgeschlagenen Dialoge in einer imaginären Silbensprache, bei der die Aufmerksamkeit noch einmal mehr auf die non- und paraverbalen Zeichen eines Sprecherwechsels gelegt werden kann. Weiterhin kann es für einige Kinder oder Jugendliche relevant sein, die Hinweise eines Nicht-Verstehens wie fragende Gesichtsausdrücke durch das Therapeutenmodell wahrnehmen zu lernen und ein entsprechendes Reparaturverhalten einzuleiten (wie die zuvor genannten Techniken: Wiederholung des Gesagten mit mehr Aufmerksamkeit, reduziertem Sprechtempo, bewusster Pausensetzung und Prosodie u. v. m.). Weitere Ideen zur Förderung pragmatischkommunikativer Fähigkeiten finden sich im Beitrag 4.

Weiterführende Informationen zu konkreten therapeutischen Aktivitäten finden sich z. B. in:

Scaler Scott, K., Ward, D. (2013): Managing Cluttering: A comprehensive guidebook of activities. PRO-ED, Austin

Sick, U. (2014): Poltern – Theoretische Grundlagen, Diagnostik und Therapie. 2. Aufl. Thieme, Stuttgart

van Zaalen, Y., Reichel, I. K. (2015): Cluttering. Current Views on Its Nature, Diagnosis, and Treatment. iUniverse Verlag, Bloomington

Zusammenfassung

In der Therapie des Polterns ist ein einzelfallorientiertes Vorgehen erforderlich, bei dem aus bestehenden therapeutischen Ideen und Ansätzen verschiedene Module auszuwählen und individuell zu gewichten sind. Der Symptomwahrnehmung und der Reduktion bzw. Modulation des Sprechtempos wird dabei ein besonderes Gewicht beigemessen. Dabei müssen die eingesetzten Methoden in der Therapie mit Kindern altersangemessen vermittelt werden. Neben der Vereinbarung gemeinsamer, konkreter Ziele sind wesentliche Therapieprinzipien die Verbesserung der Symptomwahrnehmung, bevor symptomspezifische Übungen durchgeführt werden und die Ausnutzung synergistischer Effekte zwischen den Symptombereichen. Zudem wird eine aktive Mitarbeit des Patienten angestrebt, damit sich neue Sprechmuster, Monitoringfähigkeiten und neue Einstellungen zum eigenen Sprechen festigen können. Effektivitätsnachweise liegen in Form von Expertenmeinungen und einer vorwiegend praxisbasierten Evidenz vor.

5 Unterricht

5.1 Klassenklima

Aufklärung des Umfeldes

Bei polternden Kindern ergeben sich in vielen Bereichen vergleichbare Problemstellungen im Unterricht wie bei stotternden Kindern und Jugendlichen. Poltern ist in der Gesellschaft allerdings weniger bekannt als Stottern. Mit dem Mutismus vergleichbar wird die komplexe Symptomatik des Störungsbildes Poltern leicht als Faulheit oder Lernbeeinträchtigung fehlinterpretiert. Die Gefahr, von Lehrkräften und Mitschülern mit Vorurteilen konfrontiert zu werden, ist hoch. Eine wesentliche Zielsetzung in der Zusammenarbeit mit dem schulischen Umfeld besteht daher zunächst in der *Aufklärung des Umfeldes* hinsichtlich des Störungsbildes (Sick 2014; Spruit 2015; van Zaalen / Reichel 2015; Zang / Metten 2014). Neben Informationsgesprächen zwischen dem behandelnden Sprachtherapeuten und den beteiligten Regelschullehrkräften können einige Ideen, die bereits im Zusammenhang mit Mutismus formuliert wurden, sicherlich gut auch auf die Situation polternder Kinder und Jugendlicher übertragen werden. Als Beispiel sei hier eine Informationsstunde zum Störungsbild in der Klasse genannt, in der sowohl die Lehrer als vor allem auch die Mitschüler Fragen stellen und so Vorurteile abgebaut werden können (Beitrag 8). Informationsbroschüren zum Thema Poltern, die ergänzend genutzt werden können, finden sich z. B. auf der Homepage der ICA oder bei Sick (2014). Wesierska et al. (2021) konnten durch vergleichbare Aktionen (u. a. Aufklärungs- und Dokumentationsfilme zum Störungsbild und dem Alltag von Betroffenen in Kombination mit Diskussionsrunden) in einer kontrollierten Studie mit Universitätsstudenten positive Veränderungen in den Einstellungen gegenüber polternden Personen erreichen.

Durch die Aufklärungsarbeit und den Versuch, negative Einstellungen gegenüber Betroffenen abzubauen, sollen sich auch die konkreten Reaktionen der Peers auf unverständliche Redebeiträge des polternden Mitschülers verändern (Zang / Metten 2014). Jugendliche, die selbst poltern, haben dazu in Zusammenarbeit mit der ICA (o. J.) einen Flyer für Peers entworfen. Die Jugendlichen formulieren hier, wie man sich am besten verhält, wenn man mit jemandem spricht, der poltert. Was Betroffene nicht von ihren Mitschülern hören wollen, ist: „Sprich langsamer!“, „Sprich deutlich!“ und „Denk zuerst nach, wenn du was sagen willst!“. Darüber hinaus ist die Intention zu verdeutlichen, dass man den Mitschüler wie jeden anderen auch behandeln und nicht wegen seines Sprechens hänseln sollte, der Betroffene nicht schuld an seinem Sprechen ist und man sich deshalb nicht über die Person ärgern sollte. Bei Nichtverstehen soll höflich um Erläuterung des Gesagten gebeten werden.

Eine solche Liste an Zuhör- oder Feedbackregeln kann auch individuell und in Zusammenarbeit mit dem Schüler in der Therapie erstellt und dann ins schulische Umfeld gegeben werden. Ein Beispiel einer solch individuell erstellten "Richtlinie für Zuhörer" findet sich z.B. bei Scaler Scott (2022).

Reduktion von kommunikativem Stress

Ähnlich wie beim Stottern hat die Gesprächssituation an sich einen nicht zu verachtenden Einfluss auf die Symptomatik. Kommunikativer Stress kann das Auftreten der Symptomatik erhöhen (Thum 2011). So wird es dem polternden Schüler in einer Klasse, in der der Lehrer selbst ein eher hohes Sprechtempo zeigt, schwerer fallen, sein Sprechtempo konstant zu reduzieren. Auch Konkurrenzkämpfe zwischen Sprechern, in denen dem Schüler, der am schnellsten und lautesten antwortet, „zugehört" wird, wirken sich ähnlich negativ auf die Symptomatik aus. Derartige Kommunikationsstile innerhalb einer Klasse erschweren zudem den Transfer des in der Therapie Gelernten auf Alltagssituationen. Die Gestaltung eines diesbezüglich „stressfreien" Klassenklimas erleichtert es dem Schüler hingegen, einen konstruktiven Weg im Umgang mit seinem Sprechen zu finden (Vorschläge, Thum 2011). Viele Elemente, die schon Katz-Bernstein (1986) und später auch Sick (2014) für die Beratung von Eltern polternder Kinder hinsichtlich des intrafamiliären Kommunikationsstils beschreiben, können auch im schulischen Setting aufgegriffen werden.

5.2 Unterstützung in ausgewählten Förderbereichen

Förderung in Kleingruppen

Wie für viele Störungsbilder der Sprachtherapie bietet sich auch bei polternden Schülern eine Förderung in Kleingruppen an, die in schulischen Settings eher zu realisieren ist als Einzelförderstunden. Im deutschsprachigen Raum existieren z. B. zwei Förderansätze für Kleingruppen, die trotz einer anderen primären Zielgruppe möglicherweise auch für polternde Kinder nützlich sein könnten – zumindest für diejenigen, die zusätzliche Auffälligkeiten im pragmatischen Bereich und im Bereich der sprachlichen Strukturierung aufweisen. Gerade in Bezug auf die Förderung kommunikativ-pragmatischer Fähigkeiten ist eine Gruppenintervention sinnvoll (Achhammer et al. 2016). Zu nennen ist zum einen das Dortmunder Konzept zur Förderung interaktiver Erzählfähigkeiten (DO-Fine, Quasthoff et al. 2011) und zum anderen das PraFit-Konzept von Achhammer (2014), das mittels Techniken des Improvisationstheaters unterschiedliche Aspekte kommunikativ-pragmatischer Fähigkeiten fördert (Beitrag 4). Hier lassen sich möglicherweise auch Elemente zur Förderung einer adäquaten Pausensetzung und Betonung sowie Modifikationen des Sprechtempos mit der Evaluation der Wirkung dieser Modifikation integrieren. Eine Erprobung dieser Konzepte mit polternden Kindern könnte interessante Optionen für Lehrkräfte und Sprachtherapeuten eröffnen.

Sicher lassen sich einige Elemente der Poltertherapie nicht nur im Kleingruppensetting, sondern auch unterrichtsintegriert aufgreifen, wie bspw. Übungen zum Sprecherwechsel. Denkbar wäre auch, dass das Betonungssprechen im Rahmen des Deutschunterrichts (Satzgliederbestimmung) thematisiert würde. Zudem könnten Lesetexte durch die Markierung von Phrasengrenzen für den polternden Schüler aufbereitet werden und das Einhalten von Pausen im Unterricht geübt werden.

Unterstützung im Self-Monitoring

Besonders gut bietet sich der Klassenraum für die Transferarbeit in einem der wichtigsten Therapiebereiche an – der Arbeit am *Monitoring des eigenen Sprechens*. Lehrkräfte können polternde Schüler dabei unterstützen und sie daran erinnern, ihr Sprechen zu „überwachen“ und die eigene Verständlichkeit zu evaluieren. Paraverbale Signale des Nichtverstehens können möglicherweise besonders deutlich gegeben und zudem verbalisiert werden, um beim Gesprächspartner die Wahrnehmung dieser zu verbessern. Dies betonen auch van Zaalen/Reichel (2015) und sehen eine wichtige Aufgabe des Umfeldes (respektive der Lehrer) darin, ihr Nichtverstehen durch deutliche Rückfragen hervorzuheben („Was hast du gemeint?“, „Ich habe das … verstanden – war es das, was du sagen wolltest?“). Strategien, die in der Therapie zur Modifikation des Sprechens erlernt wurden, könnten als eine Art Erinnerungshilfe am Arbeitsplatz des Schülers visualisiert werden. Bei unverständlichen Redebeiträgen kann die Lehrkraft auf diese verweisen, so dass eine echte Problemsituation zum Ausgangspunkt einer In-vivo-Übung wird. Darüber hinaus besteht wie auch bei anderen Störungsbildern grundsätzlich die Möglichkeit, einen Nachteilsausgleich in Anspruch zu nehmen (Spruit 2015; Zang/Metten 2014).

Zusammenfassung

Ein Konzept zur unterrichtsintegrierten Förderung von Kindern und Jugendlichen, die poltern, existiert im Jahr 2022 noch nicht. Sehr wohl bieten sich aber vielfältige Möglichkeiten, diese Schüler unterrichtsintegriert – begleitend im Rahmen von Unterrichtsinhalten oder Projektarbeiten – sowie additiv zum Unterricht in Kleingruppen zu unterstützen. Die Aufklärung des Umfeldes ist dabei eine der wesentlichen Aufgaben zur Reduktion negativer Einstellungen und zum Aufbau eines angemessenen und unterstützenden Kommunikationsverhaltens gegenüber Schülern, die poltern.

1. Was ist unter sogenannten funktionellen oder normalen Unflüssigkeiten zu verstehen?
2. Beschreiben Sie die Symptomatik des Polterns und nehmen Sie Bezug zu den zwei vermuteten Subtypen und deren Störungsprofil!
3. Welche Methode kommt vorrangig in der Diagnostik zum Einsatz und was gilt es dabei zu berücksichtigen?
4. Was ist das Ziel einer Poltertherapie und welche Therapieprinzipien ergeben sich u. a. daraus?
5. Geben Sie konkrete Beispiele für eine (kindgerechte) Aufbereitung von Aktivitäten, die vor allem zu Beginn der Therapie in der Identifikationsphase zum Einsatz kommen können!
6. Welche therapeutischen Aktivitäten sind denkbar, um den Einsatz prosodischer Mittel bei Kindern und Jugendlichen, die poltern, zu verbessern?
7. Nennen und erläutern Sie drei Möglichkeiten, wie Kinder und Jugendliche, die poltern, im Rahmen des schulischen Settings unterstützt werden können!

Mutismus

Von Kerstin Bahrfeck, Katja Subellok und Anja Starke

1 Phänomen Mutismus

Selektiver Mutismus (sM) ist eine Angststörung, die durch ein konsequentes Schweigen in spezifischen sozialen Situationen oder gegenüber bestimmten Personen gekennzeichnet ist (American Psychiatric Association 2018). Betroffene Kinder sind grundsätzlich fähig zu sprechen und tun dies mitunter unbefangen in vertrauten Situationen. So schweigen sie etwa gegenüber ihren Lehrkräften, sprechen jedoch zuhause mit Eltern und Geschwistern. sM tritt etwa bei 1 von 1000 Kindern auf (Bergman et al. 2002), wobei Mädchen etwa 1,5-mal häufiger betroffen sind als Jungen (Dummit et al. 1997). Der durchschnittliche Beginn der Störung liegt im Alter von drei bis vier Jahren (Dummit et al. 1997; Steinhausen / Juzi 1996).

ICD 11

In der Internationalen Klassifikation der Krankheiten (ICD-11, Bundesinstitut für Arzneimittel und Medizinprodukte 2022) wird sM unter den Angst- und furchtbezogenen Störungen kategorisiert.

Selektiver Mutismus (6B06): „Selektiver Mutismus ist durch eine anhaltende Selektivität beim Sprechen gekennzeichnet, so dass ein Kind in bestimmten sozialen Situationen, typischerweise zu Hause, eine angemessene Sprachkompetenz zeigt, in anderen Situationen, typischerweise in der Schule, aber konsequent nicht spricht. Die Störung hält mindestens einen Monat lang an, ist nicht auf den ersten Schulmonat beschränkt und ist so schwerwiegend, dass sie die schulischen Leistungen oder die soziale Kommunikation beeinträchtigt. Die Sprachstörung ist nicht darauf zurückzuführen, dass das Kind die in der sozialen Situation erforderliche Sprache nicht kennt oder nicht beherrscht (z. B. weil in der Schule eine andere Sprache gesprochen wird als zu Hause)."

1.1 Erscheinungsbild

Kernsymptom Schweigen

Das konsequente Schweigen in bestimmten Situationen ist das allen Kindern gemeinsame Kernsymptom. Das Ausmaß der Störung kann interindividuell stark variieren (Schwenck et al. 2021b). Ein Großteil der Kinder schweigt in Situationen außerhalb der Familie. Das Schweigen ist häufig von körperlicher Erstarrung begleitet. Andere Kinder wirken trotz ihres Schweigens lebhaft. Sie kommunizieren nonverbal und können dadurch am sozialen Geschehen teilhaben. Einige wenige Kinder wirken aggressiv und trotzig. Ihr Schweigen wird häufig als Protest und bewusster Rückzug interpretiert.

Schweigen ist kein Ausdruck von Trotz oder Protest! Jedes Kind hat das Bedürfnis, mit allen sprechen zu können, mit denen es dies will. Manchmal wird dieses Bedürfnis jedoch noch von Angst und Misserfolgserlebnissen überdeckt. Die Unterstellung, dass das Kind sprechen möchte, kann ihm bereits Mut geben, den Weg zum Sprechen zu gehen.

Komorbiditäten

Studien weisen darauf hin, dass ein Großteil der Kinder mit sM weitere Auffälligkeiten in unterschiedlichen Entwicklungsbereichen zeigt (Kristensen 2000). Angststörungen sind dabei die häufigsten komorbiden Erscheinungsbilder, gefolgt von Beeinträchtigungen der sprachlichen Entwicklung. Lange Zeit wurde diskutiert, ob der selektive Mutismus eine extreme Form der sozialen Ängstlichkeit sei (Viana et al. 2009). Diverse Studien konnten jedoch zeigen, dass Kinder mit sM nicht massiver von sozialen Ängsten betroffen sind als Kinder mit isolierter sozialer Ängstlichkeit (Manassis et al. 2003; Melfsen et al. 2006; Yeganeh et al. 2006). Vielmehr finden sich bei Personen mit sM spezifische Angstmuster mit einem Schwerpunkt auf sprachlichen Anforderungssituationen (Poole et al. 2021; Schwenck et al. 2021a). Entsprechend wurde in der neuen Version des Diagnostischen und Statistischen Manuals psychischer Störungen (DSM V) sM zwar als Angststörung klassifiziert, jedoch nicht der Kategorie soziale Ängstlichkeit zugeordnet (American Psychiatric Association 2018).

Subgruppen sM

Untersuchungen zu Subgruppen weisen darauf hin, dass neben der Angst vor allem auch die sprachliche Entwicklung schweigender Kinder eine Rolle spielt. Cohan et al. (2006) unterscheiden drei Subgruppen von Kindern mit sM:

1. ängstliche Kinder mit Unsicherheiten im Sozialverhalten,
2. ängstliche Kinder mit begleitenden sprachlichen Auffälligkeiten und
3. ängstliche Kinder ohne weitere Auffälligkeiten.

Etwa 30 bis 50 % der schweigenden Kinder zeigen sprachliche Auffälligkeiten (Kristensen 2000; Steinhausen/Juzi 1996), worunter vor allem expressive Sprachstörungen und phonologische Störungen fallen.

1.2 Entstehung und Risikofaktoren

multifaktorielle Verursachung

Es gibt nicht die eine Ursache für sM. Man geht von einer multifaktoriellen Verursachung aus (Cohan et al. 2006). Im Folgenden werden mögliche Faktoren, die als Ursachenhypothesen im Rahmen von sM diskutiert werden, näher dargestellt.

1.2.1 Genetische Prädisposition

Disposition für internalisierende Störungen

Vermutet wird, dass bei einem Großteil eine biologische Disposition für internalisierende Störungen vorliegt. Bei Kindern mit sM findet sich eine überproportionale Häufung von Angststörungen, Depressionen oder sM bei weiteren Familienmitgliedern (Remschmidt et al. 2001; Koskela et al. 2020). Ebenso gibt es Anhaltspunkte, dass Zwillings- oder Mehrlingskinder ein größeres Risiko für sM haben und zudem bei eineiigen Zwillingen häufiger beide Kinder betroffen sind im Vergleich zu zweieiigen Zwillingen (Subellok et al. 2010).

1.2.2 Familiäres Lernumfeld

Familie als Modell

Auch die familiäre Lernumwelt spielt eine bedeutsame Rolle in der Etablierung zurückhaltenden Verhaltens. Kinder erlernen sprachlich-kommunikatives Verhalten innerhalb der ersten Lebensjahre vor allem durch Beobachtung und Nachahmung. Sind Eltern und Geschwister eher zurückhaltend und ängstlich, wird das Kind diese Befindlichkeiten intuitiv wahrnehmen und das Verhalten als angemessen erleben. Auch wird berichtet, dass nicht wenige Familien sozial isoliert leben (Hartmann 1997; Remschmidt et al. 2001) und selten an externen sozialen Aktivitäten teilnehmen (Vecchio/Kearney 2005). Die Kinder haben so nur wenige Modelle für alternative Verhaltensweisen in der sozialen Interaktion.

1.2.3 Migration und Mehrsprachigkeit

Umgebungs- und Herkunftskultur

Es gibt Hinweise darauf, dass Kinder mit Migrationshintergrund bzw. mehrsprachig aufwachsende Kinder ein erhöhtes Risiko für sM haben (Elizur/Perednik 2003; Starke 2018b). Eine Mehrsprachigkeit oder ein Migrationshintergrund allein scheinen das Schweigen der Kinder jedoch nicht erklären zu können (Starke 2018a; Koskela et al. 2020). Vielmehr könnten der Umgang mit kulturellen Unterschieden wie auch der Erfolg im Zweitspracherwerb eine Rolle spielen. Die Kinder wachsen mitunter in ganz anderen Kulturen mit ihren individuellen sozial-kommunikativen Gepflogenheiten auf. Je nach Eingebundenheit der Eltern in die Umgebungs- und Herkunftskultur wird dies einen Effekt auf die Erziehung und kindliche Entwicklung haben (Starke 2014, 2017). Sind Eltern in der Umgebungskultur verunsichert, können sie ihren Kindern kein kulturspezifisches Modell sein. Extrovertierte Kinder werden eher schnell Kontakt zu Kindern finden und sich die entsprechenden Verhaltensweisen aneignen. Schüchterne Kinder hingegen neigen in verunsichernden Situationen zum Rückzug. Sie interagieren weniger mit anderen Kindern und benötigen länger für den Aufbau kulturspezifischer Verhaltensweisen.

Zweitspracherwerb

Die meisten Kinder stehen auch vor der Herausforderung des Zweitspracherwerbs. Schüchternheit ist hier ebenfalls eine nicht zu verachtende Barriere. Schüchterne Kinder benötigen deutlich mehr Zeit für den Erwerb einer neuen Sprache als nicht-schüchterne Kinder (Strand et al. 2011; Tong et al. 2011). Unsicherheiten in der Umgebungssprache können zu vermehrten Misserfolgserlebnissen in der Kommunikation führen. Die Kinder verlieren zunehmend den Mut zu sprechen, ziehen sich immer weiter zurück und beginnen zu schweigen.

1.2.4 Sprachliche Entwicklung

Sprachauffälligkeiten

Auch bei monolingualen Kindern ist Schüchternheit ein Risikofaktor für die Entwicklung sprachlicher Unsicherheiten (Crozier/Badawood 2009; Keller et al. 2013). Bei 30 bis 50 % der schweigenden Kinder finden sich sprachliche Auffälligkeiten (Kristensen 2000; Steinhausen/Juzi 1996). Spricht ein Kind unverständlich oder gelingt es ihm nicht, seine Bedürfnisse adäquat zu äußern, wird es häufig Misserfolge in der Kommunikation erleben. Bei unsicheren Kindern kann dies zu einer Verringerung der Motivation zu interagieren führen und in ein Schweigen übergehen. In der Folge werden soziale Interaktionen wiederum nicht für die Verbesserung sprachlicher Kompetenzen genutzt und das Schweigen verfestigt sich.

1.2.5 Einschneidende Lebensereignisse

Veränderungen im Alltag

Nur in wenigen Fällen können traumatisierende Erlebnisse wie Gewalterfahrungen oder schwere Unfälle als Auslöser des Schweigens ausgemacht werden (Black/Uhde 1995; Ford et al. 1998). Häufiger werden Ereignisse wie Schulwechsel, Umzüge, schwere Krankheiten oder Tod einer nahestehenden Person berichtet (Kumpulainen et al. 1998; Steinhausen/Juzi 1996), die für Kinder eine deutliche Veränderung im Alltag bedeuten und die von ihnen durchaus als traumatisch erlebt werden können. Vor allem Übergänge in neue Gruppen (wie etwa durch Kita-Eintritt, Einschulung, Schulwechsel) sind für schüchterne Kinder eine enorme Anforderung. Sie sind weniger geübt, Kontakte zu fremden Personen aufzubauen und Freundschaften zu knüpfen. Misserfolgserlebnisse können zu Rückzug und Schweigen führen.

1.3 Verlauf und Prognose

Risiko für psychische Erkrankungen

Ein großer Teil der selektiv mutistischen Kinder legt sein Schweigen bis ins Erwachsenenalter ab, selbst wenn keine spezifische Therapie erfolgte (Steinhausen et al. 2006). Bei etwa 18 % bleibt das Schweigen bis ins Erwachsenenalter bestehen. Selbst wenn das Schweigen im Verlauf des Jugendalters überwunden wird, ist das Risiko für weitere psychische Erkrankungen bei Nichtbehandlung des selektiven Mutismus deutlich erhöht (Steinhausen et al. 2006). Nicht selten entwickelt sich aus sM eine andere Angststörung oder Depression.

frühzeitige Behandlung

Es gibt nur wenige Therapiestudien (Kap. 3.2) zum Erfolg und zu Behandlungszeiten bei sM. Beides dürfte maßgeblich vom Alter des Kindes bei Therapiebeginn, dem Ausmaß des Schweigens sowie komorbiden Phänomenen beeinflusst sein. Es wird angenommen, dass eine frühe Behandlung – möglichst im Kita-Alter – mehr Erfolg verspricht, da sich Verhaltensweisen noch nicht verfestigt haben und das Schweigen noch nicht als fester Teil der Identität wahrgenommen wird (Subellok/Starke 2012, Pionek Stone et al. 2002). Milde Formen des sM (das Kind schweigt nur in wenigen Situationen) haben bessere Prognosen als schwere

Formen (das Kind schweigt bei allen Personen außerhalb der Familie). Essenziell für die Überwindung des Schweigens ist außerdem, inwieweit das soziale Umfeld förderlich an der Entwicklung des Kindes beteiligt sein kann.

Hartmann, B., Lange, M. (2021): Mutismus im Kindes-, Jugend- und Erwachsenenalter. Für Angehörige, Betroffene sowie therapeutische und pädagogische Berufe. 8. Aufl. Schulz Kirchner, Idstein

Starke, A., Subellok, K. (2015): Wenn Kinder nicht sprechen – Selektiver Mutismus – Basisartikel. Sprachförderung und Sprachtherapie 4 (1), 2-7

Viana, A. G., Beidel, D. C., Rabian, B. (2009): Selective mutism: a review and integration of the last 15 years. Clinical psychology review 29 (1), 57-6

Zusammenfassung

Selektiver Mutismus ist mit einer Prävalenzrate von etwa einem Prozent eher selten. Seine Kernsymptomatik, ein konsequentes Schweigen in bestimmten Situationen bei vorhandener Sprechfähigkeit, variiert interindividuell stark. Am häufigsten beginnt das Schweigen zwischen dem dritten und vierten Lebensjahr. sM ist in hohem Maße mit sprachlichen Entwicklungsstörungen und Angststörungen assoziiert. Ausgegangen wird von einem multifaktoriellen Ursachengefüge, wobei genetische Prädispositionen, das familiäre Lernumfeld, die sprachliche Entwicklung, Migration und Mehrsprachigkeit sowie einschneidende Lebensereignisse zu den wichtigsten Risikofaktoren zählen. Der Verlauf von sM und seine Prognose hängen vom Ausmaß des Schweigens und den psychosozialen Lebenskontexten ab. Bleibt das Schweigen bis in die Pubertät bestehen, ist das Risiko für psychopathologische Phänomene erheblich.

2 Diagnostik

interdisziplinäres Vorgehen

Der sprachtherapeutischen Diagnostik geht die medizinische Diagnostik voraus. Der Arzt stellt sM fest oder spricht den Verdacht darauf aus. Daraus ergibt sich die Indikation für die Sprachtherapie oder Kinder- und Jugendlichen-Psychotherapie als mögliche Interventionsmaßnahmen. In der Praxis wird von Medizinern häufig die Expertise von spezialisierten Fachpersonen angefragt, um einen Verdacht auf sM zu bestätigen. Somit erfolgt die Diagnosestellung häufig im interdisziplinären Austausch.

2.1 Ziele

2.1.1 Identifikation von sM

DSM-V

Die medizinische Diagnostik erfolgt auf der Basis der ICD-11 (Bundesinstitut für Arzneitmittel und Medizinprodukte 2022). Unter dem Code 6B06 werden Einschluss- und Ausschlusskriterien für sM definiert (Kap. 1), die im Großen und Ganzen mit den fünf *Diagnosekriterien des DSM-V* (American Psychiatric Association 2018) übereinstimmen:

A. Normale Sprechflüssigkeit in einigen Situationen, in bestimmten Situationen eine andauernde Unfähigkeit zu sprechen (in denen das Sprechen erwartet wird).

B. Die Störung behindert die schulischen oder beruflichen Leistungen oder die soziale Kommunikation.

C. Die Störung dauert mindestens einen Monat (und ist nicht nur auf den ersten Monat z. B. nach Schulbeginn) beschränkt.

D. Die Unfähigkeit zu sprechen ist nicht durch fehlende Kenntnisse in der Sprache bedingt oder dadurch, dass sich der Betroffene in dieser Sprache nicht wohl fühlt.

E. Die Störung kann nicht besser durch eine andere Kommunikationsstörung (z. B. Stottern) erklärt werden und tritt nicht ausschließlich im Verlauf einer tiefgreifenden Entwicklungsstörung, Schizophrenie oder anderen psychotischen Störung auf (American Psychiatric Association 2018).

Für die Diagnosestellung ist entscheidend, dass ein Kind in mindestens einer klar zu definierenden Situation konsequent schweigt, in der Sprechen erwartet werden kann. Gleichwohl kann es in anderen – meist vertrauten – Situationen unbefangen sprechen. Das Nicht-Sprechen kann (1) bestimmte Personen, (2) Orte und/oder (3) spezifische Situationen und (4) besondere Inhalte betreffen.

Bei mehrsprachigen Kindern müssen bereits grundlegende Kenntnisse in der deutschen Sprache vorhanden sein, die eine Verständigung ermöglichen würden.

Insgesamt bleiben einige definierte Kriterien unscharf. Problematisch erscheint vor allem der Ausschluss von Kindern mit Unsicherheiten in der (deutschen) Sprache bzw. Kindern mit weiteren Kommunikationsstörungen, da sprachliche Auffälligkeiten sowie Migration und Mehrsprachigkeit bedeutsame Risikofaktoren für sM sind (Kap. 1.2).

Diagnostik bei Mehrsprachigkeit

Vor allem bei mehrsprachigen Kindern ist die Differentialdiagnostik deutlich erschwert, da eine Phase des Schweigens von bis zu sechs Monaten im Zweitspracherwerb durchaus typisch sein kann (Tabors 2008). Ein Schweigen bei einem sukzessiv zweisprachig aufwachsenden Kind kann demnach auf fehlende Sprachkenntnisse zurückgeführt werden. Doch könnte auch ein sM vorliegen. Idealerweise erfolgt eine Abklärung der sprachlichen Kompetenzen in der Umgebungs- und Herkunftssprache. Häufig ist beides nur bedingt umsetzbar, da herkunftssprachliche Kompetenzen auf der Seite der Diagnostiker fehlen und die Mitarbeit von schweigenden Kindern in derartigen Testsituationen nur bedingt gewährleistet ist (Kristensen 2000). Klein et al. (2013) schlagen den Einbezug der Eltern in die Testung der Kinder vor. Dies ist bei einsprachigen Familien durchaus denkbar. Bei mehrsprachigen Familien können sprachliche Barrieren die Durchführung behindern. Ist die Erfassung der sprachlichen Kompetenzen des Kindes nicht möglich, kann das Ausmaß der Angst der Kinder, erhoben etwa über Elternfragbögen, einen Hinweis auf sM geben (Starke 2018b).

2.1.2 Erfassen des individuellen Erscheinungsbildes

Da Erscheinungsbild, mögliche Begleitsymptomatik und Hintergründe des Schweigens ein breites Spektrum aufweisen, ist ein möglichst umfassendes Bild von jeder individuellen Situation unerlässlich. Das Diagnosemodell von Katz-Bernstein / Zaepfel (2004) mit drei diagnostischen Perspektiven kann hierbei orientieren: Symptom-, Struktur- und Systemdiagnostik.

Symptomdiagnostik

Es wird eine sogenannte „Topographie des Sprechens und Schweigens" (Katz-Bernstein 2015, 73) erstellt, aus der hervorgeht, (1) mit wem, (2) an welchen Orten und (3) in welchen Situationen das Kind jeweils spricht oder schweigt. Es werden nicht nur die beiden Extreme (Sprechen vs. Schweigen) betrachtet, sondern auch Zwischenschritte einbezogen (spricht manchmal ein wenig, flüsternd, nur reaktiv, nach einer Aufwärmphase o. Ä.).

Auch werden die non-verbalen Ausdrucksmöglichkeiten des Kindes in Schweigesituationen erfasst. Wirkt es erstarrt und handlungsunfähig? Nimmt es Blickkontakt auf? Kann es Gesten wie Nicken oder Kopfschütteln einsetzen und Kommunikation initiieren? Gibt es Körpergeräusche von sich (Husten, Räuspern, Lachen mit Stimme)? Kommuniziert es schriftsprachlich? (Übersicht in Katz-Bernstein 2019).

Unbewusst konstruiert sich jedes Kind sein individuelles, logisches Muster des Schweigens. Hieraus ergeben sich erste Hinweise für die Strukturdiagnostik.

Strukturdiagnostik

Gemäß dem Diathese-Stress-Modell (Cohan et al. 2006) führt die Interaktion zwischen Risikofaktoren und vom Kind als stresshaft erlebten Lebensereignissen zur Ausprägung der Symptomatik. Das Schweigen lässt sich als Coping-Strategie in einer vom Kind als überfordernd erlebten Situation verstehen (Bahr 2006). Die Strukturdiagnostik nähert sich hypothesengeleitet der unbewussten Logik und damit der subjektiven Sinnhaftigkeit des Schweigens für das Kind. Etwa schützt sich ein Kind mit ausgeprägten sprachlichen Beeinträchtigungen durch das Schweigen vor möglichen Fehlern und irritierten Reaktionen der Außenwelt, ein Kind mit Migrationshintergrund vor einer Überforderung bei der Überwindung der Fremdheitsgrenze zur anderen Kultur und Sprache.

Systemdiagnostik

Die Systemdiagnostik nimmt die Lebenswelten des Kindes (Familie, Kita, Schule, Peers) in den Fokus. Das Schweigen ist innerhalb dieser Systeme entstanden und wirkt dort hinein. Das Augenmerk liegt auf den komplexen Wechselwirkungen zwischen dem kindlichem Verhalten und seiner Lebenswelt. Was hat zur Entstehung des Schweigens beigetragen, was wirkt aufrechterhaltend? Welche Bedeutung wird dem Schweigen vom sozialen Netz zugeschrieben? Was hat sich bisher als hilfreich erwiesen? Die Systemdiagnostik steht in enger Beziehung zur Strukturdiagnostik.

Die gewonnenen Erkenntnisse sind Ausgangspunkt für die Therapieplanung und Elternberatung. Etwa kann bei einem Kind mit geringer Selbstwirksamkeitsüberzeugung die Übernahme einer starken Rolle im Fantasiespiel (Dinosaurier, König, Ritter) förderlich sein. Bei einem anderen Kind mit hohen Anforderungen an sich selbst, das über sein Schweigen Unzulänglichkeiten vermeidet, stehen Entlastung und Humor im Umgang mit Fehlern im Vordergrund.

2.1.3 Verlaufsdiagnostik

Im Therapieverlauf lernt der Therapeut das Kind und sein soziales Umfeld besser kennen und gewinnt im positiven Fall zunehmend das Vertrauen aller Beteiligten. Diagnostische Hypothesen bestätigen sich, werden verworfen, neue kommen hinzu. Viele der zu dokumentierenden Entwicklungsschritte des Kindes erschließen sich nur über den Austausch mit dem sozialen Netz. Hierfür sowie als Feedback über Fortschritte an Kinder und Familien ist der Einsatz von Frage- und Einschätzungsbögen hilfreich (Kap. 2.2.3).

2.2 Methoden und Vorgehensweisen

Einbezug des Umfeldes

Ein Verdacht auf sM kann nicht allein über den (Erst-)Kontakt zwischen Therapeut und Kind bestätigt werden. Da das Kernsymptom genau darin besteht, dass in einigen Kontexten gesprochen und in anderen geschwiegen wird, muss das Umfeld (Eltern sowie Kita und Schule) immer in den Diagnostikprozess einbezogen werden. Vielleicht spricht ein Kind bei der Erstvorstellung direkt mit dem Therapeuten, aber in der Kita nicht. Ein anderes Kind schweigt zwar beim Erstkontakt, ist aber schüchtern und benötigt stets längere Zeit zur Gewöhnung an neue Situationen. Wenn sich kein einziger Kontext identifizieren lässt, in dem das Kind konsequent schweigt, liegt kein sM vor.

2.2.1 Beobachtung

Erstkontakt Im Erstkontakt mit dem Kind wird darauf geachtet,

- ob sich bereits sprachliche Äußerungen im Spiel evozieren lassen,
- wie das Kind – wenn es konsequent schweigt – non-verbal kommuniziert (frei oder gehemmt, reaktiv oder initiativ, über welche Kommunikationskanäle, mit oder ohne Einsatz von Stimme, z. B. beim Lachen),
- wie – bei kleinen Kindern – die Interaktion zwischen Kind und Eltern in Anwesenheit des fremden Therapeuten erfolgt (über Blicke, flüsternd mit den Eltern o. Ä.).

Kita / Schule Es empfiehlt sich für die Anfangsphase, schweigsamen Kindern ausschließlich im therapeutischen Setting zu begegnen. Beobachtungen des Kindes in anderen Lebenssituationen (z. B. zuhause oder in Kita / Schule) sind zwar aufschlussreich, allerdings müssen die Kinder immer vorbereitet und einverstanden sein. Da mutistische Kinder in der Regel Lebenskontexte streng voneinander trennen, könnte ein früher Haus- oder Kitabesuch eine Grenzüberschreitung und Überforderung darstellen. Der Aufbau einer vertrauensvollen Beziehung wäre gefährdet.

2.2.2 Gespräche

mit Kindern reden Abhängig vom therapeutischen Konzept wird teilweise bereits im Vorschulalter, immer aber ab dem Schulalter das Schweigen mit den Kindern selbst im Erstkontakt thematisiert (Starke/Subellok 2012). Die Kinder können befragt werden
(1) nach Kontexten, in denen sie schweigen und solchen, in denen sie mehr oder weniger sprechen sowie
(2) nach ihrem Leidensdruck und damit verbunden ihrer Motivation, an diesem Zustand etwas zu verändern.

mit Eltern reden Ein ausführliches Elterngespräch – je nach Therapiekonzept mit oder ohne Anwesenheit des Kindes – ist die wichtigste Informationsquelle für folgende Aspekte:

- Topographie des Schweigens und Sprechens,
- Komorbiditäten, weitere Verhaltenstendenzen,
- allgemeine Entwicklung des Kindes unter besonderer Berücksichtigung des Spracherwerbs,
- Entwicklungsverlauf der Schweigesymptomatik,
- Persönlichkeitsmerkmale des Kindes,
- zentrale Ereignisse und Erschwernisse in der Lebensgeschichte und
- Umgang wichtigster Bezugspersonen mit dem Schweigen.

Die Sichtweisen von Fachpersonen auf das Kind ergänzen die Elternperspektive. Mit Einverständnis der Eltern können sie bereits am Erstgespräch teilnehmen. Ansonsten bieten Telefonate eine alltagskompatible Austauschmöglichkeit.

mit Fachpersonen reden

2.2.3 Frage- und Einschätzungsbögen

Frage- und Einschätzungsbögen gibt es für Eltern, Therapeuten, Erzieher oder Lehrer. Unterschieden werden – hinsichtlich Durchführung und Auswertung – standardisierte oder informelle Diagnostikmaterialien (Tab. 43).

standardisierte und informelle Verfahren

Tab. 43: Standardisierte und informelle Verfahren (erweitert nach Starke und Subellok 2012)

Standardisierte Verfahren			
Autoren	**Titel**	**Art**	**Ziele/Inhalte**
Gensthaler et al. (2020)	Frankfurter Skala zur Erfassung des Selektiven Mutismus (FSSM)	Fragebogen für Eltern zum allgemeinen Sprechverhalten (diagnostische Skala) und Sprechverhalten in Kita/Schule, Öffentlichkeit und zuhause (Schweregradskala) https://www.uni-giessen.de/fbz/fb06/psychologie/abt/psychologie/psychol/Forschung/selektiver-mutismus/frankfurter-skala-zur-erfassung-des-selektiven-mutismus-fssm	Erhebung reliabler und valider Hinweise auf das Vorliegen eines selektiven Mutismus für drei Altersgruppen: FFSM 3-7 (Kita) FSSM 6-11 (Schule) FSSM 12-18 (Jugendliche)
Starke und Subellok (2016)	Dortmunder Mutismus Screening DortMuS–Schule	Fragebogen für Lehrer zum Sprechverhalten und allgemeinen Verhalten http://sk.tu-dortmund.de/dortmus/DortMuS-Schule.pdf	Erhebung reliabler und valider Hinweise auf das Vorliegen eines selektiven Mutismus (6;0 bis 10;11jährige Kinder)

Starke und Subellok (2018)	Dortmunder Mutismus Screening DortMuS-Kita	Fragebogen für Erzieher zum Sprechverhalten und allgemeinen Verhalten http://www.sk.tu-dortmund.de/dortmus/DortMuS-Kita.pdf	Erhebung reliabler und valider Hinweise auf das Vorliegen eines selektiven Mutismus (3;0 bis 5;11jährige Kinder)
Starke und Subellok (2023)	Dortmunder Mutismus Schreening DortMuS-Eltern	Fragebogen für Eltern zum Sprechverhalten und allgemeinen Verhalten http://www.dortmus-eltern.tu-dortmund.de	Erhebung reliabler und valider Hinweise auf das Vorliegen eines selektiven Mutismus (3;0 bis 6;11jährige Kinder)
Informelle Verfahren			
Autoren	**Titel**	**Art**	**Ziele/Inhalte**
Hartmann (2006)	Mutismus-Soziogramm	Anamnesebogen	Analyse des personenbezogenen Sprechens
Hartmann (2006)	Evaluationsbogen für das sozial-interaktive Kommunikationsverhalten	Fragebogen für Eltern	Analyse des situationsbezogenen Sprechens und des Einsatzes von Mimik, Gestik und Schriftsprache
Hartmann (2016)	Kölner Mutismus Anamnesebogen (K-M-A)	Fragebogen für Eltern	Erhebung ätiologisch relevanter Risikofaktoren für SM in der Familie
Johannsen, Kramer, Lukaschyk & Talley (2016)	Deutscher Mutismus-Test (DMT)	Online-Fragebogen für Erzieher, Lehrer, Ärzte, Therapeuten	Unterstützung zur Diagnosestellung Erhebung von Daten zur ersten Einschätzung der Situation des betroffenen Kindes
Kopf (2016)	Diagnostische Fragebögen zum selektiven Mutismus (DiFraMut)	Fragebögen für Ärzte, Therapeuten, Eltern, Erzieher, Lehrer, weitere Fachpersonen, betroffene Kinder und Jugendliche	Identifizierung des selektiven Mutismus Erhebung förder-diagnostischer Daten Dokumentation von Therapieprozessen Aktive Auseinander-setzung Betroffener mit der Thematik

Steinhausen (2010)	Fragebogen zur Erfassung des elektiven Mutismus (FEM)	Fragebögen für Eltern und Lehrer	Bestimmung des Schweregrades des selektiven Mutismus Analyse des systematischen Schweigens
Subellok et al. (2017)	AsKinG – Auffällig schweigsame Kinder in Grundschulen. Fragebogen für die Zusammenarbeit von Lehrkräften mit kürzlich zugewanderten Eltern. In zehn Sprachen.	Fragebogen für Eltern und Lehrer http://www.sk.tu-dortmund.de/AsKinG/AsKinG.pdf	Erfassung von Informationen nicht Deutsch sprechender Eltern zum Sprech- und Schweigeverhalten und zur Lebenssituation ihres Kindes vor und nach der Ankunft in Deutschland

Angstinventare

Optional können Angstinventare eingesetzt werden, um das Ausmaß der kindlichen Angst in unterschiedlichen Situationen zu analysieren. Das Bochumer Angstverfahren für Kinder im Vorschul- und Grundschulalter (BAV 3-11, Mackowiak / Lengning 2010) bietet eine Kinder- und Elternversion an. Ab einem Alter von vier Jahren kann die Kinderperspektive mit einbezogen werden. Das Sozialphobie und -angstinventar für Kinder (SPAIK, Melfsen et al. 2001) kann zur Selbstbeurteilung der sozialen Ängste ab einem Alter von acht Jahren durchgeführt werden. Im Diagnostik-System für psychische Störungen (DISYPS-II, Döpfner et al. 2008) liegen Selbst- und Fremdbeurteilungsbögen (Eltern, Lehrer) für die Diagnostik von Angststörungen sowie anderen kinder- und jugendpsychiatrischen Störungsbildern vor.

2.3 Zusammenfassung und Entscheidungen

Fragestellungen

Eine Mutismusdiagnostik ist sehr komplex, da (1) die jeweilige Ausprägung der Symptomatik sowie ursächliche Faktoren sehr vielseitig sind und (2) immer mehrere Personen einbezogen werden müssen.

Zum Abschluss des diagnostischen Prozesses sind folgende Fragestellungen gemeinsam zu klären:

- Braucht das Kind Therapie? Wenn ja, welche?
- Welche Bezugspersonen des Kindes brauchen Beratung? Welche Fragen sind noch zu klären?
- Werden weiterführende Maßnahmen in Kita / Schule gebraucht (Integrationskräfte, Sonderpädagogen)?
- Ist die aktuell besuchte Bildungseinrichtung passend für das Kind?
- Wünscht die Familie über therapiebegleitende Elternarbeit hinaus eine weiterführende Unterstützung (systemische Beratung, familientherapeutische Maßnahmen, Hilfen zur Erziehung)?

Dummit, S., Klein, R., Tancer, N., Asche, B., Martin, J., Fairbanks, J. (1997): Systematic assessment of 50 children with selective mutism. Journal of the American Academy of Child & Adolescent Psychiatry 36 (5), 653- 660

Zusammenfassung

Die Diagnostik hat zum Ziel, ein schweigsames Verhalten eindeutig als selektiven Mutismus zu identifizieren und von anderen Störungsbildern differentialdiagnostisch abzugrenzen. Hier ist neben der sprachtherapeutischen Expertise auch die Medizin gefragt. Außerdem wird die Kernsymptomatik in ihren variantenreichen Ausprägungsformen erfasst und es werden Hypothesen zum individuellen Bedingungshintergrund des Schweigens formuliert. Dieser diagnostische Prozess ist immer sehr komplex, zumal außer den Eltern weitere Bezugspersonen einbezogen werden. Methodisch stehen für die Diagnostik einige wenige und standardisierte und informelle Fragebögen oder Beobachtungsverfahren zu Verfügung. So komplex wie die Diagnostik selbst sind auch die Entscheidungen in Bezug auf Unterstützungsmaßnahmen für das Kind, seine Familie sowie Kita und Schule.

3 Therapie

3.1 Methodenkombiniertes Vorgehen

unspezifische und spezifische Angebote

Die Therapielandschaft für selektiven Mutismus ist eher unüberschaubar. Grob kann zwischen unspezifischen Angeboten wie Hippo-, Spiel- oder Kunsttherapie und spezifischen Angeboten unterschieden werden. Hierzu zählen Elemente psychotherapeutischer und sprachtherapeutisch-logopädischer Ansätze sowie die medizinische Behandlung (Pharmakotherapie) (Starke / Subellok 2012). Eindeutige Indikationen für die eine oder andere Therapiemaßnahme liegen nicht vor, da Wirksamkeitsnachweise noch ausstehen (Kap. 3.2). So bleibt jeweils für den Einzelfall zu entscheiden, welche Maßnahme geeignet erscheint.

In der Regel wird aber eine Behandlung, die sich nur auf eine einzige therapeutische Methode beschränkt, nicht greifen. Die Komplexität des Phänomens sM macht ein methodenkombiniertes Interventionsangebot erforderlich (Cohan et al. 2006; Katz-Bernstein/Subellok 2020). Idealerweise beinhaltet dieses vier Elemente (Katz-Bernstein / Subellok 2009; Starke / Subellok 2015):

direkte Arbeit am Schweigen

- **(Kognitiv-)Behaviorale Verfahren:** Diese Verfahren werden erfolgreich zur Angstreduktionen und direkten Arbeit an der Kernsymptomatik des Schweigens eingesetzt (Steains et al. 2021). Hierzu zählen etwa Stimulus-Fading, Shaping, Kontingenzmanagement oder Expositionsverfahren. Ein guter Überblick zu den einzelnen Methoden ist Melfsen / Walitza (2017) zu entnehmen.

Verarbeitung innerseelischer Thematiken

- **Psychodynamische Verfahren:** Im psychodynamischen Verständnis wird das Schweigen als dysfunktionelle Coping-Strategie und Lösungsversuch des Kindes für einen innerseelischen Konflikt verstanden, für die ihm (noch) keine funktionelleren Alternativen zur Verfügung stehen. Darüber erfährt das Schweigen einen subjektiven Sinn bzw. eine symbolische Bedeutung. Ziel ist die Verarbeitung der innerseelischen Thematiken, worüber das Schweigen seine Bedeutung und Notwendigkeit verliert (Katz-Bernstein 2019).

systemische Funktion von sM

- **Familientherapeutische bzw. systemische Verfahren:** Systemische Ansätze gehen davon aus, dass Mutismus immer auch eine Funktion innerhalb von Systemen wie Familie, Freundeskreis, Kita, Schule hat. Die Beziehungen der einzelnen Akteure untereinander werden betrachtet, um mögliche verursachende sowie aufrechterhaltende Faktoren für das Schweigen zu identifizieren. Auch im Rahmen der Transferarbeit sind systemische Verfahren für die Zusammenarbeit mit Eltern und anderen Lebenskontexten unerlässlich (Wichtmann 2011).

Aufbau (non-)verbaler Kompetenzen

- **Sprachtherapeutische Verfahren:** Sprachtherapeutische Verfahren eigenen sich im besonderen Maße zur Gestaltung erfolgreicher Kommunikation auch ohne Lautsprache. Sukzessive und systematisch werden nonverbale und verbale Kompetenzen aufgebaut. Außerdem können etwaige sprachliche Auffälligkeiten (etwa im Kontext von Mehrsprachigkeit oder Sprachentwicklungsstörungen), die Risikofaktoren für sM sind, erfolgreich mit behandelt werden (Kap. 3.3).

Eine jede therapeutische Konzeption für sM wird sich je nach Profession, Zielsetzung und Kontext unterschiedlich ausrichten, das heißt eher systemisch, kognitiv-behavioral oder auch sprachtherapeutisch arbeiten. Die große Kunst besteht in der Kombination und Integration unterschiedlicher Ansätze. Die hier vorgestellten primär aus der sprachtherapeutischen Disziplin entwickelten Ansätze wie SYMUT, KoMut oder DortMuT (Kap. 3.3) werden nicht ausschließlich auf ihr sprachtherapeutisches Methodenrepertoire zurückgreifen können, wollen sie sM erfolgreich begegnen.

3.2 Wirksamkeit von Mutismustherapie

In den letzten Jahren sind zahlreiche Interventionsstudien durchgeführt worden - maßgeblich im Bereich der kognitiv-behavioralen Therapie. Mithilfe dieser Therapieformen konnten in unterschiedlichsten Settings bereits Effekte auf das Sprechverhalten schweigender Kinder nachgewiesen werden (Steains et al., 2021). Neben einigen (randomisierten) Kontrollstudien finden sich aufgrund der Seltenheit und Komplexität des Phänomens vor allem Einzelfallstudien und Fallbeschreibungen, die sich in ihrer Qualität deutlich unterscheiden. Pionek Stone et al. (2002) haben diese Studien systematisch untersucht und konnten ebenfalls nachweisen, dass verhaltenstherapeutische Methoden in der Behandlung des sM wirksam sind. Ebenso konnten sie zeigen, dass eine möglichst frühe Behandlung effektiver ist als ein später Behandlungsbeginn. Über die Effektivität von psychodynamischen und anderen Therapiemethoden konnten sie aufgrund der unzureichenden Datenlage keine Aussagen treffen.

Einzelfallstudien

Vecchio / Kearney (2009) führten systematische Einzelfallstudien mit insgesamt neun Kindern mit sM im Alter von vier bis neun Jahren durch. Sie stellten zwei Interventionsmaßnahmen gegenüber: (1) kindgerichtete verhaltenstherapeutische Therapie und (2) elternbasiertes Kontingenzmanagement (systematischer Einsatz von Verstärkern). Beide Interventionsmaßnahmen erwiesen sich als wirksam, wobei die kindgerichtete Therapie deutlich effektiver war als die elternbasierte. In zwei weiteren Therapiestudien konnte gezeigt werden, dass eine verhaltenstherapeutische Intervention, die direkt innerhalb der betroffenen Kontexte (vor allem Schule) stattfindet, in der Behandlung des sM wirksam ist (Bergman et al. 2013; Oerbeck et al. 2012; Oerbeck et al. 2015). Kern der Konzepte ist neben dem sukzessiven Aufbau der Sprechanteile vor allem die konsequente Mitarbeit von Eltern und pädagogischem Fachpersonal in Kita und Schule.

Gruppentherapie

Die Ergebnisse von Sharkey et al. (2008) weisen darauf hin, dass Gruppentherapien bei Kindern mit sM bereits im frühen Grundschulalter wirksam sein können. Sie etablierten parallele Kinder- und Elterngruppen und implementierten verhaltenstherapeutische Methoden. Psychiater und Sprachtherapeuten arbeiteten hier gemeinsam an der Verbesserung der sprachlich-kommunikativen Fähigkeiten der Kinder. Bereits nach acht Wochen konnten bei einigen Kindern Therapieeffekte nachgewiesen werden.

Kooperation aller Beteiligten

Alle Studien weisen darauf hin, dass eine enge Zusammenarbeit aller Beteiligten in der Behandlung von sM zentral ist. Bislang wurden lediglich kognitiv-verhaltenstherapeutische Therapiemethoden empirisch überprüft. Für die im deutschsprachigen Raum etablierten sprachtherapeutischen Konzepte (Kap. 3.3) stehen Evidenznachweise noch aus. Allerdings beinhalten alle Konzepte Methoden aus der (kognitiven) Verhaltenstherapie, so dass von einer potenziellen Wirksamkeit ausgegangen werden kann.

Leitlinien zur Mutismus-Therapie

Zur Empfehlung von Standards in der Mutismus-Therapie liegen für den deutschsprachigen Raum drei Leitlinien vor: (1) die Leitlinien der AWMF (Döpfner et al. 2007), (2) die Stuttgarter Rahmenempfehlungen zur Mutismus-Therapie (SRMT) des Mutismus Selbsthilfe e. V. (Hartmann et al. 2013) sowie (3) die Leitlinien des Interdisziplinären Mutismus-Forums (IMF) für die Mutismustherapie (Subellok / Starke 2015a).

3.3 Sprachtherapeutische Konzepte

Im deutschsprachigen Raum wurde zunächst die Systemische Mutismus-Therapie (SYMUT; Hartmann 2004a; 2004b) publiziert. Parallel dazu hat Katz-Bernstein ein Therapiekonzept für schweigende Kinder entwickelt und im Sprachtherapeutischen Ambulatorium der TU Dortmund etabliert (Katz-Bernstein 2019, erstmals 2005). Die Dortmunder Mutismus-Therapie (DortMuT) (Subellok et al. 2012) baut darauf auf und erweitert es (Subellok et al. 2014, 2015). Therapeutische Fachpersonen des Vereins StillLeben e. V. entwickelten die Kooperative Mutismustherapie (KoMut) (Feldmann et al. 2011). Auch KoMut nennt als seine Grundlage den Ansatz von Katz-Bernstein (2019) (Feldmann et al. 2011).
SYMUT, DortMuT und KoMut arbeiten allesamt – mit unterschiedlichen Akzentuierungen – methodenintegrierend, wiewohl sie primär der sprachtherapeutischen Disziplin entstammen (Subellok / Bahrfeck-Wichitill 2016). Die Vorstellung der drei Konzepte orientiert sich an folgender Gliederung: theoretische Grundlegung, Ziele, methodische Kennzeichnung, Diagnostik, therapeutisches Vorgehen.

3.3.1 Systemische Mutismus-Therapie (SYMUT)

Systemtheorie

Theoretische Grundlegung: SYMUT fußt auf der Systemtheorie von Maturana und Varela (1987 in Hartmann 2004a). „Autopoiese“ bedeutet, dass alle Lebewesen autonom sind, indem sie sich selbst und ihren Energiefluss regulieren und sich ständig neu erzeugen. Systeme sind einerseits in sich geschlossen, andererseits auch offen, um mit ihrer Umwelt in Beziehung zu treten. Aus dieser Perspektive ist die „Selbstregulation […] bei schweigenden Menschen total oder partiell unterbrochen“ (Hartmann 2004a, 24). Mutistische Kinder sind oftmals in nicht altersgemäßer Weise abhängig von Hilfssystemen, da sie nur eingeschränkt mit der Außenwelt kommunizieren können.

Ursachen und Aufrechterhaltung

Als Ursache für sM werden keine seelischen Traumata angenommen, sondern Dispositionen für sozial-kommunikativen Rückzug, Depressionen oder Angststörungen. Hartmann (2016, 201) postuliert: „Bindungstheoretische, traumaorientierte und sinnhaftigkeitsverklärende Ansätze (gelten) [...] heute als veraltet.“ Für die Aufrechterhaltung des Schweigens werden vor allem „familiäre und institutionell bedingte Erziehungsmerkmale (Kindergarten, Schule)“ (Hartmann 2006b, 256) fokussiert. Während die Kinder außerhalb der Familie ein zurückgezogenes Wesen zeigten, seien sie zuhause häufig dominant und narzisstisch. Wenn sich alle Lebenssysteme – Familie sowie Kita / Schule – nur auf die Bedürfnisse des schweigenden Kindes ausrichteten, werde diese Polarisierung samt der mutistischen Symptomatik aufrechterhalten (Hartmann 2006b).

Angebot zur Selbsterneuerung

Hauptziel der Therapie ist entsprechend dieser Sichtweise, „die intrapersonelle und interpersonelle Organisation des Betroffenen unter Ausschöpfung der selbstregulierenden Kräfte zu reaktivieren“ (Hartmann 2004a, 24). Dadurch verlassen die Kinder ihre passive Rolle, lernen aktiver zu werden und Verantwortung für sich zu übernehmen. SYMUT stellt in diesem Sinne ein pädagogisches Angebot zur Selbsterneuerung dar (Hartmann 2004a). Sprache ist für diesen Prozess unerlässlich. In der Therapie wird zunächst die Dialogfähigkeit mit dem Therapeuten aufgebaut und diese dann auf andere Lebenssysteme ausgedehnt (Hartmann 2006b).

direktives Vorgehen

Methodische Kennzeichnung: SYMUT ist direktiv ausgerichtet. Unabhängig vom Alter des Kindes wird das Schweigen klar thematisiert. Störungsbewusstsein und damit verbundener Leidensdruck werden als Ausgangspunkt für den Wunsch nach Veränderung und so für die Therapiemotivation genutzt.

verhaltenstherapeutisches Training

Im strukturierten verhaltenstherapeutischen Training wird sukzessive die verbale Kommunikation aufgebaut. Non-verbale Strategien werden nicht gefördert oder unterbunden, um damit einer Festigung des Schweigens vorzubeugen.

> „In der Praxis stellen wir nach den ersten Lautäußerungen die **non-verbalen Kompensationsstrategien** der Schweiger ab. Antwortet nun ein mutistisches Kind oder Jugendlicher trotzdem mit einer Körperbewegung, so frage ich: ‚Was war das denn für ein Gezappel?‘ Oder: ‚Hast du ein Wackelköpfchen?‘ [...] So kann man humoristisch verpacken, was therapeutisch ernst gemeint ist“ (Hartmann 2006b, 269; Herv. d. Verf.).

Grundlegendes Prinzip ist der Einbezug weiterer Lebenssysteme (Familie, Kita, Schule, andere Therapeuten). Diese werden mit in die Verantwortung genommen, da ihr Verhalten in Wechselwirkung zum Verhalten des Kindes steht.

8-Stufen-Diagnostik

Diagnostik: SYMUT umfasst eine „8-Stufen-Diagnostik“, die sich „als Maximalangebot einer diagnostischen Bewertung“ versteht (Hartmann 2004a, 25). Zentral hierbei ist die Mutismus-(Differential-)Diagnostik mithilfe der ICD-11 (Bundesinstitut für Arzneimittel und Medizinprodukte 2022) und des DSM-V (American

Psychiatric Association 2018, 2015). Personen- und situationsbezogenes Sprechen sowie non-verbale Kommunikationsstrategien werden über das Mutismus-Soziogramm (Hartmann 2004a) und den Evaluationsbogen für das sozialinteraktive Kommunikationsverhalten bei Mutismus (Hartmann / Lange 2003) erfasst. Ebenso wird – wenn möglich – der Sprachstatus des Kindes erhoben. Hypothesen zum Hintergrund des Schweigens werden über die Patienten- und Familienanamnese, den Kölner Mutismus Anamnesebogen (K-M-A) (Hartmann 2016) sowie projektive Testverfahren (Baumtest, Mann-Zeichen-Test, Familie in Tieren) ermittelt (Hartmann 2006b). HNO-ärztliche und neurologische Untersuchungen dienen im Zweifelsfall dem Ausschluss von Hörstörungen oder hirnorganischen Erkrankungen.

Therapeutisches Vorgehen: SYMUT folgt einem vierphasigen strukturierten Aufbau:

Therapie bedeutet Veränderung

1. *Präverbale Phase*: Am Therapiebeginn steht der Aufbau einer positiven Beziehung („gefühlsmäßig ungefährlich“, Hartmann 2006b, 268). Hierbei ist Humor ein wesentlicher Faktor. Motivation wird aufgebaut, indem Therapeut und Kind sich mit der Bedeutung von Sprechen und Schweigen beschäftigen. „Therapie bedeutet Veränderung“ (Hartmann 2006b, 269). Das Kind und seine Familie müssen sich zu einer „Kehrtwende“ (Hartmann 2006b, 273) entscheiden und begreifen, dass der Therapeut leitet, sie jedoch selbst die aktiven Schritte im Veränderungsprozess gehen müssen. Bei mangelnder Motivation von Kind oder Familie in Kombination mit Verweigerung macht eine Therapie keinen Sinn (Hartmann 2015).

Therapieslogan

Gemeinsam mit dem Kind wird ein Therapieslogan mit autosuggestiver Wirkung zur Ich-Stärkung entwickelt, etwa *„Ich werde sprechen!“*. Das Schweigen wird als gezeichnetes Mutismus-Gespenst personifiziert. Zunächst ist das Gespenst noch größer als das Kind. Der zu erwartende therapeutische Prozess wird symbolisiert, indem das Kind auf den Zeichnungen wächst, während das Gespenst so lange schrumpft, bis es schließlich überwältigt werden kann (Hartmann 2015).

Evozierung von Lauten

Beginnend mit dem ersten Kontakt werden – auch flüsternd – Geräusche, Laute und Silben evoziert.

Erste Laute: „Marie (fünf Jahre, Anm. d. Verf.) sprach auffallend gut auf das Eisenbahnspiel an, bei dem wir mit der Mutter bei jeder Bewegung des Zuges ein permanentes /sch/, /sch/, /sch/ bildeten. Als weiteres favorisiertes Spiel gesellte sich schnell ‚Fleißige Bienen' hinzu, bei dem sie gemäß unserer Vorgabe, wenn auch anfänglich sehr gehemmt, ein stimmhaftes /s/ produzierte. Dennoch sollten beide Materialien innerhalb kurzer Zeit zu ihren Lieblingsspielen werden und den Anfangserfolg stabilisieren. So konnten zügig weitere **Laut- und Silbenübungen** z. B. aus den /sch/- und /s/-Logo-Heften hinzu genommen werden“ (Hartmann 2004b, 31).

Elternberatung

Die Elternberatung ist gerade in der Anfangsphase bedeutsam, um aufrechterhaltende Faktoren des Schweigens abzubauen. Viele schweigende Kinder steuern zuhause verbal das Geschehen. Auch über das Schweigen lässt sich „vieles durchsetzen: von der Mittelpunktstellung in der Familie über die Verweigerung von Pflichten bis hin zu einer Sonderbehandlung in der Schule“ (Hartmann 2015, 17). Eltern sollen sich im Kontakt mit anderen Menschen nicht als *Sprachrohr* zur Verfügung stellen, damit die Kinder lernen, selbst zu sprechen.

Sprachrohr: „Mir persönlich als Mutter fiel es oft schwer, Alina (Grundschulkind, Anm. d. Verf.) so hilflos zu sehen. Anfangs half ich ihr, indem ich für sie zu anderen Leuten sprach oder mich zu ihr hinunterbückte, damit sie mir etwas ins Ohr flüstern konnte. [...] der Sprachtherapeut riet uns in Bezug auf das Lautsprechen, nicht mehr auf ihre Verhaltensweisen und Wünsche einzugehen, sonst würde sie nie lernen, vor anderen zu sprechen [...] Von nun an floss manche Träne. Alina riss mir manchmal fast den Arm ab, nur damit sie mir wieder etwas ins Ohr flüstern konnte. Mein Herz ‚blutete‘, als ich sie weinen sah, aber ich hielt stand. [...] Ich muss zugeben, das eine oder andere Mal flüstert sie mir immer noch ins Ohr [...] Aber ich bin konsequenter im Umgang mit ihr geworden“ (Kolibal/Kolibal 2006, 72).

Sonderrollen

Auch wird die Selbstständigkeit der Kinder angestrebt. Schonräume und Sonderrollen im häuslichen und externen Bereich sollen aufgelöst werden. Ebenso wird das Freizeitverhalten in den Fokus genommen. Besonders wichtig sind Außenaktivitäten und Kontakte zu Gleichaltrigen. Eltern sollen den Kindern ein Modell bieten und ihr familiäres System nach außen hin öffnen.

Begrüßen und Verabschieden

2. *Lexikalisch-syntaktische Phase*: Über Regelspielkontexte werden sukzessive Wörter und Sätze evoziert. Auch erfolgt ein Training zur verbalen Begrüßung.

„(Für die) **Begrüßung und Verabschiedung** [...] wurde, wie oft der Fall, eine separate Behandlungsstunde verwendet, in der Mutter und Tochter (Marie, fünf Jahre, Anm. d. Verf.) zehn-, zwanzigmal in den Behandlungsraum kamen und von mir jeweils begrüßt wurden. Trat ein Schweigen auf, was anfangs zu erwarten war, wurde Marie an der Hand der Mutter wieder hinausgeschickt. Vor der Zimmertür sollte das Mädchen nun – im Sinne der Bewusstwerdung – der Mutter den Grund für sein Schweigen erklären. Kindgemäß. Bewusst. Authentisch. [...] Schließlich schaffte Marie in der Behandlungsstunde ihre Begrüßung und trainierte alsdann die Verabschiedung“ (Hartmann 2004b, 32; Herv. d. Verf.).

Therapievertrag

In dieser Phase wird ein Vertrag zwischen Kind und Therapeut geschlossen. Das Ziel der Sprachtherapie wird explizit festgehalten. Es folgen Aufgabenstellungen, für die bestimmte Punkte vergeben werden. Im Wochenplan wird dann der geleistete Transfer dokumentiert (etwa Sprechen mit den Eltern beim Einkaufen oder in der Schule).

Aufgaben: „Marcos Ziel sollte sein, in einer Woche fünfundzwanzig Punkte durch seine mündliche Beteiligung in der Schule zu erreichen. Als Belohnung wurde zwischen uns Eltern und Marco ein Tennisschläger vereinbart. Der Therapeut führte ungefähr drei Wochen vor Ablauf des zweiten Schuljahres mit dem Klassenlehrer und uns ein Gespräch, in dem der Klassenleitung dieser Therapieschritt erklärt wurde" (Horst/Horst 2006, 125).

Nachteilsausgleich

Über regelmäßige Gesprächsrunden mit Eltern, Erziehern, Lehrern und Therapeuten anderer Disziplinen werden die Transferprozesse des Kindes unterstützt. In der Schule wird eine Notenbefreiung für die mündliche Mitarbeit möglichst nicht in Anspruch genommen. Die mündliche Note kann im Verhältnis zur schriftlichen über einen Nachteilsausgleich geringer gewichtet werden. Grundsätzlich soll kein Schonraum geschaffen werden, der zur Aufrechterhaltung des Schweigens beitragen könnte (Hartmann 2004c, 2011).

3. *Kommunikativ-sozialinteraktive Phase*: Hier steht der Aufbau eines Dialogschemas (Rede und Gegenrede) im Rahmen von Gesellschaftsspielen, Bildgeschichten und alltagsnahen Gesprächen im Mittelpunkt.

„Parallel zu den narrativen Leistungen übten wir das **Dialogschema** in freien Gesprächen. Zählten die Mutter und ich noch anfangs die Anzahl der Antworten innerhalb einer Sandlaufuhrzeit von drei Minuten, begann ich nun, mich mit ihr (Marie, fünf Jahre, Anm. der Verf.) spontan zu unterhalten. Dabei wurde durch die behutsame semantische Öffnung meiner Fragen das Ziel verfolgt, die anfänglich zufällige Aneinanderreihung von induzierten Ein-Wort-Antworten in Richtung Spontanantworten zu erweitern.

Th.: Warst Du heute im Kindergarten? Marie: Ja.
Th.: Regnet es draußen? Marie: Nein.
Th.: Welche Haarfarbe hast Du? Marie: Blond.
Th.: Welche Augenfarbe? Marie: Blau.
Th.: Wie fandest Du das Bauernhofspiel? Marie: Schön.
Th.: Welche Tiere gefallen Dir am besten? Marie: Katze und Hund.
Th.: Katze und Hund? Marie: Ja.
Th.: Und andere Tiere? Marie: Pferde und Hühner.
Th.: Erzähl' mal, warum magst Du das Pferd? Marie: Weil man darauf reiten kann." (Hartmann 2004b, 33; Herv. d. Verf.).

In-vivo-Übungen

Über In-vivo-Übungen wird die Kontaktaufnahme mit Menschen aus der anonymen Umwelt (Passanten, Verkäufer) aufgebaut. Eltern werden hier eingebunden und bekommen etwa die Aufgabe, ihr Kind Brötchen holen oder nach einer Zeitung fragen zu lassen.

4. *Nachbetreuungsphase*: Drei bis neun Monate nach Therapieende findet eine Wiedervorstellung zur Überprüfung des Therapieerfolges statt. Außerdem werden schulische oder berufliche Perspektiven thematisiert. Auch flankierende Maßnahmen wie etwa die Medicotherapie werden besprochen.

Nachbetreuung: „Ich sollte Marie nach ca. sechs Monaten wiedersehen. [...] Marie unterschied sich in unserem lockeren Miteinander durch nichts mehr von anderen Kindern [...] Marie besucht zurzeit eine Regelgrundschule, auf der keine der Lehrkräfte und keiner der Mitschüler etwas von ihrer mutistischen Vergangenheit erahnt (haben)" (Hartmann 2004b, 34).

3.3.2 Therapieansatz nach Katz-Bernstein und Dortmunder Mutismus-Therapie (DortMuT)

Die Dortmunder Mutismus-Therapie (DortMut) (Subellok et al. 2012) basiert auf dem Therapieansatz von Katz-Bernstein (2019, erstmals 2005) und ist in vielen Elementen identisch. Andere (insbesondere Transfer- und Vernetzungsarbeit) wurden durch das Team des Sprachtherapeutischen Ambulatoriums der TU Dortmund weiterentwickelt. Die folgende Darstellung versteht sich als Synopse beider Ansätze.

sozial-pragmatische Erwerbstheorie

Theoretischer Bezugsrahmen von DortMuT ist die sozial-pragmatische Theorie des Spracherwerbs (Bruner 2008; Bruner/Laciavelli 1989; Tomasello 2003). Kinder lernen Sprache in der aktiven Interaktion mit der sozialen Umwelt. Dabei werden sie vom Erwachsenen unterstützt, der sich intuitiv an die kindlichen kognitiven, emotional-sozialen und sprachlichen Kompetenzen anpasst und darüber ein Gerüst für die Kommunikation zur Verfügung stellt *(scaffolding*, Bruner 2008). Evolutionäre Voraussetzung dafür ist die dem Menschen eigene sozial-kooperative Motivation (Tomasello 2009). Menschen sind darauf angelegt zu kooperieren, das heißt, gemeinsame Ziele zu verfolgen *(geteilte Intentionalität*, Tomasello 2009) und sich abzustimmen. Zielorientierung der kindlichen Entwicklung ist ein kompetenter sozialer Akteur. Sprachliche und kommunikative Kompetenzen sind hierfür essenziell.

Sinnhaftigkeit des Schweigens

Auch selektiv mutistischen Kindern wird unterstellt, dass sie mit anderen kooperieren und sprechen *möchten*, es aber aktuell nicht *können*. Ebenso wird eine Sinnhaftigkeit des Schweigens unterstellt: Zum Zeitpunkt seiner Entstehung hat das Schweigen irgendeinen Sinn ergeben. Es dient(e) als Coping-Strategie für nicht anders zu lösende Umstände und wurde dann als dysfunktionale Strategie habitualisiert (Kap. 2.1.2).

Weil sich das Kind im unvertrauten Setting eher passiv verhält, macht es weniger Selbstwirksamkeitserfahrungen (Subellok et al. 2012). Dieses Defizit wiederum trägt zur Aufrechterhaltung des Schweigens bei.

Ziele: Schweigende Kinder werden darin unterstützt, in relevanten Lebenskontexten als sozial-kommunikativ kompetente Person zu agieren. Differenzielle Zielsetzungen werden auf drei Ebenen (Katz-Bernstein 2019; Katz-Bernstein/Zaepfel 2004) formuliert.

Identität als kompetenter Sprecher

1. *Strukturebene*: Hier wird die intrapsychische (psychodynamische) Organisation des Schweigens samt der begleitenden Kognitionen (Selbstbild) fokussiert. Wie beschrieben hat das Schweigen für jedes Kind einen – nicht bewussten – Lebenssinn. Er ist aus der kindlichen Geschichte und Logik heraus zu begreifen.

Ziel ist es, dass das Kind sich selbst als kompetenter Sprecher erleben und sein Selbstbild in diese Richtung verändern wird. Indem es sich in der Interaktion mit dem Therapeuten als selbstbestimmt kommunizierend erlebt, wird das Zutrauen gestärkt, dies auch auf andere (fremde) Menschen und Situationen zu übertragen.

2. *Symptomebene*: Diese Ebene betrifft die Kernsymptomatik des Schweigens. Die jeweilige Ausprägung und die kontextuellen Faktoren können individuell sehr unterschiedlich sein.

Erweiterung (non-)verbaler Kommunikation

Ziele sind der strukturierte Aufbau und die Erweiterung (non-)verbaler Kommunikationsmöglichkeiten sowie die Reduktion der Schweigesymptomatik.

3. *Systemebene*: Diese Ebene beschreibt den Sinn des Schweigens in und durch seine / r systemische / n Organisation. Hier geht es um die komplexen Wechselbeziehungen zwischen dem Schweigen und seiner Einbettung in die kindlichen Lebenswelten.

systemische Organisation verändern

Ziel ist es, über eine enge Einbindung des kindlichen Lebensumfeldes die systemische Organisation des Schweigens zu verändern. Darüber werden aufrechterhaltende Faktoren für das Schweigen reduziert und eine möglichst optimale Basis für Transferprozesse hergestellt.

Methodische Kennzeichnung: DortMuT ist ein integratives Therapiekonzept mit sprachtherapeutischen, kognitiv-behavioralen, psychodynamischen und systemischen Elementen. Modellhaft umfasst DortMuT den freien und den vernetzten therapeutischen Raum (Subellok et al. 2012).

freier therapeutischer Raum

Der *freie therapeutische Raum* fokussiert die dyadische Beziehung zwischen Kind und Therapeut. Diese erwirkt über eine unterstellende *Noch-Nicht-Haltung*, dass das Kind sich anfangs zwar als schweigend erlebt, doch gleichzeitig als jemand, der das Sprechen noch entwickeln wird. Darüber wird die gewünschte Entwicklungsrichtung antizipierend in die gemeinsamen Handlungen implementiert. Ein *freier*, offener und kreativer Übergangsraum (Winnicott 2002) wird geschaffen. Der Raum ist geschützt, weil der Therapeut etwaige Anforderungen von außen an das Kind (seitens Eltern, Kita, Schule) noch abschirmt. So kann sich das Kind für neue Beziehungs- und Lernerfahrungen öffnen.

Zentral für dieses dyadisch ausgerichtete Setting ist die *therapeutische Beziehung*. Fünf Interaktionsangebote kommen über ein (non)direktives Vorgehen zum Einsatz: responsives Spiegeln, Verstehen und Handeln, Konfrontieren, Coachen und Vernetzen, positives, ressourcenorientiertes Unterstellen (Subellok et al. 2012).

Von Beginn an wird beratend mit dem Umfeld gearbeitet. Zentral ist hier ebenfalls die *Noch-Nicht-Haltung* – das Kind kann noch nicht mit bestimmten Menschen sprechen, auf fremde Toiletten gehen etc. Dadurch werden Eltern sehr entlastet. Erst mit den zunehmenden Kompetenzen des Kindes wird der geschützte Raum sukzessive und wohldosiert für äußere Anforderungen geöffnet. In der Regel erfolgt dies in der Transferphase, wenn das im Therapiesetting Erlernte in den Lebensalltag übertragen wird (Subellok et al. 2014).

vernetzter therapeutischer Raum

Über beratende Netzwerkarbeit werden Brücken zwischen den verschiedenen Lebensbereichen der Kinder gebaut. Der *vernetzte therapeutische Raum* entsteht. Hier agiert der Therapeut „als vermittelnde Instanz zwischen drinnen (Therapie) und draußen (Lebenskontexte), gestaltet die Übergänge und reguliert das Maß von Entlastung und Anforderung auf beiden Seiten" (Subellok et al. 2015, 10). Es werden Brücken zwischen den oft getrennten Lebenskontexten der Kinder gebaut und zentrale Menschen aus dem Umfeld der Kinder in die Therapie eingebunden.

diagnostische Erstsituation

Die **diagnostische Erstsituation** umfasst folgende Elemente:

- Einsatz eines mutismusspezifischen Anamnesebogens im Vorfeld der Diagnostik,
- Spielsituation mit dem Kind (bei Vorschulkindern ist in der Regel ein Elternteil anwesend),
- ausführliches Anamnese- und Beratungsgespräch mit den Eltern in Abwesenheit des Kindes; auf Wunsch können bereits weitere Personen einbezogen werden (etwa Großeltern, Integrationsfachkraft, Erzieher, Lehrer) und
- Informations- und Beratungsgespräche sowie Telefonate mit Fachkräften aus dem Lebensumfeld des Kindes.

Die Informationen geben auf der Grundlage der Kriterien von ICD-11 (Bundesinstitut für Arzneimittel und Medizinprodukte 2022) bzw. DSM-V (American Psychiatric Association 2018) Aufschluss darüber, ob es sich um einen sM (oder etwa eher um sprechängstliches Verhalten) handelt. Darüber hinaus werden Daten zusammengetragen, die ein genaueres Bild über die Ausprägung des Schweigens (Symptomdiagnostik), die begleitende Symptomatik, Entstehungsbedingungen und aufrechterhaltende Faktoren (Strukturdiagnostik) sowie Auswirkungen auf die Lebenssituation des Kindes zulassen (Systemdiagnostik).

Symptom-, Struktur- und Systemebene

Therapeutisches Vorgehen: Entsprechend seiner Zielsetzungen orientiert sich das therapeutische Vorgehen an drei Ebenen. Auf der *Symptomebene* geht es um eine strukturierte verhaltens- und sprachtherapeutische Arbeit zur Überwindung des automatisierten Schweigemusters. Die Arbeit auf der *Strukturebene* ist vorbereitend oder parallel erforderlich, damit sich das Symptom auch tatsächlich und nachhaltig verändern kann. Es geht hier um eine psychosozial-emotionale Arbeit mit den Lebensthematiken der Kinder und eine Rekonstruktion der Identität. Erst das innere Erleben des Kindes als selbstwirksame Person bildet die Basis für die Umsetzung des Sprechens. Auf der *Systemebene* geht es um die interdisziplinäre systemische Netzwerkarbeit, die später den Transfer ermöglicht (Katz-Bernstein 2019).

DortMuT definiert keine Therapiephasen. Auch wenn die meisten Kinder zunächst in der Therapie (non-)verbale Entwicklungsschritte machen, die dann sukzessive in relevante Lebensfelder übertragen werden, so gilt diese Reihenfolge nicht zwangsweise für jedes Kind. Einige Kinder sprechen in der Therapie von Beginn an (aber außerhalb nicht), andere benötigen für diesen Schritt bereits viel Zeit. Wieder andere entscheiden sich zunächst für Sprechschritte außerhalb der Therapie und schweigen dort.

flexibler Methoden-einsatz

Im Folgenden werden zentrale Elemente und Methoden aus DortMuT exemplarisch dargestellt, die angepasst an den Entwicklungsprozess des Kindes flexibel zum Einsatz kommen.

Beziehungsgestaltung: Safe Place

1. *Strukturebene*: Der sichere Ort – Safe Place – ist Basis der Beziehungsgestaltung zwischen Kind und Therapeut (Subellok/Winterfeld 2021). Das Kind erlebt die Therapie als einen – auch mit seinem Schweigen – bewertungsfreien Ort. Es entscheidet selbst, in welcher Form es wann und mit wem non-verbal (oder bereits sprachlich) kommuniziert. Gleichzeitig wird ihm der Wunsch zum Sprechen unterstellt. Der Therapeut vermittelt, dass er das Problem anpacken wird und er Durchhaltevermögen und Ideen und mitbringt. Er nimmt sensibel die Rückmeldungen des Kindes wahr und ermöglicht ihm, die Interaktion selbstwirksam mit zu steuern.

Symbolisierung durch Häuserbau

Methodisch wird der Safe Place durch Häuserbau symbolisiert und realisiert. Das Kind baut sich (meist gemeinsam mit einem Elternteil) ein Haus aus Schaumstoffelementen, Kissen und Seilchen, der Therapeut mit einer Handpuppe (Schnecki oder Lucy) ebenfalls. Gemeinsame Besuche werden initiiert, wobei das Kind durch das Öffnen oder Geschlossenhalten seiner Tür Nähe und Distanz zu der anfangs fremden Person regulieren kann (Willeke 2023).

„Die Therapeutin […] sagte: ‚Weißt du was, Schnecki? Der Manuel kennt uns und das Zimmer doch auch noch nicht. Und so wie du dich jetzt zur Sicherheit in dein Haus zurückziehst, könnten doch Manuel und seine Mama sich auch ein **Haus bauen**.' […] Bald wurde Schnecki doch sehr neugierig und wollte in Manuels Haus gehen, um dort mit ihm zu spielen. Die Therapeutin erklärte jedoch: ‚Schnecki, wir können wohl bei Manuel schellen. Aber vielleicht ist er gar nicht da, oder er schläft oder möchte gerne alleine spielen. Wir dürfen nur in sein Haus, wenn er uns auch rein lässt.' Manuel ließ die Beiden vor seiner Haustür stehen und genoss sichtlich den Frust von Schnecki. Allerdings signalisierte er später mittels vereinbarter Klopfzeichen, dass er von der Therapeutin und Schnecki mitgebrachte Geschenke […] in Empfang nehmen wollte" (Bahrfeck-Wichitill/Subellok 2005, 153; Herv. d. Verf.).

Symbol- und Rollenspiel

Im Symbol- und Rollenspiel können Kinder „Erlebnisse, Sorgen und erregende Erfahrungen durch eine narrative Konstruktion […] verbinden und ihnen damit einen sozialen Sinn […] verleihen" (Katz-Bernstein 2019, 135). Schweigen steht oft mit Ohnmachtsgefühlen in Zusammenhang. Im Spiel können Kinder gegenüber als bedrohlich erlebten Kräften eigene Bewältigungsstrategien entwickeln und über die Erfahrung selbstwirksamer Rollen ihre Identität erweitern.

„Sie [die Therapeutin] und Simon (fünf Jahre, Anm. d. Verf.) wären Ritter, die an verschiedenen Stationen um einen Schatz kämpfen. Simon weiß, wie er heißen möchte: **Ritter-Super-Stark!** […] Während er (Simon) zunächst schweigend agiert, wird es zunehmend wichtiger, seine kreativen Spielideen in Worte zu fassen und so den Spielverlauf mit zu bestimmen: ‚Die Spinne hätte dich gebissen, und du verlierst jetzt Kraft!' […] Simon entdeckt im Rollenspiel eine neue, starke Seite an sich, die in Mimik, Gestik, Bewegung und Stimme deutlich zum Ausdruck kommt. Schweigend hat er bereits viele Ohnmachtserfahrungen durchlebt. Jetzt ist es umgekehrt: Er genießt die Stärke seiner Position und lässt sein Gegenüber ohnmächtig erscheinen. Über diese Erfahrungen wird er sich besser kennenlernen: ‚Ich habe mehrere Seiten. Wenn ich mich schwach fühle, dann schweige ich. Ich bin aber auch stark! Weil ich stark bin, kann ich auch sprechen!'" (Subellok et al. 2012, 90f.; Herv. d. Verf.).

Arbeit mit Verhaltensambivalenzen

Mit älteren (Schul-)Kindern wird das Schweigen direkt thematisiert. Auf einer fünfstufigen Skala geben sie an, wie sehr sie zum Sprechen motiviert sind. Grundsätzlich möchten alle Kinder sprechen, doch sind sie ambivalent. Es gibt immer – mehr oder weniger bewusste – Gründe, die sie am Sprechen hindern. Bspw. sind sie unsicher, wie andere auf sie reagieren würden, wenn sie dann sprächen. Bereits länger schweigende Kinder haben häufig Angst, beim Versuch zu sprechen, kein Wort heraus zu bekommen. In der Therapie werden die beiden antagonistischen Seiten bewusst gemacht und gewürdigt. Als Vorbereitung für Sprechschritte werden die Motivation (Gründe für das Sprechen) gestärkt und die Blockade (Hindernisse) reduziert (Subellok / Winterfeld 2023).

systematischer Sprechaufbau Vorschulkinder

2. *Symptomebene:* Sobald sich zeigt, dass die Motivation zu sprechen gegenüber der Angst überwiegt, wird mit dem systematischen Sprechaufbau begonnen. Bei jüngeren (Vorschul-)Kindern werden Spielsituationen hergestellt, die z. B. über paradoxe Interventionen Sprechen evozieren (Subellok / Bahrfeck-Wichitill 2007). Etwa hat Schnecki beim Zauberspiel Angst, vom Kind an einen unangenehmen Ort im Therapieraum gezaubert zu werden (‚*Hoffentlich zaubert die mich nicht in den Papierkorb!*'). Dies lockt viele Kinder, den Zauberstab zu schwingen und ‚*Papierkorb!*' zu sagen / flüstern. Die erste lautsprachliche Äußerung des Kindes wird vom Therapeuten als selbstverständlich entgegengenommen. Schließlich wurde von Beginn an unterstellt, dass das Kind irgendwann sprechen wird.

Schulkinder

Bei älteren (Schul-)Kindern ist das Schweigen bereits Teil der Identität. Oft braucht es eine bewusste Entscheidung, den ersten Schritt ins Sprechen zu tun. Die Art und Weise und der Zeitpunkt werden mit dem Kind ausgehandelt. Manchmal ist es erforderlich, beim sukzessiven weiteren Aufbau Sprechleistungsstufen konsequent einzuhalten (Laut-, Silben-, Wort-, Satz- und Textebene). Andere Kinder wiederum sprechen frei, nachdem das erste Wort sich seinen Weg gebahnt hat.

Sprechbeginn: „Nachdem wir lange auf diese Sitzung hin gearbeitet haben, ist es nun endlich so weit: Emma und Paula (eineiige Zwillinge, 8;9 Jahre, Anm. d. Verf.) möchten heute sprechen. Als sie sich auf ein gemeinsames Tier geeinigt haben, das wir nun erraten sollen, kann das Spiel beginnen. Frau Kresse stellt die erste Frage an Emma: ‚Hat das Tier ein Fell?' Emma schweigt, Paula auch, ebenso bei der Wiederholung der Frage. Daraufhin schlagen wir verschiedene Alternativen vor, um die Situation leichter zu machen. Zunächst wird ein Sichtschutz erstellt – die beiden setzen sich in die Kuschelecke hinter der Kommode. Immer noch antwortet Emma auf die Frage nicht. Beide entschließen sich, beim nächsten Versuch gleichzeitig zu antworten, was zunächst wieder nicht gelingt. Wir verstärken den Sichtschutz, indem die beiden sich eine Höhle bauen. […] Nach vielen Versuchen kommt auf unsere Frage endlich ein zaghaftes zweistimmiges […] ‚nein'. Sie haben es gemeinsam geschafft!" (Bahrfeck-Wichitill et al. 2011, 8).

Vernetzung sozialer Kontexte

3. *Systemebene:* Die Therapie ist grundsätzlich geöffnet für Besuche von außen (Geschwister, Peers, Erzieher, Lehrkräfte, Therapeuten). Auch sind umgekehrt Besuche des Therapeuten in die anderen Kontexte vorgesehen (Familie, Kita, Schule). Da schweigende Kinder soziale Kontexte oftmals strikt voneinander trennen (Subellok/Bahrfeck-Wichitill 2016), ist mit diesem Thema sensibel umzugehen. Die Therapie bleibt nur dann ein sicherer Ort, wenn das Kind einverstanden ist und weiß, wann welche Begegnungen anstehen. Wechselseitige Besuche können einen wertvollen Beitrag leisten, um neu erworbene Fähigkeiten auf andere Personen und Situationen zu übertragen (Bahrfeck-Wichitill/Subellok 2016). Der Therapeut übernimmt eine Brückenfunktion bei dieser Vernetzungsarbeit.

Vernetzung: „In der Sprachtherapie redet Bilge (9) mittlerweile spontan. Es ist einer der wenigen Kontexte, in denen sie Deutsch spricht. Bilge spricht sonst nur mit ihren Verwandten sowie ihren türkischen Freundinnen. In der Schule schweigt sie konsequent und erscheint passiv bis eingefroren […] Geplant ist nun ein Zirkusprojekt gemeinsam mit ihrer Kusine Özlem und ihrer Freundin Selve, für das die Drei üben. Diesmal sollen auch Bilges Lehrerin und einige Mitschülerinnen kommen. Ein wichtiges Projektziel ist die Integration der türkischen und deutschen Kultur, die Bilge bisher deutlich trennt. […] Auch soll ein erster Sprechtransfer stattfinden. Die Vorführung gelingt: Jeweils zu zweit wird der nächste Auftritt angekündigt: ‚Und jetzt kommen: […] die Pferde!' Die Ankündigung erfolgt ebenso schriftlich (Türkisch) auf einem Plakat. Die Zuschauerinnen vermitteln positive Anerkennung für die lebendige und sprechende Seite von Bilge, die ihnen bislang in der Schule verborgen blieb" (Subellok et al. 2015, 12).

alternative Kommunikationswege

Alternative Kommunikationswege werden dann aufgetan, wenn Kinder noch weitgehend schweigen. Schriftliche Kommunikationsformen (Briefe, E-Mails, Instant Messenger) kommen ebenso zum Einsatz wie Tonband- oder Videoaufnahmen. Etwa können mündliche Hausaufgaben ersatzweise erfolgen. Auch wird die soziale Kommunikation darüber erweitert. So kann etwa eine Audioaufnahme mit Erzählung vom Wochenende vor der Kita-Gruppe abgespielt oder über einen Brief an die Klasse der Wunsch mitgeteilt werden, in der Pause eingebunden zu werden. Als wertvoll haben sich in der Therapie erstellte Fragebögen an Mitschüler erwiesen (Subellok et al. 2014), um etwa deren Meinung zu erfahren: ‚*Wie fändet ihr es, wenn ich sprechen würde?*'.

Mediale Kommunikation: „Bella besucht die vierte Klasse. In der Therapie spricht sie unbeschwert, in der Schule noch nicht. Die Bewertung der mündlichen Mitarbeit erweist sich als problematisch. […] Die Therapeutin vereinbart mit der Lehrerin, dass sie das Abfragen aktueller Lerninhalte in der Therapie übernimmt, während das Setting gefilmt wird. Damit Bella unter ähnlichen Bedingungen wie ihre Mitschülerinnen geprüft wird, schickt die Lehrerin der Therapeutin per E-Mail im Vorfeld relevante Fragen zu. Ebenso hält Bella in der Therapie Kurzreferate. Das gefilmte Videomaterial übergibt Bella jeweils ihrer

Lehrerin auf einer DVD. In einem weiteren Therapieschritt entscheidet Bella, welche ihrer Mitschüler – außer der Lehrerin – eine Videoaufnahme anschauen dürfen (Subellok et al. 2015, 15).

eigenständige Hausaufgaben

Bei jüngeren Kindern erfolgt der Transferprozess wie von selbst. Sie integrieren neue Fähigkeiten leichter in ihre Identität. Bei Schulkindern ist die schweigende Identität fester etabliert. Seltener gelingt es ihnen, Gelegenheiten zum Sprechen quasi beiläufig zu nutzen. Daher müssen Transferaufgaben ausgehandelt, geplant und gezielt umgesetzt werden. Während anfänglich einzelne Aufgaben vom Therapeuten begleitet werden, ist eine zunehmende Selbstständigkeit das Ziel. Hausaufgaben sind individuell unterschiedlich: Justin möchte in der Pause mit seiner Lehrerin Galgenmännchen spielen und Buchstaben benennen, Michaela will auf Fragen ihrer Mitschüler verbal antworten, Tobias ist einverstanden, bei Hausaufgaben drangenommen zu werden und Texte vorzulesen.

spezialisierte Beratungskompetenzen

Häufig thematisierte Befindlichkeiten von Eltern und Fachkräften sind Verunsicherungen, Schuldgefühle, Ärger, Hilflosigkeit, Ohnmacht – also solche Gefühle, die schweigende Kinder selbst empfinden (Garbani Ballnik 2012; Subellok / Bahrfeck-Wichitill 2016). Hier sind professionelle Beratungskompetenzen gefragt, die eine spezialisierte Weiterbildung von Sprachtherapeuten erforderlich machen (Subellok / Ritterfeld 2016). Zu den wichtigsten *Beratungselementen* bei sM gehören:

- die Perspektiven aller Beteiligten verstehen,
- Zuversicht im Sinne der *Noch-Nicht-Haltung* vermitteln,
- bei Verunsicherungen Eltern und Fachkräften eine Orientierung geben,
- bei Konflikten rund um das Schweigen vermitteln (etwa zwischen Elternhaus und Schule) und
- Voraussetzungen in den Lebenskontexten schaffen, die für einen Sprechtransfer förderlich sind.

Therapieende

Das Ende der Therapie kündigt sich häufig dadurch an, dass Kinder zwar noch gerne kommen, aber bereits andere Aktivitäten (Verabreden) attraktiver finden. Sie spüren intuitiv, dass sie die Therapie weniger brauchen, da sie sich kommunikativ als immer selbstwirksamer erleben (Subellok / Kresse 2011). Ein flexibles Nachsorgeangebot in Form von Elternberatung, Besuchen der Kinder oder kurzen Therapiephasen kann je nach Bedürfnis genutzt werden.

Nachsorge: Tabita (sieben Jahre) schreibt ein halbes Jahr nach Beendigung der Therapie und kurz vor einem gewünschten Besuchstermin einen Brief an die Therapeutin: „Liebe Kerstin. Ich bin Gut in der Schule. Und ich freue mich ser, das ich wider bei dir bin und das ich wider bei Lusi (Handpuppe) bin. Deine Tabita" (Subellok et al. 2015, 17).

3.3.3 Kooperative Mutismus-Therapie (KoMut)

Theoretische Grundlegung: KoMut stützt sich auf die kooperative Pädagogik (Schönberger et al. 1987 in Feldmann et al. 2011). Demnach gründet sich jede Kooperation in der gemeinsamen Lösung eines gleichen Problems. Durch solidarisches Handeln gleichberechtigter Partner wird das entsprechende Problem angegangen und gelöst (Feldmann et al. 2011).

kooperative Pädagogik

Behinderungen und Beeinträchtigungen werden in dieser Sichtweise nicht als Defizite betrachtet. Vielmehr wird nach Ressourcen als Grundlage für gemeinsames Handeln geschaut, um diese sukzessive zu erweitern. Damit liegt auch bei selektiv mutistischen Kindern der Fokus nicht allein auf dem Schweigen, sondern auf ihren Handlungsmöglichkeiten: „Das Nicht-Sprechen ist das Offensichtliche, die Spitze des Eisberges eines komplexen Verhaltensmusters“ (Feldmann et al. 2011, 151). Darüber hinaus orientiert sich die „pädagogische und therapeutische Grundhaltung [...] an interaktionistischen und systemischen Grundprinzipien“ (Feldmann et al. 2012, 15).

Ziel ist die Bildung und Erweiterung der Identität durch

Identitätsbildung

- die Erweiterung der Handlungsfähigkeiten in Alltags- und Spielsituationen und
- den Aufbau eigener Initiative sowie die Übernahme von Mitverantwortung in diesen kooperativen Kontexten.

In einen erweiterten – auch nonverbalen – Kooperations-Rahmen integriert sich dann das Sprechen als „höchste Form der Kontaktaufnahme“ (Feldmann et al. 2011, 151).

Methodische Kennzeichnung: Das Schweigen wird zunächst als subjektiv sinnvolle Bewältigungsstrategie akzeptiert. Für den Umgang mit den Kindern ist grundlegend, „ihre Kommunikationskompetenz und damit auch den Kommunikationsabbruch zu respektieren, da es für das Kind ein sinnvolles Verhalten darstellt“ (Feldmann et al. 2011, 151). Zuerst wird ein geschütztes Setting angeboten, in dem Dauerstresssituationen des Alltags reduziert und damit Ressourcen für neue Lernprozesse freigesetzt werden. Grundsätzlich wird dem Kind eine Kommunikationsbereitschaft unterstellt, die es weiter auszubauen gilt. Vor dem Hintergrund der systemischen Ausrichtung des Konzeptes wird ein Schwerpunkt auf die Elternarbeit gelegt.

Diagnostik: Die Eingangs- und Verlaufsdiagnostik erfolgt mittels eines informellen Fragebogeninventars (*Diagnostische Fragebögen zum selektiven Mutismus* – DiFraMut) (Feldmann / Kopf 2016; Kopf 2016). Ein Fragebogen dieses Inventars (*DiffInMut* – Differentialdiagnostisches Instrumentarium zum selektiven Mutismus) dient dem Erkennen von sM und der Abgrenzung zu anderen Störungsbildern. Weitere Fragebögen fokussieren die Perspektiven der Kinder, ihrer Eltern und unterschiedlicher Fachpersonen. Die Fragebögen sollen Gespräche mit den Bezugspersonen nicht ersetzen, sie jedoch zeitökonomisch ergänzen.

DiFraMut

vier Therapiephasen

Therapeutisches Vorgehen: KoMut umfasst vier Therapiephasen (Johannsen et al. 2016):

- *Phase 1*: Im Fokus steht der Aufbau nonverbaler Fähigkeiten des Kindes. Häufig wird mit dem Safe Place (Katz-Bernstein 2019) und mit Handpuppen gearbeitet.
- *Phase 2*: Sukzessive wird über Lärm und Lautstärke verbale Sprache aufgebaut.
- *Phase 3*: Sprechäußerungen werden im geschützten Rahmen der Therapie erprobt und erweitert.
- *Phase 4*: Der Transfer des Gelernten in die Lebenskontexte des Kindes steht im Vordergrund.

flexible Therapie-Bausteine

KoMut umfasst in der neueren Version zwölf Bausteine (Kopf 2016), die flexibel zum Einsatz kommen:

1. *Kooperative Grundhaltung (abwarten, begleiten, zumuten)*: Hierüber wird dem Kind Verantwortung für einen gemeinsamen Prozess mit übertragen. Es werden Bedingungen und möglichst alltagsnahe Spielformate geschaffen, in denen es sich weiter entwickeln kann. Über die Kraft der Unterstellung wird dem Kind zugetraut, schrittweise mehr zu kommunizieren und irgendwann auch zu sprechen.
2. *Förderung des Selbstbewusstseins, der Identität und Resilienz*: „Das Schweigen aufzugeben bedeutet für den Betroffenen, einen Teil seiner bisher entwickelten Identität aufzugeben. Aus unserer Sichtweise möchten wir diese Identität bewahren und das Selbstvertrauen fördern" (Johannsen et al. 2016, 172). Die „Förderung […] der Identität" (Johannsen et al. 2016, 172) enthält das Kennenlernen von körperbezogenen Fähigkeiten, Wahrnehmen und Bewusstwerden eigener Bedürfnisse, Treffen und Mitteilen von Entscheidungen.

Körperbezogene Fähigkeiten: „Im Vergleich zu anderen Kindern erlebt sich Anna (8 Jahre, Anm. d. Verf.) […] den Anforderungen oft nicht gewachsen, daher ist eine Förderung vor allem in den Bereichen Grobmotorik, Kraft und Schnelligkeit sinnvoll. Weiterhin hat Anna große Probleme mit komplexen Bewegungsabfolgen. Auch hier sollten Situationen gestaltet werden, in denen sie ihre Handlungspläne erweitern kann" (Kramer 2001, 104).

3. *Safe Place*: Es werden Bedingungen hergestellt, in denen sich das Kind sicher fühlen kann. Methodisch kann ein Safe Place ein Haus oder eine Höhle sein – also ein Rückzugsbereich im Therapieraum (Kap. 3.3.2, DortMuT).

Sicherer Ort: „Als kleines Bündel kauert Kerima (5;6 Jahre; Anm. d. Verf.) komplett unter einer Decke vergraben in der Ecke des Raumes […] Sie ist eine Schildkröte […] Ich kann ihr Gesicht nicht sehen. Sie hat sich vollkommen unter der Decke versteckt. Unter ihrer Decke wird es jetzt ganz dunkel sein und sie ist ganz für sich. […] Kerima rührt sich nicht. Ich schiebe mich zehn Zentimeter vor und warte ebenfalls […] Jetzt wagt sie sich auch vor. Sie kommt mir etwa fünf Zentimeter entgegen. Ich ziehe mich um die gleiche Länge zurück. Das lockt sie. Wieder kommt sie um fünf Zentimeter auf mich zu gekrochen. Ich sehe durch den Schlitz meiner Decke, dass sie, wie ich, den Vorgang vorsichtig durch einen kleinen Schlitz beobachtet" (Winter 2007, 129).

4. *Beachtung von Polaritäten und Lebensthemen*: Die Kinder zeigen in ihrem Verhaltensrepertoire häufig Polaritäten, z. B. zwischen Bewegung und Erstarrung, Schweigen und übermäßigem Sprechen. In der Therapie werden Situationen gestaltet, in denen das Kind sich allmählich fließend zwischen den jeweiligen Polen bewegen kann.
5. *Brücken bauen*: Da selektiv mutistische Kinder Lebenswelten (zuhause/außerhalb) trennen, werden durch die Therapie Vernetzungen zwischen den sozialen Kontexten angestrebt. „Die Kontaktaufnahme zu Erzieherinnen, Lehrerinnen oder anderen professionellen ‚Helfern' erfolgt möglichst, wenn das Kind schon sicher in der Therapie spricht" (Kopf 2016, 38). So soll gewährleistet werden, dass der Therapeut mittels Erfahrungswissen und bisheriger Erfolgsstrategien besser beraten kann.
6. *Humor und Leichtigkeit*: Humor und Lachen wirken der Starrheit des mutistischen Empfindens und Verhaltens entgegen und helfen, diese zu lösen. Die Ernsthaftigkeit der oftmals als belastend empfundenen Realität wird über den Humor relativiert.

Schwerterkampf: „Kerima entdeckt an der Wand zwei dicke Schaumstoffrollen, die unten einen Griff haben, sodass man mit ihnen wie mit Schwertern kämpfen kann. Sie lässt ihre Decke fallen und ist sofort von neuem Interesse gepackt: Wie kann man wohl mit diesen Schaumstoffschwertern spielen? Ihre Augen funkeln und gucken mich voller Schalk provozierend an. [...] Unsere Schwerter knallen gegeneinander. Links, rechts, links, rechts. Ich trickse sie aus und treffe sie mitten auf dem Kopf. Überrascht versucht auch sie, mich jetzt unerwartet zu treffen. Es gelingt ihr. Wir amüsieren uns und lachen" (Winter 2007, 129).

7. *Förderung kommunikativ-pragmatischer Fähigkeiten*: Hierzu gehört die Förderung der non-verbalen Kontaktaufnahme bis hin zum Sprechen. Es empfiehlt sich folgender Aufbau:
   - nonverbal-nonvokal: nicht sprachlich und stimmlos, etwa über Nicken und Kopfschütteln,
   - nonverbal-vokal: nicht sprachlich, aber stimmhaft, etwa Tiergeräusche,
   - verbal-nonvokal: sprachlich, aber ohne Stimme, etwa flüsternd, schreibend und/oder mit Symbolsystemen und
   - verbal-vokal: sprachlich und stimmhaft.

   Diese Fähigkeiten werden über kommunikative Formate, also wiederkehrende Handlungsabläufe, aufgebaut. Auch eine Förderung der narrativen Fähigkeiten durch Einbettung der gemeinsamen Handlungen in Geschichten wird angestrebt.

Lautevozierung: „Nun führe ich Kampfschreie ein. Immer wenn ich kräftig auf ihr (Kerimas, Anm. d. Verf.) Schwert schlage, begleite ich meinen Angriff mit einem ‚bähm', einem ‚yeah' und Ausrufen wie [...] ‚und noch mal!' und

‚da!'. Sie beginnt damit auch. Wie selbstverständlich kämpfen wir lauthals miteinander weiter" (Winter 2007, 129).

8. *Aufarbeitung weiterer sprachlich-sprecherischer Schwierigkeiten*: Das Verbergen etwaiger sprachlicher Beeinträchtigungen könnte sich aufrechterhaltend auf das Schweigen auswirken. Allerdings muss sensibel entschieden werden, wann – je nach Störungsbewusstsein – der richtige Zeitpunkt für eine Behandlung ist (Kopf 2016).
9. *Förderung der Identifikation und Verbalisierung sowie des Umgangs mit Emotionen*: „Selektiv mutistische Menschen sind von ihren Emotionen überwältigt und überfordert, so dass sie – anstatt damit umzugehen, Lösungen zu finden oder zu reagieren – schweigen und erstarren" (Kopf 2016, 54). Daher werden die Eigen- und Fremdwahrnehmung sowie die Versprachlichung von Gefühlen über Bilderbuchbetrachtungen, Rollen- und Regelspiele gefördert. Auch kreatives Arbeiten fördert den Emotionsausdruck (Kopf 2016).
10. *Kooperation mit Eltern/Elternarbeit*: Eltern sollen Schuldgefühle genommen werden, die eine konstruktive Mitwirkung am Therapieprozess blockieren würden. Eltern werden zu „Kooperationspartnern" (Feldmann et al. 2012, 19). Belastungen und Konflikte innerhalb des Familiensystems, die im Zusammenhang mit dem Schweigen des Kindes stehen, werden gemeinsam reflektiert.

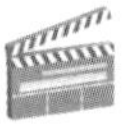

Familiäre Verstrickungen: „Jenny (6;4 Jahre, Anm. d. Verf.) als einzige Tochter und Enkelin wird zum Zankapfel zwischen Schwiegereltern und Schwiegertochter. Das Problem des Mutismus gilt als Verschulden der ungenügenden Mütterlichkeit und führt zur Herabsetzung der Mutter und der Schwächung ihrer Position. Die Großmutter mütterlicherseits kompensiert die Vorwürfe der Schwiegermutter (ihrer Tochter, Anm. d. verf.) durch massive Unterstützung und Einflussnahme der Kernfamilie. [...] In der parallel stattfindenden systemischen Beratung der Eltern und der Großeltern geht es um die Reflexion der individuellen Bedeutung des Schweigeverhaltens für die verschiedenen Familienmitglieder, das Erspüren der (Un-)Gleichgewichte in der systemischen Organisation der Familie, die Anregung der Kommunikation innerhalb des Paarsystems über Wünsche, Störungen, die Ermutigung zur Abgrenzung der Kernfamilie von den Großeltern" (Wichtmann 2011, 4).

11. *Kooperation mit weiteren Systembeteiligten/Vernetzung*: In die Diagnostik und Therapie werden wichtige Lebenswelten und Systembeteiligte einbezogen (Kopf 2016). Vernetzungen zwischen den einzelnen Lebensräumen der Kinder werden bspw. über Einladung von Eltern und Freunden in die Therapie oder Besuche im Unterricht und Fördersituationen in der Schule hergestellt.
12. *Transfer*: Gedanklich kann der Sprechtransfer in der Therapie vorbereitet werden. Manchmal empfiehlt es sich, Kinder in ihren Lebensalltag bei wichtigen Schritten zu begleiten. Allerdings sollte „negativer Transfer" (Kopf 2016, 55) vermieden werden. Dieser entsteht dann, wenn die Therapie zu früh in bestimmte Settings hinein zu wirken versucht, in denen das Schweigen bereits chronifiziert ist. Hier könnte der Erwartungsdruck zur Verstärkung der Blockaden führen.

Positiver Transfer: „Kerima vergisst ihr Schweigen. Wir lachen und reden, und das Sprechen ist für einige Momente zu etwas Selbstverständlichem geworden. [...] Kerima wird unsere Begegnung als ein positives Beispiel einer gelungenen und gleichberechtigten Kommunikation in Erinnerung behalten und vielleicht von sich aus Situationen nutzen, in denen sie weder Angst vor falschen Worten noch Leistungsdruck empfinden muss, um das Sprechen als zusätzliche Möglichkeit der Kommunikation zu anderen Menschen für sich zu entdecken" (Winter 2007, 130).

3.4 Grenzen der Sprachtherapie

Überlappung von Sprach- und Psychotherapie

Für die drei vorgestellten Konzepte dürfte ihr methodenübergreifendes Vorgehen deutlich geworden sein. Eine sprachtherapeutische Behandlung wird sich immer im Überlappungsbereich zu psychotherapeutischen Vorgehensweisen bewegen. Umgekehrt wird ein primär psychotherapeutisches Vorgehen auch immer Elemente zum systematischen Sprechaufbau benötigen. Folglich wird sich eine psycho- oder sprachtherapeutische Fachperson immer für sM weiterqualifizieren, also für die jeweils andere Disziplin öffnen müssen. Ansonsten würde man sM nicht gerecht werden. Allerdings sind auch Grenzen einer jeweiligen Disziplin – und Fachperson – zu respektieren.

disziplinäre Zuständigkeiten

Es liegt auf der Hand, dass nur grobe Kriterien für eine primäre disziplinäre Zuständigkeit formuliert werden können. Neben den Disziplinen der Sprachtherapie sowie Kinder- und Jugendlichenpsychotherapie ist auch die Kinder- und Jugendpsychiatrie die Behandlung von sM involviert (Katz-Bernstein / Subellok 2009; Subellok / Starke 2015b) (Tab. 44).

Tab. 44: Disziplinäre Zuständigkeiten in der Behandlung von sM (in Anlehnung an Katz-Bernstein/Subellok 2009; Subellok/Starke 2015b)

Fachdisziplin	primärer Zuständigkeitsbereich
Sprachtherapie/ Logopädie	• sprachliche Auffälligkeiten als Hintergrund für SM • präventiv: Folgeerscheinungen im Bereich pragmatisch-diskursiver Sprachkompetenzen wird vorgebeugt
Kinder- und Jugendlichen-Psychotherapie	• Traumata, Gewalterfahrung, Misshandlung • massive Vernachlässigung • gravierende familiäre Probleme (etwa psychisch kranke Eltern) • psychopathologische Phänomene
Kinder- und Jugend-Psychiatrie	• tiefgreifende Entwicklungsstörungen (etwa Autismusspektrumsstörung) • (prä-)psychotische Phänomene • psychosomatische Beschwerden • Verdacht auf Suizidalität, Depression, Suchtgefahr, Misshandlung • medikamentöse Therapie

Grenzen disziplinärer Zuständigkeiten

Diese idealtypische Zuordnung von Zuständigkeiten (Tab. 44) kann grob im Hinblick auf eine Therapieindikation orientieren. In keinem Fall darf suggeriert werden, dass

(1) entweder sprachliche *oder* psychische Phänomene den Hintergrund für sM bilden und dass (2) für jedes etwaige Problem eine jeweils andere Fachdisziplin konsultiert werden soll.

Der Überblick zeigt aber, dass eine Fachperson für sich selbst in der Behandlung von sM durchaus Grenzen formulieren darf. Dies schützt vor Überforderung und ist Indikator eines verantwortungsvollen professionellen Handelns. Sprachtherapeuten müssen sich nicht zwangsläufig für psychopathologische Auffälligkeiten verantwortlich fühlen. Sollten sich im Verlauf gravierende Probleme beim Kind oder in seiner Familie zeigen, ist eindeutig die Expertise der Kinder- und Jugendlichenpsychotherapie gefragt. Entweder muss dann eine weitere Fachperson konsultiert werden, oder aber die behandelnde Fachkraft ist idealerweise in ein Netzwerk mit andern Fachdisziplinen eingebunden (Starke/Subellok 2016; Subellok/Bahrfeck-Wichitill 2016). Diese Form des kollegialen Austausches, der Intervision oder Supervision ist für *jede* therapeutische Fachkraft – disziplinenübergreifend – bei der Behandlung von sM ein unverzichtbares qualitätssicherndes Element.

Brand, H. (2009): Mutismus – schweigende Kinder und Jugendliche im Gespräch. Erfahrungen mit Gruppen. Pabst Science Publishers, Lengerich

Dräger, S. (2016): Mutismus: Angst vor ...!? Einer Erklärung auf der Spur. BoD – Books on Demand, Norderstedt

Dräger, S. (2015): Das Mundschloss. BoD – Books on Demand, Norderstedt

Zusammenfassung

Für die Behandlung von Selektivem Mutismus haben sich behaviorale, psychodynamische, sprach- und familientherapeutische bzw. systemische Methoden etabliert. Die Therapieforschung für sM ist noch sehr übersichtlich. Lediglich für kognitiv-behaviorale Methoden existieren empirische Wirksamkeitsnachweise. Es wird dafür plädiert, dass in der klinischen Praxis immer ein methodenintegrierendes Vorgehen erforderlich ist. SYMUT, DortMuT und KoMut sind die drei prominenten therapeutischen Konzeptionen im deutschsprachigen Raum. Auch wenn sie primär der sprachtherapeutischen Disziplin entstammen, so arbeiten sie allesamt – mit unterschiedlichen Akzentuierungen – methodenintegrierend und schließen die wirksamen kognitiv-behavioralen Methoden ein. Die Sprachtherapie stößt in der Behandlung von sM an Grenzen, wenn etwa psychopathologische Phänomene, gravierende familiäre Probleme, oder auch schwere Traumata den Hintergrund für sM bilden. Hier ist eine Vernetzung mit der Kinder- und Jugendlichenpsychotherapie oder auch Kinder- und Jugendpsychiatrie unerlässlich.

4 Pädagogische Förderung

Verantwortung pädagogischer Fachkräfte

Ein nachhaltiger Erfolg einer Mutismustherapie zeigt sich darin, dass das Kind in allen relevanten Lebenskontexten spricht. In erster Linie sind das Kita und Schule, weil es die vom Schweigen am häufigsten und konsequentesten betroffenen Kontexte sind (Bergman et al. 2002; Ford et al. 1998). Außerdem ist die Bildungsbiografie eines Kindes enorm gefährdet, sollte es sein Schweigen in der Schule nicht überwinden (Subellok / Starke 2012). Erzieher und Lehrkräfte tragen also eine große Verantwortung,

1. das Schweigen zu *erkennen* und weiterführende Maßnahmen zu veranlassen,
2. das Schweigen in seiner ganzen Tragweite zu *verstehen* und
3. gemeinsam *zu handeln*, indem für das Kind ein schützend-fordernder Rahmen gesteckt und fördernde Maßnahmen etabliert werden (Starke / Subellok 2016).

Da Pädagogen nicht zwangsläufig Experten für sM sind, wird eine Förderung in Kitas und Schulen idealerweise mit (externen) sprachtherapeutischen Maßnahmen abgestimmt sein. Eine gut koordinierte Vernetzungsarbeit ist für einen nachhaltigen Fördererfolg unerlässlich (Subellok / Bahrfeck-Wichitill 2016).

4.1 Schweigen erkennen, verstehen und gemeinsam handeln

Dortmunder Mutismus Screening

Schweigen erkennen: SM ist selbst in Fachkreisen noch eher unbekannt. Hintergründe sind vermutlich seine Seltenheit und die Unscheinbarkeit der Symptomatik. So wird SM häufig mit extremer Schüchternheit oder Sprechängstlichkeit verwechselt (Kopp / Gilberg 1997; Schwartz et al. 2006). Weil den Eltern das Schweigeausmaß bei ihrem Kind gar nicht bewusst sein muss, sind externe Instanzen für die Früherkennung gefragt. Das sind in erster Linie Kita und Schule. Die Dortmunder Mutismus Screenings DortMuS-Schule (Starke / Subellok 2016) und DortMuS-Kita (Starke / Subellok 2018) unterstützen pädagogische Fachkräfte bei dieser verantwortungsvollen Aufgabe.

sM ist kein Trotzverhalten

Schweigen verstehen: Jedes schweigende Kind *möchte* ganz normal sein und sprechen können wie jedes andere Kind auch – nur *kann* es das derzeit noch nicht! Diese Grundhaltung ist nicht immer einfach in jeder Situation zu realisieren. Ein schweigendes Gegenüber kann verunsichern oder Ärger auslösen. Wenn dann das Schweigen persönlich genommen oder als Trotzverhalten ausgelegt wird, ist das weder für das Kind noch die eigene Arbeit zielführend. Gelassenheit als *Noch-Nicht-Haltung* (Subellok et al. 2015) kann helfen, den kommunikativen Druck zu reduzieren. Nur in einer entspannten Atmosphäre wird sich das Kind sukzessive öffnen können.

Basis für die pädagogische Arbeit ist das kindliche Erleben von Kita/Schule als sichere Orte, an denen es sich wohlfühlen kann. Neben der eigenen Grundhaltung kann eine Fachkraft in vielerlei Hinsicht zu einem solchen Safe Place (Kap. 3.3.2) beitragen.

Peers orientieren

Die Peers der Gruppe oder Klasse werden in kindgemäßer Form über das Schweigen orientiert: ‚Lea kann sprechen, und sie macht das auch in ihrer Familie und mit Menschen, die sie schon lange kennt. Sie kann es noch nicht hier mit uns. Aber das wird sie mit der Zeit lernen. Und wir können ihr dabei helfen'. Die Noch-Nicht-Haltung wird auch bei den Peers etabliert.

räumliche und zeitliche Sicherheit

Bezugspunkte im Raum (ein fester Ort zum Ankommen in der Kindergartengruppe, ein individuell passender Sitzplatz im Klassenraum) schaffen eine räumliche Sicherheit. Rituale und Transparenz für geplante Abläufe vermitteln dem schweigenden Kind zeitliche Sicherheit und Orientierung.

Bedürfnisäußerungen

Zu mutismustypischen Verhaltensweisen gehört, dass die Kinder ihre Bedürfnisse (Toilette, Hunger und Durst, Bauchschmerzen, fehlende Materialien) oft nicht äußern (Starke/Subellok 2016). Hierauf ist unbedingt zu achten. Vorübergehend könnte eine Helferperson (Kind oder erwachsene Bezugsperson) als Sprachrohr fungieren, wobei das Kind schrittweise aktiver einbezogen werden muss. Alternativ könnte es seine Bedürfnisse auch non-verbal über Symbolkarten oder Schriftsprache übermitteln. In Ausnahmefällen ist eine weitere Bezugsperson (Integrationsfachkraft) erforderlich.

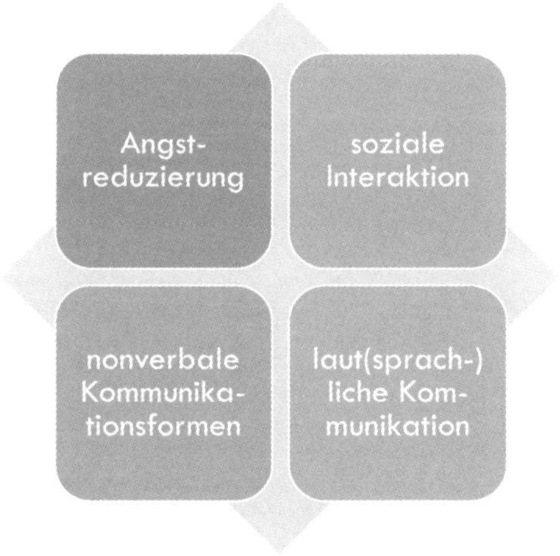

Abb. 55: Handlungsbereiche im pädagogischen Förderkontext (Starke/Subellok 2016, 10)

Gemeinsam handeln: Vier relevante Handlungsbereiche werden hier differenziert (Abb. 55) (Bahrfeck-Wichitill et al. 2013; Subellok/Starke 2012; 2015a).

Angstreduzierung

Druck auszuüben und das Kind zum Sprechen zu zwingen, können seine komplette Erstarrung zur Folge haben. Ein Ausweichen auf nonverbale Kommunikationsmöglichkeiten ist hier zielführender. Wenn dem Kind das Gefühl vermittelt wird, dass es auch ohne Lautsprache erfolgreich kommunizieren kann, wird die Interaktion entspannter verlaufen. Hilfreich sind außerdem Leichtigkeit und Humor!

soziale Partizipation

Grundsätzlich soll einem schweigenden Kind so wenig wie möglich eine Sonderrolle zuteil werden. Es möchte genauso wie alle anderen Kinder behandelt werden, doch benötigt es manchmal eine besondere Unterstützung. Wann immer möglich, soll es in alle Gruppenaktivitäten und Klassenaufgaben einbezogen werden. Etwa könnte das Kind vorbereitend auf den Montags-Erzählkreis mit seinen Eltern ein Bild von einem Ereignis malen, das von den Eltern oder ihm selbst schriftlich als kleine Geschichte kommentiert wird. Die Gruppe kann Fragen zum Bild stellen, die es mit Nicken oder Kopfschütteln beantworten kann. Dann könnte die Geschichte vorgelesen werden. Hilfreich sind auch Gruppen- oder Partnerarbeiten, weil hier die Hemmschwelle, zu sprechen, geringer ist als vor der gesamten Klasse. Wenn andere Kinder unbefangen mit dem Schweigen umgehen, sind solche Kontakte unbedingt zu fördern. Das Schweigen kann leicht zu einer sozialen Isolation führen, die oftmals noch belastender als das Schweigen selbst empfunden wird (Bahrfeck-Wichitill/Kuhn 2015).

nonverbale Kommunikationsformen

Auch ohne Lautsprache kann Kommunikation erfolgreich sein. Hierfür stehen nonverbale Kommunikationsformen zur Verfügung: Mimik und Gestik, Zeigeverhalten, Bilder und Zeichnungen, Fotos, Ankreuzsysteme (Abb. 56), Schriftsprache und vieles mehr. Mit dem Kind gemeinsam wird ausprobiert, welche Möglichkeit im Kontakt mit der Klasse, einzelnen Kindern oder der Fachkraft am besten funktioniert. Bestimmte nonverbale Kommunikationsformen können auch für die gesamte Gruppe als Regel eingeführt werden – wie etwa das Weiterreichen eines Steins an ein Kind, das für ein Spiel oder eine Rolle ausgesucht wird. Es wird dem Kind dann leichter fallen, seine Wünsche zu äußern, weil es keinen Sonderstatus erhält.

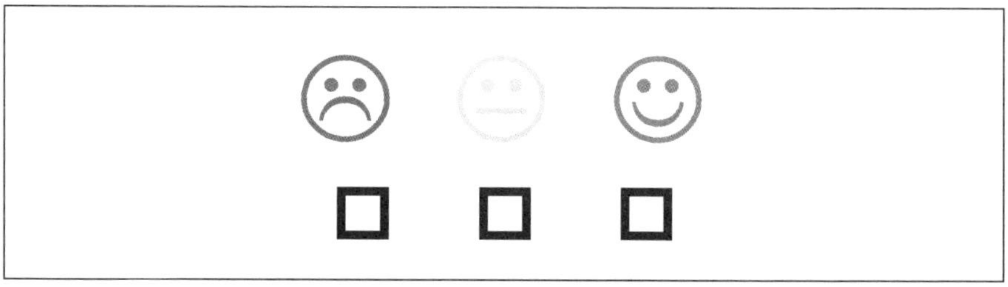

Abb. 56: Beispiel für ein Ankreuzsystem

lautsprachliche Kommunikation: positive Unterstellung

Mit zunehmendem Vertrautsein in der Gruppe können auch lautsprachliche Äußerungen sukzessive aufgebaut werden. Hier wirkt bereits eine positive Unterstellung: „*Du sprichst* noch *nicht, wirst es aber demnächst bestimmt tun.*" Wenn diese Haltung von Erwachsenen und Peers vermittelt wird, kann sich das Selbstbild des Kindes in diese unterstellte Richtung bewegen: „*Ich werde sprechen. Ich spreche.*" Vor allem in nicht sprachbewussten Situationen nutzt das jüngere Kind quasi nebenbei Gelegenheiten, um diesem Bild zu entsprechen.

Sprechanlässe

Erste Sprechanlässe entstehen häufig

- in Rollen- oder Regelspielen, bei denen das Kind eine mächtigere Position innehat (etwa wenn es eine Puppe korrigiert, die einen Fehler gemacht hat),
- in gelösten humorvollen Situationen,
- in Situationen, in denen Sprechen einen hohen Aufforderungscharakter hat (Preis aussuchen o. Ä.),
- bei Aufgaben oder Spielen, die nur kurze Äußerungen erfordern,
- in Kontexten, in denen sich das Kind kompetent fühlt und sicher ist, keinen Fehler zu machen,
- aus einem Sichtschutz oder Versteck heraus,
- in Spielen, in denen das Kind sich hinter einer Rolle oder Puppe verstecken kann (*Nicht* ich *spreche, sondern die Puppe*!),
- beim Chorsprechen oder Singen, wenn einzelne Stimmen nicht zu identifizieren sind.

Bei älteren (Schul-)Kindern wird das Schweigen bereits sehr bewusst wahrgenommen, und seine Überwindung erfolgt eher über beabsichtigte Schritte. Gleichwohl helfen auch hier die aufgezeigten entspannten Rahmenbedingungen, gezielt ins erste Wort zu finden.

Altersspezifische und bildungskontextabhängige Besonderheiten für die pädagogische Förderung werden im Folgenden für Kita und Schule ausgeführt.

4.2 Schweigen in der Kita

Trennung von den Eltern

Oftmals fällt schweigenden Kindern die Trennung von den Eltern besonders schwer. Das Schweigen kann als Ausdruck einer mangelnden Zuversicht verstanden werden, den Übergang vom vertrauten zum fremden Kontext (allein) zu meistern. Gleichzeitig erschwert das Schweigen dem Kind, in der Kita vertraut zu werden und sich in die sozialen Abläufe zu integrieren. Wichtig für die Bewältigung des Übergangs samt der Trennung ist die klare Botschaft von Eltern und Fachkräften, dass das Kind von nun an täglich zur Kita gehen wird. Das Kind aufgrund seiner Angst tageweise zuhause zu lassen oder schließlich ganz abzumelden, würde wichtige Lernprozesse blockieren/verhindern. Allerdings muss dem Kind Zeit für einen sanften Übergang gegeben werden. Konzepte, die eine kleinschrittige Trennung des Kindes von seinen Eltern vorsehen, sind hier von Vorteil. Das Kind benötigt die Zuversicht der Erwachsenen, dass es innerhalb dieser Übergangszeit sukzessive besser allein zurechtkommen wird.

Spiel mit Gleichaltrigen

Einer der wichtigsten Aspekte ist der soziale Umgang samt dem Spiel mit Gleichaltrigen. Hier zeigen schweigsame Kinder sehr unterschiedliche Verhaltensweisen. Einige sprechen mit (ausgewählten) Kindern, nur nicht mit Erwachsenen. Dies ist eine wichtige Ressource, da wertvolle soziale Erfahrungen mit anderen Kindern *normal* durchlaufen werden. Andere Kinder schweigen im Kontakt mit Kindern, können sich aber in soziale Aktivitäten und das Freispiel integrieren. Dies ist ebenfalls als gute Ressource zu werten. Gleichwohl ist es wichtig, schweigenden Kindern und ihren Spielpartnern zu signalisieren, dass das Sprechen irgendwann hinzukommen wird. Ansonsten besteht die Gefahr, dass das Schweigen ein fester Teil der kindlichen Identität wird. Andere schweigende Kinder können sich nicht in das Spiel der Peers integrieren. Sie benötigen hierfür dringend Unterstützung von Erwachsenen.

Diese frühen Kontakte mit Gleichaltrigen sind für die sozial-emotionale Entwicklung immens wichtig. Auch wird von ihnen in hohem Maße abhängig sein, inwieweit sich das Schweigen verfestigen wird oder verflüchtigen kann. Wenn Kinder kein gemeinsames Spiel sowie keine Freundschaft erfahren, werden sie dies auch später kaum als Ziel für sich ausmachen können. Wenn sie nicht früh lernen, wie man Kontakt aufnimmt, Ideen aushandelt, Konflikte klärt oder Kompromisse schließt, werden sie als ältere Kinder oder Jugendliche dazu nur weniger gut in der Lage sein. Schließlich wird es immer schwieriger, Anschluss unter Gleichaltrigen zu finden. Die Basis für entscheidende soziale Kompetenzen wird in der Kita gelegt.

4.3 Schweigen in der Grundschule

Im Kontext Schule wird Sprechen noch deutlicher als zuvor – gerade im Rahmen der Leistungserbringung – erwartet. Einigen schweigenden Kindern helfen die strukturierte Situation des Unterrichts und der Zugzwang zum Sprechen, um das Schweigen zu durchbrechen. Für andere Kinder wiederum verschlimmert sich die Situation durch die Erhöhung des Sprechdrucks.

mündliche Leistungen

Spätestens im zweiten oder dritten Schuljahr wird die mündliche Mitarbeit im Unterricht benotet. Lehrkräfte können im Rahmen des Nachteilsausgleichs Möglichkeiten ausloten, wie schweigende Kinder im Vergleich zu ihren Mitschülern möglichst gerecht bewertet werden können (Kramer 2007). Alternative Formen der Mitarbeit können individuell unterschiedlich greifen:

alternative Mitarbeit

- Hausaufgaben oder Arbeitsbeiträge durch Mitschüler vorlesen lassen,
- Leseübungen (auch in einer Fremdsprache), Aufsagen von Gedichten usw. als Tonband- oder Videoaufnahme einfordern,
- zusätzliche Arbeiten zu ausgewählten Themen anfertigen lassen (z. B. Poster/Collage zu einem Sachthema für die Klasse gestalten).

Manchmal ist auch eine direkte Beteiligung im Unterricht über Umwege möglich, indem sich das schweigende Kind meldet und Beiträge seinem Sitznachbarn zuflüstert, der sie dann laut sagt. Auch (kurze) schriftsprachliche Beiträge (an der Tafel oder auf einen Block) erweisen sich in einigen Fällen als praktikabel.

Ausdrucksverhalten

Viele mutistische Kinder sind im gesamten Ausdrucksverhalten blockiert. Bedürfnisäußerungen – auch nonverbal – fallen ebenso schwer wie einfache Handlungen, z. B. nach Aufforderung eine Schere zu holen oder den Kakao zu verteilen. Es ist für sie also nicht automatisch alles andere machbar, was nicht mit

Sprechen assoziiert ist. So viel Normalität wie möglich herzustellen und gleichzeitig so viele alternative Kommunikationswege wie nötig anzubieten, ist hier die pädagogische Gratwanderung und Kunst.

Unterstützung von sM-Experten

Seitens der Lehrkraft ist es immer wichtig, zu unterstellen, dass das schweigende Kind *noch nicht* spricht, dies aber irgendwann (bald) tun wird. Ein strukturierter, sukzessiver und bewusster Aufbau des Sprechens wird in der Regel erforderlich sein. Die einzelnen Schritte dazu werden im Optimalfall in der Zusammenarbeit mit einem Therapeuten abgestimmt. Lehrkräfte werden ermutigt, eine solche Expertenunterstützung für das Kind und sich selbst einzufordern. Mögliche Wege zum Sprechen in der Schule können sein:

Wege zum Sprechen

- *Tonband- oder Videoaufnahmen*: Anhören / Anschauen erst von der Lehrkraft allein, später gemeinsam mit dem schweigenden Kind und ausgewählten Mitschülern, dann mit Einverständnis des Kindes vor der gesamten Klasse,
- für erste Sprechversuche *Kleingruppen- oder 1:1-Settings* anbieten, etwa Leseaufgaben mit einem Freund auf dem Flur oder kurze Pausentreffen, bei denen eine vereinbarte Sprechaufgabe im Spiel (Galgenmännchen o. Ä.) erledigt wird,
- Sprechaufgaben im Klassensetting anbieten, bei denen das Kind nicht exponiert zu hören ist (*Chorsprechen* oder -singen, Flüsterspiele wie Stille Post),
- *wechselseitige Besuche* zwischen Schule und (Sprach-)Therapie initiieren: Lehrkraft (und / oder Mitschüler) besuchen das Kind in einer Therapiestunde oder der Therapeut kommt in die Schule (wichtig: Einverständnis des Kindes einholen!).

In der Grundschule erfolgen wichtige Weichenstellungen für die weitere Entwicklung des Kindes, auch seines Schweigens. Diese Zeit muss dringend von allen Beteiligten für den Aufbau des Sprechens genutzt werden. Denn die Erfahrung zeigt, dass der Umgang mit dem Schweigen für alle Beteiligten beim Übergang auf die weiterführende Schule komplizierter und die Überwindung der Symptomatik mit zunehmendem Alter schwieriger werden.

Literaturtipp

Damerau, T., Subellok, K. (2015): Behaviorale Konzepte zur inklusiven schulischen Förderung der verbalen kommunikativen Fähigkeiten von Kindern mit selektivem Mutismus. Praxis Sprache 60 (2), 77-84

Katz-Bernstein, N. (2019): Selektiver Mutismus bei Kindern. Erscheinungsbilder, Diagnostik, Therapie. 5. Aufl., Ernst Reinhardt, München / Basel (Beitrag Marosi, 226-235)

Zusammenfassung

Kita und Schule sind neben der Familie die wichtigsten sozialen Kontexte für Kinder. Hier zeigt sich das Schweigen am häufigsten. Erzieher und Lehrkräfte tragen eine große Verantwortung, das Schweigen zu erkennen, es in seiner Tragweite zu verstehen und das Kind angemessen zu fördern. Sie tragen dafür Sorge, dass ein schweigendes Kind Kita oder Schule als sicheren Ort erleben kann, dass es in Kontakt zu anderen Kindern kommt und dass es sukzessive seine (non)verbalen Fähigkeiten erweitern kann. Speziell in der Kita müssen dem Kind Hilfen angeboten werden, um die Trennung von seinen Eltern zu bewältigen und Kontakt mit Gleichaltrigen zu bekommen. Für die Grundschule müssen dem schweigenden Kind alternative Möglichkeiten zur Mitarbeit am Unterricht gegeben werden. Auch ist ein bewusster und strukturierter Aufbau des Sprechens anzustreben. Allerdings sind pädagogische Fachkräfte nicht zwangsläufig Experten für sM. Deswegen ist die pädagogische Förderung idealerweise mit sprach- oder psychotherapeutischen Maßnahmen abzustimmen.

1. Beschreiben Sie die Kernsymptomatik und mögliche Begleitsymptome eines selektiven Mutismus!
2. Welches sind die komorbiden Auffälligkeiten, die am häufigsten mit selektivem Mutismus einhergehen?
3. Welches sind Risikofaktoren für die Entstehung eines selektiven Mutismus?
4. Wie lauten die fünf diagnostischen Kriterien nach DSM V?
5. Welche therapeutischen Verfahren kommen in der spezifischen Mutismustherapie maßgeblich zum Einsatz?
6. Welches sind die drei verbreitetsten sprachtherapeutischen Ansätze im deutschsprachigen Raum?
7. Nennen Sie Grenzen der Fachdisziplin Sprachtherapie für die Behandlung selektiv mutistischer Kinder!
8. Welche Hilfen stehen pädagogischen Fachkräften zur Verfügung, um einen selektiven Mutismus zu erkennen?
9. Was ist in der pädagogischen Arbeit mit schweigenden Kindern in Kita und Schule besonders zu beachten?
10. Was ist bei der Bewertung mündlicher Leistungen im schulischen Kontext bei selektiv mutistischen Kindern zu berücksichtigen?

Die Herausgeber

Prof. Dr. **Andreas Mayer** ist Inhaber des Lehrstuhls für Sprachheilpädagogik (Förderschwerpunkt Sprache und Sprachtherapie) an der LMU München. Arbeits- und Forschungsschwerpunkte sind die Theorie und Praxis gestörter Schriftspracherwerbsprozesse und die spezifische Akzentuierung des Unterrichts im Förderschwerpunkt Sprache.

Prof. Dr. **Tanja Ulrich** leitet den Arbeitsbereich Pädagogik und Didaktik im Förderschwerpunkt Sprache an der Universität Duisburg-Essen. Ihre Arbeits- und Forschungsschwerpunkte liegen im Bereich des Spracherwerbs sowie der Diagnostik, Therapie und unterrichtlichen Förderung bei Sprachentwicklungsstörungen.

Die Autorinnen und Autoren

Dipl.-Päd. **Kerstin Bahrfeck** ist Akademische Sprachtherapeutin, Sonderschullehrerin und Heilpraktikerin (Psychotherapie). Sie ist freiberufliche Mitarbeiterin im Sprachtherapeutischen Ambulatorium der TU Dortmund und leitet das Dortmunder Mutismus Netzwerk (DortMuN). Darüber hinaus ist sie als Fortbildungsreferentin tätig und hat eine psychotherapeutische Praxis. Arbeits- und Forschungsschwerpunkte sind Selektiver Mutismus, Sprechangst, Beratung und Supervision.

PD **Annette Fox-Boyer** PhD ist seit 2019 wissenschaftliche Mitarbeiterin an der Universität Lübeck für den Bereich pädiatrische Logopädie. Zuvor war sie Professorin der Studiengänge Logopädie an der EUFH-med in Rostock und der HS Fresenius in Idstein und Hamburg. Ihre Arbeitsschwerpunkte liegen in den Bereichen Lauterwerb, kindliche Aussprachestörung, phonologischer Bewusstheitserwerb und Mehrsprachigkeit.

Dr. phil. **Dana Gaigulo** ist wissenschaftliche Mitarbeiterin am Lehrstuhl für Sprachheilpädagogik (Förderschwerpunkt Sprache und Sprachtherapie) an der LMU München. Arbeits- und Forschungsschwerpunkte sind die Diagnostik und Therapie entwicklungsbedingter Sprach- und Kommunikationsstörungen bei ein- und mehrsprachigen Kindern.

Prof. Dr. **Hans-Joachim Motsch** war Professor an der Universität zu Köln für Sprachbehindertenpädagogik in schulischen und außerschulischen Bereichen mit den Forschungsschwerpunkten der Entwicklung evidenzbasierter diagnostischer und therapeutischer Methoden für spracherwerbsgestörte Kinder.

Prof. Dr. **Sandra Neumann** leitet den Arbeitsbereich „Inklusive Bildungsprozesse bei Beeinträchtigungen von Sprache und Kommunikation“ an der Universität Erfurt. Ihre Arbeits- und Forschungsschwerpunkte liegen im Bereich der ICF-CY, kommunikativer Partizipation und Verständlichkeit im Kontext.

Dr. phil. **Stephanie Riehemann** ist Studienrätin im Hochschuldienst im Arbeitsbereich Sprachbehindertenpädagogik an der Universität zu Köln. Ihr Arbeits- und Forschungsschwerpunkt ist die Entwicklung schulischer Fördermaßnahmen für sprachentwicklungsgestörte und mehrsprachige Kinder.

Prof. Dr. **Stephan Sallat** ist Professor für die Pädagogik bei Sprach- und Kommunikationsstörungen an der Martin-Luther-Universität Halle-Wittenberg. Arbeits- und Forschungsschwerpunkte: Interdisziplinäre Versorgung und Kooperation, Pragmatik (Entwicklung, Diagnostik), Musikverarbeitung/Musiktherapie bei Kindern mit Sprachentwicklungsstörungen, Bildungs- und Berufsbiographien im Förderschwerpunkt Sprache, sprachlich-kommunikatives Selbstkonzept.

Dr. phil. **Patricia Sandrieser** leitet die Abteilung Logopädie am Katholischen Klinikum Koblenz Montabaur. Arbeitsschwerpunkte sind die Diagnostik, Beratung und Therapie mit stotternden Kindern. Zudem ist sie die therapeutische Leiterin des CI-Centrums am Klinikum.

Prof. Dr. phil. **Markus Spreer** ist Sprachheilpädagoge und leitet den Arbeitsbereich „Pädagogik im Förderschwerpunkt körperlich-motorische Entwicklung“ an der Universität Leipzig. Arbeits- und Forschungsschwerpunkte sind die Diagnostik in sonderpädagogischen Handlungsfeldern, Pragmatisch-kommunikative Fähigkeiten von Kindern, Unterstützte Kommunikation und Partizipation.

Prof. Dr. **Anja Starke** ist Professorin für Inklusive Pädagogik mit dem Schwerpunkt Sprache an der Universität Bremen. Arbeits- und Forschungsschwerpunkte: Selektiver Mutismus, Sprachentwicklungsstörungen, Mehrsprachigkeit, Sprachförderung und Sprachbildung in inklusiven Settings sowie Professionalisierung von pädagogischen und therapeutischen Fachkräften.

Priv.-Doz. Dr. habil. **Katja Subellok** a. D. (Diplom-Pädagogin, Sonderpädagogin, Akademische Sprachtherapeutin) war bis zu ihrem Ruhestand wissenschaftliche Mitarbeiterin an der Technischen Universität Dortmund und leitete das dortige Sprachtherapeutische Ambulatorium.

Literaturverzeichnis

Achhammer, B. (2014): Pragmatisch-kommunikative Fähigkeiten fördern. Grundlagen und Anleitungen für die Sprachtherapie in der Gruppe. Ernst Reinhardt, München/Basel

Achhammer, B., Büttner, J., Sallat, S., Spreer, M. (2016): Pragmatische Störungen im Kindes- und Erwachsenenalter. Thieme, Stuttgart

Acosta Rodriguez, V.M., Ramirez Santan, G.M., Axpe Caballero, A. (2020): Early intervention in the lexical organization of pupils with developmental language disorders. Revista de Psicodidactica 25 (2), 150-157

Adams, A. M., Gathercole, S. E. (1995): Phonological Working Memory and Speech Production in Preschool Children. Journal of Speech and Hearing Research 38 (2), 403–414

Adams, C. (2005): Social Communication Intervention for School-Age Children: Rational and Description. Seminars in Speech and Language 26, 118–189

Adams, C. (2002): Practitioner Review: the Assessment of Language Pragmatics. Journal of Child Psychology and Psychiatry 43 (8), 973–987

Adams, C. (2001): Clinical Diagnostic and Intervention Studies of Children with Semantic-Pragmatic Language Disorder. International Journal of Language and Communication Disorders 36, 289–305

Adams, C., Lockton, E., Freed, J., Gaile, J., Earl, G., McBean, K., Nash, M., Green, J., Vail, A., Law, J. (2012a): The Social Communication Intervention Project: a Randomized Controlled Trial of the Effectiveness of Speech and Language Therapy for School-Age Children Who Have Pragmatic and Social Communication Problems with or without Autism Spectrum Disorder. International Journal of Language and Communication Disorders 47 (3), 233–244

Adams, C., Lockton, E., Gaile, J., Earl, G., Freed, J. (2012b): Implementation of a Manualized Communication Intervention for School-Aged Children with Pragmatic and Social Communication Needs in a Randomized Controlled Trial: the Social Communication Intervention Project. International Journal of Language and Communication Disorders 47 (3), 245–256

Adler, Y. (2005): Grammatikalitätsurteile dysgrammatisch sprechender Kinder: Die Entwicklung der Fähigkeiten dysgrammatisch sprechender Kinder. Logos, Berlin

Affolter, F. (2006): Wahrnehmung, Wirklichkeit und Sprache. Neckar Verlag, Villingen-Schwenningen

Aitchison, J. (2012): Words in the Mind: an Introduction to the Mental Lexicon. 4. Aufl. Blackwell Publishers, Oxford

Akademie für Lehrerfortbildung und Personalführung Dillingen (Hrsg.) (2000): Lese-Rechtschreib-Schwierigkeiten. Auer Verlag, Donauwörth

Akhtar, N., Tomasello, M. (2000): The Social Nature of Words and Word Learning. In: Golinkoff, R. M., Hirsh-Pasek, L., Bloom, L., Woodward, A. L., Akhtar, N., Tomasello, M., Hollich, G. (Hrsg.), 115–135

Akhtar, N., Dunham, F., Dunham, P. (1991): Directive Interactions and Early Vocabulary Development: the Role of Attentional Focus. Journal of Child Language 18 (1), 41–50

Albers, T. (2009): Sprache und Interaktion im Kindergarten: eine quantitativ-qualitative Analyse der sprachlichen und kommunikativen Kompetenzen von drei- bis sechsjährigen Kindern. Klinkhardt, Bad Heilbrunn

Albrecht, K. (in Vorb.): TPT – Türkischer Phonologietest für türkisch-deutsch bilinguale Kinder.

Albrecht, K., Fox-Boyer, A., Fricke, S., McCormack, J. M., Stackhouse, J. (in Vorb.): Phonological Acquisition in Young Turkish-German Bilingual Children: a First Normative Basis.

Alm, P. A. (2011): Cluttering: a Neurological Perspective. In: Ward, D., Scaler Scott, K. (Hrsg.), 3–28

Alt, M., Plante, E., Creusere, M. (2004): Semantic Features in Fast-Mapping: Performance of Preschoolers with Specific Language Impairment versus Preschoolers with Normal Language. Journal of Speech, Language, and Hearing Research 47 (2), 407–420

Ambrose, N. G., Cox, N. J., Yairi, E. (1997): The Genetic Basis of Persistence and Recovery in Stuttering. Journal of Speech, Language and Hearing Research 40 (3), 567–580

American Psychiatric Association (2018): Diagnostic and Statistical Manual of Mental Disorders. 5. Ed. American Psychiatric Publication Inc., Arlington

American Psychiatric Association (2015): Diagnostisches und statistisches Manual psychischer Störungen – DSM-5®. Hogrefe, Göttingen

American Psychiatric Association (2013): Social (Pragmatic) Communication Disorder. In: www.theravive.com/therapedia/Social-(Pragmatic)-Communication-Disorder-DSM–5-315.39-(F80.89, 25.01.2017

Amorosa, H., Noterdaeme, M. (2003): Rezeptive Sprachstörungen: Ein Therapiemanual. Hogrefe, Göttingen

Andresen, H. (2015): Rollenspiel in Sprachentwicklung und Sprachförderung. Sprache, Stimme, Gehör 38 (4), 172–177

Andresen, H. (2002): Interaktion, Sprache und Spiel. Zur Funktion des Rollenspiels für die Sprachentwicklung im Vorschulalter. Narr, Tübingen

Andrews, G., Harris, M. (1964): The Syndrome of Stuttering (Clinics in Developmental Medicine No. 17). Spastics Society Medical Education and Information Unit, in Association with William Heinemann Medical Books, London

Angermaier, M. (2007): ETS 4–8. Entwicklungstest Sprache für Kinder von 4 bis 8 Jahren. Harcourt Test Services, Frankfurt/Main

Anglin, J. M. (2005): The Acquisition of Word Meaning II: Later Lexical and Semantic Development. In: Cruse, A. D., Hundsnurscher, N., Job, M., Lutzeier, P. R. (Hrsg.), 1789–1800

Archibald, L. M., Gathercole, S. E. (2006): Short-Term and Working Memory in Specific Language Impairment. International Journal of Language and Communication Disorders 41 (6), 675–693

ASHA – American Speech Language Hearing Association (2011): Pre-Kindergarten NOMS Fact Sheet: Does Service Delivery Model Influence SLP Outcomes in Preschoolers? In: http://www.asha.org/uploadedFiles/ASHA/NOMS/PreK-NOMS-Service-Delivery-Model.pdf,

25.1.2017

ASHA – American Speech Language Hearing Association (2007): Childhood Apraxia of Speech. In: www.asha.org/policy, 25.01.2017

Asher, S., Coie, J. (Hrsg.) (1990): Peer Rejection in Childhood. Cambridge University Press, Cambridge

AWMF-Leitlinie (2011): Diagnostik von Sprachentwicklungsstörungen (SES) unter Berücksichtigung umschriebener Sprachentwicklungsstörungen (USES). In: http://www.awmf.org/uploads/tx_szleitlinien/049-006l_S2k_Sprachentwicklungsstoerungen_Diagnostik_2013-06-abgelaufen.pdf, 25.1.2017

Babbe, T. (2011): Pyrmonter Ausspracheprüfung (PAP). Prolog, Köln

Baddeley, A. (2003): Working Memory: Looking Back and Looking Forward. Nature Reviews Neuroscience 4 (10), 829–839

Baddeley, A. (2002): Human Memory. Theory and Practice. Psychology Press, East Sussex

Baddeley, A. (1986): Working Memory. University Press, Oxford

Baddeley, A., Gathercole, S., Papagno, C. (1998): The Phonological Loop as a Language Learning Device. Psychological Review 105 (1), 158–173

Bahr, R. (2006): Schweigende Kinder verstehen: Kommunikation und Bewältigung beim selektiven Mutismus. 4. Aufl. Universitätsverlag Winter, Heidelberg

Bahr, R., Iven, C. (Hrsg.)(2006): Sprache Emotion Bewusstheit. Schulz-Kirchner, Idstein

Bahrfeck-Wichitill, K., Kresse, A., Subellok, K. (2011): Gemeinsam schweigsam: Selektiver Mutismus bei Zwillingen, Teil II. Didaktische Überlegungen und Konkretisierungen für die Sprachtherapie nach DortMut (Dortmunder Mutismus-Therapie). Die Sprachheilarbeit 56 (1), 2–9

Bahrfeck-Wichitill, K., Kuhn, M. (2015): „Kannst du überhaupt sprechen?" Eine Informationsstunde über selektiven Mutismus in der 7. Klasse der Realschule. Sprachförderung und Sprachtherapie in Schule und Praxis 4 (1), 18–24

Bahrfeck-Wichitill, K., Subellok, K. (2016): Mutismus verstehbar machen - Tobias (14) outet sich in seiner Klasse. Praxis Sprache, 61 (4), 201-210

Bahrfeck-Wichitill, K., Subellok, K. (2005): Kleine Freunde, verlorene Löwen und freche Elefanten. „Geschichten" aus dem Sprachtherapeutischen Ambulatorium. In: Subellok, K., Bahrfeck-Wichitill, K., Dupuis, G. (Hrsg.), 112–176

Bahrfeck-Wichitill, K., Subellok, K., Winterfeld, I., Starke, A. (2013): „Julian spricht nicht!" – Selektiver Mutismus in der Schule. In: Mitglieder-Information dgs, Landesgruppe Westfalen-Lippe (Hrsg.), Ausgabe 2013, 6–9

Bainski, C., Krüger-Potratz, M. (Hrsg.) (2008): Handbuch Sprachförderung. Neue Deutsche Schule Verlagsgesellschaft, Essen

Baker, E. (2010): Minimal Pair Intervention. In: McCauley, R. J., McLeod, S., Williams, A. L. (Hrsg.), 41–72

Baker, E., McLeod, S. (2011): Evidence-Based Practice for Children with Speech Sound Disorders: Part 1 Narrative Review. Language Speech and Hearing Services in Schools 42 (2), 102–139

Bakker, K. O., Myers, F. L. (2017): CSI – Instructional Manual for the Cluttering Severity Instrument. In: https://sites.google.com/view/icacluttering/resourcesdownloads/software-downloads/cluttering-severity-instrument?authuser=0, 04.09.2022

Bakker, K., Myers, F. L., Raphael, L. J., St. Louis, K. O. (2011): A Preliminary Comparison of Speech Rate, Self-Evaluation, and Disfluency of People Who Speak Exceptionally Fast, Clutter, or Speak Normally. In: Ward, D., Scaler Scott, K. (Hrsg.), 45–65

Ball, M. J., Perkins, M. R., Müller, N., Howard, S. (Hrsg.) (2008): Handbook of Clinical Linguistics. Blackwell, Oxford

Bangert, K., Scott, K. S., Adams, C., Kisenwether, J. S., Giuffre, L., Reed, J., Thurman, A. J., Abbeduto, L., & Klusek, J. (2022): Cluttering in the Speech of Young Men with Fragile X Syndrome. Journal of Speech, Language, and Hearing Research, 65 (3), 954-969

Bankson, N. W., Bernthal, J. E., Flipsen, P. (Hrsg.) (2013): Articulation and Phonological Disorders – Speech Sound Disorders in Children. Pearson, Boston

Barlow, J. A., Gierut, J. A. (2002): Minimal Pair Approaches to Phonological Remediation. Seminars in Speech and Language 23 (1), 57-67

Barrett, M. (Hrsg.) (1999): The Devlopment of Language. Psychology Press, Hove

Barwitzki, K., Hofbauer, C., Huber, M., Wagner, L. (2008): LTB-J. Leipziger Testbatterie zur Messung des formal-sprachlichen Entwicklungsstandes bei Jugendlichen. Berufsbildungswerk Leipzig für Hör- und Sprachgeschädigte GmbH, Leipzig

Bastians, E. (2016): "Wer weiß was zur Steinzeit? WoW! Wortschatz!" Fach-/ Wortschatz-Lernstrategie-Training (FWLT). Praxis Sprache 61(4), 70-73

Bastians, E. (2015): "Wer weiß was? - Wow! Wortschatz!" Fach-/Wortschatz-Lernstrategie-TRaining (FWLT). Ein Beispiel zur Adaption des Konzepts "Wortschatzsammler" für die Sekundarstufe I im Rahmen inklusiver Beschulung. Praxis Sprache 60 (3), 175-178

Bates, E. (1976): Pragmatics and Sociolinguistics in Child Language. In: Morehead, D. M., Morehead, A. E. (Hrsg.), 411–464

Bates, E., Marchman, V., Thal, D., Fenson, L., Dale, P., Reznick, J. S., Reilly, J., Hartung, J. (1994): Developmental and Stylistic Variation in the Composition of Early Vocabulary. Journal of Child Language 21 (1), 85–123

Battle, D. E. (Hrsg.) (2012): Communication Disorders in Multicultural and International Populations. Elsevier, St. Louis

Baumgartner, S. (2012): Sprechwerkzeuge stottern nicht. Zur Komplexität von Stottertherapie. Forum Logopädie 26 (1), 6–11

Baumgartner, S. (2010): Conclusio: Neue Forschung, altes Wissen und die ICF - Was braucht der stotternde Mensch und sein Therapeut? In: Iven, C., Kleissendorf, B. (Hrsg.), 153–168

Baumgartner, S. (2008): Kindersprachtherapie eine integrative Grundlegung. Ernst Reinhardt, München/Basel

Baumgartner, S., Füssenich, I. (Hrsg.) (2002): Sprachtherapie mit Kindern. 5. Aufl. Ernst Reinhardt, München/Basel

Baumgartner, S., Giel, B. (2000): Qualität und Sprachtherapie. In: Grohnfeldt, M. (Hrsg.), 274–308

Baumeister, I. (2016): Genuserwerb und Prinzipien der Genuszuweisung im Deutschen. Sprache - Stimme - Gehör 40 (4), 193-195

Bavin, E. L. (Hrsg.) (2012): The Cambridge Handbook of Child Language. Cambridge University Press, New York

Becker-Mrotzek, M., Kusch, E. (2007): Sachtexte lesen und verstehen. Der Deutschunterricht, 59 (1), 31

Behrens, H. (2004): Früher Grammatikerwerb. Sprache Stimme Gehör 28 (1), 15–19

Beier, J. (2013): Wortfindungsstörungen evidenzbasiert therapieren. Handout zum Seminar, Rostock

Beier, J., Siegmüller, J. (2013): Kindliche Wortfindungsstörungen. In: Ringmann, S., Siegmüller, J. (Hrsg.), 79–102

Bellani, M., Moretti, A., Perlini, C., Brambilla, P. (2014): Language Disturbances in ADHD. Epidemiology and Psychiatric Sciences 20 (4), 311–315

Benecken, J. (1996): Wenn die Grazie misslingt. Stottern und stotternde Menschen im Spiegel der Medien. Demosthenes, Köln

Benecken, J., Spindler, L. (2004): Zur psychosozialen Belastung stotternder Schüler an Allgemeinschulen. Die Sprachheilarbeit 49 (2), 61–70

Benecken, J., Spindler, L. (2002): Mobbing und Stottern: Zur schulischen Situation stotternder Kinder. Forum Logopädie 16 (1), 6–11

Bennett Lanouette, E. (2011): Intervention Strategies for Cluttering Disorders. In: Ward, D., Scaler Scott, K. (Hrsg.), 175–197

Berendes, K., Schnitzler, C., Willmes, K., Huber, W. (2010): Die Bedeutung von Phonembewusstheit und semantisch-lexikalischen Fähigkeiten für Schriftsprachleistungen in der Grundschule. Sprache, Stimme und Gehör 34 (3), e33-e41

Berg, M. (2020): MuSE-Pro. Überprüfung grammatischer Fähigkeiten bei 5- bis 8-jährigen Kindern. 3. Aufl. Ernst Reinhardt, München

Berg, M. (2018): Kontextoptimierung im Unterricht. Praxisbausteine für die Förderung grammatischer Fähigkeiten. 3. Aufl. Ernst Reinhardt, München

Berg, M. (2013): Kontextoptimierung in der Schuleingangsphase. In: Siegmüller, J., Ringmann, S. (Hrsg.), 189–210

Berg, M. (2007): Kontextoptimierte Förderung des Nebensatzerwerbs bei spracherwerbsgestörten Kindern. Shaker, Aachen

Berg, M., Janke, B. (2018): Grammatikentwicklung von Kindern mit SSES in den ersten beiden Schuljahren. Logos 25 (1), 4-14

Bergman, R. L., Gonzalez, A., Piacentini, J., Keller, M. L. (2013): Integrated Behavior Therapy for Selective Mutism: a Randomized Controlled Pilot Study. Behaviour Research and Therapy 51 (10), 680–689

Bergman, R. L., Piacentini, J., McCracken, J. T. (2002): Prevalence and Description of Selective Mutism in a School-Based Sample. Journal of the American Academy of Child & Adolescent Psychiatry 41 (8), 938–946

Bernhardt, B. M., Stemberger, J. P. (1998): Handbook of Phonological Development: From the Perspective of a Constraint-Based Nonlinear Phonology. Academic Press, San Diego, CA

Berninger V. W. (1994) (Hrsg.): The Varieties of Orthographic Knowledge: Theoretical and Developmental Issue. Kluwer Academic Publishers, Dordrecht

Bernstein Ratner, N. (1987): Linguistic Behaviors at the Onset of Stuttering. In: Hulstijn, W., Peters, H. F. M., van Lieshout, P. (Hrsg.), 585–594

Bernthal, J. E., Bankson, N. W., Flipsen, P. (2013): Motor Based Treatment Approaches. In: Bankson, N. W., Bernthal, J. E., Flipsen, P. (Hrsg.), 274–278

Berwanger, D. (2001): Sprachentwicklungsstörung und Zeitverarbeitung. In: Suchodoletz, W. von (Hrsg.), 118–147

Berwanger, D.; von Suchodoletz, W. (2004): Erprobung eines Zeitverarbeitungstrainings bei Kindern mit Lese-Rechtschreibschwierigkeiten. Zeitschrift für Kinder- und Jugendpsychiatrie und Psychotherapie 32 (2), 77-84

Best, W., Hughes, L.M., Masterson, J., Thomas, M., Fedor, A., Roncoli, S., Fern-Pollak, L., Shepherd, D.-L., Howard, D., Shobbrook, K., Kapikian, A. (2018): Intervention for children with word-finding difficulities: a parallel group randomised control trial. International Journal of Speech-Language Pathology 20 (7), 708-719

Best, W., Hughes, L., Masterson, J., Thomas, M., Howard, D., Kapikian, A., Shobbrook, K. (2021): Understanding differing outcomes from semantic and phonological interventions with children with word-finding difficulties: A group and case series study. Cortex 134, 145-161

Beushausen, U. (Hrsg.) (2009): Therapeutische Entscheidungsfindung in der Sprachtherapie. Elsevier, München

Birner-Janusch, B. (2013): Verbale Entwicklungsdyspraxie in der Schuleingangsphase. In: Ringmann, S., Siegmüller, J. (Hrsg.), 241–266

Birner-Janusch, B. (2001): Die Anwendung des PROMPT Systems im Deutschen – eine Pilotstudie. Sprache – Stimme – Gehör 25 (4), 174–179

Bishop, D. V. M. (2003): TROG-2. Test for Reception of Grammar. Version 2. Harcourt Assessment, London

Bishop, D. V. M. (2000): Pragmatic Language Impairment: a Correlate of SLI, a Distinct Subgroup, or Part of the Autistic Continuum? In: Bishop, D. V. M., Leonard, L. (Hrsg.), 99–113

Bishop, D. V. M., Leonard, L. B. (Hrsg.) (2000): Speech and Language Impairments in Children. Causes, Characteristics, Intervention and Outcome. Psychology Press, Hove

Bishop, D. V. M., McDonald, D., Bird, S., Hayiou-Thomas, M. (2009): Children Who Read Words Accurately Despite Language Impairment: Who Are They and How Do They Do It? Child Development 80 (2), 593–605

Bishop, D. V. M., Snowling, M. (2004): Developmental Dyslexia and Specific Language Impairment: Same or Different? Psychological Bulletin 130 (6), 858–868

Bittner, D. (2013): Grammatische Entwicklung. In: Siegmüller, J., Ringmann, S. (Hrsg.), 51–76

Blachman, B. A. (1994): What Have We Learned from Longitudinal Studies of Phonological Processing and Reading and Some Unanswered Questions: a Response to Torgesen, Wagner and Rashotte. Journal of Learning Disabilities 27 (5), 287–291

Black, B., Uhde, T. W. (1995): Psychiatric Characteristics of Children with Selective Mutism: a Pilot Study. Journal of the American Academy of Child & Adolescent Psychiatry 34 (7), 847–856

Blake, B. J. (2012): Case. Second Edition. Cambridge University Press, Cambridge

Bliss, L. S., Covington, Z., McCabe, A. (1999): Assessing the Narratives of African American Children. Contemporary Issues in Communication Science and Disorders 26 (Fall), 160–167

Bloodstein, O. (1993): Stuttering: the Search for a Cause and Cure. Allyn + Bacon, Boston

Bloodstein, O., Bernstein Ratner, N. (2008): A Handbook on Stuttering. 6. Aufl. Thomson Delmar, New York

Bloom, L., Margulis, C., Tinker, E. (1993): The Words Children Learn: Evidence Against a Noun Bias in Early Vocabularies. Cognitive Development 8 (4), 431–450

Bloom, P. (1993): The Transition from Infancy to Language: Acquiring the Power of Expression. Cambridge University Press, Cambridge

Bloom, P. (Hrsg.) (1993): Language Acquisition. Core Readings, New York

Bockmann, A. K., Kiese-Himmel, C. (2012): Eltern Antworten – Revision (ELAN-R). Elternfragebogen zur Wortschatzentwicklung im frühen Kindesalter. Beltz, Göttingen

Boenisch, J. , Sachse, S. (2007): Diagnostik und Beratung in der unterstützten Kommunikation. Theorie, Forschung und Praxis. Von Loeper, Karlsruhe

Bönsch-Kauke, M. (2003): Psychologie des Kinderhumors. Schulkinder unter sich. Leske + Budrich, Opladen

Bóna, J. (2018): Disfluent whole-word repetitions in cluttering: Durational patterns and functions. Clinical Linguistics & Phonetics 32 (4), 378–391

Bóna, J. (2021): Self-initiated error-repairs in cluttering. Clinical Linguistics & Phonetics 35 (5), 405–418

Bortz, J., Döring, N. (2006): Forschungsmethoden und Evaluation. Für Human- und Sozialwissenschaftler. Springer, Heidelberg

Bosshardt, H. G., Packman, A., Blomgren, M., Kretschmann, J. (2016): Measuring Stuttering in Preschool-Aged Children Across Different Languages: an International Study. Folia Phoniatrica et Logopaedica 67 (5), 221–230

Botting, N., Conti-Ramsden, G. (2000): Social and Behavioural Difficulties in Children with Language Impairment. Child Language Teaching and Therapy 16 (2), 105–120

Bowen, C. (2009): Children's Speech Sound Disorders. Wiley-Blackwell, Chichester

Bowerman, M., Levinson, S. C. (Hrsg.) (2001): Language Acquisition and Conceptual Development. Cambridge University Press, Cambridge

Bowers, P. G., Golden, J. O., Kennedy, A., Young, A. (1994): Limits upon Orthographic Knowledge Due to Processes Indexed by Naming Speed. In: Berninger V. W. (Hrsg.), 173–218

Brand, H. (2009): Mutismus – schweigende Kinder und Jugendliche im Gespräch. Erfahrungen mit Gruppen. Pabst Science Publishers, Lengerich

Braun, O. (2002): Allgemeiner Überblick über verschiedene Interventionsansätze zur Sprachförderung und Sprachtherapie im Bereich der Semantik. In: Grohnfeldt, M. (Hrsg.), 87–109

Bray, M. (2003): The Nature of Dysfluency in Down`s Syndrome. Bulletin 3, Royal College of Speech and Language Therapists, 8–9

Bredel, U., Fuhrhop, N., Noack, C. (2011): Wie Kinder lesen und schreiben lernen. Francke, Tübingen

Bretherton-Furness, J., Ward. D. (2015): Linguistic Behaviours in Adults Who Clutter and Adults Who Stutter When Reading and Speaking. Procedia - Social and Behavioral Sciences 7 (1), 62–71

Bretherton-Furness, J., Ward, D. (2012): Lexical Access, Story Re-Telling and Sequencing Skills in Adults Who Clutter and Those Who Do Not. Journal of Fluency Disorders 37 (4), 214–224

Brinton, B., Fujiki, M. (1982): A Comparison of Request-Response Sequences in the Discourse of Normal and Language-Disordered Children. Journal of Speech and Hearing Disorders 47 (1), 57–62

Brodbeck, D., Fox, A. V. (2016): Kinder mit AS ohne Behandlung. In: Fox-Boyer, A. V., 221–229

Broomfield, J., Dodd, B. (2011): Is Speech and Language Therapy Effective for Children with Primary Speech and Language Impairment? Report of a Randomized Control Trial. International Journal of Communication Disorders 46 (6), 628–640

Brown, R. (1973): A First Language. Harvard University Press, Cambridge

Brügelmann, H. (Hrsg.) (1986): ABC und Schriftsprache. Rätsel für Kinder, Lehrer und Forscher. Faude, Konstanz

Brumbaugh, K. M., Smit, A. B. (2013): Treating Children Ages 3–6 Who Have Speech Sound Disorder: a Survey. Language, Speech, and Hearing Service in Schools 44 (3), 306–319

Bruner, J. S. (2008): Wie das Kind sprechen lernt. Nachdr. der 2., erg. Aufl. Huber, Berlin

Bruner, J. S., Laciavelli, J. (1989): Monologue as a Narrative Recreation of the World. In: Nelson, K. (Hrsg.), 73–97

Brutten, E. J., Shoemaker, D. J. (1967): The Modification of Stuttering. Prentice Hall, Englewood Cliffs/New Jersey

Bryant, J. B. (2012): Pragmatic Development. In: Bavin, E. L. (Hrsg.), 339–354

Bundesinstitut für Arzneimittel und Medizinprodukte (2022): Internationale Klassifikation der Krankheiten 11. Revision (ICD-11) - Entwurfsfassung. In: https://www.bfarm.de/DE/Kodiersysteme/Klassifikationen/ICD/ICD-11/uebersetzung/node.html;jsessionid=DE18B686DC32BDFB26CBC24D18D5F7AD.internet272, 31.08.2022

Bundesverband der Jugend- und Kinderärzte (bvjk)(2016): Stottern. Ein Leitfaden für die kinder- und jugendärztliche Praxis. bvjk-Service, Köln. In: www.bvkj-shop.de/media/attachment/file/b/v/bvkj_com_0892_stottern_0716.pdf, 20.01.2017

Bundesvereinigung für Stottern und Selbsthilfe (bvss)(Hrsg.) (2014): Stottertherapie für Kinder. DVD. Demosthenes, Köln

Bundesvereinigung für Stottern und Selbsthilfe (bvss), Deutscher Bundesverband für Logopädie (dbl) (Hrsg.) (2012): Für Menschen, die stottern: Tipps zur Therapeutensuche. In: www.dbl-ev.de/fileadmin/Inhalte/Publikationen/0609_Broschuere_Tipps_Therapeutensuche_Erwachsene.pdf, 24.1.2017

Burns, T. C., Yoshida, K. A., Hill, K., Werker, J. F. (2007): The Development of Phonetic Representation in Bilingual and Monolingual Infants. Applied Psycholinguistics 28 (3), 455–474

Bus, A. G., Ijzendoorn, M. H. (1999): Phonological Awareness and Early Reading: a Meta-Analysis of Experimental Training Studies. Journal of Educational Psychology

91 (3), 403–414
Buschmann, A. (2017): Heidelberger Elterntraining zur frühen Sprachförderung: Trainermanual. 3. Aufl. Elsevier, München
Buschmann, A., Simon, S., Jooss, B., Sachse, S. (2010): Ein sprachbasiertes Interaktionstraining für ErzieherInnen („Heidelberger Trainingsprogramm") zur alltagsintegrierten Sprachförderung in Krippe und Kindergarten – Konzept und Evaluation. In: Fröhlich-Gildhoff, K., Nentwig-Gesemann, I., Strehmel, P. (Hrsg.), 107–133
Buschmann, H. (1986): Die Methode des rhythmisch-dynamischen Sprechschreibens bei Legasthenikern, Vortrag auf dem 6. Fachkongress Legasthenie in Hannover
Büttner, J. (2012): Phonologische Entwicklung im Deutschen bei bilingual russisch-deutsch aufwachsenden Kindern im Alter von 3;0–4;8 Jahren. Unveröffentlichte Bachelorarbeit. Hochschule Fresenius, Hamburg
Byers-Heinlein, K., Burns, T. C., Werker, J. F. (2010): The Roots of Bilingualism in Newborns. Psychological Science 21 (3), 343–348
Carmiol, A. M., Sparks, A. (2014): Narrative Development Across Cultural Contexts. In: Matthews, D. (Hrsg.), 279–293
Casillas, M. (2014): Turn-Taking. In: Matthews, D. (Hrsg.), 53–70
Catts, H. W., Adloff, S., Hogan, T., Weismer, S. (2005): Are Specific Language Impairment and Dyslexia Distinct Disorders? Journal of Speech, Hearing and Language Research 48 (6), 1378–1396
Catts, H. W., Fey, M. E., Tomblin, J. B., Zhang, X. (2002): A Longitudinal Investigation of Reading Outcomes in Children with Language Impairments. Journal of Speech, Language, and Hearing Research 45 (6), 1142–1157
Catts, H. W., Fey, M. E., Zhang, X., Tomblin, B. (1999): Language Basis of Reading and Reading Disabilities: Evidence from a Longitudinal Investigation. Scientific Studies of Reading 3 (4), 331–361
CEBM, Oxford Centre for Evidence-based Medicine (2009): Levels of Evidence. Online verfügbar unter: www.cebm.net/oxford-centre-evidence-based-medicine-levels-evidence-march-2009/, 21.01.2017
Center, Y., Freeman, L., Robertson, G., Outhred, L. (1999): The Effect of Visual Imagery Training on the Reading and Listening Comprehension of Low Listening Comprehenders in Year 2. Journal of research in Reading 22 (3), 241–256
Chen, Y., Thompson, C.G. Xu, C., Irey, R., Georgiou, G.K. (2021): Rapid automatized naming and spelling performance in alphabetic languages: a meta-analysis. Reading and Writing – An Interdisciplinary Journal 34 (10), 2559–2580
Chilla, S. (2022): Kindliche Mehrsprachigkeit. Grundlagen, Störungen, Diagnostik. 3. Aufl. Ernst Reinhardt, München
Chilla, S., Haberzettl, S. (Hrsg.) (2014): Handbuch Spracherwerb und Sprachentwicklungsstörungen (Mehrsprachigkeit). Elsevier, München
Chomsky, N. (1988): Language and Problems of Knowledge: The Managua Lectures. MIT Press, Cambridge
Chumpelik (Hayden), D. A. (1984): The PROMPT System of Therapy: Theoretical Framework and Applications for Developmental Apraxia of Speech. Seminars in Speech and Language 5 (2), 139–155
Clahsen, H. (1988): Normale und gestörte Kindersprache. Benjamins, Amsterdam
Clahsen, H. (1986): Die Profilanalyse. Ein linguistisches Verfahren für die Sprachdiagnostik im Vorschulalter. Spiess, Berlin
Clahsen, H. (1982): Spracherwerb in der Kindheit. Narr, Tübingen
Clahsen, H., Hansen, D. (1997): The Grammatical Agreement Deficit in Specific Language Impairment: Evidence from Therapy Experiments. In: Gopnik, M. (Hrsg.), 141–160
Clark, E. (2016): First Language Acquisition. 3. Aufl. Cambridge University Press, Cambridge
Clark, E. (1993): The Lexicon in Acquisition. Cambridge University Press, Cambridge
Clausen, M. C., Fox-Boyer, A. V. (in Vorb.): Differential Diagnosis of Speech Sound Disorders in Danish-Speaking children.
Clausen, M. C., Fox-Boyer, A. V. (eingereicht): Assessment of Danish-Speaking children's Phonological Development and Speech Sound Disorders.
Cloud, N. (1994): Special Education Needs of Second Language Students. In: Genesee, F. (Hrsg.), 243–277
Cochrane (2015): Cochrane-Klassifikation. In: www.cochrane.de/de/cochrane, 25.01.2017
Cohan, S. L., Chavira, D. A., Stein, M. B. (2006): Practitioner Review: Psychosocial Interventions for Children with Selective Mutism: a Critical Evaluation of the Literature from 1990–2005. Journal of Child Psychology and Psychiatry, and Allied Disciplines 47 (11), 1085–1097
Coie, J., Dodge, K., Kupersmidt, J. (1990): Peer Group Behavior and Social Status. In: Asher, S., Coie, J. (Hrsg.), 17–58
Conboy, B. T., Sommerville, J. A, Kuhl, P. K. (2008): Cognitive Control Factors in Speech Perception at 11 Months. Developmental Psychology 44 (5), 1505–1512
Constable, A., Stackhouse, J., Wells, B. (1997): Developmental Word-Finding Difficulties and Phonological Processing: the Case of Missing Handcuffs. Applied Psycholinguistics 18 (4), 507–536
Conti-Ramsden, G., Jones, M. (1997): Verb Use in Specific Language Impairment. Journal of Speech, Language, and Hearing Research 40 (6), 1298–1313
Conture, E., Curlee, R. (Hrsg.) (2007): Stuttering and Related Disorders of Fluency. 3. Aufl. Thieme, New York
Cook, S. (2013): Fragebogen zur psychosozialen Belastung durch das Stottern für Kinder und Jugendliche. L.O.G.O.S. Interdisziplinär 21 (2), 97–105
Cooke, J., Williams, D. (1999): Therapie mit sprachentwicklungsverzögerten Kindern. 3. Aufl. Urban & Fischer, München
Costard, S. (2011): Störungen der Schriftsprache: Modellgeleitete Diagnostik und Therapie. Thieme, Stuttgart
Craig, A., Hancock, K., Tran, Y., Craig, M., Peters, K. (2002): Epidemiology of Stuttering in the Community Across the Entire Life Span. Journal of Speech, Language and Hearing Research 45 (6), 1097–1105
Craig, A., Tran, Y. (2005): The Epidemiology of Stuttering: the Need for Reliable Estimates of Prevalence and Anxiety Levels Over the Lifespan. Advances in Speech Language Pathology 7 (1), 41–46

Crosbie, S., Dodd, B, Holm, A. (2005): Treating Inconsistent Speech Disorders. In: Dodd, B. (Hrsg.), 182–201
Crosbie, S., Pine, C., Holm, A., Dodd, B. (2006): Treating Jarrod: a Core Vocabulary Approach. Advances in Speech – Language Pathology 8 (3), 316–321
Crozier, W. R., Badawood, A. (2009): Shyness, Vocabulary and Children's Reticence in Saudi Arabian Preschools. Infant and Child Development 18 (3), 255–270
Cruse, A. D., Hundsnurscher, N., Job, M., Lutzeier, P. R. (Hrsg.) (2005): Lexikologie. Ein internationales Handbuch zur Natur und Struktur von Wörtern und Wortschätzen. De Gruyter, Berlin
Crystal, D. (1997): Encyclopaedia of Language. Cambridge University Press, Cambridge
Crystal, D. (2013): Clinical Linguistics. Disorders of Human Communication: Vol. 3., Springer, Wien
Crystal, D., Fletcher, P., Graman, M. (1989): The Grammatical Analysis of Language Disability. Elsevier, New York
Cummings, L. (2014): Pragmatic Disorders. Perspectives in Pragmatics, Philosophy, Psychology. Springer Netherlands, Dordrecht
Cummins, J. (2008): BICS and CALP. Empirical and Theoretical Status of the Distinction. In: Street, B., Hornberger, N. H. (Hrsg.), 71–83
Curlee, R. (Hrsg.) (1999): Stuttering and Related Disorders of Fluency. 2. Aufl. Thieme, New York
Curlee, R., Perkins, W. (Hrsg.) (1984): Nature and Treatment of Stuttering: New Directions. College Hill, San Diego
Curlee, R., Siegel, G. (Hrsg.) (1997): Nature and Treatment of Stuttering. New Directions. Allyn and Bacon, Boston
Daly, D. A. (1993): Cluttering: the Orphan of Speech-Language Pathology. American Journal of Speech-Language Pathology 2 (2), 6–8
Daly, D. A., Burnett, M. L. (1999): Cluttering: Traditional View and New Perspectives. In: Curlee, R. (Hrsg.), 222–254
Daly, D. A. (2006): Predictive Cluttering Inventory (PCI). https://sites.google.com/view/icacluttering/resources downloads/clinical-materials?authuser=0, 04.09.2022
Damerau, T., Subellok, K. (2015): Behaviorale Konzepte zur inklusiven schulischen Förderung der verbalen kommunikativen Fähigkeiten von Kindern mit selektivem Mutismus. Praxis Sprache 60 (2), 77–84
Damon W., Lerner R. M. (Hrsg.): Handbook of Child Psychology. Hoboken, NJ, John Wiley, Sons, Inc., USA
Dannenbauer, F. M. (2004): Probleme der ätiologischen Forschung bei spezifischer Sprachentwicklungsstörung. LOGOS Interdisziplinär 12 (3), 164–174
Dannenbauer, F. M. (2003): Sprachtherapie bei spezifischer Sprachentwicklungsstörung. In: Grohnfeldt, M. (Hrsg.), 159–177
Dannenbauer, F. (2002): Grammatik. In: Baumgartner, S., Füssenich, I. (Hrsg.), 105–161
Dannenbauer, F. M. (2001a): Chancen der Frühintervention bei spezifischer Sprachentwicklungsstörung. Die Sprachheilarbeit 46 (3), 103–111
Dannenbauer, F. M. (2001b): Spezifische Sprachentwicklungsstörung. In: Grohnfeldt, M. (Hrsg.), 48–74
Dannenbauer, F. M. (2000): Sprachwissenschaftliche Grundlagen. In: Grohnfeldt, M. (Hrsg.), 116–168
Dannenbauer, F. M. (1997): Mentales Lexikon und Wortfindungsprobleme bei Kindern. Die Sprachheilarbeit 42 (1), 4–21
Davis, B. L., Jakielski, K. J., Marquardt, T. P. (1998): Developmental Apraxia of Speech: Determiners of Differential Diagnosis. Clinical Linguistics and Phonetics 12 (1), 25–45
de Langen-Müller, U., Kauschke, C., Kiese-Himmel, C., Neumann, K., Noterdaeme, M. (2011): Diagnostik von Sprachentwicklungsstörungen (SES), unter Berücksichtigung umschriebener Sprachentwicklungsstörungen (USES). In: www.awmf.org/uploads/tx_szleitlinien/049-006l_S2k_Sprachentwicklungsstoerungen_Diagnostik_2013-06-abgelaufen.pdf, 25.01.2017
de Langen-Müller, U., Maihack, V. (Hrsg.) (2007): Früh genug – aber wie? Sprachförderung per Erlass oder Sprachtherapie auf Rezept? Tagungsbericht zum 8. wissenschaftlichen Symposium des dbs e. V. am 2. Und 3. Februar in Gelsenkirchen. Prolog, Köln
de Sonneville-Koedoot, C., Stolk, E., Rietveld, T., Franken, M.C. (2015): Direct Versus Indirect Treatment for Preschool Children Who Stutter: the RESTART Randomized Trial. PloS One 10 (7), https://doi.org/10.1371/journal.pone.0133758, 14.07.2017
Dean, E. C., Howell, J., Waters, D., Reid, J. (1995): Metaphon: a Metalinguistic Approach to Treatment of Phonological Disorders I Children. Clinical Linguistics and Phonetics 9 (1), 1–19
Decker-Voigt, H. H., Oberegelsbacher, D., Timmermann, T. (2020): Lehrbuch Musiktherapie. 3. Aufl. Ernst Reinhardt, München
Dell, C. (2001): Therapie für das stotternde Schulkind. 3. Aufl. Demosthenes, Köln
Dell, C. (1993): Treating School Age Stutters. In: Curlee, R. (Hrsg.): Stuttering and Related Disorders of Fluency. Thieme, New York
Dell, G. S., Chang, F., Griffin, Z. M. (1999): Connectionist Models of Language Production: Lexical Access and Grammatical Encoding. Cognitive Science 23 (4), 517–542
Dell, G. S., O'Seaghdha, P. G. (1991): Mediated and Convergent Lexical Priming in Language Production: a Comment on Levelt et al. (1991). Psychological Review 98 (4), 604–614
Demorest, A., Meyer, C., Phelps, E., Gardner, H., Winner, E. (1984): Words Speak Louder Than Actions. Understanding Deliberately False Remarks. Child Development 55 (4), 1527–1534
Denckla, M. B., Rudel, R. G. (1974): Rapid Automatized Naming of Pictured Objects, Colors, Letters, and Numbers by Normal Children. Cortex 10 (2), 186–202
Denkler, M., Günthner, S., Imo, W., Macha, J., Meer, D., Stoltenburg, B., Topalovic, E. (Hrsg.) (2008): Fischwärts und unkaputtbar. Sprachverfall oder Sprachwandel im Deutschen. Aschendorff, Münster
Deutsche Gesellschaft für Kinder und Jugendpsychiatrie, Psychosomatik und Psychotherapie e. V. (DGKJP) (2015): Diagnostik und Behandlung von Kindern und Jugendlichen mit Lese- und/oder Rechtschreibstörung. AWMF-Registernummer 028–044
Deutsches Institut für Medizinische Dokumentation und Information [DIMDI] (2014): Internationale statistische Klassifikation der Krankheiten und verwandter Gesund-

heitsprobleme. 10. Revision. German Modification. In: www.dimdi.de/static/de/klassi/icd-10-gm/kodesuche/onlinefassungen/htmlgm2015/index.htm, 25.1.2017
Dewart, H., Summers, S. (1995): The Pragmatics Profile of Everyday Communication Skills in Children. NFER-Nelson, Windsor
Diamond, A. (2013): Executive functions. Annual Review of Psychology, 64, 135-168
Diedrich, W. M. (1984): Cluttering: Its Diagnosis. In: Winitz, H. (Hrsg.), 307–323
Dinger, T., Smit, M., Winkelman, C. (2011): Expressiever en gemakkelijker spreken. Uitgeverij Coutinho, Bussum
Dittmann, J. (2010): Der Spracherwerb des Kindes: Verlauf und Störungen. Orig.-Ausg., 3., durchges. Aufl. In: www.gbv.de/dms/hebis-darmstadt/toc/181274027.pdf, 25.1.2017
Dockrell, J., Messer, D., George, R. (2001): Patterns of Naming Objects and Actions in Children with Word Finding Difficulties. Language and Cognitive Processes 16 (2–3), 261–286
Dockrell, J., Messer, D., George, R., Ralli, A. (2003): Beyond Naming Patterns in Children with WFDs-Definitions for Nouns and Verbs. Journal of Neurolinguistics 16 (2–3), 191–211
Dockrell, J., Messer, D., George, R., Wilson, G. (1998): Children with Word-Finding Difficulties – Prevalence, Presentation and Naming Problems. International Journal of Language and Communication Disorders 33 (4), 445–454
Dodd, B. (1995/2005): Differential Diagnosis and Treatment of Children with Speech Disorder. Whurr Publisher, London
Dodd, B., Bradford, A. (2000): A Comparison of Three Therapy Methods for Children with Different Types of Developmental Phonological Disorders. International Journal of Language and Communication Disorders 35 (2), 189–209
Dodd, B., Crosbie, S., Holm, A. (2004): Core Vocabulary Therapy: an Intervention for Children with Inconsistent Speech Disorder. Perinatal Research Centre, Royal Brisbane & Women's Hospital, University of Queensland, Brisbane
Dodd, B., Crosbie, S., Holm, A., McCormack, P. (2005): Differential Diagnosis of Phonological Disorders. In: Dodd, B. (Hrsg.), 44–70
Dodd, B., Crosbie, S., Holm, A., McIntosh, B. (2010): Core Vocabulary Intervention. In: McCauley, R. J., McLeod, S., Williams, A. L. (Hrsg.), 117–136
Dodd, B., Holm, A., Crosbie, S., McIntosh, B. (2006): A Core Vocabulary Approach for Management of Inconsistent Speech Disorder. Advances in Speech-Language Pathology 8 (3), 220–230
Dodd, B., McCormack, P. (1995): A Model of Speech Processing in Differential Diagnosis of Phonological Disorders. In: Dodd, B. (Hrsg.), 65–89
Dohmen, A. (2014): Rahmenplan zur Therapiekonzeption bei pragmatisch-kommunikativen Defiziten. In: Fox-Boyer, A. (Hrsg.), 189–204
Dohmen, A., Dewart, H., Summers, S., Skordi, A. (2009): Das pragmatische Profil. Analyse kommunikativer Fähigkeiten von Kindern. Elsevier, München
Dole, J., Valencia, S., Greer, E., Wardrope, J. (1991): Effects of two types of prereading instruction on the comprehension of narrative and expository test. Reading Research Quarterly 26 (2),142-159
Dollaghan, C. (2007): The Handbook for Evidence-Based Practice in Communication Disorders. Paul H. Brookes Publishing Co., Baltimore, Maryland
Donabedian, A. (1980): The Definition Of Quality and Approaches To Its Assessment. Health Administration Press, Ann Arbor
Döpfner, M., Görtz-Dorten, A., Lehmkuhl, G. (2008): Diagnostik-System für psychische Störungen nach ICD-10 und DSM-IV für Kinder- und Jugendliche (DISYPS-II). Huber, Bern
Döpfner, M., Schmidt, M. H., Steinhausen, H.-C. (2007): Elektiver Mutismus (F94.0). In: Eschenbeck, H., Heim-Dreger, U., Kohlmann, C. W. (Hrsg.), 303–310
Dore, J. (1975): Holophrases, Speech Acts and Language Universals. Journal of Child Language 2 (1), 21–40
Dore, J. (1974): A Pragmatic Description of Early Language Development. Journal of Psycholinguistic Research 3 (4), 343–350
Dowling, J. S. (2014): School-Age Children Talking About Humor: Data From Focus Groups. HUMOR 27 (1), 121–139
Dräger, S. (2015): Das Mundschloss. BoD – Books on Demand, Norderstedt
Dräger, S. (2016): Mutismus: Angst vor ...!? Einer Erklärung auf der Spur. BoD – Books on Demand, Norderstedt
Drayna, D. (2011): Possible Genetic Factors in Cluttering. In: Ward, D., Scaler Scott, K. (Hrsg.), 29–33
Dromi, E. (1999): Early Lexical Development. In: Barrett, M. (Hrsg.), 99–131
Dummer-Smoch, L., Hackethal, R. (2021): Kieler Leseaufbau. Veris, Kiel
Dummit, S., Klein, R., Tancer, N., Asche, B., Martin, J., Fairbanks, J. (1997): Systematic Assesment of 50 Children with Selective Mutism. Journal of the American Academy of Child & Adolescent Psychiatry 36 (5), 653–660
Dunn, J., Kendrick, C. (1982): The Speech of Two- and Three-Year-Olds to Infant Siblings: 'Baby Talk' and the Context of Communication. Journal of Child Language 9 (3), 579–595
Easton, C., Sheach, S., Easton, S. (1997): Teaching Vocabulary to Children with Wordfinding Difficulties Using a Combined Semantic and Phonological Approach: an Efficacy Study. Child Language Teaching and Therapy 13 (2), 125–142
Ebbels, S. H., Nicoll, H., Clark, B., Eachus, B., Gallagher, A. L., Horniman, K., Jennings, M., McEvoy, K., Nimmo, L., Turner, G. (2012): Effectiveness of Semantic Therapy for Word-Finding Difficulties in Pupils with Persistent Language Impairments: a Randomzied Control Trial. International Journal of Language and Communication Disorders 47 (1), 35–51
Efing, C. (2011): Schreiben für den Beruf. In: H. Schneider (Hrsg.): Wenn Schriftaneignung (trotzdem) gelingt: Literale Sozialisation und Sinnerfahrung. Juventa, Weinheim, 38-62
Efing, C. (2013): Sprachlich-kommunikative Anforderungen in der betrieblichen Ausbildung. In: C. Efing (Hrsg.): Ausbildungsvorbereitung im Deutschunterricht der Sekundarstufe I. Sprachlich-kommunikative Facetten von

„Ausbildungsfähigkeit". Lang Verlag, Frankfurt am Main, 123-145
Ehrhardt, C., Heringer, H. J. (2011): Pragmatik. LIBAC Bd. 3480, Fink, Paderborn
Ehri, L. C., Nunes, S. R., Willows, D. M., Schuster, B. V., Yaghoub-Zadeh, Z., Shanahan, T. (2001): Phonemic Awareness Instruction Helps Children Learn to Read: Evidence from the National. Reading Panel's Meta-Analysis. Reading Research Quarterly 36 (3), 250–287
Eisenberg, L. S., Hitchcock, E. R. (2010): Using Standardized Tests to Inventory Consonant and Vowel Production: a Comparison of 11 Tests of Articulation and Phonology. Language, Speech and Hearing Services in Schools 41 (4), 488–503
Eisenberg, P., Fuhrhop, N. (2021): Grundriss der deutschen Grammatik. 5. Aufl. Metzler, Stuttgart
Elben, E. C., Lohaus, A. (2000): Marburger Sprachverständnistest für Kinder (MSVK). Hogrefe, Göttingen
Elbert, M. (1997): From Articulation to Phonology: The Challenge of Change. In: Edwards, M. L., Hodson, B. (Eds.), 43–60
Elbert, M., Powell, T., Swartzlander, P. (1991): Toward a Technology of Generalization: How Many Exemplars Are Sufficient? Journal of Speech and Hearing Research 34 (1), 81–87
Elizur, Y., Perednik, R. (2003): Prevalence and Description of Selective Mutism in Immigrant and Native Families: a Controlled Study. Journal of the American Academy of Child & Adolescent Psychiatry 42 (12), 1451–1459
Ellis Weismer, S. (2000): Intervention for Children with Developmental Language Delay. In: Bishop, D. V. M., Leonard, L. B. (Hrsg.), 157–176
Ellis Weismer, S. (1996): Capacity Limitations in Working Memory: the Impact on Lexical and Morphological Learning by Children with Language Impairment. Topics in Language Disorders 17 (1), 33–44
Ellis Weismer, S., Hesketh, L. (1998): The Impact of Emphathic Stress on Novel Word Learning by Children with Specific Language Impairment. Journal of Speech, Language and Hearing Research 41 (6), 1444–1458
Ellis Weismer, S., Hesketh, L. (1996): Lexical Learning by Children with Specific Language Impairment: Effects of Linguistic Input Presented at Varying Speaking Rates. Journal of Speech and Hearing Research 39 (1), 177–190
Ellis Weismer, S., Hesketh, L. (1993): The Influence of Prosodic and Gestural Cues on Novel Word Acquisition by Children with Specific Language Impairment. Journal of Speech and Hearing Research 36 (5), 1013–1025
Ellis, A. W., Young, A. W. (1991): Einführung in die kognitive Neuropsychologie. Huber, Bern
Elsen, H. (1999): Auswirkungen des Lautsystems auf den Erwerb des Lexikons. Eine funktionalistisch-kognitive Perspektive. In: Rothweiler, M., Meibauer, J. (Hrsg.), 88–105
Ervin-Tripp, S. (1979): Children's Verbal Turn-Taking. In: Ochs, E., Schieffelin, B. B. (Hrsg.), 391–414
Eschenbeck, H., Heim-Dreger, U., Kohlmann, C. W. (Hrsg.) (2007): Beiträge zur Gesundheitspsychologie. Gmünder Hochschulreihe Band 29, Schwäbisch Gmünd
Esser, G., Wyschkon, A., Ballaschk, K., Hänsch, S. (2010): Potsdam-Illinois Test für Psycholinguistische Fähigkeiten. Hogrefe, Göttingen
Ewing-Cobbs, L., Barnes, M. (2002): Linguistic Outcomes Following Traumatic Brain Injury in Children. Seminars in Pediatric Neurology 9 (3), 209–217
Falkai, P., Wittchen, H.-U., Döpfner, M., Gaebel, W., Maier, W., Rief, W., Saß, H. Zaudig, M. (Hrsg.) (2015): Diagnostisches und statistisches Manual psychischer Störungen DSM-5. Hogrefe, Göttingen
Farmer, M., Klein, R. (1995): The Evidence for a Temporal Processing Deficit Linked to Dyslexia: a Review. Psychonomics Bulletin and Review 2 (4), 460–493
Farrell, L. M., Blanchet, P. G., Tillery, K. L. (2015): Effects of Video Exposure to Cluttering on Undergraduate Students' Perceptions of a Person who Clutters. International Journal of Language & Communication Disorders, 50 (3), 347–357
Feldmann, D., Kopf, A. (2016): Theoriegeleitete Förderdiagnostik und –planung mit Hilfe der DiFraMut im Kontext Therapie und Schule. Praxis Sprache 61 (3), 178–188
Feldmann, D., Kopf, A., Kramer, J. (2012): Das Konzept der Kooperativen Mutismustherapie (KoMut). Eine systemisch-handlungsorientierte Therapie für Kinder mit Selektivem Mutismus. Forum Logopädie 26 (1), 14–20
Feldmann, D., Kopf, A., Kramer, J. (2011): KoMut – Kooperative Mutismustherapie – Konzept einer handlungsorientierten Therapie für Kinder mit selektivem Mutismus. Die Sprachheilarbeit 56 (3), 150–156
Fenson, L., Dale, P. S., Reznick, J. S., Bates, E., Thal, D. J., Pethick, S. J., Tomasello, M., Mervis, C. B., Stiles, J. (1994): Variability in Early Communicative Development. Monographs of the Society for Research in Child Development 59 (5), 1–185
Fey, M. E. (1992): Articulation and Phonology: Inextricable Constructs in Speech Pathology. Language, Speech and Hearing Services in Schools 23 (3), 225–232
Fey, M. E., Long, S. H., Finestack, L. H. (2003): Ten Principles of Grammar Facilitation for Children with Specific Language Impairments. American Journal of Speech–Language Pathology 12 (1), 3–15
FH Münster (2022): Wirksamkeit von Stottertherapie KIDS bestätigt. https://www.fh-muenster.de/hochschule/personal-entwickeln/gesunde-hochschule/520-Pressemitteilungen-Gesunde-Hochschule.php?pmid=8929 (Zugriff am 28.08.2022)
Fillmore, C. J. 1971 Some problems for case grammar. In: R. O'Brien (Hrsg.). 35-56
Finestack, L. H., Palmer, M., Abbeduto, L. (2012): Macrostructural Narrative Language of Adolescents and Young Adults with Down Syndrome or Fragile X Syndrome. American Journal of Speech, Language Patholology 21 (1), 29–46
Fischer, M. Y., Pfost, M. (2015): Wie effektiv sind Maßnahmen zur Förderung der phonologischen Bewusstheit? Eine meta-analytische Untersuchung der Auswirkungen deutschsprachiger Trainingsprogramme auf den Schriftspracherwerb. Zeitschrift für Entwicklungspsychologie und Pädagogische Psychologie 47 (1), 35–51
Flanangan, B. I., Goldiamond, I., Azrin, N. (1958): Operant Stuttering: the Control of Stuttering Behavior through Response Contingent Consequences. Journal of Experimental Analysis of Behavior 1 (2), 173–177
Flipsen, P. (2006): Measuring the Intelligibility of Conversa-

tional Speech in Children. Clinical Linguistics and Phonetics 20 (4), 303–312
Ford, M. A., Sladeczeck, I. E., Carlson, J., Kratochwill, T. R. (1998): Selective Mutism: Phenomological Characteristics. School Psychology Quarterly 13 (3), 192–227
Forrest, K., Dinnsen, D., Elbert, M. (1997): Impact of Substitution Patterns on Phonological Learning by Misarticulating Children. Clinical Linguistics and Phonetics 11 (1), 63–76
Forrest, K., Elbert, M., Dinnsen, D. (2000): The Effect of Substitution Patterns on Phonological Treatment Outcomes. Clinical Linguistics and Phonetics 14 (7), 519–531
Forster, M., Martschinke, S. (2002): Leichter lesen und schreiben lernen mit der Hexe Susi. Übungen und Spiele zur Förderung der phonologischen Bewusstheit. Auer Verlag, Donauwörth
Förstl, H. (Hrsg.) (2012): Theory of Mind. Neurobiologie und Psychologie sozialen Verhaltens. 2. Aufl. Springer, Berlin
Fox, A. V. (2002): PLAKSS-I Psycholinguistische Analyse kindlicher Sprechstörungen. Swets Test Services, Frankfurt
Fox, A. V. (2000): The Acquisition of Phonology and the Classification of Speech Disorders in German-Speaking Children. Unveröffentlichte PhD-Thesis, Newcastle upon Tyne
Fox, A. V., Dodd, B. (2001): Phonological Disordered German-Speaking Children. American Journal of Speech and Language Pathology 10 (3), 291–307
Fox, A. V., Dodd, B. (1999): Der Erwerb des phonologischen Systems in der deutschen Sprache. Sprache – Stimme – Gehör 23 (4), 183–191
Fox, A. V., Dodd, B., Howard, D. (2002): Risk Factors for Speech disorders in children. International Journal of Communication Disorders 37 (2), 117–131
Fox, A., Ünsal, F. (2002): Lautspracherwerb bei zweisprachigen Migrantenkindern. Forum Logopädie 16 (3), 10–15
Fox-Boyer, A. V. (2020): TROG-D. Test zur Überprüfung des Grammatikverständnisses. 8. Aufl. Schulz-Kirchner, Idstein
Fox-Boyer, A. V. (2016a): Kindliche Aussprachestörungen. 7. überarbeitete Auf. Schulz-Kirchner, Idstein
Fox-Boyer, A. V. (2015): Psycholinguistisch orientierte Phonologie-Therapie. Therapiehandbuch. Schulz-Kirchner, Idstein
Fox-Boyer, A. V. (Hrsg.) (2013): Handbuch Spracherwerb und Sprachentwicklungsstörungen. Kindergartenphase. Elsevier, München
Fox-Boyer, A. V. (2014a): PLAKSS-II. Psycholinguistische Analyse kindlicher Aussprachestörungen. Vollständig überarbeitete Neuauflage Pearson Assessment, Frankfurt
Fox-Boyer, A. V. (2014b): Aussprachestörungen. In: Grohnfeldt, M. (Hrsg.), 175–183
Fox-Boyer, A. V. (2014c): Aussprachestörungen im Deutschen. In: Fox-Boyer, A. V. (Hrsg.), 41–54
Fox-Boyer, A., Albrecht, K. & Clausen, M.C. (2017, im Druck) Zur Problematik der mangelnden Kompatibilität psychometrischer und theoretischer Bedingungen diagnostischer Materialien. In R. Haring & J. Siegmüller: Evidenzbasierte Praxis in den Gesundheitsberufen, Chancen und Herausforderungen für Forschung und Anwendung. Heidelberg: Springer
Fox-Boyer, A. V., Glück, C. W., Elsing, C., Siegmüller, J. (2014a): Erwerb von Phonologie, Lexikon und Grammatik bei Kindern im Alter von 3;0–5;0 Jahren. In: Fox-Boyer, A. V. (Hrsg.) (2014), 3–23
Fox-Boyer, A. V., Hild, U., Schulte-Mäter, A. (2014b): Therapie von Aussprachestörungen. In: Fox-Boyer, A. V. (Hrsg.), 137–156
Fox-Boyer, A. V., Neumann, C. (2016): Der Erwerb der Konsonantenverbindungen im Deutschen und deren klinischen Implikationen. Vortrag auf dem dbl-Jahreskongress (26.–28.05.2016) in Bielefeld
Fox-Boyer, A. V., Salgert, K. (2014): Erwerb und Störungen der Aussprache bei mehrsprachigen Kindern. In: Chilla, S., Haberzettl, S. (Hrsg.), 109–121
Fox-Boyer, A. V., Schäfer, B. (2015): Die phonetisch-phonologische Entwicklung von Kleinkindern (0–3 Jahre). In: Sachse, S. (Hrsg.), 39–62
Frank, G., Grziwotz, P. (1974): Lautprüfbogen. Sprachheilzentrum Selbstverlag, Ravensburg
Franken, C., Neumann, S. (in Vorb.): Der Einsatz von Mundmotorikübungen bei Kindern mit Aussprachestörungen in der Sprachtherapie – Ergebnisse eines online surveys.
Fricke, S., Schäfer, B. (2011): Test für phonologische Bewusstheitsfähigkeiten (TPB). Schulz-Kirchner, Idstein
Frith, U. (1986): A Developmental Framework for Developmental Dyslexia. Annals of Dyslexia 36 (1), 69–83
Fritsche, T., Meyer, C.B., Adelt, A., Roß, J. (Hrsg.): Im Dschungel des Grammatikerwerbs. Spektrum Patholinguistik 6 VPL, Potsdam
Fröhlich, U., Noterdaeme, M., Jooss, B., Buschmann, A. (2014): Elterntraining zur Anbahnung sozialer Kommunikation bei Kindern mit Autismus-Spektrum-Störungen. Training Autismus – Sprache – Kommunikation (TASK). Urban & Fischer, München
Fröhlich-Gildhoff, K., Nentwig-Gesemann, I., Strehmel, P. (Hrsg.) (2010): Forschung in der Frühpädagogik III. Schwerpunkt: Sprachentwicklung und Sprachförderung. Verlag FEL, Freiburg
Fröschels, E. (1931): Lehrbuch der Sprachheilkunde (Logopädie) für Ärzte, Pädagogen und Studierende. 3. Aufl. Deuticke, Leipzig
Fürstenau, S. (Hrsg.) (2012): Interkulturelle Pädagogik und Sprachliche Bildung. Springer, Wiesbaden
Füssenich, I. (2016): Semantik. In: Baumgartner, S., Füssenich, I. (Hrsg.), 63–104, 5. Auflage
Füssenich, I. (1998): Durst habe. Trinke muss. Zum Verhältnis von Mündlichkeit und Schriftlichkeit bei der Therapie gestörter Kindersprache. Die Sprachheilarbeit 43 (4), 167–176
Gaigulo, D., Gubenko, V., Meixner, C. (2021): Mehrsprachige Kinder mit lexikalischer Störung - Nutzen und Umsetzbarkeit der Strategietherapie "Wortschatzsammler". Sprachförderung und Sprachtherapie in Schule und Praxis 10 (2), 111-122
Galaburda, A. (1999): Developmental Dyslexia: a Multilevel Syndrome. Dyslexia 5 (4), 183–191
Galuschka, K., Ise, E., Krick, K., Schulte-Körne, G. (2014): Effectiveness of Treatment Approaches for Children and Adolescents with Reading Disabilities: a Meta-Analysis of Randomized Controlled Trials. PLoS ONE 9 (2), 1–12
Galuschka, K., Schulte-Körne, G. (2015): Evidenzbasierte

Interventionsansätze und forschungsbasierte Programme zur Förderung der Leseleistung bei Kindern und Jugendlichen mit Lesestörung – Ein systematischer Review. Zeitschrift für Erziehungswissenschaft 18 (4), 473–487

Gambrell, L. B., Brooks, J.P. (1993): Mental Imagery, Text Illustrations, and Children's Story Comprehension and Recall. Reading Research Quarterly 28 (3), 264–276

Garbani Ballnik, O. (2012): Unser Kind spricht nicht. Ratgeber für Eltern schweigender Kinder. Vandenhoeck & Ruprecht, Göttingen

Garvey, C. (1984): Children's Talk (The Developing child). Harvard University Press, Cambridge, Mass.

Gasteiger-Klicpera, B., Sticker, E. (2012): TBS-TK Rezension: „Deutscher Rechtschreibtest für das erste und zweite/dritte und vierte Schuljahr, DERET 1–2+/3–4+". Psychologische Rundschau 63 (1), 75–77

Gathercole, S. E., Adams, A. M., Hitch, G. J. (1994): Do Young Children Rehearse? an Individual-Differences Analysis. Memory & Cognition 22 (2), 201–207

Gathercole, S. E., Baddeley, A. (2003): Working Memory and Language. Psychology Press, Hove

Gathercole, S. E., Baddeley, A. (1990): Phonological Memory Deficits in Language Disordered Children: Is There a Casual Connection? Journal of Memory and Language 29 (3), 336–360

Gathercole, S. E., Hitch, G. J., Service, E., Martin, A. J. (1997): Phonological Short-Term Memory and New Word Learning in Children. Developmental Psychology 33 (6), 966–979

Gellert, U. (2011): „Fünf mal fünf ist siebzehn" Zur Bedeutung von konzeptioneller Schriftlichkeit und dekontextualisierter Sprache beim Lernen von Mathematik im Grundschulalter. In: Hüttis-Graff P., Wieler P. (Hrsg.), 79–94

Gemeinsamer Bundesausschuss (GBA) über die Verordnung von Heilmitteln in der vertragsärztlichen Versorgung: Heilmittelkatalog 2017, Heilmittel der Stimm-, Sprech- und Sprachtherapie: IntelliMed GmbH, Verlag + Medien, Ludwigsburg

Gensthaler, A., Dieter, J., Raisig, S., Hartmann, B., Ligges, M., Kaess, M., Freitag, C. M., Schwenck, C. (2020): Evaluation of a Novel Parent-Rated Scale for Selective Mutism. Assessment 27 (5), 1007–1015

Gerber, S., Brice, A., Capone, N., Fujiki, M., Timler, G. (2012): Language Use in Social Interactions of School-Age Children with Language Impairments: an Evidence-Based Systematic Review of Treatment. Language, Speech, and Hearing Services in Schools 43 (2), 235–249

German, D. (1989): National College of Education Test of Word Finding. DLM Teaching Ressources, Allen/Texas

German, D., Newman, R. S. (2004): The Impact of Lexical Factors on Children's Word-Finding Errors. Journal of Speech, Language, and Hearing Research 47 (3), 624–636

Gey, M. (1976): Werscherberger Lautprüf- und Übungsmappe – Zur Ermittlung und Behandlung von Stammelfehlern. Prull, Oldenburg

Giel, B., Tillmanns-Karus, M. (2004): Kölner Diagnostikbogen für myofunktionelle Störungen. Mit Handanweisung. Modernes Lernen, Dortmund

Gierut, J. A. (1990): Differential Learning of Phonological Oppositions. Journal of Speech and Hearing Research 33 (3), 540–549

Gierut, J. A. (1989): Maximal Opposition Approach to Phonological Treatment. Journal of Speech and Hearing Disorders 54 (1), 9–19

Glück, C. W. (Hrsg.) (2014): Fokus: Pragmatik. Grundlagen – Diagnostik – Intervention. ProLog, Köln

Glück, C. W. (2011a): Wortschatz- und Wortfindungstest für 6- bis 10-Jährige: WWT 6–10. 2. Aufl. Elsevier, München

Glück, C. W. (2011b): Wörter als Bausteine und semantisch-lexikalische Störungen. Praxis Sprache 2 (2), 3–8

Glück, C. W. (2010): Kindliche Wortfindungsstörungen. Ein Bericht des aktuellen Erkenntnisstandes zu Grundlagen, Diagnostik und Therapie. 4. Aufl. Peter Lang, Bern

Glück, C. W. (2007): Intervention bei semantisch-lexikalischen Störungen im Kindesalter: Was können Sprachförderung und Sprachtherapie leisten? In: De Langen-Müller, U., Maihack, V. (Hrsg.), 151–165

Glück, C. W. (2003): Semantisch-lexikalische Störungen bei Kindern und Jugendlichen. Therapieformen und ihre Wirksamkeit. Sprache Stimme Gehör 27 (3), 125–134

Glück, C. W. (2001): Semantisch-lexikalische Störungen als Teilsymptomatik von Sprachentwicklungsstörungen. In: Grohnfeldt, M. (Hrsg.), 75–87

Glück, C. W. (2000): Von Lautfindungsstörungen und vom Langsamlesen. Die Sprachheilarbeit 45 (2), 47–56

Glück, C. W., Baumgartner, S. (2015): Stottern. In: Siegmüller, J., Bartels, H. (Hrsg.), 368–382

Glück, C. W., Berg, M. (2010): „Kugel, Kegel und Zylinder" –Wortschatzförderung (nicht nur) im Geometrie-Unterricht: Sprachheilpädagogische Prinzipien und Beispiele. Zeitschrift für Heilpädagogik 61 (3), 97–108

Glück, C. W., Elsing, C. (2014a): Gestörte Lexikonentwicklung. In: Fox-Boyer (Hrsg.), 73–86

Glück, C. W., Elsing, C. (2014b): Lexikontherapie. In: Fox-Boyer, A. (Hrsg.), 173–188

Glück, C. W., Spreer, M. (2014): Sprachstörungen im Kindes- und Jugendalter. Ein Überblick. Kinder- und Jugendmedizin 14 (5), 289–300

Glück, C. W., Spreer, M. (2015): Zur Bildungsrelevanz semantisch-lexikalischer Störungen. Sprache Stimme Gehör 39 (2), 81–85

Gnadt, M. (2016): Therapiebereich „Wortform: Repräsentation und Zugriff". In: Siegmüller, J., Kauschke, C. (Hrsg.), 89–118

Gohl, C., Günthner, S. (2007): Zu Grammatikalisierung von weil als Diskursmarker in der gesprochenen Sprache. Zeitschrift für Sprachwissenschaft 18 (1), 39–75

Goldstein, B. (1996): Error Groups in Spanish-Speaking Children with Phonological Disorders. In: Powell, T. W. (Hrsg.), 171–177

Golinkoff, R. M., Hirsh-Pasek, L., Bloom, L., Woodward, A. L., Akhtar, N., Tomasello, M., Hollich, G. (Hrsg.) (2000): Becoming a Word Learner. A Debate on Lexical Acquisition. Oxford University Press, New York

Golz, I. (2015): Status-Quo angewendeter Therapieverfahren bei SES im Kindergarte-und Vorschulalter sowie Anwendbarkeit und Integration von Empirie-gestützten Therapieverfahren in der Praxis. Unveröffentlichte Master-Arbeit Studiengang Logopädie, EUFH-med, Rostock

Gopnik, M. (Hrsg.) (1997): The Inheritance and Innateness of Grammars. Vancouver Studies in Cognitive Science Vol. 6. Oxford University Press, New York/Oxford

Graichen, J. (1996): Neuropsychologische Perspektiven. In: Grohnfeldt, M. (Hrsg.), 113–134

Grassegger, H. (2015): Phonetik/Phonologie (Basiswissen Therapie). 5. Aufl. Schulz-Kirchner, Idstein

Gray, S. (2003): Word Learning by Preschoolers with Specific Language Impairment: What Predicts Success? Journal of Speech, Language, and Hearing Research 46 (1), 57–67

Green, B. C., Johnson, K. A., Bretherton, L. (2014): Pragmatic Language Difficulties in Children with Hyperactivity and Attention problems: an Integrated Review. International Journal of Language, Communication Disorders 49 (1), 15–29

Grimm, H. (2015): SET-K 3–5. Sprachentwicklungstest für drei- bis fünfjährige Kinder. Hogrefe, Göttingen

Grimm, H. (2012): Störungen der Sprachentwicklung. 3., aktualisierte Aufl. Hogrefe, Göttingen

Grimm, H. (1995): Strukturanalytische Untersuchung der Kindersprache. 3. Aufl. Huber, Bern

Grimm, H. (1993): Syntax and Morphological Difficulties in German-Speaking Children with Specific Language Impairment: Implications for Diagnosis and Intervention. In: Grimm, H., Skowronek, H. (Hrsg.), 25–64

Grimm, H., Aktas, M., Frevert, S. (2016): Sprachentwicklungstest für zweijährige Kinder (SETK-2). 2. Auflage Hogrefe, Göttingen

Grimm, H., Doil, H. (2019): ELFRA. Elternfragebögen für die Früherkennung von Risikokindern. 3. Aufl. Hogrefe, Göttingen

Grimm, H., Schöler, H. (1998): Heidelberger Sprachentwicklungstest. (HSET). 2. Aufl. Hogrefe, Göttingen

Grimm, H., Skowronek, H. (Hrsg.) (1993): Language Acquisition Problems and Reading Disorders Aspects of Diagnosis and Intervention. de Gruyter, Berlin

Grimm, H., Weinert, S. (2002): Sprachentwicklung. In: Oerter, R., Montada, L. (Hrsg.), 517–550

Grimm, T. (2011): Genetik der Legasthenie. Sprache, Stimme, Gehör 35 (1), e52–e59

Grohnfeldt, M. (Hrsg.) (2016): Kompendium der akademischen Sprachtherapie und Logopädie. Band 1: Sprachtherapeutische Handlungskompetenzen. Kohlhammer, Stuttgart

Grohnfeldt, M. (Hrsg.) (2014): Grundwissen der Sprachheilpädagogik und Sprachtherapie. Kohlhammer, Stuttgart

Grohnfeldt, M. (Hrsg.) (2009a): Lehrbuch der Sprachheilpädagogik und Logopädie, Band II: Erscheinungsformen und Störungsbilder. 3. Aufl. Kohlhammer, Stuttgart

Grohnfeldt, M. (Hrsg.) (2009b): Lehrbuch der Sprachheilpädagogik und Logopädie, Band. III: Diagnostik, Prävention und Evaluation. 2. Aufl. Kohlhammer, Stuttgart

Grohnfeldt, M. (Hrsg.) (2007): Lexikon der Sprachtherapie. Kohlhammer, Stuttgart

Grohnfeldt, M. (Hrsg.) (2003): Lehrbuch der Sprachheilpädagogik und Logopädie. Band IV. Kohlhammer, Stuttgart

Grohnfeldt, M. (Hrsg.) (2002): Handbuch der Sprachtherapie. Band 3: Störungen der Semantik. 2. Aufl. Spiess, Berlin

Grohnfeldt, M. (Hrsg.) (2001): Grundlagen der Sprachheilpädagogik und Logopädie, Band 2: Erscheinungsformen und Störungsbilder. Kohlhammer, Stuttgart

Grohnfeldt, M. (Hrsg.) (2000): Lehrbuch der Sprachheilpädagogik und Logopädie. Band 1. Kohlhammer, Stuttgart

Grohnfeldt, M. (Hrsg.) (1996): Handbuch der Sprachtherapie. Band 1: Grundlagen der Sprachtherapie. 2. Aufl. Spiess, Berlin

Grohnfeldt, M. (Hrsg.) (1994): Handbuch der Sprachtherapie. Band 4: Störungen der Grammatik. Spiess, Berlin

Grohnfeldt, M. (Hrsg.) (1992): Störungen der Redefähigkeit. Handbuch der Sprachtherapie Band 5. Spiess, Berlin

Grohnfeldt, M. (1999): Störungen der Sprachentwicklung. 7. Aufl. Spiess, Berlin

Grohnfeldt, M. (Hrsg.) (1989): Handbuch der Sprachtherapie. Band 1: Grundlagen der Sprachtherapie. Spiess, Berlin

Grohnfeldt, M., Triarchi-Herrmann, V., Wagner, L. (Hrsg.) (2005): Mehrsprachigkeit als sprachheilpädagogische Aufgabenstellung. Edition von Freisleben, Würzburg

Groome, L. J., Mooney, D. M., Holland, S. B., Smith, Y. D., Atterbury, J. L., Dykman, R. A. (2000): Temporal Pattern and Spectral Complexity as Stimulus Parameters for Eliciting a Cardiac Orienting Reflex in Human Fetuses. Perception & Psychophysics 62 (2), 313–320

Groth, K., Hasko, S., Bruder, J., Kunze, S., Schulte-Körne, G. (2013): Interventionseffekte bei Lese-Rechtschreibstörung: Evaluation von zwei Förderkonzepten unter besonderer Betrachtung methodischer Aspekte. Lernen und Lernstörungen 2 (3), 161–175

Grötzbach, H., Iven, C. (Hrsg.) (2009): ICF in der Sprachtherapie. Umsetzung und Anwendung in der logopädischen Praxis. Schulz-Kirchner, Idstein

Grunwell, P. (1987): Clinical Phonology. 2. Aufl. Croom Helm, London

Guitar, B. (2014): Stuttering. An Integrated Approach to Its Nature and Treatment. 4. Aufl. Lippincott Williams + Wilkins, Philadelphia

Guitar, B., McCauley, R. J., (Hrsg.) (2010): Stuttering Treatment: Established and Emerging Interventions. Lippincott. Williams + Wilkins, Philadelphia

Gunn, A., Menzies, R.G., O'Brian, S., Onslow, M., Packman, A., Lowe, R., Iverach, L., Heard, R., Block, S. (2014): Axis I Anxiety and Mental Health Disorders Among Stuttering Adolescents. Journal of Fluency Disorders 40, 58–68

Günther, K. B. (1986): Ein Stufenmodell der Entwicklung kindlicher Lese- und Schreibstrategien. In: Brügelmann, H. (Hrsg.), 32–54

Günther, K., Laxczkowiak, J., Niederhaus, C., Wittwer, F. (2013): Sprachförderung im Fachunterricht an beruflichen Schulen. Cornelsen, Berlin

Günthner, S. (2008): „Weil – es ist zu spät". Geht die Nebensatzstellung verloren? In: Denkler, M., Günthner, S., Imo, W., Macha, J., Meer, D., Stoltenburg, B., Topalovic, E. (Hrsg.), 103–128

Haberzettl, S. (2007): Zweisprachigkeit. In: Schöler, H., Welling, A. (Hrsg.), 67–91

Hachul, C. (2015): Frühe Auffälligkeiten der Sprachentwicklung. In: Sachse, S. (Hrsg.), 81–99

Hachul, C. (2013): Frühe Intervention bei Sprachentwicklungsstörungen (Basisartikel). Sprachförderung und Sprachtherapie in Schule und Praxis 2 (2), 74–79

Hachul, C., Schönauer-Schneider, W. (2019): Sprachverstehen bei Kindern. Grundlagen, Diagnostik und Therapie. 3. Aufl. Elsevier, München

Hacker, D. (2002): Phonologie. In: Baumgartner, S., Füssenich, I. (Hrsg.), 13–62

Hacker, D., Wilgermein, H. (2003): AVAK-Test. Analyseverfahren zu Aussprachestörungen bei Kindern. Ernst Reinhardt, München/Basel

Hacker, D., Wilgermein, H. (2003): Aussprachestörungen bei Kindern. 2. Aufl. Ernst Reinhardt, München/Basel

Hadden, W. O. (1891): On Certain Defects of Articulation in Children with Cases Illustrating the Result of Education of the Oral System. The British Journal of Psychiatry, 37 (156), 96–105

Haebig, E., Leonard, L.B., Deevy, P., Schumaker, J., Karpicke, J.D. & Weber, C. (2021): The Neural Underpinnings of Processing Newly Taught Semantic Information: The Role of Retrieval Practice. Journal of Speech, Language, and Hearing Research, 64 (8), 3195-3211

Hambly, H., Wren, Y., McLeod, S., Roulstone, S. (2013): The Influence of Bilingualism on Speech Production: a Systematic Review. International Journal of Language and Communication Disorders 48 (1), 1–24

Hansen, B., Iven, C. (2007): Störungen der Sprechflüssigkeit. In: Schöler, H., Welling A. (Hrsg.), 342–356

Hansen, B., Iven, C., Rapp, M. (2009): Redefluss-Störungen als bio-psycho-soziales Geschehen. In: Grötzbach, H., Iven, C. (Hrsg.), 119–130

Hansen, B., Iven, C. (2002): Stottern und Sprechflüssigkeit: Sprach- und Kommunikationstherapie mit unflüssig sprechenden (Vor-)Schulkindern. Urban & Fischer, München

Hargrove, P. M., Straka, E. M., Medders, E. G. (1988): Clarification Requests of Normal and Language-Impaired Children. International Journal of Language and Communcation Disorders 23 (1), 51–62

Hart, B., Risley, T. (1995): Meaningful Differences in the Everyday Experience of Young American Children. Brookes, Baltimore

Hartmann, B.(2016): Kölner Mutismus Anamnesebogen (K-M-A). Praxis Sprache 61 (3), 200–205

Hartmann, B. (2015): Mutismus Sprechstunde. Wer schwimmen lernen will, muss ins Wasser – Veränderungsbereitschaft im Kontext gesellschaftlicher Einflüsse. Mutismus.de 7 (13), 14–24

Hartmann, B. (2013): Gesichter des Schweigens. Die Systemische Mutismus-Therapie SYMUT als Therapiealternative. 4. Auf. Schulz-Kirchner, Idstein

Hartmann, B. (2011): Mutismus und Schule. Grundlagen, Empfehlungen und Strategien für den Umgang mit schweigenden Schülern. Mutismus.de 3 (6), 4–23

Hartmann, B. (2006b): Die Systemische Mutismus-Therapie/SYMUT als Therapiealternative. In: Hartmann, B. (Hrsg.), 254–310

Hartmann, B. (2004a): Die Behandlung eines (s)elektiv mutistischen Mädchens nach dem Konzept der Systemischen Mutismus-Therapie/SYMUT. Teil I. Forum Logopädie 18 (1), 20–26

Hartmann, B. (2004b): Die Behandlung eines (s)elektiv mutistischen Mädchens nach dem Konzept der Systemischen Mutismus-Therapie/SYMUT. Teil II. Forum Logopädie 18 (2), 30–35

Hartmann, B. (2004c): Mutismus in der Schule – ein unlösbares Problem? Vierteljahresschrift für Heilpädagogik und ihre Nachbargebiete 73 (1), 29–52

Hartmann, B. (1997): Mutismus. Zur Theorie und Kasuistik des totalen und elektiven Mutismus. Schriften zur Sprachheilpädagogik Bd. 1. 4. Aufl. Ed. Marhold, Berlin

Hartmann, B. (Hrsg.) (2006a): Gesichter des Schweigens. Schulz-Kirchner, Idstein

Hartmann, B., Kaiser, M., Kaufhold, U., Lange, M., Müller, N. (2013): Stuttgarter Rahmenempfehlungen zur Mutismus-Therapie (SRMT). Mutismus.de 5 (10), 4–6

Hartmann, B., Lange, M. (2021): Mutismus im Kindes-, Jugend- und Erwachsenenalter. Für Angehörige, Betroffene sowie therapeutische und pädagogische Berufe. 8. Aufl. Schulz-Kirchner, Idstein

Hartmann, B., Lange, M. (2003): Evaluationsbogen für das sozialinteraktive Kommunikationsverhalten bei Mutismus. Internetinstallation

Hartmann, E. (2010): Sinn und Nutzen von Mundmotorikübungen bei Sprechstörungen. L.O.G.O.S interdisziplinär 18 (4), 244–252

Hartmann, E. (2006): In Bildern denken – Texte besser verstehen. Lesekompetenz strategisch stärken. Ernst Reinhardt, München/Basel

Hartmann, E., Hochstrasser, M., Trauffer, U. (2013): Förderung des aktiv-strategischen Textverstehens am Beispiel des bildhaften Vorstellens. Sprachförderung und Sprachtherapie in Schule und Praxis 2 (4), 224–233

Hatz, H., Sachse, S. (2010): Prävention von Lese-Rechtschreibstörungen. Auswirkungen eines Trainings phonologischer Bewusstheit und eines Rechtschreibtrainings im ersten Schuljahr auf den Schriftspracherwerb bei Risikokindern. Zeitschrift für Entwicklungspsychologie und Pädagogische Psychologie 42 (4), 226–240

Hayden, D. A., Eigen, J., Walker, A., Olsen, L. (2009): PROMPT: a Tactually Grounded Model. In: Williams, A. L., McLeod, S., McCauley, R. J. (Hrsg.), 453–474

Hayden, D. A. (1984): The PROMPT System of Therapy: Theoretical Framework and Applications for Developmental Apraxia of Speech. Seminars in Speech and Language 5 (2), 139–155

Heber, S. (2010): Segmental- und suprasegmental-phonographisches Schreibtraining bei deutschsprachigen Drittklässlern mit schwerer Entwicklungsdysgraphie. Eine multiple Einzelfallstudie. In: http://d-nb.info/1008806781/34, 13.10.2016

Heide, J., Siegmüller, J. (2015): Erworbene Sprachstörungen bei Kindern. In: Siegmüller, J., Bartels, H. (Hrsg.), 251–257

Heidler, M.-D. (2013a): Das Arbeitsgedächtnis. Ein Überblick für Sprachtherapeuten, Linguisten und Pädagogen. Hippocampus, Bad Honnef

Heidler, M.-D. (2013b): Ist Poltern ein exekutives Problem? Forschung Sprache 1 (1), 23–35

Heimlich, U. (2014): Einführung in die Spielpädagogik. 3. Aufl. UTB Klinkhardt, Bad Heilbrunn

Hellström, A., Lundberg, E. (2014): Tillförlitlighet i klinisk användning för två förståelighetstest på svenska för barn i åldrarna 4–10 år [Reliability in Clinical Use of Two Intelligibility Tests in Swedish for Children Aged 4–10 Years]. Master Thesis in Logopedics. Sahlgrenska Institute, University of Gothenburg. In: https://gupea.ub.gu.

se/bitstream/2077/39913/1/gupea_2077_39913_1.pdf, 04.12.2016

Herbach, A., Kraus, M. (2020): Therapeutische Entscheidungsfindung bei Poltern. In: Beushausen, U. (Hrsg.): Therapeutische Entscheidungsfindung in der Sprachtherapie. 4. Aufl. Elsevier, München, 177-193

Herold, B., Höhle, B., Walch, E., Weber, T., Obladen, M. (2008): Impaired Word Stress Pattern Discrimination in Very-Low Birthweight Infants during the First 6 Months of Life. Developmental Medicine & Child Neurology 50 (9), 678–683

Hild, U. (2008): Der Zyklische Therapieansatz – phonologische Behandlung für junge Kinder. Forum Logopädie 22 (1), 22–27

Hirschman, M. (2000): Language Repair Via Metalinguistic Means. International Journal of Language and Communication Disorders 35 (2), 251–268

Hirsh-Pasek, K., Golinkoff, R. M., Hollich, G. (2000): An Emergentist Coalition Model for Word Learning: Mapping Words to Objekts Is a Product of the Interaction of Multiple Cues. In: Golinkoff, R. M., Hirsh-Pasek, K., Bloom, L., Woodward, A. L., Akhtar, N., Tomasello, M., Hollich, G. (Hrsg.), 136–164

Hochgerner, M., Hofmann-Widhalm, H., Nausner, L., Wildberger, E. (Hrsg.) (2004): Gestalttherapie. Lehrbuch der Gestaltpsychotherapie. Facultas, Wien

Hodson, B. W. (2007): Evaluating & Enhancing Children's Phonological System. SC: Thinking Publications-University, Greenville

Hodson, B. W. (2006): Identifying Phonological Patterns and Projecting Remediation Cycles: Expediting Intelligibility Gains of a 7 Year Old Australian Child. Advances in Speech–Language Pathology 8 (3), 257–264

Hodson, B. W., Edwards, M. L. (Hrsg.) (1997): Perspectives in Applied Phonology. Aspen Publishers Inc., Gaithersburg

Hodson, B. W., Paden, E. P. (1983/1991): Targeting Intelligible Speech – a Phonological Approach to Remediation. 2. Aufl. Pro-Ed, Austin Texas

Hoff-Ginsberg, E. (1998): The Relation of Birth Order and Socioeconomic Status to Children's Language Experience and Language Development. Applied Psycholinguistics 19 (4), 603–629

Hoff-Ginsberg, E. (1991): Mother-Child Conversation in Different Social Classes and Communicative Settings. Child Development 62 (4), 782–796

Höhle, B., Bijeljac-Babic, R., Herold, B., Weissenborn, J., Nazzi, T. (2009): Language Specific Prosodic Preferences during the First Half Year of Life: Evidence from German and French Infants. Infant Behavior and Development 32 (3), 262–274

Höhle, B., Weissenborn, J. (2003): German-Learning Infants' Ability to Detect Closed-Class Elements in Continuous Speech. Developmental Science 6 (2), 122–127

Hollich, G. J., Hirsh-Pasek, K., Golinkoff, R. M. (2000): Breaking the Language Barrier. An Emergentist Coalition Model for the Origins of Word Learning. Monographs of the Society for Research in Child Development 65 (3), 1–123

Holopainen, L., Ahonen, T., Lyytinen, H. (2001): Predicting Delay in Reading Achievement in a Highly Transparent Language. Journal of Learning Disabilities 34 (5), 401–413

Hoover, W. A., Gough, P. B. (1990): The Simple View of Reading. Reading and Writing: an Interdisciplinary Journal 2 (2), 127–160

Horst, M., Horst, P. (2006): Marcos schweigende Jahre. In: Hartmann, B. (Hrsg.), 116–129

Houghton, M. A. (2003): Presentation to the School of Health and Rehabilitation Sciences: "The Effect of the PROMPT System of Therapy on a Group of Children with Severe Persistent Sound System Disorders." at the University of Queensland

Howell, J., Dean, E. C. (1991): Treating Phonological Disorders in Children: Metaphon Theory to Practice. Whurr, London

Howell, P., Davis, S. (2011): The Epidemiology of Cluttering with Stuttering. In: Ward, D., Scaler Scott, K. (Hrsg.), 69–89

Hua Z., Dodd, B. (2000): Putonghua (Modern Standard Chinese) –Speaking Children with Speech Disorder. Clinical Linguistics & Phonetics 14 (3), 165–191

Hulstijn, W., Peters, H. F. M., van Lieshout, P. (Hrsg.) (1987): Speech Production: Motor Control, Brain Research and Fluency Disorders. Elsevier, München

Hüttis-Graff, P., Wieler, P. (Hrsg.) (2011): Übergänge zwischen Mündlichkeit und Schriftlichkeit im Vor- und Grundschulalter. Fillibach, Freiburg

ICA (o. J.): "Speaking of Cluttering" a Brochure for Children. In: https://sites.google.com/view/icacluttering/about-us/ica-brochures?authuser=0, 05.09.2022

Ingram, D. (1989): First Language Acquisition: Method Description and Explanation. Cambridge University Press, Cambridge

International Expert Panel on Multilingual Children's Speech (2012): Multilingual Children with Speech Sound Disorders: Position Paper. Bathurst, NSW, Australia: Research Institute for Professional Practice, Learning and Education (RIPPLE), Charles Sturt University. In: http://www.csu.edu.au/research/multilingual-speech/position-paper, 25.1.2017

Irvin, A. (1998): Unser Kind fängt an zu stottern. Wie Sie Ihrem Kind helfen, das Stottern zu überwinden. Trias, Stuttgart

Ise, E., Engel, R. R., Schulte-Körne, G. (2012): Was hilft bei der Lese-Rechtschreibstörung? Ergebnisse einer Metaanalyse zur Wirksamkeit deutschsprachiger Förderansätze. Kindheit und Entwicklung 21 (2), 122–136

Iven, C. (2001): Poltern. In: Grohnfeldt, M. (Hrsg.), 173–182

Iven, C. (2007): Poltern. In: Grohnfeldt, M. (Hrsg.), 240–247

Iven, C., Kleissendorf, B. (Hrsg.) (2010): St-t-tt-ttotttern. Aktuelle Impulse für Diagnostik, Therapie und Evaluation. Schulz-Kirchner, Idstein

Jahn, T. (2007): Phonologische Störungen bei Kindern – Diagnostik und Therapie. Thieme, Stuttgart

Jansen, H., Mannhaupt, G., Marx, H., Skowronek, H. (2002): Bielefelder Screening zur Früherkennung von Lese- Rechtschreibschwierigkeiten. 2. Aufl. Hogrefe, Göttingen

Jansen, H.; Kondziolka, A.; Mayer, A. (2010): Phonologische Informationsverarbeitung und Schriftspracherwerb - Eine empirische Untersuchung. Die Sprachheilarbeit

55, (4) 170-181
Johannsen, K., Kramer, J., Lukaschyk, J., Talley, J. (2016): Diagnostik im Rahmen der Kooperativen Mutismustherapie. Der Deutsche Mutismus Test (DMT-KoMut) als Diagnostikverfahren im Rahmen der Kooperativen Mutismustherapie und mögliche Ableitungen für pädagogische und therapeutische Kontexte. Praxis Sprache 61 (3), 171–177
Johnson, W. (1946): People in Quandaries. The Semantics of Personal Adjustment. Part V, the Indians Have No Word for It (The Problem of Stuttering). Harper + Brothers, New York/London, 436–466
Johnson, W. (1942): A Study of the Onset and Development of Stuttering. Journal of Speech Disorders 7 (3), 251–257
Johnson, W., Boehmler, R. M., Dahlstrom, W. G., Darley, F. L., Goodstein, L. D., Kools, J. A., Neeley, J. N., Prather, W. F., Sherman, D., Thurman, C. G., Trotter, W. D., Williams, D., Young, M. A. (1959): The Onset of Stuttering. Research Findings and Implications. University of Minnesota Press, Minneapolis
Jugert, G. (Hrsg.) (2005): Fit for Life. Module und Arbeitsblätter zum Training sozialer Kompetenz für Jugendliche. 3. Aufl. Juventa-Verlag, Weinheim
Jugert, G., Rehder, A., Notz, P., Petermann, F. (2013): Soziale Kompetenz für Jugendliche. Grundlagen und Training. 8. Aufl. Juventa-Verlag, Weinheim
Jungmann, T.; Gierschner, B.; Meindl, M.; Sallat, S. (Hrsg.): Sprach- und Bildungshorizonte. Wahrnehmen– Beschreiben – Erweitern. Kongressband des 33. Bundeskongresses der Deutschen Gesellschaft für Sprachheilpädagogik (dgs). Schulz Kirchner, Idstein
Justice, L.M., Meier, J., Walpole, S. (2005): Learning New Words from Storybooks: an Efficacy Study with At-Risk Kindergartners. Language, Speech, and Hearing Services in Schools 36 (1), 17–32
Kaiser, A. P., Gray, D. B. (Hrsg.) (1993): Enhancing Children's Communication. Research Foundations for Intervention. P. H. Brookes, Baltimore
Kan, P. F., Windsor, J. (2010): Word Learning in Children with Primary Language Impairment: a Meta-Analysis. Journal of Speech, Language, and Hearing Research 53 (3), 739–756
Kannengieser, S. (2019): Sprachentwicklungsstörungen – Grundlagen, Diagnostik und Therapie. 4. Aufl. Elsevier, München
Kany, W., Schöler, H. (2014): Ursachen einer spezifischen Sprachentwicklungsstörung. In: Fox-Boyer, A. (Hrsg.), 101–116
Kany, W., Schöler, H. (2007): Fokus: Sprachdiagnostik. Leitfaden zur Sprachstandsbestimmung im Kindergarten. Cornelsen Scriptor, Berlin
Kapa, L.L., Erikson, J.A. (2020): The relationship between word learning and executive function in preschoolers with and without developmental language disorder. Journal of Speech, Language, and Hearing Research 63, 2293-2307
Kargl, R., Purgstaller, R. (2010): Morpheus: Morphemunterstütztes Grundwortschatz-Segmentierungstraining. Hogrefe, Göttingen
Karmiloff, K., Karmiloff-Smith, A. (2001): Pathways to Language. From Fetus to Adolescent (The Developing Child). Harvard University Press, Cambridge
Katsos, N. (2014): Scalar Implicature. In: Matthews, D. (Hrsg.), 183–198
Katsos, N., Bishop, D. V. M. (2011): Pragmatic Tolerance: Implications for the Acquisition of Informativeness and Implicature. Cognition 120 (1), 67–81
Katz-Bernstein, N. (2019): Selektiver Mutismus bei Kindern. Erscheinungsbilder, Diagnostik, Therapie. 5. Aufl. Ernst Reinhardt, München
Katz-Bernstein, N. (2003): Aufbau der Sprach- und Kommunikationsfähigkeit bei redeflussgestörten Kindern: Ein sprachtherapeutisches Übungskonzept. Edition SZH/CSPS, Zürich
Katz-Bernstein, N. (1995): Aufbau der Sprach- und Kommunikationsfähigkeit bei redeflussgestörten Kindern: Ein sprachtherapeutisches Übungskonzept. 6. Aufl. SZH, Luzern
Katz-Bernstein, N. (1986): Aufbau der Sprach- und Kommunikationsfähigkeit bei redeflussgestörten Kindern: Ein sprachtherapeutisches Übungskonzept. SZH, Luzern
Katz-Bernstein, N., Subellok, K. (2020): Selektiver Mutismus im Kindesalter - Ein Plädoyer für einen integrativen interdisziplinären Behandlungsansatz. Forum für Kinder- und Jugendpsychiatrie, o. Jg. (2), 22-41
Katz-Bernstein, N., Subellok, K. (2009): Selektiver Mutismus bei Kindern. Ein Thema für die Sprachtherapie? Vierteljahresschrift für Heilpädagogik und ihre Nachbargebiete 78 (4), 308–320
Katz-Bernstein, N., Subellok, K. (2002): Gruppentherapie mit stotternden Kindern und Jugendlichen. Konzepte für die sprachtherapeutische Praxis. Ernst Reinhardt, München
Katz-Bernstein, N., Zaepfel, H. (2004): Ali und sein Schweigen – aus der Gestalt-Integrativen Arbeit in der Kinder- und Jugendpsychotherapie. In: Hochgerner, M., Hofmann-Widhalm, H., Nausner, L., Wildberger, E. (Hrsg.), 369–390
Kauschke, C. (2015): Frühe Entwicklung lexikalischer und grammatischer Fähigkeiten. In: Sachse, S. (Hrsg.), 3–14
Kauschke, C. (2012): Kindlicher Spracherwerb im Deutschen. Verläufe, Forschungsmethoden, Erklärungsansätze. Germanistische Arbeitshefte Bd. 45, De Gruyter, Berlin
Kauschke, C. (2000): Der Erwerb des frühkindlichen Lexikons: Eine empirische Studie zur Entwicklung des Wortschatzes im Deutschen. Narr, Tübingen
Kauschke, C., Dörfler, T., Sachse, S., Siegmüller, J. (2022): Patholinguistische Diagnostik bei Sprachentwicklungsstörungen (PDSS). Elsevier, München
Kauschke, C., Riederer, K., Siegmüller, J., Gnadt, M. (2016): Generelle Handhabung. In: Siegmüller, J., Kauschke, C. (Hrsg.), 9–20
Kauschke, C., Rothweiler, M. (2007): Lexikalisch-semantische Entwicklungsstörungen. In: Schöler, H., Welling, A. (Hrsg.), 239–247
Kauschke, C., Siegmüller, J. (2017): Dder Patholinguistische Ansatz (PLAN) in der Therapie von Sprachentwicklungsstörungen im Überblick. Logos 25 (4), 264-275
Kauschke, C., Siegmüller, J. (Hrsg.) (2012): Materialien zur Therapie nach dem Patholinguistischen Ansatz (PLAN) – Syntax und Morphologie. Elsevier, München
Kauschke, C., Siegmüller, J. (2009): Patholinguistische Diag-

nostik bei Sprachentwicklungsstörungen (PDSS). 2. Aufl. Urban & Fischer, München
Kegel, G. (1994): Sprach- und Zeitverarbeitung bei sprachauffälligen Kindern. In: Grohnfeldt, M. (Hrsg.), 225–243
Keller, K., Troesch, L. M., Grob, A. (2013): Shyness as a Risk Factor for Second Language Acquisition of Immigrant Preschoolers. Journal of Applied Developmental Psychology 34 (6), 328–335
Kelman, E., Nicholas, A. (2014) Der Palin PCI-Ansatz: Eine Konzeption zur Therapie frühkindlichen Stotterns: Schulz-Kirchner-verlag, Idstein
Kelman, E., Nicholas, A. (2008): Practical Intervention for Early Childhood Stammering. Palin PCI-Approach. Speechmark, London
Kelso, K., Fletcher, J., Lee, P. (2007): Reading Comprehension in Children with Specific Language Impairment: an Examination of Two Subgroups. International Journal of Language and Communication Disorders 42 (1), 39–57
Kent, R.D. (2000): Research on Speech Motor Control and Its Disorders: a Review and Prospective. Journal of Communication Disorders 33 (5), 391–428
Ketelaars, M. P., Cuperus, J. M., Jansonius, K., Verhoeven, L. (2010): Pragmatic Language Impairment and Associated Behavioural Problems. International Journal of Language, Communication Disorders 45 (2), 204–214
Kidd, K. K. (1984): Stuttering as a Genetic Disorder. In: Curlee, R., Perkins, W. (Hrsg.), 149–169
Kidd, K. K. (1980): Genetic Models of Stuttering. Journal of Fluency Disorders 5 (3), 187–201
Kiernan, B., Gray, S. (1998): Word Learning in a Supported-Learning Context by Preschool Children with Specific Language Impairment. Journal of Speech, Language, and Hearing Research 41 (1), 161–171
Kiernan, C., Reid, B. (1987): Preverbal Communication Scale. Windsor, UK: NFER-Nelson
Kiese-Himmel, C. (2005): AWST-R. Aktiver Wortschatztest für 3- bis 5-jährige Kinder. Revision. Beltz, Göttingen
Kirk, U. (Hrsg.) (1983): Neuropsychology of language, reading, and spelling. Academic Press, New York
Kirschhock, E. M. (2004): Entwicklung schriftsprachlicher Kompetenzen im Anfangsunterricht. Klinkhardt, Bad Heilbrunn
Kittel, A. (2014): Myofunktionelle Therapie. 11. überarbeitete Aufl. Schulz-Kirchner, Idstein
Klann-Delius, G. (2008b): Spracherwerb. 2. Aufl. Verlag J. B. Metzler, Weimar
Klassert, A., Kauschke, C. (2014): Semantisch-lexikalische Entwicklungsstörungen bei mehrsprachigen Kindern. In: Chilla, S., Haberzettl, S. (Hrsg.), 121–133
Klein, E. R., Armstrong, S. L., Shipon-Blum, E. (2013): Assessing Spoken Language Competence in Children with Selective Mutism: Using Parents as Test Presenters. Communication Disorders Quarterly 34 (3), 184–195
Klein, E. S. (1996): Phonological/Traditional Approaches to Articulation Therapy. Language Speech and Hearing Services in Schools 27 (3), 314–323
Klann-Delius, G. (2008a): Der kindliche Wortschatzerwerb. Die Sprachheilarbeit 53 (1), 4–14
Klein, H. B., Liu-Shea, M. (2009): Between Word Simplification Patterns in the Continuous Speech of Children with Speech Sound Disorders. Language Speech and Hearing Services in Schools 40 (1), 17–30
Kleinert-Molitor, B. (1989): Das Spielgeschehen als Sprachlernort – Psychomotorisch orientierte Sprachentwicklungsförderung. In: Grohnfeldt, M.(Hrsg.), 222–251
Kleinmann, K. (2014): Morphemtraining mit der Wortbaustelle. Sprachförderung und Sprachtherapie in Schule und Praxis 3 (4), 230–237
Kleinmann, K. (2004): Die Wortbaustelle. AOL-Verlag, Lichtenau
Klicpera, C., Schabmann, A., Gasteiger-Klicpera. B., Schmidt, B. (2020): Legasthenie – LRS. 6. Aufl. Ernst Reinhardt, München
Klicpera, C., Weiss, J., Gasteiger-Klicpera, B. (2013): Erfolg einer schulischen Legasthenikerförderung für Kinder der 3. und 4. Schulstufe nach dem Programm von Reuter-Liehr. Heilpädagogische Forschung 39(2), 87–95
Klicpera, C., Schabmann, A. (1993): Do German-Speaking Children Have a Chance to Overcome Reading and Spelling Difficulties? A Longitudinal Survey from the Second until the Eighth Grade. European Journal of Psychology of Education 8 (3), 307–334
Klippert, H. (2010): Kommunikations-Training. Übungsbausteine für den Unterricht. 12. Aufl. Beltz, Weinheim
KMK – Kultusministerkonferenz (2004): Bildungsstandards im Fach Deutsch für den Primarbereich. In: www.kmk.org/fileadmin/veroeffentlichungen_beschluesse/2004/2004_10_15-Bildungsstandards-Deutsch-Primar.pdf, 20.12.2016
Kolfenbach, K. (2002): Qualitative Diagnostik des Lexikonerwerbs: Hilfen für die Therapieplanung. Forum Logopädie 16 (2), 16–19
Kolibal, L., Kolibal, M. (2006): Die Biographie unserer Tochter Alina. In: Hartmann, B. (Hrsg.), 53–76
Kollbrunner, J. (2003): Psychodynamik des Stotterns: Psychosoziale Ursachen, Stottertheorien, tiefenpsychologisch orientierte Therapie, Zukunftsperspektiven der Sprachtherapieausbildung. Kohlhammer, Stuttgart
Kölliker Funk, M., Penner, Z. (1998): Therapie und Diagnose von Grammatikerwerbsstörungen. Ein Arbeitsbuch. Edition SZH/SPC, Luzern
König, S., Frank, G. (2015): GraSp-GS. Grammatikanalyse der Sprachproduktion bei Kindern im Grundschulalter. Verlag am Sprachheilzentrum, Ravensburg
Kopf, A. (2016): Diagnostische Fragebögen zum selektiven Mutismus (DiFraMut), Prolog, Köln
Kopp, S., Gilberg, C. (1997): Selective Mutism: a Population-Based Study: a Research Note. Journal of Child Psychology and Psychiatry, and allied Disciplines 38 (2), 257–262
Korntheuer, P., Gumpert, M., Vogt, S. (2014): Anamnese in der Sprachtherapie. Ernst Reinhardt, München/Basel
Korzybski, A. (1941): Science and Sanity: an Introduction to Non-Arestotelian Systems and General Semantics. Science Press, Lancaster
Koskela, M., Chudal, R., Luntamo, T., Suominen, A., Steinhausen, H.-C., Sourander, A. (2020): The impact of parental psychopathology and sociodemographic factors in selective mutism - a nationwide population-based study. BMC psychiatry 20 (1): 221
Kowal, S., O'Connell, D. C., Sabin, E. F. (1975): Development of Temporal Patterning and Vokal Hesitations in Spontaneous Narratives. Journal of Psycholinguistic Research 4 (3), 195–207

Kracht, A. (2006): Störungen der Sprachentwicklung im Kontext kindlicher Mehrsprachigkeit. Sonderpädagogische Förderung 51 (4), 356–368

Kracht, A., Welling, A. (1995): Migration und Zweisprachigkeit. Skizzierung eines sprachtherapeutischen Aufgabenfeldes. Die Sprachheilarbeit 40 (2), 75–85

Kraft, S. J. (2014): The Genetic Proclivity of Stuttering. Vortrag auf dem ECSF Symposium in Antwerpen, 29.03.2014

Kraft, S. J. (2010): Genome-Wide Association Study of Persistent Developmental Stuttering. Dissertation, Univerity of Illinois. https://www.ideals.illinois.edu/bitstream/handle/2142/17054/1_Kraft_ShellyJo.pdf?sequence=2, 25.1.2017

Kraft, S. J., Below, J. E., Huff, C., Yu, Y., Beilby, J. (2015): Australian Cohort Study of Developmental Stuttering: Epidemiological and Genetic Analyses. Vortrag auf dem 8th World Congress on Fluency Disorders of the International Fluency Association, Lissabon, 8.–10. Juli 2015

Kraft S. J., Yairi E. (2011): Genetic Bases of Stuttering: the State of the Art. Folia Phoniatrica et Logopaedica 64 (1), 34–47

Kramer, J. (2007): Mündliche Noten für Schülerinnen und Schüler mit selektivem Mutismus Sprachheilarbeit. Wie sind die Leistungen von Kindern zu bewerten, die unter bestimmten Bedingungen nicht sprechen? Sprachheilarbeit 52 (6), 281–282

Kramer, J. (2001): „Warte auf mich". L.O.G.O.S. interdisziplinär 9 (2), 94–105

Kranichschule Duisburg (o.J.): Praxis sprachtherapeutischen Unterrichts. In: http://kranichschule.jimdo.com/bildung/sprachtherapeutischer-unterricht, 04.12.2016

Krause, C., Plitzner, P., Oelze, V., Glück, C.W. & Wagner, S. (2021): Datenmanagement und datenbasierte Informationsgewinnung bei computergestützter Diagnostik: das Beispiel LSI.J (Leipziger Sprachinstrumentarium Jugend). Sprache – Stimme – Gehör, 45 (1), 22-26

Kristensen, H. (2000): Selective Mutism and Comorbidity with Developmental Disorder/Delay, Anxiety Disorder, and Elimination Disorder. Journal of the American Academy of Child & Adolescent Psychiatry 39 (2), 249–256

Kruse, S. (2013): Die Grammatikerwerbsstörung im Bereich der Morphologie. Therapieansätze im Vergleich. In: Siegmüller, J., Ringmann, S. (Hrsg.), 133–159

Kruse, S. (2007): Kindlicher Grammatikerwerb und Dysgrammatismus. Verstehen – Erkennen – Behandeln. 2. Aufl. Haupt, Bern

Kruse, S. (2002): Kindlicher Grammatikerwerb und Dysgrammatismus. Verstehen – Erkennen – Behandeln. Haupt, Bern

Kruse, S. (2000): Kindlicher Dysgrammatismus und Perspektivenwechsel. Schulz-Kirchner, Idstein

Kubaschk, L., Fox-Boyer, A. V., Klann, J. (2015): Die Stimulierbarkeit isolierter Phone im Deutschen bei 2;5–4;0 Jährigen. Sprache – Stimme – Gehör 39 (Supplement 1), 5–6

Kuhl, P. K., Conboy, B. T., Coffey-Corina, S., Padden, D., Rivera-Gaxiola, M., Nelson, T. (2008): Phonetic Learning as a Pathway to Language: New Data and Native Language Magnet Theory Expanded (NLM-e). Philosophical Transactions of the Royal Society of Biological Sciences 363 (1493), 979–1000

Kuhl, P. K., Conboy, B. T., Padden, D., Nelson, T., Pruitt, J. (2005): Early Speech Perception and Later Language Development: Implications for the "Critical Period". Language Learning and Development 1 (3–4), 237–264

Kuhl, P. K., Stevens, E., Hayashi, A., Deguchi, T., Kiritani, S., Iverson, P. (2006): Infants Show a Facilitation Effect for Native Language Phonetic Perception between 6 and 12 Months. Developmental Science 9 (2), F13–F21

Kuhl, P. K., Tsao, F. M., Liu, H. M. (2003): Foreign-language Experience in Infancy: Effects of Short-Term Exposure and Social Interaction on Phonetic Learning. Proceedings of the National Academy of Sciences of the United States of America 100 (15), 9096–9101

Kumpulainen, K., Räsänen, E., Raaska, H., Somppi, V. (1998): Selective Mutism among Second-Graders in Elementary School. European Child & Adolescent Psychiatry 37 (7), 24–29

Kurtenbach, S., Kreutzer, F., Gräfe, S., Killmer, M.-L. (i. Vorb.): Beo 0–(c). Beobachtungsbogen für frühe kommunikative Fähigkeiten

Ladd, G. W. (1990): Having Friends, Keeping Friends, Making Friends and Being Liked by Peers in the Classroom: Predictors of Children`s Early School Adjustment. Child Development 61 (4), 1081–1100

Lahey, M., Edwards, J. (1999): Naming Errors of Children with Specific Language Impairment. Journal of Speech, Language, and Hearing Research 42 (1), 195–205

Lammer, V., Kalmár, M. (2004): Wiener Lautprüfverfahren für Türkisch sprechende Kinder (WIELAU-T). Lernen mit Pfiff, Wien

Landerl, K., Ramus, F., Moll, K., Lyytinnen, H., Leppänen, P. H. T., Lohvansu, K. (2013): Predictors of Developmental Dyslexia in European Orthographies with Varying Complexity. Journal of Child Psychology and Psychiatry 54 (6), 686–694

Landerl, K., Wimmer, H. (2008): Development of Word Reading Fluency and Spelling in a Consistent Orthography: an 8-Year Follow-up. Journal of Educational Psychology 100 (1), 150–161

Lang, S., Leistner, S., Sandrieser, P., Kröger, B. J. (2009): Ein Untersuchungsverfahren zur Analyse der vorsprachlichen Entwicklung bei Kleinkindern mit Cochlea-Implantat. Laryngo-Rhino-Otologie 88 (5), 309–314

Lange, I. (2012): Von ‚Schülerisch' zu Bildungssprache. Übergänge zwischen Mündlichkeit und Schriftlichkeit im Konzept der Durchgängigen Sprachbildung. In: Fürstenau, S. (Hrsg.), 123–142

Lapp, E. (1992): Linguistik der Ironie. Narr, Tübingen

Larsson, L. (1996): Die Therapie stotternder Kinder. Direkte und indirekte Therapie für stotternde Vorschul- und Grundschulkinder. Unveröffentlichtes Fortbildungsskript, Hamburg/Aumühle

Lass, N. J., Pannbacker, M. (2008): The Application of Evidence Based Practice to Oral Motor Treatment. Language Speech and Hearing Services in Schools 39 (3), 408–421

Laßmann, I., Ulrich, T. (2020): Was sich bewährt hat: Impulse zur klassenbasierten Umsetzung strategieorientierter Wortschatzförderung mit dem „Wortschatzsammler". Praxis Sprache 65 (4), 242-246

Lattermann, C. (2011): Frühkindliches Stottern: Abwarten oder therapieren? Forum Logopädie 25 (1), 2–11

Lattermann, C. (2010): Das Lidcombe-Programm zur Behandlung frühkindlichen Stotterns. Natke, Neuss

Lattermann, C. (2003): Das Lidcombe-Programm – ein Therapieverfahren zur Behandlung frühkindlichen Stotterns. Forum Logopädie 17 (1), 20–25

Lattermann, C., Euler, H. A., Neumann, K. (2008): A Randomized Control Trial to Investigate the Impact of the Lidcombe Program on Early Stuttering in German-Speaking Preschoolers. Journal of Fluency Disorders 33 (1), 52–65

Lauer, N., Birner-Janusch, B. (2007): Sprechapraxie im Kindes- und Erwachsenenalter. Thieme, Stuttgart

Law, J., Garrett, Z., Nye, C. (2010): Speech and Language Therapy Interventions for Children with Primary Speech and Language Delay or Disorder. The Cochrane Library Systematic Database Review, Issue 5

Laws, G., Bishop, D. V. M. (2004): Pragmatic Language Impairment and Social Deficits in Williams Syndrome: a Comparison with Down's Syndrome and Specific Language Impairment. International Journal of Language, Communication Disorders 39 (1), 45–64

Lenhard, A., Lenhard, W., Segerer, R., Suggate, S. (2015): PPVT: Peabody Picture Vocabulary Test. 4. Ausgabe. Deutsche Fassung. Pearson, Frankfurt/M.

Lenhard, W., Schneider, W. (Hrsg.) (2009): Diagnose und Förderung des Leseverständnisses. Hogrefe, Göttingen

Lenhard, W., Lenhard, A., Schneider, W. (2017): ELFE II. Ein Leseverständnistest für Erst- bis Siebtklässler. Hogrefe, Göttingen

Leonard, L. B. (2014): Children with Specific Language Impairment. MIT Press, Cambridge

Leonard, L. B., Deevy, P., Karpicke, J. D., Christ, S., Weber, C., Kueser, J. B., Haebig, E. (2019): Adjective Learning in Young Typically Developing Children and Children With Developmental Language Disorder: A Retrieval-Based Approach. Journal of Speech, Language, and Hearing Research, 62 (12), 4433-4449

Leonard, L. B., Ellis Weismer, S., Miller, C. A., Francis, D. J., Tomblin, J. B., Kail, R. V. (2007): Speed of Processing, Working Memory, and Language Impairment in Children. Journal of Speech, Language, and Hearing Research 50 (2), 408–428

Lepach, A. (2016): Das Gedächtnistraining REMINDER. Sprachförderung und Sprachtherapie in Schule und Praxis 5 (3), 154–159

Levelt, W. J. M. (1993): Lexical Access in Speech Production. Blackwell, Cambridge, Mass.

Levelt, W. J. M. (1989): Speaking: From Intention to Articulation. MIT Press, Cambridge

Levelt, W. J. M., Roelofs, A., Meyer, A. S. (1999): A Theory of Lexical Access in Speech Production. Behavorial and Brain Sciences 22 (1), 1–38

Linden, M., Hautzinger, M. (Hrsg.)(2015): Verhaltenstherapiemanual. Springer, Heidelberg/Berlin

Linkersdörfer, J. (2011): Neurokognitive Korrelate der Dyslexie. Kindheit und Entwicklung 20 (1), 4–12

Lleó, C., Kuchenbrandt, I., Kehoe, M., Trujillo, C. (2003): Syllable Final Consonants in Spanish and German Monolingual and Bilingual Acquisition. In: Müller, N. (Hrsg.), 191–220

Löb, W., Siegmüller, J. (2013): Grammatiktherapie. In: Fox-Boyer, A. (Hrsg.), 157–172

Lyon G. R., Shaywitz, S. E., Shaywitz, B. A. (2003): Defining Dyslexia, Comorbidity, Teachers´ Knowledge of Language and Reading. A Definition of Dyslexia. Annals of Dyslexia 53 (1), 1–14

Mackie, L., Law, J. (2010): Pragmatic Language and the Child with Emotional/Behavioural Difficulties (EBD). International Journal of Language, Communication Disorders 45 (4), 397–410

Mackowiak, K., Lengning, A. (2010): Das Bochumer Angstverfahren für Kinder im Vorschul- und Grundschulalter (BAV 3–11). Huber, Bern

MacSwan, J., Rolstad, K. (2006): How Language Proficiency Tests Mislead Us about Ability: Implications for English Language Learner Placement in Special Education. Teachers College Record 108 (11), 2304–2328

Mahlau, K. (2016): Screening grammatischer Fähigkeiten für die 2. Klasse (SGF 2). Ernst Reinhardt, München/Basel

Mahlau, K., Diehl, K., Voß, S., Hartke, B. (2016): Das Rügener Inklusionsmodell (RIM) – Konzeption einer inklusiven Grundschule. In: http://www.lernfortschrittsdokumentation-mv.de/pdf-lounge/RTI_INFO/02.Zeitschriftenartikel-Das_Ruegener_Inklusionsmodell.pdf, 25.1.2017

Mainela-Arnold, E., Evans, J. L., Coady, J. A. (2008): Lexical Representations in Children with SLI: Evidence from a Frequency-Manipulated Gating Task. Journal of Speech, Language, and Hearing Research 51 (2), 381–393

Mainela-Arnold, E., Evans, J. L., Coady, J. A. (2010): Explaining Lexical-Semantic Deficits in Specific Language Impairment: the Role of Phonological Similarity, Phonological Working Memory, and Lexical Competition. Journal of Speech, Language, and Hearing Research 53 (6), 1742–1756

Malatesta, C. Z., Culver, C., Tesman, J. R., Shepard, B. (1989): The Development of Emotion Expression during the First Two Years of Life. Monographs of the Society for Research in Child Development 54 (1–2), 1–136

Manassis, K., Fung, D., Tannock, R., Sloman, L., Fiksenbaum, L., McInnes, A. (2003): Characterizing Selective Mutism: Is It More Than Social Anxiety? Depression and Anxiety 18 (3), 153–161

Mannhard, A. (2005): Die Behandlung des Polterns bei Jugendlichen und Erwachsenen: Ein Leitfaden für die Praxis. Forum Logopädie 19 (3), 18–25

Manning, W. H. (2010): Clinical Decision Making in Fluency Disorders. 3. Aufl. Delmar Publishers, New York

Mansson, H. (2000): Childhood Stuttering: Incidence and Development. Journal of Fluency Disorders 25 (1), 47–57

Markman, E. (1993): Constraints Children Place on Word Meanings. In: Bloom, P. (Hrsg.), 154–173

Marks, D.-K. (2017): Effektivität lexikalischer Strategietherapie im Grundschulalter unter besonderer Berücksichtigung mehrsprachig aufwachsender Kinder. Adaption des „Wortschatzsammler"-Konzepts und Evaluation im Rahmen einer randomisierten und kontrollierten Interventionsstudie. Inauguraldissertation, Universität zu Köln, Köln

Marks, D.-K. (2015): Wortschatzsammler im Schulalter – Kasuistische Illustrationen. Logos 23 (4), 280–289

Martin, R. R., Haroldson, S. K., Triden, K. A. (1984): Stuttering and Speech Naturalness. Journal of Speech and

Hearing Disorders 49(1), 53–58
Martinez Mendez, R., Schneider, M., Hasselhorn, M. (2015): DERET 5–6+. Deutscher Rechtschreibtest für das fünfte und sechste Schuljahr. Hogrefe, Göttingen
Martschinke, S., Kirschhock, E. M., Frank, A. (2021): Diagnose und Förderung im Schriftspracherwerb Band 1: Der Rundgang durch Hörhausen. Auer Verlag, Donauwörth
Marx, H., Jungmann, T. (2000): Abhängigkeit der Entwicklung des Leseverstehens von Hörverstehen und grundlegenden Lesefertigkeiten im Grundschulalter. Eine Prüfung des Simple View of Reading- Ansatzes. Zeitschrift für Entwicklungspsychologie und Pädagogische Psychologie 32 (2), 81–93
Marx, P., Weber, J. (2006): Vorschulische Vorhersage von Lese- und Rechtschreibschwierigkeiten: Neue Befunde zur prognostischen Validität des Bielefelder Screenings (BISC). Zeitschrift für Pädagogische Psychologie 20 (4), 251–259
Mathis, A., Kauschke, C. (2008): Zur Wirksamkeit der patholinguistischen Intervention bei Störungen im Pluralerwerb. LOGOS interdisziplinär 16 (4), 280–289
Matthews, D. (Hrsg.) (2014): Pragmatic Development in First Language Acquisition (Trends in Language Acquisition Research, 10). Benjamins, Amsterdam
May, P. (2012): Hamburger Schreibprobe für die erste bis zehnte Klasse. Verlag für pädagogische Medien, Hamburg
Mayer, A. (2022a): Gezielte Förderung bei Lese-Rechtschreibschwierigkeiten. 4. Aufl. Ernst Reinhardt, München
Mayer, A. (2022b): BLIWO. Blitzschnelle Worterkennung. 4. Aufl. Borgmann Media, Dortmund
Mayer, A. (2021): Lese-Rechtschreibstörungen. 2. Aufl. Ernst Reinhardt, München
Mayer, A. (2020): Test zur Erfassung der phonologischen Bewusstheit und der Benennungsgeschwindigkeit (TEPHOBE). 4. Aufl. Ernst Reinhardt, München
Mayer, A. (2018): Benennungsgeschwindigkeit und Lesen. Forschung Sprache 6 (10), 20-43
Mayer, A. (2015a): Sprachheilpädagogischer Unterricht. Basisartikel. Sprachförderung und Sprachtherapie in Schule und Praxis 4 (3), 130–137
Mayer, A. (2015b): Kriterien zur Erstellung sprachlich optimierter Lesetexte für Kinder mit Sprachverständnisschwierigkeiten. Praxis Sprache 60 (4), 221–228
Mayer, A. (2016): Test zur Erfassung der phonologischen Bewusstheit und der Benennungsgeschwindigkeit (TEPHOBE). 3. Aufl. Ernst Reinhardt, München
Mayer, A. (2009): Dimensionen sprachheilpädagogischen Handelns im Unterricht. Die Sprachheilarbeit 54 (3), 108–119
Mayer, A. (2008): Phonologische Bewusstheit, Benennungsgeschwindigkeit und automatisierte Leseprozesse. Shaker Verlag, Aachen
Mayer, A., Motsch, H. J. (2014): Früherkennung von Schriftspracherwerbsstörungen. Zur prognostischen Validität des TEPHOBE. Praxis Sprache 59 (4), 218–228
Mayr, T., Hofbauer, C., Simic, M., Ulich, M. (2012): Selsa. Sprachentwicklung und Literacy bei Kindern im Schulalter (1. bis 4. Klasse). Herder, Freiburg
McArthur, G., Hogben, J., Edwards, V., Heath, S., Mengler, S. (2000): On the Specifics of Specific Reading Disability and Specific Language Impairment. Journal of Child Psychology and Psychiatry 41 (7), 869–874
McGinnes, M. (1939): Aphasic Children: Identification and Education by the Association Method. Alexander Bell Association for the Deaf, Washington
McGregor, K. (2017): Semantics in Child Language Disorders. In: Schwartz, R. (Hrsg.), 365–387, 2. Auflage
McGregor, K. (1997): The Nature of Word-Finding Errors of Preschoolers with and without Word-Finding Deficits. Journal of Speech, Language, and Hearing Research 40 (6), 1232–1244
McGregor, K., Newman, R. M., Reilly, R. M., Capone, N. C. (2002): Semantic Representation and Naming in Children with Specific Language Impairment. Journal of Speech, Language, and Hearing Research 45 (5), 998–1014
McGregor, K., Sheng, L., Ball, T. (2007): Complexities of Expressive Word Learning Over Time. Language, Speech, and Hearing Services in Schools 38 (4), 353–364
McGregor, K., Waxman, S. R. (1998): Object Naming at Multiple Hierarchical Levels: a Comparison of Preschoolers with and without Word-Finding Deficits. Journal of Child Language 25 (2), 419–430
McIntosh, B., Dodd, B. (2008): Evaluation of Core Vocabulary Intervention for Treatment of Inconsistent Phonological Disorder: Three Treatment Case Studies. Child Language Teaching and Therapy 24 (3), 305–327
McLeod, S. (2015): Intelligibility in Context Scale: a Parent-Report Screening Tool Translated into 60 Languages. Journal of Clinical Practice in Speech-Language Pathology 17 (1), 7–12
McLeod, Sh. & Baker, E. (2017) Children's Speech: An Evidence-Based Approach to Assessment and Intervention. Pearson Boston
McLeod, S., Baker, E. (2014): Speech-Language Pathologists' Practices Regarding Assessment, Analysis, Target Selection, Intervention, and Service Delivery for Children with Speech Sound Disorders. Clinical Linguistics & Phonetics 28 (7–8), 508–531
McLeod, S., Harrison, L. J., McCormack, J. (2012): Skala zur Verständlichkeit im Kontext: Deutsch [Intelligibility in Context Scale: German] (Sandra Neumann, Ph. D., Trans.). In: http://www.csu.edu.au/research/multilingual-speech/ics, 25.1.2017
McLeod, S., van Doorn, J., Reed, V. A. (2001): Consonant Cluster Development in Two-Year-Olds: General Trends and Individual Difference. Journal of Speech, Language, and Hearing Research 44 (5), 1144–1171
McNamara, D.S., Kintsch, E., Songer N., Kintsch W. (1996): Are Good Texts always better? Interactions of Text Coherence, Background Knowledge and Levels of Understanding in Learning from Text. Cognition and Instruction 14 (1), 1–43
McNulty, M. (2003): Dyslexia and the Life Course. Journal of Learning Disabilities 36 (4), 363–381
Meibauer, J. (2014): Pragmatik: Grundlagen, Entwicklung, Störung. In: Glück, C. W. (Hrsg.), 20–44
Meibauer, J. (2001): Pragmatik. Eine Einführung. 2. Aufl. Stauffenburg-Verlag, Tübingen
Meibauer, J., Rothweiler, M. (Hrsg.) (1999): Das Lexikon im Spracherwerb. Francke, Tübingen
Meixner, F. (1992): Poltern aus entwicklungspsychologischer Sicht. In: Grohnfeldt, M. (Hrsg.), 468–490

Melfsen, S., Florin, I., Warnke A. (2001): SPAIK. Sozialphobie- und -angstinventar für Kinder. Hogrefe, Göttingen
Melfsen, S., Walitza, S. (2017): Behandlungsmethoden des selektiven Mutismus. Sprache Stimme Gehör 41(2), S. 91-97
Melfsen, S., Walitza, S., Warnke, A. (2006): The Extent of Social Anxiety in Combination with Mental Disorders. European Child & Adolescent Psychiatry 15 (2), 111–117
Menyuk, P., Liebergott, J., Schultz, M. (1995): Early Language Development in Full-Term and Premature Infants. Lawrence Erlbaum Associates, Hillsdale
Methner A., Seebach B., Popp, K. (Hrsg.) (2017): Verhaltensprobleme in der Sekundarstufe. Kohlhammer, Stuttgart
Metten, C. (2012): Das Camperdown-Programm. Eine Möglichkeit der Therapie von stotternden Jugendlichen und Erwachsenen. Forum Logopädie 26 (2), 12–15
Miksch, A. (2005): Mehrsprachigkeit und Sprachstörungen – Öffnungen und Strukturen von sprachheilpädagogischer Förderung. In: Grohnfeldt, M., Triarchi-Hermann, V., Wagner, L. (Hrsg.), 141–160
Miller, A. C., Keenan, J. M. (2009): How Word Decoding Skill Impacts Text Memory: the Centrality Deficit and How Domain Knowledge Can Compensate. Annals of Dyslexia 59 (2), 99–113
Miller, N. (2013): Measuring up to Speech Intelligibility. International Journal of Language and Communication Disorders 48 (6), 601–612
Ministerium für Bildung, Wissenschaft, Jugend und Kultur des Landes Rheinland-Pfalz, http://grundschule.bildung-rp.de/fileadmin/user_upload/grundschule.bildung-rp.de/Downloads/Deutsch/Materialien_Lesekompetenz/Lesekompetenz_Maerz_2011/Der_Wald_ist_voller_Entdeckungen.pdf, 11.05.2017
Mogel, H. (2008): Psychologie des Kinderspiels. Von den frühesten Spielen bis zum Computerspiel, die Bedeutung des Spiels als Lebensform des Kindes. 3. Aufl. Springer, Heidelberg
Mogharbel, C. E., Deutsch, W. (2007): Von der Stimme zur Sprache: Die Ontogenese von Phonetik, Phonologie und Prosodie. In: H. Schöler, A. Welling (Hrsg.), 19–28
Möhring, H. (1938): Lautbildungsschwierigkeiten im Deutschen. Zeitschrift für Kinderforschung 47 (4), 185–235
Moll, K., Landerl, K. (2010): SLRT II. Lese- und Rechtschreibtest. Weiterentwicklung des Salzburger Lese- und Rechtschreibtests (SLRT). Hogrefe, Göttingen
Moll, K., Wallner, R., Landerl, K. (2012): Kognitive Korrelate der Lese-, Leserechtschreib- und der Rechtschreibstörung. Lernen und Lernstörungen 1 (1), 7–19
Möller, D. (2015): Schritte in den Dialog. Was können Eltern, Erzieher/Erzieherinnen und Therapeuten/Therapeutinnen für Kinder mit pragmatisch-kommunikativen Einschränkungen tun. mit Sprache 47 (1), 5–14
Möller, D., Ritterfeld U. (2010): Spezifische Sprachentwicklungsstörungen und pragmatische Kompetenzen. Sprache Stimme Gehör 34 (2), 84–91
Möller, D., Spreen-Rauscher, M. (2009): Frühe Sprachintervention mit Eltern. Thieme, Stuttgart
Möller, D., Furche, G., Slabon-Lieberz, S., Gaumert, G., Breitfuss, A., Licht, A. K. (2008): Blickdiagnose Sprachverständnisstörungen: Die diagnostische Güte von Experten- und Elternurteilen. Sprache Stimme Gehör 32 (3), 129–135
Morehead, D. M., Morehead, A. E. (Hrsg.) (1976): Normal and deficient child language. University Park Press, Baltimore
Morgan, A. T., Vogel, A. P. (2009): A Cochrane Review of Treatment for Childhood Apraxia of Speech. European Journal of Physical and Rehabilitation Medicine 45 (1), 103–110
Morley, M. E. (1965): The Development and Disorders of Speech in Childhood. 2nd ed. Livingston Ltd., London
Morrison, F. J., Shriberg, L. D. (1992): Articulation Testing Versus Conversational Speech Sampling. Journal of Speech and Hearing Research 35 (2), 259–273
Mostert, M. (2007): Face Validity. In: Salkind, N. R. (Hrsg.), 338–341
Motsch, H.-J. (2017): Kontextoptimierung. Evidenzbasierte Intervention bei grammatischen Störungen in Therapie und Unterricht. 4., vollständig überarbeitete Aufl. Ernst Reinhardt, München
Motsch, H.-J. (2013a): ESGRAF-R. Modularisierte Diagnostik grammatischer Störungen. 2. Aufl. Ernst Reinhardt, München
Motsch, H.-J. (2013b): Grammatische Störungen – Basisartikel. Sprachförderung und Sprachtherapie in Schule und Praxis 2 (1), 2–8
Motsch, H.-J. (2011): ESGRAF-MK. Evozierte Diagnostik grammatischer Fähigkeiten für mehrsprachige Kinder. Ernst Reinhardt, München
Motsch, H.-J. (2009): ESGRAF-R. Modularisierte Diagnostik grammatischer Störungen. Ernst Reinhardt, München
Motsch, H.-J. (1999): ESGRAF. Evozierte Sprachanalyse grammatischer Fähigkeiten. Ernst Reinhardt, München
Motsch, H.-J., Becker, L. (2014): Grammatikerwerb deutschsprachiger Kinder zwischen 4 und 9 Jahren (GED 4–9). Vierteljahresschrift für Heilpädagogik und ihre Nachbargebiete (VHN) 83 (1), 72–74
Motsch, H.-J., Berg, M. (2003): Therapie grammatischer Störungen – Interventionsstudie zur Kontextoptimierung. Die Sprachheilarbeit 48 (4), 151–156
Motsch, H.-J., Marks, D.-K. (2016): Crosslinguistische Transfereffekte lexikalischer Strategietherapie im Deutschen auf das Türkische. Sprache Stimme Gehör 40 (4), 196–201
Motsch, H.-J., Marks, D.-K. (2015a): Efficacy of the Lexicon Pirate Strategy Therapy for Improving Lexical Learning in School-Age Children: a Randomized Controlled Trial. Child Language Teaching and Therapy 31 (2), 237–255
Motsch, H.-J., Marks, D.-K. (2015b): Effektivität der lexikalischen Strategietherapie „Der Wortschatzsammler" bei mehrsprachigen Schulkindern. Logos 23 (4), 256–268
Motsch, H.-J., Gaigulo, D., Ulrich, T. (2022): Wortschatzsammler. Evidenzbasierte Strategietherapie lexikalischer Störungen im Kindesalter. 4. Aufl. Ernst Reinhardt, München
Motsch, H.-J., Rietz, C. (2019): ESGRAF 4–8. Grammatiktest für 4- bis 8-jährige Kinder. 2. Aufl. Ernst Reinhardt, München
Motsch, H.-J., Seiffert, H. (2008): Therapie grammatischer Störungen in sprachtherapeutischen Phasen des Biologieunterrichts im Sekundarbereich. MitSprache 40 (2), 39–59
Motsch, H.-J., Ulrich, T. (2012a): Effects of the Strategy Therapy "Lexicon Pirate" on Lexical Deficits in Preschool

Age – a Randomized Controlled Trial. Child Language Teaching and Therapy 28 (2), 159–175
Motsch, H.-J., Ulrich, T. (2012b): „Wortschatzsammler" und „Wortschatzfinder" – Effektivität neuer Therapieformate bei lexikalischen Störungen im Vorschulalter. Die Sprachheilarbeit 57 (2), 70–78
Mühlhaus, J., Wagner, S., Kubitz, K. (2016): Möglichkeiten und Grenzen der sprachtherapeutischen Intervention bei Kindern und jungen Erwachsenen mit AVWS. Sprachförderung und Sprachtherapie in Schule und Praxis 5 (3), 160–167
Mullen, R., Schooling, T. (2010): The National Outcomes Measurement System for Pediatric Speech-Language Pathology. Language, Speech & Hearing Services in Schools 41 (1), 44–60
Müller, N. (Ed., 2003): (In)vulnerable Domains in Multilingualism. Benjamins, Amsterdam
Murphy, S. M., Faulkner, D. M., Reynolds, L. R. (2014): A Randomised Controlled Trial of a Computerised Intervention for Children with Social Communication Difficulties to Support Peer Collaboration. Research in Developmental Disabilities 35 (11), 2821–2839
Myers, F. (2011): Treatment of Cluttering: a Cognitive-Behavioral Approach Centered on Rate Control. In: Ward, D., Scaler Scott, K. (Hrsg.), 152–174
Myers, F. (1992): Cluttering: a Synergistic Framework. In: Myers, F. L., St, Louis, K. O. (Hrsg.), 71–84
Myers, F. L., Bakker, K. O. (2014): Experts' Saliency Ratings of Speech-Language Dimensions Associated with Cluttering. Journal of Fluency Disorders 42, 35–42
Myers, F. L., St. Louis, K. O. (2007): Cluttering (DVD). TN, The Stuttering Foundation, Nashville
Myers, F. L., St. Louis, K. O., (1992): Cluttering: A Clinical Perspective. FAR Communications, Leicester. Reissued: San Diego, CA: Singular, 1996.
Myers, F.L., Bakker, K. O., St. Louis, K. O., Raphael, L. J. (2012): Disfluencies in Cluttered Speech. Journal of Fluency Disorders 37 (1), 9–19
Nash, M., Donaldson, M. L. (2005): Word Learning in Children with Vocabulary Deficits. Journal of Speech, Language, and Hearing Research 48 (2), 439–458
Nathani, S., Ertmer, D. J., Stark, R. E. (2006): Assessing Vocal Development in Infants and Toddlers. Clinical Linguistics & Phonetics 20 (5), 351–369
National Institute of Child Health and Human Development (2000): Report of the National Reading Panel. Teaching Children to Read: an Evidence-Based Assessment of the Scientific Research Literature on Reading and Its Implications for Reading Instruction. DC: US Government Printing Office, Washington
Natke, U., Alpermann, A. (2010): Stottern: Erkenntnisse, Theorien, Behandlungsmethoden. Huber, Bern
Nelson, K. (Hrsg.) (1989): Narrative from the Crib. Harvard University Press, Cambridge
Nerius, D. (Hrsg.)(2007): Deutsche Orthographie. 4. Aufl. Georg Olms Verlag, Hildesheim
Neumann, K., Euler, H.A., Bosshardt, H. G., Cook, S., Sandrieser, P., Schneider, P., Sommer, M., Thum, G. (Hrsg. Deutsch Gesellschaft für Phoniatrie und Pädaudiologie)(2016):Pathogenese, Diagnostik und Behandlung von Redeflussstörungen. Evidenz- und konsensbasierte S3-Leitlinie, AWMF-Registernummer 049–013, Version 1. In: www.awmf.org/uploads/tx_szleitlinien/049-013l_S3_Redeflusstoerungen_2016-09.pdf, 24.01.2017
Neumann, S., Meinusch, M., Verdon, S., McLeod, S. (2016): Mehrsprachige Kinder mit Aussprachestörung: Ein internationales Positionspapier. Logos – Fachzeitschrift für akademische Sprachtherapie und Logopädie 24 (3), 164–175
Neumann, S., Rietz, C., Stenneken, P. (im Druck): The German Intelligibility in Context Scale (ICS-G): Reliability and Validity Evidence. International Journal of Language & Communication Disorders.
Nevo, E., Breznitz, Z. (2011): Assessment of Working Memory Components at 6 Years of Age as Predictors of Reading Achievements a Year Later. Journal of Experimental Child Psychology 109 (1), 73–90
Nicolson, R. I., Fawcett, A. J., Dean, P. (2001): Developmental Dyslexia: the Cerebellar Deficit Hypothesis. Trends in Neurosciences 24 (9), 508–511
Niebuhr-Siebert, S., Wiecha, U. (Hrsg.) (2012): Kindliche Sprach-, Sprech-, Stimm- und Schluckstörungen. Gezielte Elternberatung. 1. Aufl. Elsevier, München
Ninio, A., Snow, C. E. (1996): Pragmatic Development (Essays in Developmental Science). Westview Press, Boulder
Nippold, M. A. (2016): Later Language Development: School-Age Children, Adolescents, and Young Adults. 4. Aufl. Pro-Ed, Austin, Texas
Nippold, M. A. (2012): Stuttering and Language Ability in Children: Questioning the Connection. American Journal of Speech Language Pathology 21(3), 183–96
Nippold, M. A. (2001): Later Language Development. School-Age Children, Adolescents, and Young Adults. Pro-Ed, Austin, Texas
Norbury, C. F. (2014a): Atypical Pragmatic Development. In: Matthews, D. (Hrsg.), 343–361
Norbury, C. F. (2014b): Practitioner Review: Social (Pragmatic) Communication Disorder Conceptualization, Evidence and Clinical Implications. Journal of Child Psychology and Psychiatry 55 (3), 204–216
Norbury, C. F. (2004): Pragmatic Language Impairment. Where Autistic Spectrum Disorder Meets Specific Language Impairment. University of Oxford, Oxford
Norbury, C. F., Bishop, D. V. M. (2002): Inferential Processing and Story Recall in Children with Communication Problems: a Comparison of Specific Language Impairment, Pragmatic Language Impairment and High-Functioning Autism. International Journal of Language and Communication Disorders 37 (3), 227–251
O'Brien, R. (Hrsg.) (1971): Monograph series on language and linguistics, 24. Georgetown University Press, Washington
O´Brian, S., Carey, B., Onslow, M., Packman, A., Cream, A. (2003): The Camperdown Treatment for Stuttering. Treatment Manual. In: http://sydney.edu.au/healthsciences/asrc/docs/camperdown_manual_april13.pdf, 17.01.2017
O'Brian, S., Packmann, A., Onslow, M. (2010): The Camperdown Program. In: Guitar, B., McCauley, R. J. (Hrsg): 256–276
Ochs, E., Schieffelin, B. B. (Hrsg.) (1979): Development Pragmatics. Academic Press, New York

Oerbeck, B., Johansen, J., Lundahl, K., Kristensen, H. (2012): Selective Mutism: a Home- and Kindergarten-Based Intervention for Children 3–5 Years: a Pilot Study. Clinical Child Psychology and Psychiatry 17 (3), 370–383

Oerbeck, B., Stein, M. B., Pripp, A. H., Kristensen, H. (2015): Selective Mutism: Follow-Up Study 1 Year After End of Treatment. European Child & Adolescent Psychiatry 24 (7), 757–766

Oerter, R., Montada, L. (Hrsg.) (2002): Entwicklungspsychologie. 5. Aufl. Beltz, Weinheim

Onslow, M. (2005): Stuttering. Vortrag auf der 7. Oxford Dysfluency Conference, St. Catherines College, 29.06.–02.07.2005, Oxford

Ozanne, A. (2005): Childhood Apraxia of Speech. In: Dodd, B. (Hrsg.), 71–82

Packman, A. (2012): Theory and Therapy in Stuttering. A Complex Relationship. Journal of Fluency Disorders 37 (4), 225–233

Packman, A., Attanasio, J. (2010): A Model of the Mechanism Underpinning Early Intervention for Stuttering. Vortrag auf der Jahrestagung der ASHA, Philadelphia 8.–10.11.2010

Pamplona, M. C., Yusunza A., Espinoza, J. (1999): A Comparative Trial of Two Modalities of Speech Intervention for Compensatory Articulation in Cleft Palate Children: Phonological Approach Versus Articulatory Approach. International Journal of Pediatric Otorhinolaryngology 49 (1), 21–26

Pan, B., Snow, C. (1999): The Development of Conversational and Discourse Skills. In: Barrett, M. D. (Hrsg.), 229–249

Papousek, M. (2008): Vom ersten Schrei zum ersten Wort: Anfänge der Sprachentwicklung in der vorsprachlichen Kommunikation. 3. Nachdr. der 1. Aufl. 1994. Huber, Berlin

Paradis, E. (2005): Grammatical Morphology in Children Learning English as a Second Language: Implications of Similarities with Specific Language Impairment. Language, Speech and Hearing Services in Schools 36 (3), 23–61

Perkins, M. R. (2010): Pragmatic Impairment. Cambridge University Press, Cambridge

Petermann, F. (2016): SET 3–5. Sprachstandserhebungstest für Kinder im Alter zwischen 3 und 5 Jahren. Hogrefe, Göttingen

Petermann, F. (2018): SET 5–10. Sprachstandserhebungstest für Kinder im Alter zwischen 5 und 10 Jahren. 3., überarbeit. Aufl. Hogrefe, Göttingen

Petermann, F. (2010a): Therapie von Störungen des Sozialverhaltens. In: von Suchodoletz, W. (Hrsg.), 211–229

Petermann, F. (Hrsg.) (1993): Verhaltenstherapie mit Kindern. Röttger, München

Petermann, F., Jugert, G., Tänzer, U., Verbeek, D. (2012): Sozialtraining in der Schule. 3. überarb. Aufl. Beltz, Weinheim

Petermann, U., Petermann, F. (2006): Training mit sozial unsicheren Kindern. 9. Aufl. Beltz PVU, Weinheim

Petermann, F., Wiedebusch, S. (2001): Entwicklung emotionaler Kompetenz in den ersten sechs Lebensjahren. Kindheit und Entwicklung 10 (3), 189–200

Piaget, J. (2003): Nachahmung, Spiel und Traum: die Entwicklung der Symbolfunktion beim Kind. Klett-Cotta, Stuttgart

Pilz, D., Schubenz, S. (1979): Schulversagen und Kindertherapie. Rahl-Rugenstein, Köln

Pinker, S. (2007): The Language Instinct: How the Mind Creates Language: the New Science of Language and Mind. Penguin Books, London

Pinquart, M., Schwarzer, G., Zimmermann, P. (2015): Entwicklungspsychologie – Kindes- und Jugendalter. Hogrefe, Göttingen

Pionek Stone, B., Kratochwill, T. R., Sladeczeck, I. E., Serlin, R. C. (2002): Treatment of Selective Mutism: a Best-Evidence Synthesis. School Psychology Quarterly 17 (2), 168–190

Plahl, C., Koch-Temming, H., Becker, T. (Hrsg.) (2005): Musiktherapie mit Kindern. Grundlagen – Methoden – Praxisfelder. Huber, Bern

Poole, K. L., Cunningham, C. E., McHolm, A. E., Schmidt, L. A. (2021): Distinguishing selective mutism and social anxiety in children: a multi-method study. European child & adolescent psychiatry 30 (7), 1059–1069

Powell, T. W. (Hrsg.) (1996): Pathologies of Speech and Language: Contributions of Clinical Phonetics and Linguistics. International Clinical Phonetics and Linguistics Association, New Orleans

Pressler, A., Können, T., Hasselhorn, M., Krajewski, K. (2014): Cognitive Preconditions of Early Reading and Spelling: a Latent-Variable Approach with Longitudinal Data. Reading and Writing: an Interdisciplinary Journal 27 (2), 383–406

Quasthoff, U. M., Fried, L., Katz-Bernstein, N., Lengning, A., Schröder, A., Stude, J. (2011): (Vor)Schulkinder erzählen im Gespräch: Kompetenzunterschiede systematisch erkennen und fördern. Schneider Verlag, Hohengehren

Ramge, H. (2017): Spracherwerb. Grundzüge der Sprachentwicklung bei Kindern. 3. Aufl. Niemeyer, Tübingen

Rapin, I., Allen, A. (1983): Developmental Language Disorders: Nosological considerations. In: Kirk, U. (Hrsg.), 55–184

Rauschan, W., Welsch, C. (2012): ABC-Modell zur Therapie jugendlicher und erwachsener Stotternder. Schulz-Kirchner, Idstein

Ravid, D., Hora, A. (2009): From Implicit to Explicit Language Knowledge in Intervention: Introduction to the Special Issue on Intervention and Metalanguage. First Language 29 (1), 5–14

Reber, K., Schönauer-Schneider, W. (2022): Bausteine sprachheilpädagogischen Unterrichts. 5. Aufl. Ernst Reinhardt, München

Reilley, S., Onslow, M., Packman, A. (2009): Predicting Stuttering Onset by the Age of 3 Years: a Prospective, Community Cohort Study. Pediatrics 123 (1), 270–277

Reisinger, L., Cornish, K., Fombonne, É. (2011): Diagnostic Differenciation of Autism Spectrum Disorders and Pragmatic Language Impairment. Journal of Autism and Developmental Disorders 41 (12), 1694–1704

Reitsma, P. (1983): Printed Word Learning in Beginning Readers Journal of Experimental Child Psychology 36 (2), 321–339

Remschmidt, H., Poller, M., Herpertz-Dahlmann, B., Henninghausen, K., Gutenbrunner, C. (2001): A Follow-Up

Study of 45 Patients with Elective Mutism. European Archives of Psychiatry and Clinical Neuroscience 251 (6), 284–296
Reuter-Liehr, C. (2006): Lautgetreue Lese-Rechtschreibförderung. Band 2/1. Elementartraining Phonemstufe 1. Winkler Verlag, Bochum
Rice, M. L. (1993): „Don't Talk to Him: He's Weird": a Social Consequences Account of Language and Social Interactions. In: Kaiser, A. P., Gray, D. B. (Hrsg.), 139–158
Rice, M. L., Hoffman, L. (2015): Predicting Vocabulary Growth in Children with and without Specific Language Impairment: a Longitudinal Study from 2;6 to 21 years of Age. Journal of Speech, Language, and Hearing Research 58 (2), 345–359
Rice, M. L., Oetting, J. B., Marquis, J., Bode, J., Pae, S. (1994): Frequency of Input Effects on Word Comprehension of Children with Specific Language Impairment. Journal of Speech and Hearing Research 37 (1), 106–122
Richardson, K., Klecan-Aker, J. (2000): Teaching Pragmatics to Language-Learning Children: a Treatment Outcome Study. Child Language Teaching and Therapy 16 (1), 23–42
Riches, N. G., Tomasello, M., Conti-Ramsden, G. (2005): Verb Learning in Children with SLI: Frequency and Spacing Effects. Journal of Speech, Language, and Hearing Research 48 (6), 1397–1411
Rickheit, G., Sichelschmidt, L., Strohner, H. (2018): Psycholinguistik. 2. Aufl. Stauffenburg Verlag, Tübingen
Riederer, K. (2012): 6. Therapiebereich „Ausbau der Konstituenten". In: Kauschke, C., Siegmüller, J. (Hrsg.), 111–134
Riehemann, S. (2021a): StrateGe - Strategien zum Genuslernen. Ein Förderkonzept für Schule und Praxis. Ernst Reinhardt/München
Riehemann, S. (2021b): Genuskompetenzen mehrsprachiger Kinder – Förderung anhand des StrateGe-Konzeptes. Sprachförderung und Sprachtherapie 10 (2),103-110
Riehemann, S. (2020): Förderung und Therapie von Kindern mit Spracherwerbsstörungen durch dialogisches Bilderbuchlesen. In: Praxis Sprache, 98-103
Riehemann, S. (2017): Prozessdiagnostik grammatischer Störungen im Schulalltag. Sprachförderung und Sprachtherapie in Schule und Praxis 7 (3), 148-154
Riehemann, S. (2008): Therapie fehlender Kasusfähigkeiten grammatisch gestörter Schüler in kontextoptimierten Unterrichtsphasen. Interventionsstudie in zweiten Klassen an Schulen mit dem Förderschwerpunkt Sprache. Inauguraldissertation, Universität zu Köln
Rietz, C., Motsch, H.-J. (2014): Testtheoretische Absicherung der ESGRAF 4–9. Empirische Sonderpädagogik 6 (4), 300–312
Riley, G. D. (2009): SSI-4: Stuttering Severity Instrument. 4. Aufl. Pro Ed, Austin
Riley, G. D., Riley, J. (1985): Oral Motor Assessment and Treatment: Improving Syllable Production. PRO-ED Verlag, Austin
Ringmann, S. (2014): Therapie der Makrostruktur von Erzählungen. Sprachförderung und Sprachtherapie in Schule und Praxis 3 (3), 147–155
Ringmann, S. (2013): Therapie der Erzählfähigkeit. In: Ringmann S., Siegmüller, J. (Hrsg.), 163–187
Ringmann, S., Siegmüller, J. (Hrsg.) (2014): Handbuch Spracherwerb und Sprachentwicklungsstörungen. Jugend- und Erwachsenenalter. Urban & Fischer, München
Ringmann, S., Siegmüller, J. (Hrsg.) (2013): Handbuch Spracherwerb und Sprachentwicklungsstörungen. Schuleingangsphase. Elsevier, München
Ritter, C. (2005): Entwicklung und empirische Überprüfung eines Lesetrainings auf Silbenbasis. Potsdam. In: opus.kobv.de/ubp/volltexte/2006/1003/pdf/ritter_diss.pdf, 06.10.2016
Ritter, C., Scheerer-Neumann, G. (2009): PotsBlitz. Das Potsdamer Lesetraining. Förderung der basalen Lesefähigkeiten. Prolog, Köln
Ritterfeld, U. (2007): Elternpartizipation. In: Schöler H., Welling, A. (Hrsg.), 922–949
Ritterfeld, U. (1999): Pragmatische Elternpartizipation in der Behandlung dysphasischer Kinder. Sprache Stimme Gehör 23 (4), 192–197
Rivera-Gaxiola, M., Garcia-Sierra, A., Lara-Ayala, L., Cadena, C., Jackson-Maldonado, D., Kuhl, P. K., (2012): Eventrelated Potentials to an English/Spanish Syllabic Contrast in Mexican 10–13-Month-Old Infants. International Scholarly Research Notices Neurology, Article ID 702986, 1–9
Rodrian, B. (2009): Elterntraining Sprachförderung. Handreichung für Lehrer, Erzieher und Sprachtherapeuten. Ernst Reinhardt, München/Basel
Rollett, B., Kastner-Koller, U. (2007): Praxisbuch Autismus. Für Eltern, Erzieher, Lehrer und Therapeuten. 3. Aufl. Urban & Fischer, München
Roth, E. (1999): Prävention von Lese- und Rechtschreibschwierigkeiten. Evaluation einer vorschulischen Förderung der phonologischen Bewusstheit und der Buchstabenkenntnis. Lang, Frankfurt
Röber-Siekmeyer, Chr., Tophinke, D. (2001) (Hrsg.): Schärfungsschreibung im Fokus. Zur schriftlichen Repräsentation sprachlicher Strukturen im Spannungsfeld von Sprachwissenschaft und Didaktik. Schneider Verlag Hohengehren, Baltmannsweiler
Röthlisberger, M., Neuenschwander, R., Michel, E., Roebers, C. M. (2010): Exekutive Funktionen: Zugrundeliegende kognitive Prozesse und deren Korrelate bei Kindern im späten Vorschulalter. Zeitschrift für Entwicklungspsychologie und Pädagogische Psychologie 42 (2), 99–110
Rothweiler, M. (2006): Spezifische Sprachentwicklungsstörung und kindlicher Zweitspracherwerb. In: Bahr, R., Iven, C. (Hrsg.), 154–162
Rothweiler, M. (2001): Wortschatz und Störungen des lexikalischen Erwerbs bei spezifisch sprachentwicklungsgestörten Kindern. Winter „Edition S", Heidelberg
Rothweiler, M. (2010): Der Erwerb von Nebensätzen im Deutschen. Niemeyer, Tübingen
Rothweiler, M., Kauschke, C. (2007): Lexikalischer Erwerb. In: Schöler, H., Welling, A. (Hrsg.), 42–57
Rothweiler, M., Meibauer, J.(1999): Das Lexikon im Spracherwerb. Ein Überblick. In: Meibauer, J., Rothweiler, M. (Hrsg.), 9–31
Rowe, M. L. (2008): Child-Directed Speech: Relation to Socioeconomic Status, Knowledge of Child Development and Child Vocabulary Skill. Journal of Child Language 35 (1), 185–205

Ruberg, T. (2015): Diagnostische Aspekte des Genuserwerbs ein- und mehrsprachiger Kinder. Forschung Sprache 3 (2), 22–40
Rupp, S. (2013): Semantisch-lexikalische Störungen bei Kindern. Sprachentwicklung: Blickrichtung Wortschatz. Springer, Berlin
Rupp, S. (2008): Modellgeleitete Diagnostik bei kindlichen lexikalischen Störungen. Schulz-Kirchner, Idstein
Ruß, M. (2008): Bildliche Lautdarstellungen in Therapie, Unterricht und Lehre. Prolog, Köln
Rüsseler, J. (2006): Neurobiologische Grundlagen der Lese-Rechtschreib-Schwäche. Implikationen für Diagnostik und Therapie. Zeitschrift für Neuropsychologie 17 (2), 101–111
Rvachew, S. (1994): Speech Perception Training Can Facilitate Sound Production Learning. Journal of Speech and Hearing Research 37 (2), 347–357
Rvachew, S., Brosseau-Lapré, F. (2012): Developmental Phonological Disorders: Foundations of Clinical Practice. Plural Publishing, San Diego, CA
Ryan, B. P. (1971): Operant Procedures Applied to Stuttering Therapy for Children. Journal of Speech and Hearing Disorders 36 (2), 264–280
Ryan, B. P., Van Kirk, R. B. (1995): Programmed Stuttering Treatment for Children: Comparison of Two Establishment Programs through Transfer, Maintenance, and Follow-Up. Journal of Speech and Hearing Research 38 (1), 61–75
Ryder, N., Leinonen, E. (2014): Pragmatic Language Development in Language Impaired and Typically Developing Children: Incorrect Answers in Context. Journal of Psycholinguistic Research 43 (1), 45–58
Saarni, C., Campos, J. J., Camras, L. A., Witherington, D. (2007): Emotional Development: Action, Communication, and Understanding. In: Damon W., Lerner, R. M. (Hrsg.)
Sachse, S. (Hrsg.) (2015a): Handbuch Spracherwerb und Sprachentwicklungsstörungen (Kleinkindphase). Elsevier, München
Sachse, S. (Hrsg.) (2015b): Handbuch Sprachentwicklung und Sprachentwicklungsstörungen. Frühe Kindheit. Elsevier, München
Sachse, S., Spreer, M. (2016): Allgemeine Kriterien und Grundlagen der Diagnostik. In: Grohnfeldt, M. (Hrsg.), 113–125
Sächsisches Bildungsinstitut (Hrsg.) (2009): Dokumentation zur Fachtagung „Bilanz und Perspektiven von FörMig Sachsen" am 10.09.2009 in Dresden. Sächsisches Bildungsinstitut, Radebeul
Salkind, N. R. (Hrsg.) (2007): Encyclopedia of Measurement and Statistics. SAGE Publications, Inc., Thousand Oaks
Sallat, S. (2017): Musiktherapie bei Sprach- und Kommunikationsstörungen. Ernst Reinhardt, München
Sallat, S. (2014): Einstieg ins Berufsleben bei Jugendlichen und jungen Erwachsenen mit Sprach(entwicklungs)störungen. In: Ringmann, S., Siegmüller, J. (Hrsg.), 237–248
Sallat, S., Schönauer-Schneider, W. (2015): Unterricht bei Kindern mit Sprach- und Kommunikationsstörungen. Sprache – Stimme – Gehör 39 (2), 70–75
Sallat, S., Spreer, M. (2022): Förderung pragmatischer Fähigkeiten bei Jugendlichen. Sprachförderung und Sprachtherapie in Schule und Praxis. 11(2), Seite 100-111
Sallat, S., Spreer, M. (2014): Förderung kommunikativ-pragmatischer Fähigkeiten in Unterricht und therapeutischer Praxis. Sprachförderung und Sprachtherapie in Schule und Praxis 3 (3), 156–166
Sallat, S., Spreer, M., Franke, U., Schlamp-Diekmann, F. (2016): Pragmatisch-kommunikative Störungen – Herausforderungen für Sprachheilpädagogik und Sprachtherapie in Schule und Berufsbildung. In: Stitzinger, U., Sallat, S., Lüdtke, U. (Hrsg.), 119–129
Sandrieser, P. (2005): Eine zeitliche Analyse der Unflüssigkeiten im Sprechen von stotternden und nichtstotternden Kindern. Dissertation an der philosophischen Fakultät der RWTH Aachen
Sandrieser, P., Schneider, P. (2016): Stottern im Kindesalter. Neuropädiatrie in Klinik und Praxis 15 (1), 1–4
Sandrieser, P., Schneider, P. (2015): Stottern im Kindesalter. 4. Aufl. Thieme, Stuttgart
Sandrieser, P., Schneider, P. (2001): Stottern im Kindesalter. Thieme, Stuttgart
Sarimski, K. (2007): Beurteilungsschema für vorsprachliche Kommunikationsformen (PVCS-Kurzform). In: Sarimski, K., Steinhausen, H.-C. (Hrsg.), 84–88
Sarimski, K., Möller, J. (1991): Zur Beurteilung früher kommunikativer Fähigkeiten bei entwicklungsverzögerten Kindern. Frühförderung interdisziplinär 10 (4), 151–159
Sarimski, K., Steinhausen, H.-C. (Hrsg.) (2007): KIDS Kinder-Diagnostik-System Band 2. Hogrefe, Göttingen
Scaler Scott, K. (2010): Cluttering vs. Stuttering. Flyer. In: https://d2r0txsugik6oi.cloudfront.net/neon/resource/nsa/File/Brochures/StuttervsClutter.pdf, 04.09.2022
Scaler Scott, K., Ward, D. (2013): Managing Cluttering: a Comprehensive Guidebook of Activities. PRO-ED, Austin
Scaler Scott, K. (2020): Cluttering symptoms in school-age children by communicative context: A preliminary investigation. International Journal of Speech-Language Pathology 22(2), 174–183
Scaler Scott, K. (2022): Cluttering in a School-Aged Child: Tackling the Challenges Step by Step. Seminars in Speech & Language 43 (2), 130–146
Scaler Scott, K., Sønsterud, H., Reichel, I. (2022): Cluttering: Etiology, Symptomatology, Identification and Treatment. In: Zebrowski, P. M., Anderson, J. D., Conture, E. (Hrsg.): Stuttering and Related Disorders of Fluency. 4. Aufl. u.a. Thieme Verlag, New York, 259-270
Scerri, T. S., Schulte-Körne, G. (2010): Genetics of Developmental Dyslexia. European Child and Adolescence Psychiatry 19 (3), 179–197
Schader, B. (2011): Deine Sprache – meine Sprache. Handbuch zu 14 Migrationssprachen und zu Deutsch. Für Lehrpersonen an mehrsprachigen Klassen und für den DaZ-Unterricht. Lehrmittelverlag des Kantons Zürich, Zürich
Schäfer, B. (2014): Der Erwerb phonologischer Bewusstheit und ihr Zusammenhang mit anderen sprachlichen Leistungen. In: Fox-Boyer, A. (Hrsg.), 25–35
Schäfer, B., Fox-Boyer, A. V. (2016): The Acquisition of Initial Consonant Clusters in German-Speaking 2-Year-Olds. International Journal of Speech-Language Pathology 1–14
Schäfer, B., Fox, A. V. (2006): Der Erwerb der Wortprodukti-

onskonsequenz bei Zweijährigen: ein Mittel zur Früherkennung von Aussprachestörungen? Sprache – Stimme – Gehör 30 (4), 186–192
Schäfer, H., Leis, N. (2008): Lesen und Schreiben im Handumdrehen. Lautgebärden erleichtern den Schriftspracherwerb in Förderschule und Grundschule. Ernst Reinhardt, München/Basel
Schäfer, J. (2013): Schreibkompetenz von Haupt- und Realschulabsolventen. In: C. Efing (Hrsg.). Ausbildungsvorbereitung im Deutschunterricht der Sekundarstufe I. Die sprachlich-kommunikativen Facetten von „Ausbildungsfähigkeit" (65-92). Lang, Frankfurt
Scharff Rethfeldt, W. (2013): Kindliche Mehrsprachigkeit – Grundlagen und Praxis der sprachtherapeutischen Intervention. Thieme, Stuttgart
Schelten-Cornish, S. (2015): Kommunikative Berücksichtigung des Zuhörers: Ein Therapiebereich bei pragmatischen Sprachstörungen. Praxis Sprache 60, (1), 27–30
Schelten-Cornish, S. (2015): Förderung der kindlichen Erzählfähigkeit. Geschichten erzählen mit Übungen und Spielen. Schulz-Kirchner, Idstein
Schelten-Cornish, S., Hofbauer, C., Wirts, C. (2012): Beobachtungsbogen für pragmatische Fähigkeiten (BFP). In: www.sprachtherapie-sc.de/g_pragmatik.htm, 04.01.2017
Schelten-Cornish, S., Wirts, C. (2015): Beobachtungsbogen für vorsprachliche Fähigkeiten und Eltern-Kind-Interaktion (BFI). L.O.G.O.S. INTERDISZIPLINÄR 16 (4), 262–270
Scherer, A. (1995): Elternkurs: Mein Kind stottert. Ernst Reinhardt, München/Basel
Schick, K., Riehemann, S. (2022): Grammatische Lernchancen durch kontextoptimierte Phasen im inklusiven Englischunterricht. In: Rhode, A. & Schick, K. (Hrsg.): Inklusiver Englischunterricht. Weiterentwicklung sprachdidaktischer Prinzipien vor dem Hintergrund sonderpädagogischen Förderbedarfs. Peter Lang Verlag, Frankfurt am Main
Schlag, E. (2016): Duogramm & Co – Grammatische Minimalpaare und weitere Übungsmöglichkeiten zur Dysgrammatismustherapie. 5. Aufl. Eigenverlag, Delft
Schlamp-Diekmann, F. (2014): Kommunikativ-pragmatische Störungen bei Jugendlichen – Störungsbild und Möglichkeiten der Intervention. In: S. Ringmann, J. Siegmüller (Hrsg.): Handbuch Spracherwerb und Sprachentwicklungsstörungen, Band 4: Jugend- und Erwachsenenalter. (S. 173-188). Elsevier, München
Schlamp-Diekmann, F. (2007): Spezifische Sprachentwicklungsstörungen im Jugendalter: Störungsbild und Möglichkeiten der schulischen Intervention. Ed. Marhold im Wiss.-Verlag Spieß, Berlin
Schlesiger, C. (2009): Sprachtherapeutische Frühintervention für Late Talkers. Eine randomisierte und kontrollierte Studie zur Effektivität eines direkten und kindzentrierten Konzeptes (Dissertation). Technische Universität Dortmund, Dortmund
Schmidt, H., Kauschke, C. (2016): Genustherapie bei bilingualen Kindern mit spezifischer Sprachentwicklungsstörung. LOGOS interdisziplinär 24 (2), 94–104
Schmidt, M. (2022): Kontextoptimierung für Kinder von 3–6 Jahren. 3. Aufl. Ernst Reinhardt, München
Schmidt, M. (2021): Sprachtherapie mit mehrsprachigen Kindern. 2. Aufl. Ernst Reinhardt, München
Schmidt, M. (2010): Kontextoptimierte Gruppentherapie zur Förderung früher grammatischer Fähigkeiten in der Erst- und Zweitsprache. Eine randomisierte Interventionsstudie. Inauguraldissertation, Universität zu Köln
Schneider, M. (2014): Poltern. In: Grohnfeldt, M. (Hrsg.), 244–248
Schneider, M. (2003): Therapie des Polterns. In: Grohnfeldt, M. (Hrsg.), 235–241
Schneider, P. (2015): Autorisierte deutsche Übersetzung des SSI-4 von Riley (2009) In: Sandrieser, P., Schneider P. (Hrsg.), 268–269
Schneider, W., Blanke, I., Faust, V., Küspert, P. (2011): WLLP-R. Würzburger Leise Leseprobe – Revision. Ein Gruppentest für die Grundschule. Hogrefe, Göttingen
Schneider, W., Büttner, G. (2008): Entwicklung des Gedächtnisses bei Kinder und Jugendlichen. In: Oerter, R., Montada, L. (Hrsg.), 480–501
Schneider, W., Roth, E., Ennemoser, M. (2000): Training Phonological Skills and Letter Knowledge in Children at Risk for Dyslexia: a Comparison of Three Kindergarten Intervention Programs. Journal of Educational Psychology 92 (2), 284–295
Schneider, W., Schlagmüller, M., Ennemoser, M. (2017): LGVT 5–12+. Lesegeschwindigkeits- und Verständnistest für die Klassen 5–12. Hogrefe, Göttingen
Schnitzler, C. D. (2015): Schriftsprache und phonologische Verarbeitung bei Grundschulkindern mit im Vorschulalter überwundenen phonologischen Aussprachestörungen. Sprache – Stimme – Gehör 39 (1), 24–29
Schnitzler, C. D. (2008): Phonologische Bewusstheit und Schriftspracherwerb. Thieme, Stuttgart
Schöler, H. (1999): IDIS – Inventar diagnostischer Informationen bei Sprachentwicklungsauffälligkeiten (Edition S). Ed. S., Heidelberg
Schöler, H., Anzer, A., Illichmann, E. (1986): Flexion und Wortbildung: Ein Vergleich zwischen dysgrammatisch sprechenden und sprachunauffälligen Kindern. Der Sprachheilpädagoge 18 (4), 62–73
Schöler, H., Fromm, W., Kany, W. (Hrsg.) (1998): Spezifische Sprachentwicklungsstörung und Sprachlernen. Schindele, Heidelberg
Schöler, H., Welling, A. (Hrsg.) (2007): Handbuch Sonderpädagogik: Band 1. Sonderpädagogik der Sprache. Hogrefe, Göttingen
Schönauer-Schneider, W. (2008): Monitoring des Sprachverstehens (MSV). Comprehension-monitoring – Welche Bedeutung hat es für Kinder mit rezeptiven Sprachstörungen? Die Sprachheilarbeit 53 (2), 72–82
Schönberger, F., Praschak, W., Jetter, K.-H. (1987): Bausteine einer Kooperativen Pädagogik. Bernhardt-Patzold, Stadthagen
Schönhammer, R. (2013): Einführung in die Wahrnehmungspsychologie. Sinne, Körper, Bewegung. 2. Aufl. UTB Facultas, Wien
Schrey-Dern, D., Stiller, U., Tockuss, C. (2006): Sprachentwicklungsstörungen. Logopädische Diagnostik und Therapieplanung. Thieme, Stuttgart
Schröder, A., Katz-Bernstein, N., Quasthoff, U. (2014): Erzählen: Ein „Spiel für Kinder", aber kein „Kinderspiel". Praxis Sprache 59 (4), 229–223
Schröders, C. (2012): Generelle Handhabung. In: Kauschke, C. Siegmüller, J. (Hrsg.), 5–22

Schuele, C. M., Boudreau, D. (2008): Phonological Awareness Intervention: Beyond the Basics. Language, Speech and Hearing Services in Schools 39 (1), 3–20
Schulte, K. (2009): Empirische Untersuchung gestörter Kommunikation: Die Redeflussstörung Poltern und ihre charakteristischen Merkmale und Begleiterscheinungen. Dissertation, Technische Universität Dortmund
Schulte, K. (1974): Phonembestimmtes Manualsystem. Forschungsergebnisse und Konsequenzen für die Artikulation hörgeschädigter Kinder. Neckar Verlag, Villingen-Schwenningen
Schulte-Körne, G., Mathwig, F. (2004): Das Marburger Rechtschreibtraining. Winkler Verlag, Bochum
Schulte-Körne, G., Deimel, W., Remschmidt, H. (2003): Rechtschreibtraining in schulischen Fördergruppen. Ergebnisse einer Evaluationsstudie in der Primarstufe. Zeitschrift für Kinder- und Jugendpsychiatrie und Psychotherapie 31 (2), 85–98
Schulte-Körne, G., Deimel, W., Hülsmann, J., Seidler, T., Remschmidt, H. (2001): Das Marburger Rechtschreib-Training – Ergebnisse einer Kurzzeitintervention. Zeitschrift für Kinder- und Jugendpsychiatrie und Psychotherapie 29 (1), 7–15
Schulte-Körne, G., Deimel, W., Remschmidt, H. (1998): Das Marburger Eltern-Kind-Rechtschreibtraining – Verlaufsuntersuchung nach 2 Jahren. Zeitschrift für Kinder- und Jugendpsychiatrie 26 (3), 167–173
Schulte-Körne, G., Schäfer, J., Deimel, W., Remschmidt, H. (1997): Das Marburger Eltern-Kind-Rechtschreibtraining. Zeitschrift für Kinder- und Jugendpsychiatrie 25 (3), 151–159
Schulte-Mäter, A. (2010): Verbale Entwicklungsdyspraxie und der Therapieansatz VEDiT. In: Wahl, M., Stahn, C., Hanne, S., Fritzsche, T. (Hrsg.), 35–44
Schulte-Mäter, A. (2009): Verbale Entwicklungsdyspraxie. In: Grohnfeldt, M. (Hrsg.) (2009a), 264–365
Schulte-Mäter, A., Ziegler, W. (2009): Sprechapraxie. In: Grohnfeldt, M. (Hrsg.) (2009b), 275–282
Schulz von Thun, F. (2008): Miteinander Reden 1: Störungen und Klärungen. Rowohlt, Reinbek bei Hamburg
Schulz, P., Tracy, R. (2011): LiSe-DaZ. Linguistische Sprachstandserhebung – Deutsch als Zweitsprache. Hogrefe, Göttingen
Schwartz, M. F., Dell, G. S., Martin, N., Gahl, S., Sobel, P. (2006): A Case-Series Test of the Interactive Two-Step Model of Lexical Access: Evidence from Picture Naming. Journal of Memory and Language 54 (2), 228–264
Schwartz, R. G. (Hrsg.) (2008): Handbook of Child Language Disorders. Psychology Press, Hove
Schwartz, R. H., Freedy, A. S., Sheridan, M. J. (2006): Selective Mutism: Are Primary Care Physicians Missing the Silence? Clinical Pediatrics 45 (1), 43–48
Schwenck, C., Gensthaler, A., Vogel, F. (2021a): Anxiety levels in children with selective mutism and social anxiety disorder. Current Psychology 40 (12), 6006–6013
Schwenck, C., Gensthaler, A., Vogel, F., Pfeffermann, A., Laerum, S., Stahl, J. (2021b): Characteristics of person, place, and activity that trigger failure to speak in children with selective mutism. European child & adolescent psychiatry 31 (9), 1419-1429
Seifert, S., Paleczek, L., Schwab, S., Gasteiger-Klicpera, B. (2017): GraWo. Grazer Wortschatztest. Hogrefe, Göttingen
Seiffert, H. (2008): Methodische Aspekte kontextoptimierter Unterrichtsphasen im Fachunterricht der Sekundarstufe. Die Sprachheilarbeit 53 (3), 154–163
Seigneuric, A., Ehrlich, M. (2005): Contribution of Working Memory Capacity to Children's Reading Comprehension: a Longitudinal Investigation. Reading and Writing: an Interdisciplinary Journal 18 (7–9), 617–656
Seuring, V., Spörer, N.(2010): Reziprokes Lehren in der Schule: Förderung von Leseverständnis, Leseflüssigkeit und Strategieanwendung. Zeitschrift für Pädagogische Psychologie 24 (3–4), 191–205
Shaftel, F. R., S. G. (1973): Rollenspiel als soziales Entscheidungstraining. Ernst Reinhardt, München/Basel
Sharkey, L., Mc Nicholas, F., Barry, E., Begley, M., Ahern, S. (2008): Group Therapy for Selective Mutism – a Parents' and Children's Treatment Group. Journal of Behavior Therapy and Experimental Psychiatry 39 (4), 538–545
Sheng, L., McGregor, K. (2010a): Lexical-Semantic Organization in Children with Specific Language Impairment. Journal of Speech, Language, and Hearing Research 53 (1), 146–159
Shriberg, L. D. (1997): Developmental Phonological Disorders: One or many? In: Hodson, B., Edwards, M. L. (Hrsg.), 105–131
Shriberg, L. D. (1994): Five Subtypes of Developmental Phonological Disorders. Clinics in Communication Disorders 4(1), 38–53
Shriberg, L. D., Kwiatkowski, J. (1982): Phonological Disorders III: a Procedure for Assessing Severity of Involvement. Journal of Speech and Hearing Disorders 47 (3), 256–270
Sick, U. (2014): Poltern – Theoretische Grundlagen, Diagnostik und Therapie. 2. Aufl. Thieme, Stuttgart
Siegmüller, J. (2013a): Kompensierter Dysgrammatismus. In: Siegmüller, J., Ringmann, J., (Hrsg.), 103–132
Siegmüller, J. (2013b): Emergenzorientierte Grammatiktherapie auf der Grundlage des PLAN – erste Ergebnisse des DYSTEL-Projektes. In: Fritsche, T., Meyer, C. B., Adelt, A., Roß, J. (Hrsg.), 5–44
Siegmüller, J. (2008): Therapie von kindlichen Wortfindungsstörungen nach dem Patholinguistischen Therapieansatz. Forum Logopädie 22 (1), 6–13
Siegmüller, J. (2005): Einflüsse von Frequenz und Erwerbsalter auf das Benennen bei Kindern mit Wortfindungsstörungen. Logos Interdisziplinär 13 (1), 15–20
Siegmüller, J. (2003): Entwicklung, Störungen und Diagnostik semantischer Prozesse – Begriffsklassifikation. Sprache Stimme Gehör 27 (3), 101–109
Siegmüller, J., Bartels, H., Hoppe, L. (2022): Leitfaden Sprache – Sprechen – Stimme – Schlucken, 6. Auflage. Urban & Fischer, München
Siegmüller, J., Fröhling, A. (2003): Therapie der semantischen Kategorisierung als Entwicklungsauslöser für den Erwerb des produktiven Wortschatzes bei Kindern mit Late-Talker-Vergangenheit. Sprache Stimme Gehör 27 (3), 135–141
Siegmüller, J., Gnadt, M., Baumann, J., Meyer, S., Gosewinkel, S. (2016a): Diagnostik der Ebenen Syntax und Morphologie. Sprache Stimme Gehör 40, 82–89
Siegmüller, J., Gnadt, M., Riederer, K., Kauschke, C. (2016): Einleitung. In: Siegmüller, J., Kauschke, C. (Hrsg.), 1–7

Siegmüller, J., Kauschke, C. (Hrsg.) (2016): Materialien zur Therapie nach dem Patholinguistischen Ansatz (PLAN). Lexikon und Semantik. Elsevier, München

Siegmüller, J., Kauschke, C. (2013): Patholinguistische Therapie bei Sprachentwicklungsstörungen (PLAN). 2. Aufl. Elsevier, München

Siegmüller, J., Kauschke, C. (2006): Patholinguistische Therapie bei Sprachentwicklungsstörungen (PLAN). Elsevier, München

Siegmüller, J., Kauschke, C., van Minnen, S., Bittner, D. (2011): Test zum Satzverstehen von Kindern (TSVK). Elsevier, Stuttgart

Siegmüller, J., Ringmann, J. (Hrsg.) (2013): Handbuch Spracherwerb und Sprachentwicklungsstörungen. Schuleingangsphase. Urban & Fischer, Frankfurt

Siegmüller, J., Ringmann, S. (2015): Kindzentrierte Ansätze in der frühen Therapie. In: Sachse, S. (Hrsg.), 163–184

Silverman, F. H. (1988): The „Monster" Study. Journal of Fluency Disorders 13 (3), 225–231

Simon, E. L. (Hrsg.) (2011): Psychology of Stereotypes. Hauppauge, NY: Nova Science publishers. https://www.novapublishers.com/catalog/product_info.php?products_id=23253, 15.01.2017

Sininger, Y. S., Klatzky, R. L., Kirchner, D. M. (1989): Memory Scanning Speed in Language-Disordered Children. Journal of Speech, Language, and Hearing Research 32 (2), 289–297

Slobin, D. (1979): Psycholinguistics. Foresman, Glenview Ill+

So, L. (2006): Cantonese Phonological Development: Normal and Disordered. In: Zhu Hua, Dodd, B. (Eds.), 109–134

Sodian, B., Perst, H., Meinhardt, J. (2012): Entwicklung der Theory of Mind in der Kindheit. In: Förstl, H. (Hrsg.), 61–77

Sommer, M., Koch, M. A., Paulus, W., Weiller, C., Büchel, C. (2002): Disconnection of Speech-Relevant Brain Areas in Persistent Developmental Stutte ring. Lancet 3,360(9330)-380–3

Sommer, M., Waltersbacher, A., Schlotmann, A., Schröder, H., Strzelczyk, A. (2021): Prevalence and Therapy Rates for Stuttering, Cluttering, and Developmental Disorders of Speech and Language: Evaluation of German Health Insurance Data. Frontiers in Human Neuroscience 15:645292

Spreen-Rauscher, M. (2007): Pragmatik. In: Schöler, H., Welling, A. (Hrsg.), 588–601

Spreen-Rauscher, M. (2003): Die „Children's Communication Checklist" (Bishop 1998) – ein orientierendes Verfahren zur Erfassung kommunikativer Fähigkeiten von Kindern. Die Sprachheilarbeit 48 (3), 91–104

Spreer, M. (2020): Sprachsensibler Fachunterricht plus X. Notwendige Spezifizierungen der Sprachsensibilität zur unterrichtlichen Unterstützung von Schülerinnen und Schülern mit dem Förderschwerpunkt Sprache. Sprachförderung und Sprachtherapie in Schule und Praxis 9 (1), 11-15

Spreer, M. (2018): Diagnostik von Sprach- und Kommunikationsstörungen im Kindesalter. Ernst Reinhardt, München

Spreer, M., Glück, C. W. (2017): Sprachliches Verhalten. In: Methner A., Seebach B., Popp K. (Hrsg.), 255–272

Spreer, M., Sallat, S. (2015): Pragmatikdiagnostik im Kindesalter: Überblick über einen vernachlässigten Bereich der Sprachdiagnostik. Forum Logopädie 29 (3), 12–19

Spruit, M. (2015): Poltern – Unverständliches besser verstehen. Leitfaden zur Diagnostik und Therapie. Natke Verlag, Neuss

Square, P., Bose, A., Goshulak, D., Hayden, D. A. (2000): The Effect of Articulatory Subsystem Treatment for Developmental Neuromotor Speech Disorders. Paper Presented at the 10th Biennial Conference on Motor Speech Disorders and Speech Motor Control, San Antonio, TX

St. Louis, K. O., Filatova, Y., Coşkun, M., Topbaş, S., Özdemir, S., Georgieva, D., McCaffrey, E., George, R. D. (2011): Public Attitudes toward Cluttering and Stuttering in Four Countries. In: Simon, E. L. (Hrsg.), 81–114

St. Louis, K. O., Myers, F. (1997): Management of Cluttering and Related Fluency Disorders. In: Curlee, R., Siegel, G. (Hrsg.), 313–332

St. Louis, K. O., Myers, F. L., Bakker, K., Raphael, L. J. (2007): Understanding and Treating Cluttering. In: Conture, E., Curlee, R. (Hrsg.), 297–325

St. Louis, K. O., Myers, F. L. (1995): Clinical Management of Cluttering. Language, Speech, and Hearing Services in Schools 26 (2), 187–194

St. Louis, K. O., Raphael, L. R., Myers, F. L., Bakker, K. (2003): Cluttering Updated. The ASHA Leader 8, 4–22

St. Louis, K. O., Schulte, K. (2011): Defining Cluttering: the Lowest common Demoninator. In: Ward, D., Scaler Scott, K. (Hrsg.), 233–253

St. Louis, K. O., Sønsterud, H., Carlo, E. J., Heitmann, R. R., Kvenseth, H. (2014): Public Attitudes toward–and Identification of–Cluttering and Stuttering in Norway and Puerto Rico. Journal of Fluency Disorders 42, 21–34

Staatsinstitut für Schulqualität und Bildungsforschung München (Hrsg.) (2013): MitSprache fördern - Band 1: Formale Sprachbeherrschung und Ausdruckskompetenz. Brigg-Verl. Büchler, Augsburg

Stackhouse, J., Wells, B. (1997): Children's Speech and Literacy Difficulties. Whurr, London

Stahnke, J., Voelmy, M., Schnitzler, C. (2010): (K)ein normaler Alltag!? Qualitative Studie zur Erfassung der Partizipation von Kontextfaktoren im Sinne der ICF-CY von Grundschulkindern mit Lese-Rechtschreibschwierigkeiten. Sprachheilarbeit 55 (5), 223–231

Stanovic, K. E. (1988): Explaining the Differences between the Dyslexic and Garden Variety Poor Readers: the Phonological Core Variable Difference Model. Journal of Learning Disabilities 21 (10), 590–612

Stanovic, K. E., Cunningham, A., Cramer, B. (1984): Assessing Phonological Awareness in Kindergarten Children: Issues of Task Comparability. Journal of Experimental Child Psychology 38 (2), 175–190

Starke, A. (2014): Selektiver Mutismus bei mehrsprachigen Kindern. Eine Längsschnittstudie zum Einfluss kindlicher Ängste, Sprachkompetenzen und elterlicher Akkulturation auf die Entwicklung des Schweigens. Dissertation, TU Dortmund

Starke, A. (2017): Schweigen zwischen den Kulturen – Kulturelle Adaptation von Eltern selektiv mutistischer Kinder. Sprache Stimme Gehör 41 (2), 78–83

Starke, A. (2018a): Effects of anxiety, language skills, and cultural adaptation on the development of selective

mutism. Journal of communication disorders 74, 45–60
Starke, A. (2018): Selektiver Mutismus bei mehrsprachigen Kindern. Sprache Stimme Gehör 42 (2), 73–77
Starke, A., Subellok, K. (2023): Dortmund Mutismus Screening. In: https://www.dortmus-kita.tu-dortmund.de/dortmus/DortMuS-Kita.pdf (25.01.2023)
Starke, A., Subellok, K. (2018): Dortmunder Mutismus Screening DortMuS – Kita. In: http://www.sk.tu-dortmund.de/dortmus/DortMuS-Kita.pdf, 31.08.2022
Starke, A., Subellok, K. (2016): Dortmunder Mutismus Screening DortMuS-Schule. In: http://sk.tu-dortmund.de/dortmus/DortMuS-Schule.pdf, 11.05.2017
Starke, A., Subellok, K. (2015): Wenn Kinder nicht sprechen – Selektiver Mutismus – Basisartikel. Sprachförderung und Sprachtherapie in Schule und Praxis 4 (1), 2–7
Starke, A., Subellok, K. (2012): KiMut NRW: Eine Studie zur Identifikation von Kindern mit selektivem Mutismus im schulischen Primarbereich. Empirische Sonderpädagogik 4 (1), 63–77
Starkweather, C. W. (1987): Fluency and Stuttering. Prentice Hall, Englewood Cliffs/New Jersey
Starkweather, C. W., Givens-Ackerman J. (1997): Stuttering. Pro Ed, Austin
Starkweather, C. W., Gottwald R. S. (1990): The Demand and Capacities Model II: Clinical Applications. Journal of Fluency Disorders 15 (3), 143–157
Steains, S. Y., Malouff, J. M., Schutte, N. S. (2021): Efficacy of psychological interventions for selective mutism in children: A meta-analysis of randomized controlled trials. Child: care, health and development 47 (6), 771–781
Stein, J. (2001): The Magnocellular Theory of Developmental Dyslexia. Dyslexia 7 (1), 12–36
Steinhausen, H.-C., Juzi, C. (1996): Elective Mutism: an Analysis of 100 Cases. Journal of the American Academy of Child & Adolescent Psychiatry 35 (5), 606–614
Steinhausen, H.-C., Wachter, M., Laimbock, K., Metzke, C. W. (2006): A Long-Term Outcome Study of Selective Mutism in Childhood. Journal of Child Psychology and Psychiatry, and allied Disciplines 47 (7), 751–756
Stitzinger, U., Sallat, S., Lüdtke, U. (Hrsg.) (2016): Sprache und Inklusion als Chance?! Expertise und Innovation für Kita, Schule und Praxis. Schulz-Kirchner, Idstein
Stock, C., Marx, P., Schneider, W. (2003): BAKO 1–4 Basiskompetenzen für Lese-Rechtschreibleistungen. Ein Test zur Erfassung der phonologischen Bewusstheit vom ersten bis vierten Grundschuljahr. Beltz Test, Göttingen
Stock, C., Schneider, W. (2011): Phonit: Ein Trainingsprogramm zur Verbesserung der phonologischen Bewusstheit und Rechtschreibleistung im Grundschulalter. Hogrefe, Göttingen
Stock, C., Schneider, W. (2008a): DERET 1–2+. Deutscher Rechtschreibtest für das erste und zweite Schuljahr. Hogrefe, Göttingen
Stock, C., Schneider, W. (2008b): DERET 3–4+. Deutscher Rechtschreibtest für das dritte und vierte Schuljahr. Hogrefe, Göttingen
Stoel-Gammon, C., Pollock, K. (2008): Vowel Development and Disorders. In: Ball, M. J., Perkins, M. R., Müller, N., Howard, S. (Hrsg.), 525–548
Stothard, S. E., Snowling, M. J., Bishop, D. V. M., Chipchase, B. B., Kaplan, C. A. (1998): Language-Impaired Preschoolers: a Follow-Up into Adolescence. Journal of Speech, Language, and Hearing Research 41 (2), 407–418
Strand, P. S., Pula, K., Parks, C. D., Cerna, S. (2011): Shyness–Anxiousness and Receptive Language Skills Development in Spanish- and English-Speaking Preschoolers. Journal of Applied Developmental Psychology 32 (6), 363–368
Street, B., Hornberger, N. H. (Hrsg.) (2008): Encyclopedia of Language and Education. Springer Science, New York
Subellok, K., Bahrfeck-Wichitill, K. (2016): Selektiver Mutismus im sozialen Kontext – Vernetzungsarbeit in der Dortmunder Mutismus Therapie (DortMuT). Praxis Sprache 61 (3), 163–170
Subellok, K., Bahrfeck-Wichitill, K. (2007): Schweigen – Spritzen – Sprechen: Ein selektiv mutistisches Kind kommt in Bewegung. Die Sprachheilarbeit 52 (3), 96–106
Subellok, K., Bahrfeck-Wichitill, K., Dupuis, G. (Hrsg.) (2005): Sprachtherapie. Fröhliche Wissenschaft oder blinde Praxis? Athena, Oberhausen
Subellok, K., Bahrfeck-Wichitill, K., Winterfeld, I. (2015): Übergänge von Drinnen nach Draußen – Transferarbeit in der Dortmunder Mutismus Therapie (DortMuT_Transfer). Sprachförderung und Sprachtherapie in Schule und Praxis 4 (1), 9–17
Subellok, K., Bahrfeck-Wichitill, K., Winterfeld, I. (2014): Schweigen braucht vernetzte Kommunikation – Transferarbeit in der Dortmunder Mutismus Therapie (DortMuT). Bundeskongress der dgs. Leipzig. 25.–27.09.
Subellok, K., Katz-Bernstein, N., Bahrfeck-Wichitill, K., Starke, A. (2012): DortMuT (Dortmunder Mutismus-Therapie): eine (sprach-) therapeutische Konzeption für Kinder und Jugendliche mit selektivem Mutismus. LOGOS Interdisziplinar 20 (2), 84–96
Subellok, K., Koch, A., Biederbeck, J., Klemp, L., Wersching, S., Schnöring, A., Hüninghake, R., Möhring, M. (2017): AsKinG - Auffällig schweigsame Kinder in Grundschulen. Fragebogen für die Zusammenarbeit von Lehrkräften mit kürzlich zugewanderten Eltern. In zehn Sprachen. In: http://www.sk.tu-dortmund.de/AsKinG/AsKinG.pdf, 31.08.2022
Subellok, K., Kresse, A. (2011): Therapiepause oder Abschluss der Sprachtherapie bei selektivem Mutismus: Wann ist der richtige Zeitpunkt? L.O.G.O.S. interdisziplinär 19 (2), 114–120
Subellok, K., Kresse, A., Bahrfeck-Wichitill, K. (2010): Gemeinsam Schweigsam: Selektiver Mutismus bei Zwillingen. Teil 1: Spezifische Risikofaktoren für die Entstehung und Aufrechterhaltung des Schweigens. Die Sprachheilarbeit 55 (3), 110–120
Subellok, K., Ritterfeld, U. (2016): Beratung im Kontext von Sprachtherapie und Sprachheilpädagogik. Sprachförderung und Sprachtherapie in Schule und Praxis 5 (4), 186–191
Subellok, K., Starke, A. (2015a): Leitlinien des Interdisziplinären Mutismus Forums (IMF) für die Mutismustherapie. L.O.G.O.S. interdisziplinär 23 (2), 106–109
Subellok, K., Starke, A. (2015b): Selektiver Mutismus. Ein Interdisziplinäres Phänomen. Deutsches Ärzteblatt PP 13 (10), 455–456
Subellok, K., Starke, A. (2012): Selektiver Mutismus. In:

Niebuhr-Siebert, S., Wiecha, U. (Hrsg.), 219–237
Subellok, K., Winterfeld, I. (2023). Ich will - ich will nicht.... Verhaltensambivalenzen in der Dortmunder Mutismus Therapie. In U. Ritterfeld, K. Subellok, E. Wimmer & A.-L. Schwerger (Hrsg.), Beeinträchtigungen und Potentiale von Sprache und Kommunikation: Praxisrelevante Erkenntnisse aus Lehre und Forschung an der TU Dortmund (S. 302-321). Open-access-Publikation. http://dx.doi.org/10.17877/DE290R-23124.2
Subellok, K., Winterfeld, I. (2021): Safe Place in der Kindertherapie - Viel mehr als "nur" Häuser bauen. Forum Logopädie, 35 (6), 33-35
Swanson, H. L., Trainin, G., Necoechea, D. M., Hammill, D. D. (2003): Rapid Naming, Phonological Awareness, and Reading: a Meta-Analysis of the Correlation Evidence. Review of Educational Research 73 (4), 407–440
Swanson, H. L., Zheng, X., Jerman, O. (2009): Working Memory, Short-Term Memory, and Reading Disabilities: a Selective Meta-Analysis of the Literature. Journal of Learning Disabilities 42 (3), 260–289
Szagun, G. (2019): Sprachentwicklung beim Kind. Ein Lehrbuch. 6., aktual. Aufl. Beltz, Weinheim
Szagun, G. (2007): Grammatikentwicklung. In: Schöler, H., Welling, A. (Hrsg.), 29–42
Szagun, G., Stumper, B., Schramm, A. S. (2009): FRAKIS – Fragebogen zur frühkindlichen Sprachentwicklung. Pearson Assessment, Frankfurt/M
Tabors, P. (2008): One Child, Two Languages: a Guide for Preschool Educators of Children Learning English as a Second Language. 2. Aufl. Paul H. Brooks Publishing, Baltimore
Tacke, G. (2009): Flüssig lesen lernen. Übungen, Spiele und spannende Geschichten. 1. und 2. Kl. Lehrerband mit Arbeitsblättern. Klett-Cotta, Stuttgart
Tacke, G. (2005): Evaluation eines Lesetrainings zur Förderung lese-rechtschreibschwacher Grundschüler der zweiten Klasse. Psychologie in Erziehung und Unterricht 52(3), 198–209
Tajmel, T. (2009): Bildungssprache in den mathematisch-naturwissenschaftlichen Fächern. In: Sächsisches Bildungsinstitut (Hrsg.), 9–36
Teigland, A. (1996): A Study of Pragmatic Skills of Clutterers and Normal Speakers. Journal of Fluency Disorders 21 (3–4), 201–214
Tellis, G., Tellis, C., Spaguolo, T., Roberts, E., McCann, A. (2015): Three Methods to Treat Stuttering: Which One Is Most Effective? Vortrag auf dem „8th World Congress on Fluency Disorders of the International Fluency Association", Lissabon, 8.–10. Juli 2015
Tenhagen, A., Kauschke, C., Siegmüller, J., Sachse, S., Dörfler, T. (2021): Profildiagnostik für Kinder mit Sprachentwicklungsstörungen: Das neue Konzept der PDSS, In: Fritzsche, T., Breitenstein, S., Wunderlich, H., Ferchland, L. (Hrsg.): Spektrum Patholinguistik 14 (S. 117-120). Universitätsverlag Potsdam, Potsdam
Teutsch, A., Fox, A. (2004): Vergleich der Effektivität von artikulatorischer vs. phonologischer Therapie in der Behandlung kindlicher phonologischer Störungen. Sprache – Stimme – Gehör 28 (4), 178–185
Thaler, V., Ebner, E., Wimmer, H., Landerl, K. (2004): Training Reading Fluency in Dysfluent Readers with High Reading Accuracy: Word Specific Effects but Low Transfer to Untrained Words. Annals of Dyslexia 54 (1), 89–112
Thater, S., Ulrich, T. (2018): Pluralmarkierung bei deutschsprachigen Kindern zwischen 4 und 9 Jahren. Forschung Sprache 6 (1), 44-61
Thelen, T. (2001): Wie passt das Wort BETTEN in das Haus? Grundlagen und Ergebnisse des Computerprogramms MoPs zur Vermittlung der Schärfungsschreibung. In: Röber-Siekmeyer, Chr., Tophinke, D. (Hrsg.)
Thum, G. (2011): Stottern in der Schule. Ein Ratgeber für Lehrerinnen und Lehrer. Demosthenes, Köln
Thum, G., Mayer, I. (2014): Stottertherapie bei Kindern und Jugendlichen. Ein methodenkombinierter Ansatz. Ernst Reinhardt, München/Basel
Tomasello, M. (2012): The Usage-Based Theory of Language Acquisition. In: Bavin, E. L. (Hrsg.), 69–87
Tomasello, M. (2009): Die Ursprünge der menschlichen Kommunikation. Suhrkamp, Frankfurt/Main
Tomasello, M. (2006): Die kulturelle Entwicklung des menschlichen Denkens. Zur Evolution der Kognition. Suhrkamp, Frankfurt/Main
Tomasello, M. (2005): Constructing a Language: a Usage-Based Theory of Language Acquisition. Harvard University Press, Cambridge
Tomasello, M. (2001): Perceiving Intentions and Learning Words in the Second Year of Life. In: Bowerman, M., Levinson, S. C. (Hrsg.), 132–158
Tomasello, M., Farrar, J. (1986): Joint Attention and Early Language. Child Development 57 (6), 1454–1463
Tong, X., Ting, K. T., McBride-Chang, C. (2011): Shyness and Chinese and English Vocabulary Skills in Hong Kong Kindergarteners. Early Education and Development 22 (1), 29–52
Topba, S., Yava, M. (2006): Phonological Acquisition and Disorders in Turkish. In: Zhu, H., Dodd, B. (Hrsg.), 233–261
Toppelberg, C., Shapiro, T. (2000): Language Disorders: a 10-Year Research Update Review. Journal of the American Academy of Child and Adolescent Psychiatry 39 (2), 143–152
Tracy, R. (2008): Wie Kinder Sprachen lernen: Und wie wir sie dabei unterstützen können. 2. Aufl. Francke, Marburg
Tracy, R. (1991): Sprachliche Strukturentwicklung. Linguistische und kognitions-psychologische Aspekte einer Theorie des Erstspracherwerbs. Narr, Tübingen
Tracy, R., Lattey, E. (Hrsg.) (1994): How Tolerant is Universal Grammar? Niemeyer, Tübingen
Trauner, D., Wulfeck, B., Tallal, P., Hesselink, J. (2000): Neurological and MRI Profiles of Children with Developmental Language Impairment. Journal of Communication Disorders 41 (2), 470–475
Tunmer, W. E., Greaney, K. (2010): Defining Dyslexia. Journal of Learning Disabilities 43 (3), 229–243
Ulich, M. (2003): Literacy – sprachliche Bildung im Elementarbereich. Kindergarten heute 33 (1), 6–18
Ulich, M., Mayr, T. (2006): seldak – Sprachentwicklung und Literacy bei deutschsprachig aufwachsenden Kindern. Herder, Freiburg
Ulrich, T. (2021): Wie lassen sich Strategien in die unterrichtliche Wortschatzarbeit integrieren? Entwicklung des Förderkonzepts „Wortschatzsammler im Unter-

richt". In: A. Paier (Hrsg.): Z'sammengredt. Gelingende Teilhabe durch sprachheilpädagogische Unterstützung-ein Austausch über relevante und aktuelle Themen in den unterschiedlichen pädagogischen Umgebungen. Wien: Österreichische Gesellschaft für Sprachheilpädagogik, 179-190

Ulrich, T. (2017): Diagnostik lexikalischer Störungen bei spracherwerbsgestörten Kindern. Sprachförderung und Sprachtherapie in Schule und Praxis, 6 (3), 140-147

Ulrich, T. (2017): Grammatikerwerb und grammatische Störungen im Kindesalter. Ergebnisse des Forschungsprojekts GED 4-9 und ihre Implikationen für sprachdiagnostische und -therapeutische Methoden. Habilitationsschrift, Universität zu Köln. Online verfügbar unter https://kups.ub.uni-koeln.de/9011/

Ulrich, T. (2016): Sprachtherapeutische Diagnostik mit dem Mottier-Test: viele Normierungen und viele Fragezeichen. Forum Logopädie 30 (2), 22–29

Ulrich, T. (2012): Effektivität lexikalischer Strategietherapie im Vorschulalter. Eine randomisierte und kontrollierte Interventionsstudie. Shaker, Aachen

Ulrich, T.; Marks, D. (2018): Wortschatzsammler im Unterricht. Erfolgreiches Lernen von Fachwörtern durch die Adaption der lexikalischen Strategietherapie. In: Jungmann, T.; Gierschner, B.; Meindl, M.; Sallat, S. (Hrsg.), 239-245

Ulrich, T., Mennicken, S., Thater, S. (2021): Kasusfähigkeiten mehrsprachiger Achtjähriger. Eine explorative Pilotuntersuchung in Regelgrundschulen. Logos 29 (2), 84-95

Ulrich, T., Penke, M., Berg, M., Lüdtke, U. M., Motsch, H.-J. (2016): Der Dativerwerb-Forschungsergebnisse und ihre therapeutischen Konsequenzen. LOGOS 24 (3), 176–190

Ulrich, T., Schneggenburger, K. (2012): Lexikalische Strategietherapie für Vorschulkinder mit dem „Wortschatzsammler". Sprachförderung und Sprachtherapie in Schule und Praxis 2 (2), 63–71

Vadasy, P. F., Nelson, J. R. (2012): Vocabulary Instruction for Struggling Students. Guilford Press, New York

Valtin, R. (2000): Die Theorie der kognitiven Klarheit – Das neue Verständnis von Lese-Rechtschreib-Schwierigkeiten. In: Akademie für Lehrerfortbildung und Personalführung Dillingen (Hrsg), 16–59

Van Bijsterveldt, C., Felsenfeld, S., Boomsma, D. (2010): Bivariate Genetic Analysis of Stuttering and Nonfluency in a Large Sample of 5-Years-Old Twins. Journal of Speech, Language and Hearing Research 53 (3), 609–619

Van Riper, C. (2006): Die Behandlung des Stotterns. Demosthenes, Köln

Van Riper, C. (1992): Stuttering? Journal of Fluency Disorders 17 (1–2), 81–84

Van Riper, C. (1990): Final Thoughts about Stuttering. Journal of Fluency Disorders 15 (5–6), 317–318

Van Riper, C. (1982): The Nature of Stuttering. 2. Aufl. Prentice Hall, Englewood Cliffs/New Jersey

Van Riper, C. (1973): The Treatment of Stuttering. Prentice Hall, Englewood Cliffs/New Jersey

Van Riper, C. (1971): The Nature of Stuttering. Prentice Hall, Englewood Cliffs/New Jersey

Van Riper, C. (1939/1963): Speech Correction: Principles and Methods. 4th ed. Prentice Hal, Englewood Cliffs, New York

Van Riper, C., Emerick, L. (1984): Speech Correction: an Introduction for Speech and Language Pathology and Audiology. 7th ed. Prentice Hall, Englewood Cliffs, New York

Van Riper, C., Erickson, R. (1996): Speech Correction: an Introduction for Speech and Language Pathology and Audiology. 9th ed. Prentice Hall, Englewood Cliffs, New York

Van Riper, C., Irwin, J. V. (1953): Voices and Articulation. Prentice Hall, New Jersey

van Weerdenburg, M., Verhoeven, L., van Balkom, H. (2006): Towards a Typology of Specific Language Impairment. Journal of Child Psychology and Psychiatry 47(2), 176–189

van Zaalen, Y. (2009): Cluttering Identified. Differential Diagnostics between Cluttering, Stuttering, and Learning Disability. Dissertation, Universität Utrecht

van Zaalen, Y., Myers, F. L., Ward, D., Bennett, E. (2020): Cluttering Assessment. In: https://sites.google.com/view/icacluttering/information/cluttering-assessment?authuser=0, 05.09.2022

van Zaalen, Y., Reichel, I. K. (2015): Cluttering. Current Views on Its Nature, Diagnosis, and Treatment. iUniverse, Bloomington

van Zaalen, Y.: Reichel, I. (2017): Prevalence of cluttering in two European countries: a pilot study. Perspectives of the ASHA Special Interest Groups 17 (2), 42-49

van Zaalen, Y., Reichel, I. K. (2014): Cluttering Treatment: Theoretical Considerations and Intervention Planning. Perspectives on Global Issues in Communication Sciences and Related Disorders 4 (2), 57–62

van Zaalen, Y., Wijnen, F., Dejonckere, P. H. (2011): Cluttering Assessment: Rationale, Tasks and Interpretation. In: Ward, D., Scaler Scott, K. (Hrsg.), 137–151

van Zaalen, Y., Wijnen, F., Dejonckere, P. H. (2009a): Differential Diagnostics between Cluttering and Stuttering, Part One. Journal of Fluency Disorders 34 (3), 147–154

van Zaalen, Y., Wijnen, F., Dejonckere, P. H. (2009b): Language Planning Disturbances in Children Who Clutter or Have Learning Disabilities. International Journal of Speech and Language Pathology 11 (6), 496–508

van Zaalen, Y., Wijnen, F., Dejonckere, P. H. (2009c): The Predictive Cluttering Inventory – Dutch Revised, Part Two. Journal of Fluency Disorders 34 (3), 147–154

Vandewalle, E., Botes, B., Ghesquiere, P., Zink, I. (2010): Who is at Risk for Dyslexia? Phonological Processing in Five-to Seven-Year-Old Dutch-Speaking Children with SLI. Scientific Studies of Reading 14 (1), 58–84

Vecchio, J., Kearney, C. A. (2009): Treating Youths with Selective Mutism with an Alternating Design of Exposure-Based Practice and Contingency Management. Behavior Therapy 40 (4), 380–392

Vecchio, J. L., Kearney, C. A. (2005): Selective Mutism in Children: Comparison to Youths with and without Anxiety Disorders. Journal of Psychopathology and Behavioral Assessment 27 (1), 31–37

Verboom, L. (2008): Sprachbildung im Mathematikunterricht der Grundschule. In: Bainski, C., Krüger-Potratz, M. (Hrsg.), 95–112

Viana, A. G., Beidel, D. C., Rabian, B. (2009): Selective Mutism: a Review and Integration of the Last 15 Years.

Clinical Psychology Review 29 (1), 57–67
von Suchodoletz, W. (2013): Sprech- und Sprachstörungen. Hogrefe, Göttingen
von Suchodoletz, W. (2010): Daten zum Wortschatz von 20–25 Monate alten Kindern. In: www.kjp.med.uni-muenchen.de/download/Wortschatz_Text.pdf, 25.01.2017
von Suchodoletz, W. (2009): Therapie von Lese-Rechtschreibstörungen. In: von Suchodoletz, W. (Hrsg.), 89–121
von Suchodoletz, W. (Hrsg.) (2009): Therapie von Entwicklungsstörungen: Was wirkt wirklich? Hogrefe, Göttingen
von Suchodoletz, W. (Hrsg.) (2001): Sprachentwicklungsstörung und Gehirn. Kohlhammer, Stuttgart
von Suchodoletz, W., Sachse, S. (2011a): Sprachbeurteilung durch Eltern. Kurztest für die U7. (SBE-2-KT). In: www.ph-heidelberg.de/fileadmin/wp/wp-sachse/SBE-2-KT/SBE-2-KT.pdf, 25.1.2017
von Suchodoletz, W., Sachse, S. (2011b): Sprachbeurteilung durch Eltern. Kurztest für die U7a. (SBE-3-KT). In: www.ph-heidelberg.de/fileadmin/wp/wp-sachse/SBE-3-KT/SBE-3-KT.pdf, 25.1.2017
von Tiling, J., Unger, J. P., Glück, C. W., von Gudenberg, A. (2012): Kognitiv-verhaltenstherapeutische Bausteine in der Behandlung des chronischen Stotterns. Sprache – Stimme – Gehör 36 (1), 40–45
Wagner, I. (2011): Logo Ausspracheprüfung. Logo Verlag, Wildeshausen
Wagner, L. (2014): SCREENIKS. Screening der kindlichen Sprachentwicklung. Computergestütztes Verfahren zur Feststellung des Sprachstandes im Deutschen bei ein- und mehrsprachigen Kindern. Eugen Wagner Verlag, München
Wagner, L. (2008): Sreemik 2. Screening der Erstsprachfähigkeit bei Migrantenkindern. Eugen Wagner Verlag, München
Wagner, R. K., Torgesen, J. K. (1987): The Nature of Phonological Processing and Its Causal Role in the Acquisition of Reading Skills. Psychological Bulletin 101 (2), 192–212
Wagner, S., Schlenker-Schulte, C. (2006): Textoptimierung von Prüfungsaufgaben. Mitteilungen des Deutschen Germanistenverbandes 53 (4), 402–423
Wahl, M., Stahn, C., Hanne, S., Fritzsche, T. (Hrsg.) (2010): Spektrum Patholinguistik Bd. III. Universitätsverlag, Potsdam
Walther, C. (2009): Wie erleben stotternde Kinder ihr Sprechen? Forum Logopädie 23 (2), 24–28
Wankelmuth, A. (1993): Frühe Mutter-Kind-Interaktion und die Entwicklung pragmatischer Fähigkeiten. Grundlegende Aspekte und sprachbehindertenpädagogische Perspektiven. P. Lang, Frankfurt/Main
Ward, D. (2018): Stuttering and Cluttering: Framework for Understanding and Treatment. 2. Auflage, Psychology Press, Hove
Ward D., Connally, E. L., Pliatsikas, C., Bretherton-Furness, J., Watkins, K. E. (2015): The Neurological Underpinnings of Cluttering: Some Initial Findings. Journal of Fluency Disorders 43, 1–16
Ward, D., Scaler Scott, K. (Hrsg.) (2011): Cluttering: a Handbook of Research, Intervention and Education. Psychology Press, New York
Waring, R., Knight, R. (2013): How Should Children with Speech Sound Disorders Be Classified? A Review and Critical Evaluation of Current Classification Systems. International Journal of Language & Communication Disorders 48 (1), 25–40
Watermeyer, M., Kauschke, C. (2009): Behandlung von Störungen beim Erwerb der Verbzweitstellungsregel nach dem patholinguistischen Ansatz: eine Therapiestudie. Die Sprachheilarbeit 54 (1), 3–17
Webster, R. L. (1981): Clinician's Guide to the Precision Fluency Shaping Program. 2. Aufl. Communications Development Corporation, Roanoke
Wegener, H. (1994): Variation in Acquisition of German Plural Morphology by Second Language Learners. In: Tracy, R., Lattey, E. (Hrsg.), 267–294
Wehr, S. (2001): Was wissen Kinder über Sprache? Haupt, Bern
Weigl, I., Reddemann-Tschaikner, M. (2009): HOT – ein handlungsorientierter Therapieansatz für Kinder mit Sprachentwicklungsstörungen. 2., vollständig überarbeitete Aufl. Thieme, Stuttgart
Weiner, F. (1981): Treatment of Phonological Disability Using the Method of Meaningful Contrast: Two Case Studies. Journal of Speech and Hearing Disorders 46 (1), 97–103
Weinert, S. (1991): Spracherwerb und implizites Lernen. Huber, Bern
Weinrich, M., Zehner, H. (2011): Phonetische und phonologische Störungen bei Kindern. Springer, Berlin
Weiss, D. A. (1964): Cluttering. Prentice-Hall, Englewood Cliffs, New Jersey
Weiss, S., Grabner, R. H., Kargl, R., Purgstalller, C., Fink, A. (2010): Behavioral and Neurophysiological Effects of Morphological Awareness Training on Spelling and Reading. Reading and Writing. An Interdisciplinary Journal 23 (6), 645–671
Welling, A. (2006): Einführung in die Sprachbehindertenpädagogik. Ernst Reinhardt, München
Wells, G. (1985): Language Development in the Pre-School Years. CUP Archive, Cambridge
Wendland, W. (2022) Mein Stotter-ABC: Kleingedrucktes großgeschrieben, Demosthenes, Köln
Wendlandt, W. (2010): Abenteuer Stottern: Ganzheitliche Wege und integrative Konzepte für die Therapie und Selbsttherapie – Ein Praxisbuch. Demosthenes, Köln
Wendlandt, W. (2009): Stottern im Erwachsenenalter: Grundlagenwissen und Handlungshilfen für die Therapie und Selbsthilfe. Thieme, Stuttgart
Wendlandt, W. (2003): Veränderungstraining im Alltag. Eine Anleitung zur In-vivo-Arbeit in Beratung, Therapie und Selbsthilfe. Thieme, Stuttgart
Wendlandt, W. (1972): Resozialisierung erwachsener Stotternder. Ein lernpsychologischer und verhaltenstherapeutischer Beitrag zur Behandlung des Stotterns. Marhold, Berlin
Wentink, H. W., van Bon, W. H., Schreuder, R. (1997): Training of Poor Readers' Phonological Decoding Skills: Evidence for Syllable-Bound Processing. Reading and Writing: an Interdisciplinary Journal 9 (3), 163–192
Wesierska, K., St. Louis, K. O., Wesierska, M., Porwoł, I. (2021): Changing Polish university students' attitudes toward cluttering. Journal of Fluency Disorders, 67
White, T., Graves, M., Slater, W. (1990): Growth of Reading

Vocabulary in Diverse Elementary Schools: Decoding and Word Meaning. Journal of Educational Psychology 82 (2), 281–290

Wiele, B., Zückner, H. (2019): Kinästhetisch kontrolliertes Sprechen (KKS) bei Poltern. Methode und Einsatz des Therapieprogramms. Forum Logopädie 33 (2), 6-11

WHO, World Health Organization (2007): International Classification of Functioning, Disability and Health (ICF). In: www.who.int/classifications/icf/en/, 14.01.2017

WHO, World Health Organization (2005): International Classification of Functioning, Disability and Health (ICF). WHO, Genf

WHO, World Health Organization (1980): International Classification of Impairment, Disabilities and Handicaps (ICF). WHO, Genf

Wichtmann, A. (2011): Mutismus im System – System im Mutismus? Logopädisch-systemische Betrachtungen des kindlichen Selektiven Mutismus. Forum Logopädie 25 (1), 2–7

Wiese, R. (1996): The Phonology of German. Claredon Press, Oxford

Wieser, E. (2002): „Ich bin wegen dem genau so wertvoll wie andere!" Zur Bedeutung von Scham bei stotternden Menschen. Dissertation, Leopold-Franzens-Universität Innsbruck. http://hss-innsbruck.at/Dokumente%20von%20HSS/Dissertation%20Ev%20Wieser.pdf, 20.1.2017

Wildegger-Lack, E. (2011): Therapie von kindlichen Sprachentwicklungsstörungen (3–10 Jahre). Ernst Reinhardt, München

Willeke, V. (2023). Dein Haus spricht zu mir! Jeder Safe Place verbirgt seine eigenen Geschichte. In U. Ritterfeld, K. Subellok, E. Wimmer & A.-L. Schwerger (Hrsg.), Beeinträchtigungen und Potentiale von Sprache und Kommunikation: Praxisrelevante Erkenntnisse aus Lehre und Forschung an der TU Dortmund (S. 266-273). Open-access-Publikation. http://dx.doi.org/10.17877/DE290R-23124.2

Williams, A. L. (2006): A Systemic Perspective for Assessment and Intervention: a Case Study. Advances in Speech-Language Pathology 8 (3), 245–256

Williams, A. L., McLeod, S., McCauley R. J. (2010): Interventions for Speech Sound Disorders in Children. Brookes, Baltimore

Williams, A. L., McLeod, S., McCauley, R. J. (Hrsg.) (1990): Intervention for Speech Sound Disorders in Children. Paul Brookes, Baltimore

Willikonsky, A. (2006): SCHUBI-Artikulationstest – Screening zur Ermittlung von Lautbildungsstörungen. Schubi, Schaffhausen

Wimmer, H. (1993): Characteristics of Developmental Dyslexia in a Regular Writing System. Applied Psycholinguistics 14 (1), 1–33

Wimmer, H., Hummer, P. (1990): How German-Speaking First Graders Read and Spell: Doubts on the Importance of the Logographic Stage. Applied Psycholinguistics 11 (4), 349–368

Wimmer, H., Mayringer, H. (2002): Dysfluent Reading in the Absence of Spelling Difficulties: a Specific Disability in Regular Orthographies. Journal of Educational Psychology 94 (2), 272–277

Winitz, H. (1975): From Syllable to Conversation. University Park Press, Baltimore

Winitz, H. (Hrsg.) (1984): Treating Articulation Disorders: For Clinicians by Clinicians. University Park Press, Baltimore

Winnicott, D. W. (2002): Vom Spiel zur Kreativität. Klett-Cotta, Stuttgart

Winter, E. (2007): Schweigende Schildkröten. Förderprinzipien hinsichtlich des selektiven Mutismus. L.O.G.O.S. interdisziplinär 15 (2), 129–132

Wirtz, M. A. (Hrsg.) (2014): Dorsch – Lexikon der Psychologie. (17. Aufl.) Huber, Bern

Wolf, M. (2010): Das lesende Gehirn. Wie der Mensch zum Lesen kam - und was es in unseren Köpfen bewirkt. Spektrum Verlag, Heidelberg

Wolf, K. M., Schroeders, U., Kriegbaum, K. (2016): Metaanalyse zur Wirksamkeit einer Förderung der phonologischen Bewusstheit in der deutschen Sprache. Zeitschrift für Pädagogische Psychologie 30 (1), 9–33

Wolf, M., Bowers, P., Biddle, K. (2000): Naming Speed Processes, Timing and Reading: a Conceptual Review. Journal of Learning Disabilities 33 (4), 387–407

Wolfe, V., Presley, C., Mesaris, J. (2003): The Importance of Sound Identification Training in Phonological Intervention. American Journal of Speech and Language Pathology 12 (3), 282–288

Wolk, L., Meisler, A. W. (1998): Phonological Assessment: a Systematic Comparison of Conversation and Picture Naming. Journal of Communication Disorder 31 (4), 291–313

Yairi, E. (1993): Epedemiology and Other Considerations in Treatment Efficacy Research with Preschool Age Children Who Stutter. Journal of Fluency Disorders 18 (1–2), 197–219

Yairi, E., Ambrose, N. G. (2005): Early Childhood Stuttering. Pro Ed, Austin

Yairi, E., Ambrose N. G. (1999): Early Childhood Stuttering I. Persistency and Recovery Rates. Journal of Speech, Language and Hearing Research 42 (5), 1097–1112

Yeganeh, R., Beidel, D. C., Turner, S. M. (2006): Selective Mutism: More Than Social Anxiety? Depression and Anxiety 23 (3), 117–123

Zang, J., Metten, C. (2014): Poltern. Ein Ratgeber für Betroffene und Therapeuten. Schulz-Kirchner, Idstein

Zebrowski, P. M (1995): The Topography of Beginning Stuttering. Journal of Communication Disorders 28 (1), 75–91

Zens, N. K., Gillon, G. T., Moran, C. (2009): Effects of Phonological Awareness and Semantic Intervention on Word-Learning in Children with SLI. International Journal of Speech-Language Pathology 11(6), 509–524

Zhu Hua, Dodd, B. (Hrsg.) (2006): Phonological Development and Disorders in Children: a Multilingual Perspective. Multilingual Matters, Bristol

Ziegler, B, Balkenhol, A., Keimes, C., & Rexing, V. (2012). Diagnostik „funktionaler Lesekompetenz". bwp@ Berufs- und Wirtschaftspädagogik - online, 22, 1-19. URL: http://www.bwpat.de/ausgabe22/ziegler_etal_bwpat22.pdf (Stand 26.06.2022)

Zimmer, D., Caspar, F. (2014): Kommunikationstherapie. In: Wirtz, M. A. (Hrsg.), 901

Zimmer, R. (2014): BaSik. Begleitende alltagsorientierte Sprachentwicklungsbeobachtung in Kindertageseinrichtungen. Manual. Herder, Freiburg

Zollinger, B. (2015): Die Entdeckung der Sprache. Thieme, Stuttgart, 9., unveränderte Auflage

Zollinger, B. (2008): Das Störungsbewusstsein in der logopädischen Praxis: Was Kinder über ihre sprachlichen Probleme wissen. L.O.G.O.S interdisziplinär 16 (3), 204–210

Zollinger, B. (2004): Kindersprachen. Kinderspiele. Erkenntnisse aus der Therapie mit kleinen Kindern. Haupt, Bern

Zollinger, B. (1995): Die Entdeckung der Sprache. Haupt, Bern

Zückner, H. (2022): Kinästhetisch-kontrolliertes Sprechen (KKS) bei Poltern und Stottern. 4. Aufl. Natke Verlag, Neuss

Zückner, H. (2014): Intensiv-Modifikation Stottern. Therapiemanual. Natke, Neuss

Zückner, H. (2004): Intensiv-Modifikation Stottern. Die Modifikation. Natke, Neuss

Sachregister